国家卫生健康委员会住院医师规范化培训规划教材配套精选习题集

妇产科分册

主　编　王建六　王建东

副主编　蔺　莉　赵　彦　张晓红

编　者（以姓氏笔画为序）

王　建　王建六　王建东　申　南　田秦杰　付婷辉
白文佩　吕秋波　朱维培　任琛琛　孙秀丽　孙蓬明
李广太　李亚楠　杨　桦　杨建华　吴桂珠　邹丽颖
汪　辉　宋　芳　张　军　张师前　张晓红　陈　奕
陈　哲　罗岚蓉　周　丹　周希亚　周怀君　赵　旸
赵　彦　赵小峰　赵淑萍　袁　静　耿　京　高劲松
郭瑞霞　郭翠梅　黄向华　黄振宇　鹿　群　商宇红
梁海燕　蔺　莉　魏　俊　魏　瑗　魏　薇

秘　书　陈　哲　付婷辉

人民卫生出版社

图书在版编目（CIP）数据

国家卫生健康委员会住院医师规范化培训规划教材配套精选习题集．妇产科分册 / 王建六，王建东主编．—北京：人民卫生出版社，2020

ISBN 978-7-117-28911-5

Ⅰ.①国… Ⅱ.①王…②王… Ⅲ.①妇产科学－职业培训－习题集 Ⅳ.①R192.3-44

中国版本图书馆 CIP 数据核字（2019）第 210267 号

人卫智网	**www.ipmph.com**	**医学教育、学术、考试、健康，购书智慧智能综合服务平台**
人卫官网	**www.pmph.com**	**人卫官方资讯发布平台**

妇产科分册

主　　编：王建六　王建东
出版发行：人民卫生出版社（中继线 010-59780011）
地　　址：北京市朝阳区潘家园南里 19 号
邮　　编：100021
E - mail：pmph @ pmph.com
购书热线：010-59787592　010-59787584　010-65264830
印　　刷：人卫印务（北京）有限公司
经　　销：新华书店
开　　本：787 × 1092　1/16　　**印张：**49
字　　数：1383 千字
版　　次：2020 年 4 月第 1 版　2020 年 4 月第 1 版第 1 次印刷
标准书号：ISBN 978-7-117-28911-5
定　　价：98.00 元
打击盗版举报电话：010-59787491　E-mail：WQ @ pmph.com
质量问题联系电话：010-59787234　E-mail：zhiliang @ pmph.com

出版说明

为了深入贯彻原国家卫生和计划生育委员会等七部委联合发布的《关于建立住院医师规范化培训制度的指导意见》文件精神，满足全国各地住院医师规范化培训的要求，在原国家卫生和计划生育委员会科教司的领导和支持下，人民卫生出版社于2014年组织编写并出版了住院医师规范化培训系列规划教材，反响较好。

为配合住院医师规范化培训结业考核的推行，满足广大学员自学、自测的需求，在对住院医师规范化培训基地进行全面、充分调研的基础上，人民卫生出版社组织编写了本套住院医师规范化培训规划教材配套精选习题集。

根据《住院医师规范化培训管理办法（试行）》，本套习题集共20种，作为住培规划教材的配套用书，二者均以《住院医师规范化培训内容与标准（试行）》和住院医师规范化培训专业理论考核大纲为依据，遵循科学、严谨、客观、规范的原则，以帮助读者实现"基本理论转化为临床实践、基本知识转化为临床思维、基本技能转化为临床能力"的三个转化，并顺利通过各科轮转及结业考试。

本套习题集严格按照实际考试的科目划分和题型分布进行编写，包含单项选择题（A1型题、A2型题、A3/A4型题）和不定项选择题（病例分析题），从不同角度（掌握、了解两个层级区别考题比例）围绕考核重点、难点帮助读者巩固、复习、检验所学知识，考前自测、考查和反馈复习成果。公共理论和专业理论涵盖各科目考核大纲所有知识点，帮助读者随学随测、强化记忆；重点和难点内容附详细解析，全面分析考点、答题思路和方法，帮助读者更有针对性地提高临床技能、开拓诊疗思维。模拟试卷全面模拟考试真题，针对考生临考备战进行综合性巩固。针对住院医师临床工作的特殊性，本套习题集将同时出版电子书，有助于学员在更多的场景下，利用碎片化时间随时阅读和练习。同时赠送"人卫临床助手、人卫用药助手"免费试用，通过扫描封面二维码即可获得。

为了能够有效复习，建议分为四个阶段进行。第一阶段：加强日常学习。勤翻住培规划教材和人卫临床助手、人卫用药助手。制订符合自身复习时间的计划表，可根据大纲按章节进行。第二阶段：多做本套习题。通过大量试题的反复检验，可高效筛查出易错、易混知识点。第三阶段：查漏补缺。当复习完成一遍之后，对所学知识进行回顾、反思，抓住重点、难点和自己的薄弱点，做到有的放矢。第四阶段：模拟练习。在复习接近尾声时，做模拟试卷，培养心理上的自我承受意识及学习上举一反三、触类旁通的能力，尽可能熟悉考试题型、题量、分值比例、出题思路等关键要素。

鉴于时间仓促和编写人员水平有限，本套习题集内容难免有不当或遗漏之处，诚请各位读者批评指正。读者使用本套习题集时如有任何问题或建议，欢迎及时反馈（电子邮箱：jiaocaidiaoyan@163.com）。

题型介绍

全国住院医师规范化培训理论考核试题全部采用客观选择题形式，目前题型分为Ⅰ型题、Ⅱ型题和Ⅳ型题三大类。考生在答题前应仔细阅读题型说明，以便在考试时能顺利应答。

Ⅰ单选题（A1、A2 型题）

由一个题干和五个备选答案组成，题干在前，选项在后。选项 A、B、C、D、E 中只有 1 个为正确答案，其余均为干扰答案。干扰答案可以部分正确或完全不正确，考生在回答本题型时需对备选答案进行比较，找出最佳的或最恰当的备选答案，排除似是而非的选项。

例如：二尖瓣狭窄患者最常见的早期症状为

A. 阵发性夜间呼吸困难　　B. 端坐呼吸
C. 咯血　　D. 劳力性呼吸困难
E. 声音嘶哑

Ⅱ共用题干单选题（A3/A4 型题）

以叙述一个以单一患者或家庭为中心的临床情景，提出 2~6 个相互独立的问题，问题可随病情的发展逐步增加部分新信息，每个问题只有 1 个正确答案，以考查临床综合能力。答题过程是不可逆的，即进入下一问后不能再返回修改所有前面的答案。

例如：(1~4 题共用题干)

患者，男性，40 岁。1 年来进行性心悸、气短、腹胀、下肢水肿。体格检查：一般状况好，血压 130/90mmHg；颈静脉怒张；心脏叩诊浊音界向两侧扩大，心尖搏动及第一心音减弱，心尖部有 3/6 级收缩期杂音，心率 100 次 /min，律齐，双肺底湿性啰音；肝肋下 4cm，脾未及；双下肢水肿(+)。心电图示完全性右束支传导阻滞。

1. 该病例最可能的诊断是
   A. 风湿性心脏病、二尖瓣关闭不全　　B. 高血压心脏病
   C. 冠心病伴乳头肌功能不全　　D. 扩张型心肌病
   E. 缩窄性心包炎
2. 该病例主要与下列疾病相鉴别的是
   A. 心包积液　　B. 冠心病
   C. 限制型心肌病　　D. 缩窄性心包炎
   E. 肥厚型心肌病
3. 为进一步确诊应进行的检查是
   A. 动态心电图　　B. 胸部 X 线检查

C. 超声心动图　　D. 心肌酶谱
E. 红细胞沉降率

4. 下列治疗措施中，不适合用于该患者的药物是
A. 钙通道阻滞剂　　B. 利尿剂
C. 硝酸盐类制剂　　D. β受体阻滞剂
E. 血管紧张素转化酶抑制剂

Ⅲ案例分析题

案例分析题是一种模拟临床情境的串型不定项选择题，用以考查考生在临床工作中所应该具备的知识、技能、思维方式和对知识的综合应用能力。侧重考查考生对病情的分析、判断及其处理能力，还涉及对循证医学的了解情况。考生的答题情况在很大程度上与临床实践中的积累有关。

试题由一个病例和多个问题组成。开始提供一个模拟临床情境的病例，内容包括：患者的性别、年龄（诊断需要时包括患者的职业背景）、就诊时间点、主诉、现病史、既往疾病史和有关的家族史。其中主要症状不包括需体格检查或实验室检查才可得到的信息。随后的问题根据临床工作的思维方式，针对不同情况应该进行的临床任务提出。问题之间根据提供的信息可以具有一定的逻辑关系，随着病程的进展，不断提供新的信息，之后提出相应的问题。

每个提问的备选答案至少6个，正确答案及错误答案的个数不定（≥1）。考生每选对一个正确答案给1个得分点，选错一个扣1个得分点，直至扣至本问得分为0，即不含得负分。案例分析题的答题过程是不可逆的，即进入下一问后不能再返回修改所有前面的答案。

例如：患者，男性，66岁。因"嗜睡、意识模糊4小时并两次抽搐后昏迷"来院急诊。近1周因受凉后发热、咳嗽，经当地卫生院静脉滴注葡萄糖液及肌内注射庆大霉素等治疗3天后，出现乏力、口干、多饮多尿等症状并日渐加剧。体检：体温38.8℃，脉搏108次/min，血压150/110mmHg。肥胖体形，唇舌干燥，皮肤弹性差，无面瘫体征，颈无抵抗，左下肺可闻及湿啰音。

提问1：急诊先重点检查的项目有
A. 血清钾、钠、氯、钙　　B. 腰椎穿刺脑脊液检查
C. 血气分析　　D. 尿糖
E. 血脂　　F. 血糖

提问2：急诊应作出的判断是
A. 重度昏迷　　B. 糖尿病酮症酸中毒昏迷
C. 糖尿病高渗性无酮症性昏迷　　D. 脑血管意外
E. 糖尿病乳酸性酸中毒昏迷　　F. 2型糖尿病

提问3：急诊应作出的处理是
A. 静脉滴注5%葡萄糖液
B. 静脉滴注5%碳酸氢钠液
C. 静脉滴注0.9%氯化钠液或0.45%氯化钠液
D. 静脉滴注1.87%乳酸钠液
E. 应用20%甘露醇脱水
F. 皮下注射胰岛素

提问4：下一步治疗应作出的调整有
A. 皮下注射胰岛素控制血糖　　B. 皮下注射低精蛋白锌胰岛素控制血糖
C. 按糖尿病要求控制饮食　　D. 口服磺脲类降血糖药
E. 口服双胍类降血糖药　　F. 继续静脉滴注胰岛素

前 言

住院医师规范化培训是医学生毕业后教育的重要组成部分，对于医学终生教育而言，起到了承前（医学院校基本教育）启后（继续医学教育）的重要作用，是培训高层次临床医师、提高医疗质量的关键所在。近年来，住院医师规范化培训（以下简称“住培”）在全国范围已逐层全面开展，并在培训、实践、考核等多方面取得了长足的进步，妇产科住培工作也步入了正规化和常态化。

2013 年 12 月和 2014 年 6 月，原国家卫生计生委、教育部等多部委联合颁布了《关于建立住院医师规范化培训制度的指导意见》《关于医教协同深化临床医学人才培养改革的意见》，2017 年 4 月发布了住院医师规范化培训理论考核大纲和结业考核要求，并组织了第一次全国统考，得到各基地的积极响应，住培工作日趋成熟。为进一步落实 2017 年 7 月国务院办公厅《关于深化医教协同进一步推进医学教育改革与发展的意见》及“全国医学教育改革发展工作会议”的精神，并满足各培训基地和住院医师的学习要求，经全国住院医师规范化培养教材评审委员会、人民卫生出版社研究决定，编写本丛书《国家卫生健康委员会住院医师规范化培训规划教材配套精选习题集》。

《妇产科分册》是以国家发布的妇产科学住院医师规范化培训专业结业理论考核大纲为指导，以人民卫生出版社出版的住院医师规范化培训规划教材《妇产科学》为依据，结合临床实践中的重点、难点而进行编写，并兼顾了学科最新发展前沿的相关问题。希望通过本习题集的练习，能够规范而系统地帮助住院医师掌握妇产科知识技能，提高临床思维水平，并助力其最终顺利通过住培结业考核。

本书聘请了全国范围内经验丰富并熟悉住培工作的妇产科学专家参与编写，编者们群策群力、集思广益，将从医执教过程中积累的宝贵经验与临床重点，转化为习题、条理分明的知识点解析，按照病种汇聚成一章章习题；经过编者交叉互审、主编与副主编二审，确保每道题的准确性和规范性；最后经过主编终审和出版社统稿，以确保本书的质量。本书内容丰富、重点突出，病例典型、解析准确，力争成为一本严谨而实用的工具书，能够为广大住院医师和住培基地教师服务。

本书共 3 000 余道题，设为公共理论、专业理论、模拟试卷三篇。第一篇为妇产科临床相关的公共理论与法规，第二篇包含女性生殖器官解剖和生理、妇产科常见疾病的诊治、用药与辅助检查等专业理论知识，题型有 A1、A2、A3、A4 型单项选择题及案例分析不定项选择题，每题后有正确答案，并附有知识点解析、考点（☆代表了解，☆☆代表掌握）和难易程度提示。第三篇设有 155 道题，题型题量与全国住院医师规范化培训理论结业考试一致，以期起到综合练习和模拟应试的作用。考生可以在日常规范化临床培训之时，应用此书进行知识点梳理；也可以在全面学习专业理论之后，应用此书进行考前复习。建议考生先解答习题进行自我测试，然后学习每题解析巩固重点知识，这样能够查缺补漏、举一反三,从不同角度顺利掌握每个知识点。

编写工作历时一年,短时间内完成了编写统稿、三审三校的工作,并最终顺利出版,得益于人民卫生出版社的大力支持,得益于全体编委的通力合作与辛苦付出,在此表示感谢!

时间所限,疏漏和不妥之处在所难免,真诚希望广大读者批评指正,便于今后再版时修正。

王建六　王建东

目　录

第一篇　公共理论

第二篇　专业理论

第三篇　模拟试卷

第一篇　公共理论

第一章　政策法规

第一节　卫生法基本理论

【A1 型题】

1. 我国卫生法有以下几种表现形式，除了
   A. 宪法　B. 卫生法律、法规、规章
   C. 技术性法规　D. 国际卫生条约
   E. 政府红头文件

2. 组成法律规范结构的是
   A. 假定、处理、制裁　B. 假定、处分、制裁
   C. 确定、处理、制裁　D. 假定、处理、裁决
   E. 假定、处理、司法

3. 卫生法律关系是指卫生法所调整的国家机关、企事业单位、社会团体之间，它们的内部机构以及与公民之间在卫生管理和医疗卫生预防保健服务过程中所形成的
   A. 命令和执行关系　B. 权利和义务关系
   C. 指挥和义务关系　D. 指导和管理关系
   E. 权利和服从关系

4. 卫生法律关系的主体，在卫生法律关系中
   A. 享有权利并承担义务
   B. 享有权利不承担义务
   C. 不享有权利只承担义务
   D. 既不享有权利也不承担义务
   E. 以上都不是

5. 卫生行政法律关系的行政主体的义务表现为以下几方面，除了
   A. 对相对人违法行为承担法律责任

1.【答案】E
【解析】卫生法渊源主要形式：①宪法；②卫生法律；③卫生行政法规；④卫生部门规章；⑤地方性卫生法规和地方政府卫生规章；⑥卫生自治条例与单行条例；⑦特别行政区有关卫生事务的规范性法律文件；⑧卫生标准；⑨国际卫生条约。

2.【答案】A

3.【答案】B
【解析】卫生法律关系是卫生法旨在保障个人和社会健康，调整不平等主体间和平等主体间权利义务关系的结果。

4.【答案】A
【解析】卫生法律关系的内容是指卫生法律关系主体依法享有的卫生权利和承担的卫生义务。

5.【答案】A
【解析】卫生义务是卫生法律关系中的义务主体依照卫生法规定，为了满足权利主体某种利益而为一定行为或者不为一定行为的必要性。它包含三层含义：①义务主体应当依据卫生法的规定，为一定行为或者不为一定行为，以便实现权利主体的某种利益；②义务主体负有的义务是在卫生法规定的范围内为一定行为或者不为一定行为，对于权利主体超出法定范围的要求，义务主体不承担义务；③卫生义务是一种法定义务，受到国家强制力的约束，如果义务主体不履行或者不适当履行，就要承担相应的法律责任。

B. 依法行使法律所赋予的职权
C. 接受被管理者的监督
D. 为公民提供咨询服务
E. 接受全体公民监督其执法

6. 对以下行政行为提起行政诉讼,人民法院受理,除了
A. 拒绝颁发许可证
B. 拒绝履行保护财产权的职责
C. 发布有普遍约束力的决定
D. 侵犯个体医疗机构的经营自主权
E. 违法要求经营者履行义务

6.【答案】C

7. 目前,我国卫生法多涉及的民事责任的主要承担方式是
A. 恢复原状　B. 赔偿损失　C. 停止侵害
D. 消除危险　E. 支付违约金

7.【答案】B
【解析】民事责任的承担方式有停止侵害、排除障碍、消除危险、返还财产、恢复原状、修理、重做、更换、赔偿损失、支付违约金、消除影响、恢复名誉、赔礼道歉,其中最主要的是赔偿损失。

8. 我国现行卫生标准的部标准可适用于
A. 全国范围内各部门各地区
B. 全国卫生专业范围内
C. 局部地区卫生专业范围
D. 企业单位
E. 以上都不是

8.【答案】B

9. 下列各项,不属于卫生法制定基本原则的是
A. 公平原则
B. 遵循宪法原则
C. 依照法定权限和程序的原则
D. 坚持民主立法的原则
E. 从实际出发的原则

9.【答案】E
【解析】应注意与卫生法的基本原则相区别,卫生法的基本原则主要有五个方面:卫生保护原则、预防为主原则、公平原则、保护社会健康原则、患者自主原则。

10. 卫生法律是由
A. 国务院制定
B. 国家卫生健康委员会制定
C. 国家卫生健康委员会提出草案,经国务院批准
D. 全国人大常委会制定
E. 地方政府制定,经国务院批准

10.【答案】D
【解析】狭义,由全国人民代表大会及其常务委员会制定、颁发的卫生法律,其包括卫生基本法律和基本法以外的卫生法律。广义,除了狭义外,还包括其他国家机关依照法定程序制定、颁布的卫生法规和卫生规章等,也包括宪法和其他部门法中有关卫生内容的规定。

第二节　医疗机构管理法律制度

【A1 型题】

1.(　　)依据当地《医疗机构设置规划》及《医疗机构管理条

1.【答案】C

例》细则审查和批准医疗机构的设置
A. 省、自治区、直辖市人民政府卫生行政部门
B. 市级人民政府卫生行政部门
C. 县级人民政府卫生行政部门
D. 乡镇人民政府卫生行政部门
E. 村级人民政府卫生行政部门

2. 申请设置医疗机构除外下列哪种情形，不予批准
A. 不符合当地《医疗机构设置规划》
B. 设置人不符合规定的条件
C. 不能提供满足投资总额的资信证明
D. 投资总额不能满足各项预算开支
E. 医疗机构选址合理

2.【答案】E

3.《设置医疗机构批准书》的有效期，由(　　)规定
A. 省、自治区、直辖市人民政府卫生行政部门
B. 市级人民政府卫生行政部门
C. 县级人民政府卫生行政部门
D. 乡镇人民政府卫生行政部门
E. 村级人民政府卫生行政部门

3.【答案】A

4. 床位在一百张以上的综合医院、中医医院、中西医结合医院、民族医医院以及专科医院、疗养院、康复医院、妇幼保健院、急救中心、临床检验中心和专科疾病防治机构的校验期为
A. 1年　　B. 3年　　C. 5年
D. 7年　　E. 9年

4.【答案】B

5. 医疗机构门诊病历的保存期不得少于
A. 5年　　B. 10年　　C. 15年
D. 20年　　E. 25年

5.【答案】C

6. 医疗机构住院病历的保存期不得少于
A. 15年　　B. 20年　　C. 25年
D. 30年　　E. 35年

6.【答案】D

7. 医疗机构有下列情形之一的，登记机关可以责令其限期改正
A. 发生重大医疗事故
B. 连续发生医疗事故，不采取有效防范措施
C. 连续发生原因不明的同类患者死亡事件，同时存在管理不善因素
D. 管理混乱，有严重事故隐患，可能直接影响医疗安全
E. 省、自治区、直辖市卫生行政部门规定的其他情形

7.【答案】B

第三节 执业医师法律制度

【A1型题】

1.《中华人民共和国执业医师法》规定，医师在执业活动中应履行的义务之一是

A. 在注册的执业范围内，选择合理的医疗、预防、保健方案
B. 从事医学研究、学术交流，参加专业学术团体
C. 参加专业培训，接受继续医学教育
D. 努力钻研业务，更新知识，提高专业水平
E. 获得工资报酬和津贴，享受国家规定的福利待遇

2.《中华人民共和国执业医师法》规定，在医疗、预防、保健机构中试用期满一年，具有以下学历者可以参加执业医师资格考试

A. 高等学校医学专业本科以上学历
B. 高等学校医学专业专科学历
C. 取得助理执业医师执业证书后，具有高等学校医学专科学历
D. 中等专业学校医学专业学历
E. 取得助理执业医师执业证书后，具有中等专业学校医学专业学历

3. 医师中止执业活动两年以上，当其中止的情形消失后，需要恢复执业活动的，应当经所在地的县级以上卫生行政部门委托的机构或者组织考核合格，并依法申请办理

A. 准予注册手续　B. 中止注册手续
C. 注销注册手续　D. 变更注册手续
E. 重新注册手续

4. 对医师的业务水平、工作成绩和职业道德状况，依法享有定期考核权的单位是

A. 县级以上人民政府
B. 县级以上人民政府卫生行政部门
C. 受县级以上人民政府卫生行政部门委托的机构或者组织
D. 医师所在地的医学会或者医师协会
E. 医师所在的医疗、预防、保健机构

5.《中华人民共和国执业医师法》规定对考核不合格的医师，卫生行政部门可以责令其暂停执业活动，并接受培训和继续医学教育。暂停期限是3个月至

1.【答案】D
【解析】医师在执业活动中履行下列义务：①遵守法律、法规，遵守技术操作规范；②树立敬业精神，遵守职业道德，履行医师职责，尽职尽责为患者服务；③关心、爱护、尊重患者，保护患者的隐私；④努力钻研业务，更新知识，提高专业技术水平；⑤宣传卫生保健知识，对患者进行健康教育。所有选项中只有选项D是医师履行的义务之一，注意B和C选项从事医学研究和接受继续教育属于医师的权利。

2.【答案】A
【解析】具有下列条件之一的，可以参加执业医师资格考试：①具有高等学校医学专业本科以上学历，在执业医师指导下，在医疗、预防、保健机构中试用期满一年的；②取得执业助理医师执业证书后，具有高等学校医学专科学历，在医疗、预防、保健机构中工作满两年的；具有中等专业学校医学专业学历，在医疗、预防、保健机构中工作满五年的。故本题选A。

3.【答案】E
【解析】中止医师执业活动两年以上的，当其中止的情形消失后，需要恢复执业活动的，应当经所在地的县级以上卫生行政部门委托的机构或者组织考核合格，并依法申请办理重新注册。故本题选E。

4.【答案】C
【解析】根据《中华人民共和国执业医师法》第四章第三十一条　受县级以上人民政府卫生行政部门委托的机构或者组织应当按照医师执业标准，对医师的业务水平、工作成绩和职业道德状况进行定期考核。对医师的考核结果，考核机构应当报告准予注册的卫生行政部门备案。所有选项，只有选项C符合，故本题选C。

5.【答案】B
【解析】对考核不合格的医师，县级以上人民政府卫生行政部门可以责令其暂停执业活动3~6月，并接受培训和继续医学教育。暂停执业活动期满，再次进行考核，对考核合格的，允许其继续执业；对考核不合格的，由县级以上人民政府卫生行政部门注销注册，收回医师执业证书。本题选B。

6.【答案】E
【解析】从事婚前医学检查、实行结扎手术和妊娠手术的人员以及从事家

A. 5个月　　B. 6个月
C. 7个月　　D. 8个月
E. 9个月

6. 某县医院妇产科医师计划开展结扎手术业务，按照规定参加了相关培训，培训结束后，有关单位负责对其进行了考核并颁发给相应的合格证书，该有关单位是指
A. 地方医师协会
B. 所在医疗保健机构
C. 国家卫生健康委员会
D. 地方医学会
E. 地方卫生行政部门

7. 医师在执业活动中不属于应当履行的义务是
A. 宣传普及卫生保健知识
B. 尊重患者隐私权
C. 人格尊严、人身安全不受侵犯
D. 努力钻研业务，及时更新知识
E. 爱岗敬业，努力工作

8. 医师在执业活动中，违反《中华人民共和国执业医师法》规定，有下列行为之一的，由县级以上人民政府卫生行政部门给予警告或者责令暂停六个月以上一年以下执业活动；情节严重的，吊销其医师执业证书
A. 未经批准开办医疗机构行医的
B. 未经患者或家属同意，对患者进行实验性临床医疗的
C. 在医疗、预防、保健工作中造成事故的
D. 不参加培训和继续教育的
E. 干扰医疗机构正常工作的

9. 医师医疗权的权能不包括
A. 获得报酬　　B. 医学处置
C. 出具证明文件　　D. 选择医疗方案
E. 医学检查

10. 在医疗活动中，医务人员应当如实向患者告知病情、医疗措施、医疗风险，这是
A. 医务人员的权利
B. 医务人员的义务
C. 医务人员的职业道德
D. 患者的权利
E. 患者的义务

庭接生的人员，必须经过县级以上地方人民政府卫生行政部门的考核，并取得相应的合格证书。

7.【答案】C
【解析】根据《中华人民共和国执业医师法》第三章第二十二条　医师在执业活动中履行下列义务。(一)遵守法律、法规，遵守技术操作规范；(二)树立敬业精神，遵守职业道德，履行医师职责，尽职尽责为患者服务；(三)关心、爱护、尊重患者，保护患者的隐私；(四)努力钻研业务，更新知识，提高专业技术水平；(五)宣传卫生保健知识，对患者进行健康教育。选项C人格尊严、人身安全不受侵犯属于医师享有的权利，选项A、B、D、E皆是医师的义务。

8.【答案】C
【解析】《中华人民共和国执业医师法》第三十七条　医师在执业活动中，违反本法规定，有下列行为之一的，由县级以上人民政府卫生行政部门给予警告或者责令暂停六个月以上一年以下执业活动；情节严重的，吊销其执业证书；构成犯罪的，依法追究刑事责任：(一)违反卫生行政规章制度或者技术操作规范，造成严重后果的；(二)由于不负责任延误急危患者的抢救和诊治，造成严重后果的；(三)造成医疗责任事故的；(四)未经亲自诊查、调查，签署诊断、治疗、流行病学等证明文件或者有关出生、死亡等证明文件的；(五)隐匿、伪造或者擅自销毁医学文书及有关资料的；(六)使用未经批准使用的药品、消毒药剂和医疗器械的；(七)不按照规定使用麻醉药品、医疗用毒性药品、精神药品和放射性药品的；(八)未经患者或者其家属同意，对患者进行实验性临床医疗的；(九)泄露患者隐私，造成严重后果的；(十)利用职务之便，索取、非法收受患者财物或者牟取其他不正当利益的；(十一)发生自然灾害、传染病流行、突发重大伤亡事故以及其他严重威胁人民生命健康的紧急情况时，不服从卫生行政部门调遣的；(十二)发生医疗事故或者发现传染病疫情，患者涉嫌伤害事件或者非正常死亡，不按照规定报告的。本题所有选项只有选项C符合第(三)款，故本题选C。

9.【答案】A
【解析】医师在执业活动中享有下列权利：医师在执业活动中享有注册的执业范围内，进行医学诊查、疾病调查、医学处置、出具相应的医学证明文件，选择合理的医疗、预防、保健方案的权利。所有选项中只有获得报酬不包括在内，故本题选A。

10.【答案】B
【解析】根据《中华人民共和国执业医师法》第二十六条　医师应当如实向患者或者其家属介绍病情，但应注意避免对患者产生不利后果。医师进行实验性临床医疗，应当经医院批准并征得患者本人或者其家属同意。这属于医务人员应当切实履行的一些告知义务，故本题选B。

11. 对急危患者,医师应该采取的救治措施是
A. 积极措施　B. 紧急措施
C. 适当措施　D. 最佳措施
E. 一切可能的措施

12. 医师的下列行为不属于违法违规的是
A. 违反技术操作规范
B. 延误救治
C. 拒绝以其他医院的检验结果为依据出具诊断证明书
D. 未经患者同意实施实验性临床医疗
E. 泄露患者隐私

13. 未经有关部门批准,医师擅自开办诊所,卫生行政部门可采取的措施不包括
A. 没收违法所得　B. 责令赔偿患者损失
C. 没收药品、器械　D. 吊销执业证书
E. 取缔

14. 执业医师是指在医疗机构中的
A. 从业人员
B. 执业的医务人员
C. 经注册的医务人员
D. 取得医师资格的医务人员
E. 取得医师资格并经注册的执业医务人员

15. 医师拒绝按照其他医院的检验结果开处方,应
A. 不受处罚　B. 受纪律处罚
C. 受党纪处罚　D. 受行政处罚
E. 受司法处罚

16. 医师跨省调动工作,需申请办理变更执业注册手续时,应
A. 向原注册管理部门申请
B. 向拟执业地注册管理部门申请
C. 向原或拟执业地任何一个注册管理部门申请
D. 先向原注册管理部门申请,再向拟执业地注册管理部门申请
E. 先向拟执业地注册管理部门申请,再向原注册地管理部门申请

17. 对于涂改、伪造病历资料的医务人员,卫生行政部门可给予的行政处罚不包括
A. 行政处分　B. 纪律处分

11.【答案】B
【解析】根据《中华人民共和国执业医师法》第二十四条　对急危患者,医师应当采取紧急措施进行诊治;不得拒绝急救处置。故本题选B。

12.【答案】C
【解析】根据《中华人民共和国执业医师法》第二十三条　医师实施医疗、预防、保健措施,签署有关医学证明文件,必须亲自诊查调查,并按照规定及时填写医学文书,不得隐匿、伪造或者销毁医学文书及有关资料。医师不得出具与自己执业范围无关或者与执业类别不相符的医学证明文件。而拒绝以其他医院的检验结果为依据出具诊断证明书是正确的行为,不属于违法违规。故本题选C。其他选项皆属于违法违规。

13.【答案】B
【解析】根据《中华人民共和国执业医师法》第三十九条　未经批准擅自开办医疗机构行医或者非医师行医的,由县级以上人民政府卫生行政部门予以取缔,没收其违法所得及其药品、器械,并处十万元以下的罚款;对医师吊销其执业证书;给患者造成损害的,依法承担赔偿责任;构成犯罪的,依法追究刑事责任。所有选项中只有责令赔偿患者损失不包括在内,故本题选B。

14.【答案】E
【解析】医师包括执业医师和执业助理医师,指依法取得执业医师资格或者执业助理医师资格,经注册在医疗、预防、保健机构中执业的专业医务人员。选项E较为完整地定义了执业医师的概念,而其他答案均有所欠缺。故本题选E。

15.【答案】A
【解析】未经医师亲自诊查、调查,签署诊断、治疗、流行病学等证明文件或者有关出生、死亡等证明文件的,将由县级以上人民政府卫生行政部门给予医师警告或者责令暂停六个月以上一年以下执业活动;情节严重的,吊销执业证书;构成犯罪的,依法追究刑事责任。所以说,某医师拒绝按照其他医院检验结果开处方的行为是正确的,不受处罚。故本题选A。

16.【答案】B
【解析】根据《中华人民共和国执业医师法》第二章第十七条　医师变更执业地点、执业类别、执业范围等注册事项的,应当到准予注册的卫生行政部门依照本法第十三条的规定办理变更注册手续。故应向拟执业地注册管理部门申请。

17.【答案】E
【解析】根据《中华人民共和国执业医师法》第五章第三十七条　隐匿、伪造或者擅自销毁医学文书及有关资料的医师将由县级以上人民政府卫生行政部门给予警告或者责令暂停六个

C. 吊销执业证书 D. 吊销资格证书
E. 赔偿患者损失

月以上一年以下执业活动;情节严重的,吊销执业证书;构成犯罪的,依法追究刑事责任。所有选项中只有“赔偿患者损失”不包括在内,故本题选E。

【A2 型题】

1. 某医师,在去年8月至今年6月的执业活动中,为了从个体推销商手中得到好处,多次使用未经批准的药品和消毒药剂,累计获得回扣8 205元。根据《中华人民共和国执业医师法》的规定,应当依法给予该医师的行政处罚是
A. 警告
B. 责令暂停9个月执业活动
C. 罚款1万元
D. 吊销执业证书
E. 没收非法所得

1.【答案】D
【解析】《中华人民共和国执业医师法》第五章第三十七条 医师在执业活动中,违反本法规定,有下列行为之一的,由县级以上人民政府卫生行政部门给予警告或者责令暂停六个月以上一年以下执业活动;情节严重的,吊销其执业证书;构成犯罪的,依法追究刑事责任。本题该医师属于其中的第(十)款:利用职务之便,索取、非法收受患者财物或者牟取其他不正当利益的,应给予吊销执业证书。故本题选D。

2. 中等卫校毕业生林某,在乡卫生院工作,2000年取得执业助理医师执业证书。他要参加执业医师资格考试,根据《中华人民共和国执业医师法》规定,应取得执业助理医师执业证书后,在医疗机构中工作满
A. 六年 B. 五年 C. 四年
D. 三年 E. 两年

2.【答案】B
【解析】根据《中华人民共和国执业医师法》第二章第九条 具有下列条件之一的,可以参加执业医师资格考试:(一)具有高等学校医学专业本科以上学历,在执业医师指导下,在医疗、预防、保健机构中试用期满一年的;(二)取得执业助理医师执业证书后,具有高等学校医学专科学历,在医疗、预防、保健机构中工作满两年的;具有中等专业学校医学专业学历,在医疗、预防、保健机构中工作满五年的。本题林某属于第九条第(二)款的情况,故选B。

3. 黄某2010年10月因医疗事故受到吊销医师执业证书的行政处罚,2012年9月向当地卫生行政部门申请重新注册。卫生行政部门经过审查决定对黄某不予注册,理由是黄某的行政处罚自处罚决定之日起至申请注册之日止不满
A. 一年 B. 两年 C. 三年
D. 四年 E. 五年

3.【答案】B
【解析】根据《中华人民共和国执业医师法》第十五条 有下列情形之一的,不予注册:(一)不具有完全民事行为能力的;(二)因受刑事处罚,自刑罚执行完毕之日起至申请注册之日止不满两年的;(三)受吊销医师执业证书行政处罚,自处罚决定之日起至申请注册之日止不满两年的;(四)有国务院卫生行政部门规定不宜从事医疗、预防、保健业务的其他情形的。受理申请的卫生行政部门对不符合条件不予注册的,应当自收到申请之日起三十日内书面通知申请人,并说明理由。申请人有异议的,可以自收到通知之日起十五日内,依法申请复议或者向人民法院提起诉讼。本题黄某属于第十五条第(二)款的情况,故本题选B。

第四节 医疗事故与损害法律制度

【A1 型题】

1.《医疗事故处理条例》将医疗事故分为四级,它们是根据
A. 对患者人身造成的损害程度
B. 医疗事故的责任
C. 患者病情严重程度
D. 医疗事故的定性
E. 患者患病的病种情况

1.【答案】A
【解析】《医疗事故处理条例》第四条 根据对患者人身造成的损害程度,医疗事故分为四级。

2. 因抢救急危患者,未能及时书写病历的,有关医务人员应当在抢救结束后几小时内据实补记,并加以注明
A. 3小时 B. 6小时 C. 9小时

2.【答案】B
【解析】《医疗事故处理条例》第八条 医疗机构应当按照国务院卫生行政部门规定的要求,书写并妥善保管病历资料。因抢救急危患者,未能及时书写病历的,有关医务人员应当在抢救结束后6小时内据实补记,并加以注明。

3.【答案】A

【解析】《医疗事故处理条例》第十六条 发生医疗事故争议时，死亡病例讨论记录、疑难病例讨论记录、上级医师查房记录、会诊意见、病程记录应当在医患双方在场的情况下封存和启封。封存的病历资料可以是复印件，由医疗机构保管。

4.【答案】C

【解析】《医疗事故处理条例》第二十二条 当事人对首次医疗事故技术鉴定结论不服的，可以自收到首次鉴定结论之日起15日内向医疗机构所在地卫生行政部门提出再次鉴定的申请。

5.【答案】B

【解析】《医疗事故处理条例》第三十七条 发生医疗事故争议，当事人申请卫生行政部门处理的，应当提出书面申请。申请书应当载明申请人的基本情况、有关事实、具体请求及理由等。当事人自知道或者应当知道其身体健康受到损害之日起1年内，可以向卫生行政部门提出医疗事故争议处理申请。

6.【答案】E

【解析】《医疗事故处理条例》第五十条 医疗事故赔偿的项目包括11项，具体为：医疗费、误工费、住院伙食补助费、陪护费、残疾生活补助费、残疾用具费、丧葬费、被抚养人生活费、交通费、住宿费、精神损害抚慰金等，并较为明确地规定了上述赔偿项目的计算标准和计算办法。

7.【答案】B

【解析】《医疗事故处理条例》是国务院2002年4月4日颁布的条例。制定的目的是正确处理医疗事故，保护患者和医疗机构及其医务人员的合法权益，维护医疗秩序，保障医疗安全，促进医学科学的发展。

8.【答案】B

【解析】最新的条例于2002年2月20日国务院第55次常务会议通过，于2002年9月1日起公布施行，共计七章六十三条。

9.【答案】B

【解析】《医疗事故处理条例》第三十九条 当事人对首次医疗事故技术鉴定结论有异议，申请再次鉴定的，卫生行政部门应当自收到申请之日起7日内交由省、自治区、直辖市地方医学会组织再次鉴定。

D. 12小时　　E. 24小时

3. 发生医疗事故争议情况，封存和启封病历等资料时应
   A. 有医患双方在场
   B. 有第三方公证人在场
   C. 有医疗事故鉴定委员会专家在场
   D. 有卫生行政部门有关人员在场
   E. 经请卫生行政部门批准后

4. 当事人对首次医疗事故技术鉴定不服的，可以自收到首次医疗事故技术鉴定结论之日起(　　)日内向所在地卫生行政部门提出再次鉴定的申请
   A. 5日　　B. 10日　　C. 15日
   D. 20日　　E. 25日

5. 当事人自知道或者应当知道其身体健康受到损害之日起(　　)内，可以向卫生行政部门提出医疗事故争议处理申请
   A. 1.5年　　B. 1年　　C. 1.5年
   D. 2年　　E. 2.5年

6. 医疗事故赔偿的项目有
   A. 7项　　B. 8项　　C. 9项
   D. 10项　　E. 11项

7. 调整医疗活动中医患双方权利和义务，保障医患双方合法权益得以实现的具体卫生行政法规是
   A.《中华人民共和国食品卫生法》
   B.《医疗事故处理条例》
   C.《麻醉药品管理办法》
   D.《中华人民共和国传染病防治法》
   E.《中华人民共和国药品管理法》

8.《医疗事故处理条例》开始施行的日期为
   A. 2002年4月4日　　B. 2002年9月1日
   C. 2003年4月4日　　D. 2002年2月20日
   E. 2003年9月1日

9. 当事人对首次医疗事故技术鉴定结论有异议，申请再次鉴定的，卫生行政部门应当自收到之日起7日内，交由什么组织再次鉴定
   A. 地、市级地方医学会
   B. 省、自治区、直辖市地方医学会

C. 中华医学会
D. 人民法院
E. 以上均不是

10. 医疗机构内死亡的,尸体应立即移放太平间。死者尸体存放时间一般**不超过**多长时间
A. 1周　B. 2周　C. 3周
D. 4周　E. 5周

11. 下列选项中哪种情形**不属于**医疗事故
A. 在紧急情况下为抢救垂危患者生命而采取紧急措施造成不良后果的
B. 在医疗活动中由于患者病情异常或者患者体质特殊而发生医疗意外的
C. 无过错输血感染造成不良后果的
D. 经患者同意,对患者实行实验性诊疗发生不良后果的
E. 以上都不是医疗事故

12. 医疗纠纷需进行尸检,尸检时间应在死后
A. 12小时内　B. 24小时内　C. 36小时内
D. 48小时内　E. 72小时内

13. 发生重大医疗过失行为,医疗机构应当在规定的时限向当地卫生行政部门报告,重大医疗过失行为是指下列哪种情形
A. 造成患者一般功能障碍
B. 造成患者轻度残疾
C. 造成患者组织损伤导致一般功能障碍
D. 造成患者明显人身损害的其他后果
E. 导致3人以上人身损害后果

14. 事故赔偿被抚养人的生活费时,正确的是
A. 不满16周岁的,抚养到16岁
B. 不满16周岁的,抚养到18岁
C. 年满16周岁但无劳动能力的,抚养30年
D. 60周岁以上的,不超过20年
E. 70周岁以上的,不超过10年

15. 进行医疗事故赔偿调解的依据是
A. 卫生行政部门作出的医疗事故技术鉴定结论报告
B. 卫生行政部门审核的、依照条例规定作出的医疗事故鉴定技术结论
C. 双方当事人自行协商解决的医疗事故技术鉴定报告结论

10.【答案】B
【解析】《医疗事故处理条例》第十九条　患者在医疗机构内死亡的,尸体应当立即移放太平间。死者尸体存放时间一般不得超过2周。逾期不处理的尸体,经医疗机构所在地卫生行政部门批准,并报经同级公安部门备案后,由医疗机构按照规定进行处理。

11.【答案】E
【解析】《医疗事故处理条例》第三十三条　有下列情形之一的,不属于医疗事故:(一)在紧急情况下为抢救垂危患者生命而采取紧急医学措施造成不良后果的;(二)在医疗活动中由于患者病情异常或者患者体质特殊而发生医疗意外的;(三)在现有医学科学技术条件下,发生无法预料或者不能防范的不良后果的;(四)无过错输血感染造成不良后果的;(五)因患方原因延误诊疗导致不良后果的;(六)因不可抗力造成不良后果的。

12.【答案】D
【解析】《医疗事故处理条例》第十八条　患者死亡,医患双方当事人不能确定死因或者对死因有异议的,应当在患者死亡后48小时内进行尸检;具备尸体冻存条件的,可以延长至7日。尸检应当经死者近亲属同意并签字。

13.【答案】E
【解析】《医疗事故处理条例》第十四条　发生医疗事故的,医疗机构应当按照规定向所在地卫生行政部门报告。发生下列重大医疗过失行为的,医疗机构应当在12小时内向所在地卫生行政部门报告:(一)导致患者死亡或者可能为二级以上的医疗事故;(二)导致3人以上人身损害后果;(三)国务院卫生行政部门和省、自治区、直辖市人民政府卫生行政部门规定的其他情形。

14.【答案】A
【解析】《医疗事故处理条例》第五十条　以死者生前或者残疾者丧失劳动能力前实际抚养且没有劳动能力的人为限,按照其户籍所在地或者居所地居民最低生活保障标准计算。对不满16周岁的,抚养到16周岁;对年满16周岁但无劳动能力的,抚养20年;但是,60周岁以上的,不超过15年;70周岁以上的,不超过5年。

15.【答案】B
【解析】《医疗事故处理条例》第四十八条　已确定为医疗事故的,卫生行政部门应医疗事故争议双方当事人请求,可以进行医疗事故赔偿调解。调解时,应当遵循当事人双方自愿原则,并应当依据本条例的规定计算赔偿数额。经调解,双方当事人就赔偿数额达成协议的,制作调解书,双方当事人应当履行;调解不成或者经调解达成协议后一方反悔的,卫生行政部门不再调解。

16.【答案】A

【解析】《医疗事故处理条例》第五十一条 参加医疗事故处理的患者近亲属所需交通费、误工费、住宿费，参照本条例第五十条的有关规定计算，计算费用的人数不超过2人。医疗事故造成患者死亡的，参加丧葬活动的患者的配偶和直系亲属所需交通费、误工费、住宿费，参照本条例第五十条的有关规定计算，计算费用的人数不超过2人。

17.【答案】C

【解析】《医疗事故处理条例》第二条 本条例所称医疗事故，是指医疗机构及其医务人员在医疗活动中，违反医疗卫生管理法律、行政法规、部门规章和诊疗护理规范、常规，过失造成患者人身损害的事故。

18.【答案】C

【解析】《医疗事故处理条例》第十四条 发生重大医疗过失行为的，医疗机构应当在12小时内向所在地卫生行政部门报告。

19.【答案】C

【解析】《医疗事故处理条例》第六十条 本条例所称医疗机构，是指依照《医疗机构管理条例》的规定取得《医疗机构执业许可证》的机构。

20.【答案】B

【解析】《医疗事故处理条例》第二十二条 当事人对首次医疗事故技术鉴定结论不服的，可以自收到首次鉴定结论之日起15日内向医疗机构所在地卫生行政部门提出再次鉴定的申请。

D. 双方当事人有争议的医疗事故鉴定结论

E. 卫生行政部门作出的鉴定结论

16.《医疗事故处理条例》规定，医院对参加事故处理的患者近亲属交通费、误工费和住宿费的损失赔偿人数不超过

A. 2人　　B. 3人　　C. 4人

D. 5人　　E. 6人

17. 医疗事故的要件之一是

A. 直接故意　　B. 间接故意

C. 过失　　D. 意外事件

E. 以上均不对

18. 重大医疗过失行为，例如导致3人以上人身损害后果，医疗卫生机构应当在几小时内向所在地卫生行政部门报告

A. 6小时内　　B. 8小时内

C. 12小时内　　D. 24小时内

E. 48小时内

19. 医疗事故的责任主体是依法取得

A. 大学毕业证书的医学院校毕业生

B. 医学教育资格的机构

C. 医疗机构执业许可证的机构

D. 考试合格取得资格的考生

E. 医学临床研究资格的机构

20. 事故所作首次鉴定结论不服的，当事人申请再次鉴定的时限应是

A. 收到首次鉴定结论之日起20日后

B. 收到首次鉴定结论之日起15日内

C. 收到首次鉴定结论之日起30日后

D. 收到首次鉴定结论之日起10日内

E. 收到首次鉴定结论之日起15日后

第五节 母婴保健法律制度

【A1型题】

1.【答案】E

1. 母婴保健技术服务不包括

A. 有关母婴保健的科普宣传、教育和咨询

B. 婚前医学检查

C. 产前诊断和遗传病诊断

D. 助产技术
E. 内、外科诊疗

2. 孕妇有下列情形之一的，医师不应当对其进行产前诊断
A. 羊水过多或者过少的
B. 胎儿发育异常或者胎儿有可疑畸形的
C. 孕早期接触过可能导致胎儿先天缺陷的物质的
D. 有遗传病家族史或者曾经分娩过先天性严重缺陷婴儿的
E. 初产妇年龄不满35岁

2.【答案】E

3. 严禁采用技术手段对胎儿进行性别鉴定，对怀疑胎儿可能为伴性遗传病，需要进行性别鉴定的，由（　　）指定的医疗、保健机构按照国务院卫生行政部门的规定进行鉴定
A. 省、自治区、直辖市人民政府卫生行政部门
B. 市级人民政府卫生行政部门
C. 县级人民政府卫生行政部门
D. 乡镇人民政府卫生行政部门
E. 村级人民政府卫生行政部门

3.【答案】A

4. 没有条件住院分娩的，应当由经（　　）许可并取得家庭接生员技术证书的人员接生
A. 省、自治区、直辖市人民政府卫生行政部门
B. 市级人民政府卫生行政部门
C. 县级人民政府卫生行政部门
D. 乡镇人民政府卫生行政部门
E. 村级人民政府卫生行政部门

4.【答案】C

5. 国家推行（　　）喂养
A. 母乳　　B. 混合　　C. 母乳代用品
D. 配方奶　　E. 纯牛奶

5.【答案】A

6. 当事人对婚前医学检查、遗传病诊断、产前诊断结果有异议，需要进一步确诊的，可以自接到检查或者诊断结果之日起（　　）向所在地县级或者设区的市级母婴保健医学技术鉴定委员会提出书面鉴定申请
A. 7日内　　B. 10日内　　C. 15日内
D. 20日内　　E. 25日内

6.【答案】C

7. 母婴保健医学技术鉴定委员会应当自接到鉴定申请之日起（　　）作出医学技术鉴定意见，并及时通知当事人
A. 15日内　　B. 20日内　　C. 25日内
D. 30日内　　E. 35日内

7.【答案】D

8. 当事人对母婴保健医学技术鉴定意见有异议的,可以自接到鉴定意见通知书之日起( )向上一级母婴保健医学技术鉴定委员会申请再鉴定
A. 7日内　B. 10日内　C. 15日内
D. 20日内　E. 25日内

8.【答案】C

9. 母婴保健医学技术鉴定委员会进行医学鉴定时须有( )以上相关专业医学技术鉴定委员会成员参加
A. 3名　B. 5名　C. 7名
D. 9名　E. 11名

9.【答案】B

第六节 传染病防治法律制度

【A1型题】

1.《中华人民共和国传染病防治法》规定的乙类传染病有
A. 鼠疫　B. 流行性感冒
C. 艾滋病　D. 风疹
E. 霍乱

1.【答案】C
【解析】甲类传染病是指:鼠疫、霍乱。乙类传染病是指:传染性非典型肺炎、艾滋病、病毒性肝炎、脊髓灰质炎、人感染高致病性禽流感、麻疹、流行性出血热、狂犬病、流行性乙型脑炎、登革热、炭疽、细菌性和阿米巴性痢疾、肺结核、伤寒和副伤寒、流行性脑脊髓膜炎、百日咳、白喉、新生儿破伤风、猩红热、布鲁菌病、淋病、梅毒、钩端螺旋体病、血吸虫病、疟疾。丙类传染病是指:流行性感冒、流行性腮腺炎、风疹、急性出血性结膜炎、麻风病、流行性和地方性斑疹伤寒、黑热病、棘球蚴病、丝虫病,除霍乱、细菌性和阿米巴性痢疾、伤寒和副伤寒以外的感染性腹泻病。选项C属于乙类传染病,故本题选C。

2.《中华人民共和国传染病防治法》规定,国家对传染病实行的方针与管理办法是
A. 预防为主,防治结合,统一管理
B. 预防为主,防治结合,分类管理
C. 预防为主,防治结合,划区管理
D. 预防为主,防治结合,分片管理
E. 预防为主,防治结合,层级管理

2.【答案】B
【解析】根据《中华人民共和国传染病防治法》第二条　国家对传染病防治实行预防为主的方针,防治结合、分类管理、依靠科学、依靠群众。故本题选B。

3. 对从事传染病预防、医疗、科研的人员以及现场处理疫情的人员,为了保障其健康,他们所在单位应当根据国家规定采取
A. 防治措施和强制治疗措施
B. 防治措施和强制隔离措施
C. 防治措施和医疗保健措施
D. 防治措施和追踪调查措施
E. 防治措施和紧急控制措施

3.【答案】C
【解析】根据《中华人民共和国传染病防治法》第六十四条　对从事传染病预防、医疗、科研、教学、现场处理疫情的人员,以及在生产、工作中接触传染病病原体的其他人员,有关单位应当按照国家规定,采取有效的卫生防护措施和医疗保健措施,并给予适当的津贴。故本题应选C。

4. 在自然疫源地和可能是自然疫源地的地区兴办的大型建设项目开工前,建设单位应当申请当地卫生防疫机构对施工环境进行
A. 环保调查　B. 卫生调查
C. 卫生资源调查　D. 环境资源调查
E. 危害因素调查

4.【答案】B
【解析】根据《中华人民共和国传染病防治法》第二十八条　在国家确认的自然疫源地计划兴建水利、交通、旅游、能源等大型建设项目的,应当事先由省级以上疾病预防控制机构对施工环境进行卫生调查。建设单位应当根据疾病预防控制机构的意见,采取必要的传染病预防、控制措施。故本题选B。

5. 对传染病病人或疑似传染病病人污染的场所和物品，医疗保健机构应当及时采取
A. 封闭场所并销毁物品
B. 强制隔离治疗
C. 必要的卫生处理
D. 报告上级卫生行政机关处理
E. 提请卫生防疫部门处理

6. 属于乙类传染病，但采取甲类传染病预防和控制措施的疾病是
A. 新生儿破伤风
B. 梅毒
C. 百日咳
D. 传染性非典型性肺炎
E. 白喉

7. 国家对传染病菌种毒种的采集、保藏、携带、运输和使用实行的管理方式是
A. 分类管理
B. 行业管理
C. 专项管理
D. 集中管理
E. 分层管理

8. 下列属于《中华人民共和国传染病防治法》规定的乙类传染病的是
A. 鼠疫
B. 流行性感冒
C. 人感染高致病性禽流感
D. 黑热病
E. 霍乱

9. 医疗机构在发现甲类传染病时，对疑似病人在明确诊断前，应在指定场所进行
A. 访视
B. 留验
C. 单独隔离治疗
D. 医学观察
E. 就地诊验

10. 传染病暴发、流行时，县级以上地方人民政府应当
A. 宣布疫区
B. 限制或者停止集市、集会
C. 停业、停工、停课
D. 临时征用房屋、交通工具
E. 立即组织力量防治，切断传播途径

5.【答案】C

6.【答案】D
【解析】对乙类传染病中传染性非典型肺炎、炭疽中肺炭疽和人感染高致病性禽流感，采取《中华人民共和国传染病防治法》中甲类传染病的预防、控制措施。

7.【答案】A
【解析】对可能导致甲类传染病传播的以及国务院卫生行政部门规定的菌种、毒种和传染病检测样本，确需采集、保藏、携带、运输和使用的，实行分类管理，建立健全严格的管理制度。须经省级以上人民政府卫生行政部门批准。

8.【答案】C
【解析】根据《中华人民共和国传染病防治法》，甲类传染病是指：鼠疫、霍乱。乙类传染病是指：传染性非典型肺炎、艾滋病、病毒性肝炎、脊髓灰质炎、人感染高致病性禽流感、麻疹、流行性出血热、狂犬病、流行性乙型脑炎、登革热、炭疽、细菌性和阿米巴性痢疾、肺结核、伤寒和副伤寒、流行性脑脊髓膜炎、百日咳、白喉、新生儿破伤风、猩红热、布鲁菌病、淋病、梅毒、钩端螺旋体病、血吸虫病、疟疾。丙类传染病是指：流行性感冒、流行性腮腺炎、风疹、急性出血性结膜炎、麻风病、流行性和地方性斑疹伤寒、黑热病、棘球蚴病、丝虫病，除霍乱、细菌性和阿米巴性痢疾、伤寒和副伤寒以外的感染性腹泻病。故选项C属于乙类传染病，本题选C。

9.【答案】C
【解析】医疗机构发现甲类传染病时，应当及时采取下列措施：①对病人、病原携带者，予以隔离治疗，隔离期限根据医学检查结果确定；②对疑似病人，确诊前在指定场所单独隔离治疗；③对医疗机构内的病人、病原携带者、疑似病人的密切接触者，在指定场所进行医学观察和采取其他必要的预防措施。故本题选C。

10.【答案】E
【解析】根据《中华人民共和国传染病防治法》第四十二条 传染病暴发、流行时，县级以上地方人民政府应当立即组织力量，按照预防、控制预案进行防治，切断传染病的传播途径，必要时，报经上一级人民政府决定，可以采取下列紧急措施并予以公告：

（一）限制或者停止集市、影剧院演出或者其他人群聚集的活动；

（二）停工、停业、停课；

（三）封闭或者封存被传染病病原体污染的公共饮用水源、食品以及相关物品；

（四）控制或者扑杀染疫野生动物、家畜家禽；

（五）封闭可能造成传染病扩散的场所。

故本题选E。

11. 发生传染病流行时,县级以上地方政府有权在本行政区域内
A. 调集各级各类医疗、防疫人员参加疫情控制工作
B. 停工、停业、停课
C. 封锁甲类或按甲类传染病管理的传染病疫区
D. 封锁跨省、自治区、直辖市的疫区
E. 宣布疫区

12. 为查找传染病原因,医疗机构依法对疑似传染病病人尸体进行解剖,应当
A. 有病人死亡前签署的同意尸检的书面意见
B. 征得死者家属同意并签字
C. 征得死者家属同意
D. 可以告知死者家属
E. 告知死者家属

13. 对于住院的甲型肝炎病人使用过的卫生洁具,医疗机构应当采取的措施是
A. 销毁
B. 彻底清洗
C. 必要的卫生处理
D. 请卫生行政机关处理
E. 请防疫机构处理

14. 有权对拒绝隔离治疗的霍乱病人采取强制措施的机构是
A. 医疗机构
B. 防疫机构
C. 公安机关
D. 卫生行政部门
E. 政府综合执法机构

15.《中华人民共和国传染病防治法》规定,有关单位应当根据国家规定,对以下人员采取有效的防护措施和医疗保健措施
A. 从事传染病预防的人员以及在生产、工作中接触传染病病原体的其他人员
B. 从事传染病预防、医疗的人员
C. 从事传染病预防、医疗、科研的人员
D. 医疗、教学的人员,以及在生产、工作中接触传染病病原体的其他人员
E. 从事传染病预防、医疗、科研、教学的人员,以及在生产、工作中接触传染病病原的其他人员

11.【答案】B

12.【答案】E

【解析】根据《中华人民共和国传染病防治法》第四十六条 患甲类传染病、炭疽死亡的,应当将尸体立即进行卫生处理,就近火化。患其他传染病死亡的,必要时,应当将尸体进行卫生处理后火化或者按照规定深埋。为了查找传染病病因,医疗机构在必要时可以按照国务院卫生行政部门的规定,对传染病病人尸体或者疑似传染病病人尸体进行解剖查验,并应当告知死者家属。故本题选E。

13.【答案】C

【解析】根据《中华人民共和国传染病防治法》第二十七条 对被传染病病原体污染的污水、污物、场所和物品,有关单位和个人必须在疾病预防控制机构的指导下或者按照其提出的卫生要求,进行严格消毒处理;拒绝消毒处理的,由当地卫生行政部门或者疾病预防控制机构进行强制消毒处理。故本题选C。

14.【答案】C

【解析】医疗机构发现甲类传染病时,应当及时采取下列措施:①对病人、病原携带者,予以隔离治疗,隔离期限根据医学检查结果确定;②对疑似病人,确诊前在指定场所单独隔离治疗;③对医疗机构内的病人、病原携带者、疑似病人的密切接触者,在指定场所进行医学观察和采取其他必要的预防措施。拒绝隔离治疗或者隔离期未满擅自脱离隔离治疗的,可以由公安机关协助医疗机构采取强制隔离治疗措施。故本题选C。

15.【答案】E

【解析】《中华人民共和国传染病防治法》第六十四条 对从事传染病预防、医疗、科研、教学、现场处理疫情的人员,以及在生产、工作中接触传染病病原体的其他人员,有关单位应当按照国家规定,采取有效的卫生防护措施和医疗保健措施,并给予适当的津贴。

16. 除《中华人民共和国传染病防治法》规定以外的其他传染病，根据其暴发、流行情况和危害程度，需要列入乙类、丙类传染病的，由哪个部门决定并予以公布
A. 国务院公安部门 B. 国务院卫生行政部门
C. 国务院畜牧兽医部门 D. 国务院办公厅
E. 国务院司法部门

16.【答案】B
【解析】《中华人民共和国传染病防治法》第三条 国务院卫生行政部门根据传染病暴发、流行情况和危害程度，可以决定增加、减少或者调整乙类、丙类传染病病种并予以公布。

17. 卫生行政部门工作人员依法执行职务时，应当不少于几人
A. 2 B. 3 C. 4
D. 5 E. 6

17.【答案】A
【解析】卫生执法文书经核对无误后，应当由卫生执法人员和当事人签名。当事人拒绝签名的，卫生执法人员应当注明情况。

【A2 型题】

1. 患儿刘某，因发热 3 日到县医院就诊，门诊接诊医生张某检查后发现刘某的颊黏膜上有科氏斑，拟诊断为麻疹。张某遂嘱患儿刘某的家长带刘某去市传染病医院就诊。按照《中华人民共和国传染病防治法》的规定，张某应当
A. 请上级医生会诊，确诊后再转诊
B. 请上级医生会诊，确诊后隔离治疗
C. 向医院领导报告，确诊后由防疫部门进行转送隔离
D. 向医院领导报告，确诊后对刘某就地进行隔离
E. 在规定时间内，向当地防疫机构报告

1.【答案】E
【解析】责任疫情报告人发现甲类传染病和乙类传染病中人感染高致病性禽流感、非典型病原体肺炎、肺炭疽的病人、病原携带者和疑似传染病病人时，应于 2 小时内向发病地的卫生防疫机构报告。发现乙类和丙类传染病应在 12 小时内当地防疫机构报告。故选 E。

2. 甲县某养鸡场发生高致病性禽流感疫情。其相邻养鸡场场主杨某因舍不得灭杀种鸡，便趁夜晚驾车将数十只种鸡运往位于乙县的表哥家藏匿，但在途经乙县、丙县和丁县交界处时，被丁县动物防疫部门截获。遂将车上的种鸡在丁县全部灭杀以及无害化处理。在与杨某的交涉中，丁县动物防疫人员发现杨某体温高、不断咳嗽，随后便通知了上述各县疾病预防控制部门。对于杨某进行医学观察的场所应选择在
A. 甲县 B. 乙县 C. 丙县
D. 丁县 E. 上级市

2.【答案】D
【解析】疑似甲类或乙类中的某些传染病病人在明确诊断前，应就地进行医学观察。根据题干，防疫人员现怀疑杨某患有“人禽流感”，故应就地(丁县)进行医学观察，故选 D。

第七节 药品及处方管理法律制度

【A1 型题】

1. 医疗机构配制制剂，应是本单位临床需要而市场上没有供应的品种，并须经所在地哪个部门批准后方可配制
A. 省级卫生行政部门
B. 省级药品监督管理部门
C. 县级卫生行政部门
D. 地市级药品监督管理部门

1.【答案】B
【解析】根据《中华人民共和国药品管理法》第七十六条 医疗机构配制的制剂，应当是本单位临床需要而市场上没有供应的品种，并应当经所在地省、自治区、直辖市人民政府药品监督管理部门批准；但是，法律对配制中药制剂另有规定的除外。医疗机构配制的制剂应当按照规定进行质量检验；合格的，凭医师处方在本单位使用。经国务院药品监督管理部门或者省、自治区、直辖市人民政府药品监督管理部门批准，医疗机构配制的制剂可以在指定的医疗机构之间调剂使用。医疗机构配制的制剂不得在市场销售。选项 B 符合题目要求，本题选 B。

E. 省级工商行政管理部门

2. 医疗机构从事药剂技术工作必须配备
A. 保证制剂质量的设施
B. 管理制度
C. 检验仪器
D. 相应的卫生条件
E. 依法经过资格认定的药师或者其他药学技术人员

3. 医疗机构在药品购销中暗中收受回扣或者其他利益,依法对其给予罚款处罚的机关是
A. 卫生健康主管部门
B. 药品监督管理部门
C. 工商行政管理部门
D. 市场监督管理部门
E. 中医药管理部门

4. 下列**不属于**药品的是
A. 抗生素
B. 血液
C. 疫苗
D. 血液制品
E. 血清

5. 医疗机构必须配备药学技术人员,配备的这类人员应是依法经过
A. 学历认定
B. 资历认定
C. 资格认定
D. 资质认定
E. 执业认定

6. 执业医师处方权的取得方式是
A. 被医疗机构聘用后取得
B. 在注册的执业地点取得
C. 在上级医院进修后取得
D. 医师资格考试合格后取得
E. 参加卫生行政部门培训后取得

7. 医疗机构药剂人员调配处方时的**错误**行为是
A. 处方须经过核对,对所有药品不得擅自更改
B. 处方所列药品缺货时用同类药品代用
C. 对有配伍禁忌的处方,应当拒绝调配
D. 对有超剂量的处方,应当拒绝调配
E. 必要时,经处方医师更正或者重新签字,方可调整

8. 每次开处方,每张处方所包含的药品种类上限为
A. 5 种
B. 3 种
C. 6 种
D. 4 种
E. 7 种

2.【答案】E
【解析】《中华人民共和国药品管理法》第六十九条 医疗机构应当配备依法经过资格认定的药师或者其他药学技术人员。非药学技术人员不得直接从事药剂技术工作。故本题选 E。

3.【答案】D
【解析】根据《中华人民共和国药品管理法》第一百四十一条 药品上市许可持有人、药品生产企业、药品经营企业或者医疗机构在药品购销中给予、收受回扣或者其他不正当利益的,药品上市许可持有人、药品生产企业、药品经营企业或者代理人给予使用其药品的医疗机构的负责人、药品采购人员、医师、药师等有关人员财物或者其他不正当利益的,由市场监督管理部门没收违法所得,并处三十万元以上三百万元以下的罚款;情节严重的,吊销药品上市许可持有人、药品生产企业、药品经营企业营业执照,并由药品监督管理部门吊销药品批准证明文件、药品生产许可证、药品经营许可证。故本题选 D。

4.【答案】B
【解析】药品是指用于预防、治疗、诊断人的疾病,有目的地调节人的生理功能并规定有适应证或功能主治、用法和用量的物质,包括中药材、中药饮片、中成药、化学原料药及其制剂、抗生素、生化药品、放射性药品、血清、疫苗、血液制品和诊断药品等。血液不属于药品。故选 B。

5.【答案】C
【解析】详见【A1 型题】第 2 题。故选 C。

6.【答案】B
【解析】经注册的执业医师在执业地点取得相应的处方权。进修医师由接收进修的医疗机构对其胜任本专业工作的实际情况进行认定后授予相应的处方权。故本题选 B。

7.【答案】B
【解析】医疗机构的药剂人员调配处方,必须经过核对,对处方所列药品不得擅自更改或代用。对有配伍禁忌或者超剂量的处方,应当拒绝调配;必要时,经处方医师更正或者重新签字,方可调配。根据上述,A、C、D、E 的行为都是正确行为,故选 B。

8.【答案】A
【解析】门诊处方一般上限:当日有效,3 天效期,5 种药物,7 日用量,慢性注明延长用量。故本题选 A。

9. 可授予特殊使用级抗菌的药物处方权的医务人员是
A. 主治医师
B. 住院医师
C. 乡村医生
D. 副主任医师
E. 实习医生

9.【答案】D
【解析】具有高级专业技术职务任职资格的医师，可授予特殊使用级抗菌药物处方权。故本题选D。

10. 医师开具处方**不能**使用
A. 药品通用名称
B. 复方制剂药品名称
C. 新活性化合物的专利药品名称
D. 药品的商品名或曾用名
E. 国家卫生健康委员会公布的药品习惯名称

10.【答案】D
【解析】《处方管理办法》第十七条 医师开具处方应当使用经药品监督管理部门批准并公布的药品通用名称、新活性化合物的专利药品名称和复方制剂药品名称。医师开具院内制剂处方时应当使用经省级卫生行政部门审核、药品监督管理部门批准的名称。医师可以使用由国家卫生健康委员会公布的药品习惯名称开具处方。

11. 处方开具当日有效。特殊情况下需延长有效期的，由开具处方的医师注明有效期限，但有效期最长**不得**超过几天
A. 2
B. 3
C. 4
D. 5
E. 6

11.【答案】B
【解析】《处方管理办法》第十八条 处方开具当日有效。特殊情况下需延长有效期的，由开具处方的医师注明有效期限，但有效期最长不得超过3天。

12. 对已确认发生严重不良反应的药品，可以采取停止生产、销售、使用的紧急控制措施的是
A. 地方人民政府和药品监督管理部门
B. 国务院或者省级人民政府的药品监督管理部门
C. 药品监督管理部门及其设置的药品检验机构
D. 药品监督管理部门及其设置的药品检验机构的工作人员
E. 药品生产、经营企业和医疗机构的药品检验机构或者人员

12.【答案】B
【解析】《中华人民共和国药品管理法》第八十一条 对已确认发生严重不良反应的药品，由国务院药品监督管理部门或者省、自治区、直辖市人民政府药品监督管理部门根据实际情况采取停止生产、销售、使用等紧急控制措施，并应当在五日内组织鉴定，自鉴定结论作出之日起十五日内依法作出行政处理决定。

13. 药品的生产企业、经营企业、医疗机构违反《中华人民共和国药品管理法》规定，给药品使用者造成损害的
A. 依法承担赔偿责任
B. 依法给予行政处分
C. 依法给予行政处罚
D. 依法追究刑事责任
E. 不予行政处罚

13.【答案】A
【解析】《中华人民共和国药品管理法》第一百四十四条 药品上市许可持有人、药品的生产企业、药品经营企业或者医疗机构违反本法规定，给用药者造成损害的，依法承担赔偿责任。

【A2型题】

1. 某患者到省人民医院就医，接诊医师在诊治过程中，使用了一种新上市的抗生素，致使该患者出现了严重不良反应。按照《中华人民共和国药品管理法》的规定，该医院应当向有关部门报告。接受报告的部门是
A. 国家工商行政管理部门
B. 省级药品监督管理部门和卫生行政部门
C. 国家药品监督管理部门

1.【答案】B
【解析】当药品生产企业、药品经营企业、医疗机构发现可能与用药有关的严重不良反应时，在24小时内应向当地省、自治区、直辖市药品监督管理部门和卫生行政部门报告。

2.【答案】B

【解析】假药：药品所含成分与国家药品标准规定的成分不符；以非药品冒充药品或者以他种药品冒充此种药品。按假药论处：国务院药品监督管理部门规定禁止使用的；依照本法必须批准而未经批准生产、进口，或者依照本法必须检验而未经检验即销售的；变质的；被污染的；使用依照本法必须取得批准文号而未取得批准文号的原料药生产的；所标明的适应证或者功能主治超出规定范围的。

3.【答案】E

【解析】根据《中华人民共和国药品管理法》第一百四十二条 医疗机构的负责人、药品采购员、医师、药师等有关人员收受药品上市许可持有人、药品生产企业、药品经营企业或者代理人给予的财物或者其他不正当利益的，由卫生健康主管部门或者本单位给予处分，没收违法所得；情节严重的，还应当吊销其执业证书。故本题选E。

4.【答案】A

【解析】根据《中华人民共和国药品管理法》第一百四十一条 药品上市许可持有人、药品生产企业、药品经营企业或者医疗机构在药品购销中给予、收受回扣或者其他不正当利益的，药品上市许可持有人、药品生产企业、药品经营企业或者代理人给予使用其药品的医疗机构的负责人、药品采购人员、医师、药师等有关人员财物或者其他不正当利益的，由市场监督管理部门没收违法所得，并处三十万元以上三百万元以下的罚款；情节严重的，吊销药品上市许可持有人、药品生产企业、药品经营企业营业执照，并由药品监督管理部门吊销药品批准证明文件、药品生产许可证、药品经营许可证。故本题选A。

5.【答案】A

【解析】为门(急)诊癌症疼痛患者和中、重度慢性疼痛患者开具的麻醉药品、第一类精神药品注射剂，每张处方不得超过3日常用量；控制缓释剂，每张处方不得超过15日用量。故本题选A。

6.【答案】D

【解析】根据《中华人民共和国献血法》第九条 血站对献血者必须免费进行必要的健康检查；身体状况不符合献血条件的，血站应当向其说明情况，不得采集血液。献血者的身体健康条件由国务院卫生行政部门规定。血站对献血者每次采集血液量一般为200ml，最多不得超过400ml，两次采集间隔不少于六个月。严格禁止血站违反前款规定对献血者超量、频繁采集血液。在接下来的5年内，由于两次采集间隔不少于六个月，刘某还可以无偿献血10次，故本题选D。

D. 国务院卫生行政部门
E. 国家中医药管理部门

2. 某县药品监督管理部门接到某药店将保健食品作为药品出售给患者的举报后，立即对该药店进行了查处，并依照《中华人民共和国药品管理法》的规定，将其销售给患者的保健食品认定为

A. 按假药论处的药　　B. 假药
C. 劣药　　D. 食品
E. 按劣药论处的药

3. M药厂销售代表在和某医院几名医师达成协议后，医师在处方时使用M药厂生产的药品，并按使用量的多少收受了药厂给予的提成。事情曝光以后，对M药厂按《中华人民共和国药品管理法》的有关规定处理；对于医师的错误行为，有权决定给予处分、没收违法所得的部门是

A. 药品监督管理部门
B. 工商行政管理部门
C. 医师协会
D. 消费者权益保护协会
E. 卫生健康主管部门

4. F药厂销售代表和某医院多名医师约定，医师在处方时使用F药厂生产的药品，并按使用量的多少给予提成。事情曝光以后，按《中华人民共和国药品管理法》的规定，对F药厂可以作出行政处罚的部门是

A. 市场监督管理部门
B. 工商行政管理部门
C. 税务管理部门
D. 医疗保险部门
E. 卫生健康主管部门

5. 李某为中度慢性疼痛患者，医师开具第一类精神药品控制缓解制剂为其治疗，根据《处方管理办法》，每张处方用药量的最多天数是

A. 15　　B. 3　　C. 5
D. 7　　E. 10

6. “献血大王”刘某，在过去的7年间，献血总量已达5 600ml。快满50周岁的刘某告诉记者，如果身体一直保持健康状态，他满55周岁以前，还可争取无偿献血

A. 7次　　B. 8次　　C. 9次

D. 10次　　E. 11次

7. 某村发生一起民居垮塌事故，重伤者9人，急送乡卫生院抢救。市中心血站根据该院用血要求，急送一批无偿献血的血液到该院。抢救结束后，尚余900ml血液，该院却将它出售给另一医疗机构。根据《中华人民共和国献血法》规定，对于乡卫生院的这一违法行为，县卫生局除了应当没收其违法所得外，还可以对其处以罚款

A. 十万元以下　　B. 五万元以下
C. 三万元以下　　D. 一万元以下
E. 五千元以下

7.【答案】A
【解析】根据《中华人民共和国献血法》第十八条，有下列行为之一的，由县级以上地方人民政府卫生行政部门予以取缔，没收违法所得，可以并处十万元以下的罚款；构成犯罪的，依法追究刑事责任：①非法采集血液的；②血站、医疗机构出售无偿献血的血液的；③非法组织他人出卖血液的。故本题选A。

第八节　血液管理法律制度

【A1型题】

1.《医疗机构临床用血管理办法》经原卫生部部务会议审议通过，施行时间为

A. 2008年8月1日　　B. 2009年8月1日
C. 2010年8月1日　　D. 2011年8月1日
E. 2012年8月1日

1.【答案】E

2. 医疗机构的储血设施应当保证运行有效，全血、红细胞的储藏温度应当控制在2~6℃，同一患者一天申请备血量达到或超过1 600ml的，由具有中级以上专业技术职务任职资格的医师提出申请，科室主任核准签发后，报(　　)批准，方可备血

A. 医务部门　　B. 护理部门
C. 门诊部门　　D. 院办部门
E. 院感部门

2.【答案】A

3. 申请输血应由经治医师逐项填写《临床输血申请单》，由(　　)核准签字，连同受血者血样于预定输血日期前送交输血科(血库)备血。

A. 住院医师　　B. 主治医师
C. 副主任医师　　D. 主任医师
E. 科主任

3.【答案】B

4. 肝素抗凝的主要机制是

A. 抑制凝血酶原的激活
B. 抑制因子X的激活
C. 促进纤维蛋白吸附凝血酶
D. 增强抗凝血酶Ⅲ活性

4.【答案】D

E. 抑制血小板聚集

5.【答案】D

5. 急性失血输血合理的是
A. 失血量达到总血容量的 20%,输浓缩红细胞及全血
B. 失血量达到总血容量的 35%,只输浓缩红细胞
C. 失血量达到总血容量的 15%,输浓缩红细胞
D. 失血量低于总血容量的 20% 可考虑不输血
E. 失血量达到总血容量的 55% 只输浓缩红细胞及全血

6.【答案】B

6. 原卫生部何年何月颁发的《临床输血技术规范》
A. 2001 年 2 月
B. 2000 年 6 月
C. 2002 年 8 月
D. 2003 年 6 月
E. 2003 年 8 月

7.【答案】B

7. 交叉配血的血样标本必须是输血前(　　)天内的
A. 2
B. 3
C. 5
D. 7
E. 9

8.【答案】B

8. 一次输血不应超过
A. 8 小时
B. 4 小时
C. 2 小时
D. 6 小时
E. 5 小时

9.【答案】D

9. 我国健康公民自愿献血的年龄是
A. 18~50 周岁
B. 20~60 周岁
C. 18~60 周岁
D. 18~55 周岁
E. 20~55 周岁

10.【答案】D

10. 献血者每次采集血液量和两次采集间隔为
A. 献血者每次采集血液量一般为 200ml,最多不超过 400ml,两次采集时间不得少于 3 个月
B. 献血者每次采集血液量一般为 400ml,两次采集间隔不少于 6 个月
C. 献血者每次采集血液量一般为 200ml,两次采集间隔不少于 3 个月
D. 献血者每次采集血液量一般为 200ml,最多不超过 400ml,两次采集间隔不少于 6 个月
E. 献血者每次采集血液量一般为 400ml,最多不超过 400ml,两次采集间隔不少于 9 个月

第九节 突发公共卫生事件的应急处理条例

【A1 型题】

1. 在突发公共卫生事件应急处理工作中，有关单位和个人不配合有关专业技术人员调查、采样、技术分析和检验的，对有关责任人给予
   A. 警告
   B. 吊销执照
   C. 降级或者撤职的纪律处分
   D. 行政处分或者纪律处分
   E. 追究刑事责任

2. 医疗机构发现发生或者可能发生传染病暴发流行时，应当
   A. 在1小时内向所在地县级人民政府卫生行政主管部门报告
   B. 在2小时内向所在地县级人民政府卫生行政主管部门报告
   C. 在4小时内向所在地县级人民政府卫生行政主管部门报告
   D. 在6小时内向所在地县级人民政府卫生行政主管部门报告
   E. 在8小时内向所在地县级人民政府卫生行政主管部门报告

3.《突发公共卫生事件应急条例》规定，医疗卫生机构应当对传染病做到
   A. 早发现、早观察、早隔离、早治疗
   B. 早报告、早观察、早治疗、早康复
   C. 早发现、早报告、早隔离、早治疗
   D. 早发现、早报告、早隔离、早康复
   E. 早预防、早发现、早治疗、早康复

4. 对流动人口中的传染性非典型肺炎病人、疑似病人处理的原则是
   A. 就地控制、就地治疗、就地康复
   B. 就地隔离、就地治疗、就地康复
   C. 就地控制、就地观察、就地治疗
   D. 就地隔离、就地观察、就地治疗
   E. 就地观察、就地治疗、就地康复

1.【答案】D
【解析】根据《突发公共卫生事件应急条例》第五十一条 在突发事件应急处理工作中，有关单位和个人未依照本条例的规定履行报告职责，隐瞒、缓报或者谎报，阻碍突发事件应急处理工作人员执行职务，拒绝国务院卫生行政主管部门或者其他有关部门指定的专业技术机构进入突发事件现场，或者不配合调查、采样、技术分析和检验的，对有关责任人员依法给予行政处分或者纪律处分；触犯《中华人民共和国治安管理处罚条例》，构成违反治安管理行为的，由公安机关依法予以处罚；构成犯罪的，依法追究刑事责任。故本题选D。

2.【答案】B
【解析】国家建立突发事件应急报告制度。国务院卫生行政主管部门制定突发事件应急报告规范，建立重大、紧急疫情信息报告系统。突发事件监测机构、医疗卫生机构和有关单位发现有下列情形之一的，应当在2小时内向所在地县级人民政府卫生行政主管部门报告；接到报告的卫生行政主管部门应当在2小时内向本级人民政府报告，并同时向上级人民政府卫生行政主管部门和国务院卫生行政主管部门报告。县级人民政府应当在接到报告后2小时内向设区的市级人民政府或者上一级人民政府报告；设区的市级人民政府应当在接到报告后2小时内向省、自治区、直辖市人民政府报告。省、自治区、直辖市人民政府应当在接到报告1小时内，向国务院卫生行政主管部门报告，国务院卫生行政主管部门对可能造成重大社会影响的突发事件，应当立即向国务院报告：①发生或者可能发生传染病暴发、流行的；②发生或者发现不明原因的群体性疾病的；③发生传染病菌种、毒种丢失的；④发生或者可能发生重大食物和职业中毒事件的。

3.【答案】C
【解析】根据《突发公共卫生事件应急条例》第四十二条 有关部门、医疗卫生机构应当对传染病做到早发现、早报告、早隔离、早治疗，切断传播途径，防止扩散。故本题选C。

4.【答案】D
【解析】根据《突发公共卫生事件处理条例》第四十一条 对传染病暴发、流行区域内流动人口，突发事件发生地的县级以上地方人民政府应当做好预防工作，落实有关卫生控制措施；对传染病病人和疑似传染病病人，应当采取就地隔离、就地观察、就地治疗的措施。故本题选D。

5. 教育部所属综合大学的附属医院发现脊髓灰质炎疫情，应当报告的部门是
A. 国家教育行政部门
B. 国家卫生行政部门
C. 国家疾病预防控制机构
D. 所在地的政府卫生行政部门
E. 所在地的疾病预防控制机构

5.【答案】E
【解析】传染病疫情报告是属地管理。教育部所属综合大学的附属医院发现脊髓灰质炎疫情，应当向所在地的疾病预防控制机构报告，故本题选E。

6.《突发公共卫生事件应急条例》(国务院376号令)公布实施的日期为
A. 2003年5月9日　B. 2002年5月9日
C. 2002年9月5日　D. 2003年9月5日
E. 2001年5月9日

6.【答案】A
【解析】《突发公共卫生事件应急条例》由中华人民共和国国务院于2003年5月9日发布，自公布之日起施行。共6章54条。

7. 突发公共卫生事件应急处理指挥部根据突发事件应急处理的需要，可以对以下哪些环节采取控制措施
A. 食物　B. 食物和水源
C. 水源和交通　D. 交通
E. 水源

7.【答案】B
【解析】《突发公共卫生事件应急条例》第三十四条　突发事件应急处理指挥部根据突发事件应急处理的需要，可以对食物和水源采取控制措施。

8. 对新发现的突发传染病，国家卫生健康委员会根据危害程度、流行强度，依法及时宣布为
A. 法定传染病　B. 甲类传染病
C. 乙类传染病　D. 丙类传染病
E. 丁类传染病

8.【答案】A
【解析】《突发公共卫生事件应急条例》第三十条　国务院卫生行政主管部门对新发现的突发传染病，根据危害程度、流行强度，依照《中华人民共和国传染病防治法》的规定及时宣布为法定传染病；宣布为甲类传染病的，由国务院决定。

9. 突发事件应急工作应当遵循什么方针
A. 统一领导，分级负责　B. 预防为主，常备不懈
C. 反应及时，措施果断　D. 依靠科学，加强合作
E. 现场处理，监督检查

9.【答案】B
【解析】《突发公共卫生事件应急条例》第五条　突发事件应急工作，应当遵循预防为主、常备不懈的方针，贯彻统一领导、分级负责、反应及时、措施果断、依靠科学、加强合作的原则。

10. 全国突发事件应急预案应当包括
A. 突发事件应急处理指挥部的组成和相关部门的职责
B. 突发事件信息的收集、分析、报告、通报制度
C. 突发事件应急处理技术和监测机构及其任务
D. 突发事件预防、现场控制，应急设施、设备、救治药品和医疗器械以及其他物资和技术的储备与调度
E. 以上均包括

10.【答案】E
【解析】《突发公共卫生事件应急条例》第十一条　全国突发事件应急预案应当包括以下主要内容：(一)突发事件应急处理指挥部的组成和相关部门的职责；(二)突发事件的监测与预警；(三)突发事件信息的收集、分析、报告、通报制度；(四)突发事件应急处理技术和监测机构及其任务；(五)突发事件的分级和应急处理工作方案；(六)突发事件预防、现场控制，应急设施、设备、救治药品和医疗器械以及其他物资和技术的储备与调度；(七)突发事件应急处理专业队伍的建设和培训。

第二章 医学伦理学

第一节 医学伦理学的理论基础和规范体系

【A1 型题】

1. 医学伦理学基本理论**不包括**的是
A. 生命神圣论 B. 医学人道论
C. 结果论与功利论 D. 非结果论与义务论
E. 人权论

1.【答案】E
【解析】医学伦理学的基本理论包括:①生命论;②道义论(康德);③后果论与功利论(边沁、密尔);④公益论和公正论。

2. 医学伦理学发展到生命伦理学阶段,其理论基础的核心是
A. 生命神圣论 B. 美德论
C. 义务论 D. 生命质量与生命价值论
E. 人道论

2.【答案】D
【解析】生命伦理学是根据道德价值和原则,对生命科学和卫生保健领域内的人类行为进行系统研究的科学,是对传统医学伦理学的继承和发展,它是围绕改进生命和提高生命质量而展开的有关人类行为的各种伦理问题的概括。

3. 下列哪一个**不属于**医学伦理学的理论基础
A. 生命论 B. 美德论 C. 人道论
D. 价值论 E. 公益论

3.【答案】D
【解析】详见第1题。

4. 关于公益原则,**错误**的是
A. 当前利益与长远利益兼顾
B. 局部利益与个体利益兼顾
C. 与公正原则相辅相成
D. 以公共利益不受损害为前提
E. 也可以理解为公平原则

4.【答案】B
【解析】公益论的内容:兼容观、兼顾观(任何医疗行为都应该兼顾到社会、个人、集体的利益)、社会效益观。

5. 生命神圣论的积极意义**不包括**的是
A. 对人的生命的尊重
B. 推行医学人道主义反对非人道的医疗行为
C. 反对不平等的医疗制度
D. 合理公正的分配卫生资源
E. 实行一视同仁的医德规范

5.【答案】D
【解析】①尊重患者的生命,是医学人道主义最基本的或最根本的思想,医者应当珍重生命,尊重人的价值和权力,尽力救治患者;②尊重患者的人格,患者具有正常人的权利也具有一些特殊的权利,是提高医疗质量及效果的必需要求;③尊重患者的平等,医疗中应当尽量排除非医疗因素,让每个患者都能人道地、平等地实现医疗目的;④尊重患者的生命价值,要求重视患者的生命质量和价值。

6. 下列有关公益论的表述，**不正确**的是

A. 科学公益　　B. 后代公益

C. 医疗群体公益　　D. 绝大多数人的利益

E. 少数人的利益

6.【答案】E

【解析】公益论的内容：兼容观、兼顾观（任何医疗行为都应该兼顾到社会、个人、集体的利益）、社会效益观。

7. 生命质量的衡量标准**不包括**的是

A. 个体生命健康程度　　B. 个体生命德才素质

C. 个体生命优化条件　　D. 个体生命治愈希望

E. 个体生命预期寿命

7.【答案】C

【解析】生命质量的衡量标准：①主要质量指人体的身体和智力状态；②根本质量指生命的目的、意义及人在社会、道德上的相互作用；③操作质量指利用智商、诊断学的标准来测量智能、生理方面的人性质量。而个体生命优化条件不属于上述范畴。

8. 下面关于公益论作用的表述，**不正确**的是

A. 公正合理地解决医疗活动中出现的各种利益矛盾

B. 使医疗活动为人类的整体利益服务

C. 改善人体的生存环境

D. 促进医学科学的发展

E. 消除卫生资源的浪费现象

8.【答案】E

【解析】公益论就是从社会和全人类的长远利益出发，公正合理地解决医疗活动中出现的各种利益矛盾，使医疗活动不仅有利于患者个体，还有利于群体和后代，有利于社会，有利于人类生存环境的改善，有利于医学科学的发展。

9. 医院以医学人道主义精神服务于人类社会，主要表现的是

A. 经济效益　　B. 社会效益

C. 功利并重　　D. 功利主义

E. 优化效益

9.【答案】B

【解析】医学人道主义在医学活动中，特别是在医患关系中表现出来的同情和关心患者、尊重患者的人格与权利、维护患者的利益，珍视人的生命价值和质量的伦理思想和权利观念。

10. 下列**不属于**公益论原则的是

A. 人人享有最基本的医疗权利

B. 当发生个体利益与群体利益矛盾时，以群体利益为重

C. 当发生局部利益与整体利益矛盾时，以整体利益为重

D. 当发生眼前利益与长远利益矛盾时，以长远利益为重

E. 当发生个人与社会之间的矛盾时，以社会利益为重

10.【答案】A

【解析】公益论根据行为是否以社会公共利益为直接目的而确定道德规范的伦理理论。公益论认为确定的道德规范必须直接有利于人类的共同利益。

11. 医学伦理学的学科性质属于

A. 医德学　　B. 元伦理学

C. 规范伦理学　　D. 应用伦理学

E. 道德哲学

11.【答案】D

12. 现代生命伦理学面对的矛盾、悖论乃至道德冲突，本质上源于

A. 新的科技成果在医疗卫生领域特别是临床上的应用

B. 生命科学与技术的进步

C. 社会对医学评价标准的全面化提升

D. 社会传统文化与科技成果广泛运用之间矛盾的反映

E. 科学主义和市场经济的挑战

12.【答案】D

13. 道德义务是一种自觉自愿的行为，而法律义务具有的特性是
A. 约束性　B. 强制性　C. 非强制性
D. 广泛性　E. 技术性

13.【答案】B

14. “只有当那些最需要卫生保健体系的人能从中得益，卫生保健体系的不平等才情有可原”体现的伦理学理论是
A. 德性论　B. 道义论　C. 正义论
D. 功利论　E. 后果论

14.【答案】C

15. 道德最显著的特征是
A. 继承性　B. 实践性　C. 自律性
D. 他律性　E. 客观性

15.【答案】C

16. 医学伦理最突出的特征是
A. 实践性、继承性　B. 时代性、人道性
C. 人道性、全人类性　D. 全人类性、继承性
E. 人道性、实践性

16.【答案】C

17. 生命伦理学研究的主要内容是
A. 义务公平　B. 公益论
C. 公平理论　D. 生命道德理论
E. 生命科学

17.【答案】D

18. 医学与医学伦理学的关系是
A. 医学实践活动是医学伦理学产生的结果
B. 医学实践活动是医学伦理学的尺度和方式
C. 医学道德是医学工作者实现人类健康服务的保障
D. 只要技术过硬就能够实现全心全意为人民健康服务的目的
E. 在现代医学科学研究中医学道德服从医学成果

18.【答案】C

19. 当代医学科学研究和创新的“双刃剑”效应是指
A. 当代医学科学研究和创新带来了医学的进步
B. 当代医学科研研究和创新带来了道德的进步
C. 当代医学科研和创新促进了人类健康
D. 当代医学科学研究和创新可能用于危害人类健康
E. 当代医学科学研究和创新既有用于促进人类健康的价值又有用于危害人类健康的可能

19.【答案】E

20. 以下关于“不伤害”原则的表达**不正确**的是
A. 无损伤
B. 尽可能避免身体的伤害

20.【答案】A

C. 尽可能避免生理的伤害
D. 尽可能避免心理的伤害
E. 尽可能避免经济上的损失

21.【答案】E

21. 医学伦理的“有利”原则**不包括**
A. 努力使患者受益
B. 关心患者的客观利益和主管利益
C. 选择受益最大、伤害最小的行动方案
D. 努力预防或减少难以避免的伤害
E. 把患者的利益看得高于一切

22.【答案】B

22. 医学伦理的“尊重”原则**不包括**
A. 尊重患者及其家属的自主性或决定
B. 尊重患者的一切主观意愿
C. 治疗要获得患者的知情同意
D. 保守患者的秘密
E. 保守患者的隐私

23.【答案】B

23. 要尊重患者的医疗自主权，其中自主权内容**不包括**
A. 自我选择
B. 按个人意愿服药
C. 依照个人意愿自我管理
D. 自我决策
E. 自由行动

24.【答案】B

24. 尊重患者的医疗自主权，以下哪种情况医方做主才是合理的
A. 患者昏迷、病情危急
B. 患者将治疗权全权授予医生
C. “无主”患者（身边无任何人）需要急救，而本人不能行使自主权
D. 患者有对他人和社会有危害的疾病，有不合理的要求
E. 早期癌症患者坚持不接受治疗

25.【答案】C

25. 保护患者的隐私权，其内容**不包括**
A. 目前健康状况
B. 既往病史资料
C. 自杀企图
D. 身体私密部位
E. 医疗自主

26.【答案】E

26. 对隐私权的保护不是无限制的、绝对的，以下需要对隐私权公开的情况，**不包括**
A. 保护隐私权和公共利益相冲突
B. 保护隐私权和公民合法知情权相冲突

C. 保护隐私权和国家法律相冲突
D. 保护隐私权和他人健康相冲突
E. 保护隐私权和医院利益相冲突

【A2 型题】

1. 某医院曾曝出过一起“死者眼球丢失案”。经查,死者眼球是一位专攻角膜移植的眼科医生为了抢救两名将要失明的患者而盗走的。这位医生擅自进入该医院的太平间,摘取了一位死者的双侧眼球,很快给一位氨水烧伤的患者施行了手术,使之复明。同时还将另外一个角膜移植给一位老人,治好了她的眼疾。基于该案例,下列描述合乎伦理的是
A. 仅以医学行为后果作为评判行为正当与否的依据,有时难以具有充分的说服力
B. 医学行为的后果是医学行为正当与否的唯一依据
C. 医学行为的动机是医学行为正当与否的唯一依据
D. 医学行为只要符合义务的原则要求就是正当的
E. 以上选项都不对

1.【答案】A

2. 2000年6月,美、英、日、法、德、中六国公布人类基因组序列图的“工作框架图”绘出。这将为人类疾病的本原、新药的设计、新治疗方法的产生提供重要依据。同时人们也担心这一成果如果用于危害人类研究,其后果是不可设想的。上述情况表达的最主要思想是
A. 科学技术进步的力量是无穷的
B. 道德在科学技术进步面前是无能为力的
C. 现代医学科学发展需要医学道德把关
D. 医学道德制约了医学科学的发展
E. 基因科学的发展是解决人类全部健康问题的根本

2.【答案】C

第二节 医患关系伦理

【A1 型题】

1. 下列关于良好医患关系的重要性,**不包括**
A. 提高患者的社交能力
B. 提高患者对医务人员的信任度
C. 有利诊断、治疗得到顺利实现
D. 造就医患之间良好的心理气氛
E. 本身就是一种治疗手段

1.【答案】A
【解析】第一,良好的医患关系是医疗活动顺利开展的必要基础。例如从诊断方面看,医患之间没有充分的交往,医生就往往采集不到确切的病史资料。从治疗方面看,患者遵从医嘱是治疗成功的关键。第二,融洽的医患关系会造就良好的心理气氛和情绪反应。对于患者来说,不仅可消除疾病所造成的心理应激,而且可以从良好的情绪反应所致的躯体效应中获益。对于医生来说,从这种充满生气的医疗活动中亦可得到更多的心理上的满足,即良好的医患关系本身就是一种治疗的手段,它不仅可以促进患者的康复,而且对医生的心理健康也是必需的。

2. 下列**不属于**医务人员非语言沟通技巧的是
A. 语调　　B. 目光

2.【答案】E
【解析】非语言沟通是指医务人员通过仪表、体态、面部表情、眼神、声调、手势、抚触、距离等非语言特性沟通方式与患者进行信息交流,在沟通

中可以气道支持、补充和深化言语表达的效果。

3.【答案】D

4.【答案】E

5.【答案】E

【解析】主要是有的人虽有较高的技术,但缺乏医德修养,有的人甚至两者都缺乏。他们在诊治过程中对患者的病痛缺乏应有的同情和责任感,对患者态度冷淡、漠不关心、厌烦甚至鄙视,以权威、救世主自居。在医务工作中,对患者以是否有“治疗价值”或“科研价值”的标准去对待。只注意自己“提高技术”而不关心患者的疾苦;对常见病、多发病不是马虎地诊治,就是一推了之。有些医务人员因受社会上的不良影响,以对方能否给自己带来某种物质利益或获得某种方便来确定医患关系,导致医患关系的紧张。

6.【答案】B

【解析】指导-合作型的医患关系模式中,患者有一定意志要求,需要医师帮助,并愿意合作。他们常常把医师置于权威性位置,医师也自觉或不自觉地在防治过程中使用自己的权威,发挥其指导作用,这是目前最常见的医患关系模式,主要适用于急性疾病和外科手术恢复期。在这类模式中,医患双方产生各种心理的相互作用。医师以恩赐者自居、患者对医师的过度依赖都对医患关系有很大影响,有时可能延缓康复过程。因此,随着急性疾病发生的减少,这类模式的应用也将减小。

7.【答案】A

【解析】指导-合作型的要点是医生告诉患者做什么,患者缺乏较多的主动性和能力;也相当于父母与儿童式的关系。在主动-被动型的医患关系中患者的主动性和能力则更低。故医生帮助患者自助的医患关系属共同参与型。

8.【答案】E

9.【答案】B

C. 身体姿势　　D. 表情
E. 文字暗示

3. 下列会直接影响医务人员与患者进行语言沟通的是
A. 声调　　B. 手势
C. 谈话地点　　D. 关闭式谈话
E. 以上均不是

4. 医患冲突的结果,可能造成
A. 患者的被动-攻击行为
B. 患者不遵从医嘱
C. 患者难以公开谈出自己的需要
D. 患者的情绪不好
E. 以上情况均有可能发生

5. 医患间交往障碍的原因,医生方面可能有
A. 对患者的病痛缺乏同情心
B. 以是否有科研价值对待患者
C. 关心对方能否给自己带来物质利益
D. 情绪不稳
E. 以上原因均有可能

6. 在患者处于急性感染但无意识障碍的情况下,通常采用的医患关系模式是
A. 共同参与型　　B. 指导-合作型
C. 主动-被动型　　D. 父母与婴儿式
E. 以上均不是

7. 对大多数慢性病患者,帮助患者自助属于哪种医患关系模式
A. 共同参与型　　B. 指导-合作型
C. 主动-被动型　　D. 父母与婴儿式
E. 以上均不是

8. 随着病情的变化,医患关系可以
A. 一直保持不变
B. 由主动-被动型转化为指导-合作型
C. 由主动-被动型转化为共同参与型
D. 最终都要进入共同参与型
E. 由一种模式转向另一种模式

9. 医务人员职业道德**不要求**
A. 无私的奉献

B. 崇高的爱情
C. 利他精神
D. 把患者的痛苦看得高于一切
E. 以上均不是

10. 医务人员职业要求其情绪主要是
A. 积极而稳定　B. 爱憎分明
C. 心境平和　D. 悲喜有节制
E. 永远快乐

10.【答案】A

11. 对医务人员记忆力的主要要求是
A. 记忆的准备性　B. 记忆的持久性
C. 记忆的专一性　D. 记忆的敏捷性
E. 记忆的准确性

11.【答案】E

12. 心理品质是指
A. 遗传的心理素质
B. 一个人的情绪和行为体系
C. 一个人独特的精神面貌
D. 一个人的认知、情感、意志和行为活动的有机结合
E. 良好的气质

12.【答案】D

13. 萨斯和荷伦德提出的医患关系基本模式是
A. 主动 - 被动型、共同参与型
B. 主动型、共同参与型
C. 被动型 - 主动型、共同参与型
D. 主动 - 被动型、指导 - 合作型、共同参与型
E. 主动 - 被动型、指导 - 配合型

13.【答案】D
【解析】①主动 - 被动型：是一种传统的医患关系类型，这种模式在现代医学实践中普遍存在，如外科，麻醉、抗菌治疗。这一模型适用于急诊治疗、严重创伤、大出血或休克昏迷等。②指导 - 合作型：是一种现代医患关系基础的模型。医患间存在着相互作用，患者因某些症状，如急性感染，主动寻求医生帮助。医生则告诉患者做什么，并期望患者对指令性的治疗服从、合作。医生不喜欢患者提问题或表示异议，或不履行应该接受的医嘱。这种关系虽然患者有了一定的地位和主动性，但在总体上医患的权利还是不平等的。③共同参与型：医生和患者有近似相等的权利和地位，医生帮助患者治疗，几乎所有的心理治疗均属于这种模式，大多数慢性病也适用这种模式。这种模型就参与者双方而言，比上述两种模型需要更为复杂的心理要求。

14. 医患沟通的伦理准则是
A. 尊重　B. 有利
C. 公正　D. 诚信
E. 以上均是

14.【答案】E
【解析】医患沟通的伦理准则：尊重、有利、公正、诚信。

15. 医患沟通的伦理意义是
A. 实践“人是目的”的伦理价值
B. 发挥道德情感的传递作用
C. 推动人道主义精神的发展
D. 促进医患双方道德境界的提升
E. 以上均是

15.【答案】E
【解析】医患沟通的伦理意义：①实践“人是目的”的伦理价值；②发挥道德情感的传递作用；③推动人道主义精神的发展；④促进医患双方道德境界的提升。

16. 现代医学实践中医患关系的常用模式是
A. 主动 - 被动型模式
B. 指导 - 合作型模式
C. 指导 - 参考型模式
D. 共同参与型模式
E. 相互协作型模式

16.【答案】B
【解析】现代医学实践中医患关系的常用模式是指导 - 合作型模式。

17. 医患纠纷增多的原因
A. 医疗体制改革相对于市场经济发展的滞后
B. 医院管理的缺陷
C. 医务人员的服务态度
D. 媒体的推波助澜
E. 以上均是

17.【答案】E
【解析】医患纠纷增多的原因:①医疗体制改革相对于市场经济发展的滞后;②医院管理的缺陷;③医务人员的服务态度;④患者缺乏理性态度;⑤媒体的推波助澜。

18. 医患关系的意义
A. 有利于医学事业的发展
B. 共同维护患者利益和社会利益
C. 相互信任、支持与协作
D. 相互学习与竞争
E. 彼此平等和相互尊重

18.【答案】A
【解析】医患关系的意义包括:①有利于医学事业的发展;②有利于发挥医院的整体效应而提高各项工作的效率;③有利于建立和谐的医患关系;④有利于医务人员成才。

19. 良好医患关系的建立有利于
A. 增强尊重患者的权利的意识
B. 建立协调医患关系的组织
C. 确立公正的社会舆论导向
D. 普及医学、伦理学、法律知识
E. 以上均是

19.【答案】E
【解析】良好医患关系的建立,有利于:①增强尊重患者的权利的意识,这主要是针对医方而言,因为患方属于弱势群体,其权益更易受到侵害;②建立协调医患关系的组织,如医院伦理委员会会很好的协调医患关系;③确立公正的社会舆论导向,一种公正的舆论导向对于建设良好的医患关系十分重要,因为公众的行为方式极易受到社会舆论的引导;④普及医学、伦理学、法律知识,患者由于医学知识和伦理、法律的欠缺,容易造成医患关系中的被动,医务人员的伦理、法律知识也很缺乏,从而导致对患者权益的忽视和在一些伦理困境中的不知所措。医学、伦理、法律知识的广泛普及,必定是建立理想医患关系的必由之路。

20. 改善医患关系的措施包括
A. 提高专业技术、品德修养、尊重患者权利等
B. 尊重医务人员和医院的规章制度,普及医学伦理法律知识,积极配合治疗
C. 完善医疗制度,规范医院的管理,完善卫生补偿体制
D. 建立协调医患关系的组织
E. 以上均是

20.【答案】E
【解析】改善医患关系的措施包括:①医方:提高专业技术、品德修养,尊重患者权利等;②患方:尊重医务人员和医院的规章制度,普及医学伦理法律知识,积极配合治疗;③加快卫生体制改革:完善医疗制度、规范医院的管理、完善卫生补偿体制;④建立协调医患关系的组织;⑤确立公正的社会舆论导向。

21. 医患双方都具有独立人格,要求医师做到
A. 不伤害患者　　B. 从各方面关心患者
C. 患者是上帝　　D. 平等对待患者
E. 以上均不是

21.【答案】D
【解析】首先医患双方具有独立人格的前提是具有平等的关系,所以医生要做到平等对待患者。

22. 医患之间正常的信托关系应该建立于
A. 上下级关系
B. 契约关系
C. 社会主义医德关系和法制关系
D. 亲属关系
E. 以上均不是

22.【答案】C
【解析】医患之间的信任关系表现为：一方面患者对医方的信任，把自己的健康和生命交付给医务人员和医院，相信医方能负起这一重则；另一方面医生也信任患者，相信患者对病情的诉说是真实的，患者是尊医的、是能配合医疗的。这种信任关系在法制社会里，应该明显地带有法制关系性质，但不是抽象的法律关系。医患之间的法律关系是医生(医院)与患者双方对有关患者医疗问题达成的一种约定，即医患之间确立、变更、终止医疗民事权利的协议或诺言。医患之间的这种法律关系属性是重要且必需的，但不同于一般的契约关系，既没有订立一般契约的那种程序和条款，也没有考虑经济指标。所以，这种法律约束在医患关系中应位于次要地位，医患关系仍应以伦理道德关系为主。

23. 下列哪项**不属于**正确处理医务人员之间关系的意义
A. 有利于医学事业的发展
B. 有利于医院整体效益的发挥
C. 有利于医务人员的成长
D. 有利于建立和谐的医患关系
E. 有利于共同对付患者及其家属

23.【答案】E
【解析】正确处理医务人员之间关系的意义：①有利于医学事业的发展；②有利于发挥医院的整体效应而提高各项工作的效率；③有利于建立和谐的医患关系；④有利于医务人员成才。

24. 确切地说，按规定积极参加会诊，这一做法最能体现的正确处理医务人员之间关系的意义和道德原则是
A. 有利于建立和谐的医患关系；共同维持社会公益
B. 有利于医院集体力的发挥；彼此独立、互相支持和帮助
C. 有利于加深朋友之谊；彼此信任、礼尚往来
D. 有利于分担风险；彼此独立、相互支持和帮助
E. 有利于医院集体力量的发挥；彼此信任、礼尚往来

24.【答案】B

25. 医生和患者所采取沟通方式，哪项**不属于**非语言沟通
A. 面部表情　　B. 说话声调
C. 书面通知　　D. 身体姿态
E. 眼神手势

25.【答案】C
【解析】非语言沟通指不以自然语言为载体进行信息传递，而是以人的仪表、服饰、动作、神情等非语言信息作为沟通媒介进行的信息传递。

26. 非语言沟通方法有 3 种：动态的、静态的和副语言。下列哪项属于副语言
A. 手势
B. 仪表
C. 语调
D. 医院的导诊牌
E. 医生和患者之间的空间距离

26.【答案】C
【解析】“狭义的副语言”指有声现象，如说话时气喘，嗓子沙哑或者尖溜溜，吃吃笑，整句话带鼻音，某个字音拉得很长，压低嗓音打喳喳，结结巴巴、说话不连贯等。

27. 医患沟通的意义中**不包括**
A. 是医学目的的需要
B. 是提高医生技术水平的需要
C. 是临床治疗的需要
D. 是医学人文精神的需要
E. 是医学诊断的需要

27.【答案】B
【解析】在医疗市场竞争日趋激烈的社会背景下，加强与患者的沟通，充分尊重患者的知情权、选择权，能使患者积极支持、配合医疗工作，减少不必要的医患纠纷。①医患沟通是医疗诊断的需要；②医患沟通是医学发展的需要；③医患沟通是减少纠纷的需要；④医患沟通是双向性的。

28.【答案】C

28. 患者的知情同意权主要体现在
A. 对医生的技术水平
B. 对自己健康的维护
C. 对医生的主要诊治手段
D. 对医院的各项规章制度
E. 对自己承担的社会责任

29.【答案】A
【解析】患者的权利包括:基本医疗权、疾病认知权、知情同意权、保护隐私权、监督医疗权、免除一定的社会责任权、要求赔偿权。而经济免责权不属于上述范畴。

29. 患者的权利中**不包括**
A. 经济免责权　　B. 平等医疗权
C. 疾病认知权　　D. 法律诉讼权
E. 知情同意权

30.【答案】D
【解析】医患之间的非技术性关系是:道德关系、利益关系、价值关系、法律关系、文化关系。

30. 下列各项中**不属于**医患之间非技术关系的是
A. 道德关系　　B. 利益关系
C. 价值关系　　D. 经济关系
E. 法律关系

31.【答案】B

31. 在诊疗过程中医务人员之间、专业相互之间和科室相互之间通力协作、密切配合和团结一致,共同为患者的康复而努力,该诊疗伦理原则是
A. 整体性原则　　B. 协同一致的原则
C. 最优化原则　　D. 知情同意原则
E. 病人为中心原则

32.【答案】A

32. 保守患者的秘密,其实质是
A. 尊重患者自主　　B. 不伤害患者自尊
C. 保护患者隐私　　D. 医患双方平等
E. 人权高于一切

33.【答案】D

33. 医务人员应当对患者保守的医疗秘密是
A. 患者的病情
B. 患者的医疗方案
C. 患者的性别
D. 医务人员的家庭住址
E. 医院及医务人员的特色、特长

34.【答案】A

34. 医疗活动中最基本、最重要的人际关系是
A. 医患关系
B. 医疗团体与社会的关系
C. 医护关系
D. 医际关系
E. 护患关系

35. 医患关系是契约关系，表明
A. 医患关系不是民事法律关系
B. 医患之间是平等的
C. 医患关系的主体是来就诊的患者
D. 医患关系是患者出于无奈与医务人员及医疗机构结成的
E. 医患关系的客体是社会

35.【答案】B

36. 医患关系的性质是
A. 医患关系是一般的契约关系
B. 医患关系是纯粹的信托关系
C. 医患关系是在信托关系基础上的契约关系
D. 医患关系是信托关系就不是契约关系
E. 医患关系是契约关系就不是信托关系

36.【答案】C

37. 患者的自主性取决于
A. 医患之间的契约关系
B. 医患之间的经济关系
C. 医患之间的政治关系
D. 医患之间的亲疏关系
E. 医患之间的工作关系

37.【答案】A

38. 在医患交往中，强调维护患者权益取决于
A. 患者在信托关系中居于弱势地位
B. 患者在信托关系中有明确要求
C. 患者在信托关系中居于强者地位
D. 医师对患者的承诺
E. 医师对患者的关心

38.【答案】A

39. 构成医患信托关系的根本前提是
A. 患者求医行为中包含对医师的信任
B. 患者在医患交往中处于被动地位
C. 医师是“仁者”
D. 现代医学服务是完全可以信赖的
E. 医患交往中加入一些特殊因素

39.【答案】A

40. 为维护医患之间相互信任的关系，医师必须做到但应**除外**的是
A. 主动赢得患者信任
B. 珍惜患者的信任
C. 对患者所提要求言听计从
D. 努力消除误解
E. 对患者出现的疑虑尽量澄清

40.【答案】C

41.【答案】A

41. 患者的权利受到关注的社会背景是
A. 人的权利意识、参与意识增强和对人的本质的进一步认识
B. 医患间医学知识的差距逐渐缩小
C. 对人的本质有了进一步认识
D. 意识到医源性疾病的危害
E. 世界性的医患关系冷漠化

42.【答案】B

42. 在医疗过程中,医生的医疗权应该
A. 服从医院的发展　　B. 服从患者的权利
C. 服从社会公益　　D. 服从医院行政领导
E. 服从家属的医院

43.【答案】E

43. 尊重患者的疾病认知权需要一定的前提是
A. 不影响医务人员与家属的关系
B. 不让患者难过
C. 不影响医患关系的确立
D. 不影响医生治疗方案的选择
E. 不加重患者的心理负担和影响治疗效果

44.【答案】A

44. 患者的道德义务有
A. 保持健康和恢复健康
B. 服从医生指定的医疗方案
C. 帮助医务人员工作
D. 服从医院的行政领导
E. 要求家属帮助护士工作

45.【答案】C

45. 当患者对医生所实施的诊治手段有质疑时,医生必须详细介绍,在患者愿意时才能继续进行,这属于患者的
A. 平等医疗权　　B. 疾病认知权
C. 知情同意权　　D. 社会责任权
E. 保护隐私权

46.【答案】E

46. 患者的权利**不包括**
A. 基本医疗权　　B. 自我决定权
C. 知情同意权　　D. 要求保密权
E. 保管病志权

47.【答案】A

47. 患者义务应**除外**的是
A. 完全听从医师的安排　　B. 如实提供病情信息
C. 认真执行医嘱　　D. 不将疾病传播他人
E. 尊重医师及其劳动

48. 下列关于患者享有平等医疗权利的表述，**错误**的是
A. 公民享有生命健康权
B. 对所有患者都应一视同仁
C. 对患者的要求都予以满足
D. 患者享有的医疗保健权在实现时是受条件限制的
E. 应充分给患者提供医疗信息

48.【答案】C

49. 对患者知情同意权的做法中，**错误**的是
A. 婴幼儿患者可以由监护人决定
B. 对某些特殊急诊抢救视为例外
C. 无家属承诺，即使患者本人知情同意也不能给予手术治疗
D. 做到完全知情
E. 做到有效同意

49.【答案】C

50. 患者在诊治过程中**不能**拒绝
A. 治疗　B. 公开病情
C. 手术　D. 实验
E. 遵守医院制度

50.【答案】E

51. 患者下列义务中应该经其同意后才能合理履行的是
A. 如实提供病情
B. 尊重医务人员的劳动
C. 避免将疾病传播给他人
D. 遵守住院规章
E. 支持医学生实习和发展医学

51.【答案】E

52. 医患关系出现物化趋势的最主要原因是
A. 医学高技术手段的大量应用
B. 医院分科越来越细，医生日益专科化
C. 医生工作量加大
D. 患者对医生的信任感降低
E. 患者过多依赖医学高技术的检测手段

52.【答案】A

53. 现代诊疗过程中医生越来越依赖于辅助检查所得的指标和数据，医生和患者的直接交流因此减少。这反映出医患关系出现
A. 民主化趋势　B. 物化趋势
C. 法制化趋势　D. 分化趋势
E. 商品化趋势

53.【答案】B

54.【答案】C

54. 共同参与型的医患关系中
A. 医生有绝对的权威,患者无条件的配合医生
B. 医生相对主动,患者相对被动
C. 医生和患者共同商讨病案并决定治疗方案
D. 患者的主动性大于医生的主动性
E. 现实中不存在

55.【答案】D

55. 医患双方都具有独立人格,要求医师做到
A. 不伤害患者
B. 从各方面关心患者
C. “患者是上帝”
D. 平等对待患者
E. 关心患者心理需求

56.【答案】C

56. 下列对医际关系伦理意义的描述,**不准确**的是
A. 有利于医学事业发展
B. 有利于医务人员成才
C. 有利于取得更高的经济收益
D. 有利于医院集体力量的发挥
E. 有利于建立和谐的医患关系

57.【答案】C

57. 正确处理医际关系的原则是
A. 根据职务、职称不同,区别对待
B. 根据学历、职务的高低,分配发展机会
C. 彼此信任,互相协作和监督
D. 互相尊重,“井水不犯河水”
E. 相互尊重,坚持独立,注重自我发展

58.【答案】C

58. 下列处理医际关系的原则,**不正确**的是
A. 彼此平等、互相尊重
B. 彼此独立、互相支持和帮助
C. 彼此协作,力争最大经济效益
D. 彼此信任,相互协作和监督
E. 相互学习,共同提高和发挥优势

【A2 型题】

1.【答案】B

1. 患者李某,女,26岁,未婚,体检中发现左侧乳房有肿块来院治疗。经医生诊断后拟进行手术治疗,但患者十分担心手术后会影响今后生活质量,医生积极解释,消除了患者的心理负担,在征得患者家属同意的情况下,进行手术且手术顺利,患者及家属都很满意。本案例集中体现了尊重患者的
A. 基本医疗权
B. 知情同意权
C. 疾病认知权

D. 提出问题并要求医生解答的权利
E. 监督医疗过程的权利

2. 因车祸受重伤的男子被送去医院急救,因没带押金,医生拒绝为患者办理住院手续。当患者家属拿来钱时,已错过了抢救最佳时机,患者死亡。本案例违背了患者权利的
A. 享有自主权
B. 享有知情同意权
C. 享有保密和隐私权
D. 享有基本的医疗权
E. 享有参与治疗权

2.【答案】D

3. 甲医师发现邻病房乙医师的诊治失误后,及时反映给主管部门。这体现了正确处理医务人员之间关系的道德原则是
A. 共同维护社会公益
B. 共同维护患者利益
C. 开展正当竞争
D. 全心全意为人民服务
E. 以上都不是

3.【答案】B

4. 某医师为不得罪同事,将患者严格区分为“你的”和“我的”,对其他医生所负责的患者一概不闻不问,即使同事出现严重失误,也是如此。这种做法违反了正确处理医务人员之间关系的道德原则
A. 彼此平等、互相尊重
B. 彼此独立、相互支持和帮助
C. 彼此信任、互相协作和监督
D. 彼此独立、相互协作和监督
E. 彼此平等、互相协作和监督

4.【答案】C

5. 一位女医生对患者说话声调柔和、目光亲切、讲话时面带微笑,说明她在下列哪一方面做得好
A. 语言沟通和非语言沟通
B. 语言沟通技巧
C. 非语言沟通技巧
D. 目光沟通
E. 以上都不是

5.【答案】C
【解析】医患交往的两种形式:言语形式的交往和非言语形式的交往。前者顾名思义,是用语言传递信息,后者包括语调、表情等。依题意,这位女医生是非言语形式的交往做得好。

第三节　生物医学研究伦理

【A1 型题】

1.《涉及人的生物医学研究伦理审查办法》已于 2016 年 9 月 30 日经国家卫生计生委委主任会议讨论通过,自(　　)起施行
A. 2016 年 9 月 30 日
B. 2016 年 10 月 1 日
C. 2016 年 11 月 1 日
D. 2016 年 12 月 1 日

1.【答案】D

E. 2017年1月1日

2.【答案】C

2. 伦理委员会的委员应当从生物医学领域和伦理学、法学、社会学等领域的专家和非本机构的社会人士中遴选产生，人数不得少于(　　)人，并且应当有不同性别的委员，少数民族地区应当考虑少数民族委员

A. 3　　B. 5　　C. 7
D. 9　　E. 11

3.【答案】D

3. 伦理委员会委员任期

A. 2年　　B. 3年　　C. 4年
D. 5年　　E. 6年

4.【答案】C

4. 医疗卫生机构应当于每年(　　)前向备案的执业登记机关提交上一年度伦理委员会工作报告

A. 1月31日　　B. 2月28日　　C. 3月31日
D. 4月30日　　E. 5月31日

5.【答案】A

5. 伦理委员会作出决定应当得到伦理委员会全体委员的(　　)同意，伦理审查时应当通过会议审查方式，充分讨论达成一致意见

A. 二分之一以上　　B. 三分之二以上
C. 五分之三以上　　D. 七分之四以上
E. 九分之五以上

6.【答案】E

6. 对已批准实施的研究项目，伦理委员会应当指定委员进行跟踪审查，跟踪审查包括

A. 是否按照已通过伦理审查的研究方案进行试验
B. 研究过程中是否擅自变更项目研究内容
C. 是否发生严重不良反应或者不良事件
D. 是否需要暂停或者提前终止研究项目
E. 以上都是

第四节　医学道德的评价、监督和修养

【A1型题】

1.【答案】E

【解析】与医疗实践相结合是医德修养的根本途径和方法，具体是从以下三个方面做起：①要坚持在为人民健康服务的医疗实践中认识主观世界，改造主观世界；②要坚持在医疗实践中检验自己的品德，自觉地进行自我教育，自我锻炼，提高自己医学修养；③要随着医疗实践的发展，使自己的认识不断提高，医学道德修养不断深入。

1. 医德修养的根本途径和方法是

A. 自我批评　　B. 自我反思
C. 见贤思齐　　D. 接受患者监督
E. 与医疗实践结合

2. 医学道德修养的范畴包括
A. 意志、情操、仪表、品行　　B. 举止、仪表、意志、情感
C. 情操、信念、习惯、举止　　D. 情操、举止、仪表、品行
E. 仪表、品行、情操、信念

2.【答案】D
【解析】医德修养包括医疗实践中所形成的情操、举止、仪表和品行等。

3. 医学道德教育的过程**不包括**
A. 提高道德意识
B. 培养医德情感
C. 锻炼医德意志
D. 鉴定医德信念
E. 进行自我教育和自我锻炼

3.【答案】E
【解析】医学道德教育的过程包括提高医德认识、培养医德情感、锻炼医德意志、坚定医德信念以及养成医德行为习惯。

4. 医学道德的意义**不包括**
A. 有助于形成医务人员的内在品质
B. 有助于培养医务人员的人文素养和道德情操
C. 有助于促进医学科学工作发展
D. 是将医学道德原则和规范转化为内心信念的重要环节
E. 是确保维护社会公益的原则

4.【答案】E
【解析】医学道德教育的意义包括：①有助于形成医务人员的内在品质，是把医学和规范转化为内心信念的重要一环；②有助于培养医务人员的人文素养和道德情操，是形成良好医德医风的重要环节；③有助于培养高素质的医学人才，是促进医学科学工作发展的重要措施。

5. 正确把握医德评价依据的观点是
A. 动机论
B. 手段论
C. 效果论
D. 目的论
E. 动机与效果、目的与手段辩证统一论

5.【答案】E
【解析】正确把握医德评价依据的观点：①在医学道德评价上，我们应该坚持哲学上的动机与效果辩证统一的观点，即必须从效果上去检验动机，又要从动机上去看待效果，对具体情况做具体分析。②一般情况下目的决定手段，手段服从目的，没有目的的手段是毫无意义的。同时，没有一定的手段相助，目的也是无法实现的。在评价医务人员的医德行为时，不仅要看其目的是否正确，还要看其是否选择了恰当的手段。

6. 医学道德评价的标准包括
A. 疗效标准、社会标准、科学标准
B. 舆论标准、价值标准、疗效标准
C. 科学标准、社会标准、舆论标准
D. 科学标准、疗效标准、价值标准
E. 社会标准、价值标准、舆论标准

6.【答案】A
【解析】医学道德评价标准有疗效标准、社会标准、科学标准。

7. 对医德评价的意义理解**有误**的是
A. 表明评价者个人的喜好
B. 形成健康的医德氛围
C. 调节医学人际关系
D. 有助于将外在医德规范内化为医务人员的信念
E. 有助于指导医务人员选择高尚的医德行为

7.【答案】A
【解析】医德评价是医务人员行为、医疗卫生保健单位活动的监视器和调节器；维护医德原则、规范和准则的重要保障；使医德原则、规范和准则转化为医务人员行为和医疗卫生保健单位活动的中介和桥梁。

8. 医德品质构成的基本要素是
A. 内心信念　　B. 社会舆论

8.【答案】A
【解析】内心信念是指医务人员发自内心地对道德义务的深刻认识、真诚信仰和强烈的责任感，是医务人员对自己行为进行善恶评价的内在动力，是医德品质构成的基本要素，也是医德评价的重要方式。

C. 传统习俗　　D. 真诚信仰
E. 科学标准

9.【答案】A

9. 对医务人员在医德修养方面提倡“慎独”，**不正确**的是
A. “慎独”是古代儒家用语，是封建社会道德特有的范畴
B. “慎独”是道德修养的方法
C. “慎独”是指个人在独处无人监督时，仍能坚持道德原则和道德信念
D. “慎独”是中性名词，在今天使用它可以有崭新的内容和含义
E. 医德修养是有层次的，提倡“慎独”，是希望医务人员的医德修养达到更高境界

10.【答案】B
【解析】社会舆论是指公众对某种社会现象、行为和事件的看法和态度，即公众的认识。社会舆论可以形成一种强大的精神力量，调整人们的道德行为，指导人们的道德生活，适宜的评价最普遍、最具有影响力的方式，在医德评价中起着重要作用。

10. 医学评价中最普遍、最具有影响力的方式是
A. 内心信念　　B. 社会舆论
C. 传统习俗　　D. 真诚信仰
E. 科学标准

11.【答案】E

11. 市场经济条件下加强医学伦理教育的必要性主要取决于
A. 公正分配医药卫生资源的要求
B. 实现医疗活动道德价值的要求
C. 协调医际关系的要求
D. 合理解决卫生劳务分配问题的要求
E. 正确处理市场经济对医学服务正负双重效应的要求

12.【答案】A

12. 医德修养的内容**不包括**
A. 学习医疗卫生体制改革文件，进行政策修养
B. 学习科学的医学伦理学理论，进行医德理论修养
C. 在医疗实践中以医德原则和规范要求自己，进行医德规范认同修养
D. 以正确的医德思想战胜错误的医德思想，进行医德情感和信念修养
E. 实践正确的医德认识，进行医德品质和习惯修养

13.【答案】C

13. 应大力宣传医务人员中的先进人物和先进事迹，所根据的医德教育原则是
A. 目的性原则　　B. 理论联系实际原则
C. 正面引导原则　　D. 因人施教原则
E. 实践性原则

14.【答案】B

14. 医德的维系手段是
A. 强制性力量　　B. 非强制力量

C. 卫生法纪　　D. 经济奖惩
E. 行政处罚

15. 医德评价方式**不包括**
A. 正式社会舆论　　B. 非正式社会舆论
C. 传统习俗　　D. 内心信念
E. 卫生行政仲裁

15.【答案】E

16. 医学道德评价一般分为
A. 自我评价与非自我评价
B. 社会评价
C. 内心信念
D. 传统习俗
E. 社会评价与他人评价

16.【答案】A

17. 原中华人民共和国卫生部颁布的《医务人员医德规范及实施办法》的精神是
A. 对患者一视同仁
B. 文明礼貌服务
C. 廉洁行医
D. 为患者保守医秘
E. 实行社会主义人道主义

17.【答案】E

18. 临床医师应尽的道德义务中,首要和根本的是
A. 对同事的义务　　B. 对医院的义务
C. 对医学的义务　　D. 对社会的义务
E. 对患者的义务

18.【答案】E

19. 对"慎独"最正确的理解是
A. 无人监督时注意不违背医德
B. 别人无法监督时注意不违背医德
C. 有错误思想干扰时注意加以抵制
D. 坚持从小事上点点滴滴做起
E. 坚持医德修养的高度自觉性、坚定性、一贯性

19.【答案】E

20. 评价医德行为善恶的根本标准是
A. 患者的个人意见
B. 患者家属的意见
C. 新闻媒体的认定
D. 有利于患者康复、有利于医学发展、有利于人类生存环境的改善
E. 社会主义医德规范体系

20.【答案】D

第二篇　专业理论

第一章　女性生殖器官解剖和生理

第一节　女性生殖器官解剖

【A1 型题】

1. 关于女性外阴生殖器的解剖特点，下列说法**错误**的是
   A. 青春期阴阜开始生长呈倒三角形分布的阴毛
   B. 阴蒂由海绵体构成
   C. 大阴唇富含神经末梢
   D. 小阴唇为两股内侧的一对纵形皮肤皱襞，表面湿润
   E. 阴道前庭为两侧小阴唇之间的菱形区域

2. 对子宫的描述，下列说法正确的是
   A. 成年女性的子宫长 7~8cm、宽 4~5cm、厚 4~5cm
   B. 宫体与宫颈之间最狭窄的部分为子宫峡部
   C. 绝经后宫体和宫颈之间的比例为 2∶1
   D. 子宫峡部上端是组织学内口
   E. 子宫峡部下端为解剖学内口

3. 对子宫韧带解剖的描述，下列说法正确的是
   A. 圆韧带起于子宫底，止于腹股沟
   B. 阔韧带富含肌纤维，与子宫体肌纤维相连
   C. 卵巢固有韧带使子宫倾向前方
   D. 子宫动静脉从阔韧带上部穿过
   E. 主韧带横行于宫颈两侧和骨盆侧壁之间

4. 子宫动脉源于
   A. 腹主动脉　　B. 髂内动脉
   C. 髂总动脉　　D. 髂外动脉
   E. 肾动脉

5. 卵巢动静脉通过的韧带是

1.【答案】D
【解析】小阴唇为位于两侧大阴唇内侧的一对薄皮肤皱襞。表面湿润、色褐、无毛、富含神经末梢。
【考点】女性外生殖器官的解剖特征☆
【难度】易

2.【答案】B
【解析】成年女性子宫长 7~8cm、宽 4~5cm、厚 2~3cm、容量 5ml。宫体和宫颈之间的比例因年龄和卵巢功能而异，青春期前为 1:2，育龄期妇女为 2:1，绝经后为 1:1。宫体与宫颈之间最狭窄的部分为子宫峡部，在非孕期长约 1cm，其上端因解剖上狭窄，称为解剖学内口；其下端因在此处子宫内膜转变为子宫颈黏膜，称为组织学内口。
【考点】子宫的解剖特征☆☆
【难度】易

3.【答案】E
【解析】圆韧带起自宫角的前面、输卵管近端的稍下方，在阔韧带前叶的覆盖下向前外侧走行，到达两侧骨盆侧壁后，经腹股沟管止于大阴唇前端。阔韧带位于子宫两侧呈翼状的双层腹膜皱襞，覆盖子宫前后壁的腹膜自子宫侧缘向两侧延伸达盆壁而成，能够限制子宫向两侧倾斜。子宫动静脉和输尿管均从阔韧带基底部穿过。宫骶韧带将宫颈向后向上牵引，维持子宫处于前倾位置。
【考点】子宫的解剖特征☆☆
【难度】中

4.【答案】B
【解析】子宫动脉为髂内动脉前干分支，在腹膜后沿骨盆侧壁向下向前行，经阔韧带基底部、宫旁组织到达子宫外侧，相当于子宫颈内口水平约 2cm 处，横跨输尿管至子宫侧缘，此后分为上下两支。
【考点】盆腔血管的分布☆
【难度】易

5.【答案】E
【解析】卵巢动脉自腹主动脉分出

A. 圆韧带　　B. 主韧带
C. 宫骶韧带　　D. 卵巢固有韧带
E. 骨盆漏斗韧带

6. 以下**不属于**骨盆底外层肌肉范畴的是
A. 球海绵体肌　　B. 坐骨海绵体肌
C. 会阴深横肌　　D. 肛门外括约肌
E. 会阴浅横肌

7. 左侧卵巢静脉一般汇入
A. 髂总静脉　　B. 髂外静脉
C. 髂内静脉　　D. 左肾静脉
E. 腹主静脉

8. 支持盆底最主要的组织是
A. 肛提肌及筋膜　　B. 会阴中心腱
C. 会阴体　　D. 会阴深横肌
E. 尿道括约肌

9. 关于女性生殖器淋巴的叙述，下列说法恰当的是
A. 外阴淋巴大部分注入腹股沟深淋巴结
B. 腹股沟深、浅淋巴结均汇入髂淋巴结组
C. 宫颈两侧淋巴沿圆韧带进入腹股沟淋巴结
D. 内生殖器淋巴结分为髂淋巴组、腰淋巴组和闭孔淋巴组
E. 阴道下 1/3 段淋巴注入闭孔淋巴结

10. 关于女性内生殖器血管的叙述，下列说法**错误**的是
A. 卵巢动脉来自腹主动脉
B. 子宫动脉为髂内动脉前干的分支
C. 阴部内动脉为髂内动脉的前干分支
D. 会阴动脉为阴部内动脉的分支
E. 阴蒂动脉来自髂外动脉

11. 女性正常的骨盆坐骨棘间径为
A. 8.5~9.5cm　　B. 10cm
C. 9.5~10.5cm　　D. 18cm
E. 18~20cm

12. 关于大阴唇的叙述，下列说法正确的是
A. 其后端为子宫圆韧带的终点
B. 其外侧为黏膜
C. 起自阴蒂，止于会阴

（左侧可来自左肾动脉）。在腹膜后沿腰大肌前行，向外下行至骨盆缘处，跨过输尿管与髂总动脉下段，经骨盆漏斗韧带向内横行，再向后穿过卵巢系膜，分支经卵巢门进入卵巢。
【考点】卵巢的解剖特征☆
【难度】中

6.【答案】C
【解析】骨盆外层肌肉由球海绵体肌、坐骨海绵体肌、会阴浅横肌、肛门外括约肌组成；中层肌肉由会阴深横肌、尿道括约肌组成；内层肌肉为肛提肌。
【考点】盆底的构成☆
【难度】易

7.【答案】D
【解析】卵巢静脉与同名动脉伴行，下腔静脉位于右侧，右侧汇入下腔静脉，左侧汇入左肾静脉，故左侧盆腔静脉曲张较多见。
【考点】盆腔的血管分布☆
【难度】易

8.【答案】A
【解析】在骨盆底肌肉中，肛提肌起最重要的支持作用。
【考点】盆底的构成☆
【难度】易

9.【答案】B
【解析】阴道下段淋巴引流主要注入腹股沟浅淋巴结，阴道上段淋巴回流基本与宫颈淋巴回流相同，大部汇入闭孔淋巴结与髂内淋巴结。腹股沟浅淋巴结大部分注入腹股沟深淋巴结，少部分注入髂外淋巴结。
【考点】盆腔淋巴的分布☆
【难度】难

10.【答案】E
【解析】阴部内动脉为髂内动脉前干分支，经坐骨大孔的梨状肌下孔穿出骨盆腔，环绕坐骨棘背面，经坐骨小孔到达坐骨肛门窝，并分出痔下动脉、会阴动脉、阴唇动脉、阴蒂动脉。
【考点】盆腔血管的分布☆
【难度】难

11.【答案】B
【解析】骨盆坐骨棘间径测量两坐骨棘间的距离，正常值为 10cm。坐骨结节间径测量两坐骨结节内侧缘的距离，正常值为 8.5~9.5cm。
【考点】骨盆的构成☆
【难度】易

12.【答案】D
【解析】大阴唇为两股内侧的一对隆起的皮肤皱襞。起自阴阜，止于会阴。大阴唇外侧面为皮肤，内侧面湿润似黏膜。圆韧带起自宫角的前

D. 其皮下脂肪层富含血管、淋巴管和神经
E. 以上均恰当

13. 阴道前庭包括
A. 前庭球、前庭大腺、尿道口及处女膜
B. 阴蒂、前庭球及前庭大腺
C. 阴蒂、前庭球、前庭大腺及尿道口
D. 前庭球、前庭大腺及尿道口
E. 前庭大腺、尿道口及阴道口

14. 子宫的正常位置
A. 后倾后屈位　B. 前倾前屈位
C. 中度后倾后屈位　D. 轻度后倾后屈位
E. 水平位

15. 支配女性外生殖器的主要神经是
A. 阴部神经　B. 外阴神经
C. 阴蒂背神经　D. 痔下神经
E. 肛门神经

16. 会阴组织由外向内依次为
A. 皮肤、皮下脂肪
B. 皮肤、浅筋膜
C. 皮肤、皮下脂肪、尿道外括约肌
D. 皮肤、皮下脂肪、会阴中心腱
E. 皮肤、皮下脂肪、肛提肌

17. 关于骨盆底部解剖的叙述，下列说法**不恰当**的是
A. 后方为骶尾关节
B. 前方为耻骨联合下缘
C. 两侧为耻骨降支、坐骨升支和坐骨结节
D. 前部为尿生殖三角，后部为肛门三角
E. 骨盆底由外向内分为3层

18. 对于宫颈的描述，下列说法正确的是
A. 宫颈管黏膜上皮细胞呈单层高柱状
B. 主要由平滑肌纤维构成
C. 宫颈阴道部为单层鳞状上皮覆盖，表面光滑
D. 宫颈管黏液栓呈酸性
E. 宫颈黏膜不受性激素影响

19. 肛提肌的组成从前向后外分别为

面、输卵管近端的稍下方，在阔韧带前叶的覆盖下向前外侧走行，到达两侧骨盆侧壁后，经腹股沟管止于大阴唇前端。
【考点】女性外生殖器官的解剖特征☆
【难度】难

13.【答案】A
【解析】阴道前庭包括前庭球、前庭大腺、尿道外口、阴道口及处女膜。
【考点】女性外生殖器的解剖特征☆
【难度】易

14.【答案】B
【解析】子宫的正常位置为前倾前屈位。
【考点】子宫的解剖特征☆☆
【难度】易

15.【答案】A
【解析】外生殖器的神经支配：主要由阴部神经支配。阴部神经在坐骨结节内侧下方分成会阴神经、阴蒂背神经及肛门神经（又称痔下神经）3支，分布于会阴、阴唇及肛门周围。
【考点】女性外生殖器的解剖特征☆
【难度】易

16.【答案】D
【解析】会阴由表及里为皮肤、皮下脂肪、筋膜、部分肛提肌和会阴中心腱。
【考点】会阴的构成☆
【难度】中

17.【答案】A
【解析】骨盆底的前方为耻骨联合和耻骨弓（耻骨联合下缘），后方为尾骨尖，两侧为耻骨降支、坐骨升支及坐骨结节。两侧坐骨结节前缘的连线将骨盆底分为前、后两部：前部为尿生殖三角，有尿道和阴道通过；后部为肛门三角，有肛管通过。骨盆底由外向内分为3层（外层、中层、内层）。
【考点】盆底的构成☆
【难度】中

18.【答案】A
【解析】子宫颈主要由结缔组织构成，含少量平滑肌纤维、血管及弹力纤维。宫颈管黏膜上皮细胞呈单层高柱状，黏膜内腺体分泌碱性黏液，形成宫颈管内的黏液栓。黏液栓成分及性状受性激素影响，发生周期性变化。宫颈阴道部为复层鳞状上皮覆盖，表面光滑。
【考点】子宫的解剖特征☆☆
【难度】易

19.【答案】C
【考点】盆底的构成☆
【难度】中

20.【答案】C

【解析】子宫动静脉和输尿管均从阔韧带基底部穿过。骨盆漏斗韧带又称卵巢悬韧带。

【考点】盆腔血管的分布☆

【难度】易

21.【答案】E

【解析】女性生殖器官与尿道、膀胱、输尿管、直肠及阑尾相伴。

【考点】女性生殖器官与邻近器官的关系☆

【难度】易

22.【答案】D

【解析】前庭大腺又称巴多林腺(Bartholin gland),位于大阴唇后部,被球海绵体肌覆盖,如黄豆大,左右各一。腺管细长(1~2cm),向内侧开口于前庭后方小阴唇与处女膜之间的沟内。性兴奋时,分泌黏液起润滑作用。正常情况检查时不能触及此腺,若腺管口闭塞,可形成前庭大腺囊肿或前庭大腺脓肿。

【考点】女性生殖器官的解剖、功能和组织结构☆☆

【难度】中

23.【答案】B

【考点】女性骨盆的组成和类型,与分娩有关的解剖标志☆

【难度】易

24.【答案】B

【解析】骨盆入口平面横径较前后径长。骨盆最窄的平面是中骨盆平面,前后径较横径长。骨盆出口平面,为骨盆腔下口,由两个不在同一平面的三角形组成。其共同的底边称为坐骨结节间径。前三角平面顶端为耻骨联合下缘,两侧为左右耻骨降支;后三角平面顶端为骶尾关节,两侧为左右骶结节韧带。

【考点】女性骨盆的组成和类型,与分娩有关的解剖标志☆

【难度】中

25.【答案】E

【解析】对角径:自耻骨联合下缘到骶岬前上缘正中点,正常值为12.5~13cm,此值减去1.5~2cm为骨盆入口前后径的长度,称为真结合径,正常值为11cm。

【考点】女性骨盆的组成和类型,与分娩有关的解剖标志☆

【难度】易

26.【答案】C

A. 耻尾肌、坐尾肌和球海绵体肌
B. 坐尾肌、耻尾肌和球海绵体肌
C. 耻尾肌、髂尾肌和坐尾肌
D. 坐尾肌、坐骨海绵体肌和耻尾肌
E. 耻尾肌、髂尾肌和坐骨海绵体肌

20. 子宫动静脉和输卵管从哪对韧带的基底部通过
A. 主韧带　　B. 宫骶韧带
C. 阔韧带　　D. 骨盆漏斗韧带
E. 卵巢悬韧带

21. 下列器官,**不是**女性生殖器邻近器官的是
A. 膀胱　　B. 输尿管
C. 尿道　　D. 直肠
E. 肾脏

22. 关于前庭大腺的叙述,下列说法恰当的是
A. 又称纳氏腺
B. 一般检查时可触及到
C. 与性生活无关
D. 感染后腺管口闭塞,可形成脓肿或囊肿
E. 开口于阴道口两侧

23. 与分娩关系最为密切的骨盆平面是
A. 骨盆入口平面　　B. 中骨盆平面
C. 骨盆出口平面　　D. 真骨盆
E. 假骨盆

24. 关于骨产道,下列说法正确的是
A. 骨盆最大平面为入口平面,最窄平面为出口平面
B. 立位时骨盆上口平面与水平面所形成的角度,为50°~55°。
C. 骨盆入口平面横径较前后径短
D. 骨盆出口平面是由骶尾关节、两侧坐骨棘、耻骨联合下缘围绕的骨盆腔最低平面
E. 中骨盆平面前后径较横径短

25. 自耻骨联合下缘到骶岬前上缘正中点的距离是
A. 骨盆入口前后径　　B. 中骨盆前后径
C. 真结合径　　D. 骶耻内径
E. 对角径

26. 成年女性骨盆倾斜度的正常值应是

A. 30°　　B. 45°　　C. 60°
D. 65°　　E. 70°

【解析】人体直立时，骨盆向前倾斜，骨盆两侧髂前上棘和耻骨结节处于一个冠状面上，尾尖和耻骨联合上缘则处于一个水平面上。骨盆上口平面与水平面之间有50°~55°的（女性可为60°）夹角称为骨盆倾斜度。
【考点】女性骨盆的组成和类型，分娩有关的解剖标志☆
【难度】易

27. 关于骨盆最小平面，正确的是
A. 呈圆形，前为耻骨联合后缘，两侧为坐骨棘，后为骶骨下端
B. 呈纵椭圆形，前为耻骨联合上缘，两侧为坐骨棘，后为骶骨下端
C. 呈横椭圆形，前为耻骨联合下缘，两侧为坐骨棘，后为骶骨下端
D. 呈纵椭圆形，前为耻骨联合下缘，两侧为坐骨棘，后为骶骨下端
E. 近似圆形，前为耻骨联合下缘，两侧为坐骨棘，后为骶骨下端

27.【答案】D
【解析】中骨盆平面为骨盆最小平面，呈纵椭圆形，前为耻骨联合下缘，两侧为坐骨棘，后为骶骨下端。
【考点】女性骨盆的组成和类型，与分娩有关的解剖标志☆
【难度】易

28. 所谓子宫前后倾指的是
A. 子宫体与骨盆入口的关系
B. 子宫体与阴道的关系
C. 子宫体纵轴与人体纵轴的关系
D. 子宫体与子宫颈管的关系
E. 子宫体与骶岬的关系

28.【答案】C
【解析】子宫前后倾是指子宫体纵轴与人体纵轴的关系。若宫体朝向耻骨则称为前倾；当宫体朝向骶骨称为后倾。
【考点】女性内生殖器官的解剖、功能和组织结构☆☆
【难度】中

29. 子宫前屈的“屈”是指
A. 子宫体与子宫底之间的关系
B. 子宫体与阴道之间的关系
C. 子宫体与子宫峡部之间的关系
D. 子宫体与子宫颈之间的关系
E. 子宫体与直肠子宫陷凹之间的关系

29.【答案】D
【解析】“屈”指宫体与宫颈间的关系。若两者间的纵轴形成的角度朝向前方，称为前屈，形成的角度朝向后方，称为后屈。
【考点】女性内生殖器官的解剖、功能和组织结构☆☆
【难度】中

30. 关于生殖器血管，下列说法**不恰当**的是
A. 子宫动脉为髂内动脉前干的分支
B. 卵巢动脉经骨盆漏斗韧带，再向内横行，进入卵巢门
C. 阴道动脉为髂内动脉前干的终支
D. 阴部内动脉和阴道动脉均来源于髂内动脉前干
E. 子宫动脉于子宫颈外侧约2cm处与输尿管交叉

30.【答案】C
【解析】阴部内动脉为髂内动脉的前干终支，阴道动脉为髂内动脉前干分支。
【考点】盆腔血管的分布☆
【难度】难

31. 未生育妇女的子宫大小和宫腔容量是
A. 7cm×5cm×3cm，容量为5ml
B. 8cm×5cm×3cm，容量为10ml
C. 6cm×4cm×3cm，容量为3ml
D. 7cm×5cm×3cm，容量为12ml
E. 9cm×6cm×4cm，容量为7ml

31.【答案】A
【解析】子宫重50~70g，长7~8cm，宽4~5cm，厚2~3cm，宫腔容量约5ml。
【考点】子宫的解剖特征☆☆
【难度】易

32. 卵巢表面覆盖有
A. 浆膜　　B. 表面上皮
C. 卵巢白膜　　D. 黏膜
E. 卵巢皮质

33. 关于卵巢的描述，下列说法正确的是
A. 髓质内有数以万计的始基卵泡
B. 卵巢主要功能是排出卵子
C. 皮质内有丰富的血管、神经、淋巴
D. 卵巢为一对扁椭圆形性腺
E. 卵巢表面覆盖腹膜

34. 覆盖于耻骨弓与坐骨结节之间的三角形平面上的是
A. 泌尿生殖膈　　B. 盆膈
C. 主韧带　　D. 宫骶韧带
E. 卵巢悬韧带

35. 关于生殖器官与邻近器官的关系，下列说法**不恰当**的是
A. 阴道分娩时应保护会阴，避免损伤肛管
B. 输尿管于宫颈内口水平外侧 2cm 向前
C. 膀胱充盈影响盆腔检查
D. 阑尾的炎症可累及右侧附件
E. 尿道长约 6cm，邻近阴道与肛门，易感染

36. 关于阴道壁的叙述，下列说法**错误**的是
A. 阴道黏膜为复层鳞状上皮
B. 阴道壁富有静脉丛，局部损伤易形成血肿
C. 阴道黏膜受卵巢激素的影响有周期性变化
D. 阴道有很多横纹皱襞及外覆有弹力纤维，故有很大的伸展力
E. 阴道上皮富有腺体，故妇女常有白带多的症状

37. 对于双合诊检查，下列说法**错误**的是
A. 双合诊是盆腔检查最常用的方法
B. 方法是一手戴手套，用食、中两指伸入阴道，另一手掌面向下按下腹部，双手配合进行
C. 未婚少女禁用
D. 正常情况下，可触及输卵管、卵巢
E. 双合诊前应向病人做好解释工作

38. 骶耻外径的标志点指的是
A. 耻骨联合上缘至第 3 腰椎棘突

32.【答案】B
【解析】卵巢表面无腹膜，由单层立方上皮覆盖，称表面上皮；其内有一层致密纤维组织称卵巢白膜；再往内为卵巢实质，分皮质与髓质。
【考点】卵巢的解剖特征☆☆
【难度】易

33.【答案】D
【解析】卵巢为一对扁椭圆形的性腺，具有生殖和内分泌功能(产生和排出卵细胞，分泌性激素)。青春期前，卵巢表面光滑；青春期开始排卵后，表面逐渐凹凸不平；成年妇女的卵巢约为4cm×3cm×1cm，重5~6g，呈灰白色；绝经后卵巢萎缩变小变硬。卵巢表面无腹膜，由单层立方上皮覆盖，称为表面上皮；其内有一层纤维组织称卵巢白膜；再往内为卵巢实质，分皮质与髓质。皮质在外层，由数以万计的原始卵泡(又称始基卵泡)及间质组织组成；髓质在中心，无卵泡，含疏松结缔组织及丰富血管、神经、淋巴管及少量与卵巢韧带相延续的平滑肌纤维。
【考点】卵巢的解剖特征☆☆
【难度】易

34.【答案】A
【解析】骨盆底中层为泌尿生殖膈。由上、下两层坚韧的筋膜及其间的一对会阴深横肌及尿道括约肌组成，覆盖于由耻骨弓、两侧坐骨结节所形成的骨盆出口前部三角形平面的尿生殖膈上，又称三角韧带。其中有尿道与阴道穿过。
【考点】女性骨盆的组成和类型，与分娩有关的解剖标志☆
【难度】中

35.【答案】E
【解析】尿道长4~5cm，直径约0.6cm。由于女性尿道短而直，与阴道邻近，容易引起泌尿系统感染。
【考点】女性生殖器官与邻近器官的关系☆
【难度】难

36.【答案】E
【解析】阴道黏膜层由非角化复层鳞状上皮覆盖，无腺体，淡红色，有很多横行皱襞，有较大伸展性，受性激素影响有周期性变化。
【考点】阴道的解剖特征☆☆
【难度】易

37.【答案】D
【解析】双合诊：正常卵巢偶可扪及，触后稍有酸胀感，正常输卵管不能扪及。
【考点】妇科检查☆☆
【难度】中

38.【答案】D
【解析】骶耻外径为耻骨联合上缘中点至米氏菱形窝上角，正常值为18~20cm。第5腰椎棘突下相当于米氏菱形窝的上角。
【考点】女性骨盆的组成和类型，

B. 耻骨联合中点至髂后上棘连线中点上 3cm
C. 耻骨联合中点至米氏菱形窝上角下 2cm
D. 耻骨联合上缘中点至米氏菱形窝上角
E. 耻骨联合上缘中点至髂耻连线下 3cm

39. 正常骨盆的形态是指
A. 骨盆的三个假想平面均呈圆形
B. 骨盆的三个假想平面均呈横椭圆形
C. 骨盆的入口和中骨盆平面为纵椭圆形,出口平面呈两个不同平面的三角形
D. 骨盆入口平面呈横椭圆形,中骨盆平面呈纵椭圆形,出口平面呈两个不同平面的三角形
E. 骨盆入口及出口平面呈纵椭圆形,中骨盆呈横椭圆形

40. 贯穿骨盆腔各平面中心点的假想曲线称为
A. 髂耻线　　B. 耻骨弓
C. 骶岬上缘　　D. 骨盆轴
E. 骨盆中线

【A2 型题】

1. 女,20 岁,大学生,骑自行车与电动车相撞,自觉外阴疼痛难忍并肿胀就诊。根据女性外阴解剖学特点,可能发生的是
A. 小阴唇裂伤　　B. 处女膜撕裂
C. 大阴唇血肿　　D. 阴唇前庭损伤
E. 前庭大腺肿大伴出血

2. 女,36 岁,孕 2 产 2。因月经过多且经期延长,贫血(血红蛋白仅 57g/L),决定行子宫全切术,术前主刀医师在考虑手术各步骤注意事项时,下列可**不必**考虑的是
A. 推离膀胱腹膜反折时,避免损伤膀胱
B. 推离直肠子宫腹膜反折时,避免损伤直肠
C. 切除子宫动脉时,注意勿损伤输尿管
D. 切断子宫骶骨韧带时,避免损伤输尿管
E. 切断圆韧带时,避免损伤输尿管

3. 女,孕 3 产 2,人流术后 3 月未行经,基础体温呈双相型,无腹胀和腹痛等不适,其原因最可能是
A. 功能层破坏　　B. 宫颈粘连
C. 基底层破坏　　D. 致密层破坏
E. 海绵层破坏

4. 女,42 岁,已婚,孕 2 产 1,继发性痛经,进行性加重 6 年,检查

与分娩有关的解剖标志☆
【难度】易

39.【答案】D
【解析】骨盆入口平面呈横椭圆形,中骨盆呈纵椭圆形,骨盆出口平面为骨盆腔下口,由两个不在同一平面的三角形组成。
【考点】女性骨盆的组成和类型,与分娩有关的解剖标志☆
【难度】中

40.【答案】D
【解析】骨盆轴:连接骨盆各平面中点的假想曲线,此轴上段向下向后,中段向下,下段向下向前。
【考点】女性骨盆的组成和类型,与分娩有关的解剖标志☆
【难度】易

1.【答案】C
【解析】大阴唇皮下为疏松结缔组织和脂肪组织,含丰富血管、淋巴管和神经。当外伤后易形成血肿。
【考点】女性外生殖器官的解剖、功能和组织结构☆
【难度】易

2.【答案】E
【解析】圆韧带在其走形的过程中,没有和输尿管伴行。
【考点】盆底的构成☆
【难度】难

3.【答案】C
【解析】子宫内膜分为 3 层:致密层、海绵层和基底层。内膜表面 2/3 为致密层和海绵层,统称为功能层,从青春期开始受卵巢激素影响,发生周期性变化而脱落;基底层为靠近子宫肌层的 1/3 内膜,不受卵巢性激素影响,不发生周期性变化。体温呈双相提示排卵功能存在,考虑子宫性闭经,人工流产后首先考虑内膜基底层破坏导致的宫腔粘连,而宫颈粘连的话可发生周期性腹痛。
【考点】子宫的解剖特征和功能☆☆
【难度】易

4.【答案】B
【解析】卵巢固有韧带是卵巢与子宫底外侧角间的索条,又名卵巢子宫索。由平滑肌和纤维组织构成,其内含有血管。骨盆漏斗韧带在输尿管入盆腔部位同输尿管并行,子宫骶骨韧带外侧邻近输尿管盆腔段,主韧带位于输尿管隧道部,最容易发生损伤,子宫动脉在宫颈旁同输尿管形成“桥下流水”交叉,而盆腔子宫内膜异位症时通常卵巢囊肿与同盆侧壁致密粘连,粘连位置通常位于输尿管盆腔段,该部位也容易发生损伤。而圆韧带及卵巢固有韧带一般同输尿管距离较远。
【考点】女性骨盆底的组成☆
【难度】难

时:子宫后位,正常大小,固定,右侧附件区触及约6cm囊性包块,边界欠清,固定,CA125升高,行根治术时,若切断**最不易**损伤输尿管的是

A. 骨盆漏斗韧带　　B. 卵巢固有韧带
C. 子宫骶骨韧带　　D. 子宫动脉
E. 主韧带

5. 女,69岁,孕5产4,诉阴道掉出物5个月,伴小便困难。查外阴经产型,子宫萎缩,宫颈外口可及部分子宫脱出阴道口外,阴道前壁膨出和阴道后壁膨出。该病最可能损伤的韧带是

A. 圆韧带　　B. 阔韧带
C. 卵巢固有韧带　　D. 主韧带
E. 骨盆漏斗韧带

6. 女,58岁,绝经10年,因"阴道流血伴流脓2个月"就诊,行分段诊断性刮宫(诊刮),诊断为子宫内膜癌,行筋膜外全子宫加双附件切除术,关于切断的韧带,**错误**的是

A. 圆韧带　　B. 卵巢固有韧带
C. 骶韧带　　D. 阔韧带
E. 主韧带

7. 女,25岁,"初产妇孕32周见红"入院,身高168cm,体重65kg,骨盆外测量:对角径8cm,髂嵴间径27cm,坐骨棘间径10cm,坐骨结节间径8.5cm。诊断为

A. 骨盆入口平面狭窄
B. 骨盆出口平面狭窄
C. 中骨盆平面狭窄
D. 骨盆入口平面和中骨盆平面狭窄
E. 中骨盆平面与骨盆出口平面狭窄

8. 初孕妇,25岁,现妊娠11周,半年前曾因感冒诱发心力衰竭。查体:心率110次/min,心尖部闻及舒张期杂音,肝肋下可触及。为终止妊娠行钳刮术。术中应刮除的是

A. 功能层　　B. 基底层　　C. 肌层
D. 致密层　　E. 海绵层

9. 女,孕1产1,3年前剖宫产1女婴,现来妇科检查,其宫颈正常,宫颈外口形状应该呈

A. 圆形　　B. 椭圆形　　C. 横裂状
D. 纵裂状　　E. 不规则形

10. 女,身高150cm,初产妇,妊娠3个月。产前检查时医生告知

5.【答案】D
【解析】主韧带是固定子宫颈位置、防止子宫下垂的主要结构。
【考点】女性骨盆底的组成☆
【难度】易

6.【答案】B
【解析】卵巢固有韧带由结缔组织和平滑肌纤维构成,表面盖以腹膜,自卵巢下端连至输卵管与子宫结合处的后下方。
【考点】子宫的解剖特征☆☆
【难度】难

7.【答案】A
【解析】骨盆入口平面看对角径:自耻骨联合下缘到骶岬前上缘正中点,正常值为12.5~13cm。若对角径≤9.5cm,为绝对性狭窄。
【考点】女性骨盆的组成和类型,与分娩有关的解剖标志☆
【难度】中

8.【答案】A
【解析】功能层受卵巢周期的调节,发生周期性变化。基底层不受周期性调节。
【考点】子宫的解剖特征和功能☆☆
【难度】中

9.【答案】A
【解析】未产妇的宫颈外口呈圆形;已产妇的宫颈外口受分娩影响形成大小不等的横裂,而分为前唇和后唇。
【考点】子宫的解剖特征和功能☆☆
【难度】易

10.【答案】B
【解析】正常骨盆出口横径又称坐骨结节间径,指两坐骨结节内侧缘的距离,平均值是8.5~9.5cm。
【考点】女性骨盆的组成和类型,与分娩有关的解剖标志☆
【难度】易

骨盆出口偏小。正常骨盆出口横径平均值是

A. 8cm　B. 9cm　C. 10cm
D. 11cm　E. 12cm

11. 女，31岁，已婚未孕，妇科检查阴道正常，那么对其解剖的叙述，下列说法正确的是

A. 阴道腔上窄下宽
B. 前穹窿顶端为腹腔最低处
C. 开口于阴道前庭前半部
D. 位于膀胱和尿道之间
E. 阴道后穹窿顶端为子宫直肠陷凹

11.【答案】E
【解析】阴道腔上宽下窄，开口于阴道前庭后部，与膀胱和尿道相邻。
【考点】阴道的解剖特征和功能☆☆
【难度】易

12. 女，56岁，确诊子宫平滑肌瘤，欲行子宫全切术，术前置导尿管的目的是

A. 保持会阴部清洁干燥
B. 测定残余尿
C. 收集无菌尿标本做细菌培养
D. 有利于手术暴露
E. 避免术后泌尿系感染

12.【答案】D
【解析】膀胱为一囊状肌性器官。排空的膀胱为锥体形，位于耻骨联合和子宫之间。膀胱充盈时可凸向盆腔甚至腹腔。
【考点】女性生殖器官与邻近器官的关系☆
【难度】难

13. 女，35岁，孕3产2，现欲行输卵管结扎，结扎部位是

A. 间质部　B. 伞部　C. 峡部
D. 壶腹部　E. 外侧端

13.【答案】C
【解析】峡部在间质部外侧，短而直，壁厚腔窄，血管分布少，输卵管结扎术多在此部施行。
【考点】输卵管的解剖特征☆☆
【难度】易

14. 女，27岁，2个月前确诊为卵巢囊肿，8小时前突发下腹部疼痛伴恶心、呕吐8小时，查体疑是卵巢囊肿发生蒂扭转，其蒂的组成是

A. 骨盆漏斗韧带、输卵管、卵巢固有韧带、圆韧带
B. 骨盆漏斗韧带、输卵管、卵巢固有韧带
C. 骨盆漏斗韧带、卵巢韧带、圆韧带
D. 骨盆漏斗韧带、输卵管、圆韧带
E. 输卵管、卵巢韧带

14.【答案】B
【考点】女性骨盆底的组成☆
【难度】难

【A3/A4型题】

(1~2题共用题干)

女，25岁，初产妇孕37周见红入院，身高159cm，体重70kg，骨盆外测量：对角径13cm，坐骨棘间径7cm，坐骨结节间径6cm，耻骨弓角度80°。

1. 对此孕妇骨盆类型的描述，下列说法正确的是

A. 女型　B. 扁平型　C. 类人猿型
D. 男型　E. 漏斗骨盆

1.【答案】E
【解析】漏斗骨盆：骨盆入口各径线值正常，两侧骨盆壁内收，状似漏斗得名。其特点是中骨盆及骨盆出口平面均明显狭窄，使坐骨棘间径和坐骨结节间径缩短，坐骨切迹宽度<2横指，耻骨弓角度<90°，坐骨结节间径加出口后矢状径<15cm。
【考点】女性骨盆的组成和类型☆
【难度】中

2.【答案】B

【解析】病人为漏斗骨盆，无阴道试产条件，如经阴道分娩，产程中可能出现产程停滞，分娩方式应该选择剖宫产。

【考点】异常分娩的诊治要点☆☆

【难度】中

3.【答案】C

【解析】前庭大腺又称巴多林腺(Bartholin gland)，位于大阴唇后部，被球海绵体肌覆盖，如黄豆大，左右各一。腺管细长(1~2cm)，向内侧开口于前庭后方小阴唇与处女膜之间的沟内。性兴奋时，分泌黏液起润滑作用。正常情况检查时不能触及此腺，若腺管口闭塞，可形成前庭大腺囊肿或前庭大腺脓肿。囊肿处于感染阶段，不易手术。

【考点】女性外生殖器官的解剖特点☆

【难度】中

4.【答案】E

【解析】囊肿处于感染阶段，不易手术。

【考点】女性外生殖器官的解剖特点☆

【难度】中

5.【答案】B

【解析】当胎头拨露使阴唇后联合紧张时开始保护会阴。

【考点】第二产程的临床经过及处理☆☆

【难度】中

6.【答案】D

【解析】会阴由表及里为皮肤、皮下脂肪、筋膜、部分肛提肌和会阴中心腱。会阴中心腱由部分肛提肌及其筋膜和会阴浅横肌、会阴深横肌、球海绵体肌及肛门外括约肌的肌腱共同交织而成。

【考点】女性骨盆底的组成☆

【难度】难

2. 该孕妇的分娩方式应该考虑

A. 自然阴道分娩

B. 择期剖宫产

C. 先试产，出现产程停滞后再剖宫产

D. 产钳助产

E. 向孕妇和家属确定

(3~4 题共用题干)

女，32 岁，近半年外阴发现肿块，3 日前出现疼痛。检查：T 39℃，在大阴唇后有一囊性肿物，大小约 7cm × 6cm × 4cm，表面红、肿、热，触痛明显，有波动感。

3. 最可能的诊断是

A. 前庭大腺炎　　B. 外阴囊肿

C. 前庭大腺脓肿　　D. 外阴肿瘤

E. 前庭大腺囊肿

4. 对其处理**不恰当**的是

A. 中药活血化瘀治疗

B. 卧床休息

C. 选用广谱抗生素

D. 确定病原体

E. 囊肿剥除

(5~6 题共用题干)

女，28 岁，初产妇，孕 38 周，经阴道分娩。

5. 在分娩过程中，何时开始保护会阴

A. 宫口开全时

B. 胎头拨露使会阴联合紧张时

C. 胎头着冠时

D. 胎头仰伸时

E. 阴道口见胎头时

6. 为保护会阴，欲行会阴侧切术。会阴侧切时能切到哪些肌肉

A. 会阴浅横肌、深横肌及坐尾肌

B. 会阴浅横肌、球海绵体肌及耻尾肌

C. 球海绵体肌、坐骨海绵体肌及会阴深横肌

D. 会阴深横肌、球海绵体肌及耻尾肌

E. 会阴深横肌、坐骨海绵体肌及耻尾肌

第二节　女性生殖系统生理特点

【A1 型题】

1. 下列**不属于**女性一生 7 个生理阶段的是
   A. 儿童期
   B. 青春期
   C. 性成熟期
   D. 绝经期
   E. 绝经后期

2. 关于正常月经的临床表现,下列正确的是
   A. 正常月经周期一般为 21~35 天,平均 28 天
   B. 两次月经干净第 1 日的间隔时间称为一个月经周期
   C. 经期一般 2~8 天,平均 3~4 天
   D. 正常月经量 20~60ml,超过 60ml 为月经过多
   E. 正常月经期均无特殊症状

3. 关于卵巢周期性变化的描述,下列正确的是
   A. 卵子均由两侧卵巢轮流排出
   B. 排卵多发生在月经过后 14 天
   C. LH 峰是即将排卵的可靠指标,出现于卵泡破裂前 36 小时
   D. 黄体能产生孕激素、雌激素和人绒毛膜促性腺激素
   E. 黄体体积和功能于排卵后 9~10 天达高峰

4. 关于卵泡发育和成熟的描述,下列**错误**的是
   A. 女性出生时约有 200 万个卵泡
   B. 女性一生中一般有 400~500 个卵泡发育成熟并排卵
   C. 生育期每月发育一批卵泡,其中一般只有一个优势卵泡完全成熟
   D. 卵泡的发育始于窦前卵泡
   E. 排卵前卵泡直径可达 18~23mm

5. 下列卵泡,在卵泡发育、成熟过程中**不包括**的是
   A. 始基卵泡
   B. 窦前卵泡
   C. 窦卵泡
   D. 闭锁卵泡
   E. 排卵前卵泡

1.【答案】D
【解析】女性一生的 7 个生理阶段分别为:胎儿期、新生儿期、儿童期、青春期、性成熟期(生育期)、绝经过渡期、绝经后期。无绝经期,故选 D。
【考点】女性一生 7 个生理阶段☆
【难度】易

2.【答案】A
【解析】此题主要考查对正常月经临床表现的掌握情况。正常月经具有周期性。出血的第 1 天为月经周期的开始,两次月经第 1 天的间隔时间称为一个月经周期。周期一般 21~35 天,平均 28 天。正常月经期一般 2~8 天,平均 4~6 天。正常月经量为 20~60ml,超过 80ml 为月经过多。一般月经期无特殊症状,但经期由于盆腔充血以及前列腺素的作用,有些女性出现下腹及腰骶部下坠不适或子宫收缩痛,并可出现腹泻等胃肠功能紊乱症状;少数女性可有头痛及轻度神经系统不稳定的症状。五个选项中仅 A 正确,故选 A。
【考点】正常月经的临床表现☆☆
【难度】易

3.【答案】C
【解析】此题主要考查对卵巢功能及周期性变化的掌握情况。卵子可由两侧卵巢轮流排出,也可由一侧卵巢连续排出,A 错误。月经周期的长短主要取决于卵泡发育成熟的时间,排卵后黄体功能仅限于 14 天,因而排卵多发生在下次月经来潮前 14 天左右,B 错误。黄体生成素峰(LH 峰)是即将排卵的可靠指标,出现于卵泡破裂前 36 小时,C 正确。黄体能产生孕激素、雌激素,人绒毛膜促性腺激素由妊娠滋养细胞分泌,D 错误。黄体体积和功能于排卵后 7~8 天达高峰,如卵子未受精,黄体在排卵后 9~10 天开始退化,E 错误。故选 C。
【考点】卵巢功能及周期性变化☆☆
【难度】易

4.【答案】D
【解析】此题主要考查对卵泡发育和成熟的掌握情况。胚胎 16~20 周时生殖细胞数目达到高峰,两侧卵巢共含 600 万 ~700 万个。胎儿期的卵泡不断闭锁,出生时约剩 200 万个卵泡,至青春期只剩下 30 万个。女性一生中一般有 400~500 个卵泡发育成熟并排卵。生育期每月发育一批(3~11 个)卵泡,经过募集、选择,其中一般只有一个优势卵泡可达完全成熟,并排出卵子。卵泡的发育始于始基卵泡到初级卵泡的转化,D 错误。排卵前卵泡为卵泡发育的最后阶段,卵泡液急骤增加,卵泡腔增大,卵泡体积显著增大,直径可达 18~23mm。故选 D。
【考点】卵泡的发育和成熟☆☆
【难度】易

5.【答案】D
【解析】此题主要考查对卵泡发育和成熟的掌握情况。根据卵泡的形态、大小、生长速度和组织学特征,可将其生长过程分为以下阶段:始基卵泡、窦前卵泡、窦卵泡、排卵前卵泡,故选 D。
【考点】卵泡的发育和成熟☆☆
【难度】易

6. 关于卵巢性激素的合成和分泌，下列**错误**的是
A. 主要是雌激素、孕激素和雄激素
B. 颗粒细胞为排卵前雌激素的主要来源
C. 睾酮主要由卵巢间质细胞和门细胞产生
D. 甾体激素属于类固醇激素，其基本化学结构为环戊烷多氢菲环
E. 甾体激素主要在肝内代谢，经肾脏排出

7. 关于月经周期中子宫内膜的组织学变化，下列**错误**的是
A. 子宫内膜功能层是胚胎植入的部位
B. 基底层不受卵巢性激素影响，不发生周期变化
C. 海绵层在月经后再生并修复子宫内膜创面
D. 分泌期子宫内膜厚且松软，利于受精卵着床发育
E. 月经期子宫内膜海绵层从基底层崩解脱落

8. 宫颈黏液开始出现羊齿状结晶，相当于月经周期的
A. 第 6~7 天　B. 第 9~10 天
C. 第 12~13 天　D. 第 15~16 天
E. 第 18~19 天

9. 关于卵巢性激素对丘脑下部、脑垂体的反馈作用，下列正确的是
A. 雌激素 - 负反馈，孕激素 - 负反馈
B. 雌激素 - 正反馈，孕激素 - 正反馈
C. 雌激素 - 正负反馈，孕激素 - 负反馈
D. 雌激素 - 负反馈，孕激素 - 正负反馈
E. 雌激素 - 正反馈，孕激素 - 负反馈

10. 关于雌孕激素的周期性变化，正确的是
A. 雌激素在周期中有一个高峰
B. 雌激素在排卵后 7~8 天出现高峰
C. 孕激素在月经周期中有两个高峰
D. 月经来潮时孕激素水平开始下降
E. 雌孕激素出现高峰的时间吻合

【A2 型题】

1. 30 岁女性，孕 1 产 1，月经周期规律为 32 天，其排卵日最可能在月经来潮后
A. 第 10 天　B. 第 14 天　C. 第 15 天
D. 第 18 天　E. 第 20 天

2. 12 岁女性，月经来潮 1 年，月经周期不规律，周期 25~40 天，经

6.【答案】B
【解析】此题主要考查对卵巢性激素合成和分泌的掌握情况。卵巢性激素的合成和分泌主要是雌激素和孕激素及少量雄激素。卵泡膜细胞为排卵前雌激素的主要来源，而非颗粒细胞。黄体细胞在排卵后分泌大量的孕激素和雌激素。雄激素(睾酮)主要由卵巢间质细胞和门细胞产生。甾体激素属于类固醇激素，其基本化学结构为环戊烷多氢菲环。甾体激素主要在肝内代谢，经肾脏排出。故选 B。
【考点】卵巢性激素的合成和分泌☆☆
【难度】难

7.【答案】C
【解析】此题主要考查对子宫内膜周期性变化的掌握情况。子宫内膜从形态学上可分为功能层和基底层。子宫内膜功能层是胚胎植入的部位，受卵巢激素变化的调节，具有周期性增殖、分泌和脱落性变化。功能层包括致密层和海绵层。基底层在月经后再生并修复子宫内膜创面，重新形成子宫内膜功能层。分泌期子宫内膜厚且松软，利于受精卵着床发育。月经期子宫内膜海绵状功能层从基底层崩解脱落，这是黄体酮和雌激素撤退的最后结果。故选 C。
【考点】子宫内膜周期性变化☆☆
【难度】难

8.【答案】A
【解析】雌激素可以刺激黏液细胞的分泌功能，随着雌激素水平不断提高，至排卵期黏液分泌量增加，黏液稀薄、透明，涂片干燥后可见羊齿状结晶，这种结晶在月经周期第 6~7 天出现，排卵期最为清晰和典型，所以选择 A。
【考点】宫颈黏液周期变化的特点☆☆
【难度】中

9.【答案】C
【解析】此题主要考查对卵巢性激素正负反馈作用的掌握情况。雌激素对下丘脑产生负反馈和正反馈两种作用。在卵泡早期和黄体期，对下丘脑、垂体为负反馈作用，在排卵期雌激素分泌达到阈值并维持 48 小时以上，即可发挥正反馈作用，刺激 LH 分泌高峰。排卵前低水平的孕激素可增强雌激素对促性腺激素的正反馈作用。黄体期，高水平的孕激素对下丘脑、垂体产生负反馈作用。故选 C。
【考点】卵巢性激素的反馈作用☆☆
【难度】易

10.【答案】B
【解析】此题主要考查对卵巢性激素调节机制的掌握情况。雌激素在月经周期中有两个高峰，一个为卵泡期卵泡接近成熟时，另一个为排卵后 7~8 天黄体功能达峰时，循环中孕激素达高峰(月经周期中仅这一个峰)，雌激素亦达到又一高峰。如卵子未受精，黄体在排卵后 9~10 天开始退化，雌孕激素下降，月经来潮。故选 B。
【考点】卵巢性激素的调节机制☆☆
【难度】易

1.【答案】D
【解析】此题主要考查对卵巢周期性变化的掌握。月经周期的长短主要取决于卵泡发育成熟的时间，排卵后黄体功能仅限于 14 天，因而排卵多发生在下次月经来潮前 14 天左右，该女性月经周期 32 天，且周期规律，排卵日为第 18 天(32 天 -14 天)。故选 D。
【考点】卵巢周期性变化特点☆☆
【难度】易

2.【答案】C

期 2~5 天，月经色暗红，无血块，每次需使用 1 包卫生巾，经期伴下腹及腰骶部下坠，最恰当的处理为

A. 雌孕激素周期治疗

B. 后半周期孕激素治疗

C. 缓解紧张情绪，经期适当休息

D. 经期服用布洛芬

E. 经期服用口服避孕药

【解析】此题主要考查正常月经的临床表现。一般月经期无症状，有些女性出现下腹及腰骶部下坠不适或子宫收缩痛，并可出现腹泻等胃肠功能紊乱症状。该女性月经周期不规律，但处于青春期，无痛经，月经量不多，可暂时观察月经情况，缓解紧张情绪，经期适当休息。故选 C。

【考点】正常月经的临床表现☆

【难度】易

3. 28 岁女性，月经周期规律为 28 天，基础体温测定为双相型，于月经周期第 17 天取子宫内膜活检，子宫内膜镜检属于

A. 增殖早期　B. 增殖晚期

C. 排卵期　D. 分泌早期

E. 分泌中期

3.【答案】D

【解析】此题主要考查对子宫内膜周期性变化的掌握情况。基础体温双相型提示排卵正常，一个月经周期为 28 天的女性，子宫内膜增殖期为月经周期 5~14 天，其中 5~7 天为增殖早期，8~10 天为增殖中期，11~14 天为增殖晚期，分泌期为 15~28 天，其中 15~19 天为分泌早期，20~23 天为分泌中期，24~28 天为分泌晚期。17 天为分泌早期，故选 D。

【考点】子宫内膜周期性变化☆☆

【难度】中

4. 56 岁女性，绝经 8 年，近 1 个月阴道分泌物增多，偶有血性白带，诊断为萎缩性阴道炎。治疗除局部抗感染治疗外，应加用少量

A. 雌激素　B. 孕激素　C. 雄激素

D. 糖皮质激素　E. 甲状腺素

4.【答案】A

【解析】萎缩性阴道炎的治疗：①抑制细菌生长：用酸性洗液冲洗阴道，再局部应用抗生素；②增加阴道抵抗力：给予雌激素制剂。故 A 正确。

【考点】雌激素的生理作用及老年性阴道炎的治疗☆

【难度】易

5. 20 岁女性，继发性闭经 9 个月。检查卵巢不大。每日肌内注射黄体酮注射液 20mg，连用 5 日，停药后出现阴道出血。再静脉注射促黄体激素释放激素（LHRH）100μg 后 45 分钟，血 LH 值增高近 3 倍。本例闭经的病变部位应在

A. 下丘脑　B. 腺垂体　C. 卵巢

D. 子宫　E. 肾上腺

5.【答案】A

【解析】垂体兴奋试验：将促黄体素释放素（LHRH）100μg 溶于生理盐水中 5ml 中，30 秒内静脉注射完毕。于注射前后 15，30，60，120 分钟分别采血测定 LH 含量。若注射后 15~60 分钟 LH 高峰值较注射前升高 2~4 倍，说明垂体功能正常，病变在下丘脑。故 A 正确。

【考点】垂体兴奋试验☆

【难度】难

6. 14 岁女性，月经来潮 1 年，现月经周期不规律，周期 15~60 天，经期 10~30 天。下列说法**错误**的是

A. 由于 H-P-O 间的反馈调节尚未成熟

B. 子宫内膜受单一雌激素作用

C. 初潮后最初 2 年无排卵性月经周期常见

D. 已初步具有生育能力，生殖系统功能发育完善

E. 需药物治疗

6.【答案】D

【解析】此题主要考查青春期月经特点。青春期女性 H-P-O 反馈机制尚未成熟，生殖系统功能发育不完善，卵泡发育成熟障碍，多不排卵，无黄体分泌雌激素，子宫内膜受单一雌激素作用，无排卵性功能失调性子宫出血（功血）量多，ABC 正确，D 错误，该女性经期 10~30 天，经期明显延长，需采用药物治疗，E 正确。故选 D。

【考点】青春期月经特点☆

【难度】易

7. 11 岁女性，半年前乳房开始发育，在之后生长发育过程中，下列描述**错误**的是

A. 腋毛首先发育，约 2 年后阴毛开始发育

B. 体格生长呈直线加速

C. 月经初潮

D. 月经周期常不规律

E. 情绪和智力发生明显变化

7.【答案】A

【解析】此题主要考查青春期生理特点。由于肾上腺功能初现，肾上腺雄激素分泌增加，引起阴毛和腋毛的生长。阴毛首先发育，约 2 年后腋毛开始发育，A 错误。BCDE 均正确。故选 A。

【考点】青春期生理特点☆

【难度】中

8.【答案】B
【解析】此题主要考查对青春期生理特点及其他内分泌腺对月经周期影响的掌握情况。青春期女性 H-P-O 反馈机制尚未成熟，生殖系统功能发育不完善，卵泡发育成熟障碍，多不排卵。故选 B。
【考点】青春期生理特点及其他内分泌腺对月经周期的影响☆
【难度】中

9.【答案】B
【解析】此题主要考查对其他内分泌腺对月经周期的影响的掌握情况。青春期以前发生甲状腺功能减退者可有性发育障碍，使青春期延迟、青春期出现月经失调，临床表现月经过少、稀发，甚至闭经。病人多合并不孕、自然流产和畸胎发生率增加。甲状腺功能轻度亢进时，临床表现月经过多、过频，甚至发生功血。故选 B。
【考点】内分泌腺对月经周期的影响☆
【难度】中

10.【答案】B
【解析】此题主要考查对催乳素对月经影响的掌握情况。催乳素(PRL)具有促进乳汁合成功能，PRL 水平上升，临床表现为闭经泌乳综合征。LH 为黄体生成素，FSH 为卵泡刺激素，hCG 为人绒毛膜促性腺激素，HPL 为人胎盘催乳素。故选 B。
【考点】闭经泌乳综合征的诊断☆☆
【难度】易

11.【答案】E
【解析】此题主要考查对女性青春期生殖系统生理特点的了解情况。青春期发动通常始于 8~10 岁，此时中枢的负反馈抑制状态解除，促性腺激素释放激素(GnRH)开始脉冲式释放，继而引起促性腺激素和卵巢性激素水平升高、第二性征出现。垂体前叶分泌促性腺激素早于月经初潮，A 错误；青春期女性 H-P-O 反馈机制尚未成熟，B 错误；青春期女性生殖系统功能发育不完善，卵泡发育成熟障碍，多不排卵，C 错误；肾上腺功能初现早于月经来潮，D 错误。故选 E。
【考点】青春期生殖系统生理特点☆
【难度】易

12.【答案】D
【解析】此题主要考查对孕激素生理作用、子宫内膜及生殖器官其他部位周期性变化的掌握情况。排卵后，孕激素可兴奋下丘脑体温调节中枢，使基础体温升高 0.3~0.5℃，基础体温为双相型，单相型基础体温提示无孕激素作用，无排卵，A 错误；阴道脱落细胞反映为轻度雌激素影响，无孕激素作用，提示无排卵，B 错误；宫颈黏液涂片可见羊齿植物叶状结晶为雌激素作用，一般在周期的 6~7 天出现，排卵期最为清晰，不能判断出有排卵，C 错误；孕激素作用下子宫内膜呈分泌期变化，D 正确，E 错误。故选 D。
【考点】女性机体的生理期变化☆
【难度】易

13.【答案】E
【解析】此题主要考查对雌孕激素生理作用的掌握情况。雌激素能增加子宫平滑肌对缩宫素的敏感性，A 错误；雌激素能使宫颈黏液分泌增加，易拉丝，B 错误；雌激素能使阴道上皮细胞增生和角化，孕激素能加快阴道上皮细胞脱落，C 错误；雌激素能促使乳腺腺管增生，乳头、乳晕着色，促进第二性征发育，孕激素能促进乳腺腺泡发育，D 错误。雌激素能促进水钠潴留，孕激素能促进水钠排泄，E 正确。故选 E。

8. 15 岁女性，3 年前月经初潮，月经周期不规律，周期 2~3 个月，经期 3~15 天；查体：身高 160cm，体重 45kg，无多毛、痤疮；妇科检查：外生殖器发育正常。引起其月经不规律的原因最可能是

A. 黄体功能不足　　B. 无排卵
C. 高泌乳素　　D. 肾上腺功能异常
E. 甲状腺功能异常

9. 27 岁女性，孕 3 产 1，患甲状腺功能减退症 3 年，未正规治疗，该病人还可能合并的症状**不包括**

A. 月经过少、稀发、闭经　　B. 月经过多、过频
C. 不孕　　D. 自然流产史
E. 胎儿畸形史

10. 23 岁女性，孕 3 产 2 流 1，月经稀发 2 年，闭经半年，双侧乳房可挤出乳白色液体 3 个月，应测定的激素是

A. HPL　　B. PRL　　C. LH
D. FSH　　E. hCG

11. 12 岁女性，1 周前月经初潮，意味着

A. 垂体前叶开始分泌促性腺激素
B. 中枢对性激素的反馈机制成熟
C. 卵巢开始分泌性激素并周期性排卵
D. 甲状腺和肾上腺功能建立
E. 下丘脑 - 垂体 - 卵巢轴功能逐步完善

12. 23 岁女性，孕 1 产 0 流 1，结婚半年，夫妻共同居住，未避孕未孕，月经周期规律为 28 天，下列哪项检查结果有助于反映其卵巢有排卵

A. 基础体温单相型
B. 阴道脱落细胞反映为轻度雌激素影响
C. 宫颈黏液涂片可见羊齿植物叶状结晶
D. 子宫内膜呈分泌期变化
E. 子宫内膜呈增殖期变化

13. 28 岁女性，孕 1 产 0，平素月经规律，周期 30 天。现停经 45 天，盆腔彩超提示：宫内早孕。有关其妊娠黄体所分泌的雌孕激素的生理作用，下列正确的是

A. 雌激素能降低子宫平滑肌对缩宫素的敏感性
B. 雌激素能使宫颈黏液分泌减少，易拉丝
C. 雌激素能加快阴道上皮细胞脱落
D. 孕激素能促使乳腺腺管增生，乳头、乳晕着色

E. 孕激素能促进水钠排泄

14. 34 岁女性，孕 3 产 2 流 1，3 年前放置含铜宫内节育器避孕，现阴道不规则少量出血 15 天，化验检查支持输卵管妊娠诊断。刮取子宫内膜应出现的情况是

A. 单纯性增生　　B. 增殖晚期
C. 分泌早期　　D. 蜕膜样改变
E. 分泌期分泌功能不足

15. 50 岁女性，孕 2 产 1 流 1，月经紊乱 2 年，现停经 40 天，基础体温单相型，宫颈黏液呈典型的羊齿植物叶状结晶，相应的子宫内膜表现**不应**是

A. 增殖期　　B. 单纯性增生
C. 复杂性增生　　D. 不典型增生
E. 分泌期

16. 30 岁女性，孕 2 产 0 流 2，月经周期规律为 30 天，现月经周期第 15 天，自觉阴道分泌物明显增加，黏液稀薄、透明，呈拉丝状，遂自测 LH 试纸显示：阳性。此时行性激素六项检查所呈现的特点，下列**错误**的是

A. 高水平 LH　　B. 高水平 FSH
C. 高水平雌激素　　D. 高水平孕激素
E. LH 水平高于 FSH 水平

【A3/A4 型题】

（1~3 题共用题干）

27 岁女性，月经规则，结婚 3 年，夫妻共同居住，未避孕未孕，前来咨询并治疗。妇科检查：外阴、阴道正常，宫颈光滑。超声：子宫正常大小，双侧附件未见异常。现月经周期第 10 天。

1. 为了解卵巢功能，该女性应先选择的检查是

A. 宫颈刮片　　B. 宫颈黏液检查
C. 阴道分泌物五联检　　D. 阴道镜检查
E. 子宫内膜活检

2. 宫颈黏液涂片检查出现羊齿状结晶，并逐渐典型，此时体内性激素的反馈机制为

A. 雌激素的短反馈作用　　B. 雌激素的正反馈作用
C. 雌激素的负反馈作用　　D. 孕激素的正反馈作用
E. 孕激素的负反馈作用

3. 若排卵后卵子未受精，则下列情况**不会**出现的是

【考点】雌孕激素的生理作用☆☆
【难度】难

14.【答案】D
【解析】此题主要考查对子宫内膜周期性变化的掌握情况。孕激素作用于子宫内膜能使增生期子宫内膜转化为分泌期内膜，卵子受精后，黄体则在妊娠滋养细胞分泌的人绒毛膜促性腺激素作用下增大，分泌雌孕激素，在孕激素、雌激素作用下子宫内膜腺体增大，腺上皮细胞内糖原增加，结缔组织细胞肥大，血管充血，此时的子宫内膜称为蜕膜。故选 D。
【考点】子宫内膜周期性变化☆☆
【难度】难

15.【答案】E
【解析】此题主要考查对子宫内膜及宫颈黏液周期性变化的掌握情况。绝经过渡期女性卵巢功能逐渐衰退，卵泡数明显减少且易发生卵泡发育不全，因为月经不规律，常为无排卵性月经。排卵后，孕激素可兴奋下丘脑体温调节中枢，使基础体温升高 0.3~0.5℃，基础体温为双相型。该女性处于绝经过渡期，月经紊乱，基础体温单相，提示未排卵，宫颈黏液呈典型的羊齿植物叶状结晶，提示处于排卵期，因此子宫内膜不应是分泌期。故选 E。
【考点】子宫内膜及宫颈黏液周期性变化☆☆
【难度】难

16.【答案】D
【解析】此题主要考查对月经周期调节机制的掌握情况。排卵前，雌激素水平升高，雌激素能使宫颈黏液分泌增加，性状变稀薄，富有弹性，易拉成丝状，至排卵期最为典型。LH 峰是即将排卵的可靠指标，出现于卵泡破裂前 36 小时。该女性月经规律，处于排卵期，宫颈黏液及 LH 试纸均提示在排卵前，此时查性激素六项，为高水平 LH、FSH、雌激素，尚未排卵，无黄体分泌孕激素，低水平孕激素，排卵前 LH 水平高于 FSH 水平。故选 D。
【考点】月经周期中激素水平特点☆☆
【难度】难

1.【答案】B
【解析】此题主要考查生殖器官周期性变化。宫颈刮片是筛查早期宫颈癌的重要方法。阴道分泌物检查主要用于阴道炎症的诊断。阴道镜检查是诊断阴道尤其是宫颈病变的诊断方法。宫颈黏液和子宫内膜活检都能反映卵巢功能，但子宫内膜活检为有创检查，可以先从无创检查做起。故选 B。
【考点】生殖器官（宫颈黏液及子宫内膜）周期性变化☆☆
【难度】中

2.【答案】B
【解析】此题需在前一题判定正确情况下结合病例特点进行分析。在雌激素作用下，宫颈黏液分泌增加，性状变稀薄，富有弹性，易拉成丝状，宫颈黏液涂片可见羊齿植物叶状结晶，一般在周期的 6~7 天出现，排卵期最为清晰。该女性宫颈黏液涂片检查出现羊齿状结晶，并逐渐典型，提示处于排卵期，在排卵期雌激素即可发挥正反馈作用，刺激 LH 分泌高峰；排卵前低水平的孕激素可增强雌激素对促性腺激素的正反馈作用。故选 B。
【考点】卵巢性激素的反馈作用☆☆
【难度】中

A. 黄体在排卵后 9~10 天开始退化
B. 黄体细胞萎缩变小,组织纤维化,形成白体
C. 体温持续呈高温相
D. 月经来潮
E. 新的卵泡发育

(4~6 题共用题干)

47 岁女性,14 岁月经初潮,既往月经规律,周期 28~30 天,持续 5 天。近 4 个月月经周期不规律,周期 20~35 天,经期持续 7~12 天,经量增多,伴潮热、出汗、失眠症状。

4. 目前该女性处于
A. 性成熟期
B. 绝经前期
C. 绝经过渡期
D. 绝经期
E. 绝经后期

5. 目前该女性的卵巢状况为
A. 卵巢功能属于成熟阶段
B. 常为有排卵性月经
C. 卵巢内卵泡已耗竭
D. 卵巢内剩余卵泡完全丧失对垂体促性腺激素的反应
E. 卵巢内卵泡数明显减少且易发生卵泡发育不良

6. 此次该女性再次因"阴道淋漓出血不止 15 天"就诊,查体:轻度贫血貌,全身皮肤黏膜无明显瘀点、瘀斑及出血点,心肺无明显异常。妇科检查:外阴、阴道无异常,宫颈表面光滑,可见暗红色血液自宫颈管流出。欲行诊断性刮宫止血,其内膜最可能出现的情况为
A. 蜕膜样改变
B. 单纯性增生
C. 增殖期
D. 分泌期
E. 增殖期和分泌期都存在

(7~9 题共用题干)

30 岁女性,15 岁月经初潮,月经周期规律,周期 32 天,经期 5 天,经量中,无痛经。结婚 4 年,夫妻共同居住,性生活正常,未避孕未孕。孕 0 产 0。末次月经(LMP):6 月 24 日。

7. 该女性排卵日应在
A. 7 月 7 日左右
B. 7 月 9 日左右
C. 7 月 12 日左右
D. 7 月 15 日左右

3.【答案】C
【解析】此题考查黄体的形成及退化、孕激素的生理作用。卵子未受精,黄体在排卵后 9~10 天开始退化,黄体功能一般为 14 天,黄体萎缩后,雌孕激素水平下降,基础体温下降,同时新的卵泡发育,月经来潮。故选 C。
【考点】黄体的形成及退化☆☆
【难度】中

4.【答案】C
【解析】此题需了解女性一生中 7 个不同阶段的生理特点。绝经过渡期卵巢功能逐渐衰退,卵泡数明显减少且易发生卵泡发育不全,因而月经不规律,常为无排卵性月经。女性在绝经前后会出现性激素波动或减少所致的一系列躯体及精神心理症状,如潮热、出汗、失眠。故选 C。
【考点】绝经过渡期特点☆☆
【难度】中

5.【答案】E
【解析】此题需了解绝经过渡期的生理特点。绝经过渡期卵巢功能逐渐衰退,卵泡数明显减少且易发生卵泡发育不全,因而月经不规律,常为无排卵性月经。绝经后卵巢功能完全丧失,卵巢内卵泡耗竭。AB 选项为育龄期女性特点;CD 选项为绝经后期女性特点;故选 E。
【考点】绝经过渡期卵巢功能的特点☆☆
【难度】中

6.【答案】C
【解析】此题需了解绝经过渡期的生理特点。绝经过渡期卵巢功能逐渐衰退,卵泡数明显减少且易发生卵泡发育不全,因而月经不规律,常为无排卵性月经。子宫内膜无孕激素对抗,在单一雌激素作用下内膜为增殖期,该女性体格检查无出血点基本排除凝血功能障碍出血,妇科检查确定出血部位为子宫腔,月经紊乱时间短,3 个月以内,子宫内膜发生子宫内膜增生症的可能较小。故选 C。
【考点】绝经过渡期子宫内膜变化特点☆☆
【难度】中

7.【答案】C
【解析】此题需掌握卵巢的周期性变化。月经周期的长短主要取决于卵泡发育成熟的时间,排卵后黄体功能仅限于 14 天,因而排卵多发生在下次月经来潮前 14 日左右,该病人月经周期 32 天,且周期规律,末次月经 6 月 24 日,下次月经时间为 7 月 26 日左右,向前推 14 天(26-14=12)为 7 月 12 日左右。故选 C。
【考点】女性卵巢生理周期特点☆☆
【难度】中

E. 7月18日左右

8. 要判断该女性有无排卵，最简便的检查方法是
A. 尿 hCG 检测　B. 测血 LH
C. 孕激素试验　D. 基础体温测定
E. 子宫内膜活检

9. 该女性测基础体温显示为双相型，在基础体温升高后第8天行性激素检测可能的结果是
A. 雌激素高水平　B. 孕激素低水平
C. LH 高水平　D. PRL 高水平
E. FSH 高水平

（10~12题共用题干）
13岁女性，月经来潮1年，周期不规律，为20~50天，经期15~25天，出血量多，色暗红，有血块。平素体健，无皮肤、黏膜出血史。

10. 该女性目前最可能的诊断为
A. 正常月经
B. 无排卵性功能失调性子宫出血
C. 黄体功能不足
D. 黄体萎缩不全
E. 凝血功能障碍

11. 该女性行基础体温测定显示为
A. 双相型
B. 体温升高天数≤11天
C. 高温相体温下降缓慢伴经前出血
D. 单相型
E. 直线型

12. 对于该女性，目前最恰当的处理是
A. 继续观察　B. 纠正贫血
C. 药物调整月经周期　D. 促排卵治疗
E. 无需处理

【案例分析题】

案例：女性，35岁，已婚，孕4产1，因“月经紊乱伴经量减少1年”于2019年5月22日就诊。既往月经规律，15岁初潮，周期28~32天，经期3~7天。现月经周期2~6月，经期3~5天，LMP：2019年2月27日。
提问1：最可能的诊断是

8.【答案】D
【解析】此题需了解卵巢的周期性变化、孕激素的生理作用等。尿 hCG 检查可判断妊娠；测血 LH 需在卵泡期开始每日监测，测定出 LH 峰可大致判断排卵，但该方法较为复杂；孕激素试验用于判断闭经的病变部位；子宫内膜活检为有创检查，仅黄体期取活检才能取到分泌期内膜从而判定有排卵，该方法较为复杂；排卵后，孕激素可兴奋下丘脑体温调节中枢，使基础体温升高0.3~0.5℃，女性自行监测基础体温可大致判断是否有排卵，该方法较为简便。故选D。
【考点】卵巢周期性变化特点☆☆
【难度】中

9.【答案】B
【解析】此题需掌握月经周期的调节机制。基础体温升高，提示有排卵，第8天为黄体功能达峰时。在月经周期中，雌激素有两个高峰值，分别在排卵前和排卵后7~8天（黄体功能达峰），孕激素仅一个高峰，在排卵后7~8天（黄体功能达峰）。FSH 和 LH 排卵前达峰，之后由于雌孕激素的负反馈左右处于低水平。PRL 水平在月经周期中变化不大。
【考点】雌孕激素、FSH、LH 在月经周期中的变化☆☆
【难度】中

10.【答案】B
【解析】此题需掌握青春期女性的生理特点。青春期女性 H-P-O 反馈机制尚未成熟，生殖系统功能发育不完善，卵泡发育成熟障碍，多不排卵，无黄体分泌雌激素，子宫内膜受单一雌激素作用，无排卵性功血发生率高。故选B。
【考点】青春期女性的月经特点☆
【难度】易

11.【答案】D
【解析】此题需了解青春期女性的生理特点。H-P-O 周反馈机制尚未成熟，卵泡发育成熟障碍，不排卵，无孕激素兴奋下丘脑体温调节中枢，基础体温单相型。故选D。
【考点】无排卵基础体温特点☆☆
【难度】易

12.【答案】C
【解析】此题需掌握青春期女性的生理特点。青春期女性 H-P-O 轴反馈机制尚未成熟，卵泡发育成熟障碍，常不排卵，该女性可诊断为无排卵性异常子宫出血，且经期时间长，出血量多，非正常月经，需要药物治疗调整月经周期。A选项继续观察及E选项无需处理错误；女性目前未查血红蛋白，不能明确是否合并贫血，B选项错误；青春期月经来潮1年，无生育要求，不考虑促排卵治疗，D错误。故选C。
【考点】无排卵性异常子宫出血的处理方法☆☆
【难度】中

提问 1:【答案】ABCH

【解析】35 岁出现月经稀发伴经量减少,多见于多囊卵巢综合征、高泌乳素血症,也可能发生卵巢早衰。现停经 3 个月,也不排除早孕的可能。

【考点】引起月经稀发伴月经量减少的临床常见疾病☆☆

【难度】中

提问 2:【答案】BCEG

【解析】进行盆腔超声检查生殖器官有无器质性病变,尿妊娠试验排除妊娠,内分泌激素测定以判断月经紊乱的病变环节,怀疑有高催乳素血症应检查乳房有无溢液。

【考点】月经紊乱的临床常用检查方法及其意义☆☆

【难度】中

1.【答案】A

【解析】受精卵着床必须具备的条件,受精过程需精子获能和发生顶体反应,除 A 项外其余均是受精卵着床的必备条件。

【考点】受精卵着床必备的条件☆☆

【难度】易

2.【答案】C

【解析】囊胚外层的滋养细胞产生的蛋白水解酶,能使子宫内膜形成缺口,受精卵逐渐埋入其中,此过程称植入或着床,一般发生在受精后 6~7 天,通常着床部位在子宫体后壁上部。

【考点】受精卵的形成过程☆☆

【难度】中

3.【答案】D

【解析】此题主要考查妊娠期子宫变化。妊娠足月子宫容量增加 1 000 倍,重量增加 20 倍,宫底于妊娠后期增长最快,自妊娠 12~14 周,可出现 Braxton Hicks 收缩,妊娠足月子宫血流量增加,其中 80%~85% 供应胎盘。

【考点】妊娠期子宫变化特点☆☆

【难度】易

4.【答案】E

【考点】胎盘的功能☆☆

【难度】易

5.【答案】B

【解析】妊娠 38 周时羊水量约 1 000ml,此后羊水量逐渐减少,妊娠足月时羊水量约 800ml。

【考点】羊水的相关理论知识☆☆

【难度】易

A. 多囊卵巢综合征　　B. 早孕
C. 卵巢早衰　　D. 继发性闭经
E. 子宫内膜炎　　F. 子宫内膜异位症
G. 功能失调性子宫出血　H. 高催乳素血症

提问 2:为进一步确诊,首先应进行的检查为

A. 宫腔镜检查　　B. 盆腔彩超
C. 尿妊娠试验　　D. 血 CA125 测定
E. 内分泌激素测定　　F. 雌孕激素试验
G. 乳房有无溢乳　　H. 诊断性刮宫

第三节　妊娠期生理

【A1 型题】

1. 下列不是受精卵着床必备条件的是
A. 发生顶体反应
B. 透明带消失
C. 囊胚细胞滋养细胞分化出合体滋养细胞
D. 囊胚和子宫内膜同步发育且功能协调
E. 孕妇体内分泌足够量的黄体酮

2. 晚期囊胚在宫腔内着床时间是在受精后
A. 第 2~3 天　　B. 第 4~5 天
C. 第 6~7 天　　D. 第 8~9 天
E. 第 10~11 天

3. 关于妊娠期子宫的变化,下列正确的是
A. 妊娠足月时子宫容量增加 500 倍,重量增加 100 倍
B. 子宫下段妊娠后期增长最快
C. 自妊娠 18~20 周起,子宫可出现 Braxton Hicks 收缩
D. 妊娠后子宫峡部变软,逐渐伸展拉长,形成子宫下段
E. 妊娠足月子宫血流量增加,其中 80%~85% 供应子宫肌层

4. 下列不属于胎盘功能的是
A. 物质交换功能　　B. 防御功能
C. 合成功能　　D. 免疫功能
E. 造血功能

5. 关于羊水的描述,下列错误的是
A. 妊娠中期后,胎儿尿液是羊水的主要的来源
B. 妊娠期羊水量逐渐增加,妊娠 40 周羊水量约 1 000ml
C. 妊娠晚期,胎儿肺参与羊水生成

D. 羊水与胎儿间主要通过胎儿消化管、呼吸道、泌尿道以及角化前皮肤进行交换
E. 孕期羊水过少可引起胎儿肺发育不良

6. 有关胎儿血循环特点，正确的是
A. 脐动脉含氧量最高
B. 胎儿体内无纯动脉血，而是动静脉混合血
C. 进入肝、心、头部及上肢的血液含氧量较低
D. 进入肺及身体下半部的血液含氧量较高
E. 肺循环阻力小，肺动脉血流少部分经动脉导管流入主动脉

7. 正常妊娠期乳房的变化，以下正确的是
A. 雌激素刺激乳腺腺泡发育
B. 孕激素刺激乳腺腺管发育
C. 可出现蒙氏结节
D. 孕期乳房发胀是异常表现
E. 产后胎盘娩出，雌、孕激素水平下降，初乳才可分泌

8. 正常妊娠期间血液的改变，正确的是
A. 血容量于妊娠 6~8 周开始增加，至妊娠 34~36 周达高峰
B. 血液浓缩，血细胞比容升高
C. 白细胞增加，主要以中性粒细胞及单核细胞增多为主
D. 血浆纤维蛋白原含量降低为非孕妇女的 50%
E. 血液处于高凝状态，利于产后胎盘剥离面止血

9. 与胎儿胎盘功能关系密切的激素是
A. 胎盘生乳素　　B. 黄体酮
C. 雌酮　　D. 雌二醇
E. 雌三醇

10. 关于正常妊娠期间新陈代谢变化，下列正确的是
A. 妊娠期胎盘产生激素拮抗胰岛素作用，易发生妊娠糖尿病
B. 蛋白质代谢呈负氮平衡
C. 血脂降低，易发生酮血症
D. 基础代谢率降低
E. 孕早期对钙铁需要量增加

【A2 型题】

1. 29 岁初产妇，妊娠 33 周，双胎，长时间仰卧后出现头晕、胸闷、全身冷汗，测血压 75/40mmHg，侧卧位后症状缓解。最可能的诊断

6.【答案】B
【解析】此题主要考查胎儿血循环特点。脐静脉含氧量较高，脐动脉含氧量较低。卵圆孔位于左右心房之间，下腔静脉进入右心房的血液大部分经卵圆孔进入左心房。肺循环阻力大，肺动脉血液绝大部分经动脉导管流入主动脉。胎儿体内无纯动脉血，而是动静脉混合血。进入肝、心、头部及上肢的血液含氧量较高，进入肺及身体下半部的血液含氧量较低。
【考点】胎儿血循环特点☆
【难度】中

7.【答案】D
【解析】此题主要考查妊娠期乳房的变化。雌激素刺激乳腺腺管发育，孕激素刺激乳腺腺泡发育，乳头增大变黑，易勃起，乳晕颜色加深，其外围的皮脂腺肥大形成蒙氏结节。早孕期孕妇常自觉乳房发胀。妊娠末期，可有少量初乳分泌。
【考点】妊娠期乳房变化特点☆☆
【难度】中

8.【答案】E
【解析】该题主要考查妊娠期血液的改变。妊娠期血容量增加，至妊娠 32~34 周达高峰，血液稀释，血细胞比容降低，白细胞增加，主要为中性粒细胞增多，淋巴细胞增加不明显，单核细胞及嗜酸性粒细胞无明显改变，血浆纤维蛋白原含量比非孕期妇女增加 40%，血液处于高凝状态，是预防产后出血的重要机制。
【考点】妊娠期血液的改变☆☆
【难度】中

9.【答案】E
【解析】雌激素在妊娠早期主要由黄体产生，于妊娠 10 周后主要由胎儿胎盘功能单位合成，至妊娠末期雌三醇值为非孕妇女的 1 000 倍，雌二醇及雌酮值为非孕妇女的 100 倍。而在雌激素的合成过程中，雌三醇的前身物质主要来自胎儿，故测定雌三醇值，可反映胎儿发育情况。所以与胎儿胎盘功能关系密切的激素是雌三醇。
【考点】胎盘功能☆☆
【难度】中

10.【答案】A
【解析】妊娠期间孕妇对蛋白质的需要量明显增加，呈正氮平衡。妊娠期间肠道吸收脂肪能力增强，血脂较孕前增加约 50%，易发生酮血症。基础代谢率妊娠早期下降，中晚期增高。
【考点】正常妊娠期间新陈代谢变化☆☆
【难度】中

1.【答案】C
【解析】孕妇体位影响血压，妊娠晚期仰卧位时增大的子宫压迫下腔静脉，回心血量减少、心排出量减少使血压下降，形成仰卧位低血压综合征。
【考点】正常妊娠期循环系统的变化特点☆☆
【难度】易

A. 失血性休克　　B. 低血糖
C. 仰卧位低血压综合征　　D. 心源性休克
E. 贫血

2. 32岁初产妇,妊娠24周,围产保健血常规红细胞 3.6×10^{12}/L,血红蛋白110g/L,血细胞比容0.32,白细胞 9.0×10^{9}/L,中性粒细胞78%,最可能的诊断
A. 正常妊娠　　B. 轻度贫血
C. 重度贫血　　D. 感染
E. 再生障碍性贫血

3. 25岁经产妇,孕2产1,妊娠40周入院分娩,第二产程出现胎心晚期减速,产钳助产娩一女活婴,胎盘完整,脐带长度25cm,最可能的诊断
A. 脐带脱垂　　B. 脐带过短
C. 脐带过长　　D. 胎盘早剥
E. 脐带缠绕

4. 孕39周孕妇自然分娩后,检查正常脐带内应含有
A. 一条脐动脉,一条脐静脉
B. 两条脐动脉,一条脐静脉
C. 两条脐动脉,两条脐静脉
D. 一条脐动脉,两条脐静脉
E. 两条脐动脉

5. 28岁初产妇,末次月经描述不清,彩超提示:宫内孕,胎儿身长25cm,顶臀长16cm。最可能的诊断是
A. 宫内孕12周　　B. 宫内孕16周
C. 宫内孕20周　　D. 宫内孕24周
E. 宫内孕28周

6. 35岁初产妇,妊娠26周,围产保健血压:120/60mmHg,口服葡萄糖耐量试验(OGTT):5.0mmol/L -8.7mmol/L -9.2mmol/L,尿常规:尿糖2+,酮体1+。最可能的诊断是
A. 糖耐量受损　　B. 酮血症
C. 糖尿病合并妊娠　　D. 酮症酸中毒
E. 低血糖

7. 32岁经产妇,孕3产2,妊娠34周常规围产保健检查,自述活动后偶尔心悸气短,血压110/50mmHg,脉搏95次/min,叩诊心浊音界稍向左扩大,心脏听诊心尖区可闻及Ⅰ~Ⅱ级吹风样收缩期杂音,心电图提示电轴左偏。最可能的诊断是

2.【答案】A
【解析】此题主要考查妊娠期血液系统的改变。妊娠期生理性血液稀释,白细胞计数轻度增加,以中性粒细胞增多为主。
【考点】妊娠期血液系统的改变☆☆
【难度】易

3.【答案】B
【解析】此题结合病例主要考查对脐带长度的掌握情况,正常脐带长度30~100cm。
【考点】脐带长度☆☆
【难度】易

4.【答案】B
【解析】脐静脉一条,含氧充分,即动脉血,生后胎盘血循环停止,脐静脉闭锁成肝圆韧带;脐动脉两条,来自胎儿的血液经脐动脉注入胎盘与母血进行物质交换,而脐动脉所含血属静脉血性质,生后脐动脉闭锁与相连的闭锁的腹下动脉形成腹下韧带。
【考点】胎儿附属物☆☆
【难度】中

5.【答案】C
【解析】此题考查胚胎发育特征,20周末胎儿身长约25cm,顶臀长约16cm。
【考点】胚胎发育特征☆☆
【难度】易

6.【答案】B
【解析】此题主要考查妊娠期新陈代谢变化。15%孕妇饭后可能出现生理性糖尿,且能量消耗增多时,易发生酮血症。
【考点】妊娠期新陈代谢变化☆☆
【难度】中

7.【答案】E
【解析】此题主要考查妊娠期循环系统的变化特点。妊娠32~34周心排出量达到高峰持续到分娩,可能出现心悸、气短、踝部水肿、乏力、心动过速等症状,需与心脏病鉴别。
【考点】妊娠期循环系统的变化特点☆☆
【难度】中

A. 妊娠合并先天性心脏病
B. 妊娠期高血压疾病
C. 围产期心肌病
D. 早期心力衰竭(心衰)
E. 正常妊娠改变

8. 24岁女性,因“顺产8个月后,自测尿hCG阳性1天”就诊,哺乳期未避孕。查体:耻骨联合上方可触及子宫宫底。彩超:宫内活胎,胎儿身长9cm,顶臀长7cm。最可能的诊断是
A. 宫内孕12周　　B. 宫内孕16周
C. 宫内孕20周　　D. 宫内孕24周
E. 宫内孕28周

8.【答案】A
【考点】胎儿发育特征☆☆
【难度】易

9. 32岁女性,妊娠7月余,关于其妊娠期间泌尿系统的改变,下列正确的是
A. 仰卧位尿量减少
B. 夜尿量少于日尿量
C. 肾血流量增加,肾小球滤过率增加
D. 孕妇易患肾盂肾炎,以左侧多见
E. 肾小管对葡萄糖的再吸收能力与肾小球滤过率相应增加

9.【答案】C
【解析】肾血浆流量及肾小球滤过率在整个妊娠期间维持高水平,代谢产物尿素、尿酸、肌酸、肌酐等排泄增多。肾血浆流量及肾小球滤过率均受体位影响,孕妇仰卧位时尿量增加,故夜尿多于日尿量。受孕激素影响,泌尿系统平滑肌张力降低。自妊娠中期肾盂及输尿管轻度扩张,输尿管增粗及蠕动减弱,尿流缓慢,且右侧输尿管受右旋子宫压迫,加之输尿管有尿液逆流现象,孕妇易患急性肾盂肾炎,以右侧多见。
【考点】妊娠期泌尿系统的变化特点☆
【难度】中

10. 28岁经产妇,孕3产2,妊娠28周,因“停经7月余,阴道少量流液2小时”就诊,检测阴道液pH试纸蓝色,胎心135次/min。最可能的初步诊断
A. 阴道炎　　B. 尿失禁
C. 胎膜早破　　D. 宫内感染
E. 先兆流产

10.【答案】C
【解析】此题考查羊水的性状成分。羊水比重为1.007~1.025,pH约为7.2,pH试纸检测为碱性蓝色。
【考点】羊水的性状成分☆☆
【难度】易

11. 23岁经产妇,孕2产1,妊娠31周,因“停经8月余,脐周痛伴恶心呕吐1小时”就诊,体格检查:体温38℃,血压110/60mmHg,脐周偏右侧腹部压痛明显,无反跳痛,胎心150次/min。血常规白细胞18.6×10^9/L,中性粒细胞85.7%,最可能的初步诊断
A. 妊娠合并急性肾盂肾炎
B. 妊娠合并急性阑尾炎
C. 妊娠合并急性肠梗阻
D. 妊娠合并急性胰腺炎
E. 妊娠合并输尿管结石

11.【答案】B
【解析】此题考查妊娠期消化系统的变化。妊娠中晚期增大的子宫可使胃、肠管向上及两侧移位,阑尾位置发生改变,阑尾炎可能无固定右下腹痛,表现为右侧中腹或上腹部疼痛。
【考点】妊娠期消化系统的变化特点☆☆
【难度】中

12. 28岁初产妇,足月产后,胎盘胎膜娩出完整,检查胎盘,以下**异常**的是
A. 胎盘呈圆形

12.【答案】C
【解析】脐带正常情况附着于胎盘胎儿面近中央处,脐带附着于胎盘边缘称为球拍状胎盘。
【考点】胎盘的结构☆☆
【难度】中

B. 重 500g
C. 脐带附着于胎盘边缘
D. 胎儿面被覆羊膜,呈灰白色,光滑半透明
E. 母体面呈暗红色,被蜕膜间隔分成母体面

13. 28 岁女性,妊娠 36 周,下列乳房变化,与妊娠无关的是
A. 出现蒙氏结节
B. 乳头增大变黑
C. 可以挤出稀薄黄色液体
D. 乳头凹陷
E. 乳晕变黑

13.【答案】D
【考点】妊娠期乳房的变化特点☆☆
【难度】易

14. 停经 43 天孕妇,检查其血清绒毛膜促性腺激素(hCG)浓度达高峰是在妊娠
A. 5~7 周　　B. 8~10 周
C. 11~13 周　　D. 14~16 周
E. 17~19 周

14.【答案】B
【解析】宫内妊娠时孕妇绒毛膜促性腺激素在受精后第 6 天开始分泌,到第 8~10 周出现高峰,持续 10 天后下降,中、晚期妊娠时血浓度仅为高峰的 10%,持续至分娩,一般产后 1~2 周消失。
【考点】绒毛膜促性腺激素孕期变化过程☆☆
【难度】中

15. 定期围产保健女性,关于妊娠期阑尾位置的说法,不恰当的是
A. 妊娠 3 个月末,在髂嵴下 2 横指
B. 妊娠 5 个月末,在髂嵴水平
C. 妊娠 8 个月末,在髂嵴上 2 横指
D. 妊娠足月可达胆囊区
E. 产后 7 日恢复到接近原来位置

15.【答案】E
【解析】妊娠期随着子宫逐渐增大,盲肠位置上升,阑尾尾部随之向上、向外、向后移位,产后 14 天阑尾恢复到非妊娠时的位置。
【考点】妊娠期母体消化系统的变化特点☆☆
【难度】中

16. 孕 40 周女性,以下符合其妊娠期生理改变的是
A. 妊娠晚期子宫呈不同程度的左旋
B. 孕晚期子宫血流量较非孕期增加 3 倍
C. 子宫峡部在临产时被拉长至 10cm 以上
D. 妊娠 12~14 周起子宫出现不规则无痛性收缩
E. 卵巢在妊娠期仍有排卵功能

16.【答案】D
【解析】妊娠晚期子宫轻度右旋,与乙状结肠占据在盆腔左侧有关。妊娠期子宫血流量增加,孕早期子宫血流量 50ml/min,孕晚期血流量为 450~650ml/min,血流量增加 10 倍以上。子宫峡部在临产后伸展至 7~10cm。妊娠 12~14 周起子宫出现不规则无痛性收缩,不伴宫颈管缩短,称为 Braxton Hicks 收缩。妊娠期卵巢排卵和新卵泡发育均停止。
【考点】妊娠期生殖系统的变化特点☆☆
【难度】中

【A3/A4 型题】

(1~3 题共用题干)

32 岁初产妇,妊娠 35 周,因“停经 8 月余,寒战高热伴右侧腰痛 1 天”入院,查体:血压 110/50mmHg,脉搏 102 次 /min,体温 39.2℃,右肾区叩击痛阳性,血常规白细胞 15.6×10^9/L,中性粒细胞 82.3%,尿常规白细胞(+++),红细胞(–)。

1. 最可能的初步诊断是
A. 妊娠合并急性阑尾炎　　B. 宫内感染

1.【答案】E
【解析】此题结合病例主要考查妊娠合并急性肾盂肾炎与其他感染性疾病的鉴别诊断。结合右侧腰痛病史,血常规白细胞升高,尿常规大量白细胞可得出初步诊断。
【考点】妊娠合并急性肾盂肾炎诊断要点☆
【难度】中

C. 妊娠合并慢性肾炎　　D. 妊娠合并输尿管结石
E. 妊娠合并急性肾盂肾炎

2. 下列**不是**该疾病妊娠期易发原因的是
A. 受孕激素影响，输尿管平滑肌蠕动减弱
B. 尿流缓慢
C. 孕期易发生尿频症状
D. 肾盂及输尿管自中孕期扩张
E. 右旋妊娠子宫压迫输尿管，可致肾盂积水

2.【答案】C
【考点】妊娠期泌尿系统的变化特点☆☆
【难度】中

3. 下列处理**错误**的是
A. 完善双侧泌尿系超声检查
B. 尿培养
C. 应用抗生素
D. 监测胎心
E. 立即剖宫产终止妊娠

3.【答案】E
【考点】妊娠合并急性肾盂肾炎处理☆☆
【难度】中

(4~5 题共用题干)
28 岁女性，已婚。平时月经尚规律，现停经 50 天。停经 32 天尿妊娠试验阴性，第 33 天，肌内注射黄体酮 5 天，停药后无撤退性出血，基础体温维持在 37℃左右，已近 5 周。

4. 以上情况，下列诊断最可能的是
A. Ⅰ度闭经　　B. Ⅱ度闭经
C. 早孕　　D. 多囊卵巢综合征
E. 高泌乳素血症

4.【答案】C
【解析】年轻女性，停经史，肌内注射黄体酮无撤退性出血，考虑早孕。
【考点】妊娠诊断☆☆
【难度】易

5. 若为早孕，孕妇尿妊娠试验开始出现阳性反应，一般是在末次月经后的
A. 28~30 天　　B. 41~50 天
C. 51~60 天　　D. 61~70 天
E. 以上都不是

5.【答案】B
【解析】孕妇尿妊娠试验，开始出现阳性反应是在孕 6 周，也就是末次月经后的 42 天。
【考点】孕早期绒毛膜促性腺激素变化☆☆
【难度】易

(6~9 题共用题干)
29 岁初产妇，宫内孕 33 周，因“无诱因胸闷、憋气、不能平卧 3 天”入院，查体：血压 125/85mmHg，脉搏 130 次 /min，心率 30 次 /min，半卧位，颈静脉轻度怒张，双肺散在细小湿啰音，胎心 160 次 /min，肝脏肋下未及，双下肢轻度水肿。既往体健，孕期围产保健无异常。

6. 最可能的诊断是
A. 妊娠生理改变　　B. 上呼吸道感染

6.【答案】C
【解析】围产期心肌病是指发生于妊娠晚期至产后 6 个月内的扩张性心肌病。其特征为既往无心血管疾病孕妇出现心肌收缩功能障碍和充血性心力衰竭。
【考点】妊娠期循环系统改变、妊娠合并心脏病种类及诊断☆☆
【难度】中

C. 围产期心肌病　　D. 妊娠期高血压疾病
E. 肺炎

7. 妊娠合并心脏病病人最易发生心力衰竭的孕周是
A. 28~30 周　　B. 30~32 周
C. 32~34 周　　D. 34~36 周
E. 36~38 周

7.【答案】C
【解析】孕期总血容量增加，32~34周达高峰，妊娠合并心脏病病人可能出现明显症状甚至发生心力衰竭。
【考点】妊娠期循环系统变化特点☆☆
【难度】中

8. 为明确诊断，首选的检查是
A. 血常规　　B. 尿常规
C. 肝肾功能　　D. 超声心动图
E. 胸片

8.【答案】D
【解析】围产期心肌病超声心动图显示心腔扩大，以左房左室增大为主，室壁运动普遍减弱，射血分数减少，可与其他类型心脏病鉴别。
【考点】妊娠合并心脏病种类及诊断☆☆
【难度】中

9. 正确的产科处理是
A. 卧床休息，吸氧
B. 立即缩宫素引产
C. 立即欣普贝生引产
D. 立即剖宫产
E. 积极控制心衰后剖宫产终止妊娠

9.【答案】E
【解析】妊娠晚期发生心力衰竭，原则是待心力衰竭控制后再行产科处理。
【考点】妊娠期心力衰竭处理方法☆☆
【难度】中

(10~12 题共用题干)
30 岁经产妇，孕 3 产 2，以“停经 5 个月，自测尿 hCG 阳性”就诊，平素月经不规律，周期 2 个月到半年，查体：宫底脐耻之间，胎心 140 次 /min。彩超：胎儿身长 16cm，头臀长 12cm。

10. 该产妇最可能的孕周是
A. 宫内孕 12 周　　B. 宫内孕 16 周
C. 宫内孕 20 周　　D. 宫内孕 24 周
E. 宫内孕 28 周

10.【答案】B
【考点】妊娠期胎儿发育特征☆☆
【难度】易

11. 对孕周胎儿生理特点的描述，正确的是
A. 甲状腺开始发育　　B. 胰腺开始分泌胰岛素
C. 外生殖器可初辨性别　　D. 开始出现排尿功能
E. 部分孕妇可自觉胎动

11.【答案】E
【解析】妊娠 6 周甲状腺开始发育，妊娠 12 周胎儿胰腺开始分泌胰岛素并可初辨性别，妊娠 14 周已有排尿功能，妊娠16周部分孕妇可自觉胎动。
【考点】胎儿生理特点☆☆
【难度】难

12. 对此孕周母体变化的描述，**错误**的是
A. 黑加征阳性
B. 血容量增加
C. 肾小球滤过率增加
D. 乳房增大
E. 肠蠕动减弱，易发生便秘

12.【答案】A
【解析】停经 6~8 周时，双合诊检查子宫峡部极软，感觉子宫峡部与宫体之间似不相连称为黑加征。
【考点】妊娠不同时期母体变化特点☆☆
【难度】难

【案例分析题】

案例:32岁经产妇,妊娠28周,孕2产1,既往体健,因“停经7月,头痛2天”就诊,末次月经:2017年3月4日,平素月经规律,停经45天查彩超提示宫内孕,符合孕周。孕期未正规围产保健,2天前出现头痛,休息后不能缓解。体格检查:血压170/100mmHg,脉搏98次/min,体温36.5℃,心脏叩诊浊音界稍扩大,心尖区可闻及Ⅰ~Ⅱ级柔和吹风样收缩期杂音,腹部膨隆,宫底脐上一横指,胎心140次/min,双下肢中度凹陷性水肿,生理反射存在,病理反射未引出。血常规白细胞 12.4×10^9/L,中性粒细胞75.3%,血红蛋白105g/L,血小板 134×10^9/L,尿常规蛋白(+++),凝血功能凝血酶原时间8.5秒,纤维蛋白原4.8g/L,血浆蛋白30g/L。胎儿彩超提示:宫内孕,单活胎,胎儿双顶径62mm,股骨长45mm,估算胎儿体重约700g。

提问1:最可能的诊断包括

A. 宫内孕28周
B. 重度子痫前期
C. 子痫
D. 慢性高血压合并妊娠
E. 慢性高血压并发子痫前期
F. 胎儿生长受限
G. 慢性肾炎
H. 低蛋白血症

提问2:下列检查符合妊娠期生理变化的有

A. 心脏叩诊浊音界稍扩大,心尖区可闻及Ⅰ~Ⅱ级柔和吹风样收缩期杂音
B. 双下肢中度凹陷性水肿
C. 宫底脐上一横指
D. 血红蛋白105g/L
E. 凝血酶原时间8.5秒,纤维蛋白原4.8g/L
F. 血浆蛋白30g/L
G. 尿常规蛋白(+++)
H. 彩超估算胎儿体重约700g

提问1:【答案】BFH

【解析】病人有停经后头痛症状,血压170/100mmHg,尿蛋白(+++)符合重度子痫前期诊断。体格检查宫底脐上一横指,与实际孕周不符,彩超提示胎儿双顶径62mm,估算胎儿体重约700g,明显少于相应孕周胎儿体重,诊断胎儿生长受限。血浆蛋白低于35g/L符合低蛋白血症诊断。

【考点】妊娠期高血压疾病诊断标准、胎儿生理及发育特点☆☆

【难度】难

提问2:【答案】AE

【解析】此题结合病例考查妊娠期母体的生理性变化,妊娠期增大的子宫使膈肌升高,心脏向左、上、前方移位,心浊音界稍扩大,部分孕妇心尖区可闻及Ⅰ~Ⅱ级柔和吹风样收缩期杂音,另外孕期血液处于高凝状态,纤维蛋白原升高,于妊娠末期平均达到4.5g/L,除此两项外其余均为异常变化。

【考点】妊娠期母体生理变化特点☆☆

【难度】难

第二章 妇科内分泌疾病

第一节 功能失调性子宫出血

【A1 型题】

1. 无排卵性功能失调性子宫出血(功血)病人,子宫内膜增生症最常见的类型是
   A. 增生期子宫内膜　　B. 单纯型增生
   C. 复杂型增生　　D. 萎缩型子宫内膜
   E. 不典型增生

2. 黄体功能不全病人月经 5~7 天的刮宫病理表现为
   A. 分泌期内膜　　B. 增殖期内膜
   C. 复杂型增殖　　D. 单纯型内膜
   E. 增殖期与分泌期共存

3. 无排卵性功血时,异常子宫出血与子宫内膜出血自限机制缺陷有关,下列哪项**除外**
   A. 凝血及纤溶异常
   B. 子宫内膜脱落不完全致修复困难
   C. 血管收缩因子异常
   D. 组织脆性增加
   E. 血管结构和功能异常

4. 青春期无排卵性功血的治疗原则
   A. 止血、促排卵
   B. 止血、调整周期
   C. 止血、调整周期、促排卵
   D. 止血、调整周期、减少经量
   E. 止血、调整周期、减少经量、防止子宫内膜病变

5. 青春期无排卵性功血的体温特征是

1.【答案】B
【解析】无排卵性功血病人的子宫内膜受雌激素的长期作用而无孕激素的拮抗,可有不同程度的增生改变,少数可有萎缩性改变,可分为:子宫内膜增生症、增生期子宫内膜、萎缩型子宫内膜。其中子宫内膜增生症中以单纯型增生最常见。
【考点】功血子宫内膜的病理改变☆☆
【难度】易

2.【答案】E
【解析】月经周期子宫内膜的周期性变化,月经周期 5~7 天为增殖早期;8~10 天为增殖中期;11~14 天为增殖晚期。但黄体萎缩不全病人分泌反应较实际周期日至少落后 2 天,因此月经 5~7 天增殖期与分泌期共存。
【考点】子宫内膜的病理改变☆☆
【难度】中

3.【答案】C
【解析】无排卵功血与子宫内膜出血自限机制缺陷有关。主要表现为子宫内膜组织脆性增加;子宫内膜脱落不完整;血管结构和功能异常。
【考点】无排卵性功血子宫内膜出血的自限机制☆☆
【难度】易

4.【答案】B
【解析】青春期无排卵性功血的治疗原则:止血、调整月经周期为主;生育期妇女以止血、调整月经周期和促排卵为主,绝经过渡期功血以止血、调整月经周期、减少经量、防止子宫内膜癌变为治疗原则。
【考点】青春期功血的治疗原则☆☆
【难度】易

5.【答案】E

A. 基础体温双相,高温相短
B. 基础体温双相,高温相下降缓慢
C. 基础体温双相,低温相短
D. 基础体温单相,无低温相
E. 基础体温单相,无高温相

6. 月经周期正常,经期延长,经血增多,应诊断为
A. 黄体萎缩不全
B. 黄体功能不全
C. 萎缩型子宫内膜
D. 子宫内膜非典型增生
E. 子宫内膜腺囊型增生过度

7. 功能失调性子宫出血是指
A. 青春期子宫异常出血
B. 生育年龄子宫异常出血
C. 更年期子宫异常出血
D. 生殖器无器质性病变的异常子宫出血
E. 伴有轻度子宫内膜非特异性炎症的子宫出血

8. 无排卵性功血的临床表现**不包括**
A. 出血量时多时少
B. 出血期下腹部疼痛
C. 月经周期紊乱
D. 停经后较多量阴道流血
E. 经期长短不一

9. 高水平雌激素突破性出血的典型表现是
A. 经前经后淋漓　　B. 停经后出血,似经量
C. 经前淋漓　　D. 停经后大量出血
E. 阴道淋漓出血

10. 有排卵性功血的子宫内膜变化是
A. 萎缩型子宫内膜
B. 增生型子宫内膜
C. 分泌型子宫内膜
D. 子宫内膜腺囊型增生过长
E. 子宫内膜腺瘤型增生过长

【A2 型题】

1. 女性,53 岁,月经不规律 1 年,停经 4 个月后出现阴道流血 2 天,量多于以往经量,无腹痛,晕厥 1 小时来诊。查体:血压

【解析】功血的辅助检查。青春期由于中枢调节月经周期的功能尚未健全,促卵泡生长激素水平高于促黄体生长激素,导致孕激素缺乏,而且垂体对卵巢的反馈也不够敏感,由于只有雌激素作用,缺乏孕激素对丘脑体温调节中枢的兴奋作用,没有体温升高,因此体温呈单相型。
【考点】无排卵性功血的辅助检查☆☆
【难度】中

6.【答案】A
【解析】黄体萎缩不全又称为子宫内膜不规则脱落,表现为月经周期正常,经期延长至 9~10 天,且出血量多。
【考点】黄体萎缩不全的临床表现☆☆
【难度】易

7.【答案】D
【解析】功能失调性子宫出血的定义,指生殖系统非器质性病变,由内分泌异常引起。
【考点】功能失调性子宫出血的定义☆☆
【难度】易

8.【答案】B
【解析】无排卵性功血主要临床表现:不规则子宫出血,周期、经期、经量都不正常,完全没有了周期性。出血期间无腹痛或其他不适。
【考点】无排卵性功血的临床表现☆☆
【难度】易

9.【答案】D
【解析】高水平雌激素突破性出血,无孕激素参与,内膜厚但不牢固,易发生急迫性出血,血量汹涌。
【考点】雌激素的突破性出血☆☆
【难度】易

10.【答案】C
【解析】有排卵性功能失调性子宫出血,由于黄体功能异常,子宫内膜形态一般表现为:分泌期内膜、腺体分泌不良,间质水肿不明显或腺体与间质发育不同步。
【考点】有排卵性功血的子宫内膜病理☆☆
【难度】中

1.【答案】B
【解析】围绝经功血的治疗原则。围绝经期阴道大量流血,宫颈外观正常,出血失血性休克,首先考虑完善必

要检查如血常规、凝血功能，补液，稳定生命体征，然后诊断性刮宫，既可明确诊断，又可以迅速止血。

【考点】功血的治疗原则☆☆

【难度】中

2.【答案】C

【解析】功血的临床表现。无排卵性功血好发于青春期和绝经过渡期，主要表现为月经紊乱，经期长短不一，根据病人临床表现可判断。

【考点】功血的临床表现☆☆

【难度】易

3.【答案】E

【解析】功血的辅助检查。排卵性功血好发于生育年龄妇女，主要表现为月经过多，经期及月经周期不变，其首选辅助检查为超声排除器质性病变。

【考点】功血的辅助检查☆☆

【难度】易

4.【答案】B

【解析】功血的治疗。应用大剂量雌激素可促使子宫内膜生长，短期内修复创面而止血，适用于急性大量出血，且已出现中、重度贫血。

【考点】功血的治疗☆☆

【难度】中

5.【答案】B

【解析】功血的鉴别诊断。在两次月经中间，即排卵期，由于雌激素水平短暂下降，使子宫内膜失去激素的支持而出现部分子宫内膜脱落引起有规律性的阴道流血，称排卵期出血。可口服复方短效避孕药抑制排卵、调控周期。

【考点】功血的鉴别诊断☆☆

【难度】中

6.【答案】E

【解析】无排卵性功血的子宫内膜病理变化。无排卵性功血好发于青春期和绝经过渡期。病人的子宫内膜受雌激素持续作用而无孕激素拮抗，可发生不同程度的增生性改变。

【考点】功血的子宫内膜病理变化☆☆

【难度】中

7.【答案】C

【解析】黄体萎缩不全的临床表现及病理。黄体萎缩不全多表现为月经周期正常，但经期延长且出血量多，月经期第5~6天子宫内膜仍能见到分泌反应。

90/50mmHg，神志清，贫血貌，宫颈光滑，子宫略大，腹部无压痛。首选的措施和检查是

A. 血hCG
B. 血常规+补液+诊断性刮宫
C. 超声检查
D. 补液+阴道镜检查
E. 血常规+宫腔镜

2. 女性，14岁，月经周期紊乱，近3个月出现经期长短不一，肛门检查：子宫发育正常，双附件(-)，最可能的诊断是

A. 黄体萎缩不全
B. 黄体功能不足
C. 无排卵性功血
D. 子宫内膜息肉
E. 子宫黏膜下肌瘤

3. 女性，34岁，月经量增多半年，为既往月经量3倍左右，月经周期及经期无明显变化，妇科检查：子宫正常大小，形态规则，无压痛，双侧附件未见异常，首选的辅助检查是

A. 诊断性刮宫
B. 基础体温测定
C. X线检查
D. 血雌激素水平测定
E. 超声

4. 女性，17岁，近1年出现月经周期延长达半月，3~4月来潮一次，经量增多导致中度贫血，血红蛋白78g/L，现月经来潮后阴道流血10天，量较多，为了止血可采用

A. 口服小剂量戊酸雌二醇
B. 口服大剂量戊酸雌二醇
C. 肌内注射丙酸睾酮
D. 肌内注射黄体酮
E. 静脉滴注缩宫素

5. 女性，26岁，平素月经规律，周期28~30天，近3月出现月经干净后7~8天阴道流血。量为正常月经1/3，持续3~5天干净，无其他不适，妇科检查无明显异常。该病人最有可能的诊断是

A. 无排卵性功血
B. 围排卵期出血
C. 排卵性功血
D. 子宫内膜息肉
E. 子宫黏膜下肌瘤

6. 女性，47岁，月经不规律1年余，主要表现为月经周期延长，经量多且淋漓不净。现阴道流血10余天，量多，给予诊断性刮宫止血，刮出物病理学检查为：子宫内膜复杂性增生，最可能的诊断是

A. 子宫内膜癌前病变
B. 子宫内膜不规则脱落
C. 子宫内膜炎
D. 黄体功能不足
E. 无排卵性功血

7. 女性，32岁，近半年出现经期延长，月经淋漓不尽，月经周期无明

显改变，基础体温呈双相，为明确诊断，何时进行诊断性刮宫恰当

A. 随时均可　B. 月经来潮 12 小时内

C. 月经来潮第 5~6 天　D. 月经干净后 3~7 天

E. 月经前 1 周

【考点】黄体萎缩不全的进行诊断性刮宫时机☆☆

【难度】中

8. 女性，15 岁，既往月经不规律，此次月经来潮月经量增多，无其他临床症状，诊断为功能性子宫出血，血红蛋白 102g/L，最佳治疗方案为

A. 大剂量雌激素 + 孕激素　B. 周期应用孕激素

C. 周期应用口服避孕药　D. 氨甲环酸止血治疗

E. 诊断性刮宫术

8.【答案】B

【解析】功血的治疗。单纯孕激素止血机制是使雌激素作用下持续增生的子宫内膜转化为分泌期，达到止血效果。适用于体内已有一定雌激素水平，血红蛋白水平 >80g/L，生命体征平稳的病人。

【考点】功血的治疗☆☆

【难度】中

9. 女性，49 岁。月经量增多 4 年伴经期延长 3 年。既往患糖尿病。妇科检查外阴、阴道正常，宫颈光滑，子宫如孕 12 周大小，双附件无异常。超声提示多发性子宫肌瘤。正确的处理是

A. 观察 3~6 个月

B. 米非司酮 150mg/d，口服，3 个月

C. 先行诊断性刮宫，排除内膜癌后再行子宫全切

D. 甲睾酮 10mg/d，含化，3 个月

E. 行子宫全切术

9.【答案】C

【解析】功血的鉴别诊断。绝经过渡期女性月经紊乱或不规则阴道流血者应先除外子宫内膜癌。

【考点】功血的鉴别诊断☆☆

【难度】中

10. 女性，46 岁，近 2 年来出现月经周期不规律，经量增多为以往经量 2 倍，伴经期延长。现阴道流血 12 天，量多，妇科检查子宫稍大稍软。应首选的止血措施是

A. 静脉应用巴曲酶　B. 大剂量雌激素

C. 大剂量孕激素　D. 大剂量雄激素

E. 刮宫术

10.【答案】E

【解析】功血的治疗。刮宫可迅速止血，并具有诊断价值，可了解子宫内膜病理，除外恶性病变。对于绝经后阴道流血、过渡期月经紊乱，均应排除子宫内膜癌后，再行药物治疗调整月经周期。

【考点】功血的治疗☆☆

【难度】中

11. 女性，32 岁，月经，周期 22~25 天，经期 4~5 天，连续流产 4 次，基础体温为不典型双相型曲线，上升缓慢，幅度偏低，升高时间仅维持 9~10 天即下降，应考虑为

A. 黄体萎缩不全　B. 无排卵性功血

C. 黄体功能不足　D. 子宫内膜不规则脱落

E. 子宫内膜炎

11.【答案】C

【解析】排卵性功血的临床表现。黄体功能不足一般表现为月经周期缩短。有时月经周期虽在正常范围内，但卵泡期延长、黄体期缩短，以致病人不易受孕或在妊娠早期流产。

【考点】排卵性功血的临床表现☆☆

【难度】中

12. 女性，50 岁，近 1 年出现月经不规律。20 余天前开始出现阴道出血，3 天前出血量明显增加，最适合的治疗是

A. 大剂量孕激素治疗　B. 大剂量雌激素治疗

C. 分段诊刮　D. 复方口服避孕药

E. 非甾体类消炎药

12.【答案】C

【解析】功血的治疗。刮宫可迅速止血，并具有诊断价值，可了解子宫内膜病理，除外恶性病变。

【考点】功血的治疗☆☆

【难度】易

13. 女性，25 岁，因“阴道流血 15 天”就诊，平素月经欠规律，有

13.【答案】E

【解析】功血的鉴别诊断。在诊断功血前，必须排除妊娠相关疾病、生殖器官病变或全身性疾病所导致的生殖器官的出血。

【考点】功血的鉴别诊断☆☆

【难度】中

性生活史，为明确诊断，需要尽快采用的辅助检查是
A. 激素测定 B. 超声检查
C. 妊娠试验 D. 激素测定 + 超声检查
E. 妊娠试验 + 超声检查

14. 女性，31 岁，结婚 3 年不孕，基础体温曲线呈单相型，月经来潮前 5 天取宫颈黏液，其特征应是
A. 量极少，不易取出 B. 量少稀薄
C. 量多黏稠 D. 量多稀薄
E. 量少黏稠

15. 女性，30 岁，结婚 5 年不孕，月经周期不规则，有排卵时子宫内膜出现的组织学表现为
A. 子宫内膜增生过长 B. 子宫内膜萎缩期
C. 子宫内膜蜕膜化 D. 子宫内膜分泌期
E. 子宫内膜增生期晚期

16. 女性，48 岁，既往月经规律，近 1 年出现月经周期及经期改变，伴月经量增多为以往经量的 2 倍。本次阴道流血已持续 15 天，量仍多，伴头晕，贫血貌。妇科检查：宫颈光滑，宫体前位，正常大小，附件未及异常，阴道内多量鲜血和血块。对此病人首选的诊疗措施是
A. 止血药加静脉抗生素
B. 止血药加补充铁剂
C. 诊断性刮宫，并支持疗法
D. 大量雌激素止血并支持疗法
E. 大量孕激素并支持疗法

14.【答案】D
【解析】无排卵功血的辅助检查。病人体温单相型，说明无排卵，体内只有雌激素，没有孕激素。
【考点】无排卵功血的辅助检查☆☆
【难度】中

15.【答案】D
【解析】有排卵性功血子宫内膜的病理变化，一般表现为分泌期内膜，可能存在间质水肿不明显或腺体与间质发育不同步。
【考点】有排卵性功血的子宫内膜病理变化☆☆
【难度】中

16.【答案】C
【解析】功血的治疗。刮宫可迅速止血，并具有诊断价值，可了解子宫内膜病理，除外恶性病变。
【考点】功血的治疗☆☆
【难度】中

【A3/A4 型题】

(1~2 题共用题干)
女性，15 岁。近半年出现月经周期紊乱，经期长短不一。经直肠 - 腹部诊：子宫发育正常，双侧附件(-)。

1. 最可能的诊断是
A. 黄体萎缩不全 B. 黄体功能不足
C. 无排卵性功血 D. 子宫内膜息肉
E. 子宫黏膜下肌瘤

2. 首选的辅助检查
A. B 型超声检查 B. 基础体温测定
C. X 线检查 D. 血雌激素水平测定
E. 诊断性刮宫

1.【答案】C
【解析】经直肠 - 腹部诊是对年轻女性出现异常子宫出血的临床检查方法。
【考点】无排卵性功血的临床表现☆☆
【难度】中

2.【答案】B
【解析】无排卵功血的辅助检查。基础体温(BBT)测定：不仅有助于判断有无排卵，还可提示黄体功能不足(体温升高天数≤11 天)、子宫内膜不规则脱落(高温相体温下降缓慢伴经前出血)。
【考点】无排卵功血的辅助检查☆☆
【难度】中

(3~4 题共用题干)

女性,50 岁。近 1 年出现月经周期延长,经量增多及经期延长,此次月经量多且持续 10 余天,妇科检查:子宫略大,双附件未及异常。

3. 该病可诊断为

A. 无排卵性功血　　B. 子宫腺肌病

C. 子宫内膜息肉　　D. 子宫黏膜下肌瘤

E. 黄体萎缩不全

3.【答案】A

【考点】无排卵性功血的临床表现☆☆

【难度】易

4. 该病人有效的止血措施为

A. 静脉注射立血止　　B. 口服大量甲羟孕酮

C. 口服甲睾酮　　D. 口服大量雌激素

E. 行刮宫术

4.【答案】E

【解析】功血的治疗。刮宫可迅速止血,并具有诊断价值,可了解子宫内膜病理,除外恶性病变。对于绝经后阴道流血、过渡期月经紊乱,均应排除子宫内膜癌后再按良性疾病处理。

【考点】功血的治疗☆☆

【难度】易

(5~7 题共用题干)

已婚女性,35 岁,婚后 2 年不孕,月经尚规律,停经 45 天后,阴道出血 1 个月,量少,无腹痛,妇科检查:宫颈充血,子宫稍大,质地中等,附件(-),宫颈黏液涂片为羊齿状结晶,尿妊娠试验(-)

5. 应诊断为

A. 异位妊娠　　B. 稽留流产

C. 葡萄胎　　D. 功能失调性子宫出血

E. 子宫内膜炎

5.【答案】D

【解析】功血的临床表现。病人既往月经尚规律,排除妊娠后不规则出血,宫颈黏液涂片为羊齿状结晶,表示无排卵期,考虑异常子宫出血。

【考点】功血的临床表现☆☆

【难度】中

6. 该病人下一步的诊疗措施应为

A. 诊断性刮宫　　B. 黄体酮 20mg/d × 5d 肌内注射

C. 避孕药口服　　D. 大量雌激素止血

E. 观察

6.【答案】A

【解析】针对此病人既往月经规律,近 1 月余无排卵性异常子宫出血合并不孕,应行诊断性刮宫以明确有无其他病变。

【考点】功血的治疗☆☆

【难度】中

7. 为同时解决不孕问题,进行的治疗应为

A. 雌 - 孕激素合并疗法

B. 氯米芬 50mg/d × 5d,月经第 5 天口服

C. hCG 于月经来潮前肌内注射

D. 口服避孕药

E. 人工授精

7.【答案】B

【解析】无排卵型功血有生育要求可予以促排卵治疗,常用氯米芬。

【考点】功血的治疗☆☆

【难度】中

(8~9 题共用题干)

女性,50 岁,已婚,月经紊乱 2 年,现阴道少量流血 2 周就诊,妇科检查:宫颈重度糜烂,子宫前位,常大,无压痛,双附件无异常。

8. 首选的检查是

8.【答案】A

【解析】功血的诊断及鉴别诊断。行宫颈细胞学检查,是为了排除其宫颈病变。行分段诊刮术,可迅速止血,并可了解子宫内膜病理,除外恶性病变。

【考点】功血的诊断及鉴别诊断☆☆

【难度】中

A. 宫颈细胞学检查 + 分段诊刮术
B. 宫颈细胞学检查
C. 诊断性刮宫
D. 超声检查
E. 阴道镜下宫颈活检

9. 诊断性刮宫病理示复杂性增生伴重度不典型增生，最佳治疗方案
A. 口服避孕药 1 号
B. 子宫全切术
C. 子宫次全切除术
D. 大剂量孕激素治疗 3 月后复查
E. 宫腔镜电切内膜

9.【答案】B
【解析】子宫内膜复杂性增生重度不典型增生属于子宫内膜癌前病变，首选治疗方法是子宫全切术。
【考点】子宫黏膜不典型增生的治疗原则☆☆
【难度】中

(10~11 题共用题干)
女性，48 岁。近 2 年出现月经周期紊乱，经量多，本次月经来潮阴道流血 20 余天，伴头晕，心悸，查体：轻度贫血貌，子宫、附件正常。

10. 首先考虑的诊断是
A. 子宫肌瘤
B. 宫颈息肉
C. 无排卵性功血
D. 有排卵性功血
E. 子宫腺肌病

10.【答案】C
【考点】无排卵性功血的临床表现☆☆
【难度】中

11. 治疗方法应为
A. 大量孕激素
B. 大量雌激素
C. 大剂量雄激素
D. 诊断性刮宫
E. 氨甲苯酸

11.【答案】D
【解析】对围绝经期功血的诊疗方法。刮宫可迅速止血，并具有诊断价值，可了解子宫内膜病理，除外恶性病变。
【考点】功血的治疗☆☆
【难度】易

(12~14 题共用题干)
女性，50 岁，近半年出现月经周期延长，经量增多及经期延长，此次月经量多，持续 15 天，妇科检查：子宫略大，稍软，无压痛，双附件正常。

12. 为确定诊断，应首选的检查
A. 超声
B. 尿 hCG
C. 分段诊刮
D. 盆腔 CT
E. 阴道镜检查

12.【答案】C
【考点】功血的治疗☆☆
【难度】易

13. 最可能的诊断是
A. 黄体功能不足
B. 子宫内膜不规则脱落
C. 子宫内膜炎
D. 子宫内膜癌前病变
E. 无排卵性功血

13.【答案】E
【考点】无排卵性功血的临床表现☆☆
【难度】中

14. 治疗原则是
A. 减少出血,促使卵巢排卵
B. 止血,调整周期,促进排卵
C. 止血,调整周期
D. 促进黄体功能,促进排卵
E. 止血,调整周期,减少经量

14.【答案】E
【解析】功血的治疗原则。对绝经过渡期病人首选的治疗原则为止血,调整周期及减少经量。
【考点】功血的治疗原则☆☆
【难度】易

(15~17 题共用题干)
女性,38 岁,孕 2 产 2,既往月经规律,周期 30 天,经期 5~7 天,经量正常。此次月经来潮出现阴道流血淋漓不尽,2 天前出现阴道流血量增多,多于以往经量,伴血块,无头晕、乏力,无腹痛等不适。妇科检查:子宫正常大小,质软无压痛。超声提示子宫正常大小,子宫内膜 10mm。血红蛋白 88g/L。

15. 该病人的诊断应考虑为
A. 子宫内膜息肉　B. 子宫腺肌病
C. 功能失调性子宫出血　D. 甲状腺功能低下
E. 急性盆腔炎

15.【答案】C
【解析】功血的诊断及鉴别诊断。功能失调性子宫出血是由于生殖内分泌轴功能紊乱造成的异常子宫出血。功血的诊断应采用排除法。需要排除的情况或疾病有:妊娠相关出血、生殖器官肿瘤、感染、血液系统及肝肾重要脏器疾病、甲状腺疾病、生殖系统发育畸形、外源性激素及异物引起的不规则阴道流血等。
【考点】功血的诊断及鉴别诊断☆☆
【难度】中

16. 该病人各项检查无异常,首选的治疗是
A. 止血药物治疗　B. 诊断性刮宫
C. 中成药止血治疗　D. 单纯孕激素治疗
E. 单纯雌激素治疗

16.【答案】B
【解析】功血的治疗原则。刮宫可迅速止血,并具有诊断价值,可了解内膜病理,除外恶性病变。对于病程长的生育年龄病人应首先考虑使用刮宫术。
【考点】功血的治疗原则☆☆
【难度】易

17. 刮宫病理提示子宫内膜复杂性增生,后续治疗可考虑
A. 雌孕激素联合法
B. 雌孕激素序贯法
C. 子宫内膜切除术
D. 宫内放置含铜节育器
E. 左炔诺孕酮宫内缓释系统

17.【答案】E
【解析】功血的治疗。左炔诺孕酮宫内缓释系统宫内孕激素释放系统可有效治疗功血。原理为在宫腔内局部释放孕激素,抑制内膜生长,使子宫内膜逆转。
【考点】功血的治疗☆☆
【难度】中

(18~19 题共用题干)
女性,40 岁,近 1 年开始出现月经紊乱,周期长短不一。现不规则阴道出血 15 天,量时多时少。妇科检查:阴道内见较多血迹,子宫正常大小,双侧附件区未扪及包块,无压痛及反跳痛。超声检查:子宫内膜厚 13mm,尿妊娠试验阴性。

18. 最佳止血方式
A. 雌激素治疗
B. 孕激素治疗
C. 复方口服避孕药治疗
D. 诊断性刮宫

18.【答案】D
【考点】功血的治疗☆☆
【难度】易

E. 复方口服避孕药联合雄激素治疗

19. 检查结果为子宫内膜单纯性增生，可选择的治疗方案是
   A. 定期随访，有出血时给予止血治疗，无出血时不需要药物治疗
   B. 孕激素治疗
   C. 雌激素治疗
   D. 雌孕激素联合治疗
   E. 子宫内膜切除术

19.【答案】B
【解析】孕激素在功血中的应用。止血作用机制是使雌激素作用下持续增生的子宫内膜转化为分泌期，达到止血效果。
【考点】孕激素在功血中的应用☆☆
【难度】中

(20~21 题共用题干)
女性，46 岁，已婚未孕，月经紊乱 3 年余，近半月一直有阴道出血，妇科检查：宫颈光，子宫前位，正常大小，双附件区无压痛。

20. 下列疾病，可能性最小的是
   A. 妊娠相关疾病　B. 子宫内膜癌
   C. 血液病　D. 甲状腺功能异常
   E. 宫颈息肉

20.【答案】E
【考点】功血的鉴别诊断☆☆
【难度】易

21. 治疗原则是
   A. 止血、调整周期、促进排卵
   B. 止血、调整周期、诱发排卵
   C. 止血、调整周期、减少月经量
   D. 止血、促进排卵
   E. 调整周期、诱发排卵

21.【答案】C
【考点】功血的治疗原则☆☆
【难度】易

(22~23 题共用题干)
女性，45 岁，近一年月经不规则，周期 20~30 天，经期延长达 10 余天，月经量增多。此次出血已 20 余天，量多，伴头晕、心悸。体格检查：贫血貌；妇科检查：阴道内见血块，宫颈光，宫体前位正常大小，软，无压痛，双附件正常。

22. 该病人的诊断考虑为
   A. 子宫肌瘤　B. 无排卵性功血
   C. 有排卵性功血　D. 子宫腺肌病
   E. 子宫颈息肉

22.【答案】B
【解析】围绝经期功血的病人的临床表现。无排卵性功血病人最常见的症状是子宫不规则出血，表现为月经周期紊乱，经期长短不一，经量不定或增多，甚至大量出血。
【考点】功血的临床表现☆☆
【难度】易

23. 该病人的诊断步骤首先应为
   A. 查血 hCG
   B. 月经干净后行子宫、输卵管碘油造影
   C. 血 FSH、LH、E_2、PRL 检测
   D. 诊断性刮宫

23.【答案】D
【解析】功血的治疗原则。年龄>35 岁，药物治疗无效或存在子宫内膜癌高危因素的异常子宫出血病人，应行诊断性刮宫术以明确子宫内膜病变。E_2 为雌二醇。
【考点】功血的治疗原则☆☆
【难度】易

E. 超声检查子宫 + 双附件

(24~26 题共用题干)
女性,36 岁,已生育。近一年出现月经不调,周期 25~28 天,经期 8~12 天,基础体温双相。

24. 该病人应考虑诊断
A. 无排卵性功血　B. 不全流产
C. 黄体功能不足　D. 子宫内膜不规则脱落
E. 更年期月经不调

25. 该病人最佳的诊断方法
A. 诊断性刮宫内膜送病理
B. 血 FSH、LH、E_2、P 测定
C. 宫颈黏液检查
D. 阴道脱落细胞检查
E. 子宫输卵管碘油造影

26. 该病人若行诊断性刮宫,最适当的时间为
A. 月经来潮 12 小时内　B. 月经来潮 24 小时内
C. 月经来潮 6 小时内　D. 月经来潮 24 小时后
E. 月经第 5 天

(27~29 题共用题干)
女性,50 岁,体重 60kg,无高血压及糖尿病史,近 2~3 年来出现月经不规律,表现为月经周期延长,经量增多且淋漓不净。此次停经 3 个月,阴道出血 10 余天,量多。

27. 首先考虑诊断为
A. 子宫内膜息肉　B. 更年期(围绝经期)功血
C. 子宫内膜癌　D. 子宫腺肌病
E. 子宫肌瘤

28. 首选的止血方法是
A. 葆宫止血颗粒　B. 炔雌醇环丙孕酮片
C. 诊断性刮宫　D. 肌内注射黄体酮
E. 口服氯米芬

29. 刮宫病理结果显示子宫内膜单纯性增生,治疗方法是
A. 雌孕激素序贯法　B. 雌孕激素联合法
C. 孕激素法　D. 全子宫 + 双侧附件切除术
E. 子宫内膜切除术

24.【答案】D
【解析】排卵性功血的临床表现。子宫内膜不规则脱落:月经周期有排卵,黄体发育良好,但萎缩过程延长,导致子宫内膜不规则脱落,表现为月经周期正常,但经期延长,长达 9~10 天,且出血量多。
【考点】排卵性功血的临床表现☆☆
【难度】中

25.【答案】A
【解析】排卵性功血的诊断依据。子宫内膜不规则脱落临床表现为经期延长,基础体温呈双相型,但下降缓慢,在月经 5~6 天行诊断性刮宫,病理检查为确诊依据。
【考点】排卵性功血的诊断依据☆☆
【难度】中

26.【答案】E
【考点】排卵性功血的诊断依据☆☆
【难度】中

27.【答案】B
【解析】无排卵功血的临床表现。无排卵性功血好发于青春期和绝经过渡期,在绝经过渡期卵巢功能不断衰退,卵巢对垂体促性腺激素的反应性低下,卵泡发育受阻而不能排卵,可导致子宫内膜受单一雌激素刺激而无孕激素对抗,引起突破性出血或撤退性出血。
【考点】无排卵性功血的临床表现☆☆
【难度】中

28.【答案】C
【解析】功血的治疗原则。年龄 >35 岁,药物治疗无效或存在子宫内膜癌高危因素的异常子宫出血病人,应行诊断性刮宫术明确子宫内膜病变。
【考点】无排卵性功血的治疗原则☆☆
【难度】易

29.【答案】C
【解析】功血的治疗。孕激素法适用于活组织检查为增生期内膜功血。可于月经周期后半期服用孕激素,酌情应用 3~6 个周期。
【考点】无排卵性功血的治疗原则☆☆
【难度】中

【案例分析题】

案例一：女性，53岁，孕2产2，近2个月出现阴道不规则流血，量时多时少。既往月经规律，周期28~30天，经期3~4天，放置宫内节育器（惰性不锈钢环）15年。

提问1：为进一步确诊，应首先进行的检查有

A. 盆腔超声　　B. 血常规
C. 凝血功能　　D. 阴道镜检查
E. 宫腔镜检查　　F. 妇科检查
G. 盆腔CT　　H. 盆腔MRI
I. CA125测定

提问2：该病人肥胖，有高血压病史15年。近半年经常出现潮热、失眠症状，妇科检查：外阴、阴道无异常，宫颈光滑，子宫前位正常大小，无压痛。双附件无异常。超声示：子宫大小正常，内膜厚度16mm，回声不均，宫内节育器居中，双附件无异常。血常规示血红蛋白82g/L，凝血功能正常。可能的诊断是

A. 老年性阴道炎　　B. 子宫内膜炎
C. 子宫内膜癌　　D. 宫颈癌
E. 中度贫血　　F. 围绝经期功血
G. 卵巢癌　　H. 宫内节育器异位
I. 重度贫血

提问3：为明确诊断，下一步应进行哪些检查

A. 宫腔镜检查　　B. 血清女性激素测定
C. 取出宫内节育器　　D. 阴道镜检查
E. 分段诊刮　　F. 宫颈细胞学检查

提问4：分段诊刮病理结果显示腺上皮细胞增生，层次增多，排列紊乱，极向消失，细胞核大深染有异型性。应诊断为

A. 子宫内膜癌
B. 无排卵性功血
C. 排卵性功血
D. 子宫内膜不典型增生
E. 子宫内膜单纯性增生
F. 子宫内膜复杂性增生
G. 子宫内膜炎
H. 子宫内膜结核

提问5：临床上首选的治疗方法是

A. 高效大剂量孕激素治疗
B. 孕激素后半期疗法
C. 子宫内膜切除术
D. 子宫＋双附件切除术
E. 子宫＋右侧附件切除术
F. 雌孕激素序贯治疗

提问1：【答案】ABCF

【解析】围绝经期阴道流血的辅助检查。围绝经期阴道流血诊断需采用排除法，排除生殖器官肿瘤、感染、血液系统及肝肾重要脏器疾病、甲状腺疾病、外源性激素及异物引起的不规则出血。

【考点】围绝经期阴道流血的辅助检查☆☆

【难度】中

提问2：【答案】BCEF

【解析】围绝经期女性常有无排卵性异常子宫出血，该病人有宫内节育器，也会引起子宫内膜炎造成异常子宫出血。病人53岁，超声检查子宫内膜很厚，应排除子宫内膜癌的可能性。

【考点】围绝经期阴道流血的诊断和鉴别诊断☆☆

【难度】中

提问3：【答案】ABCEF

【解析】宫腔镜检查＋诊断性刮宫＋取环既可以明确阴道流血的原因并立即止血，又可以去除宫内节育器，术前应做宫颈细胞学检查和血清女性激素测定。

【考点】围绝经期阴道流血的辅助检查☆☆

【难度】中

提问4：【答案】D

【解析】子宫内膜病理特点。子宫内膜不典型增生只涉及腺体，镜下可见腺体增生、拥挤、结构复杂，间质细胞显著减少。腺上皮细胞增生，并出现异型性，细胞极性紊乱，核深染，见核分裂象。发展为子宫内膜腺癌的概率约为23%。

【考点】子宫内膜病理特点☆☆

【难度】中

提问5：【答案】D

【解析】子宫内膜不典型增生属于子宫内膜癌癌前病变，该病人53岁无生育要求，应手术治疗。

【考点】子宫内膜病变的治疗方法☆☆

【难度】易

G. 雌孕激素联合治疗

案例二：女性，19岁，因"月经不规律2年，阴道流血半月"于2017年10月7日就诊。月经初潮11岁，初始月经规律，周期26~30天，经期6天，经量可，无痛经。1年前学业压力增大出现月经不规律，月经周期2~7个月不等，月经经期延至半月，经量大，伴血块，无痛经。既往因阴道流血口服"妇康片"止血，末次月经2017年9月20日，现仍有点滴阴道出血。查体：外阴阴毛女性分布形态，阴道口可见少量血迹；经直肠-腹部诊：子宫前位正常大小，活动，无压痛，双附件区未及异常。辅助检查：血红蛋白78g/L。超声：子宫大小正常，内膜厚17mm，回声不均匀，子宫肌层回声均匀，双附件区未见异常。

提问1：该病人的诊断为

A. 青春期无排卵性出血
B. 中度贫血
C. 多囊卵巢综合征
D. 垂体瘤
E. 甲状腺功能减退
F. 高PRL血症
G. 米勒氏管发育不全

提问1：【答案】AB

【解析】该病人继发出现月经周期紊乱、经期延长、经量大，引起中度贫血，体格检查和辅助检查未见生殖器官炎症和肿瘤，多与青春期无排卵性异常子宫出血有关。

【考点】无排卵性功血的临床表现☆☆

【难度】易

提问2：该病人所患疾病应进行鉴别的疾病有

A. 全身血小板减少性紫癜
B. 白血病
C. 胃癌
D. 流产
E. 异位妊娠
F. 葡萄胎
G. 子宫黏膜下肌瘤
H. 子宫内膜炎
I. 甲状腺疾病

提问2：【答案】ABDEFGHI

【解析】无排卵性功血应与下列疾病相鉴别：①全身系统疾病。血液病如全身血小板减少性紫癜、白血病；内分泌疾病如甲状腺功能减退；肝病。②生殖系统疾病。妊娠相关性疾病如流产、异位妊娠、葡萄胎；肿瘤如黏膜下肌瘤、宫颈癌；炎症如子宫内膜炎；子宫腺肌病。③医源性疾病。放置避孕环后、抗凝药（水杨酸类）后，或性激素服用不当。

【考点】功血的鉴别诊断☆☆

【难度】中

提问3：对于该病人的治疗方法包括

A. 孕激素内膜脱落法
B. 雌激素内膜修复法
C. 高效合成孕激素内膜萎缩法
D. 口服短效避孕药
E. 诊断性刮宫
F. 止血药物
G. 子宫切除
H. 化疗
I. 放疗

提问3：【答案】ABCDF

【解析】功血的治疗方法。青春期无排卵性功血以止血、调整周期、促排卵为主。化学治疗简称"化疗"；放射治疗简称"放疗"。

【考点】功血的治疗方法☆☆

【难度】中

1.【答案】B

【解析】甲磺酸溴隐亭:系多肽类麦角生物碱,选择性激动多巴胺受体,能有效降低催乳素。对功能性或肿瘤引起的催乳素水平升高均能产生抑制作用。是高催乳素血症的首选用药。

【考点】高催乳素血症的药物治疗☆

【难度】易

2.【答案】E

【解析】题中ABCD都是药物治疗可能达到的目的,当垂体肿瘤产生明显压迫及神经系统症状或药物治疗无效时,应考虑手术切除肿瘤。术前应用溴隐亭使垂体肿瘤缩小,减少术中出血,提高疗效。

【考点】高催乳素血症的治疗☆

【难度】易

3.【答案】B

【解析】垂体催乳素瘤是引起高催乳素血症最常见的原因。

【考点】高催乳素血症的原因☆

【难度】易

4.【答案】C

【解析】此题主要考查高催乳素血症在妊娠期间的处理,其基本原则是将胎儿对药物的暴露限制在尽可能少的时间内。在妊娠前有微腺瘤的病人应在明确妊娠后停用溴隐亭,因为肿瘤增大的风险较小。对于有生育要求的大腺瘤病人,需在溴隐亭治疗腺瘤缩小后方可允许妊娠。没有证据支持哺乳会刺激肿瘤生长。

【考点】高催乳素血症在妊娠期间的处理☆

【难度】难

5.【答案】D

【解析】垂体肿瘤增大可侵犯和压迫视交叉,引起视神经盘水肿;也可以因肿瘤损伤视交叉不同部位而有不同类型视野缺损,因而眼底、视野检查有助于确定垂体腺瘤的部位和大小。

【考点】高催乳素血症的诊断及处理☆

【难度】中

1.【答案】B

【解析】各种原因导致血清催乳素异常升高 >1.14nmol/L(25μg/L)称为高催乳素血症。

【考点】高催乳素血症的实验室检查标准☆

【难度】中

第二节 高催乳素血症

【A1型题】

1. 下列药物,治疗高催乳素血症的首选药物是
   A. 醋酸甲羟孕酮　　B. 甲磺酸溴隐亭
   C. 维生素 B_6　　D. 双氯芬酸钠
   E. 炔雌醇环丙孕酮

2. 关于高催乳素血症的治疗目标,错误的是
   A. 控制高催乳素血症
   B. 恢复正常的月经和排卵
   C. 改善头痛和视功能障碍等相关症状
   D. 减少乳汁分泌
   E. 溴隐亭治疗无效即应考虑手术治疗

3. 临床上引起高催乳素血症最常见的原因是
   A. 闭经　　B. 垂体催乳素腺瘤
   C. 甲状腺功能亢进　　D. 肾上腺样瘤
   E. 下丘脑紊乱

4. 关于高催乳素血症病人的妊娠相关问题,以下不正确的是
   A. 孕前患有微腺瘤者应在妊娠明确后停用溴隐亭
   B. 有生育要求的大腺瘤病人,溴隐亭治疗腺瘤缩小后即可妊娠
   C. 哺乳会刺激肿瘤生长
   D. 溴隐亭可透过胎盘屏障
   E. 合并垂体微腺瘤病人妊娠期间需定期监测视野,关注头痛等症状

5. 关于高催乳素血症,以下正确的是
   A. 一旦垂体MRI证实有垂体肿瘤,即应手术治疗
   B. 血清PRL抽血的时间不受限制
   C. 病人均有泌乳表现
   D. 若患有垂体大腺瘤,必要时可查眼底和视野
   E. 所有的高催乳素血症病人均需要用溴隐亭治疗

【A2型题】

1. 女性35岁,闭经6个月,查血催乳素153μg/L。最可能的诊断为
   A. 卵巢早衰　　B. 高催乳素血症(垂体腺瘤)

C. 妊娠　　D. 子宫内膜炎
E. 多囊卵巢综合征

2. 女性 33 岁,因“原发不孕 2 年”就诊,月经不规律,周期 30~45 天,经期 3~7 天。爱人精液正常。空腹抽血查性激素结果:FSH 5.2mIU/ml,LH 10.5mIU/ml,E_2 55ng/L(ng/L=pg/ml),PRL 70μg/L 。进一步检查,合适的是
A. 垂体 MRI
B. 促排卵
C. 基础体温(BBT)监测
D. 复查 PRL,同时检查甲状腺功能
E. 盆腔超声

2.【答案】D
【解析】高催乳素血症的辅助检查项目,一旦出现高催乳素血症,复查时,应在上午 9~12 点取血,避免生理因素引起催乳素升高。当血清催乳素 >100μg/L 时,应行垂体磁共振检查,以排除垂体微腺瘤和腺瘤。
【考点】高催乳素血症的辅助检查方法☆
【难度】中

【A3/A4 型题】

(1~3 题共用题干)
女性 32 岁,因“月经稀发 2 年,继发闭经 1 年“就诊。既往月经规律,13 岁月经初潮,周期 28 天,经期 5~7 天。2 年前月经开始不规则,2~4 个月行经一次,伴月经量明显减少,间断服用中药治疗,近 1 年闭经,近 3 个月出现乳头溢液,无其他不适。妇科检查及盆腔超声均提示子宫双附件未见异常。既往:3 年前曾人流 1 次,近两年未避孕未孕,爱人精液正常。

1. 此病人最可能的诊断是
A. 多囊卵巢综合征　　B. 妊娠
C. 高催乳素血症　　D. 卵巢早衰
E. Asherman 综合征

1.【答案】C
【解析】高催乳素血症的临床特点,典型的临床表现为闭经、泌乳和不育。
【考点】高催乳素血症的诊断与鉴别☆☆
【难度】中

2. 为明确诊断,首先做的检查是
A. 女性激素六项　　B. 血 β-hCG
C. 头颅 MRI　　D. 基础体温(BBT)
E. 宫腔镜检查

2.【答案】A
【考点】协助诊断高催乳素血症的辅助检查☆☆
【难度】易

3. 如果辅助检查支持上述诊断,以下处理较为合适的是
A. 雌孕激素序贯疗法　　B. 促排卵
C. 定期孕激素撤退　　D. IVF-ET
E. 口服溴隐亭

3.【答案】E
【考点】高催乳素血症的治疗☆☆
【难度】中

第三节　多囊卵巢综合征

【A1 型题】

1. 多囊卵巢多综合征的超声诊断标准是

1.【答案】E
【考点】多囊卵巢综合征的诊断标准之一☆
【难度】易

A. 一侧卵巢含有直径 2~10mm 的卵泡≥10~12 个，和 / 或卵巢体积直径≥8~10ml
B. 双侧卵巢含有直径 2~10mm 的卵泡≥12 个，和 / 或卵巢体积直径≥10ml
C. 一侧或双侧卵巢含有直径 2~9mm 的卵泡≥10 个，和 / 或卵巢体积直径≥10ml
D. 一侧或双侧卵巢含有直径 2~9mm 的卵泡≥10 个，和 / 或卵巢体积直径≥8ml
E. 一侧或双侧卵巢含有直径 2~9mm 的卵泡≥12 个，和 / 或卵巢体积直径≥10ml

2. 下列符合多囊卵巢综合征特征的是
A. 高雄激素血症
B. 血清性激素结合蛋白升高
C. 促卵泡生成素与促黄体生成素的比值增高
D. 高肾上腺素
E. 血糖有明显改变

2.【答案】A
【考点】多囊卵巢综合征的临床表现☆
【难度】易

3. 多囊卵巢综合征病人发生异常子宫出血的主要原因是
A. 缺乏雌激素　　B. 缺乏孕激素
C. 凝血功能异常　　D. 子宫内膜不典型增生
E. 子宫内膜发育不良

3.【答案】B
【解析】多囊卵巢综合征病人，由于无排卵导致没有孕激素拮抗的持续性雌激素作用，出现异常子宫出血。
【考点】多囊卵巢综合征的发病机理☆
【难度】中

4. 多囊卵巢综合征的诊断标准**不包括**
A. 月经稀发 / 闭经　　B. 高雄激素血症
C. 多毛、痤疮、黑棘皮症　　D. 超声见卵巢多囊样改变
E. 泌乳

4.【答案】E
【考点】多囊卵巢综合征的诊断☆
【难度】易

5. 多囊卵巢综合征病人不孕的主要原因为
A. 输卵管性不孕　　B. 排卵障碍性不孕
C. 子宫性不孕　　D. 不明原因不孕
E. 免疫性不孕

5.【答案】B
【解析】多囊卵巢综合征以无排卵 / 稀发排卵为特点，最常见为排卵障碍性不孕。
【考点】多囊卵巢综合征病理生理改变☆
【难度】中

6. 多囊卵巢综合征病人的子宫内膜病理改变常见为
A. 增殖期子宫内膜
B. 分泌期子宫内膜
C. 增生期与分泌期子宫内膜并存
D. 子宫内膜蜕膜样改变
E. 子宫内膜炎性改变

6.【答案】A
【解析】因长期雌激素作用，没有孕激素拮抗，多囊卵巢综合征病人的子宫内膜通常为增殖期改变。
【考点】多囊卵巢综合征病理变化☆
【难度】中

7. 关于多囊卵巢综合征常见的临床表现，**不正确**的是
A. 油脂性皮肤　　B. 脐下多毛

7.【答案】C
【解析】多囊卵巢综合征病人常有多毛、痤疮、脱发等高雄激素表现，常见的肥胖类型为向心性肥胖。典型多毛表现为乳周、脐下长毛，阴毛男性型分布，大腿和背部多毛等，小腿和前臂多毛通常与高雄激素血症关系不大。
【考点】多囊卵巢综合征临床表现☆
【难度】难

C. 小腿、前臂长毛　　D. 向心型肥胖
E. 可严重脱发

【A2 型题】

1. 女性 35 岁，患“多囊卵巢综合征”10 年，平时月经周期 3~6 个月。肥胖，体重指数（BMI）29。原发不孕 8 年，基础体温单相型。该病人存在罹患哪类肿瘤的高危因素
A. 卵巢癌　　B. 子宫内膜癌
C. 宫颈癌　　D. 子宫肉瘤
E. 垂体腺瘤

1.【答案】B
【解析】多囊卵巢综合征的远期合并症之一是子宫内膜癌。由于长期、持续雌激素对子宫内膜的作用，缺乏周期性排卵及孕激素的拮抗作用，使子宫内膜过度增生，子宫内膜癌变的风险增加。
【考点】多囊卵巢综合征的远期并发症☆
【难度】难

2. 女性 25 岁，月经周期 2~3 个月。超声检查：子宫正常大小，内膜 8mm；左卵巢 25mm×30mm×20mm，右卵巢 32mm×26mm×19mm。血清女性激素测定（月经周期第 3 天）：FSH 5.1IU/L，LH 18.3IU/L，PRL 12.0μg/L，T 0.8μg/L。诊断可能为
A. 卵巢睾丸母细胞瘤　　B. 多囊卵巢综合征
C. 高泌乳素血症　　D. 21- 羟化酶缺陷
E. Tuner 综合征

2.【答案】B
【解析】病人月经稀发，高雄激素血症，符合多囊卵巢综合征的诊断标准。T 为雄激素。
【考点】多囊卵巢综合征的鉴别诊断☆
【难度】中

3. 女性 28 岁，月经周期 45~60 天。超声检查：子宫正常大小，内膜 6mm；左卵巢 25mm×30mm×31mm，内见 12 个直径为 2~9mm 的小卵泡；右卵巢 30mm×40mm×25mm。血清女性激素测定：FSH 6.7IU/L，LH 9.6IU/L，PRL 14.4μg/L，T 0.8μg/L。诊断可能为
A. 多囊卵巢综合征　　B. 卵巢功能性肿瘤
C. 高泌乳素血症　　D. 先天性肾上腺皮质增生症
E. Tuner 综合征

3.【答案】A
【解析】病人表现为月经稀发，影像检查提示卵巢多囊性改变，血睾酮升高，符合多囊卵巢综合征的诊断标准。
【考点】多囊卵巢综合征的诊断标准☆
【难度】中

4. 女性 17 岁，身高 165cm，体重 58kg，月经周期 60~90 天。超声检查：子宫正常大小，内膜 10mm；左卵巢 25mm×24mm×26mm；右卵巢 28mm×27mm×21mm。血清女性激素测定：FSH 6.7IU/L，LH 14.9IU/L，PRL 14.4μg/L，T 0.6μg/L。首选的适宜治疗是
A. 降低体重　　B. 螺内酯治疗
C. 孕激素后半周期治疗　　D. 氯米芬治疗
E. 二甲双胍治疗

4.【答案】C
【解析】此病人表现为月经周期不规律，没有卵巢多囊性改变，也没有血清雄激素升高，尚不能诊断多囊卵巢综合征。属于无排卵性异常子宫出血，因此孕激素月经后半周期治疗是首选。
【考点】异常子宫出血的鉴别诊断和治疗☆
【难度】中

5. 女性 24 岁，已婚，未避孕未孕 1 年，自初潮起月经周期不规律，有多毛、痤疮。妇科超声提示双侧卵巢增大，内可见超过 12 个直径为 2~9mm 的小卵泡。此病人的基础性激素检查，**不会**出现的情况是
A. 雄激素水平升高　　B. 泌乳素水平升高

5.【答案】E
【解析】多囊卵巢综合征的病人因为无排卵，所以孕激素水平不会升高。
【考点】多囊卵巢综合征发病机制☆
【难度】中

C. LH 水平升高　　　D. 胰岛素水平升高
E. 孕激素水平升高

6. 女性 32 岁，已婚，未避孕未孕 2 年，自初潮起月经周期 30~60 天，面部痤疮明显。妇科超声提示双侧卵巢增大，内可见超过 12 个直径为 2~9mm 的小卵泡。男方精液检查及子宫输卵管碘油造影均未见异常。结合病史，考虑与病人不孕直接相关的诊断为
A. 多囊卵巢综合征　　　B. 卵巢功能性肿瘤
C. 高泌乳素血症　　　D. 先天性肾上腺皮质增生症
E. 卵巢早衰

6.【答案】A
【解析】该病人多囊卵巢综合征诊断明确，因排卵因素导致原发不孕。
【考点】多囊卵巢综合征的诊断☆
【难度】中

【A3/A4 型题】

(1~3 题共用题干)
女性，26 岁，身高 162cm，体重 70kg。月经周期 50~75 天。结婚 2 年不孕。超声检查：子宫正常大小，内膜 10mm；左卵巢 35mm × 34mm × 26mm；右卵巢 38mm × 29mm × 21mm。月经第 3 天激素水平检测：FSH 6.7IU/L，LH 14.9IU/L，PRL 14.4μg/L，T 0.8μg/L。空腹血糖 6.5mmol/L，空腹胰岛素 30mU/L。

1. 结合病历，最可能的诊断是
A. 多囊卵巢综合征　　　B. 高雄激素血症
C. 月经稀发　　　D. 糖尿病
E. 卵巢早衰

2. 病人不孕的主要原因可能是
A. 子宫内膜病变　　　B. 胰岛素抵抗
C. 雄激素过多　　　D. 输卵管阻塞
E. 排卵障碍

3. 对该病人最适宜的治疗是
A. 直接用氯米芬促排卵
B. 口服避孕药治疗 3~6 个月后再行促排卵治疗
C. 二甲双胍治疗 3~6 个月后再行促排卵治疗
D. 直接用 HMG 促排卵
E. 在调整生活方式、抗雄激素和胰岛素抵抗等治疗的基础上进行促排卵治疗

1.【答案】A
【解析】多囊卵巢综合征的诊断标准包括：高雄激素血症、月经稀发、肥胖和胰岛素抵抗引起的糖代谢异常。正常空腹血糖是 3.3~6.1mmol/L，在 6.1~7mmol/L 之间为空腹血糖受损，高于 7mmol/ L 为糖尿病。此病人空腹偏高。
【考点】多囊卵巢综合征的诊断☆
【难度】易

2.【答案】E
【解析】多囊卵巢综合征以无排卵 / 稀发排卵为特点，最常见为无排卵性不孕。
【考点】多囊卵巢综合征的病理生理改变☆
【难度】中

3.【答案】E
【解析】病人肥胖(BMI 26.7)、高雄激素血症、排卵障碍、胰岛素抵抗，需要改善代谢异常、降雄激素后，积极促排卵治疗。
【考点】多囊卵巢综合征的治疗☆
【难度】难

(4~6 题共用题干)
女性 25 岁，工具避孕，月经周期 45~60 天，面部痤疮反复出现。超声检查：子宫正常大小，内膜 9mm；左卵巢 26mm × 29mm × 22mm；右卵巢 30mm × 40mm × 25mm。左侧卵巢内见超

过12个直径为2~9mm的小卵泡。血清女性激素测定：FSH 6.7IU/L，LH 9.6IU/L，PRL 14.4μg/L，T 0.8μg/L。

4. 目前该病人诊断是
A. 继发闭经
B. 卵巢功能性肿瘤
C. 高催乳素血症
D. 先天性肾上腺皮质增生症
E. 多囊卵巢综合征

5. 对于该病人，适宜的治疗为
A. 孕激素后半周期治疗
B. 炔雌醇/环丙孕酮复方口服避孕药
C. 腹腔镜下卵巢打孔
D. 氯米芬治疗
E. 二甲双胍治疗

6. 如果不采取治疗，病人可能的远期并发症**不包括**
A. 子宫内膜病变　　B. 糖尿病
C. 心血管疾病　　D. 卵巢癌
E. 代谢综合征

【案例分析题】

案例：女性25岁，未婚。身高159cm，曾经体重70kg。自初潮起月经不规律月经周期45天~6个月，末次月经4个月前。近半年节食减肥，体重降低至52kg。有多毛、痤疮等表现。经腹部超声提示双侧卵巢增大，内可见超过12个直径为2~9mm的小卵泡。

提问1：导致本病人闭经的病因可能是
A. 多囊卵巢综合征
B. 下丘脑性闭经
C. 宫腔粘连
D. 高泌乳素血症
E. 卵巢早衰
F. 甲状腺功能减退

提问2：对该病人的进一步诊治计划中，下列项目可行的是
A. 调整生活方式，科学减肥
B. 改善高雄激素血症
C. 调整月经周期
D. 卵巢打孔术
E. 定期检测血清女性激素
F. 定期检查血生化指标

4.【答案】E
【考点】多囊卵巢综合征诊断标准及鉴别诊断☆
【难度】易

5.【答案】B
【解析】对于没有生育要求的多囊卵巢综合征病人，以调整月经周期、降低雄激素反应为主要治疗目标。炔雌醇/环丙孕酮是首选的降低雄激素和调整月经周期的药。
【考点】多囊卵巢综合征的治疗原则☆
【难度】难

6.【答案】D
【解析】多囊卵巢综合征的病人由于长期无排卵，体内只有雌激素对子宫内膜的作用，缺少孕激素对子宫内膜的保护，有可能引起子宫内膜病变；多囊卵巢综合征也是一种代谢异常的疾病，常伴有胰岛素抵抗和脂代谢异常，长期发展会引起糖尿病、心血管疾病和代谢综合征。卵巢癌与多囊卵巢综合征没有直接联系。
【考点】多囊卵巢综合征的并发症☆
【难度】难

提问1：【答案】ABDEF
【解析】本病人符合多囊卵巢综合征的诊断，此病常伴有高泌乳素血症，可能为无排卵性闭经。病人短期内减肥体重下降过快，也不能除外中枢性闭经、卵巢早衰和甲状腺功能减退的可能。
【考点】继发性闭经的鉴别诊断☆
【难度】中

提问2：【答案】ABCEF
【解析】多囊卵巢综合征的治疗原则为：调整月经周期、治疗高雄激素与胰岛素抵抗，兼以生活方式调整，同时注意预防远期并发症的发生。卵巢打孔术是治疗多囊卵巢综合征导致的无排卵性不孕的方法，病人未婚此方法不适宜。在治疗过程中应监测血清女性激素和血生化指标。
【考点】多囊卵巢综合征的治疗原则☆
【难度】中

第四节 痛 经

【A1 型题】

1. 对子宫腺肌病描述正确的是
   A. 多发生在 20~30 岁的初产妇
   B. 表现为经量增多、经期延长、继发性痛经、子宫均匀增大和质硬
   C. 对孕激素敏感
   D. 手术时可沿假包膜剥除腺肌瘤
   E. 容易癌变

1.【答案】B
【考点】子宫腺肌病的临床表现☆
【难度】易

2. 有关子宫内膜异位症痛经的特点,下列正确的是
   A. 多为原发性痛经
   B. 无进行性加重
   C. 痛经程度与病灶大小呈明确正相关
   D. 与月经周期无关
   E. 痛经常伴有肛门坠痛、性交痛、大便次数增多等消化道症状

2.【答案】E
【考点】子宫内膜异位症的临床表现☆
【难度】中

【A2 型题】

1. 女性 35 岁,婚后 3 年未孕,近两年经量增多,伴经期腹痛加重。查体:子宫后位,略大,质地中等,活动度差。子宫右侧可及 5cm×6cm×4cm 包块,质韧,不活动,压痛,后穹窿可及数个黄豆大小的触痛结节。此病人最可能的诊断是
   A. 子宫腺肌病
   B. 右侧阔韧带内肌瘤
   C. 子宫内膜异位症,伴右侧卵巢子宫内膜异位囊肿
   D. 卵巢癌
   E. 结核性盆腔包块

1.【答案】C
【解析】子宫内膜异位症是继发性痛经的常见病因,临床表现主要为痛经、月经失调及不孕。典型的盆腔检查表现为子宫后倾固定、子宫直肠凹可及触痛结节,可在一侧或双侧附件区扪及囊性包块。
【考点】子宫内膜异位症的常见临床表现及诊断☆
【难度】中

2. 女性 28 岁,结婚 4 年,孕 0 产 0,月经规律,量中等,痛经 2 年,视觉模拟评分法(VAS)评分 6 分,需服止痛药。末次月经近干净时突发剧烈下腹痛,急诊就诊,血压正常,板状腹,压痛、反跳痛明显,妇科检查:子宫后位稍大、活动欠佳,右侧卵巢增大,约 6cm×4cm×4cm,左侧宫骶韧带可扪及一触痛结节。本例首先应考虑
   A. 卵巢囊肿蒂扭转
   B. 痛经
   C. 急性盆腔炎
   D. 卵巢子宫内膜异位囊肿破裂
   E. 异位妊娠

2.【答案】D
【解析】继发性痛经的常见病因为子宫内膜异位症,常累及卵巢,形成卵巢子宫内膜异位囊肿,在月经期易发生破裂。
【考点】继发性痛经的诊断及鉴别诊断☆
【难度】中

3. 女性30岁，继发性痛经5年，进行性加重，结婚4年一直未孕。妇科检查子宫后壁多个小结节，阴道后穹窿可及触痛结节。右侧附件可及5cm×4cm×4cm囊肿，活动欠佳，轻压痛。下列处理最恰当的是

A. 孕三烯酮治疗
B. 促性腺激素释放激素激动剂治疗
C. 短效口服避孕药周期性或连续用药
D. 腹腔镜手术
E. 超声引导下囊肿穿刺术

3.【答案】D
【解析】卵巢子宫内膜异位囊肿已形成且合并不孕，药物治疗可控制痛经症状、但不改善生育，初治首选腹腔镜手术，既可明确诊断，又可治疗病灶，改善生育结局。初治病例不主张首选穿刺治疗。
【考点】子宫内膜异位症的治疗☆
【难度】难

4. 43岁女性，孕4产2，继发性痛经8年，进行性加重，伴经量增多，VAS评分7~8分，自服止痛药治疗，效果不佳。妇科检查子宫均匀增大如孕10周，较硬，不活动，双侧附件未及包块。子宫直肠窝可及触痛硬结。下列处理哪项最合适

A. 高效孕激素
B. 全子宫切除、保留双侧卵巢
C. 孕三烯酮持续服用
D. 吲哚美辛栓对症治疗
E. 促性腺激素释放激素激动剂

4.【答案】B
【解析】子宫腺肌病以进行性加重的痛经为主要临床表现，妇科检查主要体征为子宫弥漫性增大，治疗上药物治疗不缓解、无生育要求者，如症状重、子宫较大可手术治疗。
【考点】子宫腺肌病的治疗☆
【难度】中

【A3/A4型题】

（1~3题共用题干）

女性42岁，孕5产1，近5年痛经进行性加重，伴经期发热及性交痛。查体子宫均匀增大如孕8周大小，质中，活动差，左附件可触及7cm×6cm×5cm囊物，活动欠佳，轻压痛。双侧宫骶韧带增粗、触痛。

1. 最可能的诊断是

A. 子宫肌瘤合并左卵巢囊肿
B. 子宫腺肌病合并卵巢子宫内膜异位囊肿
C. 卵巢恶性肿物
D. 盆腔结核
E. 妊娠子宫

1.【答案】B
【解析】此题主要考查子宫内膜异位症的诊断。该病人的表现为典型的子宫内膜异位症的临床表现和体征。
【考点】子宫内膜异位症的诊断☆
【难度】易

2. 为进一步确诊，下列辅助检查中最可靠的是

A. 诊断性刮宫　B. 腹腔镜检查
C. 盆腔超声检查　D. 血CA125检查
E. 宫腔镜检查

2.【答案】B
【解析】子宫内膜异位症典型的症状和体征，可伴有CA125的异常及超声影像学的改变，腹腔镜检查是确诊盆腔内异症的标准方法。
【考点】子宫内膜异位症的诊断☆
【难度】中

3. 最适宜的治疗是

A. 药物保守治疗　B. 全子宫双附件切除
C. 全子宫左附件切除　D. 单纯左附件切除

3.【答案】C
【解析】子宫内膜异位症治疗分为药物与手术治疗，主要根据病人年龄、症状、病变部位和范围及生育要求等综合考虑给予个体化治疗，该病人42岁，已完成生育，痛经症状严重影响生活，左附件可及肿物，考虑子宫内膜异位囊肿可能性大，病人未绝经，故建议性全子宫左附件切除术，保留无病变的右附件。
【考点】子宫内膜异位症的治疗☆
【难度】中

E. 双侧附件切除

【案例分析题】

案例:女性29岁,婚后4年未孕,平素月经规律,近3年出现经期腹痛,并进行性加重,经期伴肛门坠痛,大便次数增加。婚后性生活正常,男方精液检查基本正常。妇科检查:子宫后位,略大,子宫后壁、双侧宫骶韧带可及触痛结节,右附件区可触及一囊肿,大小约6cm,与周围粘连,活动差,轻压痛。

提问1:引起病人不孕的原因是

A. 输卵管阻塞
B. 排卵功能障碍
C. 子宫内膜异位症
D. 免疫因素
E. 内分泌因素
F. 子宫内膜因素

提问2:为明确诊断,应做哪些辅助检查

A. 子宫输卵管碘油造影
B. 内分泌检查
C. 超声检查
D. 血CA125检查
E. 血绒毛膜促性腺激素检测
F. 宫腔镜检查

提问3:超声提示子宫后倾,大小46mm×56mm×59mm,子宫内膜5mm,宫壁回声欠均匀,后壁探及一约12mm×13mm×14mm低回声,右卵巢65mm×54mm×49mm囊性包块,有分隔,囊性,子宫后壁血流丰富。提示:①子宫肌瘤;②右卵巢囊性肿块。CA125 45IU/L。应进行的处理是

A. 药物治疗
B. 期待妊娠
C. 保守性手术治疗,术后酌情辅助生殖
D. 根治性手术治疗,术后内分泌治疗
E. 超声引导下穿刺治疗
F. 直接辅助生殖

提问4:采取手术治疗,最佳的方案为

A. 腹腔镜下右卵巢囊肿切除术+宫腔镜检查+通液术,备肌瘤剔除术
B. 腹腔镜下右卵巢囊肿切除术
C. 开腹右卵巢囊肿切除术
D. 腹腔镜右附件切除术
E. 开腹右附件切除术
F. 腹腔镜全子宫右附件切除术

提问1:【答案】C

【解析】继发痛经合并不孕最常见的病因为子宫内膜异位症、子宫腺肌病。

【考点】继发痛经的常见病因☆

【难度】易

提问2:【答案】CD

【解析】对于卵巢子宫内膜异位囊肿,超声检查诊断敏感性和特异性均在96%以上,并且常常伴有CA125的升高,这两项检查有助于诊断和鉴别诊断。

【考点】子宫内膜异位症的辅助检查☆

【难度】中

提问3:【答案】C

【解析】子宫内膜异位症处理原则是去除病灶、减轻疼痛、促进生育、减少复发,结合病史、查体及辅助检查,考虑该病人诊断为子宫内膜异位症,因不孕合并右卵巢肿物65mm×54mm×49mm,有手术指征,病人有生育要求,可先行保守性手术,术后尽快妊娠,因子宫内膜异位症术后复发率高,如自然受孕困难,可酌情行辅助生殖。

【考点】子宫内膜异位症的治疗☆

【难度】中

提问4:【答案】A

【解析】病人年轻,有生育要求,接受保留生育功能的手术治疗,术后尽早妊娠以避免短期内复发。同时,考虑到该病人"原发不孕"的诊断,术中可同时行宫腔镜检查+输卵管通液术。

【考点】子宫内膜异位症的手术治疗☆

【难度】难

第五节 经前期综合征和绝经综合征

【A1 型题】

1. 经前紧张综合征的临床表现**不包括**
   A. 烦躁抑郁　　B. 手足肿胀
   C. 乳房胀痛　　D. 头痛
   E. 潮热出汗

2. 有关围绝经期综合征的陈述,**错误**的是
   A. 可在自然绝经或人工绝经后出现症状
   B. 是指性成熟期到老年期的过渡阶段
   C. 围绝经期女性均会出现临床症状
   D. 围绝经期包括绝经过渡期至绝经后 1 年的时期
   E. 也有人称其为更年期综合征

3. 卵巢早衰的定义是
   A. 绝经早于 45 岁　　B. 绝经早于 40 岁
   C. 绝经早于 50 岁　　D. 绝经早于 42 岁
   E. 绝经早于 35 岁

4. 出现围绝经期症状的最根本原因是
   A. 血管舒缩功能失调　　B. 自主神经功能紊乱
   C. 雌激素水平的波动　　D. 精神心理因素
   E. 个体差异

5. 围绝经期女性月经紊乱,其激素变化最可能是
   A. LH 水平低　　B. FSH 水平低
   C. FSH 及 LH 均低　　D. FSH 及 LH 均高
   E. 孕激素水平高

6. 绝经后,超声检查子宫内膜厚度,正常值是
   A. <1.0cm　　B. <0.8cm
   C. <0.5cm　　D. 0.3cm
   E. 0.1cm

【A2 型题】

1. 女性 48 岁,已婚。近年来月经周期紊乱,月经持续 10 余天,经量比原来多 1 倍。妇科检查无异常。在月经的第 20 天行诊断性刮宫。病理结果为:子宫内膜单纯增生。应考虑为
   A. 子宫肌瘤　　B. 更年期功血

1.【答案】E
【解析】潮热出汗为常见的围绝经期综合征表现,即血管舒缩症状,不是经前紧张综合征的表现。
【考点】经前期综合征的临床表现☆
【难度】易

2.【答案】C
【解析】围绝经期综合征是指从接近绝经出现与绝经有关的内分泌学、生物学和临床特征起,至绝经后 1 年内的期间,即绝经过渡期至绝经后 1 年,有些人并不出现明显症状。
【考点】围绝经期综合征的定义☆
【难度】易

3.【答案】B
【考点】卵巢早衰的定义☆
【难度】易

4.【答案】C
【解析】围绝经期症状出现是因为女性老龄化,卵巢功能接近衰竭,雌激素水平下降等导致相关症状的出现。
【考点】围绝经期症状的原因☆
【难度】中

5.【答案】D
【解析】绝经前后最明显的变化是卵巢功能衰退,随后表现为下丘脑-垂体功能退化。
【考点】围绝经期女性的激素表达☆
【难度】中

6.【答案】C
【解析】绝经后超声检查子宫内膜厚度应<0.5cm。
【考点】绝经期正常生理表现☆
【难度】中

1.【答案】B
【解析】围绝经期女性卵泡对促性腺激素敏感性已降低,或下丘脑-垂体对性激素正反馈调节的反应性降低,表现为月经周期紊乱,经期延长。
【考点】围绝经期的病理生理☆
【难度】中

C. 子宫内膜癌　　D. 黄体功能不足
E. 子宫内膜不规则脱落

2. 女性 60 岁，绝经 15 年，阴道干涩，反复患老年性阴道炎，体检乳腺、肝肾功能、血脂均正常，妇科检查除阴道炎外均正常，最适合该病人的治疗方式是
A. 经阴道使用的 HT　　B. 经皮肤吸收的 HT
C. 口服的 HT　　D. 顺其自然
E. 阴道润滑剂

3. 女性 57 岁，绝经 2 年，阴道不规则少量出血半月，无腹痛等不适，既往：糖尿病史 20 年，口服降糖药治疗。妇科检查：宫颈光滑，子宫体如孕 7 周大小。超声提示：子宫内膜厚度 0.6cm，回声不均。最可能的诊断为
A. 围绝经期月经不调　　B. 生殖器结核
C. 黏膜下子宫肌瘤　　D. 子宫内膜癌
E. 老年性阴道炎

4. 女性 50 岁，近半年月经不规律，量时多时少，伴头痛、头晕、阵发性潮热、盗汗，情绪不稳定，妇科检查：子宫正常大小，双侧附件无异常，最可能的诊断是
A. 青春期功能失调性子宫出血
B. 更年期功能失调性子宫出血
C. 围绝经期综合征
D. 原发性痛经
E. 继发性痛经

【案例分析题】

案例：46 岁女性，月经不规律半年，自觉潮热、出汗，情绪不稳定 2 个月，妇科检查：外阴(-)，阴道弹性下降，宫颈轻度糜烂，子宫轻度萎缩，余无异常。

提问 1：最可能的疾病是
A. 卵巢功能障碍　　B. 神经精神疾病
C. 神经性官能症　　D. 老年性阴道炎
E. 围绝经期综合征　　F. 宫颈炎

提问 2：围绝经期综合征应与下列哪些疾病相鉴别
A. 抑郁症　　B. 冠心病
C. 高脂血症　　D. 代谢综合征
E. 子宫内膜癌　　F. 宫颈癌

提问 3：关于应用雌激素的注意事项，下列**错误**的是
A. 严格掌握适应证及禁忌证
B. 尽量选择天然雌激素

2.【答案】A
【解析】老年女性，其围绝经期以阴道不适症状为主，相关辅助检查无异常，使用经阴道的激素替代治疗（HT）既能减轻症状，又可减少副作用。
【考点】绝经期症状的治疗☆
【难度】中

3.【答案】D
【解析】病人为绝经后女性，年龄为内膜癌高发阶段，有糖尿病史的高危因素，绝经后出血，伴子宫增大，超声提示内膜厚，高度怀疑内膜病变。
【考点】绝经期女性的特点☆
【难度】中

4.【答案】C
【解析】围绝经期是妇女自生育期的规律月经过渡到绝经的阶段。主要表现为：月经紊乱、生殖器萎缩、性功能减退、盆底松弛，伴阵发性潮热、出汗、心率加快、血压波动、精神过敏、情绪不稳定、不能自我控制等，以及骨质疏松、腰背酸痛、易发生头痛、倦怠、失眠及性格、行为、情绪改变等。
【考点】围绝经期综合征的表现☆
【难度】易

提问 1：【答案】ADEF
【考点】围绝经期综合征的临床表现与治疗☆
【难度】中

提问 2：【答案】ABCDEF
【考点】围绝经期综合征的鉴别诊断☆
【难度】中

提问 3：【答案】EF
【解析】围绝经期因缺乏雌激素对心血管系统和骨质代谢的保护性作用，可能引起骨质疏松、高血压、心脑血管疾病和高脂血症等。临床上可应用激素替代治疗，但需要严格掌握适应证及禁忌证，尽量选择天然雌激素，采用剂量个体化原则，可在月经后半期加用孕激素，需观察用药后情况。乳腺癌病人禁忌使用雌孕激素替代治疗。
【考点】围绝经期综合征的临床表现与治疗☆
【难度】中

C. 剂量个体化
D. 在月经后半期加用孕激素
E. 无需观察用药后情况
F. 早期乳腺癌术后检查无异常可小剂量使用

第六节　闭　　经

【A1 型题】

1. 闭经是指月经停止
A. 至少 3 个月　B. 至少 6 个月
C. 至少 12 个月　D. 至少 2 年
E. 停经时间超过 2 次周期

2. 卵巢性闭经病人，体内垂体促性腺激素水平会
A. 增加　B. 减少
C. 波动很大　D. 持续下降
E. 极低

3. 阿谢曼综合征（Asherman 综合征）是指
A. 染色体异常性闭经
B. 垂体功能低下性闭经
C. 闭经泌乳综合征
D. 宫腔粘连性闭经
E. 先天性子宫缺如性闭经

4. 原发性闭经是指
A. 女性年龄超过 16 岁，第二性征已发育，或年龄超过 14 岁，第二性征未发育，而无月经来潮者
B. 年龄超过 14 岁，第二性征已发育，而无月经来潮者
C. 年龄超过 18 岁，第二性征已发育或未发育，而无月经来潮者
D. 年龄超过 15 岁，第二性征已发育，而无月经来潮者
E. 年龄超过 13 岁，第二性征已发育或未发育，而无月经来潮者

5. 未婚女性闭经，为了解卵巢功能，首选的检查方式是
A. 阴道细胞学涂片
B. 内膜活检
C. 基础体温测定
D. 宫颈黏液检查
E. 血尿中激素测定

1.【答案】B
【解析】闭经是常见症状，可分为原发性和继发性两种。前者指年龄超过 16 岁，第二性征已发育；或年龄超过 14 岁，第二性征尚未发育，且无月经来潮者。继发性闭经则指以往曾建立正常月经，此后因某种病理性原因而月经停止 6 个月，或按自身原来月经周期计算停经 3 个周期以上者。
【考点】闭经的概念☆☆
【难度】易

2.【答案】A
【解析】卵巢性闭经的原因在于卵巢，卵巢分泌的性激素水平低下，子宫内膜不发生周期性变化而导致闭经，这类闭经促性腺激素升高，属高促性腺激素性闭经。
【考点】卵巢性闭经的原因☆☆
【难度】中

3.【答案】D
【解析】Asherman 综合征为子宫性闭经常见原因，是指人工流产、刮宫术后导致子宫内膜受损、宫腔粘连，引起了闭经。
【考点】子宫性闭经的原因☆☆
【难度】易

4.【答案】A
【解析】原发性闭经是指女性年逾 16 岁，虽有第二性征发育但无月经来潮，或年逾 14 岁，尚无第二性征发育及月经。
【考点】闭经的诊断☆☆
【难度】易

5.【答案】E
【解析】血尿中甾体激素测定，包括雌二醇、黄体酮、睾酮、促性腺激素等，可了解卵巢功能状态、有无排卵等，是首选检查方式。
【考点】卵巢功能的检测☆☆
【难度】易

6. 最常见的闭经类型是
A. 子宫性闭经 B. 卵巢性闭经
C. 垂体性闭经 D. 下丘脑性闭经
E. 甲状腺疾病引起的闭经

6.【答案】B
【解析】卵巢原因引起的闭经最为常见。
【考点】闭经的病因分类☆☆
【难度】中

7. 最简单可靠的诊断子宫性闭经的方法是
A. 子宫输卵管碘油造影 B. 阴道涂片
C. 雌孕激素试验 D. 孕激素试验
E. 诊断性刮宫

7.【答案】C
【解析】子宫性闭经是由于子宫内膜破坏所致的闭经。雌孕激素序贯用药后无撤药性出血，是子宫性闭经。
【考点】子宫性闭经的诊断☆☆
【难度】易

8. 诊断子宫性闭经的检查项目为
A. 孕激素试验阳性
B. 孕激素试验阴性
C. 垂体兴奋试验阴性
D. 雌孕激素序贯试验阴性
E. 垂体兴奋试验阳性

8.【答案】D
【解析】雌孕激素序贯试验：先应用雌激素21天，最后10天加用孕激素，停药3~7天无撤药性出血为阴性，提示子宫内膜缺陷或病变，应诊为子宫性闭经。
【考点】闭经的诊断☆☆
【难度】中

【A2 型题】

1. 闭经病人，测24小时尿中FSH值为50IU/L，应诊断为
A. 垂体性闭经 B. 子宫性闭经
C. 卵巢性闭经 D. 下丘脑性闭经
E. 甲状腺疾病所致闭经

1.【答案】C
【解析】卵巢性闭经的原因在于卵巢，卵巢分泌的性激素水平低下，子宫内膜不发生周期性变化而导致闭经，这类闭经促性腺激素升高，属高促性腺激素性闭经。故尿FSH升高提示卵巢功能降低。
【考点】卵巢性闭经的原因☆☆
【难度】中

2. 女性30岁，孕3产1，人工流产手术后4个月，无月经来潮，查子宫正常大小，使用雌孕激素序贯疗法治疗无撤退性出血，最大的可能是
A. 卵巢性闭经 B. 子宫性闭经
C. 垂体性闭经 D. 下丘脑性闭经
E. 妊娠

2.【答案】B
【解析】人流手术后子宫内膜损伤可导致闭经，雌孕激素序贯治疗无出血证实为子宫性闭经。
【考点】子宫性闭经的诊断☆☆
【难度】中

3. 女性36岁，继发性闭经1年，并伴有出汗、潮热、烦躁等症状，血清中的FSH>40IU/L，闭经的原因可能为
A. 子宫内膜萎缩 B. 卵巢功能早衰
C. 垂体性闭经 D. 下丘脑性闭经
E. 原因不清

3.【答案】B
【解析】FSH升高，且出现闭经及围绝经期症状，支持卵巢早衰的诊断。
【考点】卵巢早衰的诊断☆☆
【难度】易

4. 35岁女性，人工流产术后6个月，无月经来潮，无任何不适，测基础体温呈双相曲线，检查盆腔无异常发现，则考虑闭经的原因是
A. 妊娠
B. 宫颈粘连
C. 子宫内膜海绵层和致密层损坏

4.【答案】D
【解析】Asherman综合征指人工流产手术引起子宫内膜基底层破坏、瘢痕化和粘连，导致闭经。
【考点】子宫性闭经的原因☆☆
【难度】中

D. 子宫内膜基底层破坏

E. 卵巢功能早衰

【案例分析题】

案例:女性 24 岁,月经稀发 2 年,现停经 6 个月,妇科检查:子宫正常大小,超声提示:双侧卵巢均匀增大,边缘可见多于 12 个直径在 2~9mm 的无回声区,子宫内膜回声增强,内部回声强弱不均。

提问 1:该病人最可能的诊断是

A. 多囊卵巢综合征　B. Asherman 综合征

C. 卵巢早衰　D. 卵巢子宫内膜异位囊肿

E. 高催乳素血症　F. 无排卵性异常子宫出血

提问 2:性激素测定最可能出现的变化是

A. LH/FSH 比值升高　B. 睾酮降低

C. 睾酮升高　D. 孕酮升高

E. 催乳素升高　F. 雌二醇降低

提问 3:该疾病可能引起的并发症是

A. 肥胖症　B. 糖耐量异常

C. 子宫内膜病变　D. 不孕症

E. 子宫肌瘤　F. 卵巢癌

提问 1:【答案】AE

【考点】多囊卵巢综合征的临床表现☆☆

【难度】中

提问 2:【答案】ACE

【考点】多囊卵巢综合征的临床表现☆☆

【难度】中

提问 3:【答案】ABCDE

【解析】多囊卵巢综合征是由于下丘脑 - 腺垂体 - 卵巢轴功能失调,卵巢持续不排卵,雄激素产生过多,雌激素相对不足,导致的月经稀发或闭经。超声可见卵巢增大,有多个小卵泡,进行激素检测可发现血清 FSH 正常或偏低,LH 升高,LH/FSH 比值常大于 2。病人常有肥胖及胰岛素抵抗,导致糖耐量异常,因排卵障碍而导致不孕,且因子宫内膜长期受单一雌激素刺激而导致子宫内膜病变。

【考点】多囊卵巢综合征的临床表现☆☆

【难度】中

第三章　妇科炎性疾病

第一节　外阴和阴道炎症

【A1 型题】

1. 诊断细菌性阴道病的指标不包括
   A. 均质、稀薄的白带　　B. 阴道 pH>4
   C. 氨臭味试验阳性　　D. 线索细胞
   E. 挖空细胞

2. 滴虫阴道炎的典型白带为
   A. 均质稀薄灰白色
   B. 白色稠厚呈凝乳或豆渣样
   C. 稀薄脓性黄色泡沫状
   D. 血性
   E. 透明黏液性

3. 滴虫阴道炎的传播方式不包括
   A. 衣物传播　　B. 性交传播
   C. 公共浴池传播　　D. 母婴垂直传播
   E. 不洁器械和敷料传播

4. 阴道分泌物呈稀薄、黄绿色、脓性泡沫状，最常见于
   A. 慢性宫颈炎
   B. 老年性阴道炎
   C. 滴虫性阴道炎
   D. 细菌性阴道病
   E. 外阴阴道假丝酵母菌病

5. 阴道自净作用主要得益于
   A. 乳杆菌将单糖转化为乳酸，抑制其他病原体生长
   B. 巨噬细胞吞噬病原体

1.【答案】E
【解析】细菌性阴道病的诊断标准为以下4项中满足3项：①均质、稀薄、白色的阴道分泌物；②阴道 pH>4；③氨臭味试验阳性；④线索细胞阳性。而尖锐湿疣时可见挖空细胞。故选E。
【考点】细菌性阴道病的诊断☆☆
【难度】易

2.【答案】C
【解析】选项A多为细菌性，选项B为假丝酵母菌性，选项D可由重度宫颈糜烂、宫颈息肉、宫颈管炎、宫颈癌或阴道炎并发感染、宫腔积脓、阴道内异物等引起，选项E可考虑慢性宫颈炎、卵巢功能失调，偶见于宫颈高分化腺癌或阴道腺病等。故选C。
【考点】阴道炎的鉴别诊断☆☆
【难度】易

3.【答案】D
【解析】滴虫性阴道炎的传播方式有：性交传播和间接传播，其中衣物传播、公共浴池传播、不洁器械和敷料传播都属于间接传播。滴虫性阴道炎不通过母婴垂直传播。故选D。
【考点】滴虫性阴道炎的传播方式☆☆
【难度】易

4.【答案】C
【解析】阴道分泌物呈稀薄、黄绿色、脓性泡沫状、有臭味，是滴虫性阴道炎分泌物的典型特点。故选C。
【考点】滴虫性阴道炎的白带性状☆☆
【难度】易

5.【答案】A
【解析】阴道上皮细胞分解糖原为单糖，阴道乳杆菌将单糖转化为乳酸，维持阴道正常的酸性环境 pH≤4，抑制其他病原体生长，称为阴道自净作用，故选A。
【考点】生殖道生理防御机制☆☆
【难度】中

C. 淋巴细胞的免疫防御功能
D. 阴道局部补体、细胞因子等体液免疫防御功能
E. 棒状杆菌产生抗微生物因子可抑制或杀灭其他细菌

6. 念珠菌性阴道炎病人，外阴阴道可见
A. 小阴唇及阴道粘连　B. 阴道分泌物呈黄色水样
C. 散在红色斑点　D. 草莓样宫颈
E. 白色块状物

7. 宫颈与阴道黏膜可见散在的红色斑点，应考虑的诊断为
A. 滴虫性阴道炎　B. 盆腔炎
C. 细菌性阴道病　D. 念珠菌性阴道炎
E. 链球菌性阴道炎

8. 念珠菌性阴道炎的叙述正确的是
A. 致病的白假丝酵母菌主要源于手足癣，因交叉感染而致病
B. 白带为脓性泡沫状
C. 用 1∶5 000 的高锰酸钾冲洗阴道
D. 顽固病例要注意是否合并糖尿病
E. 念珠菌性阴道炎的孕妇可暂不治疗

6.【答案】E
【解析】念珠菌性阴道炎典型的白带呈凝乳状或豆渣状。
【考点】念珠菌性阴道炎的妇科检查特点☆☆
【难度】易

7.【答案】A
【解析】滴虫性阴道炎的主要症状是白带量多，呈稀薄泡沫状、灰黄色或黄绿色、有腥味，若伴有细菌感染，则呈脓性。妇科检查可见阴道黏膜水肿、充血，有散在的红色点状丘疹，以穹窿部明显，阴道内有上述典型分泌物。
【考点】滴虫性阴道炎的症状☆☆
【难度】中

8.【答案】D
【解析】念珠菌性阴道炎典型的白带呈凝乳状或豆渣状，并发有细菌混合感染时可呈脓性白带。幼女、孕妇、糖尿病妇女、长期应用抗生素、肾上腺皮质激素和雌激素的妇女易发生念珠菌感染。任何人群均需要治疗，治疗以抗真菌药物为主。
【考点】念珠菌性阴道病炎的易发因素☆☆
【难度】中

【A2 型题】

1. 48 岁已婚妇女，因肝脓肿住院，应用抗生素 20 天，近 1 周来外阴痒明显，白带呈凝乳状或豆渣状。检查发现阴道黏膜发红，有白色膜状物，擦除后露出红肿黏膜面。最可能的诊断是
A. 慢性阴道炎　B. 外阴瘙痒症
C. 滴虫性阴道炎　D. 念珠菌性阴道炎
E. 细菌性阴道病

2. 25 岁女性，近 1 周来阴道分泌物多，阴道分泌物涂片检查发现真菌，其白带性状应为
A. 白色豆渣样分泌物　B. 血性分泌物
C. 脓性分泌物　D. 淡黄色泡沫状分泌物
E. 黄色水样分泌物

3. 48 岁女性，外阴瘙痒伴白带增多异味 3 天来诊，查体：外阴略肿，阴道分泌物稀薄，见少许豆渣样分泌物，有鱼腥味，肝肾功能正常，可选择的治疗**不包括**
A. 外阴甲硝唑泡腾片　B. 口服甲硝唑
C. 外用硝酸咪康唑阴道栓　D. 外用中药洗剂
E. 外用雌三醇软膏

1.【答案】D
【解析】念珠菌感染主要症状是外阴瘙痒和白带增多。长时间应用抗生素引起菌群失调是其诱发因素。典型的白带呈凝乳状或豆渣状，并发有细菌混合感染时可呈脓性白带。检查时见阴道黏膜、前庭部有白色膜状物黏附，擦去后露出红肿的黏膜、浅表溃疡及渗血。取白带用悬滴法或涂片染色法镜检，可发现白色念珠菌的芽孢和假菌丝即可诊断。
【考点】念珠菌性阴道炎的高危因素及临床表现☆☆
【难度】中

2.【答案】A
【解析】念珠菌感染典型的白带呈凝乳状或豆渣状。
【考点】念珠菌性阴道炎的临床表现☆☆
【难度】易

3.【答案】E
【解析】该病人可诊断为念珠菌性阴道病合并细菌性阴道病。治疗包括抗厌氧菌药物口服或外用，中药洗剂/抗真菌药物口服或外用，调节阴道菌群药物等，不包括外用雌激素软膏。
【考点】念珠菌性阴道炎治疗☆
【难度】难

4.【答案】B

【解析】念珠菌感染典型的白带呈凝乳状或豆渣状，常伴重度瘙痒和烧灼感。

【考点】念珠菌性阴道的诊断☆☆

【难度】中

5.【答案】A

【解析】阴道内多量灰白色泡沫状分泌物，阴道壁散在红斑点为滴虫性阴道炎的典型表现。

【考点】滴虫性阴道炎的检测方法☆☆

【难度】中

6.【答案】B

【解析】难治性外阴阴道假丝酵母菌病(VVC)，又称复杂性 VVC，包括重度 VVC、复发性 VVC、妊娠期 VVC。难治性 VVC 建议性伴侣也要检查。

【考点】难治性 VVC 的治疗☆

【难度】难

7.【答案】D

【解析】病人症状考虑为念珠菌性阴道炎，应行白带真菌检测，制霉菌素及达克宁栓均为抗真菌药物，且治疗期间不宜有性生活。

【考点】念珠菌性阴道炎的治疗☆☆

【难度】中

8.【答案】A

【解析】滴虫性阴道炎的主要症状是白带量多，呈稀薄泡沫状，黄绿色，有腥味，可有轻微瘙痒。妇科检查可见阴道黏膜水肿、充血，严重者有散在的红色点状丘疹，宫颈甚至有出血点。外阴阴道假丝酵母菌病外阴瘙痒严重、外阴灼痛，分泌物多呈白色豆渣样，稠厚。

【考点】滴虫性阴道炎的临床表现☆☆

【难度】中

9.【答案】A

【解析】细菌性阴道样治疗，首选甲硝唑。

【考点】细菌性阴道病的治疗☆☆

【难度】中

4. 30 岁女性，外阴瘙痒、灼痛 2 天，坐卧不宁，痛苦非常，来院就诊。妇科检查见白带较多，呈白色稠厚豆渣状，小阴唇内侧附着有白色膜状物，擦除后露出红肿黏膜面。其最可能的诊断为

A. 滴虫阴道炎　　B. 念珠菌阴道炎

C. 细菌性阴道病　　D. 淋病

E. 生殖器疱疹

5. 30 岁已婚女性，诉白带多，外阴痒，检查：阴道内多量灰白色泡沫状分泌物，阴道壁散在红斑点，余无异常，下述何项检查有助于诊断

A. 阴道分泌物涂片检查　　B. 宫颈刮片

C. 盆腔超声检查　　D. 阴道镜检查

E. 诊断性治疗

6. 30 岁女性，肥胖，阴道炎反复发作，如不治疗几乎每月均有大量豆渣样白带，且瘙痒严重。以下给该病人的治疗建议**错误**的是

A. 减轻体重，穿透气衣裤

B. 性伴侣无需治疗

C. 避免常规阴道冲洗

D. 根据分泌物培养和药敏结果选择药物

E. 强化治疗后要巩固治疗

7. 34 岁已婚女性，白带增多 2 周，伴外阴瘙痒。3 周来常服用螺旋霉素。查体外阴潮红，阴道黏膜充血，上覆白色膜状物，白带查滴虫(–)。下列处理**不正确**的是

A. 制霉菌素治疗　　B. 做白带真菌检查

C. 用达克宁栓治疗　　D. 加用先锋霉素治疗

E. 治疗期间避免性生活

8. 28 岁女性，白带增多伴外阴瘙痒 1 周，白带稀薄有时呈脓性，妇科检查：阴道宫颈充血，内有稀薄泡沫状白带。其最可能的诊断为

A. 滴虫性阴道炎　　B. 外阴阴道假丝酵母菌病

C. 宫颈炎性疾病　　D. 萎缩性阴道炎

E. 宫颈炎症

9. 30 岁女性，外阴阴道分泌物为脓性伴异味 2 周来诊，妇科检查：阴道内分泌物为均质、稀薄、白色，色黄。辅助检查：氨臭味试验阳性；线索细胞阳性。考虑细菌性阴道病，最佳的治疗首选

A. 甲硝唑　　B. 咪康唑栓

C. 干扰素　　D. 雌激素制剂
E. 红霉素

10. 23 岁女性，新婚，3 天来下腹隐痛，外阴痒，白带多，稀薄，脓血样有异味，并有尿频、尿痛，检查：外阴潮红，阴道黏膜充血并有点状出血，大量脓血性泡沫白带，宫颈充血。此病人有可能出现的化验结果是
A. 阴道分泌物滴虫(+)，pH 7.7，尿中白细胞 7 500 个 /mm^3
B. 阴道分泌物滴虫(+)，pH 7.7，尿常规(-)
C. 阴道分泌物滴虫(+)，pH 4.5，尿中白细胞 7 500 个 /mm^3，红细胞 250 个 /mm^3
D. 阴道分泌物滴虫(+)，pH 5.4，尿中白细胞 7 500 个 /mm^3
E. 阴道分泌物真菌(+)，滴虫(+)，pH 5

10.【答案】D
【解析】滴虫性阴道炎 pH>4.5，通常在 5.2~6.6 之间。
【考点】滴虫性阴道炎☆☆
【难度】难

11. 35 岁女性，阴道分泌物增多伴外阴瘙痒，查外阴黏膜无明显异常，阴道黏膜充血，阴道分泌物稀薄，灰白色，均匀一致，宫颈光滑，无充血，若要确诊最重要的辅助检查是
A. 阴道分泌物悬滴法查滴虫
B. 阴道分泌物检查真菌
C. 阴道分泌物细菌培养
D. 阴道分泌物查找线索细胞
E. 阴道细胞学检查

11.【答案】D
【解析】病人外阴黏膜无明显异常，阴道黏膜充血，阴道分泌物稀薄，灰白色，均匀一致，宫颈光滑，无充血。诊断细菌性阴道病，显微镜检查线索细胞是细菌性阴道病的典型表现。
【考点】细菌性阴道的检测方法☆☆
【难度】中

12. 25 岁女性，阴道分泌物增多伴外阴瘙痒，查外阴黏膜无明显异常，阴道黏膜充血，阴道分泌物稀薄，灰白色，均匀一致，宫颈光滑，无充血，若诊断为细菌性阴道病，恰当的治疗方法是
A. 咪康唑栓剂 200mg 阴道放置 7 天
B. 甲硝唑 0.4g 口服每日两次连用 7 天
C. 伊曲康唑每次 200mg，每天一次，连用 3~5 天
D. 甲硝唑 2g 单次口服
E. 局部或口服雌激素制剂

12.【答案】B
【解析】细菌性阴道病的治疗方法主要为甲硝唑阴道局部应用或口服用药，以 1 周疗法效果好，不主张单次口服。
【考点】细菌性阴道病的治疗☆☆
【难度】中

【A3/A4 型题】

(1~3 题共用题干)
45 岁女性，近 3 天来白带增多伴外阴瘙痒。妇科检查：外阴及阴道黏膜充血，分泌物呈黄白色，稀薄泡沫状，宫颈充血，子宫正常大小，附件阴性。

1. 该病人的初步诊断是
A. 滴虫性阴道炎　　B. 真菌性阴道炎
C. 老年性阴道炎　　D. 淋菌性阴道炎
E. 阿米巴性阴道炎

1.【答案】A
【解析】根据病史及白带性状，考虑为滴虫性阴道炎。
【考点】滴虫性阴道炎的临床表现☆☆
【难度】易

2. 首选的辅助检查是
A. 宫颈分泌物培养
B. 宫颈分泌物涂片细胞学检查
C. 阴道分泌物悬滴法检查
D. 阴道分泌物涂片细胞学检查
E. 阴道分泌物细菌培养

2.【答案】C
【解析】滴虫性阴道炎的检查方法为阴道分泌物悬滴法检查。
【考点】滴虫性阴道炎的检测方法☆☆
【难度】易

3. 正确的治疗方法为
A. 制霉菌素片阴道用药　B. 甲硝唑片阴道用药
C. 己烯雌酚片阴道用药　D. 青霉素肌内注射
E. 喹碘片口服

3.【答案】B
【解析】滴虫性阴道炎首选甲硝唑，可局部用药和全身用药。
【考点】滴虫性阴道炎的治疗☆☆
【难度】中

(4~6 题共用题干)
35 岁女性，阴道分泌物增多伴轻度外阴瘙痒 1 周。妇科检查见分泌物呈灰白色，均匀一致，并黏附于阴道壁，阴道黏膜无充血。

4. 对此病人进行检查时，下列操作**不恰当**的是
A. 取分泌物前应先用新洁尔灭消毒外阴
B. 取阴道分泌物前不能做双合诊
C. 进行氨臭味试验
D. 取分泌物在高倍显微镜下寻找线索细胞
E. 一般不做分泌物细菌定性培养

4.【答案】A
【解析】分泌物检测前均不宜使用消毒用品。
【考点】细菌性阴道病的检查及注意事项☆☆
【难度】中

5. 此病人的诊断应为
A. 滴虫性阴道炎　B. 念珠菌性阴道炎
C. 细菌性阴道病　D. 外阴瘙痒症
E. 非特异性阴道炎

5.【答案】C
【解析】分泌物呈灰白色，均匀一致，并黏附于阴道壁，阴道黏膜无充血是细菌性阴道病的临床表现。
【考点】细菌性阴道病临床诊断☆☆
【难度】中

6. 对此病人的治疗应为
A. 选用广谱抗生素
B. 选用抗厌氧菌药物，如甲硝唑、克林霉素
C. 性伴侣常规治疗
D. 局部用药较全身用药好
E. 可选用小苏打冲洗阴道

6.【答案】B
【解析】治疗首选抗厌氧菌药物，如甲硝唑。
【考点】细菌性阴道病的治疗☆☆
【难度】中

(7~9 题共用题干)
26 岁女性，孕 0 产 0，阴道分泌物增多伴瘙痒 2 周，性交后加重。妇科检查：阴道分泌物稀薄白色，鱼腥味，未发现阴道红斑及病损，宫颈光滑，子宫附件未见异常。

7. 最可能的诊断是
A. 输卵管炎　B. 慢性宫颈炎

7.【答案】C
【解析】阴道分泌物稀薄白色，鱼腥味，未发现阴道红斑及病损是细菌性阴道病的临床表现，可伴有轻微瘙痒。
【考点】细菌性阴道病的临床表现☆☆
【难度】易

C. 细菌性阴道病 D. 外阴阴道假丝酵母菌病
E. 滴虫性阴道炎

8. 实验室检查特点不包括
A. 阴道分泌物 pH<4.5
B. 氨臭味试验阳性
C. 可见线索细胞
D. 乳酸杆菌明显减少
E. 阴道加德纳菌鉴定试验阳性

8.【答案】A
【解析】细菌性阴道病的 pH>4.5。
【考点】细菌性阴道病的实验室检查特点☆☆
【难度】中

9. 最佳治疗方法是
A. 甲硝唑洗剂外洗
B. 中药制剂外洗
C. 克霉唑阴道栓外用
D. 口服或阴道内应用硝基咪唑类药物
E. 外用乳酸活菌

9.【答案】D
【解析】硝基咪唑类药物包括甲硝唑、奥硝唑、替硝唑,口服或阴道内应用硝基咪唑类药物是治疗细菌性阴道病的最佳方法。
【考点】细菌性阴道病的治疗☆☆
【难度】难

【案例分析题】

案例一:40 岁女性,白带增多伴外阴瘙痒 5 天就诊。妇科检查:外阴黏膜充血,阴道壁充血,分泌物黄色、稀薄、泡沫状,草莓样宫颈。

提问 1:对该病人应进行的下列检查有
A. 血常规
B. 阴道壁检查
C. 阴道分泌物培养及药敏试验
D. 阴道分泌物悬滴法查滴虫
E. 阴道细胞学检查
F. 阴道镜指导下宫颈活检

提问 1:【答案】D
【解析】根据病史及白带性状,考虑为滴虫性阴道炎,其检查方法为阴道分泌物悬滴法检查。
【考点】滴虫性阴道炎的检测方法☆☆
【难度】易

提问 2:本病人诊断为
A. 滴虫性阴道炎
B. 真菌性阴道炎
C. 老年性阴道炎
D. 非特异性阴道炎
E. 细菌性阴道病
F. 慢性宫颈炎

提问 2:【答案】A
【解析】根据病史及白带性状,考虑为滴虫性阴道炎。
【考点】滴虫性阴道炎的临床表现☆☆
【难度】易

提问 3:下列治疗不正确的是
A. 甲硝唑 2g 单次口服
B. 阴道泡腾片 200mg,每晚 1 次,连用 7~10 天
C. 阴道局部用小苏打冲洗
D. 性伴侣同时治疗,治疗期间禁止性交
E. 治疗后应于每次月经后复查白带,3 次均阴性方为治愈

提问 3:【答案】C
【解析】滴虫性阴道炎首选甲硝唑,可局部用药和全身用药。滴虫性阴道痒需要性伴侣同时治疗,治疗期间禁止性交,治疗后应于每次月经后复查白带,3 次均阴性方为治愈。
【考点】滴虫性阴道炎的治疗☆☆
【难度】中

提问 1:【答案】B

【解析】念珠菌性阴道炎,分泌物 pH<4.5,10% 氢氧化钾湿片检查发现芽生孢子和假菌丝。

【考点】念珠菌性阴道炎的实验室检测方法☆

【难度】难

提问 2:【答案】D

【解析】复发性 VVC 指 1 年有症状性 VVC 发作 4 次或 4 次以上。

【考点】复发性 VVC 的诊断☆

【难度】难

提问 3:【答案】EF

【解析】复发性 VVC 常与长期应用抗生素、糖尿病、妊娠、阴道乳酸菌数量的减少有关,口腔、肠道、阴道念珠菌可交叉感染。

【考点】复发性 VVC 高危因素☆☆

【难度】难

1.【答案】A

【解析】慢性宫颈炎的临床表现为白带增多,由于病原菌引起的炎症的程度不同,而白带的性质、量、色泽及气味也不同。

【考点】慢性宫颈炎临床表现☆☆

【难度】易

2.【答案】B

【解析】随着阴道镜技术的发展,对“宫颈糜烂”的认识逐渐深入,目前认为妇科检查所见到的宫颈糜烂,并非一个诊断术语,而是一个临床体征,可能是生理性柱状上皮异位,宫颈炎症或者宫颈上皮内瘤变(CIN)/宫颈癌。因此,目前将宫颈炎的病理类型分为三类:慢性子宫颈管黏膜炎、子宫颈息肉和宫颈肥大。

【考点】慢性宫颈炎的病理☆☆

【难度】中

3.【答案】D

【解析】宫颈炎物理治疗需于月经干净 3~7 天进行。

【考点】慢性宫颈炎物理治疗☆

F. 阴道局部用碘伏冲洗

案例二:28 岁女性,阴道分泌物增多伴外阴瘙痒 1 周就诊。自诉近 1 年曾先后 4 次出现上述症状,被诊断为念珠菌阴道炎,给予米康唑(达克宁栓)局部治疗后好转。妇科检查见阴道黏膜充血,阴道内大量块状分泌物,取分泌物查滴虫阴性,念珠菌阳性。

提问 1:取分泌物悬滴法查念珠菌,最好使用

A. 生理盐水　　B. 氢氧化钾

C. 过氧化氢　　D. 蒸馏水

E. 小苏打　　F. 酒精

提问 2:此病人应诊断为

A. 滴虫阴道炎

B. 念珠菌性阴道炎

C. 细菌性阴道病

D. 复发性念珠菌性阴道炎

E. 非特异性阴道炎

F. 老年性阴道炎

提问 3:其发病与下列**无关**的是

A. 长期应用抗生素

B. 糖尿病病人治疗

C. 口腔、肠道、阴道念珠菌可交叉感染

D. 阴道乳酸菌数量的减少

E. 长期使用避孕套避孕

F. 性生活频繁

第二节 子宫颈炎

【A1 型题】

1. 慢性子宫颈炎的典型临床症状为

A. 白带增多　　B. 外阴瘙痒

C. 外阴疼痛　　D. 外阴灼热感

E. 下腹疼痛

2. 关于慢性宫颈炎,以下说法正确的是

A. 宫颈糜烂是慢性宫颈炎最常见的病理类型

B. 宫颈肥大是慢性宫颈炎病理类型之一

C. 宫颈纳囊是慢性宫颈炎病理类型之一

D. 宫颈息肉不属于慢性宫颈炎的病理类型

E. 子宫颈管黏膜炎不属于慢性宫颈炎的病理类型

3. 关于慢性宫颈炎物理治疗的叙述,**错误**的是

A. 治疗前应常规做宫颈细胞学检查
B. 是最常用有效的治疗方法
C. 其原理是将宫颈糜烂面破坏,使新的鳞状上皮覆盖创面
D. 任何时间都可进行治疗
E. 有急性生殖器炎症者禁止进行

4. 下列**不是**急性宫颈炎临床表现的是
A. 阴道分泌物增多
B. 外阴瘙痒及灼热感
C. 宫颈充血、水肿、有脓性分泌物
D. 宫颈体积大,多发纳囊形成
E. 宫颈溃疡形成

5. 以下说法**错误**的是
A. 急性宫颈炎的病原体多为性传播疾病病原体及内源性病原体
B. 急性宫颈炎在未得到病原体前可采用经验性抗生素治疗
C. 淋病奈瑟菌感染常伴有衣原体感染
D. 急性宫颈炎治疗无需性伴侣共同治疗
E. 急性宫颈炎治疗以全身治疗为主

6. 关于慢性宫颈炎的病理表现,正确的是
A. 鳞状上皮化是宫颈糜烂的恶变过程
B. 覆盖宫颈息肉表面的为鳞状上皮
C. 宫颈管炎的典型表现为腺体囊肿
D. 宫颈糜烂是一个临床体征,并非诊断术语
E. 宫颈肥大是由于宫颈管局部腺体增生

7. 最易出现接触性出血的慢性宫颈炎类型是
A. 子宫颈柱状上皮异位　　B. 宫颈肥大
C. 宫颈息肉　　D. 宫颈腺囊肿
E. 宫颈黏膜炎

8. 20岁女性,未婚有性生活史。近2天来突发阴道分泌物增多,呈脓性,尿频尿急尿痛,自觉外阴瘙痒难耐、伴灼热感,性交后有少量粉红色阴道流血,妇科检查见:宫颈肥大、充血、水肿,有黏液脓性分泌物附着,触痛明显,考虑的初步诊断是
A. 急性宫颈炎　　B. 慢性宫颈炎
C. 急性盆腔炎　　D. 慢性盆腔炎
E. 宫颈上皮内瘤变

9. 22岁女性,未婚有性生活史,因白带增多伴性交后出血20天

【难度】易

4.【答案】D
【解析】急性宫颈炎的临床表现主要为白带增多,呈脓性或混有血。妇科检查常见宫颈红肿、宫颈黏膜外翻、宫颈有触痛,若感染沿宫颈淋巴管向周围扩散,则可引起宫颈上皮脱落,甚至形成溃疡。常与阴道炎症同时发生,也可同时发生急性子宫内膜炎。
【考点】急性宫颈炎的临床表现☆☆
【难度】易

5.【答案】D
【解析】急性宫颈炎多发生于产褥感染或感染性流产时,病原体在国内外最常见者为淋菌及沙眼衣原体,其次为一般化脓菌。如为淋菌及沙眼衣原体感染,需夫妻同治,如为其他病原体感染,无需夫妻同治。
【考点】急性宫颈炎☆☆
【难度】中

6.【答案】D
【解析】目前认为妇科检查所见到的宫颈糜烂,并非一个诊断术语,而是一个临床体征,可能是生理性柱状上皮异位,宫颈炎症或者CIN/宫颈癌。宫颈息肉表面为柱状上皮,宫颈管炎的典型表现为宫颈肥大,宫颈肥大是由于组织充血、水肿,腺体和间质增生引起的。
【考点】慢性宫颈炎的病理、鉴别诊断☆
【难度】难

7.【答案】C
【解析】慢性宫颈炎临床表现多为白带增多,如为宫颈息肉,可表现为接触性出血,妇科检查所见到的发生时也会出现接触性出血,但病因不同。故答案选择C。
【考点】慢性宫颈炎的临床表现☆
【难度】易

8.【答案】A
【解析】急性宫颈炎的临床表现主要为白带增多,呈脓性,或混有血。妇科检查常见宫颈红肿,宫颈黏膜外翻,宫颈有触痛,如感染沿宫颈淋巴管向周围扩散,则可引起宫颈上皮脱落,甚至形成溃疡。常与阴道炎症同时发生,也可同时发生急性子宫内膜炎。
【考点】急性宫颈炎的诊断☆
【难度】易

9.【答案】D

【解析】由于炎症的刺激，宫颈管内膜增生，自基底层逐渐向宫颈外口部突出，形成宫颈息肉，息肉色红，呈舌形，质软而脆，易出血。该病人宫颈糜烂样改变，不能完全排除宫颈病变、宫颈炎及宫颈生理性柱状上皮异位等可能，以白带增多来诊，不能除外阴道炎的可能性，故选答案 D。

【考点】宫颈炎☆☆

【难度】中

10.【答案】E

【解析】宫颈冷冻治疗术是利用制冷剂，快速产生超低温，使宫颈病变组织冻结、坏死、变性而脱落，创面经组织修复而达到治疗疾病的目的。治疗后宫颈表面很快发生水肿，4~6 小时后开始流出水样分泌物，其量逐渐增加，3~4 天达最高峰，冷冻后 7~10 天宫颈表面糜烂组织形成膜样痂皮，逐渐分散脱落，4~8 周不等可愈合。故冷冻术后一周发生阴道大量流液是正常现象，除非出现异味，考虑合并局部感染，此时应注意保持外阴清洁，酌情行分泌物检测，对症治疗。无指征给予静脉抗感染治疗。故选答案 E。

【考点】宫颈炎物理治疗☆

【难度】中

11.【答案】C

【解析】对于宫颈糜烂样改变伴有分泌物增多、乳头状增生或者反复接触性出血的病人可给予局部物理治疗（电熨或者冷冻）或阴道上药治疗，该病人反复阴道上药无效，故选用电熨治疗。

【考点】慢性宫颈炎的治疗☆☆

【难度】中

12.【答案】C

【解析】宫颈息肉属于宫颈炎症，对于宫颈息肉伴同房后出血的病人需行宫颈息肉摘除术，术前常规完善宫颈 TCT 和 HPV 的检查，病人 HPV16（+），故行宫颈息肉摘除术同时需行阴道镜检查。

【考点】宫颈息肉的治疗☆☆

【难度】难

13.【答案】C

【解析】慢性宫颈炎合并阴道分泌物增多或同房后出血病人，可给予宫颈物理治疗（包括冷冻或者电熨治疗）或者阴道上药，治疗前需完善 TCT、HPV 相关化验，该病人 TCT：ASCUS，

就诊。病人平素月经规律，周期 30 天，孕 1 产 0，1 年前于孕 50 天行人工流产一次，口服避孕药避孕。妇科检查见：宫颈糜烂样改变，触血阳性，双合诊子宫附件未及明显异常，应考虑的情况**不包括**

A. 早期宫颈癌

B. 宫颈炎

C. 宫颈生理性柱状上皮异位

D. 宫颈息肉

E. 阴道炎

10. 35 岁女性，1 周前主因“宫颈糜烂”于外院行宫颈冷冻治疗，否认此次月经周期内性生活史，现自觉阴道大量水样黄色分泌物来诊，不伴阴道异常流血，可给予的治疗方案**不包括**

A. 每日清洗外阴，保持外阴清洁

B. 禁同房、坐浴 1 个月

C. 考虑急性感染，行分泌物检测，根据结果决定具体治疗方案

D. 随诊观察

E. 给予静脉抗生素预防感染治疗

11. 28 岁女性，已婚。主因白带增多就诊，妇科检查：宫颈阴道部宫口周围外观呈细颗粒状红色区域，液基细胞学检查（TCT）提示重度炎症，人乳头瘤病毒（HPV）阴性，反复阴道上药后症状无改善，下一步治疗为

A. 涂硝酸银腐蚀

B. 继续阴道上药治疗

C. 电熨治疗

D. 宫颈环形电切除术（LEEP 手术）

E. 宫颈部分切除术

12. 36 岁女性，孕 1 产 1，主因同房后阴道出血，伴阴道分泌物增多就诊。妇科检查：外阴已婚型；阴道通畅；宫颈轻度糜烂，宫颈外口可见一赘生物，大小 0.5cm × 0.3cm，根蒂部位于宫颈管内；子宫及双侧附件未触及异常。辅助检查：TCT 中度炎症；HPV16（+），下一步治疗为

A. 息肉较小，可给予阴道上药后继续观察

B. 息肉摘除手术

C. 息肉摘除手术 + 阴道镜检查

D. 宫颈电熨治疗

E. 给予硝酸银涂抹宫颈

13. 40 岁女性，孕 2 产 1，主因同房后阴道出血伴阴道分泌物增

多就诊。妇科检查:外阴已婚型;阴道通畅,分泌物呈黄色;宫颈重度糜烂,触血阳性;子宫前位,压痛(+),双侧附件区压痛(+)。超声提示:盆腔未见异常。TCT:意义不明的非典型鳞状细胞(ASCUS),HPV(+),下一步治疗为

A. 立即行宫颈电熨治疗　B. 阴道上药治疗
C. 阴道镜检查　D. 宫颈 LEEP 手术
E. 宫颈锥形切除

HPV 阳性,故需先行阴道镜检查后再治疗宫颈炎症。

【考点】慢性宫颈炎的治疗☆

【难度】难

14. 45 岁女性,主因"同房后阴道出血,伴阴道分泌物增多,药物治疗无效"就诊。2 日前行宫颈冷冻治疗,术后出现下腹痛,发热,伴分泌物异味。体温 38℃。妇科检查:外阴已婚型;阴道通畅,分泌物为脓性,异味;宫颈表面附着一层脓胎,与宫颈关系致密;子宫前位,压痛明显;双侧附件压痛明显。血常规:白细胞 15×10^9/L,C 反应蛋白 20mg/L,下一步治疗为

A. 阴道上药
B. 术后正常反应,无需处理
C. 入院给予静脉抗感染治疗
D. 再次给予宫颈冷冻治疗
E. 宫颈 LEEP 手术

14.【答案】C

【解析】宫颈冷冻治疗后病人可出现不同程度的阴道排液,但无异味,该病人治疗后出现盆腔炎症状,伴分泌物异味,血常规及 C 反应蛋白提示感染,故需要静脉抗感染治疗。

【考点】宫颈物理治疗☆

【难度】中

15. 25 岁女性,已婚,无白带增多,无下腹痛,无同房后出血。单位体检:宫颈肥大,表面可见多个白色小囊泡,直径约 0.3cm。TCT 轻度炎症;HPV 阴性。下一步治疗为

A. 阴道上药　B. 宫颈电熨治疗
C. 宫颈 LEEP 手术　D. 无需治疗
E. 阴道镜检查

15.【答案】D

【解析】对于无症状,宫颈 TCT 及 HPV 均正常的宫颈纳囊病人是无需治疗的。

【考点】宫颈纳囊的治疗☆☆

【难度】易

16. 34 岁女性,已婚,孕 2 产 1,主因白带增多就诊。妇科检查:外阴已婚型;阴道通畅,分泌物多,呈黄色;宫颈肥大,重度糜烂,触血阳性;子宫及双侧附件未触及异常。所需进一步检查为

A. 阴道分泌物检查　B. TCT+HPV
C. 阴道镜检查　D. 阴道分泌物 +TCT+HPV
E. 无需检查,阴道上药

16.【答案】D

【解析】对于慢性宫颈炎的病人,治疗前需完善宫颈 TCT、HPV 及阴道分泌物检查,排除宫颈病变的前提下给予阴道上药治疗或局部物理治疗(冷冻治疗或电熨)。

【考点】慢性宫颈炎的治疗☆

【难度】中

17. 38 岁女性,平素月经规律,末次月经 2017 年 10 月 1 日。20 天前因宫颈重度糜烂,行宫颈电熨治疗。术后阴道排液,无异味,无下腹痛,给予阴道冲洗。现停经 32 天,下腹痛 1 天,阴道极少量出血,暗红色。否认同房史。目前考虑

A. 慢性盆腔炎　B. 宫颈粘连
C. 月经失调　D. 急性盆腔炎
E. 术后正常反应

17.【答案】B

【解析】病人宫颈电熨后 20 天,出现下腹痛,停经,阴道极少量出血,考虑宫颈粘连可能性大。

【考点】宫颈局部物理治疗☆

【难度】中

18. 46岁女性，主因白带增多，宫颈重度糜烂，反复阴道上药后无改善，拟行宫颈电熨治疗，以下**错误**的是

A. 术前完善阴道分泌物检查

B. 手术可安排在非月经期

C. 手术后可有阴道少量出血

D. 术后创面愈合需要4~8周

E. 术后阴道排液

18.【答案】B

【解析】宫颈物理治疗(包括电熨术)前需完善阴道分泌物检查，手术宜安排在月经干净后3~7天进行，手术后会出现阴道排液或阴道少量出血，创面愈合需4~8周。

【考点】宫颈物理治疗☆

【难度】中

19. 32岁女性，已婚，孕1产0。无白带增多，无同房后出血。单位体检：宫颈中度糜烂，触血阴性。TCT轻度炎症，HPV阴性。下一步治疗为

A. 无需治疗　　B. 阴道上药

C. 宫颈冷冻治疗　　D. 宫颈LEEP手术

E. 阴道镜检查

19.【答案】A

【解析】慢性宫颈炎症，若无白带增多、接触性出血等情况，无需治疗。

【考点】慢性宫颈炎症的治疗☆☆

【难度】中

【A3/A4型题】

(1~3题共用题干)

女性，42岁，孕2产1。白带增多半年，伴同房后出血，妇科检查如图3-1。

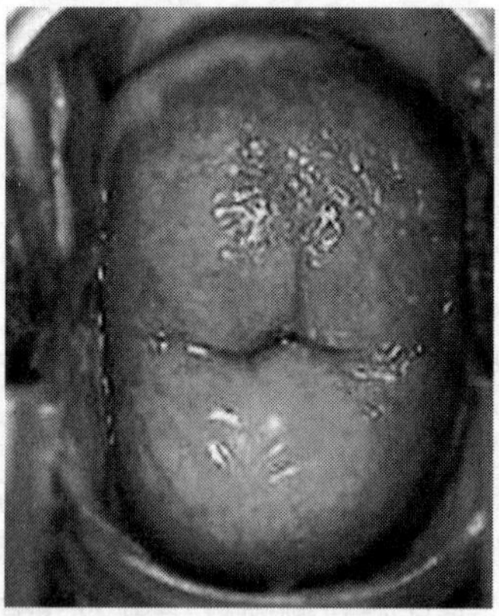

图3-1 妇科检查

1. 根据病史、症状及体征应考虑诊断

A. 宫颈癌　　B. 慢性宫颈炎

C. 宫颈纳囊　　D. 宫颈上皮内瘤样病变

E. 正常宫颈

1.【答案】B

【解析】宫颈表面可见柱状上皮异位，考虑宫颈炎可能性大。

【考点】慢性宫颈炎的妇科检查☆

【难度】易

2. 为进一步诊疗，需完善检查

A. 阴道分泌物　　B. TCT

C. 阴道镜检查　　D. 阴道分泌物、TCT、HPV

E. 超声

2.【答案】D

【解析】病人重度宫颈糜烂，白带增多，伴接触性出血，治疗前需完善阴道分泌物、TCT及HPV检查。

【考点】慢性宫颈炎的治疗☆

【难度】中

3. 检查 TCT：炎症，HPV（-），下一步治疗为
   A. 阴道灌洗　　B. 宫颈电熨治疗
   C. 宫颈 LEEP 手术　　D. 宫颈锥切
   E. 无需治疗

3.【答案】B
【解析】慢性宫颈炎，白带增多伴同房后出血，可给予宫颈局部物理治疗或阴道上药治疗。物理治疗可选择电熨或冷冻治疗，由于创面较大，冷冻头覆盖面积受限，可选择电熨治疗。
【考点】慢性宫颈炎的治疗☆
【难度】中

（4~6 题共用题干）
33 岁女性，孕 2 产 0，同房后阴道出血 3 个月。妇科检查如图 3-2。

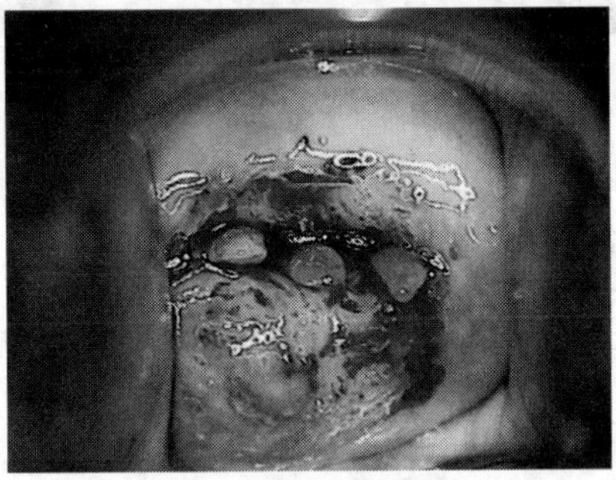

图 3-2　妇科检查

4. 对该病人的诊断是
   A. 宫颈癌
   B. 宫颈息肉
   C. 宫颈溃疡
   D. 宫颈纳囊
   E. 宫颈上皮内瘤样病变

4.【答案】B
【考点】宫颈息肉的诊断☆☆
【难度】易

5. 需完善检查
   A. 阴道分泌物　　B. TCT+HPV
   C. 阴道镜检查　　D. 超声
   E. 无需检查

5.【答案】B
【解析】宫颈息肉需完善 TCT、HPV 检查，除外宫颈病变可能。
【考点】宫颈息肉的检查☆☆
【难度】中

6. 辅助检查示 TCT 炎症，HPV 阴性，下一步治疗为
   A. 宫颈息肉摘除
   B. 宫颈息肉摘除 + 阴道镜检查
   C. 宫颈物理治疗
   D. 宫颈 LEEP 手术
   E. 聚甲酚磺醛溶液局部烧灼

6.【答案】A
【解析】病人宫颈息肉，伴接触性出血，需行宫颈息肉摘除术。
【考点】宫颈息肉的治疗☆☆
【难度】中

（7~9 题共用题干）
60 岁女性，主因“绝经 8 年，阴道少量流血半个月”就诊。孕 1 产 1，妇科检查见宫颈如图 3-3。

7.【答案】A

【解析】绝经后老年女性以绝经后阴道流血来诊，妇科检查见宫颈息肉，此时应完善宫颈刮片及超声检查，视阴道分泌物情况决定是否同时行阴道分泌物检查，视宫颈刮片结果考虑是否行阴道镜检查，但与宫颈刮片相比，更重要的是明确绝经后阴道流血的病因，明确子宫内膜情况，故答案为A。

【考点】老年女性宫颈炎的检查☆

【难度】难

8.【答案】E

【解析】绝经后女性子宫内膜偏厚，回声欠均，不除外子宫内膜病变可能，合并宫颈息肉，应同时行宫腔镜检查及宫颈息肉切除术，但术前应明确宫颈刮片细胞学结果，故选答案E。

【考点】老年女性宫颈炎及绝经后出血的治疗☆

【难度】中

9.【答案】D

【解析】绝经后女性应定期复查宫颈刮片，如正常65岁可停止筛查；定期复查超声了解盆腔情况。定期门诊复查。故选答案D。

【考点】老年女性宫颈炎治疗及随访情况☆

【难度】中

提问1:【答案】A

【解析】年轻女性，接触性出血，需排除宫颈病变的可能，故需完善TCT及HPV检查。

【考点】考查接触性出血需完善的临床检查☆

【难度】中

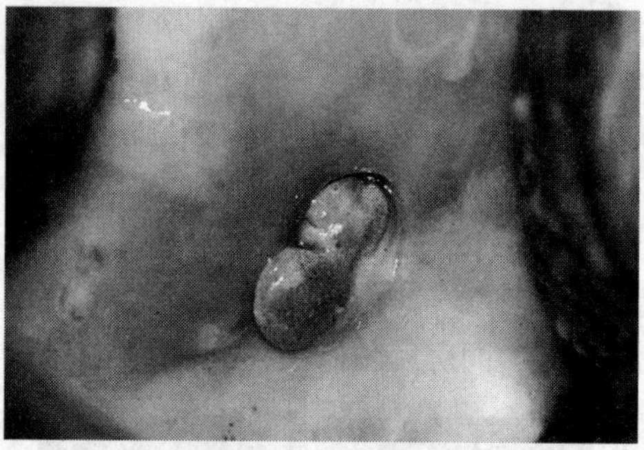

图3-3 妇科检查

7. 接下来要做的最重要的检查是

A. 超声检查　B. TCT
C. 阴道分泌物检查　D. 阴道镜检查
E. TCT+HPV

8. 妇科超声提示：子宫内膜厚0.5cm，回声欠均匀，宫颈管内可见条状高回声，可见血流信号。进一步的治疗方案是

A. 阴道镜检查
B. 宫腔镜检查＋宫颈息肉切除
C. 宫颈息肉切除
D. 随诊观察
E. 宫颈刮片排除宫颈病变后行宫腔镜检查＋宫颈息肉切除术

9. 该病人手术顺利，术后病理结果为良性。术后需注意的问题**不包括**

A. 定期门诊复查　B. 每年行TCT检查至65岁
C. 必要时进行HPV检查　D. 无需特殊注意
E. 每年复查妇科超声

【案例分析题】

案例：24岁女性，性交后出血1个月余。平素月经规律，末次月经：2017年10月20日，白带增多数年，乳白色黏液状，无异味，白带中混有少许血液。近1个月，性交后出血，量少，无腹痛、腹胀，无发热。妇科检查：外阴为已婚型；阴道畅；宫颈肥大、光滑，宫颈前唇可见3个凸起纳囊，宫颈2点处可见一0.5cm赘生物，触血(+)，子宫前位，双附件未及异常。

提问1:需完善的相关化验检查有

A. TCT+HPV　B. 阴道镜检查
C. 阴道分泌物检查　D. 超声
E. 宫颈碘染色　F. CT检查

提问 2:TCT 炎症,HPV16(+),临床诊断为

A. 宫颈恶性肿瘤
B. 宫颈息肉
C. 宫颈上皮内瘤样病变
D. 宫颈溃疡
E. 宫颈纳囊
F. 宫颈肌瘤

提问 2:【答案】B

【解析】宫颈息肉可通过妇科检查所见得出初步诊断。

【考点】宫颈息肉的诊断☆

【难度】易

提问 3:下一步治疗为

A. 阴道镜检查　　B. 宫颈息肉摘除 + 阴道镜检查
C. 宫颈电熨治疗　　D. 阴道上药
E. 宫颈 LEEP 手术

提问 3:【答案】B

【解析】病人宫颈息肉伴接触性出血,应行宫颈息肉摘除术,但 HPV16 阳性,需同时行阴道镜检查除外宫颈病变可能

【考点】宫颈息肉的治疗☆

【难度】难

第三节　盆腔炎性疾病

【A1 型题】

1. 下列情况**不是**盆腔炎性疾病后遗症临床表现的是

A. 异位妊娠　　B. 不孕
C. 卵巢子宫内膜异位囊肿　　D. 慢性盆腔痛
E. 盆腔炎性疾病反复发作

2. 盆腔炎性疾病的病理变化**不包括**

A. 急性子宫内膜炎及子宫肌炎
B. 急性盆腔腹膜炎
C. 急性附件炎
D. 败血症及脓毒血症
E. 肝周围炎

3. 关于引起盆腔炎性疾病的病原体,**不正确**的是

A. 可以是单纯厌氧菌
B. 可以是单纯需氧菌
C. 可为需氧菌混合厌氧菌
D. 以厌氧菌为主
E. 主要为性传播疾病的病原体

4. 关于盆腔炎性疾病的传染途径,下列正确的是

A. 产褥及流产后感染主要是血行性播散
B. 淋病奈瑟菌是通过淋巴系统后再蔓延到生殖器
C. 结核性盆腔炎主要是沿黏膜上行性感染
D. 阑尾炎等消化道炎症可通过淋巴系统蔓延到内生殖器
E. 沙眼衣原体是沿生殖道黏膜上行蔓延

1.【答案】C

【解析】盆腔炎(PID)未得到及时正确的治疗,会发生一系列后遗症,主要病理改变为组织破坏、广泛粘连、增生及瘢痕形成,临床表现为不孕、异位妊娠、慢性盆腔痛、盆腔炎反复发作。

【考点】盆腔炎性疾病后遗症临床表现☆

【难度】易

2.【答案】E

【解析】PID 的病理变化有一项为肝周围炎(Fitz-Hugh-Curtis 综合征),是指肝包膜炎症而无肝实质损害的肝周围炎。

【考点】盆腔炎性疾病的病理变化☆

【难度】中

3.【答案】D

【解析】PID 的病原体有外源性及内源性两种来源:内源性病原体包括需氧菌及厌氧菌,外源性病原体主要为性传播疾病的病原体。外源性及内源性两种病原体可分别单独存在,也可同时存在,通常为混合感染。

【考点】PID 的病原体☆

【难度】中

4.【答案】E

【解析】PID 有四种感染途径。淋病奈瑟菌、衣原体及葡萄球菌等通常沿生殖道黏膜上行蔓延;产褥感染、流产后感染的主要途径是经淋巴系统蔓延;结核分枝杆菌主要的感染途径是经血循环传播;腹腔内其他脏器感染后,直接蔓延到生殖器。

【考点】PID 的感染途径☆

【难度】中

5.【答案】E

【解析】PID 有急性和慢性之分,输卵管积水是慢性盆腔炎的改变,急性盆腔炎可表现为输卵管积脓。

【考点】急性 PID 的病理改变☆

【难度】中

6.【答案】B

【解析】厌氧菌感染主要经淋巴系统蔓延。

【考点】盆腔炎致病菌厌氧菌感染的特点☆☆

【难度】中

7.【答案】C

【解析】输卵管卵巢囊肿为输卵管卵巢周围形成的炎性囊性包裹性积液,常伴有不孕或者盆腔感染病史。肿块边界较轻,活动受限。

【考点】盆腔炎性疾病后遗症☆☆

【难度】中

8.【答案】D

【解析】盆腔脓肿手术治疗指征:药物治疗无效;脓肿持续存在;脓肿破裂。妇科检查见宫颈脓性分泌物不是手术指征。

【考点】盆腔脓肿的治疗原则☆

【难度】中

9.【答案】D

【解析】此题主要考查盆腔炎性疾病的诊断依据:下腹痛伴发热,查体有宫颈举痛、子宫压痛及附件压痛,白细胞及粒细胞分类升高。

【考点】常见下腹痛疾病的鉴别☆☆

【难度】易

10.【答案】D

【解析】此题结合病例主要考查炎症局限于子宫的 PID 妇科检查的阳性体征,仅有子宫压痛,附件区无异常体征。

【考点】PID 妇科检查的要点及意义☆☆

【难度】中

11.【答案】E

【解析】炎症部位不同,临床表现不同。子宫内膜炎时炎症局限于子宫,表现为体温升高、下腹痛、阴道分泌物异常,压痛局限于子宫。

【考点】子宫内膜炎的诊断依据和鉴别诊断☆

【难度】中

5. 急性盆腔炎的病理改变**不包括**

A. 急性子宫肌炎　　B. 输卵管间质炎

C. 脓毒血症　　D. 盆腔结缔组织炎

E. 输卵管积水(腊肠样)

6. 关于盆腔厌氧菌感染特点的叙述,**错误**的是

A. 容易形成感染性血栓静脉炎

B. 多沿生殖道黏膜上行播散

C. 容易形成盆腔脓肿

D. 脓液可有粪臭味

E. 脓液可有气泡

7. 下列疾病,与输卵管卵巢囊肿有关的是

A. 子宫内膜炎　　B. 子宫颈炎

C. 盆腔感染　　D. 异位妊娠

E. 卵巢手术史

8. 盆腔脓肿进行手术治疗的时机,**错误**的是

A. 药物治疗 72 小时后体温下降

B. 可疑脓肿破裂

C. 脓肿持续存在

D. 妇科检查见宫颈脓性分泌物

E. 盆腔包块增大

9. 28 岁已婚妇女,人流后 1 周,发热 3 日,右下腹痛 2 日。查体:体温 39.0℃,血压 90/60mmHg,心率 102 次 /min,右下腹有压痛、反跳痛;妇科检查:阴道有粉红色少量液体,宫颈举痛(+),宫口闭,子宫正常大且压痛明显,双附件稍增厚,轻度压痛,白细胞总数 16×10^9/L,中性粒细胞占 90%。最可能的诊断是

A. 子宫内膜异位症　　B. 卵巢肿瘤

C. 生殖道炎症　　D. 盆腔炎性疾病

E. 急性阑尾炎

10. 25 岁女性,人流术后 5 天出现发热,体温 38℃。查体:外阴未见异常,阴道内少量血性分泌物,宫颈充血,子宫正常大,压痛明显,双侧附件区未触及明显增厚,无压痛。本病应首先考虑为

A. 盆腔腹膜炎　　B. 不全流产

C. 输卵管卵巢炎　　D. 子宫内膜炎及子宫肌炎

E. 吸宫不全

11. 某产妇产后 3 天,出现下腹痛,体温偏高,恶露多且有臭味,

子宫底位于脐下一指，子宫体软，最有可能的诊断是

A. 急性外阴炎　　B. 急性盆腔炎

C. 急性输卵管炎　　D. 急性腹膜炎

E. 子宫内膜炎

12. 女性，产后5个月，月经未复潮，发热伴下腹痛及血性白带两天，查体：腹软，下腹有轻压痛，无反跳痛，子宫稍大，压痛，双侧附件增厚，明显压痛，阴道分泌物为脓血性，体温38.5℃，血红蛋白11g/L，白细胞15×10^9/L，中性粒细胞84%，最可能的诊断为

A. 急性宫颈炎　　B. 败血症

C. 急性双侧附件炎　　D. 急性子宫肌炎

E. 急性盆腔腹膜炎

12.【答案】C

【解析】炎症部位不同，临床表现不同。病人双附件区增厚、压痛，说明炎症累及双侧附件。

【考点】急性附件炎的诊断依据和鉴别诊断☆

【难度】中

13. 35岁女性，原发不孕3年，有输卵管积水病史。5天前行输卵管造影术，1天前出现下腹痛，发热，体温最高39.5℃，感乏力、食欲减低，左下腹有明显压痛及反跳痛，左附件区触及包块且压痛明显，不活动，白细胞25×10^9/L，中性粒细胞92%。首先考虑为

A. 左输卵管积水　　B. 左输卵管积脓

C. 左输卵管炎　　D. 左卵巢囊肿

E. 左宫旁结缔组织炎

13.【答案】B

【解析】不同输卵管炎症的临床表现和体征稍有差异，结合输卵管积水病史，此次急性发病，据查体触及左附件包块明显压痛，不难作出诊断。

【考点】PID中各种输卵管炎症的鉴别诊断☆

【难度】中

14. 女性，宫腔镜检查术后1周，发热伴下腹痛及血性白带两天，查体：腹软，下腹有轻压痛，无反跳痛，子宫常大，压痛，双侧附件增厚，明显压痛，阴道分泌物为脓血性，体温38.5℃，血红蛋白12g/L，白细胞15×10^9/L，中性粒细胞84%。**不正确**的处理是

A. 立即进行血培养及药敏试验，根据药敏结果选用抗生素

B. 立即根据经验选择抗生素治疗

C. 联合使用抗生素

D. 个体化选用抗生素

E. 应选择广谱抗生素

14.【答案】A

【解析】PID抗生素治疗原则：经验性、广谱、及时、个体化。

【考点】PID的抗生素治疗原则☆☆

【难度】中

15. 女性，28岁，孕1产1存1，慢性盆腔炎病史2年，反复发作，此次高热3天伴有下腹痛。妇科检查：子宫正常大小，左侧可触及5cm×6cm×7cm包块，不活动，压痛明显，最适宜的处理原则为

A. 中药加抗生素治疗

B. 抗生素加物理治疗

C. 中药治疗

D. 抗生素治疗加腹腔镜探查术

15.【答案】D

【解析】慢性盆腔炎的治疗以中药治疗加物理治疗为主，急性发作伴有盆腔包块时应在充分抗感染治疗的基础上行腹腔镜探查手术。

【考点】慢性盆腔炎急性发作的治疗原则☆☆

【难度】中

E. 后穹窿切开引流术

16. 28岁女性，4日前在家分娩，手取胎盘完整娩出，阴道流血约400ml，未行其他处理。昨晨起寒战，发热达39.4℃，呈弛张热型，下腹有压痛，盆腔有边缘不规整包块，不活动。最可能的诊断是

A. 急性胰腺炎　B. 急性阑尾炎
C. 慢性输卵管炎　D. 盆腔肿瘤
E. 急性盆腔结缔组织炎

16.【答案】E
【解析】产褥感染，若病原体沿子宫旁淋巴或血行达宫旁组织，出现急性炎症反应而形成炎性包块，可同时波及输卵管系膜，管壁。若侵及整个盆腔，也可形成“冰冻骨盆”。
【考点】产褥期急性盆腔炎的感染途径☆☆
【难度】中

17. 25岁女性，剖宫产术后3个月，性交后出现下腹痛伴发热2天。妇科检查：子宫后位，正常大小，轻压痛，双附件区明显增厚及压痛，血白细胞 15×10^9/L，尿妊娠试验(–)。最可能的诊断是

A. 子宫内膜异位症　B. 输卵管妊娠
C. 卵巢囊肿蒂扭转　D. 输卵管积水
E. 急性盆腔炎

17.【答案】E
【解析】急性盆腔炎多见于经阴道、宫腔的逆行感染，发热、腹痛伴盆腔包块是其典型表现。
【考点】急性盆腔炎病因及典型临床表现☆☆
【难度】中

18. 27岁女性，顺产后10天，出现低热，恶露多，有臭味。查体：贫血貌，子宫约妊娠14周大小，有明显压痛，左附件区压痛明显，软包块，边界不清。**不恰当**的处置是

A. B型超声检查
B. 取宫腔分泌物行细菌培养
C. 宫腔取样 + 细菌培养
D. 静脉滴注广谱抗生素
E. 中药辅助治疗

18.【答案】C
【解析】急性盆腔炎发病急，以快速控制感染为首要目标，足量足疗程应用抗生素治疗，可以辅助中药治疗，感染急性期行宫腔操作是禁忌证。
【考点】急性盆腔炎的处置原则☆☆
【难度】中

19. 36岁女性，药物流产后阴道反复出血，再次清宫术后，出现下腹坠痛，超声发现盆腔包块1天。妇科检查：子宫后位，常大，压痛(+)，右附件区可触及直径约6cm包块，囊性，边界不清，压痛明显。最可能的诊断为

A. 盆腔脓肿　B. 卵巢恶性肿瘤
C. 右附件炎性包块　D. 右卵巢良性肿瘤
E. 右卵巢囊肿蒂扭转

19.【答案】C
【解析】有盆腔炎性疾病的高危因素宫腔操作病史，且有典型的下腹坠痛的临床表现，压痛、囊性、边界不清为炎性包块的主要腹部体征。
【考点】盆腔炎性疾病的临床表现和腹部体征☆
【难度】易

20. 28岁女性，结婚5年，婚后半年妊娠，因故于孕16周行水囊引产，术后阴道出血1个月干净，此后常有腰酸、下腹痛。4年来未避孕，亦未妊娠。体温37℃。妇科检查：宫颈光，子宫后位，常大，活动度差，左附件区触及一腊肠样囊性包块，不易推动，轻压痛。最可能的诊断为

A. 盆腔结核
B. 卵巢冠囊肿

20.【答案】D
【解析】有急性盆腔炎的高危因素且病史时间较长，查体有压痛及腊肠样囊性包块的典型体征。
【考点】盆腔炎性疾病后遗症的表现☆
【难度】易

C. 盆腔子宫内膜异位囊肿
D. 输卵管积水
E. 浆膜下子宫肌瘤

【A3/A4 型题】

(1~3 题共用题干)

30 岁女性，“慢性盆腔炎”病史 3 年，反复发作，此次因阴道分泌物增多 1 个月，高热伴下腹痛 3 天入院。检查：体温 39℃，心率 105 次 /min，心肺无异常，腹肌紧张、压痛、反跳痛。妇科检查：阴道少量脓性分泌物自宫颈口流出，举痛明显，子宫后位，正常大小，左侧可及 5cm×6cm×6cm 大小的囊性包块，边界不清，活动受限，压痛明显。尿 hCG 阴性，血常规：白细胞 14×10^9/L，血红蛋白 130g/L，中性粒细胞 89%，淋巴细胞 11%。

1. 该病人最可能的诊断是
   A. 异位妊娠　B. 慢性盆腔炎急性发作
   C. 卵巢癌　D. 卵巢囊肿
   E. 子宫内膜异位症

1.【答案】B
【解析】慢性盆腔炎急性发现的临床特点：发热、下腹痛、阴道分泌物增多；最低诊断标准：宫颈举痛、子宫压痛或附件区压痛。
【考点】盆腔炎急性发作的临床特点、体征☆
【难度】中

2. 为进一步明确诊断，下列可做的检查是
   A. 诊断性刮宫　B. 血培养
   C. 阴道分泌物培养　D. 超声
   E. 血 hCG

2.【答案】D
【解析】此题需结合病例特点及此病人情况，应明确是否存在盆腔脓肿。
【考点】PID 诊断的特异标准☆☆
【难度】难

3. 下列治疗方案中，恰当的是
   A. 立即后穹窿切开引流　B. 物理治疗
   C. 抗生素治疗　D. 中药治疗
   E. 立即剖腹探查

3.【答案】C
【解析】此题需在第 1 题判定正确情况下正确选择治疗方法，急性盆腔炎的治疗原则：及时应用抗生素治疗。
【考点】急性盆腔炎的治疗原则☆☆
【难度】中

(4~6 题共用题干)

42 岁女性，月经规律，轻微痛经。间断性下腹痛 2 年，反复发作，发作时伴腰酸，阴道分泌物变多，无腥臭味。1 年前超声提示左附件区囊性条索状回声约 3.6cm×2.1cm×1.5cm，曾口服中成药治疗。此次腹痛再次发作，持续 1 月余，伴下腹坠胀，无发热。妇科检查：子宫前位，正常大小，左侧附件区增厚，轻微压痛。超声提示：左附件区囊实性肿物，约 6.5cm×5.8cm×5.0cm，可见多个分隔，左卵巢显示不清。CA125 269IU/ml。

4. 该病人最可能的诊断是
   A. 卵巢子宫内膜异位囊肿　B. 慢性盆腔炎急性发作
   C. 输卵管卵巢囊肿　D. 卵巢恶性肿瘤
   E. 异位妊娠

4.【答案】C
【解析】慢性盆腔炎症导致盆腔粘连，输卵管卵巢周围粘连、积水，形成输卵管卵巢囊肿。
【考点】慢性盆腔炎的临床表现☆
【难度】中

5. 为进一步明确诊断,最需要做的检查是
A. 复查肿瘤标记物
B. 血常规
C. 阴道分泌物培养
D. 盆腔核磁
E. 血 hCG

6. 最恰当的治疗方案是
A. 左附件区穿刺
B. 中药治疗后复查肿瘤标记物
C. 抗生素治疗
D. 腹腔镜探查
E. 后穹窿穿刺术

(7~9 题共用题干)

初产妇,孕 39 周,先兆子痫破水 24 小时后缩宫素引产无效行剖宫产。术后 12 天自述下腹痛,发热,恶露较多。检查:体温 38.8℃,心率 108 次 /min,血压 135/82mmHg,全身检查无明显阳性体征,下腹部压痛。消毒后阴道检查:阴道内血性分泌物,宫颈充血,子宫如孕 8 周大小,下段前壁压痛明显,活动差,双附件稍厚,无压痛。

7. 该病人最可能的诊断是
A. 急性子宫内膜炎
B. 盆腔血栓性静脉炎
C. 急性盆腔结缔组织炎
D. 急性输卵管炎
E. 慢性附件炎

8. 对该病人下列处理**不恰当**的是
A. 大量抗生素
B. 刮宫术
C. 观察血压、脉搏及体温变化
D. 半卧位
E. 剖腹探查术

9. 病人经上述处理 3 天后发热、腹痛无缓解,最应做的以下处理是
A. 立即后穹窿切开引流
B. 加用物理治疗
C. 根据药敏试验,及时调整抗生素
D. 剖腹探查
E. 分段诊刮术

5.【答案】D

【解析】盆腔核磁对于明确肿物的性质有独特的优势,结合此病人情况,最应排除卵巢肿瘤或者子宫内膜异位囊肿。

【考点】此题需结合病例特点考虑可能的诊断及必要的辅助检查方法☆☆

【难度】中

6.【答案】D

【解析】此题需在第 1 题判定正确情况下正确选择治疗方法。慢性盆腔炎性包块,药物治疗无效,性质不能明确时,需手术探查明确。肿物性质不明确的情况下不宜行穿刺。

【考点】慢性盆腔炎性包块的治疗原则☆☆

【难度】难

7.【答案】A

【解析】病原体经外阴、阴道、宫颈及宫体创伤处的淋巴管侵入盆腔结缔组织及内生殖器其他部分,是产褥感染、流产后感染及放置宫内节育器后感染的主要途径。子宫内膜炎主要表现为子宫内膜充血水肿,有炎性渗出物,严重者内膜坏死,脱落形成溃疡。

【考点】急性盆腔炎的感染途径、病理和发病机制☆

【难度】中

8.【答案】B

【解析】急性盆腔炎的治疗主要为抗生素药物治疗,必要时手术,感染期不宜进行宫腔操作。

【考点】急性盆腔炎的治疗原则☆☆

【难度】中

9.【答案】C

【解析】产后盆腔感染,抗生素控制不满意时,应该根据药敏结果及时调整抗生素。

【考点】产后盆腔炎性疾病的治疗原则☆☆

【难度】中

【案例分析题】

案例一:46 岁女性,分泌物增多 3 个月,伴下腹痛。平素月经规律,近 3 个月,阴道分泌物增多,色黄,无阴道瘙痒,无同房后出血,伴下腹痛,给予保妇康栓阴道上药后无好转。妇科检查:宫颈肥

大，表面糜烂，可见脓性分泌物，触血（-）；子宫前位，压痛（+）；双附件（-）。

提问 1：目前考虑临床诊断为

A. 慢性宫颈炎合并盆腔炎
B. 宫颈恶性肿瘤
C. 急性宫颈炎
D. 阴道炎
E. 盆腔炎
F. 外阴炎

提问 1：【答案】A

【解析】病人阴道分泌物增多，宫颈糜烂，可见脓性分泌物，子宫压痛，很显然为慢性宫颈炎合并盆腔炎。

【考点】慢性宫颈炎及慢性盆腔炎的诊断☆

【难度】中

提问 2：需完善的相关化验检查有

A. 超声
B. 血常规
C. TCT+HPV+ 阴道分泌物检查
D. 阴道镜检查
E. 核磁
F. PET-CT

提问 2：【答案】C

【解析】慢性宫颈炎治疗前需完善 TCT 及 HPV 检查，以除外宫颈病变可能。

【考点】慢性宫颈炎的辅助检查☆

【难度】中

提问 3：辅助检查 TCT 重度炎症，HPV 阴性，下一步治疗为

A. 继续阴道上药治疗
B. 宫颈物理治疗（冷冻治疗）
C. 口服抗生素
D. 宫颈 LEEP 手术
E. 口服药物待盆腔炎症缓解后再行宫颈物理治疗
F. 宫颈冷刀锥切手术

提问 3：【答案】E

【解析】慢性宫颈炎合并盆腔炎，反复阴道上药后症状无改善，需在药物治疗盆腔炎的基础上行宫颈物理治疗。

【考点】慢性宫颈炎的治疗☆

【难度】难

提问 4：若病人选择宫颈冷冻治疗，需注意

A. 无需等待 TCT+HPV 结果，肉眼排除癌变即可
B. 手术可安排在非月经期
C. 宫颈创面愈合需 2~4 周
D. 术后可有阴道排液，无需处理
E. 术后无阴道出血
F. 术后禁性生活半年

提问 4：【答案】D

【解析】宫颈物理治疗前需 TCT 及 HPV 检查，除外宫颈病变，手术安排在月经干净后 3~7 天，宫颈创面愈合血 4~8 周，术后可有阴道排液及少量阴道出血。

【考点】宫颈物理治疗☆

【难度】难

案例二：30 岁已婚女性，稽留流产清宫术后 1 周，发热 4 天，右下腹痛 3 天，追问病史有术后性交史。查体：体温 39℃，血压 90/60mmHg，心率 102 次 /min，右下腹有压痛，反跳痛；妇科检查：阴道有粉红色少量液体，宫颈举痛（+），宫口闭，子宫正常大，压痛明显，双附件稍增厚，压痛轻度，白细胞总数 17×10^9/L，中性粒细胞 90%。

提问 1：本例最可能的诊断是

A. 急性阑尾炎　　B. 急性肾盂肾炎
C. 子宫穿孔　　D. 急性盆腔炎
E. 急性膀胱炎　　F. 急性肠炎
G. 急性宫颈炎

提问 1：【答案】D

【解析】此题需了解急性盆腔炎的诱因、临床表现、体征。病人清宫术后同房后出现发热及下腹痛，有宫颈举痛、子宫及双附件区压痛，从阳性体征部位说明炎症局限于子宫及双附件。

【考点】急性盆腔炎的鉴别诊断☆☆

【难度】中

提问 2:【答案】D

【解析】病原体检查对急性盆腔炎选用敏感的抗生素有重要的指导意义。

【考点】PID 选用抗生素的依据☆☆

【难度】中

提问 3:【答案】E

【解析】急性盆腔炎需及时应用抗生素治疗,遵循个体化、广谱、经验性用药的原则。

【考点】急性盆腔炎的治疗方法☆☆

【难度】中

提问 4:【答案】ACDFG

【解析】急性盆腔炎未得到及时正确的治疗,可能会发生一系列后遗症,临床表现为:不孕、异位妊娠、慢性盆腔痛、盆腔炎反复发作。

【考点】盆腔炎性疾病后遗症的临床表现☆☆

【难度】难

提问 1:【答案】F

【解析】此题需了解急性盆腔炎的高危因素、临床表现、体征。产褥感染,炎症扩散至子宫浆膜,形成盆腔腹膜炎,继而发展成弥漫性腹膜炎,出现全身中毒症状,如高热、恶心、呕吐、腹胀,检查时下腹部有明显压痛、反跳痛、可有腹肌紧张。

【考点】急性盆腔炎的鉴别诊断☆☆

【难度】中

提问 2:【答案】C

【解析】病原体经外阴、阴道、宫颈及宫体创伤处的淋巴管侵入盆腔结缔组织及内生殖器其他部分,是产褥感染、流产后感染及放置宫内节育器后感染的主要途径。链球菌、大肠埃希菌、厌氧菌多沿此途径蔓延。

【考点】常见急性盆腔炎的感染途径☆☆

【难度】中

提问 3:【答案】D

【解析】急性盆腔炎病原体检查对指导抗生素的使用非常重要。

【考点】PID 的治疗原则☆☆

【难度】中

提问 4:【答案】D

【解析】急性盆腔炎需及时应用抗生素治疗,遵循个体化、广谱、经验性用药的原则。

【考点】急性盆腔炎的治疗原则☆☆

【难度】中

提问 2:对治疗最有价值的辅助检查项目是

A. 血常规　　B. 血沉
C. 尿常规　　D. 病原体检查
E. 尿妊娠试验　　F. 妇科超声

提问 3:本例紧急处置应选用

A. 口服退热止痛片　　B. 腹部置冰袋
C. 少量输新鲜血　　D. 后穹窿穿刺注药
E. 静脉滴注广谱抗生素　　F. 理疗
G. 腹腔镜检查　　H. 宫腔镜检查

提问 4:如治疗不及时,可能会有的后遗症是

A. 不孕　　B. 子宫内膜异位症
C. 慢性盆腔痛　　D. 异位妊娠
E. 泌尿系感染　　F. 输卵管积水、积脓
G. 输卵管卵巢囊肿

案例三:32 岁经产妇,剖宫产术后 3 天突然出现畏寒、高热,体温最高达 40℃,伴有恶心、呕吐,下腹部剧痛。查体:体温 39.2℃,血压 96/70mmHg,心率 100 次 /min,腹部略膨隆,腹肌紧张感明显,全腹部压痛、反跳痛,腹肌紧张感明显。妇科检查:恶露量多,无腥臭味,宫颈举痛(+),子宫脐耻之间,宫体压痛明显,双附件稍增厚,压痛轻度。白细胞总数 20×10^9/L,中性粒细胞 89%。

提问 1:本例最可能的诊断是

A. 急性阑尾炎　　B. 卵巢囊肿破裂
C. 腹腔内出血　　D. 产后宫缩痛
E. 急性胰腺炎　　F. 急性盆腔腹膜炎

提问 2:此病最可能的感染途径是

A. 经血循环传播
B. 沿生殖道黏膜上行蔓延
C. 经淋巴系统蔓延
D. 直接蔓延
E. 腹膜转移
F. 肠道转移

提问 3:对治疗最有价值的辅助检查项目是

A. 血淀粉酶　　B. 血沉
C. 尿常规　　D. 病原体检查
E. 妇科超声　　F. 盆腹腔 CT

提问 4:下一步最重要的处置应该是

A. 口服退热止痛片　　B. 腹部置冰袋,物理降温
C. 后穹窿穿刺注药　　D. 静脉滴注广谱抗生素
E. 盆腔理疗　　F. 腹腔镜检查

第四节　生殖器结核和性传播疾病

【A1 型题】

1. 女性生殖器结核最常见的发生部位是
   A. 子宫内膜结核　　B. 宫颈结核
   C. 输卵管结核　　D. 卵巢结核
   E. 肺结核

1.【答案】C
【考点】女性生殖器结核常见的发生部位☆
【难度】易

2. 下列不属于性传播疾病的是
   A. 梅毒　　B. 生殖器疱疹
   C. 外阴湿疹　　D. 滴虫病
   E. 乙型肝炎

2.【答案】C
【考点】常见的性传播疾病☆
【难度】易

3. 下列不属于性传播疾病的是
   A. 淋病　　B. 尖锐湿疣
   C. 外阴白塞病(Behcet 病)　　D. 非淋菌性尿道炎
   E. 生殖道沙眼衣原体感染

3.【答案】C
【考点】常见的性传播疾病☆
【难度】易

4. 生殖器疱疹的病原体是
   A. 柯萨奇病毒　　B. 埃可病毒
   C. 单纯疱疹病毒　　D. 腺病毒
   E. 轮状病毒

4.【答案】C
【考点】生殖器疱疹的致病原☆
【难度】易

5. 性传播疾病病原体感染胎儿的方式是
   A. 经空气传播　　B. 医源性传播
   C. 垂直传播　　D. 接触传播
   E. 经食物传播

5.【答案】C
【考点】性传播疾病母婴传播方式☆
【难度】易

6. 女性生殖道沙眼衣原体感染的治疗原则，下列错误的是
   A. 及时应用抗生素　　B. 足量应用抗生素
   C. 不同感染部位疗程相同　　D. 阻断性传播疾病
   E. 防止产生并发症

6.【答案】C
【解析】生殖道沙眼衣原体(CT)感染的治疗原则：及时、足量、规范应用抗菌药物，有效杀灭 CT，防止产生并发症，阻断性传播疾病。
【考点】生殖道沙眼衣原体感染的治疗原则☆
【难度】易

7. 对梅毒传播途径的描述，下列错误的是
   A. 性接触为主要传播途径
   B. 少数病人通过输入传染性梅毒病人的血液而感染
   C. 间接接触污染衣物为常见传播途径
   D. 孕期经胎盘传染胎儿
   E. 分娩期经软产道传染新生儿

7.【答案】C
【考点】梅毒的传播途径☆
【难度】易

8. 女性生殖道沙眼衣原体感染如未及时诊治，可导致的后果错误的是
A. 不孕　　B. 盆腔炎性疾病
C. 癌变　　D. 盆腔粘连
E. 慢性盆腔痛

8.【答案】C
【考点】CT 感染的危害☆
【难度】易

9. 关于子宫颈炎病人的随访，下列说法错误的是
A. 应对其性伴侣进行检查
B. 应对其性伴侣进行治疗
C. 告知病人及性伴侣使用安全套
D. 性伴侣不需要检查可给予病人相同治疗方案
E. 合并阴道炎症，同时治疗阴道炎

9.【答案】D
【考点】子宫颈炎的随访☆
【难度】易

10. 关于女性生殖道感染沙眼衣原体的高危人群，下列错误的是
A. 多个性伴侣
B. 性伴侣有沙眼衣原体感染
C. 患有淋病奈瑟菌感染
D. 接受良好教育
E. 首次性交年龄小

10.【答案】D
【考点】CT 感染的高危人群☆
【难度】易

【A2 型题】

1. 32 岁女性，主因“白带增多”就诊。查体外阴皮肤正常，阴道黏膜正常，分泌物不多，宫颈潮红，宫颈口少量黄色脓性分泌物，拟诊断沙眼衣原体感染，诊断的金标准是
A. 分泌物涂片　　B. 沙眼衣原体培养
C. 核酸扩增实验　　D. 沙眼衣原体抗原检测
E. 病理检查

1.【答案】B
【考点】沙眼衣原体感染的实验室确诊方法☆☆
【难度】易

2. 19 岁女性，主因“阴道分泌物增多、尿频尿痛”就诊，查体发现宫颈充血水肿，接触性出血，宫颈管黏液脓性分泌物，阴道壁黏膜正常，尿道口充血潮红，有少量黏液脓性分泌物溢出。其诊断方法敏感性和特异性最高的方法是
A. 阴道分泌物培养法　　B. 尿道分泌物培养法
C. 核酸检测法　　D. ELISA 法
E. 细胞学显微镜法

2.【答案】C
【考点】沙眼衣原体感染的实验室确诊方法☆☆
【难度】易

3. 23 岁女性，未婚，有性生活史，因“白带增多”就诊。查体：阴道黏膜无充血水肿，宫颈口少量黄色黏液脓性分泌物。诊断可疑衣原体感染，其感染类型最可能的是
A. 鹦鹉热衣原体　　B. 肺炎衣原体
C. 牛衣原体　　D. 沙眼衣原体
E. 生殖衣原体

3.【答案】D
【考点】女性生殖道衣原体感染的类型☆
【难度】易

4. 25岁女性，主因“乏力5天、外阴瘙痒伴烧灼感1天”来院。查体：体温37.7℃，外阴后联合出见簇集小水泡。最可能的诊断是
A. 淋病
B. 尖锐湿疣
C. 外阴白塞病
D. 外阴湿疹
E. 生殖器疱疹

4.【答案】E
【考点】生殖器疱疹的诊断☆
【难度】易

5. 26岁女性，既往体健，血清学检查发现快速血浆反应素试验（RPR）阳性，为明确诊断，下一步应做的检查是
A. 复查RPR
B. RPR定量检测
C. 性病研究实验室试验（VDRL）
D. 梅毒螺旋体试验
E. 血清病原体检查

5.【答案】D
【考点】梅毒的诊断☆
【难度】易

6. 26岁女性，既往体健，血清学检查发现梅毒螺旋体被动颗粒凝集实验（TP-PA）阳性，为明确诊断，下一步应做的检查是
A. 阴道分泌物涂片
B. 快速血浆反应素试验（RPR）检测
C. 阴道分泌物送病理
D. 荧光螺旋体抗体吸附试验
E. 血清病原体检查

6.【答案】B
【考点】梅毒的诊断☆
【难度】易

7. 24岁女性，已婚，主因“阴道脓性分泌物多、外阴瘙痒”就诊。妇科检查：已婚外阴，宫颈脓性分泌物覆盖，宫颈充血水肿。下列最可能的诊断是
A. 阴道假丝酵母菌病
B. 细菌性阴道病
C. 淋病
D. 滴虫
E. 支原体感染

7.【答案】C
【考点】淋病的诊断☆
【难度】易

8. 26岁女性，已婚，主因“阴道分泌物稍多、外阴瘙痒”就诊。妇科检查：已婚外阴，见脓性分泌物覆盖宫颈(拭取分泌物拟做检测)，宫颈水肿。为尽快确定诊断，下一步应做的检测是
A. 分泌物涂片
B. 淋病奈瑟菌培养
C. 核酸扩增实验
D. 血清学检测
E. 送病理

8.【答案】C
【考点】淋病的实验室诊断方法☆
【难度】易

9. 28岁女性，主因“外阴痒并发现外阴赘生物”就诊。妇科检查发现双侧大小阴唇多个大小约1cm粉红色、呈簇状增生的赘生物，醋酸白试验(+)，最倾向的诊断是
A. 外阴癌
B. 尖锐湿疣
C. 单纯疱疹
D. 硬下疳
E. 白色病变

9.【答案】B
【考点】尖锐湿疣的诊断☆
【难度】易

10.【答案】B
【解析】液氮冷冻方法禁用于腔道内尖锐湿疣疣体的治疗，以免发生阴道直肠瘘。
【考点】尖锐湿疣的处理☆
【难度】难

10. 23 岁女性，因“阴道分泌物增多”来院，两年前尖锐湿疣史。妇科检查发现阴道后壁处一米粒大小、呈簇状增生的白色小乳头状疣。下列处理**不恰当**的是

A. 活检送病理　B. 冷探头液氮冷冻
C. 二氧化碳激光治疗　D. 30% 三氯醋酸溶液外用
E. 0.5% 鬼臼毒素酊外用

11.【答案】B
【考点】生殖器疱疹确定诊断标准☆☆
【难度】难

11. 21 岁女性，未婚，有性生活史，主因“外阴瘙痒烧灼感伴肌痛 5 天”就诊。妇科检查：大小阴唇可见散在小水疱，部分破溃糜烂，阴道黏膜正常，分泌物量正常，宫颈光滑。临床出现阳性检查结果可能性最大的是

A. 淋球菌核酸阳性
B. HSV 抗原阳性
C. 帕氏染色镜检发现沙眼衣原体包涵体
D. 脑脊液麻疹 IgM 抗体阳性
E. 脑脊液巨细胞病毒 IgM 抗体阳性

12.【答案】B
【考点】尖锐湿疣的诊断☆
【难度】易

12. 29 岁女性，因“外阴痒并发现外阴赘生物”来院，两年前尖锐湿疣史。妇科检查：左侧小阴唇下端处大小约 1cm 灰白色、呈簇状增生的赘生物，阴道宫颈光滑，下列描述**不支持**其诊断的是

A. 组织学检查见挖空细胞
B. 标本检查到 HPV18 型阳性
C. 标本检查到 HPV6 型阳性
D. 标本检查到 HPV11 型阳性
E. 病变易发生在性交易受损部位

13.【答案】B
【考点】一期梅毒的实验室诊断☆
【难度】中

13. 24 岁女性，因“外阴疼痛”就诊，妇科检查发现外阴 1cm 圆形浅在性溃疡，边缘清楚，边缘略隆起。腹股沟淋巴结肿大。多个性伴侣。下列检查最可能的是

A. 病理可见表皮浅层可见片状空泡化细胞，角质形成细胞内可见病毒包涵体
B. 非梅毒螺旋体血清学试验阳性
C. 帕氏染色镜检发现沙眼衣原体包涵体
D. HSV 抗原阳性
E. RV-IgM 抗体阳性

14.【答案】D
【考点】二期梅毒的诊断☆
【难度】中

14. 23 岁女性，因“外阴痒”就诊，妇科检查发现外阴及肛周可见湿丘疹。掌跖部见暗红斑。1 年前有输血史。诊断倾向最恰当的是

A. 外阴癌　B. 尖锐湿疣
C. 单纯疱疹　D. 梅毒

E. 外阴白色病变

15. 35岁女性,因“闭经半年”就诊。乏力盗汗,午后低热。妇科检查:外阴皮肤正常,阴道黏膜正常,分泌物量正常,宫颈光滑,接触性出血(-),双合诊宫颈无明显举痛,子宫正常大小,无压痛,左附件区可及直径约3cm包块,轻压痛,与周围组织粘连。其父曾患肺结核,最可能的诊断是

A. 卵巢癌　　B. 左卵巢子宫内膜异位囊肿
C. 异位妊娠　　D. 盆腔结核
E. 卵巢早衰

15.【答案】D
【考点】盆腔结核的诊断☆
【难度】中

16. 20岁女性,无性生活史,因“腹胀1个月,发热10天”就诊,发热以午后及夜间尤甚,盗汗,食欲差,腹部超声提示腹腔大量积液,子宫正常大小,双附件区未见明显包块。腹水李凡他试验(+),最可能的诊断是

A. 卵巢癌　　B. 子宫内膜异位症
C. 腹膜癌　　D. 盆腔结核
E. 肝硬化

16.【答案】D
【考点】盆腔结核的诊断☆
【难度】中

【A3/A4型题】

(1~3题共用题干)

23岁女性,未婚,有性生活史,主因“外阴瘙痒烧灼感伴乏力5天”就诊。妇科检查:大小阴唇可见散在小水疱,部分破溃糜烂,阴道黏膜正常,分泌物量正常,宫颈光滑,接触性出血(-),双合诊宫颈无明显举痛,子宫正常大小,无压痛,双附件未及异常,无压痛。双侧腹股沟淋巴结肿大,有压痛。平素月经规律,13岁初潮,周期30天,经期7天,生育史:孕0产0。

1. 该病人最可能的诊断是

A. 外阴湿疹　　B. 外阴癌
C. 外阴白斑　　D. 尖锐湿疣
E. 生殖器疱疹

1.【答案】E
【考点】生殖器疱疹的临床表现☆
【难度】易

2. 下列可能感染的病原体,最可能的是

A. 淋病奈瑟菌　　B. 沙眼衣原体
C. 单纯疱疹病毒　　D. 生殖支原体
E. 加德纳菌

2.【答案】C
【考点】生殖器疱疹的病原体☆
【难度】中

3. 有关该病人的处理中,以下**错误**的是

A. 给予阿昔洛韦400mg,一天三次,口服10天
B. 及时给予社会心理咨询
C. 接受梅毒及HIV检测

3.【答案】E
【考点】生殖器疱疹的处理☆☆
【难度】中

D. 可用 3% 硼酸液清洁创面,保持患处清洁干燥
E. 复发与饮食及生活方式无关

(4~6 题共用题干)
24 岁女性,未婚,有性生活史,主因“白带增多伴性交后出血 3 天”就诊。妇科检查:外阴皮肤正常,阴道壁多发乳头状赘生物,阴道内分泌物稍多,宫颈 12 点处可见绿豆大小团块状赘生物,接触性出血(+),双合诊宫颈无明显举痛,子宫正常大小,无压痛,双附件未及异常,无压痛。平素月经规律,13 岁初潮,周期 30 天,经期 7 天,生育史:孕 0 产 0, 2 年前于孕 40^{+} 天行人工流产术。性伴侣 1 年前行阴茎疣体切除术。口服避孕药避孕。外院检查宫颈 TCT:未见上皮内病变或恶性细胞。

4. 该病人最可能的诊断是
A. 子宫颈息肉
B. 宫颈癌
C. 宫颈糜烂
D. 尖锐湿疣
E. 急性宫颈炎

4.【答案】D
【解析】尖锐湿疣好发于生殖器和肛周,女性多见于大小阴唇、后联合、前庭、阴蒂、宫颈和肛周。结合病人性伴侣有阴茎疣体切除术病史,考虑为尖锐湿疣。
【考点】尖锐湿疣的诊断☆☆
【难度】难

5. 下列可能感染的病原体,最可能的是
A. 淋病奈瑟菌
B. 沙眼衣原体
C. 单纯疱疹病毒
D. 生殖支原体
E. 人乳头瘤病毒

5.【答案】E
【考点】尖锐湿疣的病原体☆☆
【难度】中

6. 下列实验室检查最可能出现的是
A. 病理示表皮浅层可见片状空泡化细胞,角质形成细胞内可见病毒包涵体
B. HPV16 阳性
C. 帕氏染色镜检发现沙眼衣原体包涵体
D. HSV 抗原阳性
E. RV-IgM 抗体阳性

6.【答案】A
【考点】尖锐湿疣的实验室检查☆☆
【难度】中

(7~9 题共用题干)
24 岁女性,因“外阴疼痛”就诊,妇科检查发现外阴 1cm 圆形浅在性溃疡,边缘清楚,边缘略隆起。触诊浸润明显,呈软骨样硬度,轻度触痛。腹股沟淋巴结肿大,表面皮肤无红肿热痛。阴道黏膜正常,宫颈光滑,接触性出血(-),双合诊宫颈无明显举痛,子宫正常大小,无压痛,双附件未及异常,无压痛。平素月经规律,12 岁初潮,周期 34 天,经期 7 天,生育史:孕 1 产 0,1 年前于孕 49 天行人工流产术。多个性伴侣,未避孕。

7. 诊断倾向最恰当的是
A. 外阴癌
B. 尖锐湿疣

7.【答案】D
【考点】梅毒的诊断☆
【难度】中

C. 单纯疱疹　　D. 硬下疳
E. 外阴白色病变

8. 下列检查最可能的是
A. 病理示表皮浅层可见片状空泡化细胞，角质形成细胞内可见病毒包涵体
B. 非梅毒螺旋体血清学试验阳性
C. 帕氏染色镜检发现沙眼衣原体包涵体
D. HSV 抗原阳性
E. RV-IgM 抗体阳性

8.【答案】B
【考点】梅毒的实验室诊断☆
【难度】中

9. 该病人的治疗原则下列说法**错误**的是
A. 对其 6 个月内的性伴侣进行检查
B. 及早发现及时正规治疗
C. 愈早治疗效果愈好
D. 治疗后要经过足够时间的追踪观察
E. 不规则治疗可促使晚期损害提前发生

9.【答案】A
【解析】对所有性伴侣进行检查和治疗。
【考点】梅毒的治疗原则☆
【难度】中

(10~12 题共用题干)
22岁女性，未婚，有性生活史，主因“白带增多伴性交后出血5天”就诊。妇科检查外阴皮肤正常，阴道黏膜正常，阴道穹窿分泌物量多，宫颈轻度糜烂样改变，宫颈口少量黄色脓性分泌物，接触性出血(+)，双合诊宫颈无明显举痛，子宫正常大小，无压痛，双附件未及异常，无压痛。平素月经规律，13 岁初潮，周期 30 天，经期 7 天，生育史：孕 2 产 0，分别于 2 年前及 1 年前于孕 40^{+} 天行人工流产术。有多个性伴侣，口服避孕药避孕。外院检查宫颈 TCT：未见上皮内病变或恶性细胞(NILM)，HPV 阴性。

10. 该病人最可能的诊断是
A. 子宫颈息肉
B. 宫颈癌
C. 宫颈高度鳞状上皮内病变(HSIL)
D. 慢性宫颈炎
E. 急性宫颈炎

10.【答案】E
【解析】病人 TCT NILM，基本可以排除宫颈病变，可以初步诊断急性宫颈炎。
【考点】急性宫颈炎的处理☆☆
【难度】难

11. 对可能感染的病原体，下列最**不可能**的是
A. 淋病奈瑟菌　　B. 沙眼衣原体
C. 单纯疱疹病毒　　D. 生殖支原体
E. 加德纳菌

11.【答案】C
【考点】急性宫颈炎的病原体☆☆
【难度】中

12. 有关该病人的处理中，以下**错误**的是
A. 行阴道分泌物显微镜检查

12.【答案】E
【考点】急性宫颈炎的处理☆☆
【难度】中

B. 宫颈 HPV 检查
C. 宫颈细胞学检查
D. 宫颈分泌物细菌培养
E. 宫颈活检

【案例分析题】

案例一:24 岁女性,因"月经量减少伴下腹间断性疼痛半年"就诊。半年前出现月经量减少,间断出现下腹疼痛,偶有午后低热,无寒战,无腹泻,无恶心呕吐。白带增多,无里急后重,无尿频尿急尿痛,二便正常,食欲减退。体重减少 5kg。一般检查:体温 37.8℃,脉搏 92 次 /min,心率 20 次 /min,血压 125/78mmHg,无明显贫血貌。心肺未闻及异常,腹肌稍紧张,右下腹压痛明显,麦氏点无压痛及反跳痛,无板状腹,双侧肾区无叩痛,墨菲征(-)。妇科检查:外阴未产式,阴道畅,见少量脓性分泌物,宫颈光,充血,举痛(+),宫体前位,饱满,轻压痛,活动受限,右附件区可及一直径约 6cm 包块,质地中等,压痛明显,边界不清,活动受限,左附件区未及明显异常,轻度压痛。平素月经规律,13 岁初潮,周期 30 天,经期 7 天,生育史:孕 0 产 0。5 年前曾患肺结核,抗结核治疗后好转。

提问 1:对该病人的诊断需要相鉴别的疾病包括
A. 异位妊娠　　B. 卵巢肿瘤
C. 阑尾炎　　D. 腹膜炎
E. 盆腔炎性疾病　　F. 子宫肌瘤变性
G. 子宫内膜异位症　　H. 肠结核
I. 胆囊炎

提问 1:【答案】ABCDEFGH
【解析】病人有月经了减少,低热病史,结核其病史,曾患有肺结核,考虑盆腔结核诊断。盆腔结核的鉴别诊断有子宫内膜异位症、腹膜炎、子宫肌瘤变性等。
【考点】盆腔结核的鉴别诊断 ☆☆
【难度】中

提问 2:可能出现的检查结果是
A. CA125 升高
B. AFP 升高
C. 超声:输卵管增粗
D. CT:盆腔积液
E. MRI:输卵管可见多发结节,呈等 T_1 或稍长 T_2 信号
F. PPD 试验(+)
G. 腹平片:盆腔内散在钙化阴影
H. 病灶病理:见朗汉斯巨细胞,中央见干酪样坏死
I. 子宫输卵管碘油造影:可见串珠样结构

提问 2:【答案】ACDEFGHI
【解析】盆腔结核的诊断主要依靠子宫内膜活检、胸部及盆腔的影像学表现提示有盆腔淋巴结结核病灶、PPD 试验阳性、输卵管造影等。
【考点】盆腔结核的辅助诊断 ☆☆
【难度】中

提问 3:出现下列哪些情况建议其手术治疗
A. 药物治疗后包块复发
B. 大量腹水
C. 较大的包裹性积液
D. 药物治疗 6 个月包块持续存在
E. 持续性窦道
F. 正规足量化疗效果不满意

提问 3:【答案】ABCDEFH
【解析】盆腔结核的手术指征:①药物治疗后盆腔包块持续存在;②治疗无效或治疗后复发,难以和盆腔和腹腔恶性肿瘤鉴别者;③子宫内膜结核严重,内膜病灶广泛,药物治疗无效。
【考点】盆腔结核的手术指征 ☆☆
【难度】难

G. 高热
H. 痛经持续性加重，保守治疗不缓解
I. 恶病质

案例二：37岁女性，因“下腹持续性疼痛伴发热3天”就诊。3天前出现右下腹持续性酸痛，并向右侧大腿腹股沟区放射，体温37.8~38.5℃，无寒战，无腹泻，无恶心呕吐。无阴道出血，白带增多，无里急后重，无尿频尿急尿痛，二便，饮食尚正常。一般检查：体温38.5℃，脉搏102次/min，心率20次/min，血压125/78mmHg，无明显贫血貌。心肺未闻及异常，腹肌稍紧张，右下腹压痛明显，麦氏点无压痛及反跳痛，无板状腹，双侧肾区无叩痛，墨非征(–)。妇科检查：外阴未产式，阴道畅，见少量脓性分泌物，宫颈光，充血，举痛(+)，宫体前位，饱满，轻压痛，活动受限，右附件区可及一直径约6cm包块，质地中等，压痛明显，边界不清，活动受限，位于直肠的右前方，没有压迫直肠。左附件区未及明显异常，轻度压痛。

提问1：对该病人的诊断需要相鉴别的疾病包括
A. 异位妊娠
B. 先兆流产
C. 阑尾炎
D. 输尿管结石
E. 卵巢黄体破裂
F. 子宫肌瘤变性
G. 输卵管卵巢囊肿蒂扭转
H. 急性肠炎
I. 胆囊炎

提问2：该病人可能感染的病原体是
A. 加德纳杆菌　　B. 沙眼衣原体
C. 淋病奈瑟菌　　D. 生殖支原体
E. 流感嗜血杆菌　　F. 巨细胞病毒
G. 解脲脲原体　　H. 无乳链球菌
I. 肠道革兰氏阴性杆菌

提问3：该病人有可能出现的后遗症包括
A. 异位妊娠　　B. 不孕
C. 肝周围炎　　D. 慢性盆腔痛
E. 输卵管卵巢脓肿　　F. 骶髂关节炎
G. 输卵管卵巢囊肿　　H. 复发性盆腔炎
I. 亚急性硬化性全脑炎

提问1：【答案】ABCDEFGH
【解析】病人有下腹痛、发热，体温升高，查体盆腔压痛阳性，诊断为盆腔炎性疾病(PID)，PID的鉴别诊断主要有阑尾炎、黄体破裂、输卵管卵巢囊肿蒂扭转等。
【考点】PID的鉴别诊断☆☆
【难度】中

提问2：【答案】ABCDEFGHI
【解析】此题需了解PID的病原学特点：PID多为混合感染，性传播疾病主要病原体是淋病奈瑟菌、沙眼衣原体。然而存在于阴道的菌落(如厌氧菌、阴道加德纳菌、流感嗜血杆菌、肠道革兰氏阴性杆菌以及无乳链球菌等)也参与PID发生。另外，巨细胞病毒、人型支原体(Mh)、解脲脲原体(Uu)以及生殖支原体(Mg)等也参与一些PID发病。
【考点】PID的病原学特点☆☆
【难度】难

提问3：【答案】ABCDEFGH
【解析】PID的后遗症主要包括：不孕、异位妊娠、慢性盆腔痛、盆腔炎疾病反复发作、卵巢囊肿等。
【考点】PID的后遗症☆☆
【难度】中

第四章　妇科常见危重急症

第一节　妇科急腹症

【A1 型题】

1. 下列因素中，输卵管妊娠的主要原因是
   A. 输卵管炎症
   B. 输卵管手术史
   C. 输卵管发育不良或功能异常
   D. 避孕失败
   E. 辅助生育技术

2. 下列是异位妊娠诊断金标准的是
   A. 尿 hCG 测定为阳性
   B. 血清孕酮水平偏低
   C. 阴道后穹窿穿刺抽出不凝血
   D. 腹腔镜检查
   E. 超声见宫腔内囊性占位即可排除异位妊娠

3. 下列不是输卵管妊娠常见结局的是
   A. 输卵管妊娠流产　　B. 输卵管妊娠破裂
   C. 陈旧性宫外孕　　D. 继发性腹腔妊娠
   E. 侵蚀性葡萄胎

4. 下列关于输卵管妊娠症状的描述，正确的是
   A. 是妊娠相关疾病，病人均可说出明确的停经史
   B. 所有病人都有明显的腹痛病史
   C. 附件区包块大小与停经时间成正比
   D. 常有不规则阴道流血，少数病人流血似月经量
   E. 阴道流血量越多，休克症状出现越迅速越严重

5. 下列属于异位妊娠药物治疗禁忌证的是

1.【答案】A
【解析】输卵管妊娠最常见的病因是输卵管炎症造成的输卵管通而不畅。
【考点】输卵管妊娠的病因☆☆
【难度】易

2.【答案】D
【解析】其他几项为异位妊娠的辅助诊断，但并非确诊的金标准。
【考点】异位妊娠的诊断☆☆
【难度】中

3.【答案】E
【解析】侵蚀性葡萄胎只继发于葡萄胎。
【考点】输卵管妊娠的病理特点☆☆
【难度】中

4.【答案】D
【解析】20%~30% 病人无停经史，把异位妊娠的不规则阴道流血误认为月经；输卵管妊娠发生流产或破裂之前，常表现为一侧下腹部隐痛或酸胀感；附件区包块系流产或破裂形成的血肿，而非单纯妊娠囊的大小；由于系腹腔内出血为主，休克症状与阴道流血量不成正比。
【考点】异位妊娠的临床表现☆☆
【难度】中

5.【答案】D
【解析】药物治疗的主要禁忌证为：生命体征不稳定；异位妊娠破裂；妊娠囊直径 >4cm，伴胎心搏动。
【考点】异位妊娠的治疗☆☆
【难度】易

A. 妊娠囊直径 <3cm

B. 血 hCG<2 000IU/L

C. 无明显内出血

D. 异位妊娠破裂

E. 给药 4~7 天后血 hCG 下降 <15%

6. 下列关于异位妊娠的治疗原则，**错误**的是

A. 药物治疗主要适用于早期输卵管妊娠、要求保存生育能力的年轻病人

B. 应用甲氨蝶呤（MTX）治疗期间，应用超声及血 hCG 严密监护，若病情无改善，则应手术治疗

C. MTX 药物治疗期间，仍存在异位妊娠破裂可能

D. 输卵管间质部妊娠部位特殊，一旦手术，需楔形切除宫角及患侧输卵管，必要时切除子宫，故应尽量保守治疗

E. 异位妊娠保守性手术病人，术后应继续检测 hCG 水平，警惕持续性异位妊娠

6.【答案】D

【解析】输卵管间质部妊娠，应争取在破裂前手术，避免可能威胁生命的大量出血。

【考点】异位妊娠的治疗☆☆

【难度】中

7. 根据 2016 年中华医学会妇产科学分会计划生育学组编写的《剖宫产术后子宫瘢痕妊娠诊治专家共识》，关于剖宫产瘢痕妊娠的分型描述正确的是

A. 根据妊娠囊植入子宫瘢痕处的程度和妊娠囊的生长方向进行分型

B. 采用 Vial 等学者提出的方法，分为内生型和外生型

C. 由于 MRI 可清晰显示子宫前壁下段的妊娠囊于子宫及其周围器官的关系，建议采用 MRI 检查进行诊断和分型

D. 血清 hCG 水平明显高于正常时，提示为内生型

E. 根据超声显示的着床于子宫瘢痕处的、妊娠囊的生长方向及妊娠囊于膀胱间子宫肌层的厚度分为Ⅰ、Ⅱ、Ⅲ型

7.【答案】E

【解析】根据妊娠囊植入子宫瘢痕处的程度和妊娠囊的生长方向将 CSP 分为内生型和外生型的方法，缺乏用于指导临床治疗的、可以依据的数据及定量指标。hCG 在治疗后随诊评估治疗效果时非常重要。

【考点】剖宫产术后子宫瘢痕妊娠的分型☆

【难度】难

8. 关于异位妊娠与宫内妊娠的鉴别，下列描述正确的是

A. 血 hCG 倍增时间延长，则基本排除宫内妊娠可能性

B. 血清孕酮水平不能作为判断胚胎发育情况的参考

C. 超声检查未见宫内妊娠囊，即可确诊为异位妊娠

D. 阴道后穹窿穿刺阴性，可基本排除腹腔内出血可能

E. 诊断性刮宫虽很少应用，但可以用于鉴别不能存活的宫内妊娠和超声检查不能确定妊娠部位的病例

8.【答案】E

【解析】血 hCG 倍增时间延长，还要跟宫内妊娠流产相鉴别；血清孕酮水平虽不能鉴别妊娠囊部位，但有助于判断胚胎发育情况；超声检查未见宫内妊娠囊，还应与宫内妊娠流产相鉴别；内出血形成的血肿位置较高或者直肠子宫陷凹有粘连时，阴道后穹窿穿刺也可为阴性。

【考点】异位妊娠的鉴别诊断☆☆

【难度】难

9. 下列关于女性生殖道自然防御功能的描述，**错误**的是

A. 两侧大阴唇自然合拢，遮盖阴道口、尿道口

B. 由于盆底肌的作用，阴道口闭合，阴道前后壁紧贴，可防止外界污染，并可使阴道维持无菌状态

C. 宫颈内口紧闭，宫颈管分泌大量黏液形成黏液栓，可抑制

9.【答案】B

【解析】阴道内存在以乳杆菌为主的正常微生物群，可抑制其他细菌生长。

【考点】急性盆腔炎的病理生理☆☆

【难度】中

病原体侵入子宫内膜

D. 子宫内膜周期性剥脱，也是消除宫腔感染的有利条件

E. 输卵管黏膜上皮细胞的纤毛向宫腔方向摆动，可有利于阻止病原体侵入

10. 关于盆腔炎性疾病病原体的描述，下列正确的是

A. 外源性病原体来自原寄居于阴道内的微生物群，包括需氧菌及厌氧菌

B. 内源性病原体主要为性传播疾病的病原体

C. 外源性病原体和内源性病原体来源不同，很少同时感染

D. 厌氧菌感染易形成脓肿、感染性血栓性静脉炎，脓液有粪臭及起泡

E. 20%~30% 盆腔脓肿可培养出厌氧菌

11. 在盆腔炎性疾病中，经血循环传播的病原体是

A. 淋病奈瑟菌　　B. 沙眼衣原体

C. 结核杆菌　　D. 厌氧菌

E. 大肠埃希菌

12. 下列关于盆腔炎性疾病的感染途径的描述，正确的是

A. 经淋巴系统蔓延是非妊娠期、非产褥期盆腔炎性疾病的主要感染途径

B. 经淋巴系统蔓延是产褥感染、流产后感染及放置宫内节育器感染的主要途径

C. 淋病奈瑟氏菌、沙眼衣原体及葡萄球菌主要为经血循环感染生殖器

D. 链球菌、大肠埃希氏菌、厌氧菌多由生殖道黏膜上行蔓延

E. 淋病奈瑟氏菌、沙眼衣原体等性传播疾病的病原体主要经淋巴系统蔓延至盆腔结缔组织及内生殖器

13. 下列关于盆腔炎性疾病的描述，正确的是

A. 只要出现宫颈举痛、子宫压痛或附件区压痛就应该按照盆腔炎性疾病进行抗生素治疗

B. 为避免盆腔炎性疾病迁延不愈，必须要明确病原体诊断和药敏试验结果选择抗生素

C. 具有高危因素的病人，当出现下腹痛并排除其他引起下腹痛的原因，盆腔检查符合最低诊断标准，即可给予经验性抗生素治疗

D. 腹腔镜诊断输卵管炎准确率高，可获得诊断的特异标准，并能直接采取感染部位的分泌物做细菌培养，应广泛应用于临床诊断

E. 为避免因延误治疗导致盆腔炎性疾病后遗症的发生，在

10.【答案】D

【解析】内源性病原体来自原寄居于阴道内的微生物群，包括需氧菌及厌氧菌；外源性病原体主要为性传播疾病的病原体；通常为外源性和内源性病原体混合感染。70%~80% 盆腔脓肿可培养出厌氧菌。

【考点】盆腔炎性疾病的病原体及其致病特点☆☆

【难度】中

11.【答案】C

【解析】淋病奈瑟菌、沙眼衣原体、葡萄球菌等主要沿生殖道黏膜上行蔓延；链球菌、大肠埃希菌、厌氧菌等多经淋巴系统蔓延；经血循环感染生殖器是结核菌感染的主要途径。

【考点】盆腔炎性疾病的感染途径☆☆

【难度】易

12.【答案】B

【解析】沿生殖道黏膜上行蔓延是非妊娠期、非产褥期盆腔炎性疾病的主要感染途径，淋病奈瑟菌、沙眼衣原体、葡萄球菌等主要沿此途径扩散；经淋巴系统蔓延是产褥感染、流产后感染及放置宫内节育器感染的主要感染途径，链球菌、大肠埃希氏菌、厌氧菌多沿此途径蔓延。

【考点】盆腔炎性疾病的感染途径☆☆

【难度】中

13.【答案】C

【解析】诊断盆腔炎的最低标准是：性活跃的年轻女性或者具有性传播疾病的高危人群，若出现下腹痛，并可排除了其他引起下腹痛的原因，盆腔检查有宫颈举痛或这个压痛或附件区压痛，即可给予经验性抗生素治疗。盆腔炎性疾病诊断 48 小时内及时用药将明显降低后遗症的发生，根据药敏试验选用抗生素较合理，但通常需在实验室结果前即给予抗生素治疗，因此初始治疗往往根据经验选择抗生素；腹腔镜对轻度输卵管炎的诊断准确性较低，对单独存在的子宫内膜炎无诊断价值，且为有创检查，费用高，因此并非所有怀疑盆腔炎性疾病的病人均需腹腔镜检查。

【考点】盆腔炎性疾病的诊断与治疗☆☆

【难度】难

作出盆腔炎性疾病的诊断后，应尽快应用广谱抗生素，不需要进一步明确病原体

14. 下列关于盆腔炎性疾病的抗生素治疗，错误的是
A. 治疗原则：经验性、广谱、及时、个体化
B. 由于盆腔炎性疾病的病原体多为淋病奈瑟菌、衣原体及需氧菌、厌氧菌的混合感染，故原则上选择广谱抗生素及联合用药
C. 在盆腔炎性疾病诊断 48 小时内及时用药将明显降低后遗症的发生
D. 治疗期间尽量避免不必要的盆腔检查以免引起炎症扩散
E. 由于目前淋病奈瑟菌感染日益多见，治疗应首选喹诺酮类抗生素

14.【答案】E
【解析】目前由于耐喹诺酮类药物淋病奈瑟菌的出现，喹诺酮类药物不作为盆腔炎性疾病的首选药物。
【考点】盆腔炎性疾病的治疗☆☆
【难度】中

15. 下列关于盆腔炎性疾病手术治疗指征的描述，正确的是
A. 当盆腔脓肿破裂，出现感染中毒性休克症状时，应慎重手术，以免增加死亡率
B. 盆腔脓肿经药物治疗 48~72 小时，体温持续不降，包块增大时，应及时手术，以免发生脓肿破裂
C. 为避免逆行感染及出现窦道，应以经腹部切开引流为宜，不建议经阴道治疗
D. 因脓肿易反复发作，若选择手术治疗，应以切除附件为宜
E. 应尽量避免经皮穿刺引流，造成引流液外渗，加重腹膜炎症状

15.【答案】B
【解析】若脓肿破裂未及时诊治，死亡率高；因此，一旦怀疑脓肿破裂，需立即在抗生素治疗的同时行手术探查。年轻妇女应尽量保留卵巢功能，以保守性手术为主。国内外报道经超声引导或 CT 下及时采用经皮引流，获得较好的治疗效果。
【考点】盆腔炎性疾病的手术治疗☆☆
【难度】中

16. 下列不是盆腔炎性疾病后遗症的病理改变为
A. 输卵管阻塞、输卵管增粗
B. 输卵管积水或输卵管卵巢囊肿
C. 主骶韧带增生、变厚，若病变广泛，可使子宫固定
D. 输卵管卵巢脓肿可破入腹腔，引起弥漫性腹膜炎
E. 输卵管卵巢粘连形成输卵管卵巢肿块

16.【答案】D
【解析】脓肿破裂的相关病理改变是急性期表现而非后遗症表现。
【考点】盆腔炎性疾病后遗症☆☆
【难度】中

17. 下列不是盆腔炎性疾病常用的抗生素配伍方案为
A. 头孢西丁钠等头孢霉素类，对于输卵管卵巢脓肿的病人，可加用甲硝唑，从而更有效地对抗厌氧菌
B. 喹诺酮类药物与甲硝唑联合方案
C. 克林霉素与氨基糖苷类药物联合方案
D. 青霉素类与四环素类药物联合方案
E. 淋病奈瑟菌感染首选喹诺酮类药物

17.【答案】E
【解析】目前由于耐喹诺酮类药物淋病奈瑟菌的出现，喹诺酮类药物不作为盆腔炎性疾病的首选药物。
【考点】盆腔炎性疾病的治疗☆☆
【难度】中

18. 对于盆腔炎性疾病病人性伴侣的治疗，下列正确的是
A. 女性盆腔炎性疾病病人在治疗期间应避免性交，以免加

18.【答案】C
【解析】对于盆腔炎性疾病病人出现症状前 60 天内接触过的性伴侣进行检查和治疗。在女性盆腔炎性疾病病人治疗期间，应避免无保护性交。邻近器官炎症可直接蔓延至内生殖器，故没有性生活史，亦有发病可能。
【考点】盆腔炎性疾病的高危因素及性伴侣的治疗☆☆
【难度】难

重病情

B. 对于盆腔炎性疾病病人出现症状前3个月内接触过的性伴应进行检查和治疗

C. 如果最近一次性交发生在6个月前,则应对最后的性伴侣进行检查、治疗

D. 只有当查明系统传播疾病的病原体引起的盆腔炎性疾病,才建议对性伴侣进行检查,以免引起社会及家庭矛盾

E. 没有性生活史的女性出现腹痛基本可排除盆腔炎性疾病可能

19. 下列关于盆腔炎性疾病高危因素的描述,错误的是

A. 据美国资料,盆腔炎性疾病的高发年龄为25~35岁的性活跃期女性

B. 多个性伴侣、性交过频以及性伴侣有性传播疾病者

C. 低收入群体不注意性卫生保健,盆腔炎性疾病的发生率高

D. 盆腔炎性疾病所致的盆腔广泛粘连

E. 子宫腔内手术操作后感染

19.【答案】A

【解析】据美国资料,盆腔炎性疾病的高发年龄为15~25岁。

【考点】盆腔炎性疾病的高危因素☆☆

【难度】难

20. 下列关于卵巢肿瘤蒂扭转好发因素的描述,错误的是

A. 瘤蒂较长　　B. 中等大小

C. 活动度良好　　D. 生长较快

E. 重心偏于一侧的肿瘤

20.【答案】D

【解析】卵巢囊肿蒂扭转的好发因素包括瘤蒂较长、肿瘤中等大小、活动度好,重心偏于一侧,并与体位改变有关。

【考点】卵巢肿瘤蒂扭转的好发因素☆☆

【难度】易

21. 卵巢肿瘤扭转时,瘤蒂的解剖结构组成包括

A. 骨盆漏斗韧带

B. 骨盆漏斗韧带、卵巢固有韧带、输卵管

C. 输卵管及其系膜

D. 骨盆漏斗韧带、卵巢固有韧带

E. 骨盆漏斗韧带、输卵管

21.【答案】B

【考点】卵巢囊肿蒂的组成结构☆☆

【难度】易

22. 下列不是卵巢肿瘤破裂常见原因的是

A. 肿瘤发生恶变

B. 肿瘤快速、浸润性生长穿破囊壁

C. 腹部受重击

D. 分娩

E. 感染

22.【答案】E

【解析】肿瘤自发性破裂常因肿瘤发生恶变,肿瘤快速、浸润性生长穿破囊壁所致。外伤性破裂则在腹部受重击、分娩、性交、盆腔检查及穿刺后引起。

【考点】卵巢肿瘤破裂☆☆

【难度】中

23. 下列关于卵巢肿瘤破裂的描述,正确的是

A. 肿瘤一旦破裂,会引起严重的腹腔内出血,甚至休克

B. 肿瘤破裂后,囊液刺激会引起腹膜刺激征,出现板样腹表现

23.【答案】C

【解析】卵巢肿瘤破裂后,症状轻重取决于破裂口大小、流入腹腔囊液的量和性质。诊断肿瘤破裂后,应立即手术,术中尽量洗净囊液,彻底清洗盆腹腔。

【考点】卵巢肿瘤破裂☆☆

【难度】中

C. 卵巢肿瘤破裂一经诊断,应立即手术
D. 卵巢囊肿破裂引起强烈的化学性腹膜炎,病人腹痛剧烈,烦躁不安,不能平卧
E. 卵巢肿瘤破裂后,引起盆腹腔广泛致密粘连,应积极抗炎治疗,待急性期之后再行手术

24. 下列关于卵巢肿瘤蒂扭转的描述,**错误**的是
A. 蒂扭转的典型症状是体位改变后突然发生一侧下腹剧痛
B. 可伴有恶心、呕吐甚至休克
C. 若动脉血流受阻,肿瘤可发生坏死、破裂及继发感染
D. 若静脉回流受阻,瘤内充血或出血,可导致瘤体迅速增大
E. 为防止血栓脱落造成重要器官栓塞,切不可将扭转的瘤蒂复位

24.【答案】E
【解析】为防止血栓脱落造成重要器官栓塞,手术时应先在扭转蒂部靠子宫的一侧钳夹后,在切除肿瘤和扭转的瘤蒂,钳夹前切不可先将扭转的瘤蒂复位。
【考点】卵巢肿瘤蒂扭转☆☆
【难度】难

25. 下列盆腔包块,最易发生扭转的是
A. 成熟畸胎瘤　B. 卵巢子宫内膜异位囊肿
C. 卵巢黄体囊肿　D. 输卵管卵巢脓肿
E. 泡状附件

25.【答案】A
【解析】卵巢肿瘤蒂扭转好发于瘤蒂较长、中等大小、活动度好、重心偏于一侧的肿瘤,如成熟畸胎瘤。
【考点】卵巢肿瘤蒂扭转☆☆
【难度】易

【A2 型题】

1. 35 岁女性,因"不规则阴道流血 10 余天,伴下腹隐痛 2 天"就诊。下列检查方法中,首要检查为
A. 血常规　B. 阴道后穹窿穿刺
C. 血清肿瘤标志物测定　D. 血清 hCG 检测
E. 血沉检测

1.【答案】D
【解析】生育期女性出现流血、腹痛等异常,应首先排除妊娠相关性疾病,上述各项中血清 hCG 检测是最敏感及特异的。
【考点】异位妊娠的诊断☆☆
【难度】易

2. 42 岁女性,突发下腹痛伴肛门坠胀感 3 小时,晕厥 1 次,急诊就诊。下列最**不需要**优先进行的辅助检查是
A. 血常规　B. 超声或 CT 等影像学检查
C. 血清 hCG 检测　D. 阴道后穹窿穿刺
E. 血清肿瘤标志物测定

2.【答案】E
【解析】血清肿瘤标志物测定虽有助于盆腔肿物的鉴别诊断,但并非妇科急腹症的优先处理措施。
【考点】妇科急腹症的诊断☆☆
【难度】易

3. 37 岁女性,左侧输卵管妊娠应用 MTX 治疗第三天,左侧下腹部疼痛加重,出现肛门坠胀感,排便后不缓解,最可能的情况是
A. 异位妊娠包块感染引起急性腹膜炎
B. 异位妊娠包块扭转
C. 异位妊娠出现流产或破裂,引起腹腔内出血
D. 保守治疗有效,引起 hCG 下降,子宫收缩排出妊娠囊所致
E. 化学药物治疗期间引起的胃肠道反应

3.【答案】C
【解析】应用化学药物保守治疗,未必每例均获成功,应注意病人的病情变化及药物毒副反应。
【考点】异位妊娠的治疗☆☆
【难度】易

4. 25 岁女性,停经 6 周,阴道淋漓流血 3 天,突发右下腹撕裂样

4.【答案】E
【解析】后穹窿穿刺抽出不凝血,提示存在腹腔内出血,上述选项中仅 E 可引起典型的腹腔内出血表现。A、B 系炎症性疾病,腹腔内液体应为炎性渗出液或脓液;C、D 为显性出血,阴道流血量应与休克症状成正比,且不应该出血腹腔内出现表现。
【考点】异位妊娠的临床表现及鉴别诊断☆☆
【难度】易

痛2小时，伴晕厥休克，后穹窿穿刺抽出10ml不凝血，下列最可能的诊断是

A. 盆腔脓肿破裂　　B. 阑尾炎穿孔
C. 功能失调性子宫出血　　D. 不全流产
E. 异位妊娠破裂

5. 43岁女性，育有2子。2年前因右侧输卵管妊娠经药物治疗后治愈。本次因停经60天来诊，行超声检查见右侧输卵管内直径约4cm低回声区，其内见胚芽及原始心管搏动。关于该病人的治疗，最恰当的是

A. 病人生命体征平稳，可选择药物治疗
B. 病人现无急性腹痛及内出血症状，可暂严密观察并检测hCG变化，以决定是否需手术治疗
C. 经腹或腹腔镜下行右侧输卵管切开取胚术并缝合患侧输卵管管壁
D. 经腹或腹腔镜下切除右侧输卵管
E. 经腹或腹腔镜下切除右侧附件

5.【答案】D
【解析】妊娠囊直径≥3cm伴胎心搏动为药物治疗的禁忌证；该病人无明确生育要求，且患侧输卵管有异位妊娠史，以手术切除患侧输卵管为宜。
【考点】异位妊娠的治疗☆☆
【难度】中

6. 38岁女性，已婚，孕3产2。因停经11周就诊。查体血压100/70mmHg，脉搏82次/min，全腹无明显压痛、反跳痛及肌紧张，移动性浊音(-)。血清hCG 8 000IU/L，超声见左侧输卵管间质部见妊娠囊样回声。该病人最恰当的治疗方法为

A. MTX肌内注射
B. 超声监测下行负压吸宫术
C. 尽快行左侧输卵管切开取胚缝合术
D. 超声引导下MTX妊娠囊内注射术
E. 尽快行左侧输卵管切除术及左侧宫角楔形切除术

6.【答案】E
【解析】输卵管间质部妊娠应争取在破裂前手术。手术应行宫角楔形切除术及患侧输卵管切除术，必要时切除子宫。
【考点】异位妊娠的治疗☆☆
【难度】中

7. 26岁女性，突发左下腹剧痛伴肛门坠胀感，阴道后穹窿穿刺抽出6ml不凝血，为区别异位妊娠和黄体破裂，应行下列

A. 超声检查
B. 血常规
C. 体温检查
D. 血或尿hCG测定
E. 腹部叩诊了解有无移动性浊音

7.【答案】D
【解析】二者均可引起腹腔内出血表现，差别在于是否存在妊娠状态。
【考点】妇科急腹症的鉴别诊断☆☆
【难度】易

8. 28岁女性，末次月经2019年6月9日，于2019年7月4日合房后突发下腹剧痛，伴肛门坠胀感，下列检查**不是**评估是否存在腹腔内出血的方法是

A. 超声检查
B. 血压、脉搏等生命体征
C. hCG测定

8.【答案】C
【解析】hCG测定虽有助于判断是否存在异位妊娠等妊娠相关疾病，但并不能协助评估有无腹腔内出血。
【考点】妇科急腹症的鉴别诊断☆☆
【难度】难

D. 阴道后穹窿穿刺

E. 腹部叩诊了解有无移动性浊音

9. 32岁女性，停经52天，突发下腹痛2小时，伴恶心、呕吐，晕厥2次。血压80/40mmHg，脉搏120次/min，全腹压痛，移动性浊音(+)，下列处理正确的是

A. 诊断性刮宫

B. 开放静脉补液，并观察病情变化

C. 一边开放静脉输血补液，一边积极术前准备，尽快行经腹或腹腔镜下探查术

D. 积极输血补液，待休克纠正后手术

E. 尽快予MTX药物治疗

9.【答案】C

【解析】病人存在腹腔内出血及休克，应尽快手术终止出血。

【考点】异位妊娠的治疗☆☆

【难度】易

10. 35岁女性，异位妊娠药物治疗期间，突发下腹坠痛半小时，排出肉样组织约10g后腹痛缓解，下列情况中最**不可能**出现的是

A. 超声见盆腔内大量游离液体

B. 复查血清hCG水平下降

C. 病理回报排出物为蜕膜组织，未见绒毛组织

D. 查体无明显腹膜刺激征

E. 腹部叩诊移动性浊音阴性

10.【答案】A

【解析】该情况系药物治疗期间，异位妊娠的胚胎活力下降蜕膜自宫壁剥离引起。蜕膜排出后腹痛缓解，不提示存在持续性腹腔内出血。

【考点】异位妊娠的病理及临床表现☆☆

【难度】难

11. 22岁女性，停经54天，阴道少量流血2天，2小时前突发下腹剧痛，晕厥1次。查体：面色苍白，血压80/50mmHg，心率128次/min。下列表现**不应**出现的是

A. 宫颈举摆痛

B. 子宫如孕50天大，质地软

C. 下腹轻压痛，无明显反跳痛及肌紧张，移动性浊音(-)

D. 阴道后穹窿饱满

E. 宫颈口见少许组织物堵塞

11.【答案】C

【解析】病人为异位妊娠引起的腹腔内出血伴休克表现，腹部体征应较明显，C最不应出现。异位妊娠时可有蜕膜组织自宫腔排出，故E也可以出现。

【考点】异位妊娠的临床表现☆☆

【难度】难

12. 女性，25岁，因右侧输卵管壶腹部妊娠，10天前行腹腔镜下右侧输卵管切开取胚术。今晨突发下腹剧痛，伴肛门坠胀感，以下**并非**现阶段需立即进行的检查和处理是

A. 阴道后穹窿穿刺　　B. 血常规

C. B型超声检查　　D. 诊断性刮宫

E. 严密监测生命体征

12.【答案】D

【解析】该病人可能系保守性手术后持续性宫外孕所致的腹腔内出血。

【考点】异位妊娠的治疗☆☆

【难度】难

13. 31岁未婚女性，因停经60天，阴道淋漓流血10天，血hCG 3 600IU/L，以“右侧输卵管壶腹部妊娠”为诊断，于5天前行腹腔镜下右侧输卵管切开取胚+整形术。今晨复查血hCG 3 200IU/L，目前，下列处理措施**不恰当**的是

13.【答案】C

【解析】持续性异位妊娠，但目前生命体征平稳，尚无再次手术的绝对指征，可暂保守治疗。

【考点】持续性异位妊娠的治疗☆☆

【难度】中

A. 复查超声了解盆腔情况
B. 予 MTX 肌内注射
C. 立即再次行腹腔镜手术切除患侧输卵管
D. 行诊断性刮宫术除外合并宫内妊娠
E. 超声引导下局部注射 MTX

14. 28 岁女性,停经 57 天,间断阴道少量流血 10 天,自测尿 hCG(+),盆腔检查见宫颈蓝染,呈桶状增粗,质地软,超声检查示宫腔空虚,宫颈管内见妊娠囊。拟行宫颈管吸刮术,下列术前预处理措施**不推荐**的是
A. 行子宫动脉栓塞术
B. 门诊予缩宫素肌内注射促进宫缩
C. 开放静脉,做好输血准备
D. 应用 MTX 肌内注射或局部注入妊娠囊内
E. 准备小水囊,必要时局部压迫止血

14.【答案】B
【解析】宫颈妊娠,易误诊为难免流产。除 B 外,其他各项为减少刮宫时出现并避免切除子宫采取的必要措施。B 会加重出血。
【考点】宫颈妊娠的治疗☆☆
【难度】中

15. 36 岁已婚女性,阴道不规则流血 10 天余,下腹痛 3 天,下列处理措施**不恰当**的是
A. 予孕激素口服撤退出血调整月经
B. 超声检查
C. 血清 hCG 测定
D. 诊断性刮宫
E. 血常规

15.【答案】A
【解析】生育期女性出现不规则流血,应首先除外妊娠相关疾病等器质性病变,再按照功血的治疗原则予内分泌治疗。
【考点】妇科急腹症的诊断☆☆
【难度】易

16. 35 岁女性,人流术后 3 天,出现下腹痛伴脓性阴道分泌物,目前暂**不需要**进行的检查是
A. 血清 hCG 测定
B. 超声检查
C. 阴道分泌物细菌培养
D. 血清 C 反应蛋白水平
E. 血常规

16.【答案】A
【解析】该病人在人流后继发盆腔感染。人流后短期内 hCG 不会降至正常,且无助于感染的诊断。
【考点】盆腔炎性疾病的诊断☆☆
【难度】易

17. 75 岁女性,反复左下腹痛伴发热 3 个月,查体左附件区不规则触痛包块直径约 5cm,经头孢哌酮钠舒巴坦钠 + 奥硝唑静脉滴注 3 天后腹痛加重,持续高热,伴腹胀、食欲缺乏,查体下腹部压痛、反跳痛明显,伴肌紧张,盆腔检查左附件区包块直径约 8cm,触痛明显,下一步应如何治疗
A. 更换抗生素或加大现用药物剂量
B. 加用中药进行活血化瘀、清热解毒治疗
C. 禁食水,胃肠减压,以缓解胃肠道症状
D. 尽快手术治疗
E. 加强肠内营养支持,嘱病人高蛋白、高热量饮食,以增加机体抗感染能力

17.【答案】D
【解析】盆腔脓肿药物治疗 48~72 小时,体温持续不减,中毒症状加重或包块增大者,应及时手术,以免发生脓肿破裂。若脓肿破裂未及时手术,死亡率高。对极度衰弱危重病人的手术范围须按具体情况决定。
【考点】盆腔炎性疾病的治疗☆☆
【难度】中

18. 23岁已婚女性，下腹痛一周，伴尿急、尿频、尿痛及阴道脓性分泌物。诉丈夫因“性病”治疗中。下列关于该病人疾病的相关描述，**错误**的是
A. 病人目前病情不重，建议待阴道分泌物细菌培养及药敏试验结果选择应用敏感抗生素，以免出现耐药
B. 病原体可能系沿生殖道黏膜上行蔓延致病
C. 常见的致病菌为淋病奈瑟氏菌、沙眼衣原体、葡萄球菌等
D. 可引起子宫内膜炎、输卵管黏膜炎等，并可引起盆腔粘连
E. 若未得到及时正确的治疗，可能导致不孕及慢性盆腔痛

18.【答案】A
【解析】盆腔炎性疾病抗生素的治疗原则：经验性、广谱、及时、个体化。
【考点】盆腔炎性疾病的诊断与治疗☆☆
【难度】中

19. 女性，25岁，剖宫产术后20天，持续发热、腹痛，加重5天就诊。查体：体温39.5℃，血压90/50mmHg，脉搏116次/min，心率38次/min，全腹压痛、反跳痛、肌紧张，以下腹为重。盆腔检查：阴道内见脓性分泌物自宫颈管流出，子宫及双侧附件区压痛明显。下列治疗中首选
A. 予足量、广谱抗生素静脉滴注3天后评估病情，决定是否需进一步手术治疗
B. 尽快手术，若盆腔感染重，需切除子宫及双侧附件
C. 尽快行保守性手术，充分清理盆腔炎性渗出液并留置引流
D. 尽可能选择不经乳汁分泌的抗生素进行治疗
E. 半卧位，静脉高营养等支持治疗，待病人状态改善后手术

19.【答案】C
【解析】病人已出现感染中毒性休克症状，应尽快手术。年轻病人，状态差，以保守性手术并尽量保留生育功能为主。
【考点】盆腔炎性疾病的治疗☆☆
【难度】难

20. 女性，35岁，盆腔炎性疾病治疗72小时后，体温降至正常，腹痛缓解，盆腔检查子宫及附件区压痛明显减轻，但超声提示直肠子宫陷凹规处出现不规则液性暗区约5cm，下列处理措施中，**不建议**采用的是
A. 继续抗生素静脉滴注
B. 加用活血化瘀、清热解毒中药治疗
C. 可根据病原菌培养及药敏试验结果调整抗生素使用
D. 尽快手术，以免新发炎性包块破裂
E. 加强营养支持治疗

20.【答案】D
【解析】经药物治疗病情好转，继续控制炎症2~3周，若包块仍未消失但已局限化，可手术切除，以免日后再次急性发作。
【考点】盆腔炎性疾病的治疗☆☆
【难度】中

21. 女性，70岁，近半年反复盆腔炎发作，应用抗生素治疗后好转。查体左附件区可及直径约7cm的囊性包块，界限不清，触痛阳性。下一步采取何种处理措施
A. 加强营养支持的基础上继续予抗生素口服巩固治疗
B. 若病人能够耐受，应积极手术治疗，切除全子宫及双侧附件。术中并应仔细剖视标本，必要时送冰冻切片检查，警惕肿瘤继发感染
C. 高龄病人，以保守手术为宜，可行脓肿切开引流，同时注入抗生素

21.【答案】B
【解析】老年病人附件肿物合并感染，经消炎治疗后，炎症控制，而肿瘤无缩小，应积极手术，并警惕卵巢恶性肿瘤的可能性。
【考点】盆腔炎性疾病的治疗☆☆
【难度】难

D. 长期应用抗生素，为避免耐药菌株产生及二重感染，可改用中药继续治疗

E. 停用抗生素，予血浆输注、静脉高营养等支持治疗，以提高抗感染能力

22. 女性，27岁，人流后出现下腹痛伴发热3天。盆腔检查见阴道内大量脓性分泌物，子宫及双侧下腹部压痛。下列抗生素静脉滴注方案，不是常规推荐的配伍方案是

A. 单用头孢菌素类药物

B. 克林霉素与氨基糖苷类药物联合

C. 喹诺酮类与甲硝唑类药物联合

D. 大环内酯类与氨基糖苷类药物联合

E. 青霉素类与四环素类药物联合

22.【答案】D

【解析】盆腔炎的抗生素应用需选择广谱抗生素，兼顾需氧菌、厌氧菌、革兰氏阳性菌和革兰氏阴性菌。

【考点】盆腔炎性疾病的药物治疗☆☆

【难度】易

23. 女性，22岁，已婚，因下腹痛2天就诊。丈夫近期因泌尿系衣原体感染治疗中。该病人至少满足下列哪项标准时，即可开始给予经验性抗生素治疗

A. 排除其他引起下腹痛的原因，妇科检查子宫及双侧附件区压痛

B. 阴道内见脓性分泌物自宫颈管流出

C. 宫颈分泌物检查衣原体阳性

D. 存在发热症状

E. 超声提示附件区肿块

23.【答案】A

【解析】在性活跃的年轻女性或者具有性传播疾病的高危人群，若出现下腹痛，并可排除其他引起下腹痛的原因，妇科检查符合最低诊断标准，即可给予经验性抗生素治疗。

【考点】盆腔炎性疾病的诊断☆☆

【难度】易

24. 女性，28岁，流产后腹痛、发热伴脓性阴道分泌物。下列病原体，最不可能的是

A. 结核杆菌　　B. 链球菌

C. 大肠埃希菌　　D. 厌氧菌

E. 溶血性链球菌

24.【答案】A

【解析】流产后感染的常见致病菌包括金黄色葡萄球菌、溶血性链球菌、大肠埃希菌等需氧菌，脆弱类杆菌、消化球菌、消化链球菌等。

【考点】盆腔炎性疾病的病原体及致病特点☆☆

【难度】易

25. 女性，36岁，1年前产褥期盆腔炎性疾病未及时治疗，后反复出现下腹坠胀、腰骶部疼痛常在劳累后及性交后加剧。下列妇科检查的阳性体征中，与该病无关的是

A. 盆腔两侧触及囊性肿物，活动受限

B. 子宫后倾固定

C. 子宫两侧片状增厚、压痛

D. 阴道内见大量豆渣样分泌物

E. 主骶韧带增粗增厚伴触痛

25.【答案】D

【考点】盆腔炎性疾病后遗症的临床表现☆☆

【难度】易

26. 女性，18岁，体育课时突发左下腹剧痛1小时，伴恶心、呕吐。病人无性生活史，末次月经10天前。自述2个月前曾于晨起时有类似发作，休息后缓解。下列临床表现中，最可能出

26.【答案】D

【解析】年轻女性，无性生活史，运动时突发急性腹痛，伴消化道症状恶心呕吐，应该首先排除卵巢囊肿蒂扭转的可能，因此要做经肛门-腹部检查，了解左下腹有无压痛和肿物，因此选D。A为不全流产表现；B、C、E为盆腔炎性疾病表现。

【考点】卵巢肿瘤蒂扭转的临床表现☆☆

【难度】中

现的是
A. 阴道口见组织物排出
B. 见脓性分泌物自阴道流出
C. 全腹压痛、反跳痛、肌紧张明显
D. 肛诊左附件区可及触痛包块
E. 双侧附件区增厚、压痛

27. 女性，75岁，晨起时突发右下腹剧痛3小时，阵发性加重。双合诊检查右附件区直径约7cm触痛包块，张力大。病人患高血压、糖尿病10余年，目前血压、血糖控制在正常范围内。该病人下一步的处理，恰当的是
A. 高龄病人应尽量以保守治疗为主，予抗生素静脉滴注预防感染
B. 若病人一般状态可耐受手术，应积极进行手术治疗
C. 可行超声下穿刺放液治疗
D. 可行卵巢动脉栓塞介入治疗
E. 经阴道后穹窿穿刺治疗

27.【答案】B
【解析】卵巢肿瘤蒂扭转的治疗原则时是一经确诊，尽快手术。
【考点】卵巢肿瘤蒂扭转的治疗☆☆
【难度】易

28. 女性，22岁，1天前以"右卵巢囊肿"于超声下行穿刺介入治疗，抽出淡黄色黏稠液体约200ml。术后出现下腹剧痛伴恶心、呕吐。查体：腹部压痛、肌紧张，以右下腹明显。超声提示肿瘤较穿刺前明显缩小。该病人最可能的诊断是
A. 卵巢肿瘤蒂扭转　　B. 穿刺后继发感染
C. 卵巢肿瘤破裂　　D. 卵巢肿瘤囊内出血
E. 肿瘤恶变转移

28.【答案】C
【解析】卵巢囊肿在超声引导下穿刺抽液，操作后出现剧烈腹痛，很有可能发生囊肿破裂或者囊内液顺着穿刺孔流出刺激腹膜引起腹痛，因此选C是正确的；A、D应表现为肿瘤体积不变或增大；B出现的时间过早；E.一般可疑恶变的卵巢囊肿，禁忌经腹部穿刺抽液，以免肿物破裂和转移。
【考点】卵巢肿瘤破裂的临床表现☆☆
【难度】难

29. 女性，18岁，发现右卵巢肿物3个月，超声提示右侧卵巢直径约6cm混合性回声区，界限清，内见强光团。该病人若突发下腹痛，最可能的原因是
A. 卵巢肿瘤蒂扭转　　B. 卵巢肿瘤破裂
C. 卵巢肿瘤囊内出血　　D. 卵巢肿瘤继发感染
E. 卵巢肿瘤恶变

29.【答案】A
【解析】超声表现提示卵巢畸胎瘤可能性大，易发生蒂扭转。
【考点】卵巢肿瘤蒂扭转的临床表现☆☆
【难度】易

30. 女性，35岁，痛经明显。超声见右侧卵巢直径约7cm囊肿，内呈毛玻璃样回声。该病人本次月经第2天突发剧烈腹痛伴恶心呕吐，查体：腹部压痛及肌紧张明显，最可能的原因是
A. 卵巢肿瘤蒂扭转　　B. 卵巢肿瘤破裂
C. 卵巢肿瘤囊内出血　　D. 卵巢肿瘤继发感染
E. 卵巢肿瘤恶变

30.【答案】B
【解析】超声提示为卵巢子宫内膜异位囊肿，易于经期前后、性交后出血破裂。
【考点】卵巢肿瘤破裂引起的妇科急腹症☆☆
【难度】易

31. 女性，23岁，已婚，晨起突发右下腹剧痛1小时，伴恶心、呕吐。双合诊检查右附件区可及直径6cm包块，界限清楚，张

31.【答案】A
【解析】B为腹腔内出血、大量炎性渗出液或肿瘤腹水表现；C为失血性表现；D为阑尾炎、盆腔炎等炎性疾

病表现,卵巢肿瘤蒂扭转通常只引起白细胞轻度升高;E为流产、异位妊娠等妊娠相关疾病表现。

【考点】卵巢肿瘤蒂扭转的临床表现☆☆

【难度】中

力较大,触痛阳性,以肿物与右侧宫角处压痛为著。下列辅助检查中,最可能出现的结果是

A. 超声见右卵巢混合性肿物直径约6cm

B. 超声见盆腔大量游离液,深约60mm

C. 血常规示血红蛋白59g/L

D. 血常规示白细胞20×10^9/L

E. 血清人绒毛膜促性腺激素13 000IU/L

32. 女性,26岁,晨起突发左下腹剧烈绞痛,伴恶心、呕吐4小时。结合查体及超声等辅助检查,以"左卵巢肿瘤蒂扭转"行剖腹探查术。术式的选择应该依据

A. 肿瘤是否破裂

B. 肿瘤是否变色

C. 肿瘤大小

D. 卵巢血供及术中冰冻切片分析

E. 盆腹腔积液情况

32.【答案】D

【解析】卵巢肿瘤蒂扭转的处理,不仅要考虑卵巢是否坏死,还要考虑肿瘤有无恶变可能。

【考点】卵巢肿瘤蒂扭转的处理原则☆☆

【难度】难

33. 女性,22岁,未生育,因右侧卵巢囊实性肿物伴腹水行剖腹探查术。术中卵巢活检冰冻切片回报为"结核"。下一步的处理

A. 关腹,进行规范的抗结核药物治疗

B. 右侧肿物剥除术,术后进行规范的抗结核药物治疗

C. 盆腔病灶清除术,术后进行规范的抗结核药物治疗

D. 右附件切除术,术后进行规范的抗结核药物治疗

E. 右附件切除术,左侧卵巢活检,术后进行规范的抗结核药物治疗

33.【答案】A

【考点】盆腔结核的治疗原则☆☆

【难度】易

34. 女性,25岁,已婚,末次月经25天前。因"突发右下腹痛伴肛门坠胀感1小时"入院。妇科检查:后穹窿饱满,宫颈举摆痛(+),子宫漂浮感。最可能的诊断是

A. 输卵管妊娠破裂

B. 卵巢黄体破裂

C. 阑尾炎穿孔

D. 右侧卵巢肿瘤蒂扭转

E. 不全流产

34.【答案】B

【考点】妇科急腹症的诊断☆☆

【难度】易

35. 已婚女性,以输卵管妊娠破裂就诊。下列描述,**最不常见**的临床表现是

A. 突发一侧下腹部撕裂样疼痛

B. 不规则阴道流血,量少,色暗红

C. 短期停经后阴道大量、持续流血

D. 出现晕厥休克表现

E. 出现排便感

35.【答案】C

【解析】仅少数输卵管妊娠病人出现阴道大量流血,似月经量。

【考点】异位妊娠的临床表现☆☆

【难度】易

36. 女性，40 岁，已婚，以下腹痛伴发热 5 天就诊。门诊以“盆腔脓肿”收入院治疗。下列**不是**需要进行手术治疗的指征

A. 药物治疗 72 小时后体温不降

B. 盆腔包块增大

C. 脓肿持续存在

D. 妇科检查见宫颈管内大量脓液流出

E. 可疑脓肿破裂

36.【答案】D

【解析】ABCE 都是盆腔炎性包块的手术指征，而 D 宫颈管内有大量脓液流出，只能说明宫腔内有积脓，不必须手术的指征。

【考点】盆腔炎性疾病的手术指征☆☆

【难度】中

37. 女性，25 岁，停经 8 周时以“早孕”自行药物流产失败。6 周后突发下腹剧烈疼痛，晕厥 1 次，四肢湿冷，面色苍白，腹部移动性浊音(+)，最可能的诊断是

A. 胎盘早剥

B. 妊娠黄体破裂

C. 输卵管间质部妊娠破裂

D. 剖宫产子宫瘢痕妊娠伴破裂

E. 盆腔脓肿破裂

37.【答案】C

【解析】急性内出血表现，结合近期妊娠史，异位妊娠诊断可能性大。停经 14 周，多为间质部妊娠破裂。

【考点】异位妊娠的临床表现☆☆

【难度】难

38. 女性，32 岁，已婚，以突发右下腹痛，伴晕厥 1 次，急诊检查病人面色苍白，血压 80/50mmHg，右下腹压痛、反跳痛、肌紧张，尿妊娠试验(+)，初步诊断为右侧输卵管妊娠破裂。若要决定进一步治疗方案，下列检查结果最有指导价值的是

A. 妇科检查宫颈举摆痛阳性

B. 血妊娠试验(+)

C. 右下腹压痛(+)

D. 血常规血红蛋白 75g/L

E. 妇科检查一侧附件区触及直径约 5cm 不规则包块

38.【答案】D

【解析】已经确诊宫外孕，失血性休克，中度贫血；血压下降和血红蛋白低，需要立即抢救病人生命的程度，必须立即开放静脉、配血、准备输血、术前准备、向家属交代病情，急诊手术。

【考点】异位妊娠的手术治疗☆☆

【难度】中

39. 女性，28 岁，突发阴道流血伴剧烈下腹痛来诊。下一步应采取的措施**不包括**

A. 询问末次月经时间、阴道流血时间及流血量

B. 询问既往妊娠史

C. 监测血压、脉搏等生命体征

D. 立即予哌替啶(杜冷丁)镇痛及氨甲环酸止血

E. 立即开放静脉予晶体液输注

39.【答案】D

【解析】急腹症病人应监测生命体征、保证有效循环、尽快查找病因，慎用止痛药以免掩盖病情变化。

【考点】妇科急腹症的处理原则☆☆

【难度】中

40. 27 岁女性，以停经 45 天，下腹痛伴腹泻 1 天入院。妇科检查右附件区可及直径约 4cm 不规则触痛包块。血清人绒毛膜促性腺激素 1 800IU/L，超声提示宫腔空虚，右附件区见混合回声包块直径约 4cm。下一步应选择的药物治疗是

A. 米非司酮　　B. 米索前列醇

C. 甲氨蝶呤　　D. 缩宫素

E. 氟尿嘧啶

40.【答案】C

【解析】病人为异位妊娠表现，C 为常用药物；ABD 用于终止宫内妊娠；E 多用于滋养细胞肿瘤的化疗。

【考点】异位妊娠的药物治疗☆☆

【难度】中

【A3/A4 型题】

(1~10 题共用题干)

女性,42 岁,孕 3 产 2,5 天前因停经 50 天,于私人诊所行人工流产术,3 天前出现下腹痛,逐渐加重。

1. 进一步询问病史,下列和目前疾病诊断**不相关**的是
   A. 有无发热　　B. 阴道流血情况
   C. 有无晕厥　　D. 体重变化
   E. 有无肛门坠胀感

1.【答案】D
【解析】急性腹痛,短期病程,体重变化多不明显。
【考点】妇科急腹症的诊断☆☆
【难度】易

2. 进行体格检查时,下列与病人目前疾病**无关**的是
   A. 下腹压痛、反跳痛、肌紧张
   B. 阴道内见脓血性分泌物
   C. 子宫稍大、质地软
   D. 宫颈举摆痛
   E. 皮肤多毛、痤疮

2.【答案】E
【解析】该病人急性腹痛可能系妊娠、感染及腹腔内出血等相关疾病。E为多囊卵巢综合征的典型表现,与本次急性病程无关。
【考点】妇科急腹症的诊断☆☆
【难度】易

3. 为进一步明确诊断,下列检查**不是**目前急需进行的是
   A. 超声检查
   B. 血常规
   C. 阴道分泌物检查及细菌培养
   D. 血 hCG
   E. 血清 C 反应蛋白

3.【答案】D
【解析】清宫术后 5 天,即使宫内妊娠清宫完全,hCG 亦尚未降至正常,无法与异位妊娠、人工流产不全相鉴别。
【考点】妇科急腹症的鉴别诊断☆☆
【难度】中

4. 病人化验检查回报:白细胞 13×10^9/L,血红蛋白 110g/L,超声提示右附件区混合回声区约 43mm × 35mm × 32mm,盆腔积液约 63mm,为进一步明确诊断,可行的下列检查是
   A. 血清 C 反应蛋白　　B. 后穹窿穿刺
   C. 腹腔镜检查　　D. 基础体温测定
   E. 盆腔 CT

4.【答案】B
【解析】后穹窿穿刺可进一步了解盆腔积液性状,以鉴别诊断腹腔内出血和炎性渗出液。
【考点】妇科急腹症的鉴别诊断☆☆
【难度】中

5. 该病人妇科检查见脓性分泌物自宫颈管流出,右附件区触及直径约 4cm 不规则触痛包块,后穹窿穿刺抽出脓性液体约 10ml,则下一步合适的处理是
   A. 尽快行开腹或腹腔镜手术探查病灶情况
   B. 穿刺出的液体尽快送细菌培养及药敏试验,依结果选用敏感抗生素静脉滴注
   C. 若已排除阑尾炎可能,应尽快依经验选择广谱抗生素静脉滴注
   D. 予胃肠减压、禁食水、补液治疗
   E. 再次清宫,以免妊娠残留物继续加重感染

5.【答案】C
【解析】目前考虑存在盆腔感染,应先予经验性、广谱、及时、个体化的抗生素治疗,可同时予半卧位、高热量高蛋白流食或半流食及补液等支持治疗。手术治疗主要用于抗生素控制不满意病例。目前没有宫腔急性出血症状,此时行宫腔操作,有加重感染播散风险。
【考点】盆腔炎性疾病的治疗☆☆
【难度】中

6. 考虑该病人最可能的感染途径是
A. 沿生殖道黏膜上行感染
B. 经淋巴系统蔓延
C. 经血循环传播
D. 原有阑尾炎直接蔓延
E. 人流穿孔损伤肠道引起化学性腹膜炎继发感染

6.【答案】B
【解析】经淋巴系统蔓延是流产后感染的主要感染途径。
【考点】盆腔炎性疾病的感染途径☆☆
【难度】中

7. 病人予喹诺酮类抗生素静脉滴注3天后,仍持续高热,腹痛加重,伴腹胀、恶心、呕吐。查体下腹部压痛、反跳痛明显,并伴有肌紧张。复查血常规白细胞 $18 \times 10^9/L$,血红蛋白112g/L,复查超声提示右附件区混合回声区约83mm×67mm×54mm,下一步建议是
A. 尽快手术治疗
B. 依细菌培养结果更换敏感抗生素
C. 加用中药治疗
D. 予胃肠减压、禁食水、补液治疗
E. 加用糖皮质激素以尽快退热

7.【答案】A
【解析】盆腔脓肿经药物治疗48~72小时,体温持续不降,病人中毒症状加重或包块增大者,应及时手术,以免发生脓肿破裂。
【考点】盆腔炎性疾病的手术治疗☆☆
【难度】中

8. 该病人若选择手术治疗,术中见右侧输卵管卵巢充血水肿重,并粘连包裹形成约8cm×6cm×5cm脓肿,左侧输卵管卵巢充血、水肿,可见正常形态,建议的术式是
A. 脓肿切开引流,尽量保留患侧输卵管卵巢功能
B. 右侧附件切除
C. 右输卵管造口及通液术
D. 双侧输卵管切除术
E. 全子宫双附件切除术

8.【答案】B
【解析】盆腔炎性疾病的手术原则以切除病灶为主,手术范围应根据病变范围、病人年龄、一般状态等全面考虑。该病人42岁,孕3产2,右侧附件区脓肿,应予以切除;左侧附件尚存正常形态,应予以保留。
【考点】盆腔炎性疾病的手术治疗☆☆
【难度】难

9. 若该病人分泌物细菌培养提示为淋病奈瑟氏菌感染,下一步的治疗及随访**不正确**的是
A. 对出现症状前30天内接触过的性伴进行检查
B. 治疗后4~6周复查病原体
C. 喹诺酮类药物不作为首选
D. 若治疗不及时,可能出现输卵管积水等后遗症
E. 若治疗不及时,常在急性期后4~8周出现慢性盆腔痛

9.【答案】A
【解析】对于盆腔炎性疾病病人出现症状前60天内接触过的性伴进行检查和治疗。
【考点】盆腔炎性疾病的随访、性伴侣的治疗、后遗症☆☆
【难度】中

10. 病人术后1年因腹痛反复发作就诊,妇科检查与本病**无关**的体征是
A. 子宫左侧触及8cm×3cm×3cm条索状肿物,轻压痛
B. 子宫固定,双侧附件区增厚,弹性差
C. 双侧子宫骶骨韧带增粗、增厚,触痛(+)
D. 子宫直肠陷凹处触及黄豆大触痛结节
E. 左附件区触及直径约5cm不规则囊性肿物,活动差,界

10.【答案】D
【解析】D为盆腔子宫内膜异位结节表现。
【考点】盆腔炎性疾病后遗症的临床表现☆☆
【难度】中

限不清

(11~21 题共用题干)

女性,31 岁,已婚,因“晕厥摔倒在路边”被过路行人平车送入急诊。病人面色苍白,神情淡漠,诉腹痛。查体:血压 80/50mmHg,脉搏 124 次 /min,下腹压痛、反跳痛,移动性浊音(+)。

11. 病人目前尚呼之能应,若需要在短时间内询问病史,目前最不急于询问的是
A. 月经及阴道流血情况
B. 摔倒前有无外伤、合房或其他诱因
C. 近期有无类似发作
D. 有无恶心、呕吐、发热等疼痛伴随症状
E. 有无肛门坠胀感

12. 若行妇科检查,下列情况最可能出现的是
A. 一侧附件区触及界限清楚的肿物,张力大,触痛明显
B. 宫颈举痛(+),一侧附件区或子宫直肠陷凹处触及不规则触痛包块
C. 双侧附件区压痛明显
D. 宫口松弛,见肉样组织堵塞于宫口
E. 子宫后倾后屈,与周围组织粘连固定;双附件区片状增厚,有触痛

13. 该病人若行后穹窿穿刺,最可能出现的情况是
A. 抽出脓性积液 10ml　B. 抽出咖啡色黏稠液体 10ml
C. 抽出淡绿色液体 10ml　D. 抽出不凝血 10ml
E. 抽出淡血性液体 10ml

14. 若该病人后穹窿穿刺抽出不凝血,则血常规最可能的结果是
A. 白细胞 20×10^9/L　B. 血小板 30×10^9/L
C. 血红蛋白 127g/L　D. 红细胞 4.15×10^{12}/L
E. 白细胞 11.2×10^9/L

15. 为进一步评估病情,下列各项检查,目前最不急于进行的是
A. 血清 C 反应蛋白　B. 血或尿 hCG 测定
C. 盆腔超声　D. 全腹 CT
E. 凝血功能

16. 超声提示右侧附件区不规则回声区 73mm × 68mm × 74mm,盆腔积液 66mm,子宫漂浮其中。为进一步明确诊断,下列最有价值的结果是

11.【答案】E
【解析】少量盆腔积血积液时可刺激子宫直肠陷凹出现肛门坠胀感,病人已移动性浊音(+),说明已有盆腹腔大量积血或积液,不必再关注此症状。
【考点】妇科急腹症的表现☆☆
【难度】中

12.【答案】B
【解析】该病人系盆腹腔内出血休克表现。A 为卵巢肿瘤蒂扭转体征;C 为盆腔炎性疾病急性期表现;D 为不全流产表现;E 为盆腔炎性疾病后遗症或肿瘤、结核等慢性疾病的表现。
【考点】妇科急腹症的鉴别诊断☆☆
【难度】中

13.【答案】D
【解析】该病人来诊时面色苍白,神情淡漠,血压降低,脉搏加快,伴移动性浊音(+),提示盆腹腔内出血引起的休克表现。
【考点】妇科急腹症的诊断☆☆
【难度】中

14.【答案】E
【解析】休克早期白细胞可因血液浓缩代偿性轻度升高。其他与失血性休克表现不符。
【考点】异位妊娠的临床表现☆☆
【难度】中

15.【答案】A
【解析】本病以急性盆腹腔内出血引起的休克为主要表现,A 为评估炎性疾病的相关指标。
【考点】妇科急腹症的诊断☆☆
【难度】中

16.【答案】B
【解析】前述已提示为腹腔内出血致休克,人绒毛膜促性腺激素升高提

A. 血常规血红蛋白 56g/L
B. 血清人绒毛膜促性腺激素 8 687IU/L
C. 血常规白细胞 11.2×10^{12}/L
D. 血沉 18mm/h
E. C 反应蛋白 12mg/L

示为妊娠相关疾病。其他各项可为失血性休克的典型表现或代偿表现。
【考点】异位妊娠的诊断☆☆
【难度】易

17. 目前该病人应尽快采取的措施中**不包括**
A. 开放静脉补液
B. 监测生命体征
C. 积极备血，尽快输注红细胞等血制品
D. 根据经验选用抗生素静脉滴注
E. 尽快完善术前准备，绿色通道急诊手术

17.【答案】D
【解析】失血性休克，以止血、抢救休克为首要治疗措施。
【考点】妇科急腹症的治疗☆☆
【难度】中

18. 术中探查见盆腔积血约 2 000ml，右侧输卵管间质部见约 1cm 破口，有活动性出血并见绒毛样组织堵塞其中。下一步应进行的处理是
A. 将破口处绒毛取出，并修补输卵管破口
B. 切除右侧输卵管并楔形切除部分右侧宫角
C. 切除右侧输卵管
D. 切除右侧输卵管间质部，并将壶腹部与宫角缝合
E. 切除子宫及右侧附件

18.【答案】B
【解析】输卵管间质部妊娠手术应行子宫角部楔形切除及患侧输卵管切除，必要时切除子宫。
【考点】异位妊娠的手术治疗☆☆
【难度】中

19. 由术中所见推测，病人的末次月经大约是
A. 4 周前
B. 6 周前
C. 8~12 周前
D. 12~16 周前
E. 16~18 周前

19.【答案】D
【解析】输卵管间质部妊娠破裂常发生于 12~16 周。
【考点】异位妊娠的病理特点☆☆
【难度】中

20. 若病人行保守性手术后，出现下列哪种情况，需考虑存在持续性异位妊娠可能
A. 术后 1 日，血 hCG 下降 70%
B. 术后 3 日，血 hCG 下降 70%
C. 术后阴道流血明显增多
D. 术后 7 日，血 hCG 未降至术前的 10% 以下
E. 术后 14 日，血 hCG 未降至术前的 10% 以下

20.【答案】E
【解析】若保守性手术术后血 hCG 升高，术后 1 日血 hCG 下降 <50%，或术后 12 日血 hCG 未降至术前的 10% 以下，均可诊断为持续性异位妊娠。
【考点】持续性异位妊娠的诊断☆☆
【难度】难

21. 对于持续性异位妊娠的描述，下列**错误**的是
A. 多发生于输卵管妊娠保守性手术后，残余滋养细胞继续生长
B. 可引起腹痛等症状，可能再次出现腹腔内出血
C. 首选甲氨蝶呤治疗
D. 必要时可再次手术
E. 多表现为术后 hCG 持续不降

21.【答案】E
【解析】若保守性手术术后血 hCG 升高，术后 1 日血 hCG 下降 <50%，或术后 12 日血 hCG 下降 70%，均可诊断为持续性异位妊娠。
【考点】持续性异位妊娠的诊断与治疗☆☆
【难度】中

(22~31 题共用题干)

女性,25 岁,未婚,孕 2 产 0。因“左卵巢囊肿 8cm”行超声下穿刺失败后 5 小时,腹痛渐进性加重前来就诊。

22. 下列疾病中,最**不可能**的是

A. 卵巢肿瘤囊内出血　　B. 卵巢肿瘤破裂

C. 消化道穿孔　　D. 卵巢肿瘤蒂扭转

E. 卵巢肿瘤恶变

22.【答案】E

【解析】肿瘤恶变属慢性病程,因此正确答案 E。病人有盆腔介入治疗病史,治疗后出现腹痛应排除囊内出血、破裂、扭转等并发症,也应警惕介入治疗过程中肠道等周围脏器损伤可能。

【考点】卵巢肿瘤并发症☆☆

【难度】中

23. 详细询问病史,下列症状最**不可能**出现的是

A. 下腹剧烈绞痛,伴恶心、呕吐

B. 伴阴道脓性分泌物

C. 出现晕厥、休克 1 次

D. 有肛门坠胀感

E. 伴发热

23.【答案】B

【解析】感染多继发于肿瘤蒂扭转或破裂。本例病人腹痛时间短,尚未及出现典型的感染症状。肿瘤破裂、出血时亦可出现吸收热。

【考点】卵巢肿瘤并发症☆☆

【难度】中

24. 下列妇科检查过程中,最**不可能**出现的是

A. 子宫增大,宫口松弛,宫体压痛明显

B. 左附件区可及直径约 4cm 肿物,界限不清,触痛阳性

C. 左附件区可及直径约 8cm 肿物,界限清晰,张力大,触痛明显

D. 后穹窿饱满,宫颈举摆痛

E. 子宫直肠陷凹处可及黄豆大触痛结节

24.【答案】A

【解析】B 为肿物破裂表现;C 为肿瘤蒂扭转表现;D 为肿物破裂致内出血表现;E 为卵巢子宫内膜异位囊肿常合并盆腔其他部位子宫内膜异位结节;A 多为流产、宫腔感染表现。

【考点】卵巢肿瘤并发症的临床表现☆☆

【难度】中

25. 若查体后穹窿饱满,宫颈举摆痛,左附件区可及直径约 4cm 肿物,界限不清,触痛阳性。超声检查最可能的表现是

A. 左卵巢低回声肿物,直径约 4cm

B. 左卵巢见卵泡约 15 个,最大直径约 8mm

C. 左卵巢外侧见腊肠样囊性肿物 8cm × 4cm × 4cm

D. 左卵巢囊性肿物直径约 4cm,内呈毛玻璃样改变,盆腔积液约 35mm

E. 左卵巢未见异常回声

25.【答案】D

【解析】腹痛后肿物缩小,伴后穹窿饱满及宫颈举摆痛,提示存在肿物破裂可能。

【考点】卵巢肿瘤破裂的临床表现☆☆

【难度】中

26. 为进一步明确诊断,应尽快行哪项检查

A. 后穹窿穿刺　　B. 血常规检查

C. 血沉检查　　D. 血清 CA125 检测

E. 血清 C 反应蛋白水平

26.【答案】A

【解析】后穹窿穿刺有助于了解盆腔积液性质。

【考点】妇科急腹症的诊断与鉴别诊断☆☆

【难度】中

27. 若后穹窿穿刺抽出咖啡色液体约 5ml,病人的化验检查回报最可能的结果是

A. 白细胞 20×10^9/L,Hb 57g/L

B. 人绒毛膜促性腺激素 3 280IU/L

27.【答案】E

【解析】子宫内膜异位症可引起血清 CA125 轻度升高。

【考点】卵巢肿瘤的鉴别诊断☆☆

【难度】中

C. 癌胚抗原 268μg/L
D. 甲胎蛋白 342U/ml
E. CA125 127U/ml

28. 追问病史，下列与本病**无关**的症状是
A. 经前一天下腹痛明显，并放射至会阴部
B. 深部性交痛
C. 月经淋漓不尽
D. 月经稀发，周期延长
E. 经期尿频尿痛

28.【答案】D
【解析】子宫内膜异位症可表现为下腹痛及腰骶部痛，可放射至会阴、肛门；可出现深部性交痛，月经来潮前最明显；若出现黄体功能不良、卵巢实质病变，可引起月经量增多、经期延长、月经淋漓不尽等；若合并膀胱内异症，常在经期出现尿痛和尿频。
【考点】子宫内膜异位症的临床表现☆☆
【难度】中

29. 若行手术治疗，适宜选择的下列术式是
A. 卵巢囊肿剥除术　B. 左附件切除术
C. 子宫及左附件切除术　D. 卵巢破口修补术
E. 左侧输卵管整形术

29.【答案】A
【解析】年轻未婚育女性，以保守性术式为主，尽可能多保留卵巢组织及恢复正常的盆腔解剖结构。
【考点】子宫内膜异位症的治疗☆☆
【难度】易

30. 术中若对病变情况进行分期，**不是**评估指标的是
A. 卵巢病灶大小　B. 输卵管粘连范围
C. 腹膜有无病灶　D. 子宫直肠陷凹情况
E. 正常卵巢组织大小

30.【答案】E
【考点】子宫内膜异位症的 AFS 分期☆☆
【难度】中

31. 若术后追加药物治疗，**不予**推荐的是
A. 炔雌醇环丙孕酮片
B. 宫腔放置左炔诺孕酮宫内缓释系统
C. 亮丙瑞林
D. 丙酸睾酮
E. 米非司酮

31.【答案】D
【解析】子宫内膜异位症手术后为防止复发，可用假孕疗法或者假绝经疗法抑制卵巢分泌激素，使残留病灶萎缩，并缓解盆腔痛。
【考点】子宫内膜异位症的药物治疗☆☆
【难度】中

【案例分析题】

案例一：女性 35 岁，孕 1 产 0，以“性交后突发下腹痛 3 小时，晕厥 1 次，伴恶心、呕吐、里急后重”凌晨 1 点平车推入急诊室就诊。末次月经 25 天前。诉 1 年前妇科体检无异常。

提问 1：若询问病史，应重点询问
A. 腹痛诱因　B. 末次月经量多少
C. 有无发热　D. 排气排便情况
E. 有无性交后出血　F. 是否避孕
G. 既往病史

提问 1：【答案】ABCDEFG
【解析】急诊病人应详细询问现病史、既往史、个人史、月经生育史和家族史。
【考点】妇科急腹症的病史采集☆☆
【难度】易

提问 2：询问病史的同时，应尽快进行的处理包括
A. 建立静脉输液通道
B. 取血检测血型、配血
C. 尿 hCG 检查
D. 测量血压、脉搏，评估生命体征

提问 2：【答案】ABCDEF
【解析】MRI 检查扫描时间长，且生命体征不稳定病人不宜予造影剂输注；该病人已出现失血性休克表现，此时半卧位会加重头部缺血缺氧。
【考点】妇科急腹症的诊断与治疗☆☆
【难度】中

E. 请上级医师尽快前来指导抢救

F. 联系急诊超声检查

提问 3：

查体：血压 80/40mmHg，脉搏 118 次 /min，神情淡漠，面色苍白，四肢厥冷。腹部膨隆，压痛、反跳痛，以右下腹为重，移动性浊音(+)。下一步必要的处理有

A. 尽快将病人挪至妇科检查床行双合诊检查及后穹窿穿刺

B. 腹腔穿刺

C. 急查血常规及血型、凝血功能

D. 备皮、备血等术前准备

E. 通知家属：病人病情危重，尽快筹集急诊抢救及手术费用

F. 妇科超声

G. 血 / 尿 hCG

H. 血 / 尿淀粉酶

提问 3：【答案】BCDFGH

【解析】休克并疑有腹腔内出血的病人，尽量避免随意搬动；病人已是休克失代偿期，生命体征不稳定，应急诊绿色通道尽快手术，体现人文关怀和人道主义救治精神。

【考点】妇科急腹症的诊断与治疗☆☆

【难度】中

提问 4：

各项检查回报：血常规白细胞 11.4×10^9/L，中性粒细胞 79.2%，血红蛋白 53g/L；血人绒毛膜促性腺激素阴性。超声提示：右附件区 9.5cm × 8.7cm × 8.2cm 不规则混合回声团块，盆腔积液 68mm。可能的诊断是

A. 急性胃穿孔

B. 阑尾炎

C. 右侧卵巢黄体破裂

D. 右侧卵巢肿瘤蒂扭转

E. 失血性贫血(重度)

F. 右侧卵巢子宫内膜异位症囊肿破裂

G. 失血性休克(失代偿期)

提问 4：【答案】CEG

【解析】病人为腹腔内出血引起的失血性休克表现，F 虽为肿物破裂，但多不引起急性大量失血。

【考点】妇科急腹症的鉴别诊断☆☆

【难度】中

提问 5：下一步的治疗包括

A. 输注悬浮红细胞

B. 输注血浆

C. 输注血小板

D. 输注凝血因子

E. 抗生素静脉滴注

F. 绿色通道尽快行剖腹探查术

G. 绿色通道尽快行腹腔镜探查手术

提问 5：【答案】ABF

【解析】重度失血性贫血应输注红细胞及血浆；病情危急，生命体征不稳定，诊断不完全确定，以剖腹探查为宜。

【考点】妇科急腹症的治疗☆☆

【难度】中

提问 6：术中见盆腹腔积血约 2 000ml，子宫正常大小，表面光滑，右侧卵巢见直径约 8cm 囊实性肿物，囊壁见散在乳头样突起，表面 2cm 破口处见活动性出血。左卵巢表面见绿豆大黄色实性赘生物。术中应采取的下列措施有

A. 切除右侧附件

B. 切除左侧卵巢表面结节送检

C. 充分探查大网膜、阑尾、结肠测沟、子宫直肠陷凹、膀胱子宫反折腹膜、肝脾胃表面、膈下等处有无异常病灶

提问 6：【答案】ABCG

【解析】年轻未生育病人，生命体征不稳定，无法行术中快速病理诊断，应以保守性手术为宜，先保留生育功能，待术后病理明确肿瘤性质及组织学类型后决定后续治疗方案。

【考点】卵巢肿瘤的治疗原则☆☆

【难度】中

D. 切除左侧附件
E. 剥除右侧肿物
F. 行全面的肿瘤分期手术，切除大网膜、阑尾、盆腔及腹主动脉旁淋巴结
G. 向病人家属交代：夜间急诊手术，无法送冰冻切片分析，病人生命体征不平稳，暂行保守性手术，存在二次手术可能
H. 顺铂腹腔内给药
I. 右侧卵巢修补术
J. 全子宫双附件切除术

案例二：女性，32 岁，因不孕症，30 天前行“促排卵 + 人工授精”治疗，现突发下腹痛 2 小时伴阴道流血来诊。

提问 1：该病人应该考虑的诊断有
A. 流产
B. 异位妊娠
C. 黄体破裂
D. 卵巢肿瘤蒂扭转
E. 卵巢过度刺激综合征
F. 盆腔炎性疾病
G. 卵巢子宫内膜异位囊肿破裂

提问 2：
入院查体：血压 95/65mmHg，脉搏 112 次 /min，下腹压痛反跳痛阳性，移动性浊音阳性。妇科检查：后穹窿饱满，阴道内少许血迹自宫颈管内流出，宫口不松，宫颈举摆痛阳性，子宫体稍大，左附件区可及直径约 5cm 不规则触痛包块。可能的诊断有
A. 流产
B. 异位妊娠
C. 黄体破裂
D. 卵巢肿瘤蒂扭转
E. 卵巢过度刺激综合征
F. 盆腔炎性疾病
G. 卵巢子宫内膜异位囊肿破裂

提问 3：为进一步明确诊断，下列检查适宜的有
A. 后穹窿穿刺　　B. 超声检查
C. 盆腹腔 CT　　D. 血 hCG 测定
E. 输卵管造影　　F. 血常规
G. 血沉测定

提问 4：若后穹窿穿刺抽出不凝血 10ml，进一步处理恰当的是
A. 开放静脉，积极补液
B. 监测生命体征
C. 积极术前准备

提问 1：【答案】ABCDE
【解析】该病人有促排卵治疗史及停经史，应注意妊娠相关诊断及促排卵后卵巢异常排卵及增大可能。
【考点】妇科急腹症的诊断☆☆
【难度】中

提问 2：【答案】BC
【解析】病人为盆腔内出血的相关表现，结合病史，应考虑异位妊娠或妊娠黄体破裂可能。
【考点】妇科急腹症的诊断☆☆
【难度】中

提问 3：【答案】ABCDF
【解析】了解有无腹腔内出血、明确妊娠相关诊断。
【考点】妇科急腹症的诊断☆☆
【难度】中

提问 4：【答案】ABCDF
【解析】病人腹腔内出血明确，已为休克失代偿期，有急诊手术指征。
【考点】妇科急腹症的治疗☆☆
【难度】中

D. 剖腹探查术
E. 宫腔镜检查术
F. 积极配血，必要时输血

案例三：60 岁女性，突发右下腹剧烈疼痛 1 小时，伴恶心、呕吐。查体：痛苦面容，血压 130/90mmHg，脉搏 92 次 /min，右下腹局限性压痛，无反跳痛、肌紧张，移动性浊音阴性。双合诊于子宫右上方触及直径约 7cm 触痛包块，边界清，张力较大。

提问 1：下列应进行的进一步辅助检查包括
A. 血常规
B. 超声检查
C. 血清肿瘤标记物测定
D. 盆腹腔 CT
E. 后穹窿穿刺
F. C 反应蛋白测定
G. 血培养

提问 1：【答案】ABCD
【解析】病人目前无盆腔内出血及急性炎性疾病的典型表现，可暂不行检查。
【考点】妇科肿瘤蒂扭转的诊断☆☆
【难度】中

提问 2：超声提示右附件区肿物大小约 7cm × 7cm × 6cm，囊性为主，内见约 1cm × 2cm × 2cm 实性部分；CA125 回报为 56IU/ml。该病人若行手术治疗，下列正确的是
A. 可行腹腔镜检术
B. 必要时行剖腹探查术
C. 术中探查肿物有无扭转，决定行右侧附件切除术或右侧卵巢肿物切除术
D. 切除右侧附件
E. 可同时切除子宫及左侧附件
F. 若病人身体状况允许，可同时切除大网膜、阑尾、盆腔淋巴结及腹主动脉旁淋巴结

提问 2：【答案】ABDE
【解析】目前无晚期卵巢恶性肿瘤证据，可予腹腔镜探查，必要时中转开腹手术；绝经后女性，即使卵巢良性肿瘤，亦至少应行患侧附件切除；病人目前无恶性肿瘤直接证据，不可直接行卵巢癌分期手术。
【考点】卵巢肿瘤的手术治疗☆☆
【难度】中

提问 3：术中探查见：右侧卵巢肿物及蒂部扭转 360 度，淤血坏死明显。切除右侧附件后剖视见肿物包膜完整，囊腔内见 1cm × 2cm × 2cm 糟脆组织，下一步的处理包括
A. 建议病人同时切除子宫及左侧附件
B. 送术中冰冻切片分析，待结果回报后决定是否扩大手术范围
C. 全面探查腹膜及腹腔脏器表面并活检
D. 留取腹腔积液或腹腔冲洗液送细胞学检查
E. 同时切除大网膜、阑尾、盆腔淋巴结及腹主动脉旁淋巴结
F. 直接关腹，待术后石蜡病理切片结果回报后决定是否二次手术

提问 3：【答案】ABCD
【解析】病人目前无恶性肿瘤确切证据，不宜盲目扩大手术范围；但剖视标本可疑恶性肿瘤，应送术中冰冻切片分析并充分探查；绝经后病人，卵巢恶性肿瘤不除外，本次手术应切除子宫及双侧附件。
【考点】卵巢肿瘤的手术治疗☆☆
【难度】中

案例四：10 岁女性，未初潮，玩耍时突发右下腹剧痛伴恶心、呕吐、发热 1 天就诊。诉 1 年前曾有类似发作，家长扪及其“右下

腹包块”，于乡卫生院以“阑尾炎”予抗生素静脉滴注后腹痛缓解，包块消失。后反复数次发作，抗炎治疗后缓解。现由外科排除阑尾炎后，转妇科急诊会诊。

提问 1：应立即进行的相关化验检查包括

A. 麻醉下宫腔镜检查　B. 肛诊
C. 腹部查体　D. 超声检查
E. 后穹窿穿刺　F. 血常规
G. 腹腔镜探查

提问 2：肛诊右附件区直径约 8cm 触痛包块，界限清晰，张力大。白细胞 12×10^9/L，血红蛋白 103g/L。超声提示肿物以囊性为主，内见强光团。下一步的诊疗计划有

A. 嘱病人半卧位，以利盆腔炎症局限
B. 积极予广谱抗生素静脉滴注控制感染并尽快手术
C. 积极配血，尽快输血、补液
D. 尽快行腹腔镜探查手术
E. 先予广谱抗生素静脉滴注 3 天控制局部感染后，行腹腔镜或剖腹探查手术
F. 超声下穿刺介入治疗

提问 3：术中见右侧卵巢肿瘤直径约 8cm，囊壁水肿增厚，紫黑色，与右侧输卵管扭转 540°，输卵管水肿增粗至直径约 5cm，表面淤血重。应施行的术式为

A. 先剥除肿物，剖视并送术中冰冻切片分析，依快速病理结果决定具体术式
B. 直接切除右侧附件
C. 将肿物扭转的蒂部松解后，依血供缓解情况决定是否切除患侧卵巢
D. 仅切除右侧卵巢
E. 常规留取腹腔积液或腹腔冲洗液送细胞学检查
F. 探查并剖视对侧卵巢了解有无异常

案例五：25 岁女性，剖宫产术后 23 天，持续腹痛、发热 20 天，加重 5 天就诊。查体：神情淡漠，面容晦暗，端坐浅快呼吸，体温 39.5℃，血压 85/50mmHg，脉搏 124 次 /min，心率 26 次 /min。全腹膨隆，压痛、反跳痛、肌紧张明显，以下腹部为著，肠鸣音弱，移动性浊音阴性。

提问 1：应尽快进行的相关检查包括

A. 血尿常规　B. 血尿淀粉酶
C. 妇科超声　D. 诊断性刮宫
E. DIC 筛查　F. 全腹 CT
G. 腹腔穿刺

提问 2：该病人目前的治疗方案有

A. 持续监测生命体征

提问 1：【答案】BCDF

【解析】儿童期女性、急性腹痛、下腹包块病史，应首先考虑卵巢肿瘤蒂扭转可能。

【考点】妇科急腹症的诊断☆☆

【难度】中

提问 2：【答案】BD

【解析】可疑卵巢肿瘤蒂扭转，应尽快手术治疗。病人目前无严重失血表现，不需急诊输血。

【考点】卵巢肿瘤蒂扭转的治疗☆☆

【难度】中

提问 3：【答案】BE

【解析】肿瘤完全扭转致卵巢、输卵管坏死，应直接切除患侧附件，不可先行扭转复位，以免血栓脱落。

【考点】卵巢肿瘤蒂扭转的治疗☆☆

【难度】中

提问 1：【答案】ABCEF

【解析】重度感染并可疑感染中毒性休克表现，不宜诊断性刮宫以免感染播散；腹胀明显，移动性浊音阴性，应警惕肠梗阻可能，行腹腔穿刺有损伤肠管风险。DIC 为弥散性血管性凝血。

【考点】盆腔炎性疾病的诊断☆☆

【难度】中

提问 2：【答案】ABCDE

【解析】重症盆腹腔感染，出现感染中毒性休克表现，应尽快手术治疗；病人状态差，剖宫产术后 23 天，盆腔水肿粘连重，且目前是否有消化道损伤不明确，应行开腹手术以充分探查为宜。

【考点】盆腔炎性疾病的手术治疗☆☆

【难度】中

B. 持续吸氧
C. 积极配血，尽快与血浆输注等支持治疗
D. 积极完善术前准备，尽快手术
E. 以尽快剖腹探查手术为宜
F. 以尽快腹腔镜手术为宜
G. 胃肠减压、大剂量广谱抗生素静脉滴注并予血浆输注，72 小时后评估保守治疗效果后决定后续治疗方案

提问 3：如果术中见盆腹腔大量脓性积液，肠管水肿、粘连严重，质地脆，触之极易出血；子宫及双侧输卵管卵巢广泛水肿充血。正确的处理方式有
A. 取脓性积液送细菌培养及药敏试验
B. 甲硝唑充分冲洗盆腹腔，留置经腹、经盆腔引流管
C. 切除子宫
D. 切除一侧附件
E. 充分分离肠管粘连
F. 留置腹腔引流管
G. 术后抗炎治疗

提问 3：【答案】ABFG
【解析】年轻女性，无明显输卵管卵巢脓肿形成，手术应尽量保留生育功能；病人状态差，感染重，盆腹腔脏器质地脆，宜采用保守性手术，以免加重手术引起的脏器损伤。留置腹腔引流管和术后抗炎治疗是确保手术安全和治疗的措施。
【考点】盆腔炎性疾病的损伤治疗☆☆
【难度】难

第二节 妊娠相关阴道出血

【A1 型题】

1. 流产的定义是
A. 妊娠不足 28 周、胎儿体重不足 1 000g 而终止者
B. 妊娠不足 24 周、胎儿体重不足 600g 而终止者
C. 妊娠不足 12 周而终止者
D. 妊娠不足 20 周、胎儿体重不足 300g 而终止者
E. 妊娠不足 10 周而终止者

2. 早期流产的定义是
A. 妊娠不足 20 周、胎儿体重不足 300g 而终止者
B. 妊娠不足 24 周、胎儿体重不足 600g 而终止者
C. 妊娠不足 12 周而终止者
D. 妊娠不足 12 周而行人工流产终止者
E. 妊娠不足 10 周而终止者

3. 自然流产的原因较多，以下**不是**自然流产病因的是
A. 遗传基因缺陷
B. 母亲轻度贫血
C. 母亲黏膜下子宫肌瘤
D. 母亲过量抽烟
E. 母儿双方免疫不适应

1.【答案】A
【解析】我国将妊娠未达 28 周、胎儿体重不足 1 000g 而终止者，称为流产。
【考点】流产的定义☆
【难度】易

2.【答案】C
【解析】流产发生在 12 周前，称为早期流产。
【考点】早期流产的定义☆
【难度】易

3.【答案】B
【解析】此题主要考查自然流产的病因，包括胚胎遗传基因缺陷、母亲因素（全身性疾病，如全身性感染、高热、严重贫血；生殖器官异常，如子宫畸形、黏膜下子宫肌瘤、宫颈内口松弛等；内分泌异常，如甲状腺功能减退、严重糖尿病未控制、黄体功能不足；不良习惯，如过量吸烟、酗酒、过量咖啡因和海洛因等；创伤刺激，如外伤导致子宫创伤、过度紧张、恐惧）以及免疫功能异常（如母儿免疫不耐受）等。
【考点】自然流产的病因☆
【难度】易

4. 以下关于流产病因中染色体异常的描述，正确的是
A. 染色体异常的胚胎有 20% 发生早期流产
B. 通过流产胚胎的染色体检查我们可以知道其父母是否有染色体异常
C. 染色体异常包括数目异常和结构异常
D. 父母有染色体异常一定会遗传给他们的孩子
E. 流产物已做染色体检查就可以不用做病理学检查了

4.【答案】C
【解析】胚胎或胎儿染色体异常时早期流产最常见的原因，占 50%~60%，染色体异常包括数目异常和结构异常。
【考点】自然流产的病因☆
【难度】易

5. 关于流产的病理，以下说法**错误**的是
A. 孕 8 周前的早期流产，胚胎多死亡，随后底蜕膜出血，胚胎绒毛与底蜕膜分离、出血，妊娠物多可以完全排出，出血不多
B. 胚胎发育异常在早期流产可以分为两大类：一类是全胚发育异常包括无胚胎、结节状胚、圆柱状胚及发育阻滞胚；另一类为特殊发育缺陷，常见的有神经管畸形、肢体发育缺陷等
C. 孕 8~12 周时胎盘绒毛发育茂盛，与底蜕膜联系较牢固，流产物不易排出而部分滞留在宫腔内影响子宫收缩，故出血较多
D. 孕 12 周后胎盘已完全形成，流产时先出现腹痛，然后排出胎儿、胎盘
E. 胎儿在宫腔内死亡过久，被血块包围，形成血样胎块时不会引起出血不止

5.【答案】E
【考点】自然流产的病理☆
【难度】中

6. 按自然流产发展的不同阶段进行临床分型，**错误**的是
A. 复发性流产　　B. 先兆流产
C. 难免流产　　D. 不全流产
E. 完全流产

6.【答案】A
【解析】此题主要考查自然流产的临床类型，按发展的不同阶段分为先兆流产、难免流产、不全流产和完全流产，另外有三种特殊情况：稽留流产、习惯性流产和流产合并感染。
【考点】自然流产的类型☆
【难度】易

7. 以下关于流产的描述，正确的是
A. 免疫性复发性流产分病因分为自身免疫型和同种免疫型
B. 阴道流血，下腹阵痛，宫颈已扩张，胚胎堵塞于宫颈口的流产为先兆流产
C. 胚胎或胎儿死亡滞留于宫腔中尚未排出，子宫小于停经周数为难免流产
D. 不全流产时妊娠物尚未完全排出，嵌顿于宫颈口时不会引起大出血
E. 连续自然流产 4 次或以上称为复发性流产

7.【答案】A
【解析】此题主要考查流产类型的临床表现。胚胎组织堵塞于宫颈口为难免流产；胚胎死亡滞留于宫腔中尚未排出，为稽留流产；连续流产 3 次以上为复发性流产。
【考点】自然流产的临床表现☆
【难度】易

8. 除了临床症状和妇科检查结果，下列辅助检查最有助于流产的诊断和分型的是
A. 尿妊娠试验　　B. 血 β-hCG 测定

8.【答案】D
【考点】流产的诊断☆
【难度】中

C. 血孕酮测定　　D. 超声
E. DIC

9. 自然流产的诊断依据**不包括**
A. 停经、阴道流血　　B. 妇科检查
C. 血β-hCG、孕酮测定　　D. AMH测定
E. 超声

9.【答案】D
【解析】AMH为抗缪勒激素，是评估卵巢储备能力的指标。
【考点】自然流产的诊断☆
【难度】易

10. 先兆流产的处理**不包括**
A. 卧床休息，禁性生活，必要时可给对胎儿危害小的镇静剂
B. 黄体功能不足者可以每日或隔日肌内注射黄体酮10~20mg，或口服天然孕激素
C. 可以服用维生素E
D. 甲状腺功能低下者给予小剂量甲状腺素片
E. 不需要定期超声，可以等待孕12周后再行超声检查

10.【答案】E
【解析】先兆流产应适当休息，禁性生活，黄体功能不足者可以每日或隔日肌内注射黄体酮10~20mg，甲状腺功能低下者给予小剂量甲状腺素片，必要时需要复查超声，判断胚胎是否存活。
【考点】先兆流产的处理☆☆
【难度】易

11. 关于对流产处理的描述，正确的是
A. 先兆流产病人情绪波动大多属于正常现象，不需要处理
B. 不全流产确诊后应尽快清宫，如出血多有休克，则不应该清宫
C. 完全流产症状消失，超声确定宫内无残留，无感染征象，一般不需要特殊处理
D. 稽留流产因宫内有残留，即使凝血功能异常也需要立即清宫
E. 流产感染时，即使阴道流血多，也不宜清宫，需等待感染控制后再清宫

11.【答案】C
【解析】不全流产一经确诊，应尽快清宫，阴道大量流血伴休克，应同时输血输液，抗生素预防感染。稽留流产如凝血功能异常，应尽早输注新鲜血、血浆、纤维蛋白原等，待凝血功能好转好后，再行清宫。流产感染时，若阴道流血多，静脉滴注抗生素及输血同时，急诊清宫。
【考点】各种流产的处理☆
【难度】易

12. 关于稽留流产的处理，下列描述**错误**的是
A. 稽留流产处理困难，残留组织机化，刮宫困难
B. 稽留时间过长，可能发生凝血功能障碍，导致DIC，造成严重出血。需常规检测血常规、出凝血时间等
C. 若凝血功能正常，可以口服雌激素5天以提高子宫对缩宫素的敏感性后再刮宫
D. 如刮宫过程中机化严重，一次不能刮净，可于5~7天后再次刮宫
E. 凝血功能异常时，应该同时使用肝素、纤维蛋白原及输新鲜血，同时引产或刮宫

12.【答案】E
【解析】稽留流产如凝血功能异常，应尽早输注新鲜血、血浆、纤维蛋白原等，待凝血功能好转好后，再行清宫。
【考点】稽留流产的处理☆
【难度】中

13. 非免疫性复发性流产按病因分型**不包括**
A. 染色体异常型　　B. 生殖道解剖异常型
C. 内分泌异常型　　D. 生殖道感染型
E. 环境因素型

13.【答案】E
【考点】复发性流产的分型☆
【难度】难

14. 对宫颈内口松弛导致复发性流产治疗的描述，**不正确**的是
A. 可于妊娠前行宫颈内口修复术
B. 妊娠 14~18 周行宫颈内口环扎术
C. 宫颈环扎后需定期随访，分娩发动前拆线
D. 环扎有流产征象时不应拆除，可继续保胎
E. 羊膜囊已突出宫颈外口者可以轻揉试图还纳宫腔，胎膜未破无出血感染者仍可以行宫颈环扎术

14.【答案】D
【解析】如有流产征象时，需拆除环扎线，否则易造成宫颈裂伤。
【考点】宫颈内口松弛的复发性流产的处理☆
【难度】难

15. 2012 年美国放射医师学会关于妊娠失败的诊断标准是
A. 孕囊平均直径 >25mm，未见卵黄囊或胚芽≥7mm，无胎心
B. 孕囊平均直径 >15mm，未见卵黄囊或胚芽≥7mm，无胎心
C. 孕囊平均直径 >25mm，未见卵黄囊或胚芽≥9mm，无胎心
D. 孕囊平均直径 >20mm，未见卵黄囊或胚芽≥7mm，无胎心
E. 孕囊平均直径 >25mm，未见卵黄囊或胚芽≥5mm，无胎心

15.【答案】A
【考点】妊娠失败的影像学诊断标准☆
【难度】中

【A2 型题】

1. 女，23 岁，孕 0 产 0，平素月经规律，周期 28~30 天，经期 3~4 天，此次月经推迟 10 天未来潮，今晨乘坐地铁时下腹隐痛，伴阴道少量咖啡色分泌物，未见异常组织排出。最**不可能**的诊断是
A. 宫外孕　　B. 先兆流产
C. 黄体破裂　　D. 难免流产
E. 不全流产

1.【答案】E
【解析】此题主要考查这几种疾病的鉴别诊断。宫外孕、先兆流产、难免流产、不全流产大多有停经、阴道流血，不全流产多有部分组织物排出。黄体破裂多发生在月经后半期，可有少量阴道流血，因病人未做妊娠试验尚不能排除。
【考点】流产几种类型的鉴别诊断☆
【难度】中

2. 女，20 岁，主因“停经 57 天，阴道少量流血 3 天，下腹痛 1 小时”就诊。妇科检查：宫口表面光滑、松弛，暗红色组织嵌顿。子宫如孕 8 周大小。一周前病人曾行超声检查提示宫内早孕。此病人初步诊断是
A. 先兆流产　　B. 稽留流产
C. 完全流产　　D. 难免流产
E. 流产合并感染

2.【答案】D
【考点】难免流产的特点☆
【难度】中

3. 女，32 岁，孕 3 产 0，停经 40 天，阴道流血 10 天，伴下腹隐痛 7 天加重 2 小时就诊。月经初潮 12 岁，周期 27~30 天，经期 4~6 天，量中，无痛经。急诊查尿妊娠试验弱阳性。超声检查：宫内无回声区 1.5cm × 0.8cm，未见胎芽。子宫直肠窝无回声 4cm。该病人最可能的诊断是
A. 先兆流产　　B. 难免流产
C. 异位妊娠　　D. 黄体破裂
E. 急性盆腔炎

3.【答案】C
【解析】此题结合病例考查流产与异位妊娠的鉴别诊断，异位妊娠病人宫内可能有类似孕囊的假孕囊，但没有胎芽胎心。黄体破裂和急性盆腔炎尿妊娠试验为阴性。
【考点】流产的鉴别诊断☆☆
【难度】难

4. 女，28 岁，孕 2 产 0。停经 11 周，阴道流血 1 天，阴道组织物

4.【答案】C
【解析】此题结合病例考查不全流产与完全流产的鉴别诊断，通过超声了解宫内是否有残留组织，可确诊。
【考点】流产的鉴别诊断☆☆
【难度】中

排出1小时，急诊就诊。停经8周曾行超声检查提示宫内孕，见胎芽胎心。生命体征平稳，眼睑红。妇科检查：宫口闭合，有暗红色血流出，举痛阴性。子宫饱满，无压痛。阴道排出组织肉眼见似绒毛组织，较完整，直径2cm。为明确诊断和下一步处理，最应做的下一步处理是

A. 血β-hCG　　B. 血孕酮
C. 妇科超声　　D. 血常规
E. 直接清宫

5. 女，29岁。停经42天，阴道少量咖啡色分泌物1小时。孕2产0，一次早孕人流，一次早孕胎停育。平素月经规律，周期24~27天，经期4~5天，量中等，无痛经。入院检查：超声提示宫内早孕，未见胎心。初步诊断是

A. 复发性流产　　B. 难免流产
C. 先兆流产　　D. 胎停育
E. 不全流产

5.【答案】C
【解析】此题考查流产类型的鉴别诊断。病人早孕，阴道有血性分泌物，首次行超声检查，虽未见胎心，但诊断稽留流产证据不足，可考虑为先兆流产。
【考点】流产类型的鉴别诊断☆
【难度】中

6. 女，26岁，孕中期自然流产3次。为明确病因门诊就诊，下列检查与了解病因**无关**的是

A. 盆腔MRI　　B. 夫妻双方染色体
C. 甲状腺功能　　D. 宫颈机能评估
E. 月经第三天孕酮测定

6.【答案】E
【解析】复发性流产的常见病因有染色体异常、黄体功能不足、甲状腺功能不足、子宫畸形发育不良、宫颈内口松弛等。黄体功能测定应选择黄体期测定孕酮。
【考点】复发性流产的病因☆
【难度】难

7. 女，23岁，孕0产0。停经40⁺天，20天前自己在药店买药行药物流产，自述见组织物排出，阴道流血20天，下腹痛3天伴发热就诊。妇科检查：宫颈口内臭味脓性分泌物流出，子宫大小正常，压痛阳性。双侧附件区轻压痛，未触及包块。超声提示宫内无回声1.4cm×1.8cm，盆腔积液3cm，其他无异常。尿hCG阴性。**不可能**的诊断是

A. 葡萄胎　　B. 不全流产
C. 流产合并感染　　D. 盆腔炎
E. 子宫内膜炎

7.【答案】A
【解析】流产合并感染多发生于非法堕胎，阴道流血时间长，有组织残留。感染严重时可扩展到盆腔、腹腔甚至全身。葡萄胎病人hCG多异常增高。
【考点】流产合并感染的临床表现☆
【难度】中

8. 女，25岁，停经49天，下腹隐痛，伴阴道少量咖啡色分泌物，未见组织物排出。超声提示宫内早孕，可见胎心。既往有1次早孕胎停育史，甲状腺功能减退一直口服甲状腺素片。要求保胎，以下处理**错误**的是

A. 根据孕酮结果，如偏低，可给予肌内注射黄体酮10~20mg，每日或隔日
B. 口服维生素E
C. 查甲状腺功能，根据检查结果调整甲状腺素片药量
D. 卧床休息，禁性生活

8.【答案】E
【解析】先兆流产病人的治疗包括：卧床休息、禁性生活；根据孕酮结果，如偏低，可给予肌内注射黄体酮10~20mg，每日或隔日；口服维生素E；甲状腺功能减退者应给予甲状腺素片；同时心理治疗也很重要，如精神过度紧张焦虑，可以给予对胎儿危害小的镇静剂。
【考点】先兆流产的处理☆
【难度】中

E. 病人即使精神高度紧张焦虑，也不宜使用任何镇静药物

9. 女，23岁，孕1产0。7天前在私立诊所因早孕行药流，具体不详。阴道流血7天，加重1天。查体：血压80/50mmHg，脉搏98次/min，面色苍白。阴道内大量血块，宫颈口有大量血流出。子宫饱满，无压痛。血常规检：血红蛋白70g/L。超声检查提示宫内3cm×4cm不均质回声。下一步处理最完善的是

A. 完善凝血检查、配血，开放静脉通道，尽快清宫
B. 先输血输液，待阴道流血减少后再清宫
C. 静脉使用止血药止血
D. 不作处理，回私立诊所就诊
E. 不用特殊检查，直接清宫

9.【答案】A
【解析】此题主要考查不全流产后大出血的处理。应完善凝血，备血，开放静脉通道等情况下尽快清宫止血。
【考点】不全流产的处理☆
【难度】中

10. 女，18岁，孕1产0。在某医院因胎停育行清宫术（具体不详）后15天，右下腹痛半天伴晕厥1次急诊入院。查体：贫血貌，表情淡漠。腹部略膨隆，移动性浊音阳性。超声提示盆腹腔大量积液，腹部穿刺抽出不凝血。妇科检查：阴道内少量暗红色血，宫颈举痛阳性，子宫略饱满，压痛（-），右附件区可触及压痛包块，直径4cm。最可能的诊断是

A. 异位妊娠　　B. 不全流产
C. 卵巢囊肿蒂扭转　　D. 急性盆腔炎
E. 阑尾炎

10.【答案】A
【解析】此题主要考查异位妊娠与不全流产的鉴别诊断。异位妊娠破裂均大多有剧烈腹痛、腹腔内出血，严重者有休克表现。
【考点】异位妊娠的鉴别诊断☆
【难度】中-难

11. 女，47岁，孕3产1。平素月经规律，周期28~30天，经期3~4天。早孕人流后20天，阴道流血3天，加重半天。妇科检查：宫颈光滑，有鲜血从宫颈口流出。子宫增大如孕10周，质软，无压痛。双侧附件区未触及异常。超声提示：宫腔内落雪样回声团块直径6cm。血β-hCG 100 000IU/L。最可能的诊断是

A. 不全流产　　B. 子宫黏膜下肌瘤
C. 葡萄胎　　D. 流产感染
E. 功能失调性子宫出血

11.【答案】C
【解析】滋养细胞疾病血β-hCG异常增高，超声检查特征性的落雪样回声。
【考点】葡萄胎与不全流产的鉴别诊断☆
【难度】中

12. 女，38岁，孕3产0。停经48天，下腹隐痛3天，伴阴道少量咖啡色分泌物。平素月经规律，周期30~35天，经期4天。超声提示宫内可见孕囊直径2.5cm，胎芽2mm，未见明确胎心。病人十分焦虑追问预后，**不恰当**的解释是

A. 可以检查血β-hCG和孕酮，隔日复查，了解动态变化对判断预后有帮助
B. 回家卧床休息，禁性生活
C. 可以尝试用黄体酮保胎，对于黄体功能不足的人可能有效

12.【答案】E
【解析】此题主要考查对先兆流产病人的告知和交流的要点，既要安抚，又要客观交代病情及预后。
【考点】先兆流产的治疗及予病人交代的技巧☆
【难度】中

D. 放松心情，按照月经周期计算，这个超声检查结果是正常范围内的，需要定期复查看胚胎生长发育情况

E. 别紧张，回家休息吧，不会有问题的，大出血时才需要来医院

13. 女，26 岁，孕 0 产 0。停经 45 天，同房后左下腹痛 2 小时伴肛门坠胀。平素月经不规律，周期 20~60 天，经期 3~8 天，量中等无痛经。既往体健，每年查体妇科无异常，末次检查为两个月前。查体：生命体征平稳，左下腹压痛反跳痛阳性。妇科检查：宫颈光滑，举痛阳性，左下腹可触及边界欠清包块，压痛阳性。血 hCG 阴性。超声提示：子宫正常，内膜厚 2cm，左侧附件区有混合回声包块 6cm × 5cm 大小。血常规：血红蛋白 90g/L。最可能的诊断是

A. 宫外孕　B. 卵巢囊肿蒂扭转
C. 黄体破裂　D. 急性盆腔炎
E. 先兆流产

13.【答案】C

【解析】此题主要考查宫外孕、先兆流产、黄体破裂、卵巢囊肿蒂扭转，急性盆腔炎的鉴别诊断。虽然病人有停经史，但是 hCG 阴性可以排除先兆流产和宫外孕。病人近期体检没有发现卵巢肿物，血色素偏低，可能有内出血，且病人处于黄体期，因此黄体破裂的可能性最大。

【考点】几种急腹症的鉴别诊断☆

【难度】难

14. 女，24 岁，孕 1 产 0。孕 16 周，右下腹痛 2 小时伴恶心。产检无异常，既往右侧卵巢畸胎瘤病史，直径 3cm，未治疗。查体：宫底脐耻间，子宫无压痛。胎心 160bpm。右下腹压痛反跳痛阳性。可触及较明确触痛点。妇科检查：在子宫右后方似可触及一压痛包块。血常规检查结果正常。超声提示胎儿胎盘正常。右侧附件区囊实性包块直径 5cm，子宫直肠窝无积液。最可能的诊断是

A. 先兆流产　B. 黄体破裂
C. 阑尾炎　D. 右侧卵巢囊肿蒂扭转
E. 盆腔炎

14.【答案】D

【解析】妊娠合并卵巢囊肿，血常规正常；盆腔无积液可大致排除阑尾炎、黄体破裂和盆腔炎。妊娠期的腹痛不仅仅是先兆流产的表现，还要全面分析病情。

【考点】流产和卵巢囊肿蒂扭转的鉴别诊断☆

【难度】中

15. 女，29 岁，孕 5 产 0。早孕行“宫腔镜可视人流”后 17 天，下腹痛 4 天伴发热，加重半天。查体：精神差，痛苦面容，体温 39.2℃。无咳嗽咳痰等。下腹部压痛明显。妇科检查：脓血性分泌物从宫颈口流出，子宫压痛明显，饱满。双侧附件区压痛明显，未触及包块。血常规：白细胞 $19.2 \times 10^9/L$，中性粒细胞 90%，血红蛋白 121g/L。超声提示：宫腔内不均质回声 1.8cm × 1.2cm。双侧附件及盆腔未见异常。最恰当的处理是

A. 完善血 hCG 等检查，积极控制感染，阴道出血不多，2~3 天感染控制后刮宫

B. 立即刮宫，全面搔刮宫腔，彻底清除宫腔内残留后再给予抗生素

C. 再次宫腔镜检查，了解宫内是否有残留

D. 分泌物培养，等待结果后再给予抗生素治疗

E. 口服抗生素两周后再复诊

15.【答案】A

【解析】此题主要考查感染性流产的处理原则，如出血不多的不全流产应先控制感染再行清宫；如有大出血，可静脉滴注抗生素和输血同时清宫，不可全面搔刮。

【考点】感染性流产的处理原则☆

【难度】中

16. 女,24岁,孕1产0。孕18周,超声提示胎停育,胎芽2.5cm。未定期产检。妇科检查:子宫10^{+}周大小。平素月经规律,周期28~30天,经期3~4天,量中,无痛经。以下处理**不恰当**的是

A. 检查血常规、出凝血时间、血小板计数、血纤维蛋白原、凝血酶原时间等

B. 做好输血准备

C. 如凝血正常,可直接刮宫

D. 如凝血正常,必须口服雌激素5天后才可以刮宫

E. 如凝血功能障碍,应尽早使用肝素、纤维蛋白原及新鲜血,待凝血功能好转后再行刮宫

16.【答案】D

【解析】此题主要考查稽留流产的处理。如凝血正常,若子宫小于12周,可以行刮宫术;若大于12周,需口服雌激素5天。提高子宫对缩宫素的敏感性再行手术。

【考点】稽留流产的处理☆

【难度】难

【A3/A4型题】

(1~3题共用题干)

女,29岁。停经62天,阴道少量流血2天就诊。月经周期,周期28~30天,经期3~4天,量中,无痛经。孕2产0。停经37天测尿hCG(+),无明显早孕反应。2天前出现阴道少量流血。

1. 该病人最**不可能**的诊断是

A. 胎停育　　B. 不全流产

C. 先兆流产　　D. 异位妊娠

E. 黄体破裂

1.【答案】E

【解析】此题结合病例主要考查流产与异位妊娠的临床表现均为停经、阴道流血。黄体破裂病人尿妊娠试验多为阴性。

【考点】流产的临床表现☆

【难度】中

2. 该病人为进一步确诊,最有价值的辅助检查是

A. 血β-hCG　　B. 血清孕酮

C. 超声　　D. 血常规

E. 甲功五项

2.【答案】C

【解析】通过超声检查,可以明确孕囊的位置及胚胎发育情况。血常规和甲功五项是孕早期常规检查项目,但对鉴别诊断意义不大。血β-hCG和血清孕酮的检查对鉴别诊断有一定意义,但是不是最有价值的检查。

【考点】流产的鉴别诊断☆☆

【难度】易

3. 为进一步明确诊断拟行妇科检查,关于妇科检查,以下描述**错误**的是

A. 妇科检查手法轻柔,避免刺激子宫

B. 妇科检查时应注意宫颈形态,观察有无活动性出血,如有出血,是否从宫颈口内流出

C. 妇科检查时注意宫颈有无举痛,宫口是否开大,有无组织嵌顿

D. 核实子宫大小是否符合孕周,附件区有无包块及压痛

E. 病人如要求保胎,则不可以妇科检查以免刺激子宫导致流产

3.【答案】E

【解析】此题考查先兆流产病人在确诊前是否可以妇科检查及检查内容。需要向病人交代清楚,轻柔地进行妇科检查一般不会影响妊娠结局。妇科检查内容主要包括:宫颈检查有无举痛,有无活动性出血及出血部位的判断;子宫大小是否与孕周符合以及附件区有无包块和压痛。宫颈病变或息肉等也可以引起出血,肉眼可观察到出血部位;异位妊娠可能会有宫颈举痛,附件区触痛包块。

【考点】先兆流产病人妇科检查的内容☆☆

【难度】中

(4~6题共用题干)

女,31岁。停经19周,阵发性下腹痛半天就诊。入院查体:生命体征平稳,无发热,可触及不规律宫缩,15~30分钟一次,每次持

续10秒。间歇期子宫松弛好。阴道检查:宫口松,可容两指。宫颈口无液体、血流出。胎心150bpm。孕3产0,两次孕20周自然流产史,胎儿均正常。既往因宫颈病变行宫颈锥切术。

4. 此病人最可能的诊断是
A. 难免流产　　B. 胎盘早剥
C. 晚期先兆流产　　D. 早产
E. 子宫破裂

5. 最可能导致该症状的原因是
A. 子宫畸形　　B. 胎儿染色体异常
C. 甲状腺功能低下　　D. 宫颈机能不全
E. 宫内感染

6. 以下处理,最适合该病人保胎的是
A. 抑制宫缩,完善相关检查,如无禁忌证行宫颈环扎术
B. 顺其自然,流产是自然选择的过程
C. 整个孕期口服抑制宫缩药保胎
D. 硫酸镁静脉滴注,宫缩抑制后出院观察
E. 难免流产,尽快终止妊娠

(7~9题共用题干)
女,24岁。外院行人流后7天,阴道流血多1天伴发热腹痛。孕3产0。查体:体温38.9℃,血压100/60mmHg,腹平软,下腹部压痛阳性。妇科检查:阴道内大量血块,宫颈口松弛,有少量鲜血从宫腔内持续流出,伴腥臭味。子宫饱满,压痛阳性。双侧附件区轻压痛,未触及包块。血常规:白细胞20.2×10^9/L,中性粒细胞90%,血红蛋白96g/L,血小板195×10^9/L,C反应蛋白86mg/L。超声检查:宫腔内不均质回声3cm×4cm,盆腔少许积液2cm。附件区未见异常。

7. 此病人最可能的诊断是
A. 异位妊娠　　B. 葡萄胎
C. 黄体破裂　　D. 流产合并感染
E. 子宫穿孔

8. 关于鉴别诊断,以下描述**错误**的是
A. 查血β-hCG,初步排除滋养细胞疾病
B. 异位妊娠尚不能完全排除
C. 进一步询问病史、手术情况排除子宫穿孔的诊断
D. 人流后不可能发生黄体破裂
E. 宫腔内异常回声有可能是血块,不一定是不全流产

4.【答案】C
【解析】此题需了解流产的定义,妊娠<28周,胎儿体重<1 000g而终止称为流产。孕周在13周~28周间流产为晚期流产。病人宫口未开,胎儿及附属物未排出,考虑为先兆流产。
【考点】晚期先兆流产的诊断☆☆
【难度】易

5.【答案】D
【解析】此题需了解先兆流产的病因,子宫畸形、胎儿染色体异常、甲状腺功能低下、宫内感染等均是流产的病因。该病人有宫颈手术史,既往两次晚期流产胎儿无异常,查体提示宫颈口松弛,故宫颈机能不全引起的可能性最大。
【考点】流产的病因☆☆
【难度】中

6.【答案】A
【解析】病人多次孕晚期流产史,胎儿较珍贵,宫颈机能不全的病人无手术禁忌可以行宫颈环扎术,待临产前拆除。
【考点】宫颈机能不全导致晚期流产的治疗☆☆
【难度】中

7.【答案】D
【解析】此题需了解流产合并感染的临床特点。宫腔操作后出现发热、腹痛、阴道分泌物异常,血象高是流产合并感染的典型临床表现。
【考点】不全流产合并感染的诊断☆☆
【难度】中

8.【答案】D
【考点】流产合并感染的鉴别诊断☆☆
【难度】中

9. 下一步处理正确的是
A. 直接刮宫
B. 出血多，需要输血
C. 积极抗感染治疗，完善血 hCG，凝血功能等检查，如出血不多，待 2~3 天感染控制后刮宫
D. 病人有感染，出血多也不宜刮宫，需等待感染控制后刮宫
E. 病人尚未生育，不宜刮宫，抗感染治疗后等待自然转归

9.【答案】C
【解析】出血不多的病人，可以积极抗感染，感染控制后刮宫。如出血多，在静脉抗生素、输血（必要时）同时轻柔刮宫。
【考点】流产合并感染的处理原则☆☆
【难度】中

(10~12 题共用题干)
女，18 岁。因早孕在私人诊所行药流后 16 天，突发下腹痛 2 小时伴晕厥一次。停经 40 天外院超声宫内见孕囊，附件区无异常，行药流术，自述药流成功，有组织物排出，此后一直阴道少量流血。2 小时前无明显诱因出现剧烈右下腹痛。孕 0 产 0。既往月经规律，周期 28~30 天，经期 3~5 天，量中，无痛经。查体：血压 80/50mmHg，脉搏 100 次 /min。面色苍白，腹部略膨隆，移动性浊音（+）。右下腹压痛，反跳痛阳性。血常规：白细胞 4.2×10^9/L，中性粒细胞 70%，血红蛋白 75g/L，血小板 105×10^9/L。超声检查：宫腔内无回声 1cm × 0.4cm，盆腹腔积液，最深处位于子宫直肠窝 5cm。右侧附件区可见不规则混合回声 5cm × 4cm。

10. 下列检查或检验，哪项对尽快诊断和下一步处理最有价值
A. 血 β-hCG　　B. 后穹窿穿刺
C. 诊断性刮宫　　D. 盆腔 MRI
E. 腹腔穿刺

10.【答案】B
【解析】此题需了解病人面色苍白，休克指数 >1，移动性浊音阳性，血常规提示中度贫血等临床表现提示有腹腔内大出血，子宫直肠窝是盆腔最低点，此处穿刺了解是否有内出血及判定是否需要急诊手术，是最快捷最有价值的检查。
【考点】异位妊娠的诊断依据☆☆
【难度】中

11. 最可能的诊断是
A. 不全流产　　B. 黄体破裂
C. 急性阑尾炎　　D. 急性盆腔炎
E. 异位妊娠

11.【答案】E
【解析】超声提示宫腔内无回声，积血可能性大，不支持不全流产；在药流时超声未提示附件区包块，黄体破裂可能性不大；阑尾炎和急性盆腔炎均是感染性疾病，多有血象高，一般不会出现休克指数 >1，移动性浊音阳性，血常规提示中度贫血。
【考点】异位妊娠的鉴别诊断☆☆
【难度】中

12. 关于下一步处理，**错误**的是
A. 监测血压、脉搏
B. 可以开放两条静脉通道
C. 尽快明确盆腹腔积液是否为血性，如为血性，立即腹腔镜探查或开腹探查
D. 如有内出血，可以行自体血回输
E. 立即输血治疗，待血压回升至 90/60mmHg 后再进行腹腔探查术或开腹探查

12.【答案】E
【解析】异位妊娠休克的病人腹腔内多有活动性出血，开放静脉通道，完善术前检查和术前准备后尽快手术是止血的最快办法。
【考点】异位妊娠休克的治疗☆☆
【难度】难

(13~15 题共用题干)
女，22 岁。停经 19 周，阴道流血 2 天，阵痛半天。既往月经规律，周期 28 天，经期 4 天，无痛经，量中等。未定期产检，仅在 11 周

时超声检查结果正常。查体：子宫如孕 10^{+} 周大，无压痛，不规律阵痛。超声检查：宫内胎芽 5cm，未见胎心。

13. 此病人最可能的诊断是
A. 先兆流产
B. 难免流产
C. 胎儿畸形
D. 稽留流产
E. 死胎

14. 关于临床处理描述正确的是
A. 立即行刮宫术
B. 立即行引产术
C. 如凝血功能障碍，使用肝素、纤维蛋白原及输新鲜血同时行刮宫术
D. 如凝血正常，静脉滴注缩宫素引产
E. 如凝血功能正常，口服雌激素 5 天，再行刮宫术

15. 该病人最应该警惕的并发症是
A. 宫颈裂伤
B. 感染
C. 子宫穿孔
D. 残留
E. 凝血功能异常、DIC，严重出血

(16~18 题共用题干)
女，39 岁。停经 14 周，突发左下腹痛 1 小时，伴呕吐一次。孕 3 产 0，平素月经规律，周期 30 天，经期 4 天，量多，痛经（±）。既往左侧卵巢畸胎瘤 4cm，未予治疗。查体：宫颈举痛阳性，宫颈口闭合，未见阴道流血。子宫左侧可触及包块，直径 6cm，有明确压痛点。血常规：白细胞 6.2×10^9/L，中性粒细胞 70%，血红蛋白 115g/L，血小板 105×10^9/L。超声检查：宫腔内单活胎，符合孕周。左侧附件区直径 7cm 混合回声包块，内可见强光团。子宫直肠窝未见液性暗区。

16. 此病人最可能的诊断是
A. 先兆流产
B. 难免流产
C. 黄体破裂
D. 卵巢囊肿蒂扭转
E. 卵巢囊肿破裂

17. 最可能出现的并发症是
A. 腹腔内出血
B. 难免流产
C. 子宫破裂
D. 腹膜炎
E. 卵巢坏死

13.【答案】D
【解析】此题主要考流产类型的鉴别，病人停经 19 周，查体子宫较停经周数小，超声未见胎心，诊断为稽留流产。
【考点】稽留流产的诊断与鉴别☆☆
【难度】中

14.【答案】E
【解析】此题需了解稽留流产的处理。处理前，应检查血常规、凝血功能、做好输血准备。如凝血功能正常，给予雌激素 5 天以提高子宫对缩宫素的敏感性。子宫 <12 周，可以直接刮宫；如 >12 周，应静脉滴注缩宫素，也可以用前列腺素或依沙吖啶引产。如凝血功能异常，应尽早使用肝素、纤维蛋白原及输新鲜血等，待凝血功能好转后，再行引产或刮宫。
【考点】稽留流产的处理☆☆
【难度】中

15.【答案】E
【解析】此题需在第 13 题判定正确情况下正确选择诊断方法，其他几项也是刮宫术的手术并发症，对于稽留流产特殊并具有较大危害的是凝血功能障碍。
【考点】稽留流产的处理☆☆
【难度】难

16.【答案】D
【解析】此题需了解卵巢囊肿蒂扭转的临床特点。既往中等大小畸胎瘤，突发腹痛伴恶心，妇科检查可触级包块，压痛点明确。超声提示左附件包块，混合回声，内有强光团，较典型的畸胎瘤征象。子宫直肠窝没有液体，提示无内出血，囊肿破裂可能性小。所以卵巢囊肿蒂扭转的可能性最大。
【考点】孕期腹痛的鉴别诊断☆☆
【难度】中

17.【答案】E
【解析】此题需基于 16 题选择正确，了解卵巢囊肿蒂扭转最常见的并发症是卵巢坏死，晚期可出现腹膜炎，出现概率相对小。
【考点】卵巢囊肿并发症☆☆
【难度】中

18. 病人疼痛持续加重,下一步处理**错误**的是
   A. 预防性使用抑制宫缩药
   B. 向家属交代病情,需要手术治疗,但是可能导致流产,由病人和家属共同决定是否手术
   C. 手术时根据术中探查结果,如卵巢未坏死,尽量保留,剔除囊肿
   D. 如恢复卵巢正常解剖位置,血管内脱落的血栓可能导致肺栓塞
   E. 病人为孕妇,不可以行腹腔镜探查术

18.【答案】E
【解析】孕妇在围术期防止刺激子宫引起流产,可以预防性使用抑制宫缩药。如卵巢未坏死要尽量保留。扭转的血管内血液流动慢,可能有血栓形成,新鲜血栓不稳定,脱落可能导致肺栓塞。孕妇可以行腹腔镜探查,需使用对胎儿影响少的药物。
【考点】孕期卵巢囊肿蒂扭转的治疗☆☆
【难度】难

【案例分析题】

案例一:女,32岁。胎停育清宫术后10天,突发下腹痛2小时。病人平素月经规律,周期30天,经期4天,量中等,无痛经。孕3产1。停经40天,外院超声提示:宫内可疑孕囊。两周后复查超声仍未见胎芽胎心,考虑"胎停育"行清宫术,术后组织送病理。因一直在外地出差,未取病理结果。现术后10天,突发下腹痛。查体:血压80/50mmHg,脉搏110次/min。面色苍白,腹部略膨隆,移动性浊音(+)。妇科检查:阴道内少量暗红血,宫颈举痛(+)。子宫大小正常,无压痛。右侧附件区可触及直径3cm,界限欠清,压痛(+)。辅助检查:血常规:白细胞4.2×10^9/L,中性粒细胞70%,血红蛋白76g/L,血小板124×10^9/L。超声:宫腔内无回声8mm×4mm,右侧附件区混合回声包块6cm×4cm,盆腔积液4cm。

提问1:该病人还需要进一步做的检查是
   A. 必要时动态监测血常规
   B. 术前检查
   C. 血β-hCG
   D. 后穹窿穿刺
   E. 心电图
   F. 肺部CT
   G. 配血

提问1:【答案】ABCDEG
【解析】该病人有休克表现,结合移动性浊音阳性,中度贫血,超声提示盆腔积液,考虑有腹腔内出血,后穹窿穿刺如有不凝血可确定腹腔内出血。完善术前检查,做好输血准备,急诊手术。
【考点】异位妊娠的诊断☆☆
【难度】中

提问2:关于该病人的初步处理,以下描述正确的是
   A. 心电血压监测
   B. 开放两条静脉通道
   C. 休克指数>1,提示内出血>1 000ml
   D. 快速输入晶体液1 000ml
   E. 快速输入胶体液1 000ml
   F. 保留尿管
   G. 立即输血
   H. 交代手术可能及风险,积极准备手术

提问2:【答案】ABCDFH
【解析】此题需首先判断该病人的诊断为异位妊娠破裂导致休克。初步处理包括心电监护,保留尿管观察尿量,开放静脉通道,先晶后胶的输液原则,血红蛋白>70g/L,暂时可不输血。完善术前谈话,尽快手术。
【考点】异位妊娠的初步处理☆☆
【难度】中

提问3:行急诊腹腔镜探查,见盆腔大量积血约1 500ml。请指出以下的处理中,正确的措施有

提问3:【答案】BDF
【解析】异位妊娠腹腔内积血

可以滤过后自体回输。根据病人意愿及病情确定手术是保留输卵管或输卵管开窗术。无论是否切除输卵管，术后均需要复查血 hCG 至正常。

【考点】异位妊娠的处理☆☆

【难度】难

A. 积血过多不宜保留病变的输卵管

B. 右侧输卵管病变直径 3cm，根据术前谈话结果，可以行开窗术

C. 已生育一个孩子，直接切除输卵管

D. 自体血回输

E. 异位妊娠，血中可能混有羊水等特殊物质，不宜自体血回输

F. 保留输卵管术后需复查血 hCG，无异常，每周复查一次至正常

G. 如切除病变输卵管，不需要复查血 hCG

案例二：女，46 岁。阴道流血 20^+ 天，下腹痛 5 天伴发热 3 天。平素月经规律，周期 25~30 天，经期 3~4 天，量偏少，无痛经。孕 3 产 1。糖尿病 2 年，未正规随访治疗。此次月经推迟 10^+ 天后出现阴道流血，淋漓不尽，期间有组织物排出，未诊治。近 5 天来下腹痛渐加重，近 3 天出现发热，最高体温 39.2℃。查体：体温 38.9℃，下腹部压痛（+），移动性浊音（-）。妇科检查：阴道内暗红血，腥臭味。宫颈口松弛，未见组织物嵌顿，有暗红血流出。举痛（+）。子宫饱满，压痛（+）。双侧附件区增厚，压痛（+），未触及明确包块。血常规：白细胞 15.2×10^9/L，中性粒细胞 90%，血红蛋白 110g/L，血小板 305×10^9/L，C 反应蛋白 72mg/L。尿妊娠试验弱阳性。

提问 1：为明确诊断，需要进一步完善的检查有

A. 血 β-hCG　　B. 血清孕酮

C. 超声　　D. 凝血六项

E. 血糖监测　　F. 阴道分泌物培养

G. 阴道分泌物涂片

提问 1：【答案】ACFG

【解析】此题要仔细审题，"为明确诊断"，其他检查也是需要做的，但是与明确诊断无必然相关性。阴道分泌物涂片和培养有助于病原学检测，对指导用药有益。

【考点】流产合并感染的诊断☆☆

【难度】中

提问 2：该病人的处理，以下描述正确的是

A. 治疗原则是控制感染，尽快清除宫内残留物

B. 监测血糖，必要时使用胰岛素尽快将血糖控制在理想范围内

C. 阴道流血不多，应用广谱抗生素 2~3 天，待控制感染后再行刮宫

D. 若期间阴道流血量多，在静脉抗生素及输血同时，用卵圆钳夹出大部分组织再轻柔刮宫

E. 刮宫时应全面搔刮宫腔，力求刮出所有残留物，以促进宫缩

F. 若感染加重，盆腔脓肿形成，需手术引流，必要时切除子宫

G. 感染控制后可不刮宫，待其自然排出，如两周内未排出再行刮宫术

H. 刮出组织不需要行病理检查

提问 2：【答案】ABCDF

【解析】此题考查流产合并感染的处理。原则是感染控制后尽快清除宫内残留物，尽量钳夹出组织，全面搔刮宫腔可能导致感染扩散。感染严重或已形成盆腔脓肿，需手术引流，必要时切除子宫、输卵管等。糖尿病病人需控制血糖，有利于控制感染。

【考点】流产合并感染的处理☆☆

【难度】难

提问 3：病人有可能出现的近期、远期并发症有

A. 感染性休克　B. 盆腔脓肿

C. 复发性盆腔炎　D. 慢性盆腔痛

E. 输卵管卵巢囊肿　F. 输卵管卵巢脓肿

G. 肝周围炎　H. 骶髂关节炎

I. 异位妊娠和不孕

提问 3：【答案】ABCDEFGHI

【解析】此题主要考查流产合并感染的并发症，主要有：盆腔炎、继发不孕、盆腔脓肿等。

【考点】流产合并感染的近期、远期并发症☆☆

【难度】难

案例三：女，38 岁。人流后阴道流血 20 天，加重 3 天。20 天前早孕人流，术中见绒毛未送病理。术后一直少量阴道流血，近 3 天血量增加，鲜红色，无腹痛发热。平素月经规律，周期 28~30 天，经期 4~6 天，量中等，无痛经。孕 2 产 1。定期体检无异常。查体：生命体征平稳，心率 70 次 /min，腹部平软，无压痛反跳痛，移动性浊音(-)。双手无震颤。妇科检查：阴道内大量血块，宫颈光滑，宫口闭合，有鲜红血从宫颈口内流出，无举痛。阴道及宫颈色泽正常。子宫如孕 10^{+} 周大小，质软，压痛(-)。右侧附件区可触及囊性包块，界限清，直径 5cm。左侧附件区未触及异常。血常规：白细胞 5.2×10^9/L，中性粒细胞 70%，血红蛋白 91g/L，血小板 205×10^9/L。超声：宫腔内落雪状回声 7cm×6cm，子宫肌层回声均匀。右侧附件可见直径 5cm 无回声，考虑卵巢囊肿可能，左侧附件区未见异常，盆腔无积液。血 β-hCG 120 000IU/L。

提问 1：该病人最可能的诊断是

A. 人流不全

B. 流产合并感染

C. 黏膜下子宫肌瘤

D. 宫颈病变

E. 葡萄胎

F. 异位妊娠

G. 侵蚀性葡萄胎

H. 卵巢囊肿破裂

提问 1：【答案】EG

【解析】流产后阴道流血、血 β-hCG 升高可能的疾病包括滋养细胞疾病和人工流产不全。hCG 异常增高，滋养细胞肿瘤可能性大。

【考点】滋养细胞疾病的诊断☆☆

【难度】中

提问 2：该病人为进一步确诊，常用的检查是

A. 肺部 CT

B. 腹部超声

C. 腹部 CT

D. 动态监测血 β-hCG

E. 心电图

F. 甲状腺功能

G. 刮宫送病理

H. 头颅 CT

I. CA125

提问 2：【答案】ABDG

【解析】此题需首先判断该病人诊断为滋养细胞疾病，进一步明确诊断需要刮宫，组织送病理作为病变定性的依据，通过影像学评估病变累及范围。

【考点】滋养细胞疾病的诊断☆☆

【难度】中

提问 3：有关该病人的处理中，以下措施正确的有

A. 一般选用吸刮术

B. 在输液、备血条件下，在手术室内由有经验的医生操

提问 3：【答案】ABCEFG

【解析】此题需了解葡萄胎的治疗、刮宫的注意事项和术前准备。卵巢囊肿 5cm，黄素化囊肿可能性大，未破裂扭转，大部分病人在清宫后可自行消退，暂时不需要手术。

【考点】葡萄胎的处理☆☆

【难度】难

作，充分术前准备

C. 需充分扩张宫颈管，选用大号吸管吸引

D. 子宫软，易穿孔，因此不宜选用大号吸管

E. 在充分扩张宫颈管和开始吸宫后可以使用缩宫素

F. 子宫 <12 孕周，尽可能一次吸净

G. 如果子宫 >12 周或术中一次刮净困难，可于一周后第二次清宫

H. 如果子宫 >12 周或术中一次刮净困难，可于两周后第二次清宫

I. 卵巢囊肿需要腹腔镜手术剔除

第五章　妇科肿瘤

第一节　外 阴 肿 瘤

【A1 型题】

1. 外阴硬化性苔藓和外阴鳞状上皮细胞增生二者在病理表现上的异同叙述，下列**不正确**的是
   A. 二者均可有表皮层过度角化
   B. 二者的上皮细胞均无异型性
   C. 二者均可有棘层增厚、炎细胞浸润
   D. 二者在某一阶段均可有真皮乳头层水肿
   E. 前者上皮角变钝或消失，而后者上皮角向下延伸、末端钝圆或尖

1.【答案】C
【解析】外阴硬化性苔藓表皮萎缩，表层过度角化常可见到毛囊角质栓，棘层变薄，基底层细胞液化空泡变性，上皮角变钝或消失，真皮浅层早期水肿，晚期胶原纤维玻璃样变。形成均质化带，下方有淋巴细胞和浆细胞浸润。外阴鳞状上皮细胞增生病变区表皮层角化过度和角化不全，棘细胞呈不规则增厚，上皮角向下延伸，上皮角之间的真皮层乳头明显，并有轻度水肿及淋巴细胞和少量浆细胞浸润。
【考点】外阴硬化性苔藓和鳞状上皮细胞增生的病理表现☆
【难度】难

2. 下列疾病的临床症状，一般**不出现**外阴瘙痒的是
   A. 外阴硬下疳
   B. 外阴尖锐湿疣
   C. 外阴神经性皮炎
   D. 外阴接触性皮炎
   E. 外阴鳞状上皮细胞增生

2.【答案】A
【解析】外阴硬下疳是初期梅毒的临床表现，为无痛红色炎性硬结，一般不痒。外阴尖锐湿疣以外阴赘生物为主要症状，多伴有外阴瘙痒。外阴神经性皮炎、接触性皮炎和外阴鳞状细胞增生均有外阴瘙痒。
【考点】鉴别以外阴瘙痒为临床表现的疾病☆
【难度】易

3. 关于外阴上皮内瘤变（VIN）的叙述，下列**不正确**的是
   A. 依据上皮细胞的分化程度和异型性可将 VIN 分为 3 级
   B. VIN Ⅰ级可用 5% 5-FU（5- 氟尿嘧啶）软膏涂抹或行激光治疗
   C. VIN Ⅱ~Ⅲ级可考虑病灶局部切除或单纯外阴切除
   D. VIN 很少转变为浸润癌，但 >60 岁者有可能发展为浸润癌
   E. 确诊依靠病理检查，活检取材深度一般应达到皮下脂肪层

3.【答案】E
【解析】外阴上皮内瘤变的确诊需依据病理检查。对可疑部位多点组织取材做病理检查，取材时需根据病灶情况决定取材深度，一般不需要达到皮下脂肪层。
【考点】VIN 的诊断、病理分级和治疗原则☆
【难度】中

4. 外阴癌的病因，可能与下列选项**无关**的是
   A. 长期外阴慢性炎症
   B. 长期使用乳胶避孕套

4.【答案】B
【解析】外阴癌的确切病因尚不清楚，与外阴长期受慢性刺激有关。可能

与下列因素相关：①HPV感染；②慢性非瘤性外阴上皮黏膜病变，如外阴硬化性苔藓伴鳞状上皮不典型增生；③外阴慢性炎症，如外阴慢性皮炎、慢性溃疡、外阴瘙痒等长期刺激；④肥胖、高血压、糖尿病、梅毒等也常与外阴癌合并存在。目前尚无证据提示长期乳胶避孕套和外阴癌相关。

【考点】外阴癌的发病因素☆

【难度】易

5.【答案】A

【解析】外阴鳞状细胞癌大多数发生部位为大阴唇，其次为阴蒂，其他部位有小阴唇、会阴后联合、尿道口周围。

【考点】外阴鳞状细胞癌的发病部位☆

【难度】易

6.【答案】C

【考点】VIN的定义、诊断和治疗☆

【难度】中

7.【答案】E

【解析】外阴良性肿瘤比较少见，主要有上皮来源的外阴乳头瘤、汗腺腺瘤及中胚叶来源的纤维瘤、平滑肌瘤等。

【考点】外阴良性肿瘤的分类☆

【难度】易

8.【答案】D

【解析】目前认为VIN病因多数与人乳头瘤病毒(HPV)16型感染有关，也可能与外阴性传播疾病、肛门-生殖道病变、免疫抑制以及吸烟相关。

【考点】外阴上皮内瘤变的病因☆

【难度】易

9.【答案】D

【解析】外阴癌的预后与病灶的大小、部位、细胞分化程度、有无淋巴结转移、治疗措施等有关，主要取决于有无淋巴结转移。无淋巴结转移的5年生存率为90%，有淋巴结转移者约50%。

【考点】外阴癌的预后因素☆

【难度】中

10.【答案】D

【解析】外阴癌的转移以直接浸润并淋巴转移较常见，血运转移多发生在晚期。

【考点】外阴癌的转移方式☆

【难度】中

11.【答案】D

【解析】此题主要考查对2012年外阴癌FIGO分期的掌握情况，侵犯到尿道上段黏膜属于ⅣA期。

【考点】外阴癌分期☆

【难度】难

C. 人乳头瘤病毒(HPV)感染
D. 外阴硬化性苔藓和外阴鳞状上皮增生
E. 肥胖、高血压、糖尿病、梅毒等

5. 外阴鳞状细胞癌最常见的发生部位是
A. 大阴唇　B. 小阴唇
C. 阴蒂　D. 尿道周围
E. 会阴后联合

6. 关于外阴上皮内瘤变(VIN)，**错误**的是
A. 是一组外阴病变的病理学诊断名称
B. 确诊依靠组织病理检查
C. 病理特征是鳞状上皮细胞增生
D. 病灶切除是主要治疗方式
E. 国际外阴疾病研究协会(ISSVD)将VIN分为普通型、疣型、基底细胞型、混合型、分化型、未分化型

7. 外阴良性肿瘤**不包括**
A. 乳头状瘤　B. 汗腺瘤
C. 纤维瘤　D. 平滑肌瘤
E. 外阴基底细胞瘤

8. 关于外阴上皮内瘤变(VIN)的病因，**不正确**的是
A. 与吸烟有关
B. 与外阴性传播疾病有关
C. 与HPV16型感染有关
D. 与分娩次数有关
E. 与免疫抑制有关

9. 外阴癌的预后，主要与下列相关的因素是
A. 病变大小　B. 病变侵及部位
C. 肿瘤分化程度　D. 有无淋巴结转移
E. 治疗措施

10. Ⅰ期外阴癌的转移方式主要为
A. 直接浸润　B. 淋巴转移
C. 血行转移　D. 直接浸润+淋巴转移
E. 淋巴转移+血行转移

11. 外阴癌侵犯到尿道上段黏膜的分期为
A. Ⅰ期　B. Ⅱ期　C. Ⅲ期
D. ⅣA期　E. ⅣB期

12. 关于佩吉特病的病理特征叙述，下列**错误**的是
A. 基底层见大而不规则的圆形或多边形细胞
B. 表皮基底膜不完整
C. 细胞质空而透亮
D. 核大小不一
E. 核染色深浅不一

12.【答案】B
【解析】佩吉特病主要表现为基底层见大而不规则的圆形、卵圆形或多边形细胞，细胞质空而透亮，核大小、形态、染色不一，表皮基底膜完整。
【考点】佩吉特病的病理特征☆
【难度】难

13. VINⅡ级 /VIN Ⅲ级的治疗措施包括
A. 靶向治疗
B. 基因治疗
C. 放射治疗
D. 外阴病灶切除或单纯外阴切除术
E. 广泛性外阴切除术

13.【答案】D
【解析】VIN 病变病灶局限、年轻的普通病人可药物治疗(局部 5% 5-FU 和咪喹莫特)和物理治疗(激光、冷冻、电灼等)。对局限的分化型 VIN 病灶可采用外阴上皮局部表浅切除术，切除边缘超过肿物外缘 0.5~1.0cm 即可。对面积大的病变可行表浅外阴切除术和薄层皮片植皮术。对老年人和广泛性 VIN 特别是分化型病人采用单纯外阴切除。对佩吉特病应行较广泛局部病灶切除或单纯外阴切除。只有在出现浸润或合并汗腺癌时才需做广泛性外阴切除和双侧淋巴结切除。
【考点】VIN 的治疗原则☆
【难度】中

14. 对外阴癌临床表现的描述，**错误**的是
A. 外阴瘙痒
B. 外阴肿物
C. 外阴溃疡
D. 外阴充血
E. 外阴出血

14.【答案】D
【解析】外阴癌主要表现为长期久治不愈的外阴瘙痒和各种不同形态的肿物，如结节状、菜花状、溃疡状。肿物合并感染或到晚期可出现渗液、疼痛和出血。
【考点】外阴癌的临床表现☆
【难度】易

15. 关于外阴鳞状上皮细胞增生的临床表现，正确的是
A. 多发生于育龄期女性
B. 主要累及小阴唇
C. 病变多在一侧
D. 外阴瘙痒重，难以忍受
E. 早期病变呈白色为其特征

15.【答案】D
【解析】本病多见于 50 岁左右女性。病变累及大阴唇、阴唇间沟、阴蒂包皮、阴唇后联合等处。可呈局灶性、多发性和对称性。其外阴瘙痒多难耐受而搔抓，严重者坐卧不安，影响睡眠。病变早期皮肤暗红和粉红，角化过度部位呈白色。故只有 D 项正确。
【考点】外阴鳞状上皮增生的临床表现☆
【难度】中

16. 关于外阴硬化性苔藓的临床表现，正确的是
A. 20 岁左右女性发病率最高
B. 病损区瘙痒较鳞状上皮细胞增生者更重
C. 早期皮肤变白
D. 晚期发红，肿胀
E. 晚期皮肤菲薄皱缩

16.【答案】E
【解析】它可发生于任何年龄，但以绝经后妇女最多见，其次为幼女。主要表现为病损区皮肤瘙痒和烧灼感，但瘙痒较外阴鳞状上皮增生者轻。早期病变较轻时呈皮肤发红，肿胀出现粉红色小丘疹，进一步发展出现外阴萎缩、大阴唇变薄、皱缩、弹性差。晚期皮肤进一步萎缩成羊皮纸样改变，阴道口挛缩狭窄。故只有选项 E 正确。
【考点】外阴硬化性苔藓的临床表现☆
【难度】中

17. 关于外阴瘙痒的临床表现，下列**错误**的是
A. 呈阵发性痒，一般夜间加重
B. 瘙痒多位于阴蒂、大阴唇
C. 局部皮肤出现抓痕和血痂
D. 皮肤厚和苔藓样变
E. 阴虱引起者多局限于阴毛部位

17.【答案】B
【解析】外阴瘙痒可位于大阴唇、阴唇间沟、阴蒂包皮、阴唇后联合等处及肛周。
【考点】外阴瘙痒的临床表现☆
【难度】易

18. 外阴上皮内非瘤样病变**不包括**
A. 硬化性苔藓
B. 鳞状上皮增生
C. 佩吉特病
D. 白癜风
E. 白化病

19. 为确诊外阴鳞状上皮细胞增生,行病理活检宜选择的部位是
A. 溃疡处
B. 粗糙部位
C. 色素加深区
D. 隆起部位
E. 1% 甲苯胺蓝着色后用 1% 醋酸擦洗后的不脱色区

20. 关于 VIN **不正确**的是
A. 病因不完全清楚,可能与 HPV 感染有关
B. 包括外阴鳞状上皮内瘤样病变和外阴非鳞状上皮内瘤样病变
C. VIN 指高级别 VIN 病变(Ⅱ~Ⅲ级)
D. 病理检查外阴上皮层内细胞呈非典型增生,基底膜完整
E. 极易发展为浸润癌

【A2 型题】

1. 14 岁女性,月经初潮半年,家长述女孩外阴发育不佳,较同龄者幼稚。查体见其身高、体重、乳房及智力发育均无明显异常;妇科检查发现外阴阴毛少、小阴唇萎缩、变薄几乎与大阴唇融合,阴唇及肛周皮肤出现白色病损环。下列叙述正确的是
A. 应检查染色体
B. 应行外阴活检
C. 应保持外阴清洁,可局部应用黄体酮软膏
D. 应局部使用丙酸睾酮油膏
E. 应手术治疗,外阴矫正

2. 42 岁女性,外阴瘙痒 3 年,曾行一次白带假丝酵母菌检查为阳性,故按假丝酵母菌性阴道炎病治疗,但效果差。妇科检查发现双侧小阴唇萎缩,阴道口缩小,会阴及肛周色素减退,阴道分泌物较少。最可能的诊断是
A. 难治性假丝酵母菌病
B. 非特异性外阴炎
C. 外阴神经性皮炎
D. 外阴鳞状上皮细胞增生

18.【答案】C
【解析】佩吉特病属于外阴非鳞状上皮内瘤变。
【考点】外阴上皮内非瘤样病变的范畴☆
【难度】易

19.【答案】E
【解析】活检时为避免取材不准而发生误诊,使用 1% 甲苯胺蓝涂抹外阴病变皮肤,待干后用 1% 醋酸液擦洗脱色在蓝染部位做活检,或用阴道镜观察外阴皮肤定位活检,以提高活检阳性率。
【考点】外阴病变活检要求☆
【难度】难

20.【答案】E
【解析】VIN 是一组外阴病变的病理学诊断名称,包括外阴鳞状上皮内瘤样病变和外阴非鳞状上皮内瘤样病变(外阴佩吉特病,未浸润的黑色素细胞瘤)。病因不完全清楚,可能与人乳头状瘤病毒(HPV)16 型感染有关,另与免疫抑制及性病有关。多见于 45 岁妇女。病理:①大体病灶表现为表皮增生,可出现皮肤增厚斑块、乳头状或小的赘疣,表面可呈灰白色或暗红色,边界不清楚;②镜下:外阴上皮层内细胞呈非典型增生,在基底细胞层以上可见分裂象,但基底膜完整。根据上皮的成熟程度及细胞的异型性将 VIN 分为 3 级。VIN Ⅰ级即轻度不典型增生;VIN Ⅱ级即中度不典型增生;VIN Ⅲ级即重度不典型增生和原位癌。2004 年国际外阴疾病研究协会(ISSVD)修正了 VIN 的定义,认为 VIN Ⅰ级主要是 HPV 感染的反应性改变,故 VIN 仅指高级别的 VIN 病变,即 VIN Ⅱ~Ⅲ级。VIN 很少转变为浸润癌,但 60 岁以上病人有可能发展为浸润癌。
【考点】VIN 的定义☆
【难度】中

1.【答案】C
【解析】病人为青春期女性,乳房发育,已有月经来潮,可排除特纳氏综合征(Turner 综合征)、肾上腺皮质增生等性发育异常性疾病,故染色体检查并非必要。根据外阴萎缩、白色皮损等典型体征可诊断为外阴硬化性苔藓。该病青春期较常见,恶变率极低,成年后或可自愈,没必要活检确诊,黄体酮或氢化可的松软膏为常用治疗药物。
【考点】外阴硬化性苔藓的诊治☆
【难度】中

2.【答案】E
【解析】结合病人外阴瘙痒病史并发现小阴唇萎缩,阴道口缩小,会阴肛周色素减退,首先考虑外阴硬化性苔藓。外阴硬化性苔藓是以外阴、肛周皮肤萎缩变薄为主的皮肤疾病。病变主要侵犯阴蒂及其包皮、小阴唇、阴唇后联合及肛周,主要症状为外阴瘙痒、性交痛及发生皲裂时有烧灼样感或疼痛,可因骑车、排便或性交时会阴部皮肤裂开。其典型临床特征是外阴萎缩,表现为小阴唇变小、甚至消失,可与阴蒂粘连。分析病史,病人阴道分泌物较少,

E. 外阴硬化性苔藓

3. 45岁女性，外阴奇痒3年，妇科检查见阴蒂处皮肤色素略减退，双侧大阴唇表面粗糙如苔藓样变，可见反复抓痕、皲裂。最可能的诊断是
A. 外阴鳞状上皮细胞增生　B. 外阴硬化性苔藓
C. 外阴神经性皮炎　D. 阴蒂癌
E. 阴虱病

4. 62岁女性，绝经6年，顽固外阴瘙痒2年，应用中草药汤熏洗后，未见明显效果，妇科检查见病人的大、小阴唇均萎缩，大阴唇表面局部呈苔藓样变并局部破溃，为明确诊断下一步需要检查的是
A. 氟轻松软膏治疗性诊断　B. 破溃处分泌物细菌培养
C. 阴道分泌物检查　D. 破溃处刮片镜检
E. 外阴染色+活检

5. 16岁女性，自诉外阴皮肤局部色素脱失，无其他特殊不适。妇科检查：会阴部多发色素脱失区域，境界清楚，脱色皮肤的光泽和弹性均正常，全身其他部位无脱色素改变。最可能的诊断是
A. 外阴白化病　B. 外阴白癜风
C. 外阴鳞状上皮细胞增生　D. 外阴硬化性苔藓
E. 外阴癌

6. 27岁女性，新婚5天，因夫妻性生活困难来诊。查体：外阴皮肤黏膜干燥、变薄，小阴唇萎缩接近消失，表面有皲裂，阴道外口狭窄。对病人的治疗应采用
A. 口服甲睾酮
B. 外用丙酸睾酮软膏加氯倍他索软膏
C. 处女膜切开术
D. 阴道外口扩展术
E. 外阴整形术

7. 63岁女性，诉外阴瘙痒3年余，加重半年。妇科检查见左侧大、小阴唇皮肤色素脱失，可触及直径2.5cm结节；左侧腹股沟可及2个直径2cm大小的质硬结节，行淋巴结病理活检报告为鳞状细胞癌。治疗方法应是
A. 左侧外阴切除+左侧腹股沟淋巴结清扫术
B. 局部病灶扩大切除+双侧腹股沟淋巴结清扫术
C. 广泛性外阴切除+左侧淋巴结清扫术
D. 患侧外阴切除+双侧腹股沟淋巴结清扫术

可排除选项A；病史和外阴体检所见不支持B、C和D选项。
【考点】外阴硬化性苔藓的临床表现及诊断☆
【难度】中

3.【答案】A
【解析】病人外阴奇痒3年，阴蒂处皮肤色素减退，双侧大阴唇表面粗糙、如苔藓样变，可见反复抓痕、皲裂，考虑可能的诊断为外阴鳞状上皮增生。外阴鳞状上皮细胞增生是以外阴瘙痒为主要症状的外阴疾病，主要表现为外阴瘙痒，其瘙痒程度远较硬化性苔藓严重，病人多难忍受而搔抓，而反复搔抓又加重了皮损，使瘙痒更剧。病损主要累及大阴唇、阴唇间沟、阴蒂包皮及阴唇后联合等处。病变早期皮肤暗红或粉红色，角化过度部位呈白色。病变晚期则皮肤增厚，色素增加，皮肤纹理明显，出现苔藓样变。据此，可排除其他选项。
【考点】外阴鳞状上皮细胞增生的临床表现和诊断☆
【难度】中

4.【答案】E
【解析】根据临床表现初步诊断为外阴硬化性苔藓，但确诊主要依靠病理检查。
【考点】外阴硬化性苔藓诊断依据☆
【难度】中

5.【答案】B
【解析】病人16岁，会阴部多发色素脱失区域，境界清楚，光泽和弹性均正常，无不适，最可能是外阴白癜风而不支持其他选项。外阴白癜风是局部黑色素细胞被破坏引起的疾病，无自觉症状，多在青春期发病，全身部位皆可有白癜风，特点是边界清楚，病变区皮肤光滑润泽，不发生恶变，一般不需治疗。外阴鳞状上皮增生和外阴硬化性苔藓有瘙痒和其相应的外阴皮肤改变。虽然白癜风可合并外阴硬化性苔藓，但目前病人无后者的症状和体征。白化病是全身皮肤病变。
【考点】引起外阴色素减退的相关疾病鉴别☆
【难度】中

6.【答案】B
【解析】根据临床表现初步诊断为外阴硬化性苔藓。外阴硬化性苔藓是以外阴、肛周皮肤萎缩变薄为主的皮肤疾病，一般治疗为保持外阴清洁干燥，禁用刺激性大的药物或肥皂清洗外阴，忌穿不透气的化纤内裤，不食辛辣和过敏食物。对瘙痒症状明显以致失眠者，可加用镇静、安眠和抗过敏药物。局部药物治疗，可应用丙酸睾酮或糖皮质激素治疗，效果肯定。
【考点】外阴硬化性苔藓的治疗☆
【难度】中

7.【答案】E
【解析】腹股沟淋巴结阳性，考虑为外阴癌Ⅲ期，可行广泛性外阴切除及双侧腹股沟淋巴结清扫术，腹股沟深淋巴

E. 广泛性外阴切除+双侧腹股沟淋巴结清扫术，备盆腔淋巴结清扫术

结阳性者加扫盆腔淋巴结。

【考点】外阴癌的治疗原则☆

【难度】难

8. 74岁女性，发现外阴部肿物3个月，肿物生长快，伴有少量出血。妇科检查见阴蒂部位可见一大小约2.5cm×3cm结节，肿物累及双侧小阴唇，质硬，无压痛，表面溃疡；左侧腹股沟触及3个黄豆大小淋巴结，质硬，不活动。阴蒂肿物活检报告为鳞癌。病人患有扩张型心肌病4年，平时服用地高辛治疗，心功能Ⅲ级。采用的治疗方法最合适的是

A. 病灶广泛切除术+双侧腹股沟淋巴结清扫

B. 单纯外阴切除术+双侧腹股沟淋巴结清扫

C. 单纯外阴切除术+左侧腹股沟淋巴结清扫

D. 外阴及腹股沟区放射治疗

E. 经动脉插管化疗

8.【答案】D

【解析】病人心功能Ⅲ级，有手术禁忌证可行姑息性放射治疗。

【考点】外阴癌的治疗原则☆

【难度】难

9. 55岁女性，外阴右侧大阴唇鳞状细胞癌，直径2.5cm，浸润深度1.5cm，局限于外阴，双侧腹股沟淋巴结阴性。最佳治疗方案是

A. 广泛性外阴切除术

B. 广泛性外阴切除术+腹股沟淋巴结清扫术

C. 广泛性外阴切除+双侧腹股沟淋巴结清扫术+化疗

D. 放疗

E. 化疗

9.【答案】B

【解析】根据病史诊断为外阴鳞状细胞癌ⅠB期，可行广泛性外阴切除或广泛性外阴局部切除+腹股沟淋巴结清扫术。

【考点】外阴癌的分期和治疗原则☆

【难度】中

10. 67岁女性，反复外阴瘙痒10年。妇科检查：外阴见多个灰白色丘疹，行病理活检结果示：VINⅡ级，分化型。该病人最佳治疗方案为

A. 5%氟尿嘧啶外涂

B. 激光治疗

C. 微波治疗

D. 单纯外阴切除

E. 广泛性外阴切除

10.【答案】D

【解析】详见A1型题13题解析。

【考点】外阴上皮内瘤样病变(VIN)的治疗原则☆

【难度】中

11. 68岁女性，反复外阴瘙痒12年，近4个月发现外阴有一菜花样肿物，大小约2cm×3cm，生长迅速，伴溃疡、出血，最可能的诊断是

A. 外阴脂肪瘤

B. 外阴上皮内瘤变

C. 外阴鳞状细胞癌

D. 外阴恶性黑色素瘤

E. 外阴基底细胞癌

11.【答案】C

【解析】根据病史和临床表现，最可能是外阴鳞状细胞癌。根据菜花样肿物伴溃疡出血可排除脂肪瘤和VIN；无色素沉着可排除恶性黑色素瘤；根据反复瘙痒病史、肿物特征和无卫星结节等也可排除基底细胞癌。

【考点】外阴肿物的鉴别诊断☆

【难度】中

12. 63岁女性，发现外阴溃疡2月余，病灶直径约2.5cm，达阴道下1/3，无淋巴结肿大，组织病理活检为鳞状细胞癌，其分

12.【答案】C

【解析】此题主要考查外阴癌2012年FIGO分期。本例外阴肿瘤已经侵犯阴道下1/3，无淋巴结转移，属于Ⅱ期。

【考点】外阴癌分期☆

【难度】中

期为
A. ⅠA 期　B. ⅠB 期　C. Ⅱ期
D. Ⅲ期　E. Ⅳ期

13. 55 岁女性,外阴癌病灶局限于右侧大阴唇,病灶大小约 1.5cm×1.5cm,无淋巴结转移,其临床分期为
A. ⅠA 期　B. ⅠB 期　C. Ⅱ期
D. Ⅲ期　E. Ⅳ期

14. 65 岁女性,右侧大阴唇鳞状细胞癌,病灶局限于外阴,直径大小约 1.5cm,浸润深度约 0.5cm,该病人的最佳治疗方法应是
A. 广泛性外阴切除术
B. 局部病灶扩大切除或单侧外阴切除术
C. 单侧外阴切除术 + 腹股沟淋巴结清扫术
D. 广泛性外阴切除术 + 腹股沟淋巴结清扫术
E. 单纯放疗或化疗

15. 53 岁女性,自述 3 年来外阴奇痒难耐,反复搔抓,抓破后疼痛破裂。妇科检查见病损区皮肤增厚,似皮革样隆起、表面皱裂,无萎缩及粘连,则该病人首先考虑的诊断是
A. 外阴硬化性苔藓
B. 外阴鳞状上皮增生
C. 外阴阴道假丝酵母菌病
D. 外阴尖锐湿疣
E. 以上均不是

16. 16 岁女性,在大阴唇及阴蒂包皮处见一 5cm×4cm 大小的白色病损区,边界清晰,病损区表面光滑润泽,弹性正常,无压痛,无瘙痒不适,应首选的处理方法是
A. 局部涂抹丙酸睾酮
B. 局部激光治疗
C. 局部活检明确诊断
D. 局部病损区切除
E. 定期随访

17. 51 岁女性,因外阴瘙痒 4 年就诊,外阴病变局部组织病理活检诊断为外阴鳞状上皮细胞增生。下列治疗中正确的是
A. 全身治疗。
B. 全身 + 局部治疗
C. 长期补充多量维生素
D. 活检有不典型增生时手术治疗
E. 因有恶变趋向,明确诊断后即应及早手术治疗

13.【答案】A
【解析】外阴癌ⅠA 肿瘤局限于外阴或会阴,无淋巴结转移,病灶直径≤2cm,间质浸润≤1.0mm。
【考点】外阴癌分期☆
【难度】中

14.【答案】B
【解析】根据题意初步诊断为外阴癌ⅠA 期。ⅠA 期手术治疗方案是,局部病灶扩大切除或单侧外阴切除术。
【考点】外阴癌治疗原则☆
【难度】难

15.【答案】B
【解析】本题应选 B 外阴鳞状上皮细胞增生。外阴鳞状上皮增生主要症状为外阴瘙痒,其瘙痒程度远较硬化性苔藓严重,病人多难忍受而搔抓。病损主要累及大阴唇、阴唇间沟、阴蒂包皮及阴唇后联合等处。病变可呈孤立、局灶性或多发、对称性。病变早期皮肤暗红或粉红色,角化过度部位呈白色。病变晚期则皮肤增厚,色素增加,皮肤纹理明显,出现苔藓样变。外阴阴道假丝酵母菌病常伴有阴道分泌物增多。外阴尖锐湿疣病人以年轻妇女居多,病变以性交时容易受损伤的部位多见,如舟状窝附近、大小阴唇,肛周、阴道前庭、尿道口等处;部分病人有外阴瘙痒、烧灼痛或性交后疼痛;典型体征是初起为微小散在的乳头状疣,柔软,其上有细小的指样突起,或为小而尖的丘疹,质稍硬,孤立、散在或呈簇状,粉色或白色。
【考点】外阴鳞状上皮增生的临床表现和鉴别诊断☆
【难度】中

16.【答案】E
【解析】根据白色病损区边界清晰,表面光滑润泽,弹性正常,无压痛,无瘙痒不适,首先考虑外阴白癜风,不需要特殊处理。
【考点】外阴色素减退疾病的鉴别诊断和处理☆
【难度】中

17.【答案】D
【解析】本病以止痒为主,可使用糖皮质激素类药物局部治疗,如氟轻松、曲安奈德和氢化可的松软膏等。活检有不典型增生时有癌变可能,需手术治疗。其他选项均不适宜。
【考点】外阴鳞状上皮细胞增生的治疗☆
【难度】中

18. 41岁女性,发现阴蒂有一结节状物,伴瘙痒。妇科检查发现肿物直径约1cm,有明显棕褐色色素沉着,表面有溃疡。首先考虑的诊断是
A. 外阴纤维瘤
B. 外阴上皮内瘤样病变
C. 外阴鳞癌
D. 外阴基底细胞癌
E. 外阴恶性黑色素瘤

19. 66岁女性,外阴瘙痒5年,近期加重。查体右侧大阴唇延及小阴唇和阴道处见一直径3cm结节,表面破溃出血,肿物侵及肛门和直肠黏膜。左腹股沟可及黄豆大小结节3个,质硬固定、有溃疡。行活检报告为鳞状细胞癌。正确的治疗方法是
A. 广泛性外阴切除术+右侧淋巴结清扫术
B. 右侧外阴切除术+右侧腹股沟淋巴结清扫术
C. 较广泛切除局部病灶+双侧腹股沟淋巴结清扫术
D. 广泛性外阴切除术+双侧腹股沟淋巴结清扫术
E. 广泛性外阴切除术+双侧腹股沟及盆腔淋巴结清扫术+受累器官部分切除术

20. 46岁女性,因外阴病变行外阴病理活检,活检结果报告为VIN Ⅲ级。其诊断是
A. 外阴鳞状上皮增生
B. 外阴硬化性苔藓
C. 外阴上皮轻度不典型性增生
D. 外阴上皮中度不典型增生
E. 外阴重度不典型增生和原位癌

21. 43岁女性,肥胖,诉外阴瘙痒3年,局部给予糖皮质激素治疗后无明显好转。查体见外阴发育无异常,双侧大小阴唇潮红、增厚,未见明显色素脱失、皲裂、溃疡,分泌物不多,无异味。最可能的诊断是
A. 滴虫性阴道炎
B. 假丝酵母菌阴道炎
C. 老年性阴道炎
D. 糖尿病性外阴炎
E. 外阴硬化性苔藓

22. 69岁女性,以外阴瘙痒伴色素脱失9年、病损反复破溃4个月就诊。应建议病人进行的处置是
A. 病灶分泌物查HPV、DNA
B. 1∶5 000高锰酸钾溶液坐浴,促进创面愈合
C. 抗生素软膏涂抹患处,预防感染

18.【答案】E
【解析】肿物有色素沉着,应首先考虑外阴恶性黑色素瘤。本病人临床表现不符合其他选项。外阴恶性黑色素瘤占外阴恶性肿瘤的2%~3%,多见于成年妇女,好发于阴蒂、小阴唇、等部位,病变特征是病灶稍隆起,有棕褐色或蓝黑色色素沉着,结节状或表面有溃疡;病人常诉外阴瘙痒、出血、色素沉着范围增大。
【考点】外阴恶性黑色素瘤的临床表现☆
【难度】易

19.【答案】E
【解析】根据2012年FIGO分期,诊断为外阴癌ⅣA期,应实施广泛性外阴切除+双侧腹股沟淋巴结及盆腔淋巴结清扫术+受累器官部分切除。
【考点】外阴癌的治疗原则☆
【难度】难

20.【答案】E
【解析】VIN为外阴上皮层细胞呈非典型增生,在基底细胞层以上可见分裂象,但基底膜完整。根据上皮的成熟程度及细胞的异型性将VIN分为3级:VIN Ⅰ级即轻度不典型增生,局限于上皮的下1/3;VIN Ⅱ级即中度不典型增生,局限于上皮的下2/3;VIN Ⅲ级即重度不典型增生和原位癌,超过上皮的下2/3,严格的标准是原位癌3/3层,但因病理检查时镜下2/3层和3/3层难以精确区分,故VIN Ⅲ包括重度不典型增生和原位癌。
【考点】外阴上皮内瘤变的病变程度分级☆
【难度】中

21.【答案】D
【解析】根据病人43岁、肥胖、外阴瘙痒3年但用皮质激素治疗无效病史,查体外阴发育无异常,双侧大小阴唇潮红、增厚,未见明显色素脱失、皲裂、溃疡,分泌物不多,可排除滴虫性阴道炎、假丝酵母菌阴道炎、老年性阴道炎和外阴硬化性苔藓,考虑糖尿病性外阴炎。妇科多种病变及外来刺激均可引起瘙痒,常见如①慢性局部刺激,外阴、阴道、宫颈炎症的异常分泌物的刺激;②外阴不清洁及紧身化纤内裤、卫生巾等致通透不良;③外阴寄生虫病,如阴虱、蛲虫、疥疮等;④各种外阴皮肤病和外阴肿瘤等;⑤全身性疾病的外阴局部症状,如糖尿病、尿毒症、维生素缺乏等。
【考点】外阴瘙痒疾病鉴别诊断☆
【难度】中

22.【答案】D
【解析】病人外阴瘙痒伴色素减退9年且反复发生破溃,要考虑外阴白色病变并警惕其恶变。可行外阴活检明

D. 病变组织多点活检
E. 局部病灶切除

确诊断。其他选项均不合适。
【考点】外阴白色病变的恶变的诊断和处理☆
【难度】中

23. 女婴，出生后 10 个月出现烦躁、啼哭不止。查体：体温正常；头颈胸腹检查未发现明显异常；患儿外阴局部发红、水肿、少量丘疹，触之易哭。该患儿诊断最可能的是
A. 外阴挤压伤
B. 外阴蜂窝织炎
C. 接触性皮炎
D. 外阴脂溢性皮炎
E. 外阴佩吉特病

23.【答案】C
【解析】根据患儿的体征可考虑为接触性皮炎，与接触尿垫和衣裤等有关。其他四个选项与患儿体征不符合。接触性皮炎是皮肤或黏膜单次或多次接触外源性物质后，在接触部位甚至以外的部位发生的炎症性反应。表现为红斑、肿胀、丘疹、水疱甚至大疱。病因可分为原发性刺激和变态反应两种，皮炎的部位及范围与接触物接触部位一致，境界非常鲜明，病程有自限性，一般去除病因后，处理得当，1~2 周可痊愈。
【考点】外阴瘙痒疾病的鉴别诊断☆
【难度】易

24. 73 岁女性，发现右侧外阴部肿块 5 年余，明显增大伴局部压迫性疼痛 1 月余。查体：一般情况好，头颈胸腹未见明显异常；右侧大阴唇下 1/3 处触及一囊性肿物，边界清晰，活动略差，有触痛，表面皮肤及黏膜正常。下列处理**不合适**的是
A. 超声检查
B. CT 扫描术
C. 淋巴造影术
D. 肿物病理活检术
E. 前庭大腺造口术

24.【答案】E
【解析】此题主要考查外阴肿物的鉴别诊断，特别是与前庭大腺囊肿、前庭大腺癌的鉴别诊断。前庭大腺癌较少见。除了与外阴鳞癌以及转移性癌鉴别外，尤其要与良性的前庭大腺囊肿鉴别，以避免误诊误治。对 40 岁以上的妇女，如发现前庭大腺肿大，必须仔细检查甄别；如为绝经后的妇女出现前庭大腺肿大，必须首先考虑除外恶性肿瘤。超声、CT 和淋巴造影检查有助于诊断，肿物病理活检是确诊手段。误诊为前庭大腺囊肿而行单纯前庭大腺造口术是临床常见的案例报道。
【考点】外阴恶性肿瘤的鉴别诊断☆
【难度】中

25. 61 岁女性，全身一般状况尚好，心肝肺肾等器官功能检查正常；诊断为外阴鳞状细胞癌ⅣB 期，下列处理首选的是
A. 化疗
B. 放疗
C. 广泛性外阴切除术
D. 广泛性外阴切除术 + 腹股沟及盆腔淋巴结清扫术
E. 广泛性外阴切除术 + 腹股沟及盆腔淋巴结清扫术 + 受累的器官部分切除术

25.【答案】E
【解析】Ⅳ期外阴癌，如病人年龄和身体状况允许手术，可行广泛性外阴切除术 + 腹股沟及盆腔淋巴结清扫术 + 受累器官相应部位的适当切除。术后根据情况决定是否辅助化疗和放疗。
【考点】外阴癌治疗原则☆
【难度】中

26. 外阴癌，肿瘤局限于右侧大阴唇，肿物直径为 2cm，间质浸润 0.5cm，未发现淋巴结转移，临床分期应属于
A. ⅠA 期
B. ⅠB 期
C. ⅡA 期
D. ⅡB 期
E. Ⅲ期

26.【答案】A
【解析】按照 2012 年外阴癌 FIGO 分期法本例属于ⅠA 期。
【考点】外阴癌分期☆
【难度】中

27. 62 岁女性，外阴肿物直径 1cm，活检报告为鳞状细胞癌，腹股沟淋巴结阴性，但肿物侵及尿道口内，按照 FIGO 的临床分期应属于
A. Ⅰ期
B. Ⅱ期
C. Ⅲ期
D. ⅣA 期
E. ⅣB 期

27.【答案】B
【解析】根据该分期，任何大小的肿瘤侵犯到会阴邻近结构，无淋巴结转移，应属于Ⅱ期。
【考点】外阴癌分期☆
【难度】中

28. 51岁女性，外阴皮肤色素脱失，有时外阴瘙痒，白带不多。查体见小阴唇皮肤变白、变薄、萎缩、弹性差，表面可见皲裂，临床诊断首先考虑
A. 白化病
B. 白癜风
C. 银屑病
D. 外阴硬化性苔藓
E. 外阴鳞状上皮增生

29. 66岁女性，外阴瘙痒3年，发现外阴肿物半年，妇科检查：右侧大阴唇下部可见一直径约1.5cm结节状肿物；阴道及宫颈无明显异常，子宫萎缩，双侧附件未触及异常。病理诊断为外阴鳞状细胞癌，间质浸润深度0.5cm，宜行
A. 局部病灶扩大切除术
B. 单侧外阴切除术
C. 广泛性外阴切除术
D. 广泛性外阴切除术 + 双侧腹股沟淋巴结清扫
E. 广泛性外阴切除术 + 双侧腹股沟淋巴结清扫 + 受累部分器官切除术

30. 67岁女性，外阴瘙痒6年，加重1年。妇科检查：右侧小阴唇可见2.0cm×1.5cm皮肤粗糙区，病理活检为佩吉特病。其属于
A. 外阴炎
B. 外阴白色病变
C. 外阴鳞状上皮内瘤变
D. 外阴不典型增生
E. 外阴癌

31. 67岁女性，外阴瘙痒5年，发现外阴肿物4个月，查体见右侧大阴唇一直径约2cm结节状肿物，阴道、宫颈及盆腔检查未见异常，最佳的诊疗措施是
A. 丙酸睾酮局部涂擦
B. 皮质激素治疗
C. 激光治疗
D. 肿物活检送病理
E. 单纯病灶切除术

32. 女30岁。因外阴瘙痒4年而就医，查体见右侧大阴唇有一3cm×3cm脱色区，组织病理为外阴鳞状上皮增生并VIN Ⅱ级，下列处理**不恰当**的是
A. 局部氟尿嘧啶软膏涂抹
B. 局部咪喹莫特治疗
C. 局部激光治疗
D. 局部光动力学治疗
E. 单纯外阴切除术

28.【答案】D

【解析】本例首先考虑外阴硬化性苔藓。白化病和白癜风虽然也有色素脱失，但一般不会出现皮肤萎缩、皲裂。外阴银屑病皮损通常与头皮、躯干、四肢等处病损同时存在，具有特征性皮肤损害。外阴硬化性苔藓的瘙痒程度低于外阴鳞状上皮增生，是以外阴、肛周皮肤萎缩变薄为主的皮肤疾病。故根据临床表现首先考虑为外阴硬化性苔藓。

【考点】外阴硬化性苔藓的临床表现和鉴别诊断☆

【难度】中

29.【答案】A

【解析】本例诊断为外阴癌ⅠA期。因为是单侧孤立病灶，行局部病灶扩大切除术（切缘距肿瘤2~3cm）即可。多病灶的ⅠA期病人，需行单侧外阴切除术。

【考点】外阴癌的手术治疗原则☆

【难度】中

30.【答案】E

【解析】佩吉特病是一种缓慢逐渐发展的癌，一般无自觉症状，少数有不同程度的瘙痒和灼痛，病程缓慢，可迁延多年。含典型的有空泡形成的佩吉特细胞，约有半数病人有汗腺的累及。多发生于大阴唇和肛周，外阴瘙痒和烧灼感是常见症状，检查发现外阴病灶高出皮肤，局部增厚，有硬结及皮肤表面有脱屑，常有色素减退类似白斑。一些外阴佩吉特病的病人患有潜在腺癌。

【考点】外阴癌的组织学类型☆

【难度】难

31.【答案】D

【解析】外阴活检主要用于下列可疑疾病的明确诊断：①外阴部赘生物或溃疡需明确病变性质；②外阴色素减退性疾病需明确其类型或排除恶变；③外阴淋巴结肿大明确病因；④疑为恶性黑色素瘤。

【考点】外阴肿物的诊疗选择☆

【难度】易

32.【答案】E

【解析】此题主要考查不同级别的VIN的处理，尤其年轻病人的治疗选择。年轻病人的局限病灶VIN可行药物治疗和物理治疗。病变广泛的年老病人可行单纯外阴切除术。

【考点】外阴上皮内非瘤样病变治疗依据☆

【难度】易

【A3/A4 型题】

(1~3 题共用题干)

46 岁女性,平素月经规律,近 5 年自觉外阴干涩、萎缩、颜色变浅、伴性交疼痛。

1. 为明确诊断,最应进行的检查是
   A. 查性激素
   B. 查自身抗体系列
   C. 局部使用糖皮质激素实验性治疗
   D. 1% 醋酸液染色后多点活检
   E. 完整切除病灶后送病理检查

2. 该病人在县医院就诊后,医生给予局部丙酸睾酮软膏外用,症状有好转,但出现阴蒂肥大症状,需停用丙酸睾酮。宜优先改用的治疗方法是
   A. 局部植皮　B. 局部放疗
   C. 局部 HIFU 刀治疗　D. 局部碘粒子植入
   E. 局部手术切除病灶

3. 此后该病人症状时有复发,经多方给予药物、理疗和中医治疗均无效,病人症状渐有加重,进一步治疗宜选择
   A. 基因治疗　B. 靶向治疗
   C. 全身化疗　D. 局部手术
   E. 局部放疗

(4~6 题共用题干)

女性,41 岁,主诉外阴奇痒 5 年,应用皮炎平 3 年余,开始效果尚好,之后效果渐差。近 1 年常烦躁,难以入睡。查体见左侧大阴唇局限性皮肤色素减退并萎缩,可见多角性略高扁平丘疹,大小阴唇形态和颜色尚正常;阴道通畅,宫颈光滑,分泌物不多;盆腔触诊无明显异常。

4. 该病人最可能的诊断是
   A. 神经性皮炎　B. 假丝酵母菌外阴阴道炎
   C. 外阴硬化性苔藓　D. 外阴鳞状上皮增生
   E. 外阴银屑病

5. 在进一步选择的治疗方案中,不恰当的是
   A. 禁用刺激性药物擦洗,不食辛辣食物
   B. 应用地西泮、氯雷他定等药物
   C. 局部应用丙酸睾酮软膏治疗

1.【答案】D
【解析】本例根据病史和临床表现,首先需考虑外阴硬化性苔藓,可行外阴活检明确诊断,同时可排除恶性病变。如能在 1% 甲苯胺蓝或 1% 醋酸染色后活检更好,可提高不典型增生和早期癌变的检出率。
【考点】外阴疾病诊断☆
【难度】易

2.【答案】C
【解析】临床使用丙酸睾酮治疗外阴硬化性苔藓的过程中,应注意病人的男性化表现,一旦出现应及时停药,改用其他方法治疗。HIFU 刀的聚焦超声能量可使真皮层内组织血管和神经末梢变性,促进局部新生血管再生,改善神经末梢营养状况,能够有效缓解瘙痒症状,使外阴皮肤恢复正常。碘粒子植入和放疗用于肿瘤病人。局部手术仅用于反复药物和理疗无效者。
【考点】外阴硬化性苔藓的治疗选择☆
【难度】中

3.【答案】D
【解析】外阴硬化性苔藓很少采用手术治疗,因其恶变机会很少。手术治疗仅用于病损出现非典型增生或可疑恶变可能者以及经长期反复应用药物和理疗无效者。手术方法为病损区浅表切除,但仍有复发可能。
【考点】外阴硬化性苔藓的治疗选择☆
【难度】中

4.【答案】D
【解析】根据病人外阴奇痒、皮炎平(复方醋酸地塞米松乳膏)初治有效,查体见阴蒂处皮肤色素减退并萎缩,可见多角性略高扁平丘疹,考虑为外阴鳞状上皮细胞增生而非外阴硬化性苔藓。分泌物不多,可排除假丝酵母菌外阴阴道炎。神经性皮炎除外阴部外也可在全身其他部位存在相同病损,病人常伴有神经衰弱、失眠、更年期症状等神经、精神平衡失调;精神过度紧张、情绪波动、过度疲劳、搔抓摩擦、多汗或其他物理性机械性刺激甚至感染及肥胖等均能诱发和加重病情。外阴银屑病皮损通常与头皮、躯干、四肢等处病损同时存在,具有特征性皮肤损害。
【考点】外阴鳞状上皮细胞增生的诊断和鉴别诊断☆
【难度】中

5.【答案】C
【解析】丙酸睾酮软膏主要用于外阴硬化性苔藓的治疗。
【考点】外阴鳞状上皮细胞增生的药物治疗☆
【难度】易

6.【答案】B

【解析】本例为年轻病人局限的分化型 VIN,可采用外阴上皮局部表浅切除术,切除边缘超过肿物外缘 0.5~1.0cm 即可。高级别 VIN 不应消极等待自然消退。其他手术方式属过度治疗。

【考点】VIN 的治疗方式选择☆

【难度】中

7.【答案】C

【解析】病人有外阴色素脱失的明确病史,伴瘙痒且愈加加重,现出现结节和溃疡,首先考虑外阴鳞状上皮增生恶变,该病有 2%~5% 的恶变率,故选 C。外阴白塞病(Behcet 病)也可出现溃疡,它又称丝绸之路病,是一种以血管炎为基本病理改变的全身免疫性疾病,常伴复发性口腔溃疡、皮肤和眼部病变。外阴软下疳以 1 个或多个生殖器疼痛性溃疡为特征,常伴有腹股沟淋巴结化脓性病变;病变由杜克雷(Duery)嗜血杆菌引起,主要通过性接触传播,发病急,炎症显著,溃疡表面有脓性分泌物,可检见杜克雷嗜血杆菌。外阴基底细胞癌少见,初起无自觉症状,以后可出现外阴瘙痒、烧灼感,恶性度较低;病变多呈局部浸润,易复发,生长缓慢,很少转移。外阴恶性黑色素瘤也可出现外阴瘙痒,但其有明显的色素沉着可资鉴别。

【考点】外阴鳞状上皮增生的转归和溃疡性肿物的鉴别☆

【难度】中

8.【答案】D

【解析】本例病人疑为外阴鳞癌,做外阴活检是其最佳选择。外阴活检主要用于下列可疑疾病明确诊断:①外阴部赘生物或溃疡需明确病变性质;②外阴色素减退性疾病需明确其类型或排除恶变;③外阴淋巴结肿大明确病因;④疑为恶性黑色素瘤。

【考点】明确外阴赘生物性质的检查方法☆

【难度】中

9.【答案】B

【解析】据 FIGO-2012 年外阴癌分期,肿瘤局限于外阴或会阴,无淋巴结转移,病灶直径 >2cm 或间质浸润 >1.0mm,为ⅠB 期。

【考点】外阴癌的分期☆

【难度】中

10.【答案】C

【考点】外阴癌的手术治疗原则☆

【难度】中

D. 皮质激素无效者可局部病灶切除术或激光治疗

E. 外阴活检

6. 治疗 2 年后病情时有反复,病损较前为重但仍局限在左侧大阴唇,经外阴活检结果为 VIN Ⅲ级分化型,下一步治疗可选择

A. 观察等待其自然消退

B. 局部病灶切除术

C. 单纯外阴切除术

D. 广泛性外阴切除术

E. 广泛性外阴切除术 + 双侧腹股沟淋巴结清扫

(7~10 题共用题干)

68 岁女性,既往有外阴色素减退性疾病史 9 年伴瘙痒,近 1 年外阴瘙痒症状较前明显加重、伴疼痛。查体见外阴色素脱失,右侧大阴唇有一直径 3cm 不规则肿物,质硬,肿物浅表呈鼠啮样溃疡,表浅淋巴结未触及。

7. 该病人首先考虑的诊断是

A. 外阴白塞病(Behcet 病)

B. 外阴软下疳(chancroid)

C. 外阴鳞状细胞癌

D. 外阴基底细胞癌

E. 外阴恶性黑色素瘤

8. 为明确本病的诊断,首选的检查为

A. CT 检查

B. 病灶处病毒检测

C. 病灶处涂片细胞学检查

D. 病灶处活组织检查

E. 病灶处局部切除

9. 病理活检结果为外阴鳞癌,间质浸润达到 1.5mm,其 FIGO 分期应该为

A. ⅠA 期　　B. ⅠB 期　　C. Ⅱ期

D. Ⅲ期　　E. Ⅳ期

10. 首选的治疗方法是

A. 广泛性外阴切除术

B. 次广泛性外阴切除术 + 腹股沟淋巴结清扫术

C. 广泛性外阴切除术 + 腹股沟淋巴结清扫术

D. 单纯放疗

E. 放疗后行右侧外阴切除术

(11~14 题共用题干)

43 岁女性,主因外阴瘙痒 5 年,加重半年就诊。查体见外阴皮肤变白、变薄、失去弹性,阴蒂萎缩,阴道畅,无异常分泌物,宫颈光滑,子宫和双附件未及异常。外阴活检病理检查提示:表皮层过度角化,表皮萎缩变薄,伴基底细胞液化变性,黑素细胞减少,上皮角变钝。白带常规检查示:清洁度Ⅱ度,未见滴虫和真菌。

11. 该病人最可能的诊断是
   A. 外阴上皮内瘤变　　B. 外阴基底细胞癌
   C. 外阴鳞状上皮细胞增生　　D. 外阴硬化性苔藓
   E. 外阴阴道假丝菌酵母病

12. 关于此病的发生,以下叙述不正确的是
   A. 可能与局部组织自由基有关
   B. 可能与自身免疫有关
   C. 可能与睾酮水平不足有关
   D. 可能与基因遗传有关
   E. 可能与以上因素均无关

13. 此病不会合并的情况是
   A. 维生素缺乏　　B. 性激素缺乏
   C. 胰岛素缺乏　　D. 甲状腺素缺乏
   E. 垂体后叶素缺乏

14. 治疗上不应选用
   A. 0.3% 黄体酮
   B. 0.05% 氯倍他索(氯倍米松)
   C. 1 或 2.5% 氢化可的松
   D. 2% 丙酸睾酮
   E. 10% 硝酸银

(15~17 题共用题干)

59 岁女性,外阴奇痒 8 年,发现外阴肿物 4 个月。妇科检查:左侧大阴唇有一直径 1.5cm 菜花样肿物,质地糟脆,触血(+),左侧腹股沟淋巴结肿大变硬,压痛(+)。病理活检为鳞状细胞癌。

15. 病人的 FIGO 分期应为
   A. Ⅰ期　　B. Ⅱ期　　C. Ⅲ期
   D. ⅣA 期　　E. ⅣB 期

16. 该病人下一步宜选择的处理是
   A. 外阴局部病灶切除 + 受累淋巴结清扫

11.【答案】D

【解析】根据病人的临床表现和病理镜下描述,符合外阴硬化性苔藓,故选 D。外阴上皮内瘤变的病理特征为上皮层内细胞分化不良、核异常及核分裂象增加,病变始于基底层,严重时向上扩展直至上皮全层。外阴基底细胞癌也有瘙痒,但镜下见发生于毛囊或表皮的多功能幼稚细胞,常呈浸润性生长,分化好者呈囊性、腺性或角化等形态。本例的病理诊断不支持外阴鳞状细胞增生。病人白带不多,白带检查未发现假丝酵母菌和滴虫,而且外阴所见也不支持假丝酵母菌炎症的诊断。

【考点】外阴硬化性苔藓的临床表现、病理特征、诊断和鉴别诊断☆

【难度】中

12.【答案】E

【解析】目前其病因尚不完全清楚,可能与自身免疫性疾病、性激素缺乏、家族基因遗传及局部组织的自由基的作用有关。

【考点】外阴硬化性苔藓的病因☆

【难度】中

13.【答案】E

【解析】外阴硬化性苔藓与自身免疫有关,约 21% 的病人合并胰岛素减少致糖尿病、甲状腺素减低致甲状腺功能减退症(甲减)、维生素 B_{12} 缺乏致恶性贫血以及性激素二氢睾酮缺乏,但无合并垂体后叶素缺乏致尿崩症的报道。

【考点】外阴硬化性苔藓的伴发疾病☆

【难度】难

14.【答案】E

【解析】黄体酮、氯倍他索、氢化可的松和丙酸睾酮是治疗外阴硬化性苔藓的常用药剂。硝酸银(Argentum nitricum)有消炎、杀菌、腐蚀和收敛作用,稀溶液对皮肤具有收敛作用,高浓度则有腐蚀作用。硝酸银不用于外阴硬化性苔藓的治疗,而且 10% 以上水溶液或纯品有腐蚀作用,可破坏外阴皮肤。

【考点】外阴硬化性苔藓的治疗☆

【难度】中

15.【答案】C

【解析】本题选 C,应为外阴癌Ⅲ期。根据 2012 年 FIGO 分期,无论肿瘤大小、无论肿瘤局部是否扩散至会阴邻近器官,伴腹股沟淋巴结转移即为Ⅲ期。

【考点】外阴癌 FIGO 分期☆

【难度】中

16.【答案】E

【解析】Ⅲ期外阴癌应行广泛性外阴切除 + 双侧腹股沟淋巴结清扫;如邻近器官受累,也应做相应受累部分

B. 外阴局部病灶扩大切除 + 受累淋巴结清扫
C. 患侧外阴切除 + 患侧腹股沟淋巴结清扫
D. 广泛性外阴切除 + 患侧腹股沟淋巴结清扫
E. 广泛性外阴切除 + 双侧腹股沟淋巴结清扫

17. 该病人治疗后的随访要求是
A. 第1年每1个月1次，第2年每2个月1次，第3~4年每4个月1次，第5年及以后每8个月1次
B. 第1年每2个月1次，第2年每4个月1次，第3~4年每8个月1次，第5年及以后每16个月1次
C. 第1年每1个月1次，第2年每3个月1次，第3~4年每6个月1次，第5年及以后每12个月1次
D. 第1年每2个月1次，第2年每4个月1次，第3~4年每6个月1次，第5年及以后每8个月1次
E. 第1年每3个月1次，第2年每6个月1次，第3~4年每12个月1次，第5年及以后每24个月1次

（18~20题共用题干）
50岁女性，顽固性外阴瘙痒3年余，发现外阴肿物3个月，表面破溃伴疼痛10天。妇科检查见双侧大小阴唇均潮红，局部皮肤稍增厚，左侧大阴唇中部有一约3cm大小硬结、局部有约1cm大小破溃面覆有脓性分泌物，左侧腹股沟区可及2个约1.5cm大小淋巴结、质中、可活动、无压痛，右侧腹股沟区未扪及明显增大淋巴结。

18. 目前首先考虑的诊断是
A. 外阴乳头瘤　　B. 外阴白塞病
C. 外阴汗腺瘤　　D. 外阴结核病
E. 外阴癌

19. 为明确诊断，下列检查最重要的是
A. 下腹X线平片检查　　B. B型超声和血常规
C. 肿瘤组织基因检测　　D. 肿瘤组织活检病理检查
E. 肿瘤组织印片病理检查

20. 该病人最有可能选择的治疗是
A. 放射治疗
B. 化学治疗
C. 外阴局部病灶扩大切除 + 患侧腹股沟淋巴结清扫
D. 广泛性外阴切除 + 患侧淋巴结清扫
E. 广泛性外阴切除 + 双侧腹股沟淋巴结清扫

的切除。
【考点】外阴癌的手术治疗原则☆
【难度】中

17.【答案】C
【解析】外阴癌的随访要求是：第1年内每1~2个月1次，第2年每3个月1次，第3~4年每6个月1次，第5年及以后每12个月1次。
【考点】外阴癌的随访要求☆
【难度】中

18.【答案】E
【解析】病人顽固性外阴瘙痒病史、肿物破溃、腹股沟淋巴结无痛性肿大，应首先考虑外阴癌。外阴乳头状瘤是由局部炎性刺激外阴皮肤或黏膜，表面向外生长形成的乳头状突起的肿块，病变一般不大且生长缓慢、以上皮增生为主，多见于老年妇女，可无症状。外阴白塞病也可出现溃疡，是一种以血管炎为基本病理改变的全身免疫性疾病，常伴复发性口腔溃疡、皮肤和眼部病变。外阴汗腺瘤多无临床表现，仅感觉外阴有一硬结，少数病例有疼痛、刺痒、灼热等症状；肿物溃破可继发感染；如汗腺组织呈红色肉芽状或乳头状突出于破口，此时外观极似癌肿，但一般不会出现腹股沟无痛性淋巴结肿大。外阴结核非常罕见，偶尔可继发于严重的肺、消化道、胸腹膜或内生殖器官的结核，病人常无典型症状，也可出现肿物、结节和溃疡，并可出现组织瘘管和腹股沟淋巴结肿大，通过病史和脓肿性质可资鉴别。
【考点】外阴癌的临床表现和鉴别☆
【难度】难

19.【答案】D
【解析】肿瘤组织活检病理检查是确诊和鉴别病变的最佳手段。局部印片病理只能观察细胞情况而不能判断组织学全貌且常常漏检。肿瘤组织基因检测只能反映部分基因的变化情况而不能明确病变的性质。影像学只能发现占位病变而不能判断性质。血常规检测仅仅反映血象的变化，不能依赖此辅助肿瘤的诊断。
【考点】外阴肿物确诊的辅助检查方法☆
【难度】中

20.【答案】E
【解析】根据病史和临床表现，本例可排除外阴乳头瘤、外阴白塞氏病、外阴结核病和外阴汗腺瘤，初步拟诊“外阴癌ⅢB期”。外阴癌Ⅲ期应行广泛性外阴切除加双侧腹股沟淋巴结清扫和相应的受累器官部分的切除。
【考点】外阴癌的治疗原则☆
【难度】中

(21~22 题共用题干)

65 岁女性,主因“外阴奇痒 6 年”就诊,妇科检查:双侧外阴大小阴唇及会阴后联合处皮肤黏膜均变白,局部皮肤增厚、粗糙。病损活检报告为“表皮角化过度,棘皮层不规则增厚,上皮角向下延伸;上皮细胞排列较乱,细胞极向消失、层次增多;细胞超乎异常增生,增生的细胞大小不一,形态多样,核大浓染,核浆比例增大,可见核分裂象。此类异常细胞占表皮深部下 2/3 层”。

21. 该病人应考虑诊断为
   A. 外阴鳞状上皮增生伴 VIN Ⅰ级
   B. 外阴鳞状上皮增生伴 VIN Ⅱ级
   C. 外阴鳞状上皮增生伴 VIN Ⅲ级
   D. 外阴硬化性苔藓病伴 VIN Ⅰ级
   E. 外阴硬化性苔藓病伴 VIN Ⅱ级

22. 该病人最佳的治疗方案是
   A. 药物治疗　　B. 激素治疗
   C. 激光治疗　　D. 手术治疗
   E. 放射治疗

(23~24 题共用题干)

女,43 岁,3 年前无意中发现大阴唇右下侧约有 2cm×2.5cm 肿物,因不伴疼痛、发热和其他不适,故未予诊治。1 个月前肿物明显增大且伴间断性针刺样疼痛感。查体:头颈胸腹及盆腔检查未见异常,左侧大阴唇之巴氏腺位置处触及一直径约 4cm×5cm×5cm 囊性肿物,质韧,触痛(+),边界清,活动差,皮肤及黏膜无红肿和波动感,皮温不高。

23. 该病人的诊断首先需考虑
   A. 巴氏腺脓肿　　B. 巴氏腺囊肿
   C. 加特内囊肿　　D. 巴氏腺癌
   E. 阴道腺癌

24. 下一步首选的处理是
   A. 药物治疗 + 理疗　　B. 射频消融术
   C. 囊肿内容减压术　　D. 肿物病理活检术
   E. 前庭大腺造口术

【案例分析题】

案例一:46 岁女性,以“外阴严重瘙痒 4 年,加重 2 个月”为主诉就诊。平素月经规律,月经初潮 13 岁,周期 28~30 天,经期 5~6 天,量中等,无痛经。3 年前无明显诱因出现外阴瘙痒难忍,干涩

21.【答案】B

【解析】根据病人奇痒病史和病理描述“表皮角化过度,棘皮层不规则增厚,上皮角向下延伸”诊断为外阴鳞状上皮增生。根据镜下所见分化不良伴核异常及核分裂象的异常细胞占据表皮层的下 2/3,诊断为外阴上皮细胞中度不典型增生,即 VIN Ⅱ级。

【考点】外阴鳞状上皮增生的临床表现及 VIN 的诊断、病理表现和分级☆

【难度】中

22.【答案】D

【解析】年老病人的广泛性高级别 VIN 病变不应选药物治疗和物理治疗,而应行手术治疗,手术方式为单纯外阴切除。

【考点】年老病人的广泛性高级别 VIN 的治疗原则☆

【难度】难

23.【答案】D

【解析】因为肿物位于巴氏腺位置处,故诊断首先考虑与巴氏腺相关的疾病。无急性巴氏腺炎症和脓肿病史,检查肿物无红肿和波动感,暂不考虑巴氏腺囊肿和脓肿。无痛性肿物已 3 年,增大后出现疼痛,肿物质地韧、活动差,据此首先要排除巴氏腺癌。巴氏腺的原发性癌较少见,转移到巴氏腺的癌肿更罕见。除了与外阴鳞癌以及转移性癌鉴别外,尤其要与良性的巴氏腺囊肿及其他外阴肿物鉴别。加特内囊肿(Gartner cyst)为中肾管囊肿出现在前庭尿道口下方所致,为纯囊性肿物,与巴氏腺肿物不难鉴别。阴道腺癌肿瘤主要位于阴道,原发性阴道腺癌多有雌激素接触史,且有阴道排液、出血等表现;转移性阴道癌有原发病灶可追询,也不难鉴别。

【考点】位于巴氏腺位置肿物的鉴别诊断☆

【难度】中

24.【答案】D

【解析】对 40 岁以上的妇女,如发现巴氏腺肿大,必须仔细检查甄别,尤其对无痛性巴氏腺肿物需首先排除巴氏腺癌,取肿物行组织病理学检查是最好的鉴别手段。仓促行巴氏腺囊肿囊内减压手术如穿刺引流术、切开引流术和巴氏腺囊肿造口术,易导致误诊,也是本例延误治疗的重要原因。药物治疗、理疗和射频消融治疗更能掩盖病情,延误诊断和治疗。

【考点】巴氏腺位置肿物的处理原则☆

【难度】中

灼热,反复抓挠,夜里加重,常致入夜难眠。自觉乏力烦热,精神欠佳,无腹痛等不适。曾就诊于某医院查白带常规假丝酵母菌阳性,给予达克宁、酮康唑等治疗效果不佳。现妇科检查示:阴蒂包皮、大阴唇、阴唇后联合发白,外阴皮肤粗糙、增厚,有抓痕。阴道畅,分泌物外观正常,宫颈光滑,Ⅰ°肥大,子宫前位、正常大小,双附件未触及明显异常。

提问1:为有助于病人的诊断,应进一步收集的信息包括

A. 家族中有无类似病史
B. 白带的量、性状、颜色和气味
C. 接触过敏物质,药物、食物过敏史等
D. 妊娠和分娩次数
E. 阴道炎性疾病史
F. 全身慢性疾病史

提问1:【答案】ABCEF
【解析】目前无证据表明外阴鳞状上皮增生与妊娠和分娩次数相关。
【考点】外阴鳞状上皮增生的诱因、病因、病史和易发因素☆
【难度】中

提问2:该病人需优先做的有助于临床诊断的辅助检查包括

A. 阴道分泌物病原菌检测
B. 宫颈涂片细胞病理学检查
C. 外阴病损区印片病理学检查
D. 外阴组织活检病理学检查
E. 盆腹腔X线平片检查
F. 盆腹腔彩色超声检查
G. 盆腹腔MRI检查

提问2:【答案】AD
【解析】根据瘙痒和曾经发现白带假丝酵母菌阳性病史以及局部查体所见,考虑外阴鳞状上皮增生病变。尽管白带外观正常,但为排除假丝酵母菌外阴阴道炎,需行白带分泌物病原菌检测。病人病程日久,宜行病变部位病理学活检以尽早明确诊断。
【考点】外阴鳞状上皮增生需要的辅助检查手段☆
【难度】中

提问3:该病人可选用的治疗方法有

A. 理疗　　B. 放疗　　C. 安眠药
D. 性激素　　E. 糖皮质激素　　F. 镇静剂
G. 抗过敏　　H. 手术

提问3:【答案】ACEFG
【解析】对精神紧张瘙痒明显者可给予镇静剂、安眠药和抗过敏药。局部理疗和糖皮质激素治疗是主要治疗方法。久治不愈或出现不典型增生和可能恶变时才可考虑手术治疗。
【考点】外阴鳞状上皮增生的治疗☆
【难度】中

案例二:52岁女性,主因“外阴瘙痒2年,逐渐加重并伴性交痛6个月”就诊。已绝经3年,2年前出现外阴瘙痒,曾在当地医院给予消炎和红外线理疗后稍缓解,但时有复发,近6个月瘙痒逐渐加重,并出现外阴皮肤变薄、皲裂、脱皮、萎缩和性交疼痛。当地医院给予苯甲酸雌二醇软膏外用仍无效。

提问1:为进一步明确诊断,对该病人的查体需要重点注意的是

A. 阴毛的颜色、浓密、分布的范围和形状
B. 外阴皮肤的颜色、弹性,有无萎缩、溃疡、皮疹、抓痕
C. 大小阴唇有无变薄
D. 阴道内白带的性状、颜色、数量、气味等
E. 阴道内皱襞的多少、色泽、弹性等
F. 肛周区的颜色和弹性。

提问1:【答案】BCDF
【解析】阴毛和阴道皱襞的变化不是外阴硬化性苔藓体检时需要关注的问题。
【考点】外阴硬化性苔藓的临床表现☆
【难度】易

提问2:需要与该病进行鉴别诊断的疾病有

A. 毛囊炎　　B. 神经性皮炎　　C. 巴氏腺炎
D. 肛周炎　　E. 扁平苔藓　　F. 白塞氏病
G. 白化病　　H. 白癜风

提问2:【答案】BEFGH
【解析】毛囊炎、巴氏腺炎和肛周炎是病原菌引起的炎性病变并有其明显的特征,不易与外阴硬化性苔藓混淆。
【考点】外阴硬化性苔藓的鉴别诊断☆☆
【难度】中

提问 3:下列处理措施,该病人目前可选择的是

A. 性激素　B. 抗生素　C. 维生素
D. 血清素　E. 糖皮质激素　F. 物理治疗
G. 手术治疗　H. 待其自愈

提问 3:【答案】ACEF

【解析】除了一般治疗外,可选择性激素类药物如丙酸睾酮软膏、糖皮质激素类如氢化可的松软膏、口服多种维生素以及物理治疗等;伴有感染时可使用抗生素。幼女至青春期有自愈可能。久治不愈或出现不典型增生和可能恶变时才可考虑手术治疗。

【考点】外阴硬化性苔藓治疗方法☆

【难度】中

案例三:41 岁女性,以“外阴瘙痒 7 年,加重 5 个月”就诊。8 年前无诱因出现持续性外阴瘙痒,当地医院诊断为外阴鳞状上皮增生,给予曲安奈德及中药糊剂(成分不详)以及波姆光理疗。症状时轻时重,不断反复。近 5 个月来外阴瘙痒加重伴烧灼感。体格检查:体温 36.5℃,血压 130/85mmHg,生命体征平稳,心肺听诊未及明显异常,腹部和盆腔未及异常。右侧外阴局部性皮肤粗糙、增厚,似皮革样,上见多个灰白色丘疹,并有抓痕和破溃。我院经病理活检诊断为外阴上皮内瘤变(VIN)Ⅱ级。

提问 1:对该病人行外阴活检时,需遵守的要求有

A. 1% 甲苯胺蓝涂抹后用 1% 醋酸液擦洗脱色,在不脱色区活检
B. 所取组织要足够大,其直径应≥5mm
C. 有坏死溃疡的病灶,取材须达足够深度以取得新鲜有活性的组织
D. 必要时应行做多点活检
E. 活检时间尽量避开月经期
F. 活检范围应避开正常组织
G. 阴道镜有助于活检取材

提问 1:【答案】ABCDEG

【解析】此题主要考查外阴上皮内瘤变进行外阴活检时的注意事项。

【考点】外阴活检操作的基本要求☆

【难度】中

提问 2:该病人的 VIN Ⅱ级诊断,其镜下病理特征可表现为

A. 上皮层内细胞分化不良
B. 病变始于基底膜下,严重时向上扩展直至上皮全层
C. 上皮细胞排列较乱,细胞极向消失、层次增多
D. 细胞超乎异常增生,增生的细胞大小不一,形态多样
E. 异常增生的细胞核大浓染,核浆比例增大
F. 异常增生的细胞占表皮深部下 1/2 层
G. 可见病理性核分裂象

提问 2:【答案】ACDE

【解析】VIN 即外阴上皮内不典型增生病变,镜下表现为上皮层内细胞分化不良、核异常及生理性核分裂象增加,但不透过基底膜。VIN Ⅱ级的分化不良细胞占表皮深部下 2/3 层。

【考点】VIN 的显微镜镜下特征☆

【难度】难

提问 3:可供该病人选择的治疗有

A. 氟尿嘧啶　B. 咪喹莫特
C. 激光、冷冻、电灼　D. 光动力学
E. 病灶局部表浅切除术　F. 外阴皮肤剥除术
G. 单纯外阴切除术　H. 广泛性局部病灶切除术
I. 广泛性外阴切除术

提问 3:【答案】ABCDE

【解析】年轻病人根据情况可选择药物治疗和理疗以及手术。局部病灶可行局部表浅切除术;大的病变可行表浅外阴切除术(外阴皮肤剥除术)。

【考点】VIN 的治疗☆

【难度】中

案例四:65 岁女性,因“外阴瘙痒 9 年,加重 1 年,发现外阴肿物 4 月”入院。查体:一般情况尚好。血压 135/80mmHg,心率 76 次 /min,呼吸 18 次 /min;头颈胸腹未见明显异常;阴蒂、左侧大阴唇和小阴唇变白、质地粗糙,可见一约 3.0cm×2.5cm×2.0cm 肿物,质韧,

提问1:【答案】ABEFG

【解析】目前没有证据表明外阴恶性肿瘤与避孕器具(如避孕套、阴道隔膜、宫内节育环)和妊娠分娩次数相关。HPV、吸烟和VIN倾向于多灶性病变,多见于年轻女性;外阴鳞状上皮增生和外阴硬化性苔藓倾向于单灶性病变,多见于年老病人。

【考点】外阴恶性肿瘤的相关发病因素☆

【难度】中

提问2:【答案】BCFGHI

【解析】病灶表面刮片病理学检查只能观察细胞情况而不能判断组织学全貌且常常漏检,故舍弃。阴道镜观察外阴皮肤定位活检可提高组织活检阳性检出率。影像学和膀胱镜、直肠镜检查有助于帮助了解有无局部或远处转移。宫腔镜和腹腔镜不是外阴恶性肿瘤辅助诊断的优先候选。

【考点】外阴恶性肿瘤诊断的辅助检查☆

【难度】中

提问3:【答案】ABH

【解析】根据瘙痒病史和查体见阴蒂、外阴变白、质地粗糙,上有一3.0cm×2.5cm×2.0cm肿物,质韧,活动差,表面溃烂,肿物已侵及尿道口内等信息,基本可判定为外阴恶性肿瘤。因为肿物已经侵及尿道口内(下尿道),属Ⅳ期。病人一般情况尚好,可行广泛性外阴切除+双侧腹股沟+盆腔淋巴结清扫+受累器官的相应部分切除,如需要可辅以必要的化疗或放疗。

【考点】外阴恶性肿瘤的治疗原则☆

【难度】中

1.【答案】C

【解析】宫颈上皮内瘤变(CIN)是与宫颈浸润癌密切相关的一组癌前病变,它反映宫颈癌发生发展中的连续过程。

【考点】癌前病变的基本概念☆

【难度】易

2.【答案】C

【解析】宫颈上皮内瘤变是与宫颈浸润癌密切相关的一组癌前病变,它反映宫颈癌发生发展中的连续过程。

【考点】CIN、宫颈癌的好发部位,CIN与宫颈癌的相关关系,宫颈上皮化生与宫颈癌的关系☆☆

【难度】中

活动差,表面溃烂,暗红色,溃疡基底部少量淡黄色分泌物;肿物已侵及尿道口内;右侧大小阴唇外观正常;阴道分泌物少;宫颈光滑,触之无出血,子宫萎缩,双侧附件未触及异常;左侧腹股沟可触及直径1.5cm大小结节3个,质硬、固定、无压痛。除血脂稍高外,血常规、尿常规、粪常规、肝肾功能、凝血功能检查均无明显异常。

提问1:在该病人诊断信息的收集中,还需要特别注意的与发病相关的因素有

A. 吸烟史　　B. HPV感染史
C. 避孕器具应用史　　D. 妊娠分娩次数
E. 是否曾经VIN　　F. 既往曾患外阴硬化性苔藓
G. 既往曾有外阴鳞状上皮增生

提问2:为明确该病人的诊断,下列辅助检查可作为候选的是

A. 病灶刮片病理检查　　B. 活体组织病理检查
C. 阴道镜检查　　D. 宫腔镜检查
E. 腹腔镜检查　　F. 膀胱镜检查
G. 直肠镜检查　　H. 超声波检查
I. 放射影像检查

提问3:可供该病人选择的治疗措施有

A. 化疗
B. 放疗
C. 局部病灶切除
D. 局部病灶扩大切除
E. 单侧外阴切除
F. 广泛性外阴切除
G. 广泛性外阴切除+双侧腹股沟淋巴结清扫受累器官的相应部分切除
H. 广泛性外阴切除+双侧腹股沟+盆腔淋巴结清扫+受累器官的相应部分切除

第二节　宫颈上皮内瘤变

【A1型题】

1. 宫颈癌的癌前病变是
A. 宫颈鳞状上皮化生　　B. 宫颈鳞状上皮化
C. 宫颈上皮内瘤变　　D. 宫颈腺囊肿
E. 宫颈柱状上皮异位

2. 关于宫颈癌的组织发生,下列**错误**的是
A. 宫颈上皮内瘤变是指宫颈原位癌和不典型增生
B. 多数宫颈癌起源于宫颈移行带
C. 宫颈上皮内瘤样病变不是浸润癌的癌前病变,而是严重

感染

D. 宫颈上皮内瘤样病变分级越高,发生浸润癌的机会越多

E. 宫颈上皮化生过度活跃,伴致癌物质刺激,可形成宫颈浸润癌

3. 以下对宫颈癌筛查前准备工作的叙述,**错误**的是

A. 检查对象为35~59岁的当地妇女

B. 受检妇女应避开月经期

C. 检查前多饮水,使膀胱充盈

D. 进行宫颈脱落细胞学检查前48小时,禁性生活

E. 正接受妇科阴道上药治疗的妇女,应停药2天

4. 宫颈液基细胞学取材必备物品**不包括**

A. 消毒或一次性阴道窥器

B. 检查手套

C. 宫颈细胞刷、含固定液标本小瓶

D. 标记笔

E. 木质刮板

5. 下列关于醋酸染色检查的描述,**错误**的是

A. 醋酸染色检查:将5%的醋酸涂抹于宫颈表面,1分钟后肉眼直接观察宫颈颜色变化

B. 如宫颈上皮呈现短暂的白色反应,为醋酸染色检查阳性

C. 如宫颈上皮未发生裸眼可见的明显变化,为醋酸染色检查阴性

D. 醋酸染色检查阳性提示宫颈正常

E. 醋酸染色检查阳性提示宫颈异常

6. 下列关于复方碘染色描述,**错误**的是

A. 将复方碘液涂抹在宫颈表面,裸眼观察宫颈对复方碘染色的反应

B. 如宫颈被复方碘液染成深褐色,为复方碘染色检查阳性

C. 如宫颈出现未被碘液染色的区域,为复方碘染色检查阴性

D. 复方碘染色检查阳性提示宫颈正常

E. 复方碘染色检查阳性提示宫颈异常

7. 宫颈癌前病变与早期宫颈癌肉眼难以鉴别,确诊方法是

A. 宫颈细胞学检查　　B. 宫颈碘试验

C. 阴道镜检查　　D. 宫颈及宫颈管活检

E. 氮激光肿瘤固有荧光诊断法

8. 以下有关子宫颈细胞学检查判读结果与处理原则的叙述,**错**

3.【答案】C

【解析】妇科检查前应需排空膀胱,不应使膀胱充盈。

【考点】宫颈癌筛查、妇科检查的基本知识☆☆

【难度】易

4.【答案】E

【解析】宫颈液基细胞学取材需准备一次性阴道窥器、检查手套、宫颈细胞刷、含固定液标本小瓶、标记笔。

【考点】取材的相关知识☆☆

【难度】易

5.【答案】D

【解析】醋酸染色检查阳性提示宫颈异常,正常宫颈无白色病变,低度鳞状上皮内病变(LSIL)为淡而浅的白色病变,高度鳞状上皮内病变(HSIL)为厚的白色病变,边界清楚,可疑癌为白色或黄白色,表面不规则肿物。

【考点】醋酸染色检查的意义☆

【难度】中

6.【答案】E

【解析】宫颈的原始鳞状上皮和成熟化生上皮含有糖原,由于糖原和碘有亲和力,故用碘液后含糖原的上皮可吸碘,呈棕褐色或黑色。而CIN和宫颈癌几乎不含或没有糖原,柱状上皮不含糖原,未成熟的化生鳞状上皮或炎症通常没有或偶有糖原,因此,涂碘后有不同程度的不着色(不染色)呈淡黄色、橘黄色、芥末黄或暗黄色等。宫颈被复方碘液染成深褐色,为复方碘染色检查阳性,为正常的宫颈上皮。

【考点】宫颈病变复方碘染色的形态学改变☆

【难度】中

7.【答案】D

【解析】宫颈癌前病变及宫颈癌的确诊方法为宫颈活检。

【考点】宫颈病理检测的重要性☆☆

【难度】易

8.【答案】C

【解析】非妊娠期女性首次综合性评估,非典型腺细胞(AGC)应做的检查有以下5种。①高危型人乳头瘤病毒(HPV):首选在阴道镜检查前进行;②阴道镜检查;③颈管搔刮术(ECC);④子宫内膜取样:≥35岁女性推荐子宫内膜取样与阴道镜检查及ECC相结合;⑤诊断性宫颈锥切术,对于非典型腺细胞倾向瘤变、原位腺癌(AIS)或重复细胞学结果AGC的女性,不论首次评估结果为何,诊断性锥切术都是必需的(联合指南2012)。正确的处理

应为补充 HPV 检测 + 阴道镜检测 + 宫颈活检 + 分段诊刮。

【考点】宫颈细胞学筛查宫颈病变☆☆

【难度】难

9.【答案】C

【解析】CIN Ⅰ级(轻度非典型增生)细胞异型性轻,排列不整齐,但仍保持极性,异常增殖细胞限于上皮层下 1/3。CIN Ⅱ级(中度非典型增生)细胞异型性明显,排列较紊乱,异常增殖细胞占据上皮层下 2/3。CIN Ⅲ级(重度非典型增生及原位癌):重度非典型增生的上皮细胞异型性显著,失去极性,异常增殖细胞扩展至上皮的 2/3 或几乎全层,难以与原位癌区别;原位癌的上皮异型性细胞累及全层,极性消失,核异型性显著,核分裂象多见。与重度非典型增生的区别在于重度非典型增生上皮表面仍有一定程度的分化,细胞异型性比原位癌略轻。原位癌上皮基底膜完整,无间质浸润,以区别于早期浸润癌。

【考点】CIN 的病理学诊断及分级☆☆

【难度】易

10.【答案】C

【解析】LSIL 持续存在病变时可选择物理消融治疗,但不包括热疗。

【考点】LSIL 的治疗☆☆

【难度】易

11.【答案】E

【解析】虽然宫颈病变切除术和表面破坏术的预后相近,但是宫颈病变切除术可以得到所切除标本的病理诊断,减少微小浸润癌和隐匿性浸润癌的危险。全子宫切除不作为 CIN Ⅲ级的首选治疗方案。切缘为 CIN Ⅰ级,可通过细胞学或阴道镜随访;切缘为 CIN Ⅱ级、CIN Ⅲ级,首选治疗后 4~6 个月采用阴道镜检查及宫颈活检再次评估,也可进行再次诊断性切除,若再次切除不可行,则可行子宫全切术。高度怀疑原位癌或已经诊断为原位癌应按宫颈癌治疗的标准处理,不应保留宫颈,行筋膜外子宫全切术。

【考点】CIN Ⅲ级的治疗☆☆

【难度】难

12.【答案】C

【解析】宫颈鳞状上皮化:宫颈阴道部的鳞状上皮直接长入柱状上皮与其基底细胞膜之间,直至柱状上皮完全脱落被鳞状上皮替代称鳞状上皮化,多见于宫颈柱状上皮异位愈合过程中,愈合后的上皮与宫颈阴道部的鳞状上皮无区别。

【考点】宫颈鳞状上皮化的概念☆☆

【难度】中

误的是

A. 未见上皮内病变及癌变:建议 1 年内复查

B. 念珠菌、滴虫、单纯疱疹病毒感染及显著的炎性变化:建议治疗后复取抹片检查

C. 非典型腺细胞,意义不明确:建议 3~6 个月复查或做阴道镜检查及活组织检查

D. 非典型鳞状细胞,不除外高级别上皮内病变:建议做阴道镜检查及活组织检查

E. 对非典型腺细胞,倾向于肿瘤(可疑腺癌)建议做阴道镜检查及活组织检查

9. 关于 CIN 分级正确的是

A. CIN Ⅰ级:轻度非典型增生,宫颈上皮受累范围上 1/3

B. CIN Ⅱ级:中度非典型增生,宫颈上皮受累范围上 1/3

C. CIN Ⅰ级:轻度非典型增生,宫颈上皮受累范围下 1/3

D. CIN Ⅱ级:中度非典型增生,宫颈上皮受累范围下 2/3 至全层

E. CIN Ⅲ级:重度非典型增生,宫颈原位癌,宫颈上皮受累范围上 2/3 至全层

10. LSIL 的物理治疗**不包括**

A. 冷冻治疗　　B. 激光治疗

C. 热疗　　D. 电烙治疗

E. 电凝治疗

11. 关于 CIN Ⅲ级的处理,**错误**的是

A. 不主张采用破坏性的物理治疗,而应选择切除性治疗

B. 一般情况下 CIN Ⅲ级并非切除子宫的指征

C. 已经排除原位癌,阴道镜检查满意以及颈管诊刮结果阴性,可采用宫颈环形电切除术(LEEP)治疗

D. 病理结果为 CIN Ⅲ级或宫颈原位癌,切缘未净者,可随诊或 4~6 周后再行子宫全切术

E. 不排除宫颈原位癌、高度怀疑原位癌或已经诊断为原位癌时,又需保留子宫颈者,主张采用 LEEP 治疗

12. 子宫颈切片病理报告,“鳞状上皮化”即为

A. 癌前病变

B. 恶变

C. 炎症愈合过程

D. 非典型增生

E. 子宫颈柱状上皮异位

13. 关于宫颈上皮内瘤变的高危因素，下列**错误**的是
   A. 单纯疱疹病毒Ⅱ型、人乳头状瘤病毒、人巨细胞病毒是宫颈癌的直接病因
   B. 过早性生活、早年分娩、多产、密产是宫颈上皮内瘤变的发病高危因素
   C. 宫颈上皮内瘤变的发病与经济状况低下、种族和地理环境有关
   D. 高危男子是宫颈上皮内瘤变的发病因素之一
   E. 宫颈上皮内瘤变的发病与多种因素有关

14. 诊断宫颈上皮内瘤变应采用以下哪项
   A. 子宫颈刮片细胞学检查
   B. 阴道镜检查
   C. 宫颈上皮染色体检查
   D. 碘试验
   E. 宫颈活组织检查

15. 宫颈癌筛查的内容包括
   A. 妇科检查
   B. 阴道分泌物涂片显微镜检查
   C. 宫颈脱落细胞巴氏检查
   D. 部分地区可开展醋酸染色检查及复方碘染色检查
   E. 以上均是

16. 关于宫颈上皮内瘤变，下列**错误**的是
   A. 宫颈上皮内瘤变是宫颈癌的癌前病变
   B. 宫颈上皮内瘤变可无特殊症状
   C. 大部分宫颈上皮内瘤变伴有 HPV 感染
   D. 宫颈上皮内瘤样病变分为 CIN Ⅰ级、CIN Ⅱ级、CIN Ⅲ级
   E. 宫颈不典型增生分级等同于上皮内瘤样病变分级

17. 关于宫颈上皮内瘤变，下列正确的是
   A. 上皮内瘤变即宫颈原位癌
   B. 上皮内瘤变包括不典型增生及原位癌
   C. 原位癌侵犯宫颈腺体时就称浸润癌
   D. CIN 分 2 级
   E. CIN 确诊靠宫颈刮片细胞学检查

18. 关于宫颈上皮组织的生理特点，**错误**的是
   A. 正常宫颈上皮由宫颈阴道部的鳞状上皮和宫颈管的柱状上皮在宫颈外口相接，称原始鳞 - 柱交接部
   B. 在雌激素作用下，导致原始鳞 - 柱状交接部内移或外移，

13.【答案】A
【解析】CIN 与人乳头瘤病毒感染、多个性伴侣、吸烟、性生活过早(<16 岁)、性传播疾病、经济低下和免疫抑制等因素相关，但无明确报道与单纯疱疹病毒、巨细胞病毒有关。
【考点】CIN 病变的高危因素☆☆
【难度】难

14.【答案】E
【解析】组织活检是诊断宫颈上皮内瘤变的金标准。
【考点】宫颈上皮内瘤变的诊断☆☆
【难度】易

15.【答案】E
【考点】宫颈癌筛查☆☆
【难度】易

16.【答案】E
【解析】宫颈不典型增生是指宫颈上皮细胞部分或者大部分被不同程度异型细胞所替代，异型细胞起于基底膜向鳞状上皮延伸，根据其侵犯上皮的程度，宫颈不典型增生分为轻、中、重三级。SIL(鳞状上皮内病变)仅包括鳞状上皮而无柱状上皮。
【考点】宫颈上皮内瘤变的病理及分级☆☆
【难度】难

17.【答案】B
【解析】宫颈上皮内瘤变包括子宫颈上皮非典型增生及原位癌。子宫颈上皮非典型增生系指子宫颈上皮细胞部分或大部分被不同程度的异型细胞所替代，细胞既有异型性又保持分化能力，这种非典型增生上皮大多发生于子宫颈外口附近的移行带，也可发生在子宫颈管内膜。子宫颈原位癌系指子宫颈上皮非典型增生累及鳞状上皮全层，但未突破基底膜，未侵入间质。它与子宫颈上皮非典型增生属于同一上皮变化谱，有连续关系，只是程度不同，均属宫颈癌的癌前病变。浸润癌是指癌细胞突破基底膜。
【考点】宫颈上皮内瘤变的概念☆☆
【难度】难

18.【答案】E
【解析】宫颈鳞状上皮化生是一种良性病变，生成的细胞大小形态一致，无核深染、异型或异常分裂象。化生的鳞状上皮既不同于宫颈阴道部的正常上皮，又不同于不典型增生，镜检时见到二者的分界线，不可混淆。

【考点】宫颈上皮组织的生理特点☆☆

【难度】难

19.【答案】B

【解析】宫颈上皮内瘤变包括子宫颈上皮非典型增生及原位癌。

【考点】宫颈上皮内瘤变的概念☆☆

【难度】易

20.【答案】A

【解析】HPV 感染的高发年龄是 18~30 岁,HPV 在年轻女性(<20 岁)和年长的女性(>55 岁)各有两个感染高峰。

【考点】宫颈上皮内瘤变的流行病学☆☆

【难度】易

21.【答案】C

【解析】宫颈活检不能完全除外浸润癌应行宫颈锥形切除病理检查。

【考点】宫颈活体组织异常的处理☆☆

【难度】易

22.【答案】C

【解析】宫颈原位癌病变细胞累及但局限于宫颈上皮全层,细胞核异常增大,核质比例显著增大,核型不规则,染色较深,核分裂象增多,细胞拥挤,无极性。手术是早期宫颈癌的有效治疗方法,子宫颈锥形切除术和子宫颈切除术可治愈一些早期、局灶病例。

【考点】CIN 的病理学分级及概念☆☆

【难度】易

23.【答案】A

【考点】宫颈细胞学的应用☆☆

【难度】中

24.【答案】D

【解析】细胞学结果为 HSIL 必须进行阴道镜检查及可疑病灶处活检,不可跳过阴道镜检测直接行锥切。

【考点】宫颈细胞学异常的处理☆☆

【难度】易

称为生理性鳞 - 柱状交接部

C. 原始鳞 - 柱状交接部和生理性鳞 - 柱状交接部之间的区域称移行带区

D. 移行带形成机制有鳞状上皮化生和鳞状上皮化二种机制

E. 鳞状上皮化生是恶变的信号,鳞状上皮化是良性病变

19. 对宫颈上皮内瘤变(CIN)叙述,**错误**的是

A. 宫颈上皮内瘤变(CIN)是与宫颈癌密切相关的一组癌前病变

B. 宫颈上皮内瘤变即宫颈癌

C. 包括癌前病变和原位癌的所有宫颈上皮的病变

D. 它反映宫颈癌发生及发展中的连续过程

E. 通常由 CIN 发展成为宫颈癌需要 5~10 年的时间

20. 人乳头瘤病毒(HPV)感染的高发年龄是

A. 18~30 岁　　B. 30~35 岁　　C. 35~45 岁

D. 45~59 岁　　E. >60

21. 宫颈活体组织病理检查为原位癌,不能完全除外浸润癌时,应行

A. 宫颈刮片　　B. 阴道镜检查

C. 宫颈锥形切除病理检查　　D. 染色体检查

E. 碘试验

22. 关于 CIN 的论述**不恰当**的是

A. 是宫颈癌前病变

B. 根据病变侵犯上皮的程度分为三级

C. 宫颈原位癌是指原发于宫颈的癌症

D. 3 级包括重度不典型增生和原位癌

E. 级别越低,自然退缩的机会越多

23. 关于宫颈细胞学检查,正确的是

A. 宫颈细胞学检查是发现宫颈癌前病变的主要筛查方法

B. 宫颈细胞涂片检查可区分原位癌与浸润癌

C. 临床分期越早,宫颈细胞学检查阳性率越高

D. 阴道镜检查,可取代宫颈刮片细胞学检查

E. 宫颈细胞学结果为 LSIL,则无需进一步检查

24. 为降低宫颈癌的发生率,在妇科普查时,细胞学为 HSIL 及以上者,应采取的最佳措施是

A. 连续重复宫颈刮片细胞学检查

B. 宫颈碘试验

C. 阴道镜检查
D. 阴道镜下指导宫颈活检
E. 宫颈锥形切除送病理检查

25. 关于宫颈癌筛查，下列**错误**的是
A. 宫颈细胞学是以一种简便易行、筛查宫颈癌的方法
B. CIN Ⅲ级为重度非典型增生或原位癌
C. CIN Ⅱ级以下者已确诊不需要复查
D. 不能确定肿瘤来源，需进一步检查
E. 如有异常应做阴道镜检查并活检

25.【答案】C
【解析】CIN 病变可进展，虽是 CIN Ⅱ级以下者需要定期复查。
【考点】宫颈细胞学的应用☆☆
【难度】易

26. 关于 CIN，以下说法**错误**的是
A. CIN 治疗后均存在病变持续存在、复发、进展为子宫颈浸润癌风险
B. 治疗后 20 年内子宫颈浸润癌的发生率高于普通人群，应强调长期随访
C. 推荐对 HSIL 治疗后病人采用细胞学联合 HPV 检测的方法进行随访
D. 术后病理切缘阴性者，连续 2 次细胞学检查阴性，可回归每 12 个月的常规筛查，至少持续 20 年
E. 病理切缘阴性，间隔 12 个月细胞学检查两次即可

26.【答案】E
【解析】病理切缘阴性间隔 6 个月细胞学检查，连续 2 次细胞学检查阴性，可回归每 12 个月的常规筛查，至少持续 20 年。
【考点】CIN 治疗后随访☆☆
【难度】难

27. CIN 病变行 LEEP 术的指征**除外**
A. 组织学为 CIN Ⅰ级、病变持续达 1 年以上者
B. 组织学为诊断为 CIN Ⅱ级、免疫组化 P16 阴性
C. 组织学确诊断为 CIN Ⅱ级、CIN Ⅲ级和 CIS 者(HSIL)
D. 三阶梯技术的诊断结果不一致者
E. 妊娠期高度怀疑宫颈浸润癌者

27.【答案】B
【解析】CIN 病变行 LEEP 术的指征为：组织学为 CIN Ⅰ级、阴道镜检查不满意者；组织学为 CIN Ⅰ级、病变持续达 1 年以上；组织学确诊断为 CIN Ⅱ级、CIN Ⅲ级和 CIS 者(HSIL)；三阶梯技术的诊断结果不一致者；ECC 提示宫颈管内病变阳性者；锥切标本切缘阳性者(首选术后 3~6 个月；阴道镜随访或 ECC，也可重复性锥切)。妊娠期高度怀疑宫颈浸润癌者(仅提倡宫颈诊断性切除，不提倡大锥切，建议用 LEEP 或 CKC)。组织学为诊断为 CIN Ⅱ级、免疫组化 P16 阴性按 LSIL 处理，不需要进行 LEEP 术。
【考点】LEEP 术的指征☆☆
【难度】难

28. 宫颈鳞状上皮化
A. 是宫颈增生活跃的表现
B. 是宫颈非典型增生
C. 是宫颈恶性病变
D. 是宫颈癌前病变
E. 是柱状上皮异位修复或愈合的过程

28.【答案】E
【解析】详见 A1 型题 12 题解析。
【考点】宫颈鳞状上皮化的概念☆☆
【难度】中

29. 关于宫颈鳞状上皮内病变(SIL)的定义正确的是
A. LSIL：宫颈上皮轻度非典型增生，宫颈上皮受累范围上 1/3
B. HSIL：宫颈上皮轻度非典型增生，宫颈上皮受累范围上 1/3
C. LSIL：宫颈上皮轻度非典型增生，宫颈上皮受累范围下 2/3
D. HSIL：宫颈上皮中度非典型增生，宫颈上皮受累范围上 2/3

29.【答案】E
【解析】LSIL：细胞异型性轻，排列不整齐，但仍保持极性，异常增殖细胞限于上皮层下 1/3。HSIL：重度非典型增生的上皮细胞异型性显著，失去极性，异常增殖细胞扩展至上皮的下 2/3 或几乎全层。
【考点】SIL 的病理学诊断及分级☆☆
【难度】易

1.【答案】A
【解析】上皮全层非典型性增生即CIN Ⅲ级,根据ASCCP指南宫颈活检结果为CIN Ⅱ级或CIN Ⅲ级,推荐诊断性切除术。CIN Ⅲ级应行LEEP或宫颈锥切术。
【考点】宫颈细胞学异常的处理☆☆
【难度】中

2.【答案】C
【解析】病人为中年女性,接触性出血数月余,妇科检查:外阴阴道未见异常,宫颈肥大糜烂质脆,子宫及双附件未见异常。病理检查报告宫颈鳞状细胞异型性增生,占宫颈上皮全层2/3以上,伴人乳头瘤病毒感染,应诊断为CIN Ⅲ级(C对)。宫颈柱状上皮异位(D错)属于慢性子宫颈炎,是子宫颈间质内的炎细胞浸润,与细胞异型性无关。宫颈癌(E错)是CIN继续发展,异型细胞突破基底膜,浸润间质。
【考点】宫颈上皮内瘤变、宫颈癌的诊断标准☆☆
【难度】易

3.【答案】C
【解析】该病人病理检查结果为宫颈上皮内瘤样病变,异型细胞占宫颈上皮全程2/3以上,应诊断为CIN Ⅲ级(C对)(CIN Ⅲ级:包括重度异型和原位癌。病变细胞占据2/3层以上或全部上皮层,细胞核异常增大,核质比例显著增大,核形不规则)。CIN Ⅰ级(A错)累及上皮下1/3层。CIN Ⅱ级(B错)累及上皮下1/3~2/3层。慢性宫颈炎(D错)指子宫颈间质内有大量淋巴细胞、浆细胞等慢性炎细胞浸润,无异型细胞。宫颈浸润癌(E错)是至CIN形成后继续发展,突破上皮下基底膜,浸润间质。
【考点】宫颈上皮内瘤变、宫颈癌的诊断标准☆☆
【难度】易

4.【答案】E
【解析】该病人为中老年女性,出现白带多,接触性出血,妇科检查:宫颈治疗后外观未见异常,怀疑为子宫颈肿瘤。为明确诊断,首先检查项目应是宫颈多点活检(E对),其是确诊子宫颈鳞状上皮内瘤变、宫颈癌的最可靠的方法。分段诊刮(A错)用于怀疑子宫内膜病变合并宫颈管病变时的确诊手段。宫腔镜检查(B错)、腹腔镜检查(C错)不适用于子宫颈病变的确诊。宫颈锥切术(D错)适用于子宫颈细胞学检查多次阳性而子宫颈活检阴性者,或子宫颈活检为CIN Ⅱ级和CIN Ⅲ级需确诊者,或可疑微小浸润癌需了解病灶的浸润深度和宽度等情况。
【考点】子宫颈上皮内瘤变、宫颈癌的检查方法☆☆
【难度】中

5.【答案】D
【解析】病人为中老年妇女,绝经后出现阴道流血,TBS分类为高度鳞状上皮细胞内瘤变,为明确诊断,进一步处理为行宫颈活体组织检查(D对)。根据病理结果确定分期,制订治疗方案。切除子宫(A错)适用于经子宫颈锥切确诊、年龄较大、无生育要求、合并有其他手术指征的妇科良性疾病的CIN Ⅲ级。子宫次广泛切除(B错)适用于宫颈检

E. HSIL:宫颈上皮重度非典型增生,宫颈上皮受累范围下2/3至全层

【A2型题】

1. 50岁女性,白带带血1个月,妇科检查宫颈糜烂样外观,子宫大小正常,附件正常,宫颈活检报告为上皮2/3到全层细胞非典型性增生,进一步处理的方法是
A. 宫颈锥形切除术　　B. 电烙宫颈
C. 诊断性刮宫　　D. 宫颈刮片
E. 定期随访

2. 45岁女性。性交接触出血4月余,妇科检查:外阴阴道未见异常,宫颈肥大,糜烂样外观,质脆,子宫及双附件未见异常。病理检查提示宫颈鳞状细胞异型性增生,占宫颈上皮全层2/3以上,伴HPV感染,该病例诊断为
A. CIN Ⅰ级
B. CIN Ⅱ级
C. CIN Ⅲ级
D. 宫颈柱状上皮异位
E. 宫颈癌

3. 52岁女性,白带多,接触性出血3月余,3年前因宫颈柱状上皮异位行宫颈冷冻治疗,妇科检查:外阴阴道未见异常,宫颈外观未见明显异常,质硬,触之易出血,子宫及双附件未见异常。病理检查结果证实宫颈上皮内瘤变,异型细胞占宫颈上皮全层2/3以上,伴HPV感染,该病例诊断为
A. CIN Ⅰ级　　B. CIN Ⅱ级
C. CIN Ⅲ级　　D. 慢性宫颈炎
E. 宫颈浸润癌

4. 55岁女性,白带多,接触性出血3月余,3年前因宫颈柱状上皮异位行宫颈冷冻治疗,妇科检查:外阴阴道未见异常,宫颈外观正常,转化区暴露不满意,子宫及双附件未见异常。为明确诊断,首选的检查项目是
A. 分段诊刮
B. 宫腔镜检查
C. 宫颈多点活检
D. 宫颈锥切术
E. 宫颈多点活检 + 宫颈管搔刮术

5. 51岁女性,绝经3年,阴道流血3个月,子宫颈细胞学报告系统(TBS)分类为HSIL,进一步的处理为

A. 切除子宫
B. 子宫次广泛切除
C. 阴道镜检查 +HR-HPV 检查
D. 阴道镜下宫颈活体组织检查
E. 宫颈锥切术

6. 50 岁妇女，末次月经 2018 年 10 月 22 日。白带带血 1 个月，复查，宫颈中度糜烂样外观，易出血，子宫大小质地正常，附件正常，阴道镜下多点活检报告为 HSIL。以下处理恰当的是
A. 子宫全切术
B. 子宫根治术
C. 诊断性刮宫
D. 宫颈锥切术
E. 激光治疗

7. 28 岁女性，孕 1 产 1，因"接触性出血来院"就诊，病人行阴道镜下活检为 CIN Ⅲ级。正确的处理方式是
A. 宫颈锥切术
B. 子宫全切术
C. 改良根治性子宫全切术
D. 放疗
E. 手术加放疗

8. 39 岁女性，已育 2 孩，接触性出血半年，妇科检查：外阴阴道未见异常，宫颈轻度糜烂样外观，触之易出血。子宫及双附件未见异常。如为 CIN Ⅲ级，无随访条件。宜采取的处理方式是
A. 子宫全切术
B. 放疗
C. 化疗
D. 宫颈锥切术
E. 随访观察

9. 28 岁女性，主诉白带增多，检查宫颈阴道部、宫口周围呈细颗粒状红色区，占整个宫颈面积 2/3，宫颈刮片巴氏染色Ⅱ级，以下处理恰当的是
A. 涂硝酸银腐蚀
B. 阴道内放置药物
C. 物理治疗
D. 宫颈锥切术
E. 宫颈切除

查正常，并要求保留宫颈的子宫肌瘤、子宫功能性出血、子宫腺肌瘤病人。阴道镜检查 + HPV 检测（C 错）将子宫颈或生殖器表皮组织进行光学放大，观察子宫颈上皮及血管的变化，为干扰项，应结合活检，以提高宫颈疾病确诊率。宫颈锥形切除术（E 错）适用于子宫颈细胞学检查多次阳性而子宫颈活检阴性者，或子宫颈活检为 CIN Ⅱ级和 CIN Ⅲ级需确诊者，或可疑微小浸润癌需了解病灶的浸润深度和宽度等情况。
【考点】CIN Ⅲ级的处理☆
【难度】中

6.【答案】A
【解析】病人为中老年女性，出现血性白带，妇科检查：宫颈中度糜烂，易出血，阴道镜下多点活检报告为 HSIL，诊断为 CIN Ⅱ级/CIN Ⅲ级。病人年龄较大，无生育要求，根据题目所给的答案，最恰当的治疗为子宫全切术（A 对），但根据八年制《妇产科学》（第 2 版）观点，不宜将子宫全切术作为 CIN Ⅱ级、CIN Ⅲ级的首要或初始治疗方法。子宫根治术（B 错）（子宫切除及淋巴结清扫）是宫颈癌的治疗方法。诊断性刮宫（C 错）是子宫内膜癌的确诊方法。定期随访（D 错）、激光治疗（E 错）适用于 CIN Ⅰ级。
【考点】CIN Ⅲ级的治疗☆
【难度】难

7.【答案】A
【解析】该病人为青年女性，出现接触性出血，行阴道镜下活检诊断为 CIN Ⅲ级，其正确的处理方式为行子宫颈锥切术（A 对）。子宫全切术（B 错）适用于经子宫颈锥切确诊、年龄较大、无生育要求、合并有其他手术指征的妇科良性疾病的 CIN Ⅲ级。改良根治性子宫全切术（C 错）、放疗（D 错）、手术加放疗（E 错）均不是 CIN Ⅲ级的处理方式。
【考点】CIN Ⅲ级的治疗☆
【难度】中

8.【答案】A
【解析】病人为中年女性，接触性出血（宫颈癌常表现为接触性出血，即性生活或妇科检查后阴道流血），妇科检查：宫颈轻度糜烂，触之易出血。病理检查结果为宫颈上皮内瘤变Ⅲ级（CIN Ⅲ级），首先采取的处理方法是宫颈锥形切除术，但因病人无随访条件，故选择子宫全切术（A 对），子宫全切术适用于经子宫颈锥切确诊、年龄较大、无生育要求、合并有其他手术指征的妇科良性疾病的 CINⅢ病人。放射治疗（B 错）、化学治疗（C 错）适用于恶性肿瘤的治疗。随访观察（E 错）适用于 CIN Ⅰ级病人。
【考点】CIN Ⅲ级的处理☆
【难度】中

9.【答案】C
【解析】该病人宫颈刮片巴氏染色Ⅱ级，属良性改变或炎症，一般会自然消退，故恰当的处理是物理治疗（C 对）。涂硝酸银腐蚀（A 错）主要用于杀菌。阴道内放置药物（B 错）主要用于阴道炎症。宫颈锥形切除（D 错）、宫颈切除（E 错）用于阴道镜检查不满意的 CIN Ⅱ级和所有 CIN Ⅲ级的病人。
【考点】宫颈病变的诊断及处理☆
【难度】中

10.【答案】C

【解析】病人为中老年女性，出现接触性出血(宫颈癌常表现为接触性出血，即性生活或妇科检查后阴道流血)，宫颈细胞学检查结果为低度鳞状上皮内瘤变(LSIL)。为明确诊断，下一步应首选的处理是阴道镜下活检(C对)。宫颈冷刀锥切(A错)、宫颈电热圈切除术(B错)即子宫颈环形电切除术属于子宫颈锥切术，适用于子宫颈细胞学检查多次阳性而子宫颈活检阴性者，或子宫颈活检为CIN Ⅱ级或CIN Ⅲ级需确诊者，或可疑微小浸润癌，需了解病灶的浸润深度和宽度等。宫颈管搔刮术(D错)为子宫内膜癌的诊断依据。HPV-DNA检测(E错)用于宫颈癌及其癌前病变的筛查，不是确诊依据。

【考点】宫颈上皮内瘤变处理☆

【难度】中

11.【答案】D

【解析】该病人病理检查结果为宫颈上皮内瘤样病变，异型细胞占宫颈上皮全程2/3以上，应诊断为CIN Ⅲ级。病人年龄较大且无生育要求，合适的治疗为行子宫全切术(D对)。激光治疗3个月后复查(B错)和随诊(C错)适用于CIN Ⅰ级病人。局部用药3个月后复查(A错)和局部用药+口服消炎药(E错)不是CIN的治疗方式。

【考点】宫颈上皮内瘤变处理☆

【难度】中

12.【答案】E

【解析】病人为老年女性，阴道出血数月余，妇科检查：外阴阴道未见异常，宫颈萎缩，穹窿近平，子宫及双附件未见异常。考虑宫颈CIN可能，病人年龄较大、无生育要求，合适的治疗为子宫全切术(E对)。微波治疗(A错)、激光治疗(B错)、随诊观察(C错)适用于CIN Ⅰ级的病人。局部药物治疗(D错)对CIN无效。

【考点】宫颈上皮内瘤变处理☆

【难度】中

13.【答案】E

【解析】病人为老年女性，接触性出血数月余(宫颈癌常表现为接触性阴道流血)，妇科检查：宫颈肥大糜烂，质脆，应考虑宫颈癌。为明确诊断，首选确诊项目应是宫颈多点活检(E对)。宫颈细胞学检查(A错)主要用于CIN及早期宫颈癌筛查，也是诊断的必须步骤，需结合活检病理结果方可确诊。诊断性刮宫(B错)和宫腔镜检查(C错)主要用于子宫内膜病变的诊断。HPV检测(D错)主要用于检测有无HPV感染，HPV感染只是宫颈癌的高危因素，不能确诊宫颈癌。

【考点】宫颈病变的确诊检查项目☆

【难度】中

14.【答案】E

【解析】病人为中年女性，接触性出血(宫颈癌常表现为接触性出血，即性生活或妇科检查后阴道流血)，妇科检查：宫颈柱状上皮异位，触之易出血，考虑为宫颈癌。根据宫颈癌诊断的“三阶梯程序”，首选的检查方

10. 45岁女性，性交后出血半年，妇科检查：宫颈糜烂样外观，宫颈细胞学检查结果为低度鳞状上皮内病变(LSIL)。为明确诊断，下一步应首选的处理是

A. 宫颈冷刀锥切
B. 宫颈电热圈切除术
C. 阴道镜下活检
D. 宫颈管搔刮术
E. HPV-DNA检测

11. 50岁女性，白带多，接触性出血3月余，3年前因宫颈柱状上皮异位行宫颈冷冻治疗，妇科检查：外阴阴道未见异常，宫颈肥大糜烂、质脆，子宫及双附件未见异常。病理检查结果证实CIN Ⅲ级，伴HPV-16型感染，根据诊断，合适的治疗是

A. 局部用药3个月后复查
B. 激光治疗3个月后复查
C. 随诊
D. 子宫全切术
E. 局部用药+口服消炎药

12. 60岁女性，阴道少许出血4月余，妇科检查：外阴、阴道未见异常，宫颈萎缩，穹窿近平，子宫及双附件未见异常。此例可能合适的治疗是

A. 微波治疗
B. 激光治疗
C. 随诊观察
D. 局部药物治疗
E. 子宫全切术

13. 52岁女性，接触性出血3月余，妇科检查：外阴阴道未见异常，宫颈肥大，糜烂样外观，触之易出血，子宫及双附件未见异常。首选的确诊检查是

A. 宫颈细胞学检查
B. 诊断性刮宫
C. 宫腔镜检查
D. HPV检查
E. 宫颈多点活检

14. 33岁女性，接触性出血半年，妇科检查：外阴阴道未见异常，宫颈轻度糜烂样外观，触之易出血。子宫及双附件未见异常。首选的检查方法是

A. 阴道镜检查
B. LEEP 锥切术
C. 宫颈活检
D. 宫颈细胞学检查
E. 宫颈细胞学检查 +HPV 检测

15. 48 岁女性，接触性出血半年，妇科检查：阴道外观正常，宫颈糜烂样外观，子宫正常大小，双附件未及增厚感，双侧宫旁软。首选的确诊检查是
A. 宫颈锥切术
B. 宫颈和宫颈管活检
C. 宫颈涂片检查
D. 阴道镜检查
E. 宫颈荧光检查

16. 36 岁女性，接触性出血半年，妇科检查：外阴阴道无异常，宫颈轻度糜烂样外观，触之易出血。子宫正常大小，双附件未触及异常。如细胞学检查结果为鳞状上皮内高度病变(HSIL)。首选的处理方式是
A. 阴道镜下活检
B. 宫颈锥切术
C. 宫颈碘试验
D. 分段诊刮术
E. 宫颈 HPV 检测

17. 48 岁女性，半年前因接触性出血就诊，行宫颈活检提示宫颈上皮内瘤变Ⅲ级，今病人咨询宫颈上皮内瘤变Ⅲ级发展到浸润癌可能的时间
A. 2 年
B. 3~5 年
C. 5~10 年
D. 10~15 年
E. 15~20 年

18. 63 岁女性，绝经 9 年，阴道流血 3 个月，宫颈细胞学检查 HSIL，进一步处理是
A. 切除子宫
B. 广泛性子宫全切术
C. 广泛性子宫全切术及盆腔淋巴结清扫术
D. 诊断性刮宫及宫颈活组织检查
E. 宫颈锥形切除术

法是宫颈细胞学检查 +HPV 检测(E 对)，后行宫颈活检(C 错)确诊。阴道镜检查(A 错)是将子宫颈或生殖器表皮组织进行光学放大，观察子宫颈上皮及血管的变化，结合活检，以提高宫颈疾病确诊率。LEEP 锥切术(B 错)主要用于治疗阴道镜检查不满意的 CIN Ⅱ级和所有 CIN Ⅲ级。

【考点】宫颈病变的首选检查项目☆☆

【难度】中

15.【答案】B

【解析】该病人为中老年女性，出现接触性出血半年(宫颈癌常表现为接触性阴道流血)，妇科检查宫颈柱状上皮异位状，阴道外观正常，子宫正常大小，双侧附件区无明显增厚，高度怀疑宫颈癌。为明确诊断首选宫颈和宫颈管活检(B 对)。宫颈锥切术(A 错)用于子宫颈细胞学检查多次阳性而子宫颈活检阴性者，或子宫颈活检为 CIN Ⅱ级和 CIN Ⅲ级需确诊者，或可疑微小浸润癌需了解病灶的浸润深度和宽度等情况。宫颈涂片检查(C 错)主要用于 CIN 及早期宫颈癌筛查的基本方法，也是诊断的必须步骤。阴道镜检查(D 错)主要用于观察阴道和宫颈，对可疑部位行定位，结合活检方可确诊。宫颈荧光检查(E 错)主要用于癌症的早期筛查，可通过分析被检组织发出的荧光色泽判断其是否癌变或癌前病变。

【考点】宫颈病变的首选检查项目☆☆

【难度】中

16.【答案】A

【解析】病人为中年女性，接触性出血(宫颈癌常表现为接触性出血，即性生活或妇科检查后阴道流血)，妇科检查：宫颈柱状上皮异位，触之易出血，考虑为宫颈癌。脱落细胞学检查结果为鳞状上皮内高度病变(HSIL)(鳞状上皮细胞异常 LSIL 及以上者，应行宫颈活组织检查)，为明确诊断，首选的处理方法是阴道镜下活检。

【考点】宫颈鳞状上皮内高度病变(HSIL)的处理方式☆

【难度】中

17.【答案】C

【解析】宫颈上皮内瘤变(CIN)包括子宫颈上皮异型增生和原位癌。宫颈上皮内瘤变Ⅲ级(CIN Ⅲ级)在 10 年内(C 对)发展为浸润癌的概率高达 20%。

【考点】宫颈上皮内瘤变的发展过程及时间☆

【难度】中

18.【答案】D

【解析】病人为老年女性，细胞学检查结果为鳞状上皮内高度病变(HSIL)，鳞状上皮细胞异常 LSIL(低度鳞状上皮内病变)及以上者，应行宫颈活组织检查)，为明确诊断，首选的处理方法是宫颈组织活检，绝经后阴道出血应做诊断性刮宫。

【考点】宫颈细胞学异常的处理☆☆

【难度】中

19.【答案】E

【解析】病理如为:CIN Ⅱ级/CIN Ⅲ级,阴道镜满意,完全除外浸润癌的病人,采用宫颈切除或消融方法治疗是可以接受的。阴道镜不满意,不能完全除外浸润癌的病人,不可接受消融治疗,推荐行宫颈锥形切除术。

【考点】CIN Ⅱ级的处理方式☆

【难度】中

20.【答案】E

【解析】阴道镜检查的指征主要包括宫颈细胞学检查结果异常、裸眼醋酸染色检查及复方碘染色结果阳性、肉眼检查发现宫颈可疑癌、临床可疑病史。

【考点】阴道镜检查指征☆

【难度】易

21.【答案】D

【解析】根据ASCCP指南,细胞学检查结果为ASCUS,HPV检查结果阳性病人,应行阴道镜检查明确诊断。

【考点】宫颈细胞学异常的处理☆

【难度】中

22.【答案】B

【解析】病人为中老年女性,绝经后阴道出血病史,要考虑宫颈病变及子宫内膜病变可能,妇科检查不排除宫颈病变可能,首选的处理方法是宫颈组织活检,绝经后阴道出血应做诊断性刮宫。

【考点】绝经后出血的检查手段,3阶梯筛查的基本知识☆

【难度】中

23.【答案】C

【解析】瘢痕、囊肿、宫颈炎或宫颈癌等鳞状上皮不含或缺乏糖原,均不染色,故本试验对癌无特异性,选项C正确。正常宫颈阴道部和阴道鳞状上皮含糖原丰富,选项A不正确。若不染色为阳性,说明鳞状上皮不含糖原,选项B不正确。碘试验主要识别宫颈病变危险区,以便确定活检取材部位,提高诊断率,选项D、E不正确。

【考点】碘试验的基本知识☆

【难度】难

19. 28岁女性,孕3产1。一月前曾在院外做TCT检查提示LSIL,HPV检测高危型;一周前阴道镜活组织检查提示:局部鳞状上皮内病变CINⅡ并累及腺体,慢性宫颈炎伴局部磷化。妇科检查:宫颈肥大,糜烂样外观、子宫及双附件无异常。首选的处理方式

A. 子宫全切　　B. 子宫根治术

C. 激光治疗　　D. 宫颈切除

E. 宫颈锥切术

20. 28岁女性,孕3产1,一月前健康体检行HPV检测高危型,若要进行阴道镜检查,其阴道镜检查指征为

A. 宫颈细胞学异常

B. 肉眼可疑癌

C. 临床可疑病史,接触性出血

D. HPV16型阳性

E. 以上都是

21. 42岁女性,宫颈柱状上皮异位病史2年,1月前行宫颈TCT为ASCUS,HPV检查高危型阳性,下一步处理应是

A. 三个月后复查宫颈TCT

B. 激光治疗

C. 宫颈锥形切

D. 阴道镜下取宫颈活体组织送检

E. 属正常改变,无须处理

22. 53岁女性,经产妇,绝经半年后阴道出血2个月,初出血量如月经,以后时多时少。盆腔检查:宫颈糜烂样外观,子宫稍大于正常,双侧附件阴性。下列可用于确诊的检查措施是

A. 宫颈刮片,细胞涂片检查

B. 宫颈活检及分段诊刮,组织送病理检查

C. 阴道镜检查,取活组织做病理检查

D. 后穹窿涂片及宫颈活检

E. 腹腔镜检查,并取活组织做病理检查

23. 30岁女性,因白带量多就诊,妇科检查宫颈重度糜烂样外观,子宫双附件未见异常,查白带常规:清洁度Ⅱ~Ⅲ度,宫颈TCT未见异常,碘实验阳性。以下关于碘试验的说法**不正确**的是

A. 鳞状上皮含糖原丰富

B. 若不染色为阳性

C. 本试验对癌有特异性

D. 主要识别宫颈病变危险区

E. 提高诊断率

24. 48岁妇女,绝经1年,阴道少许接触出血,查体:子宫颈中度糜烂样外观。宫体稍小,子宫颈刮片检查2次均阳性。为明确诊断,首选的检查是
A. 宫颈细胞涂片
B. 醋酸涂抹
C. 宫颈活组织检查
D. 阴道镜检查
E. 阴道分泌物检查

24.【答案】C
【解析】病理检查是宫颈上皮内瘤变诊断的金标准,所以宫颈活组织检查是宫颈上皮内瘤变确诊的手段,选项C正确。宫颈细胞涂片、醋酸涂抹、阴道镜检查、阴道分泌物检查可作为参考,但不是金标准。
【考点】宫颈上皮内瘤变确诊的检查方法☆☆
【难度】中

25. 35岁女性,经产妇。接触性出血3个月,查体外阴阴道未见异常,宫颈口周围呈细颗粒状红色区,子宫双附件未见异常。一周前阴道镜活组织检查提示宫颈活组织检查的病理结果为鳞状上皮化生,提示
A. 轻度异型性
B. 不属于异常增生
C. 不典型增生
D. 原位癌
E. 癌前病变

25.【答案】C
【解析】化生是一种分化成熟的细胞为另一种分化成熟的细胞所替代的过程。化生的组织对有害的局部环境因素抵抗力增加,但失去了原有正常组织的功能,局部的防御能力反而削弱,化生是一种异常的增生,如果刺激因素长期存在,则可发生恶变,鳞状上皮化生是一种可逆性改变,为不典型增生,选项C正确
【考点】鳞状上皮化生的基本知识☆
【难度】中

26. 54岁女性,宫颈重度柱状上皮异位病人,行宫颈TCT为ASCUS,下一步处理应是
A. 三个月后复查宫颈TCT
B. 激光治疗
C. 宫颈锥形切
D. 取宫颈活体组织送检
E. 属正常改变,无须处理

26.【答案】D
【解析】病人为中老年妇女,宫颈重度柱状上皮异位,宫颈细胞学分类为ASCUS,为明确诊断,进一步处理为行宫颈活体组织检查(D对)。根据病理结果确定分期,制订治疗方案。
【考点】宫颈病变的首选处理☆
【难度】中

27. 50岁妇女,白带带血1个月,妇科检查宫颈糜烂样外观,子宫大小正常,附件正常,宫颈活检报告为上皮全层非典型性增生,进一步处理的方法是
A. 宫颈锥形切除术
B. 电烙宫颈
C. 诊断性刮宫
D. 宫颈刮片
E. 定期随访

27.【答案】A
【解析】病人为中老年女性,白带带血(宫颈癌常表现为宫颈易出血,即性生活或妇科检查后阴道流血),妇科检查:宫颈糜烂。病理检查结果为上皮全层非典型性增生,宜采取的处理方法是宫颈锥形切除术。
【考点】宫颈上皮非典型性增生的处理☆
【难度】中

28. 35岁已婚女性,性交后阴道少量出血就诊,妇科检查,阴道畅,分泌物少,宫颈呈红色,表面呈颗粒状,糜烂面占子宫面积1/4,下列叙述**不正确**的是
A. 治疗前先做宫颈细胞学检查
B. 可选用激光治疗
C. 宫颈涂片Ⅲ级,则应做阴道镜检查及活检

28.【答案】E
【解析】病人为中年女性,出现性交后出血,妇科检查:宫颈柱状上皮异位,如宫颈涂片Ⅲ级,则应做阴道镜检查,阴道镜下活检报告为CIN Ⅱ级/CIN Ⅲ级,可行宫颈锥切/子宫全切术。如活检为CIN Ⅰ级可行激光治疗、微波治疗。
【考点】宫颈上皮病变的正确处理☆
【难度】中

D. 微波治疗
E. 诊断宫颈糜烂,必须行宫颈楔形切除防癌变

【A3/A4 型题】

(1~3 题共用题干)
38 岁女性,接触性出血半年,妇科检查:外阴、阴道无异常,宫颈轻度糜烂样外观,触之易出血,子宫正常大小,宫旁组织及双侧附件未触及异常。

1. 首选的检查方法是
A. 阴道镜检查
B. LEEP 锥切术
C. 宫颈活检
D. 宫颈冷刀锥切术
E. 宫颈细胞学检查

2. 如检查结果为鳞状上皮高度病变(HSIL),首选的处理方法
A. 阴道镜活检
B. 宫颈锥形切除术
C. 宫颈碘实验
D. 分段诊刮术
E. 宫颈细胞学检查

3. 如病理为宫颈上皮内瘤变Ⅲ级,宜采取的处理方法为
A. 子宫全切术
B. 放射治疗
C. 化学治疗
D. 宫颈锥形切除术
E. 随访观察

(4~6 题共用题干)
53 岁女性,白带多,接触性出血 3 个月余,3 年前曾因宫颈柱状上皮异位行宫颈冷冻治疗,妇科检查:外阴阴道未见异常,宫颈肥大糜烂,质脆,子宫及双附件未见异常。

4. 为明确诊断,首先检查项目应是
A. 分段诊刮
B. 宫腔镜检查
C. 腹腔镜检查
D. 宫颈锥切术
E. 阴道镜检查 + 宫颈多点活检

1.【答案】E
【解析】病人为中年女性,接触性出血,妇科检查:宫颈柱状上皮异位,触之易出血,考虑为宫颈癌。根据宫颈癌诊断的“三阶梯程序”,首选的检查方法是宫颈细胞学检查(E 对),后行宫颈活检(C 错)确诊。阴道镜检查(A 错)是将子宫颈或生殖器表皮组织进行光学放大,观察子宫颈上皮及血管的变化,结合活检,以提高宫颈疾病确诊率。LEEP 锥切术(B 错)、宫颈冷刀锥切术(D 错)主要用于治疗阴道镜检查不满意的 CIN Ⅱ级和所有 CIN Ⅲ级。
【考点】宫颈病变的诊断☆
【难度】中

2.【答案】A
【解析】病人为中年女性,接触性出血(宫颈癌常表现为接触性出血,即性生活或妇科检查后阴道流血),妇科检查:宫颈柱状上皮异位,触之易出血,考虑为宫颈癌。脱落细胞学检查结果为鳞状上皮内高度病变(HSIL)(鳞状上皮细胞异常 LSIL 及以上者,应行宫颈活组织检查),为明确诊断,首选的处理方法是阴道镜下活检(A 对)。宫颈锥形切除术(B 错)适用于子宫颈细胞学检查多次阳性而子宫颈活检阴性者,或子宫颈活检为 CIN Ⅱ级和 CIN Ⅲ级需确诊者,或可疑微小浸润癌需了解病灶的浸润深度和宽度等情况;也适用于阴道镜检查不满意的 CIN Ⅱ级和所有 CIN Ⅲ级的治疗。宫颈碘试验(C 错)用复方碘溶液棉球浸湿宫颈,富含糖原的成熟鳞状上皮细胞被碘染成棕褐色,称为碘试验阳性;柱状上皮、未成熟化生上皮、角化上皮及不典型增生上皮不含糖原,涂碘后均不着色,称为碘实验阴性。其主要用于定位可疑病变区域,无诊断意义。分段诊刮术(D 错)适用于绝经后子宫出血或老年病人疑有子宫内膜癌,或需要了解宫颈管是否被累及时。宫颈细胞学检查(E 错)是 CIN 及早期宫颈癌筛查的基本方法。
【考点】HSIL 的处理☆
【难度】中

3.【答案】D
【解析】病人为中年女性,接触性出血,妇科检查:宫颈轻度糜烂,触之易出血。病理检查结果为宫颈上皮内瘤变Ⅲ级(CIN Ⅲ级),宜采取的处理方法是宫颈锥形切除术(D 对)。子宫全切术(A 错)适用于经子宫颈锥切确诊、年龄较大、无生育要求、合并有其他手术指征的妇科良性疾病的 CIN Ⅲ级病人。放射治疗(B 错)、化学治疗(C 错)适用于恶性肿瘤的治疗。随访观察(E 错)适用于 CIN Ⅰ级病人。
【考点】CIN Ⅲ级的处理☆
【难度】中

4.【答案】E
【解析】该病人为中老年女性,出现白带多,接触性出血,妇科检查:宫颈肥大糜烂、质脆,高度怀疑为子宫颈肿瘤。为明确诊断,首先检查项目应是宫颈多点活检(E 对),其是确诊子宫颈鳞状上皮内瘤变、宫颈癌的最可靠的方法。分段诊刮(A 错)用于怀疑子宫内膜病变合并宫颈管病变时的确诊手段。宫腔镜检查(B 错)、腹腔镜检查(C 错)不适用于子宫颈病变的确诊。宫颈锥切术(D 错)适用于子宫颈细胞学检查多次阳性而子宫颈活检阴性者,或子宫颈活检为 CIN Ⅱ级和 CIN Ⅲ级需确诊者,或可疑微小浸润癌需了解病灶的浸润深度和宽度等情况。
【考点】宫颈病变的诊断☆
【难度】中

5. 检查结果证实为宫颈上皮内瘤样病变，异型细胞占宫颈全层2/3以上，伴HPV感染，此例诊断为

A. CIN Ⅰ　　B. CIN Ⅱ
C. CIN Ⅲ　　D. 慢性宫颈炎
E. 宫颈浸润癌

5.【答案】C
【解析】该病人病理检查结果为宫颈上皮内瘤样病变，异型细胞占宫颈上皮全程2/3以上，应诊断为CIN Ⅲ级（C对）。CIN Ⅰ级（A错）累及上皮下1/3层。CIN Ⅱ级（B错）累及上皮下1/3~2/3层。慢性宫颈炎（D错）指子宫颈间质内有大量淋巴细胞、浆细胞等慢性炎细胞浸润，无异型细胞。宫颈浸润癌（E错）是至CIN形成后继续发展，突破上皮下基底膜，浸润间质。
【考点】CIN Ⅲ级的诊断☆
【难度】中

6. 根据诊断，此例的合适治疗为

A. 局部用药3个月后复查
B. 激光治疗3个月后复查
C. 随诊
D. 行子宫全切除术
E. 局部用药+口服消炎药

6.【答案】D
【解析】该病人病理检查结果为宫颈上皮内瘤样病变，异型细胞占宫颈上皮全程2/3以上，应诊断为CIN Ⅲ级。病人年龄较大且无生育要求，合适的治疗为行子宫全切术（D对）。激光治疗3个月后复查（B错）和随诊（C错）适用于CIN Ⅰ级病人。局部用药3个月后复查（A错）和局部用药+口服消炎药（E错）不是CIN的治疗方式。
【考点】CIN Ⅲ级的处理☆
【难度】中

（7~8题共用题干）

28岁女性，主诉白带增多，检查宫颈阴道部宫口周围外观呈细颗粒状红色区，占整个宫颈面积的2/3。

7. 若行巴氏涂片，下列**错误**的是

A. 是一种简便易行，筛查宫颈癌的方法
B. 分为5级
C. 巴氏Ⅳ级以下者已确诊故不需复查
D. 不能确定肿瘤来源，需进一步检查
E. 如有异常应做阴道镜检查并取活检

7.【答案】C
【解析】巴氏5级分别为Ⅰ级：正常。为正常的阴道细胞涂片；Ⅱ级：炎症。细胞核普遍增大，淡染或有双核，有时染色质稍多，胞浆可有变形，有时可见核周围及浆内空泡。Ⅲ级：可疑癌。胞浆改变少，主要改变在胞核，核增大，核形可以不规则或有双核，染色加深，此种改变称为"核异质"，或称"间变细胞"，核与胞浆比例改变不大。Ⅳ级：高度可疑癌。细胞具有恶性改变，核大，深染，核形不规则，核染色质颗粒粗，分布不匀，胞浆少。但在涂片中癌细胞量较少。Ⅴ级：癌症。具有典型癌细胞的特征且量多。
【考点】巴氏分级☆
【难度】中

8. 若该病人宫颈涂片巴氏染色Ⅱ级，处置恰当的是

A. 涂硝酸银腐蚀
B. 阴道内放置药物
C. 物理治疗
D. 宫颈锥形切除
E. 宫颈切除

8.【答案】C
【解析】该病人宫颈刮片巴氏染色Ⅱ级，属良性改变或炎症，一般会自然消退，故恰当的处理是物理治疗（C对）。涂硝酸银腐蚀（A错）主要用于杀菌。阴道内放置药物（B错）主要用于阴道炎症。宫颈锥形切除（D错）、宫颈切除（E错）用于阴道镜检查不满意的CIN Ⅱ级和所有CIN Ⅲ级的病人。
【考点】宫颈上皮内瘤变的处理☆
【难度】中

（9~13题共用题干）

女，40岁，育有2孩。下腹坠胀1年余，性交后阴道流血半个月。妇科检查：宫颈中度糜烂样外观，颗粒状，有少量接触性出血，子宫正常大小，双附件区未见异常。

9. 为明确诊断，应首选哪项检查

A. 宫颈活检
B. 宫腔分泌物培养
C. 阴道镜检查
D. 宫颈细胞学检查
E. 阴道分泌物培养

9.【答案】D
【解析】宫颈病变的诊断手段为宫颈细胞学检查，若提示异常则行阴道镜下活检，根据组织病理学诊断决定处理方法。
【考点】宫颈病变的辅助检查☆
【难度】中

10. 最可能的诊断是
A. 慢性宫颈炎　B. 宫颈肌炎
C. 宫颈癌　D. 子宫内膜癌
E. 滴虫性阴道炎

10.【答案】A
【解析】根据妇科检查结果判断，宫颈炎的可能性大。
【考点】慢性宫颈炎的诊断☆
【难度】中

11. 假设宫颈细胞学检查为LSIL，下述治疗方法可能疗效较好、疗程最短的是
A. 子宫颈锥形切除术　B. 阴道内塞消炎栓
C. 子宫颈局部用药　D. 口服抗生素
E. 物理治疗如激光、电熨等

11.【答案】E
【解析】物理治疗是LSIL相对有效的治疗方法。
【考点】慢性宫颈炎的治疗☆
【难度】中

12. 假设宫颈活体组织检查结果为不典型增生伴部分区域原位癌，以下治疗最佳的是
A. 子宫全切术　B. 宫颈锥形切除术
C. 激光治疗　D. 扩大子宫全切术
E. 宫颈冷冻术

12.【答案】A
【解析】40岁，已无生育要求，宫颈原位癌的治疗原则是全子宫切除。
【考点】宫颈病变的处理☆
【难度】中

13. 假设宫颈刮片细胞学检查为LSIL，下列辅助检查应首选
A. 碘试验　B. 氮激光肿瘤固有荧光诊断
C. 宫腔分泌物培养　D. 阴道镜下宫颈定点活检
E. 阴道分泌物培养

13.【答案】D
【解析】细胞学提示LSIL，活检为金标准。
【考点】宫颈病变的辅助检查☆
【难度】中

(14~16题共用题干)
45岁女性。因白带增多伴下腹胀痛1年，性交后少量出血1个月就诊。妇科检查发现子宫颈中度糜烂样外观，3点处可见颗粒样突起。子宫正常大小，两侧附件阴性。

14. 宫颈细胞学为HSIL，下列情况可能性大的是
A. 正常　B. 炎症　C. 可疑癌症
D. 癌前病变　E. 癌症

14.【答案】C
【解析】宫颈柱状上皮异位，接触性出血，宫颈细胞学为HSIL，应考虑有宫颈癌的可能。
【考点】巴氏分级☆
【难度】中

15. 对于其进一步的处理，下列最合适的是
A. 宫颈锥形切除术
B. 宫颈固有荧光检查
C. 激光治疗
D. 碘试验
E. 阴道镜下宫颈定点活检

15.【答案】E
【解析】宫颈病变的诊断手段为宫颈细胞学检查，若提示异常则行阴道镜下活检，根据组织病理学诊断决定处理方法。
【考点】宫颈病变的阶梯处理☆
【难度】中

16. 若宫颈活体组织检查结果为鳞状上皮化，提示
A. 宫颈不典型增生
B. 宫颈柱状上皮异位愈合过程
C. 宫颈人乳头状病毒感染

16.【答案】B
【解析】宫颈柱状上皮异位愈合过程中，柱状上皮为鳞状上皮代替，表现为鳞状上皮化。
【考点】鳞状上皮化的定义☆
【难度】中

D. 宫颈癌
E. 宫颈息肉形成

(17~18 题共用题干)
38 岁女性。孕 4 产 2,戴环 10 年,接触性出血 3 个月。妇科检查:阴道壁轻度充血,宫颈糜烂样外观,子宫中位,正常大小,双附件正常,宫颈涂片意义不明的非典型鳞状细胞(ASCUS)。

17. 引起出血最可能的情况是
A. 阴道炎 B. 子宫肌瘤 C. 宫外环
D. 宫内环 E. 宫颈癌

18. 应进一步做的检查是
A. 超声
B. 阴道镜
C. 宫颈组织多点活检做病理检查
D. 分段诊刮
E. 宫颈镜检查

(19~22 题共用题干)
35 岁女性,阴道分泌物增多 2 年,局部治疗无效。妇科检查见宫颈局部红斑。

19. 病变**不可能**是
A. 宫颈上皮内瘤变 B. 宫颈癌
C. 宫颈柱状上皮异位 D. 宫颈管黏膜炎
E. 宫颈恶性黑色素瘤

20. 提示 HPV DNA 阳性,下一步辅助检查为
A. 碘试验 B. 宫颈活组织检查
C. 阴道镜检查 D. 宫颈刮片细胞学检查
E. 醋酸试验

21. 提示结果 HSIL,为明确诊断,应做的检查有
A. 碘试验 B. 阴道镜 + 宫颈活检组织检查
C. 宫颈刮片细胞学检查 D. 醋酸试验
E. 宫颈锥切 F. 鳞状细胞癌抗原测定
G. CA125 测定

22. 提示诊断为 CIN Ⅱ级 ~CIN Ⅲ级,最适宜的治疗为
A. 激光治疗 B. 冷冻治疗
C. 宫颈锥切术 D. 子宫全切术

17.【答案】E
【解析】宫颈癌早期症状即为接触性出血,查体有宫颈柱状上皮异位以及巴氏涂片Ⅲ级,应考虑宫颈癌诊断的可能。育龄女性接触性出血,宫颈涂片 ASCUS,可疑癌症,故考虑宫颈癌。
【考点】宫颈癌的诊断☆
【难度】中

18.【答案】C
【解析】宫颈癌的诊断依靠组织病理学检查,因此,多点活检是下一步采取的检查方法。
【考点】宫颈病变的阶梯诊断☆
【难度】中

19.【答案】E
【解析】病人为育龄女性,阴道分泌物增多,查体见红斑,故考虑宫颈常见病变,如宫颈上皮内瘤变、宫颈癌、宫颈柱状上皮异位、宫颈管黏膜炎,宫颈恶性黑色素瘤可排除。
【考点】宫颈的常见病变☆
【难度】中

20.【答案】D
【解析】宫颈病变筛查三阶梯,第一阶梯 HPV 以及细胞学检查。
【考点】宫颈病变的三阶梯处理☆
【难度】中

21.【答案】B
【解析】宫颈细胞学检查结果为 HSIL。为明确诊断,下一步应首选的处理是阴道镜下活检。
【考点】HSIL 的处理☆
【难度】中

22.【答案】C
【解析】病人育龄女性,宜保留生育功能,CIN Ⅱ级、CIN Ⅲ级为宫颈癌前病变,可行宫颈锥切术进一步明确诊断。
【考点】宫颈病变的处理☆
【难度】中

23.【答案】B

【解析】病人育龄女性，阴道排液多，宫颈病变的诊断手段为宫颈细胞学检查，若提示异常则行阴道镜下活检，根据组织病理学诊断决定处理方法。

【考点】宫颈病变的辅助检查☆

【难度】中

24.【答案】B

【解析】目前研究显示宫颈上皮性瘤变主要发病因素与人乳头瘤病毒相关。

【考点】宫颈病变发病危险因素☆

【难度】中

25.【答案】A

【解析】宫颈上皮内瘤变主要好发于宫颈移行带。

【考点】宫颈病变好发部位☆

【难度】中

26.【答案】C

【解析】病人为中老年女性，出现接触性出血，宫颈细胞学检查结果为低度鳞状上皮内瘤变(LSIL)。为明确诊断，下一步应首选的处理是阴道镜下活检(C对)。宫颈冷刀锥切(A错)、宫颈电热圈切除术(B错)即子宫颈环形电切除术属于子宫颈锥切术，适用于子宫颈细胞学检查多次阳性而子宫颈活检阴性者，或子宫颈活检为CIN Ⅱ级或CIN Ⅲ级需确诊者，或可疑微小浸润癌需了解病灶的浸润深度和宽度等。宫颈管搔刮术(D错)为子宫内膜癌的诊断依据。HPV-DNA检测(E错)用于宫颈癌及其癌前病变的筛查，不是确诊依据。

【考点】宫颈上皮内瘤变处理☆

【难度】中

27.【答案】C

【解析】直接阴道镜检查，每4~6个月重复细胞学检查，根据高危型HPV的DNA检测结果进行分层管理(检测结果为阳性做阴道镜，阴性者可以6~12个月重复细胞学检查)。

【考点】ASCUS的处理☆

【难度】中

28.【答案】B

【解析】HPV高危型包括16，18，31，33等。

【考点】HPV的分型☆

【难度】中

E. 子宫次全切除术

(23~25题共用题干)

32岁女性，阴道排液多3个月，妇科检查：宫颈成轻度糜烂样改变。

23. 最适宜的辅助检查为
A. 阴道镜检查
B. 宫颈涂片细胞学检查
C. 宫颈管搔刮术
D. 宫颈活检
E. 诊断性刮宫

24. 若检查为宫颈上皮内瘤变，则其发病主要危险因素为
A. 性生活过频
B. 高危型HPV感染
C. 不孕
D. 分娩次数减少
E. 高龄初产

25. 宫颈上皮内瘤变发生于宫颈
A. 移行带
B. 原始鳞柱交界
C. 生理鳞柱交界
D. 宫颈管
E. 宫颈柱状上皮

(26~28题共用题干)

女，45岁，性交后出血半年。妇科检查：宫颈糜烂样外观。

26. 宫颈细胞学检查结果为低度鳞状上皮内瘤变(LSIL)。为明确诊断，下一步应首选的处理
A. 宫颈冷刀锥切
B. 宫颈电热圈切除术
C. 阴道镜活检
D. 宫颈管搔刮术
E. HPV-DNA检测

27. 宫颈细胞学检查结果为意义不明的非典型鳞状细胞(ASCUS)，其处理**错误**的是
A. 重复两次宫颈细胞学涂片
B. 立即行阴道镜
C. 宫颈锥切治疗
D. 高危型HPV的DNA检测
E. 严密随访

28. 若行HPV-DNA检测，下列HPV属于高危型的是
A. HPV-6
B. HPV-16
C. HPV-30
D. HPV-39
E. HPV-42

(29~31 题共用题干)
51 岁女性,绝经 3 年,阴道流血 3 月。

29. 子宫颈细胞学报告系统(TBS)关于癌前病变的术语为
A. 高度和低度鳞状上皮内病变
B. 宫颈鳞状上皮内瘤变
C. 非典型鳞状上皮细胞
D. 非典型增生
E. 核异质细胞

30. 若 TBS 分类为高度鳞状上皮内瘤变,进一步处理
A. 切除子宫
B. 子宫次广泛切除
C. 阴道镜检查
D. 宫颈活体组织检查
E. 宫颈锥形切除术

31. 阴道镜下多点活检报告为 CIN Ⅲ级。下列处理恰当的是
A. 子宫全切术 B. 子宫根治术
C. 诊断性刮宫 D. 定期随访
E. 激光治疗

【案例分析题】

案例一:24 岁女性,已婚,反复阴道出血 8 个月就诊。平素月经规律,13 岁初潮,周期 30 天,经期 7 天。8 月前开始出现性交后阴道少量出血,色鲜红,伴阴道分泌物增多,色清亮,无异味,无下腹不适,孕 2 产 0,分别于 8 年、3 年前人流 1 次,口服避孕药。妇科检查:外阴皮肤未见明显异常;阴道黏膜无明显充血、水肿,少量分泌物;宫颈呈糜烂样改变,宫口有少量清亮分泌物,无异物,接触性出血(+),宫颈无明显举痛,子宫正常大小,前位,无压痛。双附件未及异常,无压痛。

提问 1:可能的诊断有
A. 宫颈息肉
B. 宫颈柱状上皮异位
C. 上生殖道炎症
D. 宫颈乳头状瘤
E. 宫颈尖锐湿疣
F. 宫颈上皮内瘤变
G. 宫颈癌
H. 阴道炎
I. 子宫颈急性炎

29.【答案】B
【解析】TBS 鳞状上皮描述为:鳞状上皮异常,①不明确诊断意义的不典型鳞状上皮;②鳞状上皮细胞轻度不典型增生(LSIL);宫颈鳞状上皮内瘤变(CIN Ⅰ级);③鳞状上皮细胞中度不典型增生(CIN Ⅱ级);④鳞状上皮细胞重度不典型增生(CIN Ⅲ级)。
【考点】TBS 描述☆
【难度】中

30.【答案】D
【解析】病人为中老年妇女,绝经后出现阴道流血,TBS 分类为高度鳞状上皮细胞内瘤变,为明确诊断,进一步处理为行宫颈活体组织检查(D 对)。根据病理结果确定分期,制订治疗方案。切除子宫(A 错)适用于经子宫颈锥切确诊、年龄较大、无生育要求、合并有其他手术指征的妇科良性疾病的 CIN Ⅲ级。子宫次广泛切除(B 错)适用于宫颈检查正常,并要求保留宫颈的子宫肌瘤、子宫功能性出血、子宫腺肌瘤病人。阴道镜检查(C 错)将子宫颈或生殖器表皮组织进行光学放大,观察子宫颈上皮及血管的变化,结合活检,以提高宫颈疾病确诊率。宫颈锥形切除术(E 错)适用于子宫颈细胞学检查多次阳性而子宫颈活检阴性者,或子宫颈活检为 CIN Ⅱ级和 CIN Ⅲ级需确诊者,或可疑微小浸润癌需了解病灶的浸润深度和宽度等情况。
【考点】CIN Ⅲ级的处理☆
【难度】中

31.【答案】A
【解析】该病人病理检查结果为宫颈上皮内瘤样病变,异型细胞占宫颈上皮全程 2/3 以上,应诊断为 CIN Ⅲ级。病人年龄较大且无生育要求,合适的治疗为行子宫全切术(A 对)。激光治疗 3 个月后复查(B 错)和随诊(C 错)适用于 CIN Ⅰ病人。局部用药 3 个月后复查(D 错)和局部用药 + 口服消炎药(E 错)不是 CIN 的治疗方式。
【考点】CINⅢ的治疗☆
【难度】中

提问 1:【答案】ABDEFG
【解析】病人阴道黏膜无明显充血、水肿,无明显分泌物,可初步排除炎症;宫颈呈糜烂样改变,接触性出血(+)子宫颈部位可能存在病变,但宫颈分泌物量少,清亮无异味,子宫颈炎症可能不大;子宫及双附件区检查无异常发现,可初步排除上生殖道感染。
【考点】宫颈上皮内瘤变的症状,诊断及鉴别诊断☆☆
【难度】中

提问2:【答案】AB

【解析】病人不考虑生殖道炎症,可不做宫颈及阴道分泌物检查。病人为年轻女性、口服避孕药、性生活过早是宫颈上皮内瘤变及宫颈癌的高危因素,宫颈上皮内瘤变及宫颈癌常见接触性出血。考虑宫颈上皮内病变,可行TCT检查进行初步诊断。CIN的诊断行"三阶梯"诊断程序,暂可不行阴道镜活检。HPV感染时宫颈上皮内瘤变的高危因素,宫颈癌前筛查建议HPV及TCT联合筛查。

【考点】宫颈上皮内瘤变的诊断☆☆

【难度】中

提问3:【答案】ABC

【解析】ASCCP推荐细胞学ASCUS的病人进一步评估的方法有:①直接阴道镜检查;②4~6个月重复细胞学检查,重复3次,如出现阳性结果,立即行阴道镜检查;③高危型HPV分流,高危型阳性者立即行阴道镜检查,高危型阴性,随诊,6~12个月重复细胞学检查。

【考点】宫颈细胞学异常的处理☆☆

【难度】中

提问4:【答案】ABCE

【解析】宫颈细胞学检查为ASCUS,HPV检测16型阳性,阴道镜下可见到异常的宫颈上皮与血管,表现为白色上皮:醋酸白试验后宫颈上皮呈局灶性白色,边界清楚,无血管;白斑:肉眼或阴道镜下可见宫颈表面粗糙、稍隆起的白色斑块;点状血管:在醋酸白背景下可见极细的红色小点。碘实验可见鳞状上皮细胞富含糖原可被碘被染成棕褐色,柱状上皮不含糖原不着色。

【考点】阴道镜检查结果判读☆

【难度】难

提问1:【答案】ABCDE

【解析】除特殊人群外,CINⅡ级应进行处理,不可行随访观察,若阴道镜充分,切除术或消融术治疗均可。若阴道镜检查不充分推荐诊断性锥切术。病人年龄22岁,考虑生育需求,首选观察,也可选择治疗,若阴道镜检查充分,每6个月复查细胞学检查及阴道镜,若病变加重或病变持续一年,再次活检;行免疫组织化学分流,P16阳性,行宫颈锥切术,P16阴性,继续随访观察;阴道镜检查不充分、CINⅡ级持续24个月推荐治疗。

【考点】CINⅡ级的处理☆☆

【难度】中

提问2:【答案】ABCE

【解析】病人有生育要求,不

提问2:该病人应做的检查有

A. 宫颈细胞学检查

B. HPV检查

C. 阴道分泌物检查

D. 宫颈分泌物检查

E. 阴道镜病理活检

F. 妇科超声检查

提问3:如宫颈细胞学检查为意义不明的非典型鳞状细胞(ASCUS),以下处理正确的有

A. 直接阴道镜检查

B. 4~6个月重复细胞学检查,重复3次,如出现阳性结果,立即行阴道镜检查

C. 高危型HPV分流,高危型阳性者立即行阴道镜检查,高危型阴性,随诊,6~12个月重复细胞学检查。

D. 常规筛查(3年内细胞学检查)

E. 宫颈锥切术

F. 电熨治疗

提问4:如宫颈细胞学检查为ASCUS,HPV检测16型阳性,建议行阴道镜检查,镜下可能见到的表现为

A. 醋酸白试验可见宫颈柱状上皮肿胀、发白

B. 醋酸白试验后宫颈上皮呈局灶性白色,边界清楚,无血管

C. 宫颈在醋酸白背景下可见极细的红色小点

D. 碘实验可见鳞状上皮细胞不着色,柱状上皮被染成棕褐色

E. 肉眼或阴道镜下可见宫颈表面粗糙、稍隆起的白色斑块

F. 宫颈表面可见异型血管

案例二:22岁女性,接触性出血23天,色鲜红,量少,平素月经规则,无痛经。孕2产0,分别于6年、3年前各人流1次。HPV检查16型阳性,TCT检查:HSIL累及腺体。阴道镜病理检查提示:3、6点CINⅡ级累及腺体。

提问1:以下做法正确的是

A. 每6个月复查细胞学检查及阴道镜,若病变加重或病变持续一年,再次活检

B. 阴道镜检查不充分行宫颈锥切术

C. 行免疫组织化学分流,P16阳性,行宫颈锥切术,P16阴性,继续随访观察

D. 细胞学检查及阴道镜随访,若病变持续24月,行宫颈锥切术

E. 直接行宫颈锥切术

F. 全子宫切除

提问2:若病人行宫颈锥切术,术后病理切缘阳性应如何处理

A. 切缘为 CIN Ⅰ级，可通过细胞学、阴道镜随访
B. 切缘为 CIN Ⅱ级、CIN Ⅲ级，首选治疗后 4~6 个月采用阴道镜检查及宫颈活检再次评估
C. 切缘为 CIN Ⅱ级、CIN Ⅲ级可行再次诊断性切除
D. 全子宫切除
E. 随访观察，暂不治疗
F. 阴道上药

案例三：30 岁，末次月经是 2017 年 1 月 23 日。停经 14 周。1 年前无明显诱因性生活后出现阴道流血，色鲜红，量少，呈点滴状，可自行消失，无不规则阴道流血及排液，无下腹痛。未重视，未诊治。停经 15 周查 TCT 提示：HSIL，既往史、个人史、家族史无特殊。

提问 1：以下处理正确的是
A. 诊断性锥切
B. 阴道镜宫颈活检
C. 3 个月后重复细胞学检查
D. 产后 6 周行阴道镜检查
E. 阴道镜 +ECC
F. 终止妊娠

提问 2：妊娠合并宫颈病变以下说法正确的是
A. LSIL 推荐随访，不予治疗
B. 产后 6 周再次行细胞学和阴道镜评估
C. 除非病变为浸润癌，一般不建议治疗
D. 除非病变明显进展或细胞学提示浸润癌，否则不建议活检
E. 若非浸润癌及妊娠晚期，可以复查细胞学及阴道镜，但不能过于频繁，以间隔 12 周及以上为宜
F. 孕期定期行阴道镜活检监测

第三节　宫　颈　癌

【A1 型题】

1. 与宫颈癌发生密切相关的是
A. 人乳头瘤病毒　B. 麻疹病毒
C. 禽流感病毒　D. 乙肝病毒
E. 以上都不正确

2. 宫颈活检的病理报告为“鳞状上皮化生”，临床上应认为是
A. 无病变　B. 良性病变
C. 癌前病变　D. 低度恶性病变
E. 高度恶性病变

建议行全子宫切除。切缘为 CIN Ⅰ级，可通过细胞学阴道镜随访；切缘为 CIN Ⅱ级、CIN Ⅲ级，首选治疗后 4~6 个月采用阴道镜检查及宫颈活检再次评估；切缘为 CIN Ⅱ级、CIN Ⅲ级可行再次诊断性切除。

【考点】CIN 宫颈锥切术后切缘阳性的处理☆☆

【难度】中

提问 1：【答案】CD

【解析】妊娠期行诊断性锥切（允许使用 LEEP 技术，CKC 是不可接受的）仅限于细胞学、阴道镜、或宫颈活检高度怀疑宫颈浸润癌。妊娠妇女不可做 ECC 检查。CIN Ⅱ级 - 除非病变明显进展或细胞学提示浸润癌，否则不建议进行活检。非浸润癌及妊娠晚期，可以复查细胞学及阴道镜，但不能过于频繁，以间隔 12 周以上为宜；建议产后 6 周再次行细胞学及阴道镜检查。因目前仅为宫颈细胞学异常，并未确诊宫颈癌，无终止妊娠指征。

【考点】妊娠合并 CIN 的处理☆☆

【难度】中

提问 2：【答案】ABCDE

【考点】妊娠合并 CIN 的处理☆☆

【难度】难

1.【答案】A

【解析】与宫颈癌发生密切相关的是人乳头瘤病毒（A 对）。麻疹病毒（B 错）与麻疹密切相关。禽流感病毒（C 错）与非典型肺炎相关。乙肝病毒（D 错）与乙型肝炎、肝硬化和肝癌相关。

【考点】宫颈癌的病因☆☆

【难度】易

2.【答案】B

【解析】宫颈鳞状上皮化生是一种良性病变（B 对），生成的细胞大小形态一致，无核深染、异型或异常分裂象。其既不同于子宫颈阴道部的正常鳞状上皮（A 错）又不同于癌前病变（C 错），即不典型增生。未成熟的化生鳞状上皮在人乳头瘤病毒等的刺激下，发生细胞异常增生，最后形成 CIN（子宫颈上皮内瘤变）。宫颈低度（D 错）和高度恶性病变（E 错）是宫颈癌的病理变化，表现为异型细胞突破基底膜，浸润间质。

【考点】宫颈癌的基础知识☆☆

【难度】难

3.【答案】D

【解析】鳞状上皮化:子宫颈阴道部鳞状上皮直接长入柱状上皮与其基底膜之间,直至柱状上皮完全脱落而被鳞状上皮替代;多见于宫颈糜烂愈合过程中(D对)。鳞状上皮化生是一种癌前病变(A错)。原位癌(B错)病理检查显示为一种无规律的表皮增生,正常上皮细胞被许多异形或多核奇异细胞所代替,上皮基底膜完整。浸润癌(C错)是原位癌的癌细胞继续发展,穿透基底膜,侵入固有层或黏膜下的表层。宫颈糜烂只是一个临床征象,宫颈糜烂的实质为柱状上皮异位(E错)。

【考点】基础知识☆☆

【难度】中

4.【答案】A

【解析】普查宫颈癌时最有实用价值的检查方法是宫颈刮片细胞学检查(A对),其是宫颈癌筛查的基本方法。宫颈活组织检查(E错)为有创检查,可确诊宫颈癌;阴道镜检查(D错)是将充分暴露的阴道和宫颈光学放大,直接观察这些部位的血管形态和上皮结构,以发现与癌变有关的异型上皮,对可疑部位行定位活检,以提高宫颈疾病确诊率;妇科三合诊检查(C错)通过手指扪及病变部位对生殖器官肿瘤、结核、子宫内膜异位症、炎症的检查时尤显重要,缺乏直接的病理证据;宫颈碘试验(B错)用复方碘溶液棉球浸湿宫颈,富含糖原的成熟鳞状上皮细胞被碘染成棕褐色,称为碘试验阳性;柱状上皮、未成熟化生上皮、角化上皮及不典型增生上皮不含糖原,涂碘后均不着色,称为碘实验阴性。其主要用于定位可以病变区域,无诊断意义。以上四项均不适用于宫颈癌的普查。

【考点】宫颈癌诊断方法☆

【难度】易

5.【答案】E

【解析】宫颈癌最常见的病理类型是鳞状细胞癌(E对),占宫颈癌的75%~80%;其次是腺癌(B错),占宫颈癌的20%~25%,主要组织学类型包括黏液腺癌(D错)和恶性腺瘤(C错);再次是鳞腺癌(A错)占宫颈癌3%~5%。

【考点】宫颈癌的病理类型☆☆

【难度】易

6.【答案】B

【解析】宫颈癌最早出现的症状是接触性出血(B对)。大量米汤样恶臭白带(D错)、尿频尿急(A错)、进行性下肢肿痛(C错)为晚期症状。绝经后长期阴道流血(E错)为老年病人宫颈癌的晚期表现。

【考点】宫颈癌的症状☆☆

【难度】易

7.【答案】C

【解析】宫颈癌Ⅱ期为肿瘤超出宫颈,但未及盆壁,侵及阴道上2/3(C对)。宫颈癌临床分期:①Ⅰ期。肿瘤局限在子宫颈(扩展至宫体将被忽略)(B错)。②Ⅱ期。肿瘤超越子宫,但未达骨盆壁或未达阴道下1/3(C对)。③Ⅲ期。肿瘤已扩展到骨盆壁,在三合诊时,在肿瘤和盆壁之间无间隙。肿瘤累及阴道下1/3(D错),由肿瘤引起的肾盂积水或肾无功能的所有病例,除非已经知道由其他原因所引起。④Ⅳ期。肿瘤超出了真骨盆范围,或侵犯膀胱和/或直肠黏膜(E错)。原位癌(A错)与宫颈癌分期无关。

【考点】宫颈癌分期☆☆

【难度】中

8.【答案】D

【解析】宫颈癌的转移途径主要为直接蔓延和淋巴转移(D对),血行转移较少见(B、E错)。癌组织局部浸润,向邻近器官及组织扩

3. 宫颈病理切片报告为“鳞状上皮化”,是指

A. 癌前病变

B. 原位癌

C. 浸润癌

D. 糜烂愈合过程

E. 宫颈糜烂的类型

4. 普查宫颈癌时,最有实用价值的检查方法是

A. 宫颈刮片细胞学检查

B. 宫颈碘试验

C. 妇科三合诊检查

D. 阴道镜检查

E. 宫颈活组织检查

5. 宫颈癌最常见的病理类型是

A. 鳞腺癌

B. 腺癌

C. 恶性腺瘤

D. 黏液腺癌

E. 鳞状细胞癌

6. 宫颈癌最早出现的症状是

A. 尿频、尿急

B. 接触性出血

C. 进行性下肢肿痛

D. 大量米汤样恶臭白带

E. 绝经后长期阴道流血

7. 下列表现属于宫颈癌Ⅱ期的是

A. 原位癌

B. 癌局限在宫颈内

C. 超出宫颈,未及盆壁,侵及阴道上2/3

D. 癌侵及盆腔壁及阴道下1/3

E. 癌超越骨盆,或累及直肠膀胱

8. 宫颈癌主要的播散方式是

A. 淋巴转移和种植

B. 血行转移和淋巴转移

C. 直接蔓延和种植

D. 直接蔓延和淋巴转移

E. 血行转移

9. 宫颈癌的临床表现**不包括**
   A. 绝经后阴道出血
   B. 阴道排液
   C. 接触性阴道出血
   D. 不孕
   E. 血性白带

10. 宫颈癌临床分期ⅡA 是指
   A. 癌累及阴道,未达阴道下 1/3 段,无明显宫旁浸润
   B. 癌累及宫旁,无明显阴道浸润
   C. 肉眼可见癌灶虽位于宫颈,但直径 >4cm
   D. 癌累及阴道下 1/3 段,无明显宫旁浸润
   E. 癌累及宫旁,间质浸润深度 3~5mm

11. 宫颈炎症与宫颈癌早期肉眼难以鉴别,确诊方法应是
   A. 宫颈刮片细胞学检查
   B. 宫颈碘试验
   C. 阴道镜检查
   D. 阴道镜指导下宫颈及宫颈管活检
   E. 氮激光肿瘤固有荧光诊断法

12. 确诊宫颈癌依靠
   A. 临床表现
   B. 宫颈刮片细胞学检查
   C. 阴道镜检查
   D. 高危型人类乳头状瘤病毒检测
   E. 宫颈活组织病理学检查

13. 子宫颈原位癌累及腺体是指
   A. 子宫颈腺体充满癌细胞
   B. 子宫颈表面发生的原位癌影响腺体分泌排出
   C. 子宫颈表面和腺体先后发生了原位癌,并侵及腺体周围间质
   D. 子宫颈原位癌突破基底膜侵及腺体
   E. 子宫颈原位癌沿基底膜伸入腺体内致腺管上皮为癌细胞所取代,腺体基底膜完整

14. 由宫颈上皮内瘤变Ⅲ级发展至浸润癌的时间为
   A. 2 年
   B. 3~5 年
   C. 5~10 年
   D. 10~15 年
   E. 15~20 年

散,常通过直接蔓延累及阴道壁。后侵入淋巴管,形成瘤栓,随淋巴液引流进入局部淋巴结,在淋巴管内扩散。晚期通过血行转移可转移至肺、肝或骨骼等。
【考点】宫颈癌播散方式☆
【难度】易

9.【答案】D
【解析】宫颈癌常表现为接触性出血(C 错),老年病人常为绝经后不规则阴道流血(A 错);多数病人有白色或血性(E 错)、稀薄如水样或米泔状、有腥臭味的阴道排液(B 错)。宫颈癌可合并不孕,但较少见(D 对)。
【考点】宫颈癌的症状☆☆
【难度】易

10.【答案】A
【解析】宫颈癌临床分期ⅡA 是指癌累及阴道,未达阴道下 1/3 段,无明显宫旁浸润(A 对)。癌累及宫旁,间质浸润深度 3~5mm(E 错)和癌累及宫旁,无明显阴道浸润(B 错)均为ⅡB 期;肉眼可见癌灶虽位于宫颈,但直径 >4cm(C 错)为ⅠB 期;癌累及阴道下 1/3 段,无明显宫旁浸润(D 错)为ⅢA 期。
【考点】宫颈癌分期☆
【难度】中

11.【答案】D
【解析】活组织病理检查是确诊临床疾病的金标准,宫颈炎症与宫颈癌鉴别的确诊方法是宫颈及宫颈管活检(D 对)。宫颈刮片细胞学检查(A 错)是筛查早期宫颈癌的重要方法。宫颈碘试验(B 错)主要用于病变部位的定位。阴道镜检查(C 错)是将子宫颈或生殖器表皮组织进行光学放大,观察子宫颈上皮及血管的变化,结合活检,以提高宫颈疾病确诊率。氮激光肿瘤固有荧光诊断法(E 错)主要用于癌症的早期筛查,可通过分析被检组织发出的荧光色泽判断其是否癌变或癌前病变。
【考点】宫颈癌诊断方法☆
【难度】易

12.【答案】E
【解析】早期宫颈癌的诊断应采用子宫颈细胞学检查(B 错)和/或高危型人类乳头状瘤病毒检测(D 错)、阴道镜检查(C 错)、子宫颈活组织检查的“三阶梯”程序,确诊依据为宫颈活组织病理学检查(E 对)。临床表现(A 错)缺乏特异性;宫颈刮片细胞学检查(B 错)主要用于 CIN 及早期宫颈癌筛查,也是诊断的必需步骤;阴道镜检查(C 错)主要用于观察阴道和宫颈,对可疑部位进行定位,均需结合活检方可确诊。
【考点】宫颈癌诊断方法☆
【难度】易

13.【答案】E
【解析】此为定义题。子宫颈原位癌是指病变细胞累及全部上皮层,但是未突破基底膜;子宫颈原位癌累及腺体是指子宫颈原位癌沿基底膜伸入腺体内致腺管上皮为癌细胞所取代,腺体基底膜完整(E 对)。
【考点】子宫颈原位癌累及腺体定义☆
【难度】难

14.【答案】C
【解析】宫颈上皮内瘤变(CIN)包括子宫颈上皮异型增生和原位癌。宫颈上皮内瘤变Ⅲ级(CIN Ⅲ级)未经治疗,在 5~10 年内发展为浸润癌。
【考点】CINⅢ级的基础知识☆
【难度】难

15.【答案】E

【解析】子宫颈原位癌是指异型增生的细胞累及子宫颈黏膜上皮全层(E 对),但病变局限于上皮层内,未突破基底膜。不典型增生(子宫颈上皮异型增生)指子宫颈上皮部分被不同程度异型性的细胞所取代。表现为细胞大小形态不一,核增大深染,核质比例增大,核分裂象增多,细胞极性紊乱。

【考点】子宫颈原位癌的鉴别诊断☆☆

【难度】难

16.【答案】C

【解析】宫颈癌相关危险因素同子宫颈上皮内瘤变,包括①高危型 HPV 感染;②多个性伴侣(A 对);③不洁性行为(D 对);④过早性生活(初次性生活 <16 岁)(E 对);⑤吸烟(B 对)。未生育(C 错)不是宫颈癌的危险因素。

【考点】宫颈癌的相关危险因素☆☆

【难度】易

17.【答案】A

【解析】宫颈癌最常见的转移途径为直接蔓延(A 对),常向下累及阴道壁,极少向上由子宫颈管累及子宫。最重要的转移途径为淋巴转移,常沿淋巴管扩散,包括子宫颈旁、髂内、髂外、腹股沟深浅淋巴结及腹主动脉旁淋巴结等(B、D 错)。血行转移(C 错)极少见,大多数发生在癌症晚期,可转移至肺、肝或骨骼等。种植性转移一般不见于宫颈癌,常见于胃肠道黏液癌侵及浆膜后,种植到大网膜、腹腔、盆腔器官如卵巢等处。

【考点】宫颈癌最常见的转移途径☆

【难度】中

18.【答案】B

【解析】宫颈管黏膜局限性增生,形成椭圆形赘生物突向宫口为宫颈息肉(B 对)。宫颈糜烂(A 错)为子宫颈柱状上皮异位,可为生理性改变也可为病理性改变。宫颈肥大(C 错)是慢性炎症的长期刺激导致腺体及间质增生。宫颈腺体囊肿(D 错)为子宫颈转化区内鳞状上皮取代柱状上皮过程中,新生的鳞状上皮覆盖子宫颈腺管口或伸入腺管,将腺管口阻塞,导致腺体分泌物引流受阻潴留而形成。慢性宫颈管炎(慢性子宫颈管黏膜炎)(E 错)为子宫颈管黏液及脓性分泌物反复发作。

【考点】宫颈息肉的定义☆☆

【难度】难

19.【答案】C

【解析】子宫颈外口处的子宫颈阴道部外观呈细颗粒状的红色区,称为宫颈糜烂样改变。以往的教科书称为“宫颈糜烂”,并认为是慢性宫颈炎的最常见病理改变。宫颈糜烂的分度依据糜烂面积(C 对)。轻度子宫糜烂是指糜烂面小于整个宫颈面积的 1/3;中度指糜烂面占整个宫颈面积的 1/3~2/3;重度指糜烂面占整个宫颈面积 2/3 以上。随着阴道镜的发展及对宫颈病理生理认识的提高,“宫颈糜烂”这一术语不再恰当。

【考点】宫颈糜烂的分度依据☆☆

【难度】易

20.【答案】D

【解析】阴道未受肿瘤侵犯,宫颈菜花样,宫体正常大小,宫旁明显增厚,癌肿未达盆壁(ⅡB 期有明显宫旁浸润,但未达到盆壁),宫颈活检为鳞癌,应诊断为宫颈癌ⅡB 期(D 对)。宫颈癌临床分期:①Ⅰ期。肿瘤局限在子宫颈(扩展至宫体将被忽略)。ⅠA 期:镜下浸润癌(所有肉眼可见的病灶,包括表浅浸润,均为ⅠB 期),间质浸润深度 <5mm,宽度≤7mm;ⅠA$_1$ 期:间质浸润深度≤3mm,宽度≤7mm;ⅠA$_2$ 期:间质浸润深度 >3mm 且 <5mm,宽度≤7mm。ⅠB 期(A 错):临床癌灶局限于子宫颈,或者镜下病灶 >ⅠA;ⅠB$_1$ 期:临床癌灶≤4cm;ⅠB$_2$ 期:临床癌灶 >4cm。②Ⅱ期。肿瘤超越子宫,但未达骨盆壁或未达阴道下 1/3。ⅡA 期:(C 错)

15. 子宫颈原位癌与不典型增生的鉴别,主要在于原位癌

A. 细胞排列极性消失

B. 细胞具有异型性

C. 细胞增生活跃,层数增多

D. 增生的细胞表层角化不全

E. 累及上皮全层

16. 下列**不属于**宫颈癌相关危险因素的是

A. 多个性伴侣

B. 吸烟

C. 未生育

D. 不洁性行为

E. 过早性生活

17. 宫颈癌最常见的转移途径是

A. 直接蔓延

B. 子宫颈旁淋巴结

C. 血行转移

D. 腹腔淋巴结

E. 种植性转移

18. 宫颈管黏膜局限性增生,形成椭圆形赘生物突向宫口的是

A. 宫颈糜烂

B. 宫颈息肉

C. 宫颈肥大

D. 宫颈腺体囊肿

E. 慢性宫颈管炎

19. 宫颈糜烂的分度依据是

A. 糜烂深度

B. 糜烂形状

C. 糜烂面积

D. 糜烂位置

E. 糜烂性质

20. 阴道未受肿瘤侵犯,宫颈菜花样,宫体正常大小,宫旁明显增厚,癌肿未达盆壁,宫颈活检为鳞癌,其分期是

A. ⅠB 期

B. ⅠC 期

C. ⅡA 期

D. ⅡB 期

E. ⅢA 期

21. CIN Ⅲ级正确的处理方式是
A. 宫颈锥切术
B. 子宫全切术
C. 改良根治性子宫全切术
D. 放疗
E. 手术加放疗

22. TBS 分类为高度鳞状上皮细胞内瘤变,进一步处理是
A. 切除子宫
B. 子宫次广泛切除
C. 阴道镜检查
D. 阴道镜指导下宫颈活体组织检查
E. 宫颈锥形切除术

23. 宫颈细胞学检查结果为低度鳞状上皮内病变(LSIL),为明确诊断,下一步应首选的处理是
A. 宫颈冷刀锥切
B. 宫颈电热圈切除术
C. 阴道镜下活检
D. 宫颈管搔刮术
E. HPV-DNA 检测

【A2 型题】

1. 54 岁女性,绝经 2 年,接触性出血 1 月余。妇科检查:宫颈重度糜烂,子宫前位,活动度好,双附件(-)。宫颈脱落细胞学检查提示:HSIL,HPV 高危型(+),高度可疑为宫颈癌,进一步行锥切,报告为:宫颈鳞状细胞癌,突破基底膜 4mm,宽度 7mm,伴有淋巴脉管侵犯,该病人最可能的诊断为
A. 宫颈鳞癌ⅠA1
B. 宫颈鳞癌 ⅠA2
C. 宫颈鳞癌 ⅠB1
D. 宫颈鳞癌 ⅠB2
E. 宫颈原位癌

2. 36 岁女性,同房后阴道不规则流血 1 周。妇科检查见宫颈前唇约 4cm×3cm 菜花样、质脆赘生物,触之出血,鲜红色,子宫正常大小,三合诊(-)。首先考虑的诊断是
A. 子宫内膜异位症
B. 绒癌
C. 宫颈癌
D. 子宫颈息肉
E. 子宫颈黏膜下肌瘤

肿瘤侵犯阴道上 2/3,无明显宫旁浸润;ⅡA1 期:临床可见癌灶≤4cm;ⅡA_2 期:临床可见癌灶 >4cm。ⅡB 期:(D 对)有明显宫旁浸润,但未达到盆壁。③Ⅲ期。肿瘤已扩展到骨盆壁,在三合诊时,在肿瘤和盆壁之间无间隙。肿瘤累及阴道下 1/3,由肿瘤引起的肾盂积水或肾无功能的所有病例,除非已经知道由其他原因所引起。ⅢA 期(E 错):肿瘤累及阴道下 1/3,没有扩展到骨盆壁。ⅢB 期:肿瘤扩展到骨盆壁,或引起肾盂积水或肾无功能。④Ⅳ期。肿瘤超出了真骨盆范围,或侵犯膀胱和 / 或直肠黏膜。ⅣA 期:肿瘤侵犯邻近的盆腔器官。ⅣB 期:远处转移。无ⅠC 期(B 错)分期。
【考点】宫颈癌的临床分期☆☆
【难度】易

21.【答案】A
【解析】CIN Ⅲ级正确的处理方式为行子宫颈锥切术(A 对)。子宫全切术(B 错)适用于经子宫颈锥切确诊、年龄较大、无生育要求、合并有其他手术指征的妇科良性疾病的 CIN Ⅲ级。改良根治性子宫全切术(C 错)、放疗(D 错)、手术加放疗(E 错)均不是 CIN Ⅲ级的处理方式。
【考点】CIN Ⅲ级的治疗☆
【难度】中

22.【答案】D
【解析】TBS 分类为高度鳞状上皮细胞内瘤变,为明确诊断,进一步处理为阴道镜指导下宫颈活体组织检查(D 对)。根据病理结果确定分期,制订治疗方案。切除子宫(A 错)适用于经子宫颈锥切确诊、年龄较大、无生育要求、合并有其他手术指征的妇科良性疾病的 CIN Ⅲ级。子宫次广泛切除(B 错)适用于宫颈检查正常,并要求保留宫颈的子宫肌瘤、子宫功能性出血、子宫腺肌瘤病人。阴道镜检查(C 错)将子宫颈或生殖器表皮组织进行光学放大,观察子宫颈上皮及血管的变化,结合活检,以提高宫颈疾病确诊率。宫颈锥形切除术(E 错)适用于子宫颈细胞学检查多次阳性而子宫颈活检阴性者,或子宫颈活检为 CIN Ⅱ级和 CIN Ⅲ级需确诊者,或可疑微小浸润癌需了解病灶的浸润深度和宽度等情况。
【考点】高度鳞状上皮细胞内瘤变的诊断☆☆
【难度】中

23.【答案】C
【解析】宫颈细胞学检查结果为低度鳞状上皮内瘤变(LSIL)。为明确诊断,下一步应首选的处理是阴道镜下活检(C 对)。宫颈冷刀锥切(A 错)、宫颈电热圈切除术(B 错)即子宫颈环形电切除术属于子宫颈锥切术,适用于子宫颈细胞学检查多次阳性而子宫颈活检阴性者,或子宫颈活检为 CIN Ⅱ级或 CIN Ⅲ级需确诊者,或可疑微小浸润癌需了解病灶的浸润深度和宽度等。宫颈管搔刮术(D 错)为子宫内膜癌的诊断依据。HPV-DNA 检测(E 错)用于宫颈癌及其癌前病变的筛查,不是确诊依据。
【考点】LSIL 的诊断☆☆
【难度】中

1.【答案】B
【解析】此题主要考查宫颈癌的临床分期,伴有淋巴脉管侵犯不改变分期。
【考点】宫颈癌的临床分期☆☆
【难度】中

2.【答案】C
【解析】性生活后阴道流血或不规则阴道流血,检查发现外生型菜花样赘生物,应警惕为宫颈癌。
【考点】宫颈癌临床特点☆☆
【难度】易

3. 65岁女性，绝经10余年，自诉近两个月阴道排液增多，米泔水样，有臭味。妇科检查示宫颈肥大，质硬，初步诊断为“宫颈癌”。确诊最可靠的方法是
A. B型超声检查
B. 宫颈脱落细胞学检查
C. 碘试验
D. MRI
E. 宫颈和宫颈管活组织学检查

3.【答案】E
【解析】此题结合病例考查宫颈癌的诊断，确诊依据为组织学诊断。
【考点】宫颈癌的诊断☆☆
【难度】易

4. 50岁妇女，白带血性分泌物1个月。妇科检查示宫颈糜烂，子宫大小正常，附件正常，宫颈活检提示可疑微小浸润癌。进一步处理的方法是
A. 宫颈锥形切除术
B. 宫颈物理治疗
C. 宫颈癌根治术
D. 子宫全切术
E. 定期随访

4.【答案】A
【解析】此题结合病例考查宫颈癌的诊断，子宫颈锥切术适用于可疑微小浸润癌需了解病灶的浸润深度和宽度等情况。
【考点】宫颈癌的诊断☆☆
【难度】中

5. 46岁女性，临床诊断为宫颈鳞状上皮癌ⅠB~ⅡA期，手术应选
A. 宫颈锥形切除术
B. 子宫全切术
C. 次广泛性子宫全切术
D. 广泛性子宫全切术
E. 广泛性子宫全切术和盆腔淋巴结清扫术

5.【答案】E
【解析】此题诊断宫颈鳞状上皮癌ⅠB~ⅡA期，手术方式选择为广泛性子宫全切术和盆腔淋巴结清扫术，必要时行腹主动脉旁淋巴结取样。
【考点】宫颈癌的治疗☆☆
【难度】易

6. 28岁女性，已婚，孕3产0，有生育要求，体检发现宫颈前唇见约1.5cm菜花样赘生物，质地脆，三合诊(-)，活检病理提示宫颈鳞状细胞癌，首选治疗是
A. 宫颈物理治疗
B. 宫颈锥形切除术
C. 广泛性宫颈切除术
D. 广泛性宫颈切除术+盆腔淋巴结清扫术
E. 放化疗

6.【答案】D
【解析】此题结合病例考查保留生育功能宫颈癌的治疗，对于有生育要求的ⅠA_2期和肿瘤直径<2cm的ⅠB_1期宫颈癌，手术方式可选择广泛性宫颈切除术+盆腔淋巴结清扫术。
【考点】宫颈癌的治疗☆☆
【难度】中

7. 40岁女性，不规则阴道流血3个月，宫颈可见质硬、脆、易出血赘生物，延伸至后穹窿约1cm，宫体前位，大小正常，欠活动，双侧宫旁增厚，质硬但未达盆壁，宫颈活检为鳞状细胞癌，其最适合的治疗是
A. 宫颈癌根治术及盆腔淋巴结清扫术
B. 次广泛性子宫全切术
C. 化疗
D. 放疗+化疗
E. 化疗后子宫全切术

7.【答案】D
【解析】此题结合病例考查宫颈癌的分期及治疗，首先依据症状、体征、病理诊断为ⅡB期，选择放射治疗+化疗。
【考点】宫颈癌的分期及治疗☆☆
【难度】难

8. 48岁女性,绝经1年,阴道少许接触出血。妇科检查:宫颈中度糜烂,宫体稍小,子宫颈刮片检查2次均阳性,阴道镜下宫颈活检阴性,为**排除**宫颈癌应首选的方法是

A. 分段诊刮　　B. 子宫颈锥切术

C. 染色体检查　　D. 全子宫切除

E. 随访

8.【答案】B

【解析】此题结合病例考查宫颈癌的诊断,宫颈细胞学检查多次阳性而子宫颈活检阴性者,建议行诊断性子宫颈锥切术,避免漏诊。

【考点】宫颈癌的诊断☆☆

【难度】中

9. 54岁女性,绝经3年,阴道流米泔水样物2个月。宫颈后唇菜花样突起约3cm,后穹窿黏膜粗糙,弹性差,子宫较正常小,水平位,双附件正常,三合诊(-),宫颈活检病理提示鳞状细胞癌,首选手术方式是

A. 子宫全切术

B. 广泛性子宫全切术

C. 广泛性子宫全切术+盆腔淋巴结清扫术

D. 放射治疗

E. 放射治疗后行子宫根治术

9.【答案】C

【解析】此题结合病例考查宫颈癌的治疗,根据症状体征及组织病理学检查诊断ⅡA$_1$期,手术方式为广泛性子宫全切术及盆腔淋巴结清扫术。

【考点】宫颈癌的治疗☆☆

【难度】中

10. 38岁女性,阴道不规则出血3个月就诊。妇科检查:宫颈增大,直径5cm,菜花状,触之出血活跃,子宫前位常大,左宫旁明显增厚呈结节样,右附件区未触及异常,首选治疗方法是

A. 全子宫及双附件切除术

B. 广泛性子宫全切术

C. 广泛性子宫全切术+盆腔淋巴结清扫术

D. 放化疗后手术

E. 放化疗

10.【答案】E

【解析】此题结合病例考查宫颈癌的治疗,ⅡB期选择同期放化疗。

【考点】宫颈癌的治疗☆☆

【难度】中

11. 27岁女性,已婚,孕0产0,孕12$^+$周,阴道不规则出血5天,胎儿超声检查无殊,妇科检查见宫颈前唇约1cm赘生物,质脆,取活检提示宫颈鳞状细胞癌,下一步处理是

A. 继续妊娠

B. 继续妊娠行宫颈锥切+环扎术

C. 终止妊娠后行宫颈锥切术

D. 终止妊娠后行广泛性子宫全切术+盆腔淋巴结清扫术

E. 终止妊娠后行广泛性宫颈切除术+盆腔淋巴结清扫术

11.【答案】E

【解析】此题结合病例考查宫颈癌合并妊娠的治疗,妊娠20周前诊断为ⅠA$_2$期及以上病人应终止妊娠,病人有生育要求,可选择保留生育功能手术。

【考点】宫颈癌合并妊娠的治疗☆☆

【难度】难

12. 32岁女性,已婚,孕3产0,孕16周,阴道不规则出血1周。妇科检查见宫颈重度糜烂,触之易出血,宫颈脱落细胞学检查提示HSIL,活检提示可疑宫颈癌,向病人及家属交代相关风险后,行宫颈锥切术提示鳞状细胞癌,突破基底膜2mm,宽度4mm,切缘阴性,下一步处理是

A. 继续妊娠

B. 终止妊娠后行子宫全切术

12.【答案】A

【解析】此题结合病例考查宫颈癌合并妊娠的治疗,妊娠20周前诊断为ⅠA$_1$期可以延迟治疗,不影响孕妇预后。

【考点】宫颈癌合并妊娠的治疗☆☆

【难度】难

C. 终止妊娠后行次广泛性子宫全切术
D. 终止妊娠后行广泛性子宫全切术 + 盆腔淋巴结清扫术
E. 终止妊娠后行广泛性宫颈切除术 + 盆腔淋巴结清扫术

13. 34岁女性，已婚，孕1产0，孕28^+周。血性白带1周伴腥臭味，妇科检查见宫颈口息肉样赘生物，触之易出血，摘除息肉，病理提示宫颈鳞状细胞癌，下一步处理是
A. 宫颈锥切术
B. 终止妊娠后行广泛性宫颈切除术 + 盆腔淋巴结清扫术
C. 终止妊娠后行次广泛性子宫全切术
D. 终止妊娠后行广泛性子宫全切术 + 盆腔淋巴结清扫术
E. 继续妊娠，待胎儿成熟后再治疗

13.【答案】E
【解析】此题结合病例考查宫颈癌合并妊娠的治疗，妊娠28周后诊断的早期宫颈癌可以延迟至胎儿成熟再行治疗。
【考点】宫颈癌合并妊娠的治疗☆☆
【难度】难

14. 50岁女性，接触性出血2月余，白带恶臭。妇科检查：宫颈前唇质脆赘生物，直径约2cm，子宫附件宫旁无殊，若确诊为宫颈癌，临床期别为
A. ⅠA_2　B. ⅠB_1　C. ⅠB_2
D. ⅡA　E. ⅡB

14.【答案】B
【考点】宫颈癌临床分期☆☆
【难度】易

15. 50岁女性，接触性出血2月余，白带恶臭。妇科检查：宫颈前唇质脆赘生物，直径约2cm，最可靠的确诊方法是
A. 宫颈脱落细胞学检查　B. 阴道镜检查
C. 宫颈活组织检查　D. 诊断性刮宫
E. 宫颈碘试验

15.【答案】C
【考点】宫颈癌的诊断☆☆
【难度】易

16. 50岁女性，接触性出血2月余，白带恶臭。妇科检查：宫颈前唇质脆赘生物，直径约2cm，子宫附件宫旁无特殊，若确诊为宫颈癌，治疗首选
A. 子宫全切术
B. 宫颈锥切术
C. 子宫全切术 + 盆腔淋巴结清扫术
D. 广泛性子宫全切术 + 盆腔淋巴结清扫术
E. 放疗

16.【答案】D
【解析】此题结合病例考查宫颈癌的分期及处理，该病人妇科检查肿瘤大小约2cm，临床分期为ⅠB_1期，手术方式为广泛性子宫全切术 + 盆腔淋巴结清扫术。
【考点】宫颈癌的分期及处理☆☆
【难度】中

17. 55岁绝经女性，同房后血性白带2个月。妇科检查：宫颈肥大，糜烂，宫颈脱落细胞学检查见可疑癌细胞，宫颈活检为原位癌，能**排除**宫颈浸润癌的检查是
A. 宫颈碘试验　B. 阴道镜检查
C. 宫颈多点活检　D. 分段诊刮
E. 宫颈锥形切除

17.【答案】E
【解析】此题结合病例考查宫颈癌的诊断，子宫颈锥切术适用于需了解病灶的浸润深度和宽度等情况。
【考点】宫颈癌的诊断☆☆
【难度】中

18. 45岁女性，接触性出血20余天，白带恶臭。妇科检查：宫颈

18.【答案】C
【考点】宫颈癌临床分期☆☆
【难度】易

重度糜烂，见约 5cm×3cm 菜花样赘生物，触之出血，子宫常大，三合诊(–)，确诊为宫颈癌，临床期别为

A. ⅠA_2　　B. ⅠB_1　　C. ⅠB_2

D. ⅡA　　E. ⅡB

19. 45 岁女性，接触性出血 20 余天，白带恶臭，尿频、尿急。妇科检查：宫颈重度糜烂，见约 5cm×3cm 菜花样赘生物，触之出血，子宫常大，三合诊(–)，影像学考虑伴有膀胱转移，膀胱镜检查见病灶，确诊为宫颈癌，临床分期为

A. ⅡA　　B. ⅡB　　C. ⅢA

D. ⅢB　　E. ⅣA

19.【答案】E
【考点】宫颈癌临床分期☆☆
【难度】易

20. 47 岁女性，白带恶臭，尿频尿急。妇科检查：宫颈重度糜烂，见约 2cm×3cm 菜花样赘生物，触之出血，子宫常大，三合诊(–)，影像学检查提示肾盂积水，确诊为宫颈癌，临床分期为

A. ⅡA　　B. ⅡB　　C. ⅢA

D. ⅢB　　E. ⅣA

20.【答案】D
【考点】宫颈癌临床分期☆☆
【难度】易

21. 33 岁女性，常规体检，妇科检查：宫颈轻度糜烂，子宫前位，活动度好，双附件(–)，宫颈脱落细胞学检查提示：LSIL，HPV16(+)，阴道镜活检报告为：鳞状细胞癌，突破基底膜 2mm，宽度 3mm，该病人最可能的诊断为

A. 宫颈癌ⅠA_1　　B. 宫颈癌ⅠA_2

C. 宫颈癌ⅠB_1　　D. 宫颈癌ⅠB_2

E. 宫颈原位癌

21.【答案】A
【考点】宫颈癌分期☆☆
【难度】易

22. 27 岁女性，未婚，多个性伴侣。常规体检，妇科检查：宫颈轻度糜烂，子宫前位，活动度好，双附件(–)，宫颈脱落细胞学检查提示：LSIL，HPV16(+)，阴道镜活检报告为：鳞状细胞癌，突破基底膜 2mm，宽度 3mm，最恰当的治疗为

A. 宫颈物理治疗

B. 宫颈锥形切除术

C. 广泛性宫颈切除术

D. 广泛性宫颈切除术 + 盆腔淋巴结清扫术

E. 放化疗

22.【答案】B
【解析】此题结合病例考查保留生育功能宫颈癌的治疗，行宫颈锥切术进一步明确浸润范围，如病理确定为ⅠA_1期，可定期随访。
【考点】宫颈癌的治疗☆☆
【难度】中

23. 42 岁女性，偶有接触性出血 3 月余。妇科检查：宫颈中度糜烂，子宫前位，活动度好，双附件(–)，宫颈脱落细胞学检查提示：ASCUS，为进一步明确诊断，首选检查为

A. 高危型 HPV 检测　　B. 宫颈碘试验

C. 宫颈活组织检查　　D. 宫颈锥切

E. 影像学检查

23.【答案】A
【解析】此题结合病例考查宫颈癌诊断，对于宫颈细胞学 ASCUS 病变，高危型 HPV 检测具有指导进一步诊治作用。
【考点】宫颈癌的诊断☆☆
【难度】易

24. 44岁女性,白带带血丝一周,体检宫颈脱落,细胞学检查提示:HSIL,宫颈活检提示:CIN Ⅲ级,为进一步明确诊断,首选检查为

A. HPV 检测　B. 宫颈碘试验

C. 宫颈管活组织检查　D. 宫颈锥切术

E. 诊断性刮宫

24.【答案】D

【解析】此题结合病例考查宫颈癌前病变诊断,宫颈活检为CIN Ⅲ级需排除浸润癌者,需进一步行宫颈锥形切除术,切除组织应做连续病理切片检查。

【考点】宫颈癌的诊断☆☆

【难度】易

25. 36岁女性,体检宫颈细胞学检查结果为HSIL,HPV-DNA33型(+),子宫颈活检病理结果:浸润性鳞状细胞癌。妇科检查:外阴发育正常,已婚已产式;阴道通畅,见少许血性分泌物,穹窿无侵犯;子宫颈下唇可见菜花状赘生物,直径约2.5cm,质脆,触之易出血;三合诊(-),临床分期为

A. ⅠA_2　B. ⅠB_1　C. ⅠB_2

D. ⅡA　E. ⅡB

25.【答案】B

【解析】此题结合病例考查宫颈癌临床分期。根据病理结果及查体该病人临床诊断为子宫颈鳞癌ⅠB_1期,分期依据如下:①宫颈活检病理结果示宫颈浸润性鳞状细胞癌;②病灶局限于子宫颈,直径2.5cm;③宫旁组织无异常。

【考点】宫颈癌临床分期☆☆

【难度】易

26. 36岁女性,体检宫颈细胞学检查结果为HSIL,HPV-DNA33型(+),子宫颈活检病理结果:浸润性鳞状细胞癌。妇科检查:外阴发育正常,已婚已产式;阴道通畅,见少许血性分泌物,穹窿无侵犯;子宫颈下唇可见菜花状赘生物,直径约2.5cm,质脆,触之易出血;三合诊(-),手术方式选择

A. 子宫全切术

B. 广泛性子宫全切术

C. 广泛性子宫全切术+盆腔淋巴结清扫术

D. 放射治疗

E. 放射治疗后行子宫根治术

26.【答案】C

【解析】此题结合病例考查宫颈癌的治疗,根据症状体征及组织病理学检查诊ⅠB_1期,手术方式为广泛性子宫全切术及盆腔淋巴结清扫术,必要时行腹主动脉旁淋巴取样。

【考点】宫颈癌的治疗☆☆

【难度】中度

27. 26岁女性,已婚,未孕,接触性出血2次。妇科检查:宫颈中糜,TCT:ASCUS,余无特殊,阴道镜下多点活检提示重度非典型增生,首选处理方法为

A. 宫颈物理治疗

B. 宫颈锥切术

C. 子宫全切术

D. 根治性子宫全切术

E. 根治性子宫切除术+盆腔淋巴清扫术

27.【答案】B

【解析】此题结合病例考查宫颈癌前病变诊断,宫颈活检为重度非典型增生,需进一步行宫颈锥形切除术,切除组织应做连续病理切片检查。

【考点】宫颈癌的诊断☆☆

【难度】易

28. 64岁女性,确诊为宫颈鳞状细胞癌,临床分期ⅠB_1期,肥胖,患有冠心病、心功能Ⅲ级,最佳治疗方案是

A. 宫颈锥切术

B. 子宫全切术

C. 广泛性子宫全切术+盆腔淋巴结清扫术

D. 放疗

E. 化疗

28.【答案】D

【解析】此题结合病例考查宫颈癌处理,病人诊断为ⅠB_1期,肥胖、冠心病,手术困难,并且手术风险大,适用于放射治疗。

【考点】宫颈癌的处理☆☆

【难度】中

29. 42岁女性，白带增多半年，偶有接触性出血，妇科检查，宫颈中度糜烂，呈颗粒状，宫颈刮片检查可疑，为确诊首选
A. 再次宫颈脱落细胞学检查
B. 诊断性刮宫
C. 碘试验
D. 宫腔镜检查
E. 阴道镜下多点活检

29.【答案】E
【解析】此题结合病例考查宫颈癌的诊断理。对宫颈细胞病理学发现可疑病灶而宫颈肉眼未见病灶时，可考虑在宫颈转化区3、6、9、12点4处取材或在碘试验阴性区取材活检，所取组织应包括宫颈间质及邻近正常组织。阴道镜下宫颈活检术是确诊宫颈癌最可靠和不可缺少的方法，宫颈病理学诊断是宫颈癌诊断的金标准。
【考点】宫颈癌的诊断☆☆
【难度】中

30. 45岁女性，白带增多半年，接触性出血就诊，妇科检查，宫颈重度糜烂，子宫常大，活动度好，余无特殊，阴道镜活检病理提示宫颈鳞状细胞癌，浸润深度7mm，分期为
A. ⅠA_1　　B. ⅡA_2　　C. ⅠB_1
D. ⅠB_2　　E. ⅡA

30.【答案】C
【解析】此题主要考查宫颈癌的分期，浸润深度>5mm，分期达ⅠB_1期。
【考点】宫颈癌的临床分期☆☆
【难度】易

31. 45岁女性，阴道不规则出血半月就诊，妇科检查，宫颈重度糜烂，前唇见直径1.5cm菜花样赘生物，余无特殊，宫颈活检提示鳞状细胞癌，行宫颈癌根治术，术后组织病理提示左侧闭孔淋巴结转移，最恰当的处理是
A. 定期随访　　B. 激素治疗
C. 物理治疗　　D. 辅助性化疗
E. 辅助性放化疗

31.【答案】E
【解析】此题主要考查宫颈癌的辅助治疗，手术后有盆腔淋巴结阳性，宫旁组织阳性或手术切缘阳性等高危因素者，可术后补充盆腔放疗＋顺铂同期化疗 ± 阴道近距离放疗。
【考点】宫颈癌的辅助治疗☆☆
【难度】中

32. 48岁病人，接触性出血1个月就诊，妇科检查，宫颈中度糜烂，子宫大小正常，活动度好，双附件区无殊，三合诊(-)，阴道镜活检病理提示鳞状细胞癌，间质浸润深度5mm，行宫颈癌根治术，术后病理提示，切缘阴性，中分化鳞癌，无淋巴结转移及脉管浸润，恰当的处理为
A. 定期随访观察　　B. 激素治疗
C. 物理治疗　　D. 辅助性化疗
E. 辅助性放化疗

32.【答案】A
【解析】此题主要考查宫颈癌术后的处理，根据术后病理结果，没有高危因素，可以随访观察。
【考点】宫颈癌术后的处理☆☆
【难度】易

33. 38岁女性，血性白带1周，妇科检查，宫颈前唇见1cm×0.5cm糜烂区，质脆，触之出血，余无特殊，阴道镜活检病理提示鳞状细胞癌，基底膜下浸润深度3mm，其分期为
A. 原位癌　　B. ⅠA_1　　C. ⅠA_2
D. ⅠB_1　　E. ⅠB_2

33.【答案】B
【解析】此题主要考查宫颈癌的分期，浸润深度3mm，分期为ⅠA_1期，宫颈上唇见1cm×0.5cm糜烂区为迷惑性描述。
【考点】宫颈癌的临床分期☆☆
【难度】易

34. 49岁女性，接触性出血2月就诊，妇科检查见阴道右穹窿消失，宫颈重度糜烂，子宫正常大，右侧宫旁浸润未达盆壁，宫颈活检提示鳞状细胞癌，考虑临床分期为
A. ⅠB_1　　B. ⅡA_1　　C. ⅡB
D. ⅢA　　E. ⅢB

34.【答案】C
【解析】此题结合病例考查宫颈癌临床分期，肿瘤超越子宫，有宫旁浸润，但未达到盆壁，诊断ⅡB期。
【考点】宫颈癌的临床分期☆☆
【难度】易

35. 39岁女性，阴道流血1周就诊，平素月经规律，妇科检查，白带恶臭，宫颈前唇见直径约5cm大小质脆赘生物，易出血，子宫略大，活动度好，三合诊无特殊，最可能的诊断是

A. 子宫颈结核
B. 子宫颈息肉
C. 子宫内膜异位症
D. 宫颈绒癌
E. 宫颈癌

35.【答案】E

【解析】此题结合病例考查宫颈癌临床表现，接触性出血或不规则阴道流血，米泔样或脓性恶臭白带均为宫颈癌临床表现。

【考点】宫颈癌的临床表现☆☆

【难度】易

36. 42岁女性，接触性出血3个月，妇科检查：宫颈见5cm×3cm×2cm菜花样质脆赘生物，易出血，子宫常大，活动欠佳，三合诊右侧主韧带结节状增粗，达盆壁，宫颈活检提示鳞状细胞癌，首选治疗是

A. 宫颈癌根治术
B. 化疗后宫颈癌根治术
C. 化疗
D. 同期放化疗
E. 宫颈癌根治术后放化疗

36.【答案】D

【解析】此题结合病例考查晚期宫颈癌处理，放疗是宫颈癌经典的治疗方式，适用于ⅡB晚期、Ⅲ、Ⅳ期病人，或无法手术病人；对于局部病灶较大如ⅠB_2和ⅡA_2期病人，也可先作放疗待癌灶缩小后再手术。

【考点】宫颈癌的处理☆☆

【难度】中

37. 56岁女性，接触性出血2个月，妇科检查：宫颈见5cm×4cm菜花样质脆赘生物，易出血，子宫常大，活动好，三合诊(-)，宫颈活检提示鳞状细胞癌，首选治疗是

A. 宫颈癌根治术
B. 新辅助化疗后宫颈癌根治术
C. 化疗
D. 同期放化疗
E. 宫颈癌根治术后放化疗

37.【答案】B

【解析】此题结合病例考查宫颈癌处理，根据查体，该病人诊断ⅠB_2期，先行辅助化疗使病灶缩小有利于手术，减少手术并发症。

【考点】宫颈癌的处理☆☆

【难度】中

38. 44岁女性，接触性出血就诊，阴道镜下宫颈活检提示为原位癌，为确诊有无浸润，首选检查是

A. 宫颈脱落细胞学检查
B. 宫颈多点活检
C. 重新阅片
D. 宫颈管搔刮术
E. 宫颈锥形切除术

38.【答案】E

【解析】此题结合病例考查宫颈癌的诊断，需了解宫颈癌浸润情况者，可采用冷刀切除、环形电切除，切除组织应作连续病理切片检查。

【考点】宫颈癌的诊断☆☆

【难度】易

39. 58岁绝经女性，白带多就诊。妇科检查：宫颈肥大，表面光滑，子宫略大，TCT筛查两次均找到腺癌细胞，阴道镜下宫颈活检未见异常，为明确诊断，应

A. 再次行宫颈刮片检查
B. 分段诊刮
C. HPV检测
D. 再次阴道镜下宫颈活检
E. 行宫颈锥形切除术

39.【答案】E

【解析】此题结合病例考查宫颈癌的诊断，该病人两次宫颈细胞学检查阳性而宫颈活检阴性，需行宫颈诊断性锥形切除术了解病变情况。

【考点】宫颈癌的诊断☆☆

【难度】中

40. 53岁女性，绝经2年，白带血性伴有腥臭味半月余，诊断为宫颈癌，临床分期为ⅡA_1，其病变累及的部位有

A. 局限于宫颈
B. 侵犯宫颈、阴道上1/3，无明显宫旁浸润
C. 有宫旁浸润，但未达盆壁
D. 侵犯宫颈、阴道达阴道下1/3，无宫旁浸润
E. 侵犯宫颈、阴道上1/3，有宫旁浸润

40.【答案】B

【解析】此题结合病例考查宫颈癌的临床分期，ⅡA_1为肿瘤≤4cm，侵犯阴道上2/3，无明显宫旁浸润。

【考点】宫颈癌的临床分期☆☆

【难度】易

【A3/A4 型题】

(1~3 题共用题干)

48 岁女性,孕 4 产 1,6 个月前出现接触性出血,点滴状,偶有阴道恶臭性排液。妇科检查:阴道内少量黄色分泌物,子宫颈前唇可见菜花状赘生物,直径约 3cm,质脆,触之易出血,未累及阴道穹窿。三合诊,直肠前壁光滑,宫旁软。

1. 明确诊断首选的检查是
   A. 超声检查　B. 盆腔 CT 检查
   C. 宫颈病灶活检 + 病理检查　D. 腹腔镜检查
   E. 宫腔镜检查

2. 宫颈活检病理为“鳞状细胞癌,低分化”,临床分期是
   A. ⅠA_1　B. ⅠA_2　C. ⅠB_1
   D. ⅠB_2　E. ⅡA_1

3. 治疗方案首选
   A. 筋膜外子宫全切术
   B. 改良广泛性子宫全切术 + 盆腔淋巴结清扫术
   C. 广泛性子宫全切术 + 盆腔淋巴结清扫术,必要时行腹主动脉旁淋巴结取样
   D. 放疗
   E. 化疗后手术治疗

(4~5 题共用题干)

女性,40 岁,孕 3 产 2,同房后血性白带 3 个月。

4. 最佳的确诊检查方法是
   A. 宫颈刮片细胞学检查
   B. 宫颈碘试验
   C. 宫颈阴道镜检查
   D. 宫颈及宫颈管活组织检查
   E. 宫颈锥切术

5. 确诊为宫颈鳞癌ⅠB_1 期,治疗方案是
   A. 激光治疗
   B. 宫颈锥切术
   C. 子宫全切术
   D. 子宫次全切除术
   E. 广泛性子宫全切术 + 盆腔淋巴结清扫术 ± 腹主动脉旁淋巴结取样术

1.【答案】C
【解析】根据病人主诉、症状、体征,应高度怀疑宫颈癌可能,为明确诊断需行宫颈病灶活检 + 病理。
【考点】宫颈癌的临床特点、诊断☆☆
【难度】难

2.【答案】C
【解析】ⅠB 期肉眼可见病灶局限于宫颈,或显微镜下病灶 >ⅠA 期,ⅠB_1 期肉眼可见病灶最大径线≤4cm。分期依据:病人宫颈活检病理结果示低分化鳞状细胞癌;病灶局限于子宫颈,直径 3cm;宫旁软无增厚,周围组织无异常。
【考点】宫颈癌的临床分期☆☆
【难度】中

3.【答案】C
【解析】ⅠB_1 期和ⅡA_1 期行广泛性子宫全切术及盆腔淋巴结清扫术,必要时行腹主动脉旁淋巴取样。
【考点】宫颈癌的治疗原则☆☆
【难度】难

4.【答案】D
【解析】根据病人症状,首先考虑宫颈癌可能,需行进一步辅助检查包括:宫颈脱落细胞学检查普遍用于筛查宫颈癌;HPV 检测对宫颈癌进行辅助诊断;阴道镜下宫颈活检术是确诊宫颈癌最可靠和不可缺少的方法,宫颈病理学诊断是宫颈癌诊断的金标准;宫颈管内生性病灶可选择颈管诊刮或宫颈锥切术进行诊断,对宫颈细胞学检查阳性,但反复宫颈活检阴性或宫颈外观光滑,应行颈管诊刮术;宫颈锥切术适用于宫颈细胞学检查多次阳性尤其是 LSIL 或 HSIL 甚至见到癌细胞而宫颈活检阴性病人或者宫颈活检为 CIN Ⅲ级需排除浸润癌者。
【考点】宫颈癌的诊断☆☆
【难度】难

5.【答案】E
【解析】ⅠB_1 期和ⅡA_1 期行广泛性子宫全切术及盆腔淋巴结清扫术,必要时行腹主动脉旁淋巴取样。
【考点】宫颈癌的治疗原则☆☆
【难度】难

(6~7 题共用题干)

女性,55 岁,绝经 2 年,不规则阴道出血 1 个月。妇科检查:阴道少量血性分泌物,子宫颈前唇见菜花状赘生物,直径约 2cm,质脆,触之易出血,未累及阴道穹窿;子宫前位,大小正常,活动差。三合诊:两侧宫旁组织较硬,但与盆壁间尚有间隙。宫颈活检病理为鳞癌。

6. 宫颈癌的临床分期是

A. ⅠB_1 期　B. ⅠB_2 期　C. ⅡA_1 期

D. ⅡA_2 期　E. ⅡB 期

7. 最佳的治疗方案是

A. 同步放化疗

B. 化疗

C. 广泛性子宫全切术 + 双侧盆腔淋巴结清扫术 + 腹主动脉淋巴结取样术

D. 子宫全切术

E. 化疗后子宫全切术

(8~10 题共用题干)

56 岁女性,绝经 5 年,接触性阴道出血 8 个月。宫颈活检鳞癌,临床分期ⅠB_1 期。

8. 首选的治疗方法是

A. 体外放疗　B. 手术治疗　C. 化疗

D. 激素治疗　E. 免疫治疗

9. 手术治疗时,术式应选择

A. 子宫全切术 + 双附件切除术 + 大网膜切除术

B. 改良广泛性子宫全切术

C. 广泛性子宫全切术 + 双附件切除术 + 盆腔淋巴结清扫术 ± 腹主动脉旁淋巴结取样

D. 扩大性子宫全切术

E. 子宫次全切除术 + 双附件切除术

10. 术后病理证实右侧髂外淋巴结转移,应补充的治疗是

A. 免疫治疗　B. 化疗

C. 体外照射 + 化疗　D. 阴道近距离放疗 + 化疗

E. 孕激素

(11~13 题共用题干)

63 岁女性,阴道分泌物增多 2 年,不规则阴道出血 2 个月。妇科

6.【答案】E

【解析】ⅡB 期肿瘤超过子宫颈,有明显宫旁浸润,但未扩展至盆壁。分期依据:宫颈活检病理为鳞癌;两侧宫旁组织较硬,但与盆壁间尚有间隙;穹窿无侵犯。

【考点】宫颈癌的临床分期☆☆

【难度】中

7.【答案】A

【解析】放射治疗是宫颈癌经典的治疗方式,适用于ⅡB 晚期、Ⅲ、Ⅳ期病人或无法手术病人;对于局部病灶较大如ⅠB_2 和ⅡA_2 期病人,也可先作放疗待癌灶缩小后再手术。各期宫颈癌均可选择放射治疗,对于ⅡB 期及以上中晚期宫颈癌采用应以顺铂为基础的同步放化疗。

【考点】宫颈癌的放射治疗☆☆

【难度】难

8.【答案】B

【解析】宫颈癌的治疗手段包括手术、放疗、化疗和多种方式联合的综合治疗。总体治疗原则:早期宫颈癌病人(Ⅰ~ⅡA)单纯根治性手术与单纯根治性放疗两者治疗效果相当。

【考点】宫颈癌的治疗手段☆☆

【难度】难

9.【答案】C

【解析】ⅠB1 期行广泛性子宫全切术及盆腔淋巴结清扫术,必要时行腹主动脉旁淋巴取样。

【考点】宫颈癌的手术治疗☆☆

【难度】难

10.【答案】C

【解析】手术治疗后有盆腔淋巴结阳性,宫旁组织阳性或手术切缘阳性等高危因素者,可术后补充盆腔放疗 + 顺铂同期化疗 ± 阴道近距离放疗,阴道切缘阳性者,阴道近距离放疗可以增加疗效。病人盆腔淋巴结阳性,应补充体外照射,同步化疗。

【考点】宫颈癌的高危因素和放射治疗指征☆

【难度】难

检查:阴道通畅,阴道后壁上 1/3 质硬;宫颈菜花状,直径约 4cm,质硬,触之易出血;子宫前位,萎缩。三合诊:双侧骶韧带内 1/2 增粗,弹性差。

11. 确诊的首选检查方法是
A. 宫颈活组织检查　B. 宫颈碘试验
C. 宫颈刮片检查　D. 超声检查
E. CT 检查

12. 确诊为宫颈鳞癌,临床分期是
A. ⅡA$_1$ 期　B. ⅡA$_2$ 期　C. ⅡB 期
D. ⅢA 期　E. ⅢB 期

13. 首选的治疗是
A. 阴道近距离放疗　B. 体外照射
C. 化疗　D. 同步放化疗
E. 手术治疗

(14~17 题共用题干)
48 岁女性,6 年前因子宫肌瘤行腹腔镜下子宫次全切除术,3 月前阴道分泌物增多,黏液水样,伴有腰部胀痛,尿量可。妇科检查:阴道前壁上 1/3 质硬;宫颈结节状。三合诊:双侧主韧带团块状增粗达盆壁,触痛(+)。

14. 最可能的诊断是
A. 宫颈肌瘤　B. 宫颈癌
C. 膀胱癌转移　D. 卵巢癌转移
E. 子宫内膜癌

15. 确诊需进行的检查是
A. 诊断性刮宫　B. 腹腔镜检查
C. 阴道镜检查　D. 病变部位活组织检查
E. 宫颈刮片细胞学检查

16. 病理确诊为宫颈腺癌,其临床分期是
A. ⅠB$_1$ 期　B. ⅡA$_1$ 期　C. ⅡB 期
D. ⅢA 期　E. ⅢB 期

17. 病人腰部胀痛可能是因为
A. 肿瘤压迫骶骨　B. 肿瘤压迫脊椎神经
C. 输尿管、肾盂积水　D. 肿瘤压迫坐骨神经
E. 膀胱转移

11.【答案】A
【解析】根据病人主诉、症状、体征,高度怀疑宫颈癌可能,为明确诊断需行宫颈活组织检查 + 病理。
【考点】宫颈癌的临床特点、诊断☆☆
【难度】难

12.【答案】C
【解析】ⅡB 期肿瘤超过子宫颈,有明显宫旁浸润,但未扩展至盆壁。分期依据:确诊宫颈鳞癌;双侧骶韧带内 1/2 增粗,弹性差。
【考点】宫颈癌的临床分期☆☆
【难度】中

13.【答案】D
【解析】详见 A3/A4 型题第 7 题解析。
【考点】宫颈癌的放射治疗☆
【难度】难

14.【答案】B
【解析】根据病人的症状及体征,应高度怀疑宫颈癌。
【考点】宫颈癌的临床表现和体征☆☆
【难度】中

15.【答案】D
【解析】阴道镜下宫颈活检术是确诊宫颈癌最可靠和不可缺少的方法,宫颈病理学诊断是宫颈癌诊断的金标准。
【考点】宫颈癌的诊断☆☆
【难度】难

16.【答案】E
【解析】ⅢB 期肿瘤扩展到骨盆壁和/或引起肾盂积水或肾无功能。分期依据:病理确诊为宫颈腺癌;三合诊双侧主韧带团块状增粗达盆壁,触痛(+)。
【考点】宫颈癌的临床分期☆☆
【难度】中

17.【答案】C
【解析】宫颈癌的晚期症状,如尿频、尿急、便秘、下肢肿痛等;癌肿压迫或累及输尿管时,可引起输尿管梗阻、肾盂积水及尿毒症;晚期可有贫血、恶病质等全身衰竭症状。
【考点】宫颈癌的临床表现☆☆
【难度】中

(18~19 题共用题干)

51 岁女性，绝经 2 年，同房后阴道血性白带 4 个月。盆腔检查：宫颈肥大，颗粒状糜烂。宫颈刮片细胞学检查见可疑癌细胞，宫颈活检病理证实原位癌。

18. 下一步治疗方案是
A. 染色体检查
B. 宫颈碘试验
C. 阴道镜下宫颈活检
D. 宫颈多点活检
E. 宫颈锥切术

19. 排除浸润癌后，下一步治疗方案是
A. 冷冻治疗
B. 激光治疗
C. 微波治疗
D. 筋膜外子宫全切术
E. 电烫治疗

(20~23 题共用题干)

54 岁女性，绝经 2 年，阴道分泌物增多伴腰痛 2 个月，偶有少量阴道出血。妇科检查：宫颈结节状增大，直径 5cm，质硬，触之易出血。三合诊：左侧主韧带条索状增粗 >1/2，右侧主骶韧带内 1/2 增粗，均弹性下降。

20. 首选的确诊方法是
A. 超声检查
B. 盆腔 CT 检查
C. 宫颈刮片细胞学检查
D. 阴道镜下碘试验
E. 宫颈活组织检查

21. 宫颈活检病理示鳞状细胞癌，其临床分期是
A. ⅠB_2 期
B. ⅡA_1 期
C. ⅡB 期
D. ⅢA 期
E. ⅢB 期

22. 入院后 CT 检查发现左侧肾盂积水，其临床分期是
A. ⅡA_1 期
B. ⅡB 期
C. ⅢA 期
D. ⅢB 期
E. ⅣA 期

23. 最合适的治疗方案是
A. 体外照射
B. 化疗
C. 近距离放疗
D. 体外照射 + 化疗
E. 体外照射 + 近距离放疗

(24~25 题共用题干)

44 岁，白带增多 1 年，接触性阴道流血 3 月。妇科检查：阴道通畅，宫颈中度糜烂，子宫正常大小。阴道镜下宫颈活检病理示癌细胞

18.【答案】E

【解析】宫颈锥切术适用于宫颈细胞学检查多次阳性尤其是 LSIL 或 HSIL 甚至见到癌细胞而宫颈活检阴性病人或者宫颈活检为 CIN Ⅲ级需排除浸润癌者，尤其是后者多适用于冷刀切除，切除组织应做连续病理切片检查。

【考点】宫颈癌的诊断☆☆

【难度】难

19.【答案】D

【解析】CIN Ⅲ级已绝经病人可行筋膜外子宫全切术。

【考点】宫颈癌的手术治疗☆

【难度】难

20.【答案】E

【解析】阴道镜下宫颈活检术是确诊宫颈癌最可靠和不可缺少的方法，宫颈病理学诊断是宫颈癌诊断的金标准。

【考点】宫颈癌的诊断☆☆

【难度】中

21.【答案】C

【解析】ⅡB 期肿瘤超过子宫颈，有明显宫旁浸润，但未扩展至盆壁。分期依据：宫颈活检病理示鳞状细胞癌；左侧主韧带条索状增粗 >1/2，右侧主骶韧带内 1/2 增粗，均弹性下降。

【考点】宫颈癌的临床分期☆☆

【难度】中

22.【答案】D

【解析】ⅢB 肿瘤扩展到骨盆壁可引起肾盂积水或肾无功能。

【考点】宫颈癌的临床分期☆☆

【难度】中

23.【答案】E

【解析】放射治疗是宫颈癌经典的治疗方式，适用于ⅡB 晚期、Ⅲ、Ⅳ期病人或无法手术病人。近距离放疗主要用以控制局部原发病灶，体外照射常用于治疗宫颈旁及盆腔淋巴结转移灶。早期病例以局部近距离放疗为主，体外照射为辅；晚期则体外照射为主，近距离放疗为辅。

【考点】宫颈癌的放射治疗☆

【难度】难

已突破基底膜 5mm,有脉管侵袭。

24. 病人的临床分期是

A. 原位癌　B. ⅠA_1 期　C. ⅠA_2 期

D. ⅠB_1 期　E. ⅠB_2 期

25. 最合适的治疗方式是

A. 宫颈锥切术

B. 子宫次全切除术

C. 次广泛性子宫全切术 + 盆腔淋巴结清扫术

D. 放疗

E. 化疗

24.【答案】C

【解析】ⅠA_2 期镜下浸润癌,间质浸润 >3mm,但≤5mm,水平扩展≤7mm。分期依据:病理宫颈活检病理示癌细胞已突破基底膜 5mm,宫颈肉眼未见肿瘤病灶。

【考点】宫颈癌的临床分期☆☆

【难度】中

25.【答案】C

【解析】ⅠA_2 期行次广泛性子宫全切术及盆腔淋巴结清扫术。

【考点】宫颈癌的手术治疗☆☆

【难度】难

(26~27 题共用题干)

70 岁女性,接触性阴道出血 1 年。既往有慢性支气管炎、心脏病病史。妇科检查:外阴萎缩,穹窿部变硬,宫颈重度糜烂样改变,子宫前位,萎缩,质中,宫旁无殊。心电图示频发室早,宫颈活检病理鳞状细胞癌。

26. 临床分期是

A. ⅡA_1 期　B. ⅡB 期　C. ⅢA 期

D. ⅢB 期　E. ⅣA 期

27. 最合适的治疗方案是

A. 放疗

B. 化疗

C. 广泛性子宫全切术 + 盆腔淋巴结清扫术

D. 子宫全切术

E. 激素治疗

26.【答案】A

【解析】ⅡA 期病灶累及阴道上 2/3,无宫旁浸润;ⅡA_1 期肉眼可见病灶最大径线≤4cm。分期依据:宫颈活检病理鳞状细胞癌;穹窿部变硬;宫旁无特殊。

【考点】宫颈癌的临床分期☆☆

【难度】中

27.【答案】A

【解析】病人高龄,既往有慢性支气管炎、心脏病病史,心电图示频发室早,手术风险高。放射治疗适用于无法手术病人。

【考点】宫颈癌的治疗原则☆☆

【难度】难

(28~31 题共用题干)

51 岁女性,接触性阴道出血 2 个月,伴白带增多有恶臭味。妇科检查:阴道畅,穹窿光滑,宫颈前唇见菜花状赘生物,直径 2cm,触之易出血,子宫前位,正常大小,活动度可,双附件区无殊。三合诊:双侧宫旁组织软。

28. 最可能的诊断是

A. 宫颈息肉　B. 宫颈结核

C. 宫颈癌　D. 绒毛膜癌转移到宫颈

E. 子宫内膜癌

29. 确诊最可靠的诊断方法是

28.【答案】C

【解析】根据病人的主诉、症状及体征,高度怀疑宫颈癌。

【考点】宫颈癌的临床表现☆☆

【难度】中

29.【答案】D

【解析】阴道镜下宫颈活检术是确诊宫颈癌最可靠和不可缺少的方法,宫颈病理学诊断是宫颈癌诊断的金标准。

【考点】宫颈癌的诊断☆☆

【难度】难

A. 宫颈刮片细胞学检查　B. 宫颈碘试验
C. 阴道镜检查　D. 宫颈活组织检查
E. 子宫内膜活组织检查

30. 病理确诊宫颈鳞癌，临床分期是
A. ⅠA_2期　B. ⅠB_1期　C. ⅠB_2期
D. ⅡA期　E. ⅡB期

31. 最合适的治疗方法是
A. 宫颈锥切术
B. 放疗
C. 子宫全切术
D. 子宫全切术＋盆腔淋巴结清扫术
E. 广泛性子宫全切术＋盆腔淋巴结清扫术

30.【答案】B
【解析】ⅠB期肉眼可见病灶局限于宫颈，或显微镜下病灶＞ⅠA期，ⅠB_1期肉眼可见病灶最大径线≤4cm。分期依据：病理确诊宫颈鳞癌；病灶局限于子宫颈，直径2cm；宫旁软无增厚，周围组织无异常。
【考点】宫颈癌的临床分期☆☆
【难度】中

31.【答案】E
【解析】ⅠB_1期和ⅡA_1期行广泛性子宫全切术及盆腔淋巴结清扫术，必要时行腹主动脉旁淋巴取样。
【考点】宫颈癌的手术治疗☆☆
【难度】难

(32~34题共用题干)
36岁女性，孕1产0，月经周期规则，接触性阴道出血2个月。妇科检查：宫颈重度糜烂，子宫正常大小，活动度可。宫颈脱落细胞学检查示HSIL，HPV检测16(+)。

32. 确诊的最佳方法是
A. 阴道镜检查　B. 碘试验
C. 宫腔镜检查　D. 超声检查
E. 宫颈活组织检查

33. 病理确诊为宫颈鳞癌，妇科检查发现：阴道后穹窿处质硬，为癌组织浸润，宫旁无浸润。临床分期是
A. ⅠB_1期　B. ⅠB_2期　C. ⅡA_1期
D. ⅡB期　E. ⅢA期

34. 下一步最合适的治疗方案是
A. 子宫全切术
B. 扩大性子宫全切术
C. 广泛性子宫全切术＋盆腔淋巴结清扫术，必要时腹主动脉旁淋巴结取样
D. 放疗
E. 放疗＋子宫全切术

32.【答案】E
【解析】根据病人的主诉、体征及辅助检查，高度怀疑宫颈癌，阴道镜下宫颈活检术是确诊宫颈癌最可靠和不可缺少的方法，宫颈病理学诊断是宫颈癌诊断的金标准。
【考点】宫颈癌的临床表现及诊断☆☆
【难度】难

33.【答案】C
【解析】ⅡA期病灶累及阴道上2/3，无宫旁浸润；ⅡA_1期肉眼可见病灶最大径线≤4cm。分期依据：病理确诊宫颈鳞癌；阴道后穹窿处质硬，为癌组织浸润；宫旁无浸润。
【考点】宫颈癌的临床分期☆☆
【难度】中

34.【答案】C
【解析】ⅠB_1期和ⅡA_1期行广泛性子宫全切术及盆腔淋巴结清扫术，必要时行腹主动脉旁淋巴取样。
【考点】宫颈癌的手术治疗☆☆
【难度】难

(35~36题共用题干)
35岁女性，孕1产0，阴道淋漓出血3个月。妇科检查：宫颈外口赘生物直径约4cm，有活动出血，子宫正常大小，活动欠佳。三合诊：双侧宫旁组织增厚，但未达骨盆侧壁，骨盆骶韧带增厚。宫颈

活检病理为宫颈鳞癌,G1。

35. 以下哪项检查不必实施
A. 肝肾功能检测　B. 胸片
C. 静脉肾盂造影　D. 宫颈管内搔刮
E. 盆腹腔超声

36. 临床分期为
A. ⅠB_1期　B. ⅠB_2期　C. ⅡA_1期
D. ⅡB期　E. ⅢA期

(37~39题共用题干)
39岁女性,孕2产0,体检发现宫颈病变2月余。2月前体检时TCT示HSIL,HPV-33(+)。宫颈活检病理CIN Ⅲ级。妇科检查:阴道通畅,子宫颈前唇中度颗粒样糜烂,子宫正常大小,无压痛,活动度可,双附件区无殊。三合诊:宫旁组织软,未增厚。

37. 病人下一步治疗方案是
A. 宫颈锥切术　B. 微波
C. 激光　D. 子宫全切术
E. 宫颈管活组织检查

38. 病人行宫颈锥切术,病理:原位癌,累及腺体,局灶微小浸润(深度约0.2cm,宽度约0.15cm)。盆腔MRI增强未见明显异常。该病人的临床分期是
A. ⅠA_1期　B. ⅠA_2期　C. ⅠB_1期
D. ⅠB_2期　E. ⅡA_1期

39. 病人适宜的治疗方案是
A. 放疗
B. 化疗
C. 筋膜外子宫全切术
D. 次广泛性子宫全切术+盆腔淋巴结清扫术
E. 广泛性子宫全切术+盆腔淋巴结清扫术,必要时腹主动脉旁淋巴取样

(40~43题共用题干)
53岁女性,体检发现宫颈病变1月余。TCT示未见上皮内病变,HPV-16(+)。妇科检查:阴道畅,穹窿光滑,宫颈光滑,质硬,子宫前位,饱满,质中,无压痛,双附件区无殊。三合诊:双侧宫骶韧带无明显增粗及缩短。

35.【答案】D
【解析】宫颈癌确诊后根据病人具体情况选择胸部X线检查片、静脉肾盂造影、膀胱镜检查、直肠镜检查、B型超声检查及CT、MRI、PET-CT等影像学检查。病人已行宫颈活检病理为宫颈鳞癌,G_1,不需要行宫颈管内搔刮。
【考点】宫颈癌的辅助检查☆
【难度】难

36.【答案】D
【解析】ⅡB期肿瘤超过宫颈,有明显宫旁浸润,但未扩展至盆壁。分期依据:宫颈活检病理为宫颈鳞癌;双侧宫旁组织增厚但未达骨盆侧壁,骨盆骶韧带增厚。
【考点】宫颈癌的临床分期☆☆
【难度】中

37.【答案】A
【解析】宫颈锥切术适用于宫颈细胞学检查多次阳性,尤其是LSIL或HSIL甚至见到癌细胞而宫颈活检阴性病人或者宫颈活检为CIN Ⅲ级需排除浸润癌者。
【考点】宫颈癌的诊断☆☆
【难度】难

38.【答案】A
【解析】ⅠA_1期镜下浸润癌,间质浸润≤3mm,水平扩散≤7mm。分期依据:宫颈锥切术病理示原位鳞状细胞癌,累及腺体,局灶微小浸润(深度约0.2cm,宽度约0.15cm);双侧宫旁软。
【考点】宫颈癌的临床分期☆☆
【难度】中

39.【答案】C
【解析】ⅠA_1期无淋巴脉管间隙浸润者行筋膜外子宫全切术。
【考点】宫颈癌的手术治疗☆☆
【难度】难

40. 为确诊，下一步检查是
A. 盆腔 MRI　B. 盆腔 CT
C. B 型超声　D. 宫颈锥切术
E. 阴道镜下宫颈活检术

41. 宫颈活检病理示鳞状细胞癌。盆腔 MRI 增强示宫颈癌累及子宫可能性大，考虑宫颈癌ⅠB$_2$期。病人的临床分期是
A. ⅠA$_1$期　B. ⅠA$_2$期　C. ⅠB$_1$期
D. ⅠB$_2$期　E. ⅡA$_1$期

42. 病人行新辅助化疗，合适的化疗方案是
A. TC 方案　B. PEB 方案
C. MTX　D. EMA-CO
E. PVB

43. 病人行化疗 1 次后，可手术治疗，合适的手术方案是
A. 子宫全切术
B. 改良广泛性子宫全切术 + 盆腔淋巴结清扫术
C. 广泛性子宫全切术 + 盆腔淋巴结清扫术，必要时腹主动脉旁淋巴取样
D. 宫颈锥切术
E. 子宫全切术 + 双附件切除术 + 盆腔淋巴结清扫术 + 大网膜切除术

(44~47 题共用题干)
45 岁女性，体检发现宫颈病变 4 月余。TCT 示 HSIL，HPV-16(+)。

44. 为确诊，下一步检查是
A. B 型超声　B. 盆腔 MRI
C. 盆腔 CT　D. PET-CT
E. 阴道镜下宫颈活检术

45. 宫颈活检示 CIN Ⅲ级，因组织破碎浸润不能除外。盆腔 MRI 增强示宫颈异常信号(宫颈见环壁稍长 T$_2$ 影，深度约 11mm)，宫颈癌可能性大。病人下一步治疗方案是
A. 宫颈锥切术
B. 宫颈管活组织检查
C. 子宫全切术
D. 改良广泛性子宫全切术 + 盆腔淋巴结清扫术
E. 广泛性子宫全切术 + 盆腔淋巴结清扫术，必要时腹主动脉旁淋巴取样

40.【答案】E
【解析】根据病人的临床表现、体征，高度怀疑宫颈癌，阴道镜下宫颈活检术是确诊宫颈癌最可靠和不可缺少的方法，宫颈病理学诊断是宫颈癌诊断的金标准。
【考点】宫颈癌的诊断☆☆
【难度】难

41.【答案】D
【解析】ⅠB$_2$期肉眼可见病灶局限于宫颈，病灶最大径线 >4cm。分期依据：宫颈活检病理示鳞状细胞癌；宫颈光滑，正常大小，质硬；穹窿光滑；双侧宫骶韧带无明显增粗及缩短；盆腔 MRI 增强示宫颈癌累及子宫可能性大，考虑宫颈癌ⅠB$_2$期。
【考点】宫颈癌的临床分期☆☆
【难度】中

42.【答案】A
【解析】化疗主要用于术前新辅助化疗或与作为放疗的辅助治疗及晚期病人的姑息治疗。常用联合化疗方案有顺铂 + 紫杉醇、卡铂 + 紫杉醇、顺铂 + 托泊替康和顺铂 + 吉西他滨。TC：卡铂 + 紫杉醇；PEB：顺铂 + 依托泊苷 + 博来霉素；MTX：甲氨蝶呤；EMA-CO：更生霉素 + 鬼臼乙叉苷 + 甲氨蝶呤 / 长春新碱 + 环磷酰胺；PVB：顺铂 + 长春新碱 + 博来霉素。
【考点】宫颈癌的化疗方案☆
【难度】难

43.【答案】C
【解析】ⅠB$_2$期和ⅡA$_2$期行广泛性子宫全切术及盆腔淋巴结清扫术和腹主动脉旁淋巴结取样，或同期放、化疗后行子宫全切术。也有采用新辅助化疗后行广泛性子宫全切术及盆腔淋巴结清扫术和腹主动脉旁淋巴结取样，化疗可使病灶缩小利于手术，减少手术并发症。
【考点】宫颈癌的手术治疗☆☆
【难度】难

44.【答案】E
【解析】宫颈脱落细胞学阳性，高危型 HPV 阳性，需行阴道镜检查 + 宫颈活检。
【考点】宫颈癌的筛查☆☆
【难度】中

45.【答案】A
【解析】详见 A3/A4 型题 37 题解析。
【考点】宫颈癌的诊断☆☆
【难度】难

46. 病理示 CIN Ⅲ级累及腺体，伴多灶微小浸润，切缘阴性。盆腔检查：阴道畅，宫颈锥切术后改变，质中，子宫饱满，质中，无压痛，双附件区无殊。三合诊：双侧宫旁组织软，未及明显增厚。病人的临床分期是

A. ⅠA_1 期　B. ⅠA_2 期　C. ⅠB_1 期
D. ⅠB_2 期　E. ⅡA_1 期

46.【答案】C
【解析】分期依据：病理示 CIN Ⅲ级累及腺体，伴多灶微小浸润，切缘阴性；盆腔 MRI 增强示宫颈异常信号（宫颈见环壁稍长 T_2 影，深度约 11mm），宫颈癌可能性大；双侧宫旁组织软，未及明显增厚。
【考点】宫颈癌的临床分期☆☆
【难度】中

47. 病人最合适的治疗方案是

A. 子宫全切术
B. 改良广泛性子宫全切术 + 盆腔淋巴结清扫术
C. 广泛性子宫全切术 + 盆腔淋巴结清扫术，必要时腹主动脉旁淋巴取样
D. 放疗 + 子宫全切术
E. 化疗 + 子宫全切术

47.【答案】C
【解析】ⅠB_1 期和ⅡA_1 期行广泛性子宫全切术及盆腔淋巴结清扫术，必要时行腹主动脉旁淋巴取样。
【考点】宫颈癌的手术治疗☆☆
【难度】难

（48~50 题共用题干）
29 岁女性，孕 2 产 0，接触性阴道出血 10 个月。10 个月前外院行宫颈锥切术，病理鳞状细胞癌。8 月前复查，TCT 示鳞状细胞癌，阴道镜下宫颈活检 + 颈管诊刮术。病理：宫颈管小片异型鳞状上皮，宫颈鳞状细胞癌。病人有生育要求。

48. 下一步治疗方案是

A. 宫颈锥切术　B. 微波　C. 激光
D. 化疗　E. 放疗

48.【答案】A
【解析】保留生育功能的ⅠA_1 期 LVSI（−）病人可行宫颈锥切术，切缘阳性再次锥切或宫颈切除。
【考点】宫颈癌的手术治疗☆☆
【难度】难

49. 宫颈锥切病理：高分化鳞状细胞癌，最大浸润宽度 7.2mm，最大深度 2.5mm，宫颈 12~3 点、9~12 点组织中内口切缘阳性，余内口切缘及外口切缘均阴性。妇科检查：外阴已婚未产式，阴道通畅，穹窿光滑，宫颈锥切术后改变，宫颈阴道部长约 3mm，子宫常大，无压痛，双附件区无殊。三合诊：双侧宫旁组织软。病人的临床分期是

A. ⅠA_1 期　B. ⅠA_2 期　C. ⅠB_1 期
D. ⅠB_2 期　E. ⅡA_1 期

49.【答案】C
【解析】ⅠB 期肉眼可见病灶局限于宫颈，或显微镜下病灶 >ⅠA 期，ⅠB_1 期肉眼可见病灶最大径线≤4cm。分期依据：宫颈锥切病理示高分化鳞状细胞癌，最大浸润宽度 7.2mm，最大深度 2.5mm；双侧宫旁组织软；穹窿光滑。
【考点】宫颈癌的临床分期☆☆
【难度】中

50. 病人的下一步治疗方案是

A. 宫颈锥切术
B. 宫颈切除术
C. 广泛性宫颈切除术
D. 广泛性宫颈切除术 + 盆腔淋巴结清扫术 + 腹主动脉旁淋巴结取样术
E. 广泛性子宫全切术 + 盆腔淋巴结清扫术 + 腹主动脉旁淋巴结取样术

50.【答案】D
【解析】ⅠB_1 期有生育要求者行广泛性宫颈切除术 + 盆腔淋巴结清扫术 + 腹主动脉旁淋巴结取样术（根据前哨淋巴结示踪）。
【考点】宫颈癌的手术治疗☆☆
【难度】难

(51~53 题共用题干)

43 岁女性，孕 2 产 1，体检发现宫颈病变 7 个月。7 个月前体检时 TCT 示 HSIL，HPV-58（+）。阴道镜下宫颈活检病理 CIN Ⅲ级，累腺，伴局灶出芽（微小浸润）。病人有生育要求。

51. 下一步治疗方案是

A. 微波　B. 激光　C. 化疗

D. 放疗　E. 宫颈锥切术

51.【答案】E

【解析】保留生育功能的ⅠA$_1$期 LVSI(–)病人可行宫颈锥切术，切缘阴性。

【考点】宫颈癌的手术治疗☆☆

【难度】难

52. 病人行宫颈锥切术，病理示宫颈原位鳞状细胞癌，累及腺体，伴多灶微小浸润（最大浸润深度小于 3mm，宽度小于 7mm），部分内侧切缘阳性。妇科检查：外阴已婚已产式，阴道通畅，穹窿光滑，宫颈锥切术后改变，子宫前位，正常大小，质中，活动可，无压痛，双附件区无殊。三合诊：双侧宫旁组织软。病人的临床分期是

A. ⅠA$_1$期　B. ⅠA$_2$期　C. ⅠB$_1$期

D. ⅠB$_2$期　E. ⅡA$_1$期

52.【答案】A

【解析】ⅠA$_1$期镜下浸润癌，间质浸润≤3mm，水平扩散≤7mm。分期依据：病理示宫颈原位鳞状细胞癌，累腺，伴多灶微小浸润（最大浸润深度小于 3mm，宽度小于 7mm）。

【考点】宫颈癌的临床分期☆☆

【难度】中

53. 病人的下一步治疗方案是

A. 化疗

B. 宫颈切除术

C. 广泛性宫颈切除术

D. 广泛性宫颈切除术＋盆腔淋巴结清扫术＋腹主动脉旁淋巴结取样术

E. 放疗

53.【答案】B

【解析】保留生育功能的ⅠA$_1$期 LVSI(–)病人可行宫颈锥切术，切缘阳性再次锥切或宫颈切除。病人宫颈锥切部分内侧切缘阳性，可行再次锥切或宫颈切除。

【考点】宫颈癌的手术治疗☆☆

【难度】难

(54~57 题共用题干)

68 岁女性，体检发现宫颈病变 1 月余。TCT 示 HSIL，HPV-52（+），既往无绝经后阴道出血、阴道排液等。妇科检查：阴道畅，穹窿消失，宫颈萎缩呈颗粒状糜烂样改变，直径约 3cm，7~9 点处累及阴道穹窿，子宫萎缩，活动度可，双附件区无殊。三合诊：双侧宫旁组织软，未及明显增厚。

54. 为确诊，下一步检查是

A. 子宫内膜活检术　B. 阴道镜下宫颈活检术

C. 宫颈锥切术　D. 盆腔 CT

E. 盆腔 MRI

54.【答案】B

【解析】根据病人的临床表现和体征，高度怀疑宫颈癌。阴道镜下宫颈活检术是确诊宫颈癌最可靠和不可缺少的方法，宫颈病理学诊断是宫颈癌诊断的金标准。

【考点】宫颈癌的诊断☆☆

【难度】难

55. 病人行阴道镜下宫颈活检术＋颈管诊刮术，病理示宫颈鳞状细胞癌。盆腔 MRI 示宫颈癌考虑，宫颈后壁局部浆膜面毛糙。病人的临床分期是

A. ⅠB$_1$期　B. ⅠB$_2$期　C. ⅡA$_1$期

55.【答案】C

【解析】分期依据：病理示宫颈鳞状细胞癌；穹窿消失，宫颈糜烂样改变，直径约 3cm，7~9 点处累及阴道穹窿；双侧宫旁组织软。

【考点】宫颈癌的临床分期☆☆

【难度】中

D. ⅡA_2期　　E. ⅡB 期

56. 下一步手术方案是
A. 宫颈锥切术
B. 子宫全切术
C. 改良广泛性子宫全切术 + 盆腔淋巴结清扫术
D. 广泛性子宫全切术 + 盆腔淋巴结清扫术,必要时腹主动脉旁淋巴取样
E. 广泛性宫颈切除术 + 盆腔淋巴结清扫术 + 腹主动脉旁淋巴结取样术

56.【答案】D
【解析】ⅠB_1期和ⅡA_1期行广泛性子宫全切术及盆腔淋巴结清扫术,必要时行腹主动脉旁淋巴取样。
【考点】宫颈癌的手术治疗☆☆
【难度】难

57. 病理示宫颈中分化鳞状细胞癌约 1.9cm×1.6cm,浸润最深处约 1cm,达宫颈外膜层,宫颈外侧切缘、阴道及左、右宫旁切缘均阴性,盆腔淋巴结未见癌转移。病人的下一步治疗是
A. 不需治疗,随访　　B. 放疗
C. 化疗　　D. 免疫治疗
E. 激素治疗

57.【答案】B
【解析】病理示宫颈中分化鳞状细胞癌,浸润最深处约 1cm,达宫颈外膜层,属中危因素,是术后放疗指征。
【考点】宫颈癌的放疗原则☆
【难度】难

(58~61 题共用题干)
48 岁女性,接触性阴道出血 3 个月。TCT 示 HSIL,HPV-18(+)。

58. 为确诊的下一步检查是
A. B 型超声
B. 子宫内膜活检术
C. 阴道镜下宫颈活检术
D. 宫颈锥切术
E. 宫颈切除术

58.【答案】C
【解析】根据病人的临床表现和辅助检查,高度怀疑宫颈癌。阴道镜下宫颈活检术是确诊宫颈癌最可靠和不可缺少的方法,宫颈病理学诊断是宫颈癌诊断的金标准。
【考点】宫颈癌的诊断☆☆
【难度】难

59. 宫颈活检病理宫颈腺癌,局灶 CIN Ⅱ级,累腺。妇科检查:外阴已婚已产式,阴道通畅,宫颈前唇见乳头状隆起赘生物约 2cm,质脆,触之易出血,子宫前位,正常大小,活动度可,双附件区无殊。三合诊:双侧宫旁组织软。病人的临床分期是
A. ⅠA_1期　　B. ⅠA_2期　　C. ⅠB_1期
D. ⅠB_2期　　E. ⅡA_1期

59.【答案】C
【解析】分期依据:宫颈活检病理示宫颈腺癌;肿瘤局限于宫颈,约 2cm;双侧宫旁组织软。
【考点】宫颈癌的临床分期☆☆
【难度】中

60. 病人最合适的治疗方案是
A. 宫颈锥切术
B. 化疗
C. 子宫全切术
D. 改良广泛性子宫全切术 + 盆腔淋巴结清扫术
E. 广泛性子宫全切术 + 盆腔淋巴结清扫术,必要时腹主动脉旁淋巴结取样

60.【答案】E
【解析】ⅠB_1期和ⅡA_1期行广泛性子宫全切术及盆腔淋巴结清扫术,必要时行腹主动脉旁淋巴结取样。
【考点】宫颈癌的手术治疗☆☆
【难度】难

61. 病理宫颈中低分化腺癌，位于宫颈大小 2.5cm×1.9cm，浸润深度最深处约 0.5cm，阴道壁、两侧宫旁切缘阴性，淋巴结见癌转移。病人的下一步处理是

A. 不需治疗，定期随访
B. 同步放化疗
C. 化疗
D. 激素治疗
E. 免疫治疗

61.【答案】B

【解析】盆腔淋巴结阳性、切缘阳性和宫旁浸润是宫颈癌的高危因素，术后补充盆腔放疗 + 顺铂同期化疗 ± 阴道近距离放疗。

【考点】宫颈癌的放疗原则☆

【难度】难

(62~64 题共用题干)

42 岁女性，接触性阴道出血 1 年。平时月经规则，体检时 HPV-16(+)。

62. 为确诊，最适宜的进一步检查方法是

A. 宫颈脱落细胞学检查
B. 阴道镜下宫颈活检术
C. 子宫内膜活检术
D. 宫颈锥切术
E. 宫颈管活组织检查

62.【答案】B

【解析】根据病人的临床表现及辅助检查，高度怀疑宫颈癌。HPV-16(+)，需行阴道镜检查。

【考点】宫颈癌的筛查☆☆

【难度】中

63. 宫颈活检病理示(ECC)原位鳞状细胞癌，(宫颈)鳞状细胞癌。妇科检查：阴道畅，穹窿光滑，宫颈呈菜花状改变，大小约 2cm×1cm，质脆，触之易出血，子宫常大，质中，无压痛，活动度可，双附件区无殊。三合诊：双侧宫旁组织软。病人的临床分期是

A. ⅠB_1 期
B. ⅠB_2 期
C. ⅡA_1 期
D. ⅡA_2 期
E. ⅡB 期

63.【答案】A

【解析】分期依据：宫颈活检病理示(ECC)原位鳞状细胞癌，(宫颈)鳞状细胞癌；肿瘤局限于宫颈，直径约 2cm×1cm；阴道穹窿光滑；双侧宫旁组织软。

【考点】宫颈癌的临床分期☆☆

【难度】中

64. 病人最合适的治疗方案是

A. 宫颈锥切术
B. 子宫全切术
C. 改良广泛性子宫全切术 + 盆腔淋巴结清扫术
D. 广泛性子宫全切术 + 盆腔淋巴结清扫术，必要时腹主动脉旁淋巴取样
E. 化疗

64.【答案】D

【解析】ⅠB_1 期和ⅡA_1 期行广泛性子宫全切术及盆腔淋巴结清扫术，必要时行腹主动脉旁淋巴取样。

【考点】宫颈癌的手术治疗☆☆

【难度】难

(65~68 题共用题干)

41 岁女性，接触性阴道出血 1 年。2 月前 TCT 示 HSIL，HPV-16(+)。妇科检查：阴道畅，穹窿光滑，宫颈光滑，子宫常大，质中，活动度可，双附件区无殊。三合诊：双侧宫旁组织软，未及明显增厚。

65. 为确诊，最适宜的进一步检查方法是

A. B 型超声
B. 阴道镜下宫颈活检术
C. 子宫内膜活检术
D. 宫颈锥切术
E. CT

65.【答案】B

【解析】根据病人的临床表现及辅助检查，高度怀疑宫颈癌，需行阴道镜检查。

【考点】宫颈癌的筛查☆☆

【难度】中

66. 宫颈活检病理示高级别鳞状上皮内病变(CIN Ⅱ级 ~CIN Ⅲ级),病人的下一步治疗方案是
A. 子宫全切术 B. 宫颈切除术 C. 宫颈锥切术
D. 激光 E. 微波

67. 宫颈锥切病理原位癌伴广泛累及腺体,微小浸润,最深约1mm。病人的临床分期
A. ⅠA_1期 B. ⅠA_2期 C. ⅠB_1期
D. ⅠB_2期 E. ⅡA_1期

68. 病人最合适的治疗方案是
A. 宫颈锥切术
B. 宫颈切除术
C. 筋膜外子宫全切术
D. 次广泛性子宫全切术 + 盆腔淋巴结清扫术
E. 广泛性子宫全切术 + 盆腔淋巴结清扫术,必要时行腹主动脉旁淋巴取样

(69~72 题共用题干)
43 岁女性,体检发现宫颈病变 2 个月。TCT 示不典型腺细胞增生,HPV-18、45(+)。妇科检查:阴道畅,穹窿光滑,宫颈呈细颗粒状糜烂,表面见丰富网状血管,质硬,子宫稍大,质中,活动度可,双附件区无殊。三合诊:双侧宫旁组织软,无增厚。

69. 为确诊最适宜的检查方法是
A. B 型超声 B. 阴道镜下宫颈活检术
C. 子宫内膜活检术 D. 宫颈锥切术
E. 分段诊刮术

70. 宫颈活检病理示高级别鳞状上皮内病变(HSIL/CIN Ⅲ级),病人的下一步治疗方案是
A. 放疗 B. 宫颈锥切术
C. 宫颈切除术 D. 子宫全切术
E. 化疗

71. 宫颈锥切病理示原位鳞状细胞癌。盆腔 MRI 增强示子宫颈口表面强化稍明显,请结合临床,病人的临床分期是
A. ⅠA_1期 B. ⅠA_2期 C. ⅠB_1期
D. ⅠB_2期 E. ⅡA_1期

72. 病人最适合的治疗方案是
A. 化疗 B. 宫颈切除术

66.【答案】C
【解析】宫颈活检为 CIN Ⅲ级,需排除浸润癌,多适用于宫颈冷刀切除,切除组织应做连续病理切片检查。
【考点】宫颈癌的诊断☆☆
【难度】难

67.【答案】A
【解析】分期依据:病理示原位鳞状细胞癌伴广泛累腺,微小浸润,最深约 1mm;宫颈光滑;穹窿光滑,双侧宫旁软,无增厚。
【考点】宫颈癌的临床分期☆☆
【难度】中

68.【答案】C
【解析】无生育要求的ⅠA_1期,无淋巴脉管间隙浸润者行筋膜外子宫全切术,有淋巴脉管间隙浸润者按ⅠA_2期处理。
【考点】宫颈癌的手术治疗☆☆
【难度】难

69.【答案】B
【解析】根据病人的临床表现、体征及辅助检查,高度怀疑宫颈癌,阴道镜下宫颈活检术是确诊宫颈癌最可靠和不可缺少的方法,宫颈病理学诊断是宫颈癌诊断的金标准。
【考点】宫颈癌的诊断☆☆
【难度】难

70.【答案】B
【解析】宫颈活检为 CIN Ⅲ级,需排除浸润癌,多适用于冷刀切除,切除组织应做连续病理切片检查。
【考点】宫颈癌的诊断☆☆
【难度】难

71.【答案】C
【解析】分期依据:宫颈锥切病理示原位鳞状细胞癌;宫颈呈细颗粒状糜烂样改变,表现见丰富网状血管,质硬;穹窿光滑,双侧宫旁软,无增厚。盆腔 MRI 增强示子宫颈口表面强化稍明显。
【考点】宫颈癌的临床分期☆☆
【难度】中

72.【答案】E
【解析】ⅠB_1期和ⅡA_1期行广泛性子宫全切术及盆腔淋巴结清扫术,必要时行腹主动脉旁淋巴取样。
【考点】宫颈癌的手术治疗☆☆
【难度】难

C. 子宫全切术
D. 改良广泛性子宫全切术及盆腔淋巴结清扫术
E. 广泛性子宫全切术及盆腔淋巴结清扫术,必要时行腹主动脉旁淋巴取样

(73~75 题共用题干)
47 岁女性,接触性阴道出血 1 年。3 月前 TCT 示 ASCUS,检测 HPV-16、18(+)。妇科检查:阴道畅,宫颈桶状增粗,直径约 3cm,质硬,子宫饱满,质中,活动度可,双附件区无殊。三合诊:双侧宫旁组织软,直肠前壁光滑。

73. 为确诊,最适宜的检查方法是
A. B 型超声
B. 子宫内膜活检术
C. 阴道镜下宫颈活检术
D. 宫颈锥切术
E. 盆腔 CT

74. 宫颈活检病理示腺癌。盆腔 MRI 增强示宫颈未见明显占位征象。病人的临床分期是
A. ⅠA_1 期
B. ⅠA_2 期
C. ⅠB_1 期
D. ⅠB_2 期
E. ⅡA_1 期

75. 病人最合适的治疗方案是
A. 宫颈切除术
B. 子宫全切术
C. 改良广泛性子宫全切术 + 盆腔淋巴结清扫术
D. 广泛性子宫全切术 + 盆腔淋巴结清扫术,必要时行腹主动脉旁淋巴取样
E. 化疗

(76~78 题共用题干)
48 岁女性,接触性阴道出血 20 天。TCT 示 ASCUS,检测 HPV-16(+)。妇科检查:阴道畅,宫颈肥大,重度糜烂样改变,质硬,子宫常大,质中,无压痛,活动度可,双附件区无殊。三合诊:双侧宫旁组织软,无增厚,直肠前壁光滑。

76. 为确诊,最适宜的检查方法是
A. B 型超声
B. 盆腔 CT
C. 盆腔 MRI
D. 宫颈锥切术
E. 阴道镜下宫颈活检术

77. 宫颈活检病理示 8 点鳞状细胞癌,局部浸润,深度约 2mm,9、11、12 点鳞状细胞癌,局部疑有浸润。盆腔 CT 示宫颈壁

73.【答案】C
【解析】根据病人的临床表现、体征及辅助检查,高度怀疑宫颈癌,阴道镜下宫颈活检术是确诊宫颈癌最可靠和不可缺少的方法,宫颈病理学诊断是宫颈癌诊断的金标准。
【考点】宫颈癌的诊断☆☆
【难度】难

74.【答案】C
【解析】分期依据:宫颈活检病理示腺癌;宫颈桶状增粗,直径约 3cm,质硬;双侧宫旁组织软,直肠前壁光滑。
【考点】宫颈癌的临床分期☆☆
【难度】中

75.【答案】D
【解析】ⅠB_1 期和ⅡA_1 期行广泛性子宫全切术及盆腔淋巴结清扫术,必要时行腹主动脉旁淋巴取样。
【考点】宫颈癌的手术治疗☆☆
【难度】难

76.【答案】E
【解析】根据病人的临床表现、体征及辅助检查,高度怀疑宫颈癌,阴道镜下宫颈活检术是确诊宫颈癌最可靠和不可缺少的方法,宫颈病理学诊断是宫颈癌诊断的金标准。
【考点】宫颈癌的诊断☆☆
【难度】难

77.【答案】C
【解析】分期依据:宫颈活检病理示鳞状细胞癌,局部浸润;宫颈肥大,重度糜烂样改变,质硬;双侧宫旁组织软;CT 提示宫颈壁明显增厚,前壁结节大小约 2cm×1.4cm。
【考点】宫颈癌的临床分期☆☆
【难度】中

明显增厚，前壁明显，呈长 T_1 长 T_2 信号，前壁结节大小约 2cm×1.4cm，增强后不均匀强化，前壁结合带变薄尚连续，宫颈后壁结合带不光整、信号增高强化。病人的临床分期

A. ⅠA_1 期　B. ⅠA_2 期　C. ⅠB_1 期
D. ⅠB_2 期　E. ⅡA_1 期

78. 病人最合适的下一步治疗方案是

A. 宫颈锥切术
B. 宫颈切除术
C. 子宫全切术
D. 改良广泛性子宫全切术＋盆腔淋巴结清扫术
E. 广泛性子宫全切术＋盆腔淋巴结清扫术，必要时行腹主动脉旁淋巴取样

78.【答案】E
【解析】ⅠB_1 期和ⅡA_1 期行广泛性子宫全切术及盆腔淋巴结清扫术，必要时行腹主动脉旁淋巴取样。
【考点】宫颈癌的手术治疗☆☆
【难度】难

(79~81 题共用题干)

52 岁女性，体检发现宫颈病变 1 个月。TCT 示 ASCUS，检测 HPV-18(+)。妇科检查：阴道畅，宫颈光，质中，子宫常大，质中，无压痛，活动度可，双附件区无殊。三合诊：双侧宫旁组织软，无增厚。

79. 为确诊，最适宜的检查方法是

A. B 型超声　B. 盆腔 CT
C. 盆腔 MRI　D. 宫颈锥切术
E. 阴道镜下宫颈活检术

79.【答案】E
【解析】根据病人的临床表现及辅助检查，高度怀疑宫颈癌，阴道镜下宫颈活检术是确诊宫颈癌最可靠和不可缺少的方法，宫颈病理学诊断是宫颈癌诊断的金标准。
【考点】宫颈癌的诊断☆☆
【难度】难

80. 宫颈活检病理示局灶 CIN Ⅱ级 ~CIN Ⅲ级。病人下一步治疗方案是

A. 宫颈锥切术　B. 宫颈切除术
C. 子宫全切术　D. 激光
E. 微波

80.【答案】A
【解析】宫颈活检为 CIN Ⅲ级，需排除浸润癌，多适用于冷刀切除，切除组织应做连续病理切片检查。
【考点】宫颈癌的诊断☆☆
【难度】难

81. 宫颈锥切病理示腺癌。盆腔 CT 示宫颈壁明显增厚，前壁明显，呈长 T_1 长 T_2 信号，前壁结节大小约 2cm×1.4cm，增强后不均匀强化，前壁结合带变薄尚连续，宫颈后壁结合带不光整、信号增高强化。病人的临床分期是

A. ⅠA_1 期　B. ⅠA_2 期　C. ⅠB_1 期
D. ⅠB_2 期　E. ⅡA_1 期

81.【答案】C
【解析】分期依据：宫颈活检病理示鳞状细胞癌，局部浸润；宫颈肥大，重度糜烂样改变，质硬；双侧宫旁组织软；CT 提示宫颈壁明显增厚，前壁结节大小约 2cm×1.4cm。
【考点】宫颈癌的临床分期☆☆
【难度】中

(82~84 题共用题干)

38 岁女性，孕 3 产 1，接触性阴道出血 2 个月。TCT 示 ASCUS，检测 HPV-16(+)。妇科检查：阴道畅，宫颈轻度糜烂样改变，质中，子宫常大，质中，无压痛，活动度可，双附件区无殊。三合诊：双侧宫旁组织软，无增厚。病人有生育要求。

82.【答案】D

【解析】根据病人的临床表现及辅助检查，高度怀疑宫颈癌，阴道镜下宫颈活检术是确诊宫颈癌最可靠和不可缺少的方法，宫颈病理学诊断是宫颈癌诊断的金标准。

【考点】宫颈癌的诊断☆☆

【难度】难

83.【答案】A

【解析】分期依据：宫颈活检病理示中分化鳞状细胞癌，浸润宽度约5mm，深度约2mm；宫颈轻度糜烂样改变；双侧宫旁组织软。

【考点】宫颈癌的临床分期☆☆

【难度】中

84.【答案】D

【解析】保留生育功能的ⅠA_1期LVSI(–)病人可行宫颈锥切术，切缘阳性再次锥切或宫颈切除。病人宫颈锥切病理切缘CINⅢ，累腺，需再次锥切或宫颈切除。

【考点】宫颈癌保留生育功能的手术治疗☆

【难度】难

85.【答案】D

【解析】宫颈活检为CIN Ⅲ级，需排除浸润癌，多适用于冷刀切除，切除组织应做连续病理切片检查。

【考点】宫颈癌的诊断☆☆

【难度】难

86.【答案】A

【解析】分期依据：宫颈活检病理示原位鳞状细胞癌，局灶微小浸润，宽度约2mm，浓度约1mm；宫颈光；双侧宫旁组织软。

【考点】宫颈癌的临床分期☆☆

【难度】中

87.【答案】C

【解析】ⅠA_1期LVSI(–)病人可行子宫全切术。

【考点】宫颈癌的手术治疗☆☆

【难度】难

82. 为确诊最适宜的检查方法是

A. B型超声　　B. 盆腔CT

C. 盆腔MRI　　D. 阴道镜下宫颈活检术

E. 宫颈锥切术

83. 宫颈锥切病理示中分化鳞状细胞癌，浸润宽度约5mm，深度约2mm，(宫颈补切)CIN Ⅲ级，累及腺体。病人的临床分期是

A. ⅠA_1期　　B. ⅠA_2期　　C. ⅠB_1期

D. ⅠB_2期　　E. ⅡA_1期

84. 病人的进一步治疗方案是

A. 随访　　B. 激光　　C. 微波

D. 宫颈锥切术　　E. 子宫全切术

(85~87题共用题干)

36岁女性，孕1产0，体检发现宫颈病变半年。半年前TCT示ASCUS，检测HPV-33(+)，无接触性出血等症状。妇科检查：阴道畅，宫颈光，子宫前位，正常大小，质中，无压痛，活动度可，双附件区无殊。三合诊：双侧宫旁组织软，无增厚。阴道镜下宫颈活检病理CIN Ⅱ级~CIN Ⅲ级。

85. 病人的下一步治疗方案是

A. B型超声　　B. 微波

C. 激光　　D. 宫颈锥切术

E. 子宫全切术

86. 宫颈锥切病理示原位鳞状细胞癌，局灶微小浸润，宽度约2mm，浓度约1mm。病人的临床分期是

A. ⅠA_1期　　B. ⅠA_2期　　C. ⅠB_1期

D. ⅠB_2期　　E. ⅡA_1期

87. 病人的下一步治疗方案是

A. 随访

B. 宫颈切除术

C. 子宫全切术

D. 改良广泛性子宫全切术＋盆腔淋巴结清扫术

E. 广泛性子宫全切术＋盆腔淋巴结清扫术 ± 腹主动脉旁淋巴结取样

(88~91题共用题干)

35岁女性，孕1产0，接触性阴道出血3个月。TCT示NILM，检测HPV-16(+)。妇科检查：阴道畅，宫颈轻度糜烂样改变，子宫常

大,质中,无压痛,活动度可,双附件区无殊。三合诊:双侧宫旁组织软,无增厚。

88. 确诊最适宜的检查方法是
  A. 阴道镜下宫颈活检术 B. 宫颈锥切术
  C. 超声 D. 盆腔 CT
  E. 盆腔 MRI

88.【答案】A
【解析】根据病人的临床表现及辅助检查,高度怀疑宫颈癌,阴道镜下宫颈活检术是确诊宫颈癌最可靠和不可缺少的方法,宫颈病理学诊断是宫颈癌诊断的金标准。
【考点】宫颈癌的筛查☆☆
【难度】中

89. 宫颈活检病理示(ECC)破碎黏膜上皮,(宫颈 1、4、8 点)黏膜内见异型腺体,考虑原位腺癌。病人的下一步治疗方案是
  A. 宫颈锥切术
  B. 宫颈切除术
  C. 子宫全切术
  D. 改良广泛性子宫全切术 + 盆腔淋巴结清扫术
  E. 广泛性子宫全切术 + 盆腔淋巴结清扫术 ± 腹主动脉旁淋巴结取样

89.【答案】A
【解析】宫颈活检为 CIN Ⅲ级或原位癌,需排除浸润癌,多适用于冷刀切除,切除组织应做连续病理切片检查。
【考点】宫颈癌的诊断☆☆
【难度】难

90. 宫颈锥切病理示原位腺癌,局部伴多灶早期浸润性腺癌,深度 <3mm,宽度 <7mm,浸润灶距切缘 <3mm,手术切缘阴性。病人的临床分期是
  A. ⅠA$_1$ 期 B. ⅠA$_2$ 期 C. ⅠB$_1$ 期
  D. ⅠB$_2$ 期 E. ⅡA$_1$ 期

90.【答案】B
【解析】分期依据:锥切病理示原位腺癌,局部伴多灶早期浸润性腺癌,深度 <3mm,宽度 <7mm,浸润灶距切缘 <3mm,手术切缘阴性;宫颈轻糜;双侧宫旁组织软。
【考点】宫颈癌的临床分期☆☆
【难度】中

91. 病人的治疗方案是
  A. 化疗
  B. 宫颈切除术
  C. 子宫全切术
  D. 次广泛性子宫全切术 + 盆腔淋巴结清扫术
  E. 广泛性子宫全切术 + 盆腔淋巴结清扫术 ± 腹主动脉旁淋巴结取样

91.【答案】D
【解析】ⅠA$_2$ 期行次广泛性子宫全切术及盆腔淋巴结清扫术。
【考点】宫颈癌的手术治疗☆☆
【难度】难

(92~95 题共用题干)
35 岁女性,宫颈锥切术后 7 年,再次发现宫颈病变 1 个月。7 年前因 CIN Ⅲ级行宫颈锥切术。1 月前复查 TCT 示 NILM,HPV-16(+),行阴道镜下宫颈活检术,病理示(ECC)CIN Ⅲ级,累腺;(宫颈 4、8、10、12 点)黏膜慢性炎,息肉样增生。妇科检查:阴道畅,宫颈光,锥切术后改变,宫颈阴道段长约 1cm,子宫前位,正常大小,质中,无压痛,活动度可,双附件区无殊。三合诊:双侧宫旁组织软,无增厚。

92. 病人的下一步治疗方案是
  A. 激光 B. 微波

92.【答案】C
【解析】宫颈活检为 CIN Ⅲ级,需排除浸润癌,多适用于冷刀切除,切除组织应做连续病理切片检查。
【考点】宫颈癌的诊断☆☆
【难度】难

C. 宫颈锥切术　　D. 宫颈切除术
E. 子宫全切术

93. 宫颈锥切病理示鳞状细胞癌，伴可疑脉管内癌栓。盆腔 MRI 增强示宫颈部见多个斑点状长 T_1 短 T_2 信号并局部小缺损状，直径约 1.5cm。病人的临床分期是
A. ⅠA_1 期　　B. ⅠA_2 期　　C. ⅠB_1 期
D. ⅠB_2 期　　E. ⅡA_1 期

94. 病人最合适的治疗方案是
A. 化疗
B. 放疗
C. 子宫全切术
D. 改良广泛性子宫全切术 + 盆腔淋巴结清扫术
E. 广泛性子宫全切术 + 盆腔淋巴结清扫术 ± 腹主动脉旁淋巴结取样

95. 病人的病理示宫颈中低分化鳞状细胞癌，大小约 1.5cm×1.5cm，浸润深肌层，阴道切缘阴性，双侧宫旁软组织见癌结节，切缘可见癌组织，盆腔淋巴结见癌转移。病人下一步治疗方案是
A. 不需治疗，随访　　B. 同步放化疗
C. 化疗　　D. 免疫治疗
E. 激素治疗

【案例分析题】

案例一：48 岁女性，血性白带半年就诊。检查见阴道左穹窿消失，宫颈重度糜烂，子宫正常大小，右侧宫旁浸润未达盆壁，宫颈活检为鳞状细胞癌。

提问 1：应选择的治疗措施是
A. 中药治疗　　B. 化学药物治疗
C. 放射治疗　　D. 手术治疗
E. 手术后放射治疗　　F. 免疫治疗

提问 2：临床分期是
A. ⅠB 期　　B. ⅡA 期　　C. ⅡB 期
D. ⅢA 期　　E. ⅢB 期　　F. ⅠA 期

案例二：56 岁女性，孕 5 产 4，绝经 3 年，阴道不规则流血 1 月。妇科检查：外阴阴道正常，宫颈肥大糜烂触之易出血，子宫后屈稍小，双侧附件未见异常。

提问 1：该病人绝经后最可能的出血原因是
A. 子宫颈炎

93.【答案】C
【解析】分期依据：锥切病理示鳞状细胞癌，伴可疑脉管内癌栓；肿瘤局限于宫颈，MRI 示宫颈部见多个斑点状长 T_1 短 T_2 信号并局部小缺损状，直径约 1.5cm；双侧宫旁组织软。
【考点】宫颈癌的临床分期☆☆
【难度】中

94.【答案】E
【解析】ⅠB_1 期行广泛性子宫全切术及盆腔淋巴结清扫术，必要时行腹主动脉旁淋巴结取样。
【考点】宫颈癌的手术治疗☆☆
【难度】难

95.【答案】B
【解析】手术治疗后有盆腔淋巴结阳性，宫旁组织阳性等高危因素者，可术后补充盆腔放疗 + 顺铂同期化疗。
【考点】宫颈癌的放疗☆
【难度】难

提问 1：【答案】C
【解析】48 岁女性，宫颈活检为鳞状细胞癌宫颈癌，血性白带半年就诊，检查见阴道左穹窿消失，宫颈重度糜烂，子宫正常大小，右侧宫旁浸润未达盆壁，可分为宫颈癌ⅡB 期，ⅡB 期是放射治疗（C 对）的适应证。化学药物治疗（B 错）主要适用于晚期或复发转移病人和同期放化疗。手术治疗（D 错）主要适用于早期宫颈癌（ⅠA~ⅡA 期）病人。中药治疗（A 错）、手术后放射治疗（E 错）和免疫治疗（F 错）不适用该病人。
【考点】宫颈癌的放射治疗☆
【难度】中

提问 2：【答案】C
【解析】宫颈癌ⅠB 期（A 错）为临床癌灶局限于子宫颈。ⅡA 期（B 错）为肿瘤侵犯阴道上 2/3，无明显宫旁浸润。ⅡB 期（C 对）为有明显宫旁浸润（右侧附件浸润），但未达盆壁。ⅢA 期（D 错）为肿瘤累及阴道下 1/3，没有扩展到骨盆壁。ⅢB 期（E 错）肿瘤扩展到骨盆壁，或引起肾盂积水或肾无功能。
【考点】宫颈癌的临床分期☆☆
【难度】中

提问 1：【答案】B
【解析】病人为中老年妇女，绝经后出现阴道不规则流血（宫颈癌老年病人常为绝经后不规则阴道流血）。妇科检查：外阴阴道正常，宫颈肥大糜烂触之易出血（接触性出血），子宫后屈稍小，双侧附件未见异常，首先考虑为宫颈癌（B 对）。子宫颈炎（A 错）有症状者主要表现为阴道分泌物增多，呈黏液脓性，阴道分泌物刺激可引起外阴瘙痒及灼热感，此外可出现经间期出血、接触后出血等症状。子宫内膜癌（C 错）早期最常见的症状是绝经后阴道不规则流血。子宫颈尖锐湿疣（D 错）临床表现主要是外阴瘙痒，灼痛或性交后疼痛不适，体检可见散在或簇状增生的粉色或白色小乳头状疣，无阴道不规则流血。子宫内膜炎（E 错）常表现为阴道大量脓性分泌物，且有臭味。
【考点】宫颈癌的诊断☆☆
【难度】中

B. 宫颈癌
C. 子宫内膜癌
D. 子宫颈尖锐湿疣
E. 子宫内膜炎
F. 老年性阴道炎

提问 2:进一步确诊时需做
A. B 型超声检查
B. 宫颈涂片细胞学检查
C. 宫颈活组织检查
D. 子宫颈碘试验
E. 阴道镜检查
F. 盆腔增强 CT

案例三:38 岁女性,接触性出血 1 月余,白带有恶臭,妇科检查,宫颈Ⅱ°糜烂,前唇有 5cm×3cm 的质地脆赘生物,易出血。子宫正常大,三合诊(–)。

提问 1:为确定诊断,最可靠的诊断方法为
A. 宫颈刮片细胞学检查
B. 碘试验
C. 阴道镜检查
D. 氦激光肿瘤固有荧光诊断法
E. 宫颈活检
F. 高危型 HPV 检测

提问 2:最恰当的治疗方法为
A. 宫颈锥切术
B. 放射治疗
C. 子宫全切术
D. 次广泛性子宫全切术 + 盆腔淋巴结清扫术
E. 广泛性子宫全切术 + 盆腔淋巴结清扫术
F. 全身化疗

案例四:50 岁女性,接触性出血 5 个月。妇科检查:宫颈呈糜烂状,宫体大小正常,活动好,双侧附件区无异常。三合诊(–)。阴道镜下活检病理示宫颈鳞状细胞癌,间质浸润深度 6mm。

提问 1:最适宜的手术方式为
A. 筋膜内子宫全切术 + 盆腔淋巴结清扫术
B. 改良广泛性子宫全切术 + 盆腔淋巴结清扫术
C. 宫颈锥切术 + 盆腔淋巴结清扫术
D. 广泛性子宫全切术 + 盆腔淋巴结清扫术
E. 筋膜外子宫全切术 + 盆腔淋巴结清扫术
F. LEEP 锥切

提问 2:【答案】C

【解析】病人为中老年妇女,绝经后出现阴道不规则流血(宫颈癌老年病人常为绝经后不规则阴道流血)。妇科检查:外阴阴道正常,宫颈肥大糜烂触之易出血(接触性出血),子宫后屈稍小,双侧附件未见异常,首先考虑为宫颈癌。宫颈癌的诊断应采用子宫颈细胞学检查(B 错)和 / 或高危型 HPV DNA 检测、阴道镜检查(E 错)、子宫颈活组织检查的“三阶梯”程序,确诊依据为宫颈活组织检查(C 对)。确诊后根据具体情况选择胸部 X 线、B 型超声检查(A 错)及 CT、MRI 等影像学检查。宫颈癌的宫颈上皮不含糖原,子宫颈碘试验(D 错)为阴性,但柱状上皮、未成熟化生上皮及不典型增生上皮均不含糖原,碘实验同为阴性,急性宫颈炎时宫颈碘试验也可以阳性。

【考点】临床判断能力☆☆

【难度】中

提问 1:【答案】E

【解析】该病人有接触性出血、白带伴恶臭(宫颈癌常表现为接触性出血,晚期病人因癌组织坏死伴感染,可有大量米泔样或脓性恶臭白带),妇科检查:宫颈Ⅱ度糜烂,前唇有 5cm×3cm 的质地脆赘生物,易出血(外生型宫颈癌可见息肉状、菜花状赘生物,常伴感染,质脆易出血),最可能的诊断是宫颈癌。根据宫颈癌的“三阶梯”程序,确诊依据是组织学检查即宫颈活检(E 对)。宫颈刮片细胞学检查(A 错)主要用于早期宫颈癌的筛查。碘试验(B 错)主要用于宫颈病变部位的定位,结合阴道镜检查(C 错)进行组织活检,可明确诊断。氦激光肿瘤固有荧光诊断法(D 错)主要用于癌症的早期筛查,可通过分析被检组织发出的荧光色泽判断其是否癌变或癌前病变。

【考点】宫颈癌的临床表现及诊断☆☆

【难度】中

提问 2:【答案】E

【解析】该病人有接触性出血、白带伴恶臭(宫颈癌常表现为接触性出血,晚期病人因癌组织坏死伴感染,可有大量米泔样或脓性恶臭白带),妇科检查:宫颈Ⅱ度糜烂,前唇有 5cm×3cm(>4cm)的质地脆赘生物,易出血(外生型宫颈癌可见息肉状、菜花状赘生物,常伴感染,质脆易出血)。子宫正常大,三合诊阴性(临床癌灶局限于子宫颈,未侵及子宫和宫旁组织),最可能的诊断是宫颈癌ⅠB_2期。根据宫颈癌手术治疗原则,对于宫颈癌ⅠB_2期,应行广泛性子宫全切术加盆腔淋巴结清扫术(E 对、D 错)。宫颈锥切术(A 错)适用于阴道镜检查不满意的 CIN Ⅱ级和所有的 CIN Ⅲ级病人。放射治疗(B 错)适用于部分ⅠB_2期不宜手术治疗者。子宫全切术(C 错)适用于ⅠA_1期宫颈癌无淋巴脉管间隙浸润的病人。

【考点】宫颈癌分期及治疗☆☆

【难度】中

提问 1:【答案】D

【解析】该病人中年女性,接触性出血 5 个月(宫颈癌常表现为接触性出血,即性生活或妇科检查后阴道流血),宫颈呈糜烂状,宫体大小正常,活动好,双侧附件区无异常,三合诊(–),阴道镜下活检病理示鳞状细胞癌,间质浸润深度 6mm(ⅠB_1期:临床癌灶局限于子宫颈,间质内浸润深度 >5mm,癌灶≤4cm。ⅠB_2期癌灶 >4cm,病人宫颈呈糜烂状,应视为其≤4cm),诊断为宫颈癌ⅠB_1期。治疗行广泛性子宫全切术及盆腔淋巴结清扫术(D 对),必要时行腹主动脉旁淋巴取样。改良广泛性子宫全切术加盆腔淋巴结清扫术(B、F 错)适用于宫颈癌ⅠA_2期。宫颈锥切术(C 错)适用于阴道镜检查不满意的 CINⅡ和所有 CINⅢ。筋膜内子宫全切术加盆腔淋巴结清扫术(A 错)、筋膜外子宫全切术加盆腔淋巴结清扫术(E 错)非宫颈癌的规范手术术式。

【考点】宫颈癌的手术治疗☆

【难度】难

提问 2:【答案】A

【解析】该病人中年女性,接触性出血 5 个月(宫颈癌常表现为接触性出血,即性生活或妇科检查后阴道流血),宫颈呈糜烂状,宫体大小正常,活动好,双侧附件区无异常,三合诊(-),阴道镜下活检病理示鳞状细胞癌,间质浸润深度 6mm($ⅠB_1$ 期:临床癌灶局限于子宫颈,间质内浸润深度 >5mm,癌灶 ≤4cm。$ⅠB_2$ 期癌灶 >4cm,病人宫颈呈糜烂状,应视为其≤4cm),诊断为宫颈癌$ⅠB_1$ 期。行广泛性子宫全切术及盆腔淋巴结清扫术,术后常规病理:各切缘阴性,中分化鳞癌,无淋巴结转移及脉管浸润,应给予随访观察(A 对),随访内容包括盆腔检查、阴道脱落细胞学检查、胸部 X 线检查、血常规及子宫颈鳞状细胞癌抗原(血清学检查)等。放射治疗(C 错)适用于术后病理检查发现有高危因素的辅助治疗。化学治疗(B 和D 错)主要用于晚期或复发转移病人和同期放化疗。物理治疗(E 错)用于 CIN Ⅰ级的治疗。

【考点】临床决策能力☆

【难度】中

提问 1:【答案】A

【解析】宫颈活检报告为上皮全层非典型性增生,为明确诊断,进一步处理为行宫颈锥形切除术(A 对)。根据病理结果确定分期,制订治疗方案。其余五项选项均不能获得宫颈病理标本以明确病变类型,深度及宽度,不能进一步指导治疗。

【考点】宫颈癌前病变的诊断☆☆

【难度】易

提问 2:【答案】C

【解析】普查宫颈癌时最有实用价值的检查方法是宫颈刮片细胞学检查(C 对),其是宫颈癌筛查的基本方法。宫颈活组织检查(A 错)为有创检查,可确诊宫颈癌;阴道镜检查(D 错)是将充分暴露的阴道和宫颈光学放大,直接观察这些部位的血管形态和上皮结构,以发现与癌变有关的异型上皮,对可疑部位行定位活检,以提高宫颈疾病确诊率;血清学检查,缺乏直接的病理证据(E 错);宫颈碘试验(B 错)用复方碘溶液棉球浸湿宫颈,富含糖原的成熟鳞状上皮细胞被碘染成棕褐色,称为碘试验阳性;柱状上皮、未成熟化生上皮、角化上皮及不典型增生上皮不含糖原,涂碘后均不着色,称为碘实验阴性。其主要用于定位可以病变区域,无诊断意义。A,B,D,E,F 均不适用于宫颈癌的普查。

【考点】宫颈癌筛查方法☆

【难度】易

1.【答案】C

【解析】宫颈肌瘤仅占 10%;多发性肌瘤少见;肌瘤恶变为肉瘤少见,仅为 0.4%~0.8%;绝经后肌瘤多可萎缩,症状消失。

【考点】子宫肌瘤的类型、症状及变性☆☆

【难度】易

2.【答案】C

【解析】此题主要考查对子宫肌瘤变性的掌握情况,红色样变多见于妊娠期及产褥期。

【考点】子宫肌瘤红色样变发生时期☆☆

【难度】易

提问 2:术后常规病理:各切缘阴性,中分化鳞癌,无淋巴结转移及脉管浸润,应给予

A. 随访观察
B. 放化疗
C. 放射治疗
D. 化学治疗
E. 物理治疗(激光)
F. 免疫治疗

案例五:50 岁女性,白带带血 1 个月,妇科检查宫颈有糜烂,子宫大小正常,附件正常,宫颈活检报告为上皮全层非典型性增生。

提问 1:该病人进一步处理的方法是

A. 宫颈锥形切除术
B. 电烙宫颈
C. 诊断性刮宫
D. 宫颈刮片
E. 定期随访
F. 子宫全切

提问 2:宫颈癌普查,最常用的方法是

A. 宫颈活检
B. 碘试验
C. 宫颈细胞学检查
D. 阴道镜检查
E. 血清学检查
F. 盆腔 CT

第四节 子宫肌瘤

【A1 型题】

1. 关于子宫肌瘤正确的是
   A. 发生在宫颈部位多见
   B. 多发性肌瘤多见
   C. 肉瘤样变少见
   D. 绝经后肌瘤继续长大多见
   E. 浆膜下肌瘤经量增加多见

2. 子宫肌瘤红色样变常见于
   A. 肌瘤扭转时　　B. 性功能活跃时
   C. 妊娠期　　D. 分娩期
   E. 月经期经量增多时

3. 关于子宫肌瘤的治疗原则,下列**错误**的是
   A. 近绝经期,子宫小于10周妊娠大小,月经量不多,可定期随访
   B. 肌瘤症状明显,保守治疗无效,应考虑手术
   C. 突出于宫颈口外的黏膜下肌瘤均应手术摘除
   D. 年轻有生育愿望,单个肌壁间肌瘤行挖出术,多个者不能行挖除术
   E. 有恶变可能者不能行肌瘤挖除术

3.【答案】D
【解析】子宫肌瘤的治疗应根据病人年龄、生育要求、症状严重程度等情况综合考虑,归纳为随访观察(无症状肌瘤、近绝经期妇女)、药物治疗(适用于症状轻、近绝经年龄或全身情况不适合手术者)和手术治疗:①月经过多继发贫血,药物治疗无效;②严重腹痛、性交痛或慢性腹痛、由蒂肌瘤扭转引起的急性腹痛;③有膀胱、直肠压迫症状;④能确定肌瘤是不孕或反复流产的唯一原因者;⑤肌瘤生长较快,怀疑有恶变。手术方式有经腹、经阴道或宫腔镜、腹腔镜下肌瘤切除和子宫全切术。年轻希望保留生育功能的病人可单纯行子宫肌瘤切除。
【考点】子宫肌瘤的治疗原则☆☆
【难度】难

4. 妊娠合并子宫肌瘤红色样变首选的治疗是
   A. 剖宫产时肌瘤挖除
   B. 保守治疗
   C. 切除肌瘤,继续妊娠
   D. 剖宫产及子宫切除
   E. 剖宫产后肌瘤挖除

4.【答案】B
【解析】此题主要考查对妊娠合并子宫肌瘤变性的掌握情况。妊娠期及产褥期易发生红色变性,表现为肌瘤迅速增大、发热、白细胞计数升高,通常采用非手术治疗能缓解。
【考点】妊娠合并子宫肌瘤变性的治疗☆☆
【难度】易

5. 关于子宫肌瘤,以下**错误**的是
   A. 肌瘤好发于育龄期妇女
   B. 绝经后大多停止生长
   C. 妊娠时肌瘤生长加快
   D. 肌瘤组织中雌激素受体与正常子宫肌层组织相同
   E. 肌瘤组织中雌二醇的雌酮转化明显低于正常肌组织

5.【答案】D
【解析】此题主要考查对子宫肌瘤发病因素的掌握情况。子宫肌瘤好发于生育年龄,青春期前少见,绝经后萎缩提示其发生可能与女性激素相关。生化检测证实肌瘤中雌二醇的雌酮转化明显低于正常肌组织,肌瘤中雌激素受体浓度明显高于周围肌组织。
【考点】子宫肌瘤的发病因素☆☆
【难度】难

6. 下列与子宫肌瘤**无关**的是
   A. 玻璃样变性　　B. 绝经后体积缩小
   C. 子宫内膜增生过长　　D. 不孕症
   E. 黄体囊肿

6.【答案】E
【解析】此题主要考查对子宫肌瘤相关表现的掌握情况。子宫肌瘤最常出现的变性为玻璃样变性,子宫肌瘤绝经后可萎缩甚至消失;黏膜下肌瘤可能会引起不孕症;子宫肌瘤病人雌激素受体高表达,可能出现子宫内膜增生过长可能。
【考点】子宫肌瘤的相关表现☆☆
【难度】易

7. 子宫肌瘤最常见的并发症是
   A. 红色变性
   B. 继发性贫血
   C. 浆膜下肌瘤蒂扭转
   D. 肌瘤压迫输尿管引起肾盂积水
   E. 肌瘤恶变

7.【答案】B
【解析】子宫肌瘤最常见的临床症状为子宫异常出血,因此,易引起继发性贫血。
【考点】子宫肌瘤的临床表现☆☆
【难度】难

8. 妊娠合并子宫肌瘤的处理,以下**错误**的是
   A. 妊娠期及产褥期易发生红色变性
   B. 子宫肌瘤红色样变通常采用保守治疗
   C. 妊娠合并子宫肌瘤多能自然分娩,但要预防产后出血
   D. 妊娠合并子宫肌瘤不能自然分娩
   E. 若肌瘤阻碍胎儿下降,应行剖宫产术

8.【答案】D
【解析】此题主要考查对妊娠合并子宫肌瘤的处理的掌握情况。妊娠合并子宫肌瘤多可经阴道分娩,但由于其可能影响子宫收缩,应预防产后出血;若肌瘤阻碍胎儿下降,应行剖宫产术,术中是否切除肌瘤,需根据肌瘤大小、部位及病人情况决定。
【考点】妊娠合并子宫肌瘤的处理☆☆
【难度】中

9. 子宫肌瘤短期内迅速增大或伴有阴道出血应考虑
A. 感染
B. 囊性变
C. 红色变性
D. 脂肪样变
E. 肉瘤变

10. 子宫肌瘤表现为经量增多、经期延长，与下列原因关系最密切的是
A. 子宫肌瘤的大小
B. 子宫肌瘤的数目
C. 发生的年龄
D. 肌瘤与子宫肌层的关系
E. 肌瘤有无变性

11. 关于子宫黏膜下肌瘤的临床表现中，以下错误的是
A. 经量过多，经期延长
B. 合并坏死感染可有不规则阴道流血或血样脓性排液
C. 容易发生不孕
D. 需行腹腔镜下子宫肌瘤挖出术
E. 肌瘤小时无临床症状

12. 关于子宫肌瘤病人可能出现的体征，以下错误的是
A. 大肌瘤可在下腹部扪及实质性不规则的肿块
B. 妇科检查子宫增大，表面不规则单个或多个结节状突起
C. 阴道内可见一肿物，被覆暗红色绒样物质，左右两侧可见一小口
D. 浆膜下肌瘤可能扪及单个实质性肿块与子宫有蒂相连
E. 与子宫肌瘤大小、位置、数目及有无变性有关

13. 下列疾病中，不容易发生生殖器异常出血的是
A. 颗粒细胞瘤
B. 黄体萎缩不全
C. 老年性阴道炎
D. 子宫浆膜下肌瘤
E. 子宫内膜异位症

14. 下列与子宫肌瘤的临床表现无明显相关的是
A. 不孕
B. 反复早期流产
C. 排便困难
D. 尿频、尿急、尿痛
E. 贫血

9.【答案】E
【解析】子宫肌瘤肉瘤变是一种恶性变，表现为短期内肌瘤迅速增大伴或不伴子宫异常出血。
【考点】子宫肌瘤肉瘤变的表现☆☆
【难度】易

10.【答案】D
【解析】此题主要考查子宫肌瘤常见临床表现出现的原因。子宫肌瘤症状及肌瘤部位、有无变性相关，而与肌瘤大小、数目关系不大，经量增多及经期延长多见于大的肌壁间肌瘤及黏膜下肌瘤者。
【考点】子宫肌瘤的位置与症状的相关性☆☆
【难度】中

11.【答案】D
【解析】此题主要考查对子宫黏膜肌瘤临床表现的掌握情况。子宫黏膜下肌瘤无论大小均可能引起经量增多、经期延长的表现，其合并坏死感染可有不规则阴道流血或血样脓性排液，此类病人妊娠可能因肌瘤影响受精卵着床出现不孕或者早期流产。黏膜下肌瘤位于宫腔，往往需行宫腔镜下子宫肌瘤挖除术。
【考点】子宫黏膜下肌瘤的临床表现☆☆
【难度】中

12.【答案】C
【解析】此题主要考查对子宫肌瘤体征的掌握情况。其体征与子宫肌瘤大小、位置、数目及有无变性无关，大肌瘤可在下腹部扪及实质性不规则的肿块，妇科检查子宫增大，表面不规则单个或多个结节状突起，浆膜下肌瘤可能扪及单个实质性肿块与子宫有蒂相连。黏膜下肌瘤脱出于子宫颈外口检查可看到宫颈口处有肿物，粉红色，表面光滑，宫颈四周边缘清楚，需与子宫内翻鉴别，子宫内翻时可见到肿物表面被覆绒样内膜，双侧可见输卵管开口。
【考点】子宫肌瘤的体征☆☆
【难度】难

13.【答案】D
【解析】子宫浆膜下肌瘤突向盆腔，多表现为下腹包块及压迫症状，很少引起子宫异常出血。
【考点】子宫肌瘤的鉴别诊断☆☆
【难度】中

14.【答案】D
【解析】此题主要考查对子宫肌瘤临床表现的掌握情况。黏膜下子宫肌瘤可引起不孕、反复早期流产，经量增多致慢性贫血；浆膜下肌瘤向前压迫膀胱可引起尿频、尿急、排尿困难甚至尿潴留，尿痛常出现在膀胱炎症；向后压迫直肠可引起下腹坠胀、便秘等情况。
【考点】子宫肌瘤的临床表现☆☆
【难度】中

15. 下列子宫肌瘤类型中发生最多的是
A. 肌壁间肌瘤　B. 浆膜下肌瘤　C. 黏膜下肌瘤
D. 阔韧带肌瘤　E. 宫颈肌瘤

【A2 型题】

1. 45 岁女性,月经量增多伴经期延长 1 年,近 2 月出现阴道不规则出血,阴道分泌物呈脓性,有臭味,阴道内触及一质硬实性肿物,其周围有宫颈包绕,诊断应考虑为
A. 宫颈巨大息肉　B. 宫颈腺囊肿
C. 子宫黏膜下肌瘤　D. 宫颈癌
E. 子宫内膜癌

2. 30 岁女性,现顺产后 5 天,有子宫肌瘤病史。右下腹痛 3 小时,伴恶心呕吐就诊,体温 38.5℃。妇科检查宫体位于脐下一指,白细胞计数升高,诊断应首先考虑
A. 子宫肌瘤红色样变　B. 急性盆腔炎
C. 急性阑尾炎　D. 子宫肌瘤肉瘤样变
E. 产褥感染

3. 妇科门诊,已婚女性,自诉近半年来月经提前,经量增多,经期延长,伴有痛经,不定时的阴道不规则出血,有时可摸到下腹部有一包块,经妇科检查首先考虑
A. 卵巢肿瘤　B. 子宫内膜息肉
C. 子宫肌瘤　D. 子宫内膜癌
E. 宫颈癌

4. 30 岁女性,未避孕未孕 3 年,自诉夫妻性生活正常,丈夫查精液常规正常,曾行双侧输卵管造影提示双侧输卵管通畅,彩超监测排卵正常,彩超提示子宫壁低回声凸向宫腔,近 1 年来月经经量增多,经期延长,该病人不孕的原因首先考虑
A. 子宫内膜息肉　B. 子宫黏膜下肌瘤
C. 免疫因素　D. 男方因素
E. AUB-O

5. 30 岁女性,已婚未孕,妇科检查发现子宫增大如孕 12 周,彩超提示子宫前壁壁间单发肌瘤 7cm×8cm,双附件未发现明显异常,最佳治疗方法是
A. 子宫肌瘤切除术
B. 子宫全切术
C. 全子宫 + 一侧附件切除术
D. 全子宫 + 双附件切除术
E. 随访观察,每 3~6 个月 1 次

15.【答案】A
【解析】此题主要考查对子宫肌瘤分类的掌握情况。按子宫肌瘤生长部位分为宫体肌瘤(90%)及子宫颈肌瘤(10%);按肌瘤与子宫肌壁的关系分为:肌壁间肌瘤(60%~70%)、黏膜下肌瘤(10%~15%)、浆膜下肌瘤(约 20%),其中阔韧带肌瘤为位于宫体侧壁向宫旁生长突出于阔韧带两叶之间的浆膜下肌瘤。
【考点】子宫肌瘤的分类☆☆
【难度】易

1.【答案】C
【解析】此题主要考查对子宫黏膜下肌瘤的体征鉴别。黏膜下肌瘤脱出于子宫颈,外口检查可看到宫颈口处有肿物,粉红色,表面光滑,宫颈四周边缘清楚。
【考点】子宫黏膜下肌瘤的鉴别诊断☆☆
【难度】易

2.【答案】A
【解析】此题主要考查对子宫肌瘤红色样变的掌握。妊娠期及产褥期易发生红色变性,表现为肌瘤迅速增大、发热、白细胞计数升高,通常采用非手术治疗能缓解。
【考点】子宫肌瘤红色样变的临床表现☆☆
【难度】易

3.【答案】C
【解析】此题主要考查对子宫肌瘤临床表现的掌握。子宫肌瘤常表现为月经模式的改变,包括经量增多、经期延长、不规则出血等,浆膜下肌瘤可能于下腹部触及一包块。
【考点】子宫肌瘤的临床表现☆☆
【难度】易

4.【答案】B
【解析】此题主要考查对子宫黏膜下肌瘤临床表现的掌握。子宫黏膜下肌瘤可引起不孕或早期流产,若能确定单纯黏膜下肌瘤引起的不孕需行手术治疗。
【考点】子宫黏膜下肌瘤的影像学及临床表现☆☆
【难度】中

5.【答案】A
【解析】此题主要考查对子宫肌瘤手术治疗的掌握情况。子宫肌瘤病人有以下情况需手术治疗:①月经过多继发贫血,药物治疗无效;②严重腹痛、性交痛或慢性腹痛、有蒂肌瘤扭转引起的急性腹痛;③有膀胱、直肠压迫症状;④能确定肌瘤是不孕或反复流产的唯一原因者;⑤肌瘤生长较快,怀疑有恶变。手术方式有经腹、经阴道或宫腔镜、腹腔镜下肌瘤切除和子宫全切术。年轻希望保留生育功能的病人可单纯行子宫肌瘤切除。
【考点】子宫肌瘤的治疗☆☆
【难度】中

6. 45岁女性，孕2产2，因月经周期缩短、经期延长及经量增多伴有贫血1年就诊，查子宫颈光滑，常大，子宫增大如孕3月余，表面凹凸不平，质硬，最恰当的治疗方法是
A. 子宫肌瘤切除术
B. 子宫肌瘤切除术或子宫全切术
C. 全子宫+一侧附件切除术
D. 全子宫+双附件切除术
E. 随访观察，每3~6个月1次

7. 49岁女性，月经稀发1年，最近一次月经半年前，1周前体检发现多发子宫肌瘤，最大者3cm×2cm，自诉无腹痛及白带异常，此例最佳治疗方法是
A. 子宫肌瘤切除术
B. 子宫全切术
C. 全子宫+一侧附件切除术
D. 全子宫+双附件切除术
E. 随访观察，每3~6个月1次

8. 50岁女性，绝经2年，1年前体检发现子宫肌瘤，大小约4cm×3cm，自诉无腹痛及白带异常，近1周自觉下腹坠胀，阴道少量出血，色暗红，行彩超检查提示：子宫肌瘤增大，大小约9cm×6cm，此例最可能的诊断为
A. 子宫肌瘤囊性变　B. 子宫肌瘤肉瘤样变
C. 卵巢肿瘤　D. 子宫肌瘤红色样变
E. 子宫肌瘤玻璃样变

9. 32岁女性，妊娠30周，既往有子宫肌瘤病史，1天前突然出现下腹痛，伴轻微恶心呕吐、发热，查血常规提示白细胞升高，此例最可能的诊断及最恰当的治疗方式为
A. 子宫肌瘤红色样变，手术治疗
B. 子宫肌瘤囊性变，手术治疗
C. 子宫肌瘤囊性变，保守治疗
D. 子宫肌瘤红色样变，保守治疗
E. 子宫肌瘤玻璃样变，保守治疗

10. 32岁女性，结婚3年未避孕未孕，检查发现子宫后壁直径约9cm肌瘤，月经规律，经量多，偶有腰酸，大小便正常，合适的处理方法为
A. 肌瘤有恶变可能，尽快手术
B. 肌瘤较大，只能行子宫全切术，保留双附件
C. 病人年轻，行子宫次全切除术，保留双附件
D. 暂不手术，促排卵，待生育后再处理子宫肌瘤

6.【答案】B
【解析】此题主要考查对子宫肌瘤手术治疗的掌握情况。子宫肌瘤病人有以下情况需手术治疗：①月经过多继发贫血，药物治疗无效；②严重腹痛、性交痛或慢性腹痛、有蒂肌瘤扭转引起的急性腹痛；③有膀胱、直肠压迫症状；④能确定肌瘤是不孕或反复流产的唯一原因者；⑤肌瘤生长较快，怀疑有恶变。手术方式有经腹、经阴道或宫腔镜、腹腔镜下肌瘤切除和子宫全切术。年轻希望保留生育功能的病人可单纯行子宫肌瘤切除。
【考点】子宫肌瘤的治疗☆☆
【难度】中

7.【答案】E
【解析】此题主要考查对子宫肌瘤治疗的掌握情况。子宫肌瘤的治疗应根据病人年龄、生育要求、症状严重程度等情况综合考虑，归纳为随访观察（无症状肌瘤、近绝经期妇女）、药物治疗（适用于症状轻、近绝经年龄或全身情况不适合手术者）和手术治疗。
【考点】子宫肌瘤的治疗☆☆
【难度】易

8.【答案】B
【解析】此题主要考查对子宫肌瘤恶性病变临床表现的掌握情况。子宫肌瘤肉瘤样变较少见，常见于绝经后伴疼痛出血的病人，可有肌瘤突然增大，手术治疗+病理诊断确诊。
【考点】子宫肌瘤肉瘤样变的临床表现☆☆
【难度】易

9.【答案】D
【解析】此题主要考查对子宫肌瘤红色样变的掌握情况。子宫肌瘤妊娠期及产褥期易发生红色变性，表现为肌瘤迅速增大、发热、白细胞计数升高，通常采用非手术治疗能缓解。
【考点】子宫肌瘤红色样变的临床表现☆☆
【难度】易

10.【答案】E
【解析】此题主要子宫肌瘤的处理方式。病人未避孕未孕三年，肌瘤大小有手术指征，且已影响生育，应行肌瘤挖除术。
【考点】子宫肌瘤的治疗☆☆
【难度】易

E. 行子宫肌瘤挖除术，保留子宫和双附件

11. 40岁女性，孕2产2，因“2天前突然发现尿潴留”就诊。导尿后腹部检查扪及下腹部正中有一肿物，质硬，活动，形态不规则，如拳头大小，病人平素月经规律，经量增多。目前考虑诊断及处理方式为

A. 子宫肌瘤，手术治疗
B. 子宫肌瘤，随访观察
C. 子宫肌瘤，药物保守治疗
D. 卵巢囊肿，手术治疗
E. 卵巢囊肿，随访观察

11.【答案】A

【解析】根据查体，病人最可能的诊断为子宫肌瘤，目前子宫肌瘤已影响病人小便，需手术处理，病人已育，可考虑行手术切除子宫。

【考点】子宫肌瘤的治疗☆☆

【难度】易

12. 28岁已婚妇女，平素月经周期规律，经期正常，经量中等，末次月经半月前，既往有子宫肌瘤病史。今晨跑步后突发左下腹剧烈疼痛。妇科检查：子宫稍大，质硬，子宫右侧可扪及一大小约10cm实性肿块，质硬，与子宫关系密切，压痛明显。最可能的情况是

A. 子宫浆膜下肌瘤蒂扭转
B. 急性阑尾炎
C. 宫外孕破裂
D. 卵巢囊肿蒂扭转
E. 卵巢囊肿破裂

12.【答案】A

【解析】根据查体，病人最可能的诊断为子宫肌瘤，浆膜下肌瘤蒂扭转可出现急性情况。

【考点】子宫肌瘤的并发症☆☆

【难度】易

13. 35岁已婚妇女，平素月经经期正常，经量稍多，末次月经半月前。近一周自觉下腹坠胀，有便秘。直肠检查：黏膜正常，直肠上方触及一肿块。妇科检查：子宫稍大，子宫后壁可扪及一大小约11cm实性肿块，无明显压痛。最可能的情况是

A. 子宫浆膜下肌瘤或肌壁间肌瘤
B. 子宫黏膜下肌瘤
C. 子宫壁间肌瘤
D. 卵巢囊肿
E. 盆腔炎性包块

13.【答案】A

【解析】根据查体病人最可能的诊断为子宫肌瘤，子宫后壁浆膜下肌瘤或肌壁间肌瘤压迫直肠可出现下腹坠胀、便秘等情况。

【考点】子宫肌瘤的临床表现☆☆

【难度】易

14. 45岁妇女，经量增多，经期延长1年余，无明显痛经。妇科检查：子宫稍大，子宫表面不规则，活动度好，双附件区未及异常。首选的检查为

A. 超声检查
B. 胸部X线检查
C. 盆腔CT检查
D. 盆腔MRI检查
E. 诊断性刮宫活组织检查

14.【答案】A

【解析】子宫肌瘤首选辅助检查为超声检查，简便快捷。

【考点】子宫肌瘤辅助检查☆☆

【难度】易

15. 育龄妇女，经量增多，经期延长2年余。既往彩超检查提示多发子宫肌瘤，下列情况中最**不可能**出现的是

A. 自觉下腹部有包块
B. 有子宫内膜增殖症
C. 可有继发不孕
D. 继发性痛经进行性加重

15.【答案】D

【解析】此题主要考查对子宫肌瘤发病因素及临床表现的掌握情况。子宫肌瘤好发于生育年龄，妊娠后子宫肌瘤可增大提示其发生可能与女性激素相关。雌激素增高可能出现子宫内膜增殖症，黏膜下子宫肌瘤可引起不孕症，而继发性痛经进行性加重是子宫腺肌病的表现。

【考点】子宫肌瘤的发病因素及临床表现☆☆

【难度】难

E. 妊娠后子宫肌瘤增大明显

16. 29岁女性，妊娠40周，住院待产，自诉子宫肌瘤病史，下列错误的是

A. 因母体有子宫肌瘤必须行剖宫产术
B. 大部分病人可经阴道分娩
C. 若肌瘤影响胎儿下降应行剖宫产术
D. 过大的子宫颈肌瘤可能引起产道梗阻
E. 合并子宫肌瘤应注意预防产后出血

16.【答案】A
【解析】妊娠合并子宫肌瘤多能自然分娩，胎儿娩出后因胎盘附着面大或子宫收缩不良导致产后出血；过大的子宫下段肌瘤或宫颈肌瘤引起产道梗阻才需行剖宫产。
【考点】子宫肌瘤对分娩的影响☆☆
【难度】中

17. 27岁女性，停经50天，彩超提示宫内早孕，自诉子宫肌瘤病史，下列说法错误的是

A. 肌瘤对妊娠的影响与肌瘤的生长部位有关
B. 黏膜下肌瘤会引起早期流产
C. 浆膜下肌瘤会引起早期流产
D. 有子宫肌瘤也可妊娠至足月
E. 肌壁间肌瘤过大可引起流产

17.【答案】C
【解析】此题主要考查子宫肌瘤对妊娠影响的掌握情况。肌瘤对妊娠的影响与子宫肌瘤的大小及生长部位有关，黏膜下肌瘤可影响受精卵着床导致早期流产；肌壁间肌瘤过大因机械压迫，宫腔变形或内膜供血不足可引起流产。
【考点】子宫肌瘤对妊娠的影响☆☆
【难度】易

18. 35岁女性，未避孕未孕4年，儿时患肺结核后治愈，痛经10余年，近6年逐渐加重；10余年前开始月经周期延长至60~90天，4年前出现月经量增多。下列与该病人不孕症关系不大的是

A. 子宫内膜异位症
B. 子宫黏膜下肌瘤
C. 慢性宫颈炎
D. 多囊卵巢综合征(PCOS)
E. 生殖器结核

18.【答案】C
【解析】子宫黏膜下肌瘤因占位可导致不孕，需与其他引起不孕的疾病鉴别。
【考点】子宫肌瘤的鉴别诊断☆☆
【难度】易

19. 43岁女性，近3年月经量增多，彩超提示宫腔内一3cm×2cm低回声团块，边界清，下列情况最不可能的是

A. 常表现为月经量过多
B. 肌瘤多为单个，仅为黏膜层覆盖
C. 常发生蒂扭转引起急性腹痛
D. 子宫多为均匀增大，外形无明显改变
E. 悬吊于阴道内的肌瘤感染坏死可引起阴道排液

19.【答案】C
【解析】黏膜下子宫肌瘤常引起子宫异常出血，浆膜下肌瘤出现蒂扭转的概率高于黏膜下肌瘤。
【考点】黏膜下子宫肌瘤的临床表现☆☆
【难度】中

20. 36岁女性，下腹部坠胀3月余，伴有白带增多，白带呈脓性，追问病人病史近3个月月经量增多，阴道淋漓出血时间较长，偶有阴道血脓性分泌，行妇科检查下列最可能出现的是

A. 阴道内可见一肿物，红色，质硬，其周围可见变薄宫颈边缘
B. 阴道内可见一肿物，固定于阴道壁，边界清楚
C. 阴道内可见一肿物，中央有一开口，宫体在盆腔，屏气并不下移
D. 阴道内可见一肿物，表面被覆绒状黏膜，两侧各见一开口

20.【答案】A
【解析】此题主要考查对子宫黏膜下肌瘤的体征鉴别。黏膜下肌瘤脱出于子宫颈外口检查可看到宫颈口处有肿物，粉红色，表面光滑，宫颈四周边缘清楚。
【考点】子宫黏膜下肌瘤的鉴别诊断☆☆
【难度】中

E. 阴道内可见一肿物,中央有一开口,屏气可下移

21. 36岁女性,已婚,因体检发现附件区包块、肾盂积水就诊。查体:宫颈光滑,宫体常大,宫旁可及一大小约12cm包块,质硬,与子宫颈联系紧密,CA125、CA19-9、CEA均正常,最可能的诊断是

A. 卵巢恶性肿瘤　　B. 卵巢畸胎瘤
C. 卵巢子宫内膜异位囊肿　　D. 盆腔炎症包块
E. 子宫肌瘤

21.【答案】E
【解析】此题主要考查对子宫肌瘤临床表现的掌握情况。阔韧带肌瘤或巨大宫颈肌瘤向子宫侧方发展,嵌入盆腔内,压迫输尿管可引起输尿管扩张甚至发生肾盂积水。
【考点】子宫肌瘤的临床表现☆☆
【难度】中

22. 28岁女性,孕40周,初产妇,规律宫缩10小时,内诊查宫颈管几乎未消退,前唇质硬,彩超提示胎儿双顶径9.6cm,估重3 500g,羊水量正常,宫颈管前壁可及一大小约5cm×5cm低回声团块。现病人最恰当的处理是

A. 给予欣普贝生阴道放置
B. 行剖宫产
C. 行剖宫产同时术中行子宫肌瘤挖除术
D. 静脉滴注缩宫素
E. 观察

22.【答案】B
【解析】妊娠合并宫颈肌瘤可能导致软产道受阻,必要时需剖宫产。
【考点】妊娠合并宫颈肌瘤的处理☆☆
【难度】中

23. 48岁女性,孕2产2,近3年月经量增多至原先的2倍,彩超提示子宫增大如孕3月余,壁间多发低回声团块,较大的约4cm×4cm。血常规提示血红蛋白75g/L。最恰当的处理是

A. 随访观察
B. 腹腔镜下肌瘤切除手术
C. 宫腔镜下肌瘤切除手术
D. 药物治疗
E. 子宫全切术

23.【答案】E
【解析】子宫肌瘤的手术指征包括:肌瘤超过5cm、子宫增大如孕3个月、引起子宫异常出血导致贫血、引起不孕、引起压迫症状。
【考点】子宫肌瘤的手术指征☆☆
【难度】难

24. 37岁女性,体检发现子宫多发性肌瘤,子宫增大如孕妊娠50天,但无临床症状,心情沉重,前来妇科门诊咨询,下列**错误**的是

A. 子宫肌瘤是女性生殖器肿瘤中最常见的良性肿瘤
B. 子宫肌瘤目前无症状,不必担忧,但必须定期随访
C. 如果肌瘤迅速增大,超过妊娠12周大小再行手术治疗
D. 随访手段是定期做CA125检查
E. 子宫肌瘤的恶变率很低,暂不行手术是安全的

24.【答案】D
【解析】此题主要考查子宫肌瘤保守治疗的随访。无症状肌瘤可考虑随访,每3~6个月1次,行彩超检查监测子宫肌瘤大小的变化情况。
【考点】子宫肌瘤的随访☆☆
【难度】易

【A3/A4型题】

(1~2题共用题干)

28岁女性,初孕妇,妊娠36周,因“剧烈腹痛伴发热、恶心呕吐半日”就诊,彩超见子宫如孕36周,宫底偏左侧可见一直径约10cm

肌瘤结节。血常规回报:白细胞 15.8×10^9/L。

1. 最易并发的变性是
   A. 玻璃样变 B. 囊性变
   C. 红色样变 D. 肉瘤样变
   E. 急性变

2. 最恰当的处理是
   A. 对症处理,观察病情进展
   B. 静脉滴注广谱抗生素
   C. 行剖腹术切除变性肌瘤
   D. 行剖宫产术,同时切除子宫肌瘤
   E. 行剖宫产术,以后再考虑切除子宫肌瘤

(3~6 题共用题干)
30 岁女性,已婚,平素月经周期规则,经期正常,经量中等,末次月经半月前。今晨排便后突发左下腹剧烈疼痛。妇科检查:子宫稍大,质硬,子宫左侧可扪及一大小约 8cm 实性肿块,压痛明显。

3. 对诊断有帮助的病史是
   A. 停经史 B. 晕厥史
   C. 下腹包块史 D. 盆腔炎症史
   E. 阑尾炎史

4. 血常规回报:白细胞总数 15.3×10^9/L,中性粒细胞 85.0%,有价值的辅助检查是
   A. 超声检测盆腔 B. 诊断性刮宫活组织检查
   C. 尿妊娠实验 D. 腹腔镜检查
   E. 阴道后穹窿穿刺

5. 若超声检查发现子宫左侧有低回声肿物,边界清楚,直径约 8cm,此例最有可能的诊断是
   A. 子宫肌瘤红色样变 B. 子宫腺肌瘤
   C. 输卵管妊娠流产 D. 左侧卵巢囊肿破裂
   E. 子宫浆膜下肌瘤蒂扭转

6. 现病人自诉腹痛加剧,体格检查下腹痛压痛及反跳痛明显,且出现肌紧张,此时的处理应为
   A. 严密观察病情 B. 镇痛,对症治疗
   C. 静脉滴注广谱抗生素 D. 立即行剖腹探查术
   E. 清宫术

1.【答案】C
【解析】此题主要考查对子宫肌瘤红色样变的掌握情况。子宫肌瘤妊娠期及产褥期易发生红色变性,表现为肌瘤迅速增大、发热、白细胞计数升高,通常采用非手术治疗能缓解。
【考点】子宫肌瘤红色样变的临床表现☆☆
【难度】中

2.【答案】A
【解析】此题需在前一题判定正确情况下考虑下一步治疗,子宫肌瘤红色样变通常采用非手术治疗能缓解。
【考点】子宫肌瘤红色样变的治疗☆☆
【难度】中

3.【答案】C
【解析】此题病例中有盆腔肿块,若病史追问有下腹部包块史最有协助诊断价值。结合病史主要考查子宫肌瘤的临床表现,大的肌瘤可有下腹部包块病史。
【考点】子宫肌瘤的临床表现☆☆
【难度】中

4.【答案】A
【解析】此题白细胞总数检查符合肿物扭转后表现,超声核实有价值。
【考点】子宫肌瘤的辅助检查☆☆
【难度】易

5.【答案】E
【解析】此题病例中提示有实性肿块,体位改变后出现,应考虑为肌瘤蒂扭转。
【考点】子宫肌瘤可能出现的并发症☆☆
【难度】难

6.【答案】D
【解析】此题结合病人病史,已出现局限腹膜炎症状,应尽快行剖腹探查术。
【考点】子宫肌瘤并发症的处理☆☆
【难度】中

（7~12 题共用题干）

32 岁女性，因"阴道不规则出血 2 个月"就诊，追问病史，近半年月经频发，周期 15~20 天，经期 5~6 天，经量增多，经期延长，既往体检有子宫肌瘤。妇科检查未见明显异常。宫颈排癌检查未见异常。

7. 最可能的原因是
   A. 宫颈癌　　B. 子宫内膜增殖症
   C. 子宫黏膜下肌瘤　　D. 子宫内膜息肉
   E. 无排卵性功血

7.【答案】C
【解析】此题主要考查对子宫黏膜下肌瘤的症状。病人曾有子宫肌瘤病史，月经模式改变，经量增多经期延长为典型黏膜下肌瘤的表现。
【考点】子宫黏膜下肌瘤的临床表现☆☆
【难度】中

8. 最常用的辅助检查方法
   A. 超声检查　　B. 胸部 X 线检查
   C. 盆腔 CT 检查　　D. 盆腔 MRI 检查
   E. 诊断性刮宫活组织检查

8.【答案】A
【解析】子宫肌瘤首选的辅助检查为超声检查，简便快捷。
【考点】子宫肌瘤的辅助检查☆☆
【难度】易

9. 为进一步明确诊断选用
   A. 宫腔镜检查　　B. 腹腔镜检查
   C. 分段诊刮术　　D. 盆腔 MRI
   E. 诊断性刮宫活组织检查

9.【答案】A
【解析】子宫黏膜下肌瘤利用宫腔检查明确诊断及确定下一步治疗。
【考点】子宫黏膜下的肌瘤诊断☆☆
【难度】中

10. 若各项检查结果证实诊断为黏膜下肌瘤，最适合的治疗方式是
    A. 应用促性腺激素释放激素类激动剂（GnRHa）药物保守治疗
    B. 腹腔镜切除子宫肌瘤
    C. 宫腔镜切除子宫肌瘤
    D. 腹腔镜下子宫全切术
    E. 开腹子宫全切术

10.【答案】C
【解析】年轻育龄期病人黏膜下肌瘤应选择宫腔镜手术治疗。
【考点】子宫黏膜下肌瘤的手术方式选择☆☆
【难度】难

11. 若该病人年龄为 52 岁，既往有心血管病史，各项检查证实为多发子宫小肌瘤，最适合的治疗方式
    A. 应用 GnRHa 药物保守治疗
    B. 腹腔镜切除子宫肌瘤
    C. 宫腔镜切除子宫肌瘤
    D. 腹腔镜下子宫全切术
    E. 开腹子宫全切术

11.【答案】A
【解析】围绝经期病人无法耐受手术治疗，可考虑药物治疗。
【考点】子宫肌瘤的手术方式选择☆☆
【难度】中

12. 若该病人为 32 岁，彩超提示多发子宫肌瘤，较大者为壁间肌瘤 8cm×5cm，压向内膜，且病人伴有贫血，最适合的治疗方式
    A. 应用 GnRHa 药物保守治疗
    B. 腹腔镜切除子宫肌瘤
    C. 宫腔镜切除子宫肌瘤

12.【答案】B
【解析】年轻育龄期子宫肌瘤超过 5cm 应选择手术治疗保留子宫。
【考点】子宫肌瘤的手术方式选择☆☆
【难度】中

D. 腹腔镜下子宫全切术
E. 开腹子宫全切术

(13~18 题共用题干)
50 岁女性,绝经 2 年,因“阴道不规则出血 1 个月伴下腹痛”就诊。近 2 日自觉增大的下腹部包块。

13. 该病人最有价值的病史是
A. 既往曾有慢性阑尾炎病史
B. 既往子宫肌瘤病史
C. 既往曾有胆囊炎病史
D. 既往有慢性盆腔炎病史
E. 既往曾行剖宫产手术

14. 最可能的原因是
A. 卵巢囊肿
B. 子宫内膜癌
C. 子宫肌瘤变性
D. 子宫内膜息肉
E. 无排卵性功血

15. 首选的辅助检查方法是
A. 诊断性刮宫活组织检查
B. 胸部 X 线检查
C. 盆腔 CT 检查
D. 盆腔 MRI 检查
E. 超声检查

16. 为明确诊断,下列**不是**必须检查的项目是
A. 宫颈细胞学检查
B. 胸片检查
C. 分段诊刮术
D. 盆腔 MRI
E. 诊断性刮宫活组织检查

17. 若彩超检查提示宫壁低回声,大小约 10cm×7cm,宫颈 TCT 检查轻度炎症,行分段诊刮术,病理提示增生期子宫内膜,血常规提示白细胞升高。目前最适合的治疗方式
A. 应用 GnRHa 药物保守治疗
B. 腹腔镜切除子宫肌瘤
C. 宫腔镜切除子宫肌瘤
D. 随诊观察
E. 开腹子宫全切术

18. 该病人最终行手术治疗切除子宫,术中剖视肌瘤见肌瘤组织变软且脆,切面呈灰黄色,似生鱼肉,与周围界限不清,目前考虑诊断
A. 子宫肌瘤玻璃样变性
B. 子宫肌瘤囊性变

13.【答案】B
【解析】此题病例中有下腹部包块,若病史追问子宫肌瘤病史最有协助诊断价值。结合病史主要考查子宫肌瘤变性可能出现的临床症状。
【考点】子宫肌瘤变性的临床表现☆☆
【难度】中

14.【答案】C
【解析】本例绝经后病人曾有子宫肌瘤病史,阴道规则出血伴下腹痛,近2日自觉下腹部包块肿大,考虑子宫肌瘤变性可能。
【考点】子宫肌瘤变性的临床表现☆☆
【难度】中

15.【答案】E
【解析】子宫肌瘤首选的辅助检查是超声检查,简便快捷。
【考点】子宫肌瘤的辅助检查☆☆
【难度】易

16.【答案】B
【解析】考查子宫肌瘤的鉴别诊断,可疑子宫肌瘤变性需与子宫内膜癌、宫颈癌相鉴别。
【考点】子宫肌瘤的鉴别诊断☆☆
【难度】中

17.【答案】E
【解析】子宫肌瘤可疑癌变时选择手术切除子宫。
【考点】子宫肌瘤的手术方式选择☆☆
【难度】难

18.【答案】D
【解析】子宫肌瘤肉瘤样变的典型大体表现为:肌瘤组织变软且脆,切面呈灰黄色,似生鱼肉,与周围界限不清。镜下可见平滑肌细胞增生,排列紊乱,漩涡状结构消失,细胞有异型性。
【考点】子宫肌瘤肉瘤样变的大体表现及镜下组织学特点☆☆
【难度】难

C. 子宫肌瘤红色样变　　D. 子宫肌瘤肉瘤样变
E. 子宫肌瘤钙化

【案例分析题】

案例一:41 岁女性,孕 4 产 3,以“月经量增多 2 年”为主诉于 2018 年 11 月 21 日入院。平素月经规律,末次月经 2018 年 11 月 16 日,几年前医生曾告知子宫体积增大,1 年前曾行诊断性刮宫,病理检查为子宫内膜良性病变。查体:血压 135/80mmHg,心率 80 次 /min,体温 36.7℃。心肺检查正常,腹部检查发现下腹部正中线部位触及不规则硬结。妇科检查:子宫前位,增大如孕 16 周,形态不规则,双附件区未触及明显肿块。

提问 1:下一步应做何项检查以明确诊断
A. 超声检查　　B. 腹部平片
C. 血清 CA125 检查　　D. 腹腔镜检查
E. 宫颈细胞学检查　　F. 宫腔镜检查
G. 分段诊刮术　　H. 血常规检查

提问 1:【答案】AFH
【解析】此题需了解子宫肌瘤常用的辅助检查。若进一步明确子宫肌瘤的分型,需行宫腔镜检查,了解是否为子宫黏膜下肌瘤及具体型别,以指导手术治疗方式。病人长期经量增多,需行血常规分析以明确是否伴有贫血。
【考点】子宫肌瘤的辅助检查☆☆
【难度】中

提问 2:彩超检查回报子宫多发肌瘤,血常规血红蛋白 76g/L,以下处理措施正确的是
A. 可选择手术切除子宫
B. 给予口服米非司酮诱导闭经纠正贫血
C. 给予雄激素制剂纠正贫血
D. 给予 GnRHa 纠正贫血
E. 输血纠正贫血后手术治疗
F. 口服右旋糖酐铁
G. 增加红肉膳食

提问 2:【答案】ABCDFG
【考点】子宫多发肌瘤的处理原则☆☆
【难度】中

提问 3:该病例子宫肌瘤行手术治疗的临床思维中,**不正确**的有
A. 月经量增多已出现继发性贫血需纠正贫血后再手术
B. 子宫如孕 16 周,大于手术治疗指征的 8 周妊娠大小
C. 存在肉瘤变可能,需要手术治疗
D. 无生育要求可行子宫全切术
E. 若病人坚决要求保留子宫,应根据手术情况决定
F. 如术中病理提示肌细胞增生活跃,核分裂象 5~6 个 /HP,也可保留子宫
G. 如术中病理提示肌细胞消失,为均匀透明无结构区,也可保留子宫

提问 3:【答案】BF
【解析】此题需了解子宫肌瘤手术处理的相关内容。纠正贫血后再行手术治疗,子宫增大且大于妊娠 3 个月有手术指征,无生育要求可选择腹腔镜或开腹手术保留子宫,术中快速病理回报子宫肌瘤恶变,可能需切除子宫,保留子宫与否需根据术中情况及病理综合决定。
【考点】子宫肌瘤手术治疗指征及注意事项☆☆
【难度】难

案例二:26 岁女性,意外妊娠,孕 1 产 0,现停经 12 周,未行围生期保健。1 天前突然出现下腹正中疼痛,起初未在意,在家卧床休息,后渐加重至剧烈,伴高热,体温 39.5℃,无阴道出血及流液,遂到医院就诊。查体痛苦面容,屈曲卧位,子宫底位于下腹部耻骨联合上 3cm,触痛明显。

提问 1:【答案】ABCDEF

【解析】病人无先兆子宫破裂的诱因及相关危险因素。

【考点】子宫肌瘤的诊断及鉴别诊断☆☆

【难度】难

提问 2:【答案】ABCEFG

【解析】孕期不做 CT 检查。

【考点】子宫肌瘤的辅助检查☆☆

【难度】易

提问 3:【答案】ABCD

【解析】孕期不建议同时处理子宫肌瘤,易出血多,应在非孕期处理。妊娠时行子宫肌瘤切除术,易致流产。

【考点】子宫肌瘤的治疗☆☆

【难度】难

提问 1:该病人可能的诊断有

A. 卵巢囊肿蒂扭转　B. 卵巢囊肿破裂

C. 急性羊膜炎子宫肌炎　D. 先兆流产

E. 子宫肌瘤变性　F. 急性胃肠炎

G. 先兆子宫破裂

提问 2:病人下一步的检查包括

A. 彩超检查　B. 血常规　C. 血凝分析

D. CT　E. 体温测定　F. 心电图

G. 血型

提问 3:病人彩超提示子宫底部多发低回声,血流丰富,最大者大小约 7cm×8cm,宫内胎儿发育正常。白细胞总数 20.1×10^9/L,中性粒细胞 95.2%,考虑诊断子宫肌瘤红色变性。以下治疗适合的有

A. 抗生素治疗

B. 抑制宫缩

C. 终止妊娠

D. 药物引产

E. 药物引产并开腹术行子宫肌瘤切除术

F. 开腹术行子宫肌瘤切除术

G. 开腹术行子宫肌瘤切除术并剖宫取胎

提问 1:【答案】AFG

【解析】子宫下肌瘤常引起月经经期延长经量增多,彩超是诊断子宫肌瘤最重要的辅助检查。病人月经不规律,需行内分泌检测以排除其他疾病。

【考点】子宫肌瘤的辅助检查☆☆

【难度】易

提问 2:【答案】CD

【解析】子宫肌瘤的彩超表现为宫壁低回声团块,边界较清,病人彩超提示双侧卵巢多囊样改变且既往病人月经不规律,不排除患有 PCOS。

【考点】子宫肌瘤的辅助检查表现及影响不孕的常见因素☆☆

【难度】易

提问 3:【答案】ABCEFG

【解析】治疗方法包括激素治疗、肌瘤切除术、子宫全切术等,强调个体化治疗,因题干中,彩超提示子宫肌瘤位于壁间,体积较大且病人有生育要求,因此最佳方案为行腹腔镜下子宫肌瘤切除术。

【考点】子宫肌瘤的治疗措施☆☆

【难度】中

案例三:26 岁女性,结婚 2 年不孕,平素月经不规律,月经周期为 40~60 天,经期 6~8 天,量多,痛经,可忍受,孕 0 产 0。妇科检查:宫颈光滑,子宫如孕 12 周大小,质硬,双附件未及明显异常。

提问 1:为明确诊断,下一步应行辅助检查

A. 超声检查　B. 子宫输卵管造影

C. 宫腔镜检查　D. 盆腔 MRI

E. 盆腔 CT　F. 血常规

G. 内分泌检测

提问 2:病人阴道彩超提示子宫壁间压向浆膜可及一大小约 9cm×8cm 大小低回声团块组织,边界清,双侧卵巢多囊样改变。考虑引起病人不孕的原因可能是

A. 子宫腺肌病　B. 输卵管梗阻

C. PCOS　D. 子宫肌瘤

E. 子宫内膜息肉　F. 卵巢囊肿

G. 子宫腺肌瘤

提问 3:下一步治疗**不正确**的有

A. 观察

B. 尽早妊娠

C. 药物治疗

D. 腹腔镜下子宫肌瘤切除术

E. 宫腔镜下子宫肌瘤切除术

F. 子宫全切术

G. 药物治疗+宫腔镜下子宫肌瘤切除术

第五节 子宫内膜增生和子宫内膜癌

【A1型题】

1. 诊断异常子宫出血，首选的影像学检查是
   A. MRI　　B. CT
   C. 超声　　D. 核素显像
   E. 增强CT

1.【答案】C
【解析】诊断异常子宫出血的原因，优先选择无创的检查方法，同时考虑成本效益，因此超声是首选检查。
【考点】异常子宫出血的辅助检查☆☆
【难度】易

2. 绝经后女性经阴道超声查子宫内膜6mm，考虑子宫内膜癌可能，为明确诊断应选择的下列检查是
   A. 诊断性刮宫　　B. 腹部彩超
   C. 增强CT　　D. 宫颈脱落细胞学检查
   E. 腹腔镜检查

2.【答案】A
【解析】绝经后女性经阴道超声查子宫内膜厚度≥5mm，考虑内膜癌可能时，分段刮宫、宫腔镜、子宫内膜抽吸活检是确诊子宫内膜癌最常用最可靠的方法。
【考点】子宫内膜癌的辅助检查☆☆
【难度】易

3. 典型子宫内膜癌的阴道超声图像为
   A. 宫腔内有实质不均质回声或宫腔线消失、肌层内有不均质回声区
   B. 子宫肌层内低回声结节，结节与正常肌层间界限清
   C. 宫腔内低回声或略强回声团，水滴状
   D. 宫腔内蜂窝状液性暗区、后方回声增强
   E. 宫腔内见“双环征象”

3.【答案】A
【解析】B为良性肿瘤征象，C为内膜息肉征象，D为葡萄胎征象，E为妊娠征象。
【考点】子宫内膜癌的阴道超声图像☆☆
【难度】难

4. 获取宫腔组织最常用的方法是
   A. 宫腔镜　　B. 诊断性刮宫
   C. 内膜抽吸活检　　D. 腹腔镜
   E. 超声引导下细针穿刺

4.【答案】B
【考点】获取宫腔组织最常用的方法☆☆
【难度】易

5. 下列说法**错误**的是
   A. 诊断性刮宫时一般应对宫腔四壁全面搔刮
   B. 宫腔镜有助于局灶性子宫内膜癌的筛查和诊断
   C. 颈管搔刮用于宫颈管腺癌的诊断
   D. 宫腔镜会增加子宫内膜癌细胞的盆腔播散
   E. 分段诊刮可辅助子宫内膜癌分期

5.【答案】E
【解析】现国际妇产科联盟(FIGO)临床病理分期将宫颈黏膜受累归为Ⅰ期，故分段诊刮不再用于子宫内膜癌的分期。
【考点】子宫内膜癌的诊断☆☆
【难度】中

6. 下列**不属于**子宫内膜癌组织学分类的是
   A. 浆液性腺癌　　B. 恶性中胚叶混合瘤
   C. 透明细胞癌　　D. 子宫内膜样腺癌
   E. 燕麦细胞癌

6.【答案】E
【解析】燕麦细胞癌是肺小细胞癌；恶性中胚叶混合瘤又称子宫癌肉瘤，是Ⅱ型子宫内膜癌的一种类型。
【考点】子宫内膜癌的组织学分类☆☆
【难度】中

7. 子宫内膜癌最常见的组织学类型是
A. 黏液性腺癌　B. 子宫内膜样腺癌
C. 小细胞癌　D. 鳞状细胞癌
E. 未分化癌

7.【答案】B
【考点】子宫内膜癌的组织学分类☆☆
【难度】易

8. 根据预后差异划分，下列组织学分类中属于Ⅰ型子宫内膜癌的是
A. 黏液性腺癌　B. 移形细胞癌
C. 小细胞癌　D. 透明细胞癌
E. 未分化癌

8.【答案】A
【解析】在预后分型中，BCDE选项均为Ⅱ型。
【考点】子宫内膜癌分型☆☆
【难度】难

9. 2013年发表于Nature的基于基因组学特征的一项研究中，将子宫内膜癌分为四种亚型，其中**不包括**
A. 低拷贝数型　B. POLE超突变型
C. 微卫星不稳定强突变型　D. P53基因突变型
E. 高拷贝数型

9.【答案】D
【考点】子宫内膜癌的亚型☆☆
【难度】难

10. 对于年轻，有生育要求的子宫内膜不典型增生病人，首选治疗是
A. 手术治疗　B. 药物治疗
C. 放疗　D. 盆腔外照射加化疗
E. 盆腔内照射加化疗

10.【答案】B
【解析】为防止过度治疗，对于有生育要求的子宫内膜不典型增生病人，首选药物治疗。但应注意要密切随访。
【考点】子宫内膜不典型增生的治疗方法☆
【难度】中

11. 关于子宫内膜增生症，下列说法**错误**的是
A. 子宫内膜不典型增生属于子宫内膜癌的癌前病变
B. 对于年轻有生育要求的子宫内膜不典型增生病人，首选药物治疗
C. 子宫内膜增生症可分为简单型增生、复杂型增生和不典型增生
D. 子宫内膜简单型增生也称腺瘤型增生
E. 子宫内膜复杂型增生可按功能性子宫出血治疗原则进行治疗

11.【答案】D
【解析】此题主要考查子宫内膜增生症相关知识。子宫内膜简单型增生也称腺囊型增生。腺瘤型增生也称为复杂型增生。
【考点】子宫内膜增生症☆☆
【难度】中

12. 下列因素中，属于子宫内膜癌的独立高危因素的是
A. 高血压　B. 糖尿病
C. 吸烟　D. 高脂血症
E. 肥胖

12.【答案】E
【考点】子宫内膜癌的独立危险因素☆
【难度】中

13. 子宫内膜癌累及阴道和宫旁组织时，其分期属于
A. ⅡA期　B. ⅡB期　C. ⅢA期
D. ⅢB期　E. Ⅳ期

13.【答案】D
【解析】目前子宫内膜癌分期采用的是手术-病理分期(FIGO，2014年)，该分期规定：
Ⅰ期：肿瘤局限于宫体。Ⅱ期：肿瘤累及子宫颈间质，但未扩散至宫外。Ⅲ期：局部和/或局域扩散。其中ⅢA期：癌瘤累及子宫体浆膜层和/或附件；ⅢB期：阴道和/或宫旁受累；ⅢC期：癌瘤转移至盆腔和/或腹主动脉旁淋巴结。Ⅳ期：癌瘤累及膀胱和/或肠黏膜；或远处转移。
【考点】子宫内膜癌的分期☆☆
【难度】难

14. 子宫内膜癌伴腹股沟淋巴结转移时,其分期属于
A. Ⅰ期　B. Ⅱ期　C. Ⅲ期
D. Ⅳ期　E. Ⅴ期

14.【答案】D
【解析】子宫内膜癌的分期中无Ⅴ期。
【考点】子宫内膜癌的分期☆☆
【难度】难

15. 针对术前评估肌层浸润深度和宫颈间质受累情况,最准确的是
A. MRI　B. CT
C. 经阴道超声　D. 脱落细胞学检查
E. 宫颈锥切术

15.【答案】A
【考点】子宫内膜癌的术前评估☆☆
【难度】难

16. 下列情况下,不推荐行腹主动脉旁淋巴结清扫的是
A. 深肌层浸润　B. 浆液性腺癌
C. 宫颈管间质受累　D. 高分化
E. G_3

16.【答案】D
【解析】深肌层浸润、高级别病变、浆液性腺癌、透明细胞腺癌或癌肉瘤等特殊病理类型应行腹主动脉淋巴结清扫术。
【考点】腹主动脉旁淋巴结清扫指征☆☆
【难度】难

17. 下列组织类型的子宫内膜癌在手术中应行大网膜切除或活检的是
A. 透明细胞癌　B. 移形细胞癌
C. 鳞状细胞癌　D. 黏液性腺癌
E. 混合细胞腺癌

17.【答案】A
【解析】此题主要考查子宫内膜癌大网膜切除或活检的指征。浆液性腺癌、透明细胞癌、癌肉瘤等常需行大网膜切除或活检。
【考点】子宫内膜癌大网膜切除或活检的指征☆☆
【难度】中

18. 子宫内膜癌的主要转移途径是
A. 血行转移　B. 淋巴转移
C. 直接蔓延　D. 种植性转移
E. 跳跃性转移

18.【答案】B
【考点】子宫内膜癌的转移途径☆☆
【难度】易

19. 关于子宫内膜癌孕激素治疗,下列说法错误的是
A. 可用于有生育要求者
B. 可提高生存率
C. 应大剂量、长疗程用药
D. 对于 PR 阳性病人疗效好
E. 用于复发的子宫内膜样腺癌的病人

19.【答案】B
【解析】此题主要考查子宫内膜癌激素治疗的相关知识。孕激素治疗可延长病人的疾病无进展生存期,但对生存率无影响。
【考点】子宫内膜癌的激素治疗☆☆
【难度】难

20. 下列关于子宫内膜癌说法正确的是
A. 复发常见于首次治疗后 3 年内
B. 75% 的复发无症状
C. 经规范化治疗后,Ⅰ期子宫内膜癌 10 年生存率可达到 88%~92.7%
D. 晚期病人,CA125 应每月复查一次
E. 对子宫内膜癌病人随访时,为防止感染,应避免行阴道检查

20.【答案】A
【解析】B 75% 的复发伴有症状,C 是 5 年生存率,D 没有明确规定,E 强调行三合诊等阴道检查。
【考点】子宫内膜癌的预后☆
【难度】难

【A2 型题】

1. 60 岁女性,绝经 4 年,不规则阴道出血 2 月余。妇科检查:子宫稍大稍软,对诊断有价值的病史是
A. 消瘦　　B. 延迟绝经
C. 曾患肝脏疾病　　D. 低血压
E. 慢性肾炎

2. 58 岁女性,绝经 6 年,不规则阴道流血 2 周。有糖尿病病史 5 年,平素规律服药,血糖控制良好。查体肥胖。妇科检查:外阴、阴道正常,宫颈光滑,子宫略大、软,双侧附件未及异常。超声提示宫腔内实质不均质回声。该病人最可能的诊断是
A. 老年性子宫内膜炎　　B. 宫颈癌
C. 子宫内膜癌　　D. 功能失调性子宫出血
E. 子宫平滑肌肉瘤

3. 60 岁女性,绝经 5 年,反复阴道流血 3 次,量中等。超声提示:子宫稍大,宫腔形态不规则,宫腔线消失。首先考虑的诊断是
A. 输卵管癌　　B. 子宫内膜癌
C. 宫颈癌　　D. 子宫内膜炎
E. 老年性阴道炎

4. 58 岁女性,绝经 3 年,未孕。因少量阴道流血 2 周就诊。妇科检查:宫颈正常,子宫如妊娠 6 周大、稍软,双侧附件正常。为明确诊断,应选择的辅助检查是
A. 超声　　B. 分段诊刮
C. 腹腔镜　　D. 血清肿瘤标志物检查
E. 宫颈刮片

5. 45 岁女性,月经不规律 2 年,现停经 6 个月,不规则阴道流血 10 天。查体:中度贫血貌。妇科检查:外阴、阴道正常,宫颈光滑,子宫前位、正常大小,双侧附件区未及明显异常。为明确诊断,应选择的检查是
A. X 线检查　　B. 分段诊刮
C. CT 检查　　D. 阴道镜检查
E. 尿 hCG 检查

6. 59 岁女性,绝经 8 年,近 3 个月阴道出血 2 次,每次持续 3 天。妇科检查:外阴、阴道无萎缩,宫颈光滑,子宫前位、正常大小,双侧附件区未及明显异常。为确诊可行下列检查,**除外**
A. 分段诊刮　　B. 宫腔分泌物涂片找癌细胞
C. 宫腔镜检查　　D. 子宫内膜抽吸活检术

1.【答案】B
【解析】病人绝经后阴道流血,初步诊断子宫内膜癌。子宫内膜癌的高危因素主要有:①无排卵性不育;②肥胖;③延迟绝经,52 岁以后绝经;④多囊卵巢综合征;⑤有使用外源性雌激素史者;⑥有产生雌激素的卵巢肿瘤者;⑦一级亲属有子宫内膜癌者;⑧林奇综合征(Lynch syndrome)。结合案例,该病人高危因素为延迟绝经。
【考点】子宫内膜癌的高危因素☆☆
【难度】易

2.【答案】C
【解析】宫腔内实质不均质回声是典型的子宫内膜癌的超声学改变。子宫内膜主要临床表现为绝经后阴道出血,且肥胖是子宫内膜癌的独立危险因素,综合以上,该病人初步诊断考虑子宫内膜癌,但确诊需要依据组织病理学结果。
【考点】子宫内膜癌的超声检查特点☆☆
【难度】易

3.【答案】B
【解析】子宫稍大、宫腔形态不规则、宫腔线消失是典型的子宫内膜癌的超声学改变。
【考点】子宫内膜癌的超声检查特点☆☆
【难度】易

4.【答案】B
【解析】病人临床症状表现为绝经后阴道不规则流血,同时结合病人 60 岁、未孕,即有子宫内膜癌的高危因素;初步诊断为子宫内膜癌。分段刮宫、宫腔镜、子宫内膜抽吸活检是确诊子宫内膜癌最常用最可靠的方法。
【考点】子宫内膜癌的确诊检查☆☆
【难度】易

5.【答案】B
【解析】子宫内膜癌的确诊主要依据宫腔内容物的病理活检。诊断性刮宫是目前获取宫腔组织最常用的方法,简单易行。
【考点】子宫内膜癌的确诊检查☆☆
【难度】易

6.【答案】E
【解析】子宫内膜癌的确诊主要依据宫腔内容物的病理活检,而宫颈脱落细胞学检查是筛查宫颈病变首选。

E. 宫颈脱落细胞学

7. 58岁女性，绝经5年后出现少量阴道流血2个月。妇科检查未见明显异常。首选的检查方法是
A. 超声 B. CT
C. MRI D. 诊断性刮宫
E. 宫腔镜检查

8. 56岁女性，绝经6年，阴道出血3个月。妇科检查：阴道壁黏膜薄、充血，有散在出血点，余未见明显异常。阴道超声提示子宫内膜厚度2mm。诊断性刮宫(-)。雌激素局部治疗有效。该病人最可能的诊断是
A. 子宫内膜癌 B. 萎缩性阴道炎
C. 老年性子宫内膜炎 D. 内生型宫颈癌
E. 输卵管癌

9. 49岁女性，因月经间期白带带血半年就诊。体格检查：一般状态良好，血压150/100mmHg。妇科检查：外阴、阴道正常，宫颈轻度糜烂，宫体略大，质软、活动，双侧附件正常。尿常规：尿糖(++)。分段诊刮宫腔深度8.0cm，病理结果提示宫体腺癌。该疾病应和下列疾病相鉴别，**除外**
A. 输卵管癌 B. 黏膜下子宫肌瘤
C. 功能性子宫出血 D. 子宫内膜息肉
E. 外阴癌

10. 52岁女性，绝经3年余，阴道异常出血伴恶臭液体排出半月余。妇科检查提示：子宫增大、有压痛。超声示宫腔占位，遂行分段诊刮术，术后病理：子宫内膜样腺癌。该疾病需与下列疾病相鉴别，**除外**
A. 功能失调性子宫出血 B. 子宫腺肌病
C. 老年性子宫内膜炎 D. 输卵管癌
E. 内生型宫颈管癌

11. 54岁女性，绝经1年，不规则阴道少量出血1月余。妇科检查：外阴、阴道正常，宫颈光滑，子宫体略大、质软，双侧附件无异常。该病人最可能的诊断是
A. 更年期功能失调性子宫出血
B. 宫颈癌
C. 子宫内膜癌
D. 子宫肉瘤
E. 输卵管癌

【考点】子宫内膜癌的确诊检查☆☆
【难度】易

7.【答案】A
【解析】对于异常子宫出血的检查，优先选择非创伤性的检查方法，同时考虑成本效益问题，因此超声是首选的初次检查方法。
【考点】异常子宫出血的辅助检查☆☆
【难度】易

8.【答案】B
【解析】绝经后异常子宫出血可能为：①萎缩性阴道炎，妇科检查可见阴道壁黏膜薄，充血，有散在出血点，阴道超声提示子宫内膜厚度小于4mm，雌激素局部治疗有效。②老年性子宫内膜炎，查体时常有子宫压痛，合并宫腔积脓时阴道超声表现为宫腔积液，抗生素治疗有效。③内生型宫颈癌，癌灶位于宫颈管内，妇科检查时宫颈外口外观无异常，宫颈管搔刮术可鉴别。④输卵管癌表现为间歇性阴道排液、阴道流血、下腹痛，可有附件包块，分段诊刮术和影像学可以鉴别。⑤子宫内膜癌，分段诊刮病理学可鉴别。结合该案例，子宫内膜厚度<4mm且分段诊刮结果阴性，雌激素局部治疗有效，故最可能是萎缩性阴道炎。
【考点】绝经后异常子宫出血的鉴别诊断☆☆
【难度】中

9.【答案】E
【解析】输卵管癌、功血、黏膜下子宫肌瘤、子宫内膜息肉均有可能表现为不规则阴道流血、排液的症状，外阴癌主要表现为外阴瘙痒、局部肿块或溃疡，极少数可伴有疼痛、出血、排尿困难，少数可没有症状。
【考点】子宫内膜癌的鉴别诊断☆☆
【难度】中

10.【答案】B
【考点】子宫内膜癌的鉴别诊断☆☆
【难度】中

11.【答案】C
【考点】子宫内膜癌的临床表现☆☆
【难度】易

12. 57岁女性，组织病理学确诊为子宫内膜样腺癌，术中发现盆腔淋巴结有转移，该病人的分期为

A. Ⅱ期　B. ⅢA期　C. ⅢB期　D. ⅢC期　E. Ⅳ期

12.【答案】D

【解析】详见A1型题13题解析。

【考点】子宫内膜癌的分期☆☆

【难度】难

13. 56岁女性，行"子宫内膜癌分期手术"，术后病理示：子宫内膜样腺癌，肌层浸润超过50%，癌组织累及宫颈腺体，余无特殊。该病人的分期为

A. ⅠA期　B. ⅡA期　C. ⅠB期　D. ⅡB期　E. ⅢA期

13.【答案】C

【解析】子宫内膜癌手术-病理分期(FIGO，2014年)规定：

Ⅰ期：肿瘤局限于宫体。Ⅱ期：肿瘤累及子宫颈间质，但未扩散至宫外。Ⅲ期：局部和/或局域扩散。Ⅳ期：癌瘤累及膀胱和/或肠黏膜；或远处转移。结合本题，子宫内膜癌累及宫颈腺体，肌层浸润超过50%为ⅠB期。

【考点】子宫内膜癌的分期☆☆

【难度】难

14. 52岁女性，确诊为"子宫内膜癌"行手术治疗。术中切开子宫，肉眼见癌组织侵犯宫体及宫颈间质，则该病人临床分期为

A. ⅠA期　B. ⅠB期　C. Ⅱ期　D. Ⅲ期　E. Ⅳ期

14.【答案】C

【考点】子宫内膜癌的分期☆☆

【难度】易

15. 52岁女性，较胖，绝经2年，阴道出血1月余。既往有糖尿病病史3年。诊刮术后病理提示：子宫内膜浆液性腺癌。按照子宫内膜癌预后分型，该病人属于Ⅱ型。那么，下列分类**不属于**Ⅱ型子宫内膜癌的是

A. 黏液性腺癌 G_1　B. 子宫内膜样腺癌 G_3　C. 浆液性腺癌　D. 移行细胞癌　E. 未分化癌

15.【答案】A

【解析】根据预后的差异将不同的组织学类型分为Ⅰ型和Ⅱ型。Ⅰ型内膜癌组织分化好，预后好，其包括：子宫内膜样腺癌(G_1，G_2)、黏液性腺癌 G_1；Ⅱ型内膜癌分化差，恶性程度高，易有盆腹腔淋巴结转移，预后较差，其包括：子宫内膜样腺癌 G_3、浆液性腺癌、透明细胞癌、癌肉瘤、鳞形细胞癌、移行细胞癌、小细胞癌、未分化癌等。结合该题，答案应为A。

【考点】子宫内膜癌的组织病理学分型☆☆

【难度】难

16. 52岁女性，较胖，绝经2年，阴道出血1月余。既往有糖尿病病史3年。分段诊刮术后病理提示：子宫内膜样腺癌 G_1。按照子宫内膜癌预后分型，该病人属于Ⅰ型。那么，下列分类同样属于Ⅰ型子宫内膜癌的是

A. 子宫内膜样腺癌 G_3　B. 黏液性腺癌 G_1　C. 浆液性腺癌　D. 移行细胞癌　E. 未分化癌

16.【答案】B

【考点】子宫内膜癌的组织病理学分型☆☆

【难度】难

17. 48岁女性，已绝经。因"子宫出血"就诊，病理提示：高级别子宫内膜样腺癌，遂行内膜癌分期手术。术后病理分期为ⅠA期，未行辅助治疗。术后半年随访，提示子宫内膜癌复发。近年来发现1/4的高级别子宫内膜样腺癌分子特征与浆液性腺癌相似，致使其预后较差，下列与该机制相关的分子特征叙述，**错误**的是

A. *P53*基因突变　B. DNA甲基化改变　C. 微卫星不稳定强突变型　D. 低雌/孕激素受体水平　E. 广泛的基因拷贝数变化

17.【答案】C

【解析】近年来发现1/4的高级别子宫内膜样腺癌分子特征与浆液性腺癌相似，包括：*P53*基因突变、广泛的基因拷贝数变化、低雌/孕激素受体水平、DNA甲基化改变。

【考点】子宫内膜癌的分子分型☆☆

【难度】难

18. 41岁女性，孕2产2，月经经期延长，经量增多半年余。行分段诊刮术，术后病理提示：子宫内膜中度不典型增生。关于该病人的治疗，最佳方案为
A. 口服甲羟孕酮
B. 上左炔诺孕酮宫内节育系统环
C. 再次行分段诊刮术
D. 子宫次全切除术＋盆腔淋巴结清扫术
E. 筋膜外子宫全切术

18.【答案】E
【解析】此题考查子宫内膜癌癌前病变的治疗原则。对于年轻、有生育要求的女性，子宫内膜不典型增生的治疗原则以药物治疗为首选；对于40岁以上，无生育要求者，若为中重度非典型增生，要警惕子宫内膜不典型增生合并子宫内膜癌存在的可能，建议行筋膜外子宫全切术。
【考点】子宫内膜不典型增生的治疗原则☆☆
【难度】中

19. 36岁女性，因“异常阴道流血”行分段诊刮术，术后病理提示子宫内膜癌，根据子宫内膜癌致病机制为Ⅱ型子宫内膜癌，关于Ⅱ型子宫内膜癌与基因突变有关，以下关于Ⅱ型子宫内膜癌发病机制正确的是
A. *P53*基因失活
B. *P16*基因突变
C. 人表皮生长因子-2(*her-2*)基因表达抑制
D. 人表皮生长因子-2(*her-2*)基因过表达
E. *P16*基因过表达

19.【答案】D
【解析】此题需掌握子宫内膜癌根据发病机制的两种分型。Ⅱ型子宫内膜癌的与基因突变有关，与雌激素无明显的关系，机制包括*P53*基因突变，*P16*基因失活，*her-2*基因过表达等。
【考点】考查子宫内膜癌发病机制的分型☆
【难度】难

20. 55岁女性，组织病理学证实为子宫内膜癌。宫腔深8cm，宫颈未受累，应首选的治疗方案为
A. 手术　　B. 放疗
C. 化疗　　D. 内分泌治疗
E. 放疗＋手术

20.【答案】A
【考点】子宫内膜癌的治疗原则☆☆
【难度】易

21. 58岁女性，绝经5年，阴道水样白带3月余，近1月出现阴道间断少量流血。妇科检查：宫颈光滑，宫体稍大且软，双侧附件未及明显异常。分段诊刮结果：子宫内膜样腺癌。MRI提示宫颈间质受累。该病人首选的治疗方案为
A. 阴道后装放疗
B. 盆腔外照射治疗
C. 扩大子宫全切术＋双附件切除术＋盆腔淋巴结清扫术
D. 广泛性子宫全切术＋双附件切除术＋盆腔淋巴结清扫术
E. D+腹主动脉旁淋巴结清扫术

21.【答案】E
【解析】子宫内膜样腺癌，累及宫颈间质为FIGO分期Ⅱ期，应行广泛性子宫及盆腹腔淋巴结清扫术。
【考点】子宫内膜癌的治疗☆☆
【难度】难

22. 58岁女性，绝经4年，不规则阴道出血2个月。子宫内膜分段诊刮病理提示：透明细胞癌。对于该病人，手术治疗中**不必要**的操作是
A. 进腹腔后留取腹腔冲洗液做细胞学检查
B. 清扫腹主动脉旁淋巴结
C. 大网膜切除或活检
D. 阑尾切除

22.【答案】D
【解析】对于浆液性腺癌、透明细胞癌及癌肉瘤等特殊病理类型的子宫内膜癌，行分期手术时不仅要常规留取腹腔冲洗液作细胞学检查和全面探查盆腹腔，还要做盆腔、腹主动脉旁淋巴结清扫加大网膜切除或活检。
【考点】子宫内膜癌的分期手术☆☆
【难度】中

23.【答案】A

【解析】影响子宫内膜癌病人预后的高危因素包括:①年龄大于60岁;②深肌层浸润;③低分化(G_3级);④浆液性或者透明细胞癌;⑤脉管浸润。其中低危组:仅有一个高危因素的子宫内膜癌病人。中危组:有2个及以上高危因素的子宫内膜癌病人。高危组:有3个及以上高危因素。对于低危组多无需进行辅助治疗;中危组单纯进行阴道后装放疗;对高危组病人可给予盆腔外照射加化疗。结合案例,该病人年龄大于60岁,仅一个高危因素,属于低危组,无需进行辅助治疗。

【考点】子宫内膜癌的辅助治疗☆☆

【难度】难

24.【答案】A

【解析】孕激素治疗仅用于晚期或复发的子宫内膜样腺癌病人。以高效药物、大剂量、长疗程为好,4~6周可显效。对癌瘤分化良好,孕激素受体(PR)阳性者疗效好。总有效率25%~30%,可延缓病人的疾病无进展生存期,对生存率无影响。

【考点】子宫内膜癌的孕激素治疗☆☆

【难度】中

25.【答案】A

【解析】病人临床表现为绝经后不规则阴道出血。BMI 28提示肥胖,而肥胖-高血压-糖尿病称为子宫内膜癌三联征。初步诊断考虑子宫内膜癌。子宫内膜癌治疗原则为以手术为主,辅以放疗、化疗和激素治疗等综合治疗。

【考点】子宫内膜癌的治疗原则☆☆

【难度】易

26.【答案】E

【解析】肿瘤局限于子宫体属于子宫内膜癌Ⅰ期,应行分期手术,选择筋膜外全子宫及双附件切除术。

【考点】子宫内膜癌的术式选择☆☆

【难度】中

27.【答案】A

【解析】围绝经期月经不规律,首先考虑子宫内膜癌,诊断性刮宫是目前获取宫腔组织最常用的方法,简单易行。

【考点】子宫内膜癌的辅助检查☆

【难度】易

E. 全面探查盆腹腔,对可疑病变取样送病检

23. 62岁女性,因"子宫内膜癌"手术治疗。术后病理提示:中分化子宫内膜样腺癌,肌层浸润深度小于1/2,手术断端及双附件未见癌组织累及。送检淋巴结共28枚,均未见转移。该病人术后辅助治疗为

A. 不需做任何辅助治疗　B. 单纯阴道后装放疗
C. 盆腔外照射治疗　D. 孕激素治疗
E. 化学治疗

24. 59岁女性,子宫内膜样腺癌晚期病人,予孕激素治疗,至少多长时间疗效可显现

A. 4~6周　B. 8~10周
C. 10~12周　D. 3~6月
E. 1~2年

25. 65岁女性,BMI 28kg/m^2,不规则阴道流血1年余。有高血压、糖尿病病史3年,均规律服药,控制良好。超声发现宫腔内2.0cm×2.5cm占位性病变,有丰富血流,血流阻力指数为0.36。该病人确诊后,首选治疗措施是

A. 手术治疗　B. 化学药物治疗
C. 生物治疗　D. 激素治疗
E. 放射治疗

26. 58岁女性,绝经4年,不规则阴道出血4个月,行子宫内膜分段诊刮,病理提示:子宫内膜样腺癌,局限于子宫体。对于该病人,首选的治疗措施是

A. 化疗
B. 放疗
C. 内分泌治疗
D. 广泛性子宫+双附件切除术+盆腔淋巴结清扫术
E. 筋膜外子宫全切术+双附件切除术

27. 55岁女性,月经不规则2年。月经周期长短不一,经量多少不定,无腹痛,当地医院诊为"功血"给予人工周期疗法,因药物不良反应未坚持服药而效果不佳。妇科检查:宫颈光滑,宫体前位略大,表面光滑,双侧附件未扪及。该病人下一步的诊疗措施应首选

A. 停止用药,立即行子宫分段诊断性刮宫
B. 改服短效避孕片1号或三相片
C. 人工周期治疗时再加用甲睾酮
D. 增大黄体酮类药物用量

E. 增大雌激素类药物用量

28. 35岁女性,已婚,未育,有生育要求。不规则阴道出血4个月。妇科检查:外阴、阴道正常,宫颈轻度糜烂,子宫后位、略大、质软,双侧附件未见明显异常。分段诊刮:宫腔内膜不典型增生,宫颈管黏膜未见异常。正确的治疗措施为
A. 放疗 + 子宫全切术
B. 化疗 + 子宫全切术
C. 扩大子宫全切术 + 双附件切除术
D. 子宫全切术 + 双附件切除术
E. 药物治疗

28.【答案】E
【解析】根据病人的年龄,有无生育要求,选择药物或者手术治疗。对于年轻、有生育要求的病人,以药物治疗为首选。该病人35岁,有生育要求,故首选药物治疗。
【考点】子宫内膜不典型增生的治疗☆☆
【难度】易

29. 60岁女性,绝经10年后出现少量阴道流血2个月。妇科检查未见明显异常。分段诊刮结果提示:子宫内膜样腺癌。要求手术治疗,术中发现病变累及宫颈、阴道,其最可能的转移途径为
A. 直接蔓延　　B. 淋巴转移
C. 血行转移　　D. 直接蔓延 + 淋巴转移
E. 以上都不是

29.【答案】A
【解析】其转移途径包括直接蔓延、淋巴转移、血行转移。肿瘤可沿两侧宫角累及输卵管,或向下累及宫颈、阴道。故此题答案为A。
【考点】子宫内膜癌的转移途径☆☆
【难度】中

30. 80岁女性,因不规则阴道流血6个月就诊。既往有高血压病史15年,血压控制欠佳;有房颤病史10年;3年前曾患脑梗,现生活不能自理。妇科检查:宫颈增大,宫体前位略大,表面不规则,双侧附件正常。分段诊刮结果提示:子宫内膜癌。MRI提示:宫颈间质受累。应选择的治疗方案是
A. 子宫全切术
B. 化疗 + 子宫全切术
C. 扩大子宫全切术 + 双附件切除术
D. 子宫全切术 + 双附件切除术
E. 放疗

30.【答案】E
【解析】此题主要考查子宫内膜癌Ⅱ期的治疗原则。肿瘤累及宫颈为Ⅱ期,应行广泛或改良广泛性子宫全切术、双附件切除术及盆腹腔淋巴结清扫术,术后给予阴道后装放疗。若因高龄,内科并发症无法行手术治疗,可行放疗。该病人子宫内膜癌诊断明确,MRI提示:宫颈间质受累,分期Ⅱ期。但其年龄大,既往有脑梗病史,又有高血压、心脏病等内科合并症,不能耐受手术,故首选放疗。
【考点】子宫内膜癌的治疗原则☆☆
【难度】中

31. 56岁女性,绝经4年,水样白带半年,阴道少量不规则出血6天。妇科检查:宫颈光滑,宫体正常大小,附件未触及肿物。诊断性刮宫:宫颈未刮出组织,宫腔8cm,刮出较厚白色、脆性的内膜,病理提示高分化子宫内膜样腺癌。MRI:未见明显肿大淋巴结。该病人合理处置措施为
A. 广泛性子宫全切术 + 双附件切除术 + 盆腔淋巴结清扫术
B. 筋膜外子宫全切术 + 双附件切除术
C. 放疗 + 化疗
D. 放射治疗
E. 黄体酮治疗

31.【答案】B
【解析】病人诊刮术病理为高分化子宫内膜样腺癌,初步考虑为低危淋巴结转移,可行筋膜外子宫全切术 + 双附件切除术。
【考点】子宫内膜癌的治疗原则☆☆
【难度】中

32.【答案】D

【解析】建议术后2~3年内每3个月随访1次,3年后每半年随访1次,5年后每年随访1次。

【考点】子宫内膜癌的随访☆☆

【难度】中

1.【答案】D

【解析】结合案例,该病人主要表现为绝经后阴道出血,妇科检查未见明显异常。优先选择非创伤性的检查方法,因此超声是异常子宫出血时首选的初次辅助检查。

【考点】异常子宫出血的辅助检查☆☆

【难度】易

2.【答案】E

【解析】子宫内膜癌发生于老年人身上,表现为绝经后异常阴道出血时需要与下列疾病相鉴别。萎缩性阴道炎,妇科检查可见阴道壁黏膜薄,充血,有散在出血点,阴道超声提示子宫内膜厚度小于4mm,雌激素局部治疗有效。老年性子宫内膜炎,查体时常有子宫压痛,合并宫腔积脓时阴道超声表现为宫腔积液,抗生素治疗有效。内生型宫颈癌,癌灶位于宫颈管内,妇科检查时宫颈外口外观无异常,宫颈管搔刮术可鉴别。输卵管癌表现为间歇性阴道排液、阴道流血、下腹痛,可有附件包块,诊刮术和影像学可以鉴别两者。外阴癌主要表现为外阴部位新生物。

【考点】子宫内膜癌的鉴别诊断☆☆

【难度】中

3.【答案】E

【解析】该病人绝经后阴道流血,初步诊断子宫内膜癌。子宫内膜癌的高危因素主要有无排卵性不育;肥胖,肥胖-高血压-糖尿病称为子宫内膜癌三联征;延迟绝经,52岁以后绝经;多囊卵巢综合征;有使用外源性雌激素者;有产生雌激素的卵巢肿瘤者;一级亲属有子宫内膜癌者;有Lynch综合征家族史者。依据以上,卵巢癌家族史与该疾病关联不大。

【考点】子宫内膜癌的高危因素☆☆

【难度】易

4.【答案】E

【解析】子宫内膜样腺癌为最常见的子宫内膜癌,占所有病人的80%~90%。

【考点】子宫内膜癌的病理分型☆☆

【难度】易

32. 65岁女性,子宫内膜癌分期术后1年。关于其随访,以下正确的是

A. 术后5年每2年随访1次
B. 术后3年每2年随访1次
C. 术后3年每1年随访1次
D. 术后2年每3个月随访1次
E. 术后1年每2个月随访1次

【A3/A4型题】

(1~2题共用题干)

58岁女性,绝经8年,阴道点滴流血3个月。妇科检查:阴道、宫颈、子宫及双侧附件未见明显异常。

1. 该病人首选的检查是

A. 宫颈脱落细胞学　　B. 阴道镜
C. 宫腔镜　　D. 超声
E. CT

2. 该疾病需与下列疾病相鉴别,除外

A. 内生型宫颈癌
B. 萎缩性阴道炎
C. 输卵管癌
D. 老年性子宫内膜炎
E. 外阴癌

(3~5题共用题干)

56岁女性。原发性不孕、绝经1年,不规则少量阴道流血2周。妇科检查:除子宫增大如妊娠6周外,余均正常。

3. 下列病史,对于诊断没有价值的是

A. 55岁绝经
B. 肥胖
C. 未育
D. 糖尿病史
E. 卵巢癌家族史

4. 若该病人被诊断为子宫内膜癌,最可能的病理类型为

A. 癌肉瘤
B. 小细胞癌
C. 透明细胞癌
D. 浆液性腺癌
E. 子宫内膜样腺癌

5. 若该病人被诊断为子宫内膜癌，首选的治疗方案为
A. 药物治疗　B. 放射治疗
C. 静脉化疗　D. 手术
E. 中药治疗

(6~7 题共用题干)
27 岁女性，已婚、未育，月经不规则 3 个月。妇科检查：外阴、阴道正常，宫颈光滑，子宫饱满，双附件无异常。超声提示宫腔内可见实质不均回声区，形态不规则，宫腔线消失。

6. 为明确诊断，下一步应选择的检查是
A. 宫腔镜　B. 阴道镜
C. 宫颈锥切术　D. MRI
E. PET-CT

7. 病人要求保留生育功能，首选的治疗方案是
A. 孕激素治疗　B. 雌激素治疗
C. 宫颈锥切术　D. 化疗
E. 放疗

(8~12 题共用题干)
55 岁女性，绝经 8 年，阴道流血 2 周。体格检查：身高 155cm，体重 75kg，血压 150/95mmHg；妇科检查：外阴、阴道无异常；宫颈光滑，正常大小；宫体稍大，质软，活动良好。双侧附件未见异常。

8. 该病人最可能的诊断是
A. 萎缩性阴道炎
B. 老年性子宫内膜炎
C. 卵巢癌
D. 子宫内膜癌
E. 输卵管癌

9. 为明确诊断，该病人应选择的辅助检查是
A. MRI
B. 试验性药物治疗
C. 宫颈活检
D. 超声检查
E. 分段诊刮

10. 若病人行手术治疗，术中发现宫颈间质受累，该病变分期为
A. ⅠA 期　B. ⅠB 期　C. Ⅱ期
D. Ⅲ期　E. Ⅳ期

5.【答案】D
【解析】子宫内膜癌的治疗原则是以手术为主，辅以放疗、化疗和激素治疗等综合治疗。结合案例，病人一般状况良好，可耐受手术，首选手术治疗。
【考点】子宫内膜癌的治疗原则☆☆
【难度】易

6.【答案】A
【解析】此题着重考查子宫内膜癌的超声检查结果判读及确诊的方法选择。首先根据案例中超声提示的结果，宫腔内可见实质不均回声区，形态不规则，宫腔线消失。此为典型的子宫内膜癌的超声检查特征。下一步为明确诊断，必须依据组织病理结果，可选择分段诊刮、宫腔镜或者子宫内膜抽吸活检。
【考点】子宫内膜癌的辅助检查☆☆
【难度】难

7.【答案】A
【解析】子宫内膜癌首选手术治疗，但本案例中病人要求保留生育功能，因此对于该病人可以考虑予孕激素治疗，但切记密切随访并需告知病人保守治疗可能发生的后果。
【考点】子宫内膜癌的治疗☆☆
【难度】易

8.【答案】D
【解析】此题结合病例主要考查子宫内膜癌的高危因素和临床表现。肥胖，尤其是绝经后肥胖是子宫内膜癌的独立高危因素。子宫内膜癌的症状主要表现为绝经后或者围绝经期的异常阴道流血。本例为典型的子宫内膜癌病例。
【考点】子宫内膜癌的临床表现☆☆
【难度】易

9.【答案】E
【解析】此题需在前一题判定正确的基础上，病理组织学证据是确诊子宫内膜癌的金标准。可以通过诊断性刮宫、宫腔镜子宫内膜抽吸活检等途径。
【考点】子宫内膜癌的确诊方法☆☆
【难度】易

10.【答案】C
【解析】此题需在第 1 题判定正确的基础上，考查子宫内膜癌分期。目前子宫内膜癌分期主要按照 2014 年 FIGO 颁布的手术 - 病理分期，结合案例所给信息，癌组织累及子宫颈间质，但未扩散至宫腔外属于Ⅱ期。
【考点】子宫内膜癌的分期☆☆
【难度】难

11. 对于该期病人，手术切除范围为
A. 全子宫
B. 全子宫 + 双侧附件
C. 广泛性子宫 + 双侧附件
D. 广泛性子宫 + 双侧附件 + 盆腔淋巴结
E. 广泛性子宫 + 双侧附件 + 盆腔淋巴结 + 腹主动脉旁淋巴结

11.【答案】E
【解析】此题在前正确判断了该病人属于子宫内膜癌Ⅱ期的基础之上，考查了Ⅱ期病人的治疗原则。肿瘤累及宫颈的情况下行广泛性或改良广泛性子宫切除、双侧附件切除及盆腹腔淋巴结清扫。术后给予阴道后装放疗。若因高龄、内科并发症无法行手术治疗，可行放疗。
【考点】子宫内膜癌的治疗原则☆☆
【难度】难

12. 若术中发现腹股沟淋巴结阳性，则分期为
A. Ⅱ期　B. ⅢA 期　C. ⅢB 期
D. ⅣA 期　E. ⅣB 期

12.【答案】E
【解析】此题巩固子宫内膜癌分期。结合案例所给信息，腹股沟淋巴结阳性属于远处转移，应为ⅣB 期。
【考点】子宫内膜癌的分期☆☆
【难度】难

(13~15 题共用题干)
44 岁女性，月经不规律半年，激素治疗（具体疗法不清楚）半年无好转。妇科检查未见明显异常。

13. 对于该病人，目前应采取的措施是
A. 继续使用激素类药物治疗
B. 停止使用激素类药物，观察月经情况
C. 手术切除子宫
D. 分段诊刮以明确诊断
E. 超声检查，若无异常则继续激素治疗

13.【答案】D
【考点】子宫内膜不典型增生的诊断☆☆
【难度】易

14. 若该病人被诊断为子宫内膜癌，与其关联最大的是
A. 子宫内膜腺囊型增生过长
B. 子宫内膜腺瘤型增生过长
C. 子宫内膜不典型增生
D. 萎缩型子宫内膜
E. 复杂型子宫内膜增生过长

14.【答案】C
【解析】子宫内膜增生症可分为简单型增生、复杂型增生和不典型增生。简单型增生也称腺囊型；复杂型增生也称腺瘤型；不典型增生则指腺体增生并有细胞不典型，其属于癌前病变。因此结合案例，答案应为 C。
【考点】子宫内膜增生症的病理表现☆☆
【难度】难

15. 若该病人被诊断为子宫内膜中度不典型增生，则正确的治疗措施是
A. 孕激素治疗
B. 放化疗
C. 筋膜外子宫全切术
D. 广泛性子宫全切术
E. 广泛性子宫全切术 + 盆腔淋巴结清扫术

15.【答案】C
【解析】对于 40 岁以上无生育要求的中至重度不典型增生病人，要警惕子宫内膜不典型增生合并子宫内膜癌存在的可能性，建议行筋膜外子宫全切术。
【考点】子宫内膜不典型增生的治疗原则☆☆
【难度】难

(16~18 题共用题干)
30 岁女性，已婚，未育，因“月经不规律 1 年”就诊，当地医院诊断为“子宫内膜中度不典型增生”，予激素治疗。

16. 首选何种激素治疗
A. 雌激素 B. 孕激素 C. 雄激素
D. GnRHa E. FSH

17. 对于该类病人,激素治疗特点为
A. 小剂量持续治疗
B. 小剂量周期治疗
C. 大剂量持续治疗
D. 大剂量周期治疗
E. 终身治疗

18. 该病人激素治疗至少需要多长时间才能评价其效果
A. 10~12 周 B. 20~22 周 C. 半年
D. 1 年 E. 2 年

(19~22 题共用题干)
63 岁女性,绝经 12 年,阴道反复流血 4 个月。妇科检查:阴道少许咖啡色血液;宫颈光滑;子宫常大,双侧附件正常。分段诊刮刮出烂肉样组织,病理结果提示子宫内膜浆液性腺癌。

19. 若该病人行手术治疗,则手术过程中,**不必要**的操作是
A. 进腹腔后留取腹腔冲洗液做细胞学检查
B. 全面探查盆腹腔,对可以病变取样送病检
C. 切除大网膜
D. 清扫腹主动脉旁淋巴结
E. 清扫腹股沟淋巴结

20. 术后病理提示:低分化浆液性腺癌,肌层浸润深度 2/3,未达浆膜层。手术断端及双附件未见癌组织累及。送检淋巴结共 32 枚,其中 10 枚转移。该病人后续治疗方案为
A. 无需任何治疗 B. 激素治疗
C. 单纯阴道后装放疗 D. 单纯化疗
E. 盆腔外照射 + 化疗

21. 病人按需完成治疗后定期至门诊随访,关于随访内容,下列**不正确**的是
A. 常规询问病史并进行三合诊检查
B. 常规 CA125 检查
C. 常规阴道细胞学检查
D. 定期行超声检查
E. 定期行肺部影像学检查

16.【答案】B
【解析】对于年轻、有生育要求的不典型增生病人,首选孕激素药物治疗。
【考点】子宫内膜不典型增生的治疗原则☆☆
【难度】中

17.【答案】C
【解析】对于年轻、有生育要求的轻度不典型增生病人,可选用醋酸甲羟黄体酮,于经前 10 天周期性用药。而对于中度以上不典型增生,应用大剂量孕激素持续治疗,可选用甲羟黄体酮 250~500mg/d。
【考点】子宫内膜不典型增生的治疗原则☆☆
【难度】难

18.【答案】A
【解析】对于中度以上不典型增生病人,大剂量孕激素持续治疗需达到 3 个月。3 个月后,再次诊刮送组织学检查,根据内膜对治疗的反应,决定是否继续激素治疗或选择手术治疗。
【考点】子宫内膜不典型增生的药物治疗时间☆☆
【难度】中

19.【答案】E
【解析】对于浆液性腺癌、透明细胞癌及癌肉瘤等特殊病理类型的子宫内膜癌,行分期手术时不仅要常规留取腹腔冲洗液做细胞学检查和全面探查盆腹腔,还要做盆腔、腹主动脉旁淋巴结清扫加大网膜切除或活检。
【考点】子宫内膜癌的病理分型及分期手术☆☆
【难度】中

20.【答案】E
【解析】结合案例,病人年龄大于 60 岁,病理结果提示低分化、深肌层浸润且属于特殊病理类型,囊括了 5 个高危因素中的 4 个,应归于高危组。术后需要辅助盆腔外照射加化疗。
【考点】子宫内膜癌的辅助治疗☆☆
【难度】难

21.【答案】C
【解析】病人随访时应常规询问病史并进行三合诊检查。对于早期病人,无症状随访者阴道视诊即可,不须常规进行阴道细胞学检查。晚期病人可查 CA125,肺部影像学检查可以 1 年查 1 次。
【考点】子宫内膜癌的随访☆☆
【难度】难

22. 现病人为术后第 2 年,随访间期应为
A. 不必定期随访
B. 每 2 月 1 次
C. 每 3 月 1 次
D. 每半年 1 次
E. 每年 1 次

(23~24 题共用题干)
78 岁女性,体质差,阴道不规则少量流血 3 周。病人被推入诊室。体格检查:一般情况较差,左侧腹股沟触及大小约 1.5cm×1.5cm 包块,固定,质地硬,无明显压痛。妇科检查:阴道萎缩,宫颈光滑、略小,宫体大小如育龄期妇女,后位、活动度较差,宫旁呈结节状增厚,无压痛。分段诊刮结果为中分化腺癌。

23. 该病人腹股沟包块穿刺活检提示:转移性腺癌,结合免疫组化符合子宫内膜癌转移,可能的转移途径为
A. 血行转移
B. 沿子宫阔韧带转移
C. 沿子宫圆韧带转移
D. 沿子宫主韧带转移
E. 沿子宫骶韧带转移

24. 若病人肿瘤组织 ER(+),PR(+),则合理的治疗方案为
A. 手术治疗
B. 手术治疗 + 内分泌治疗
C. 化疗 + 内分泌治疗
D. 放疗 + 内分泌治疗
E. 放疗 + 化疗

【案例分析题】

案例一:68 岁女性,因“绝经 20 年,阴道不规则出血 3 年,加重 5 个月”入院。既往有高血压病病史 10 余年,口服降压 0 号,血压控制尚可。11 年前因胆囊息肉行开腹胆囊切除术。查体:神志清,精神可,血压 130/78mmHg,右上腹可见手术瘢痕,愈合良好。妇科检查:外阴已婚已产型,阴道通畅、有少量血性分泌物,宫颈萎缩、光滑,子宫前位,正常大小,萎缩不明显,双侧宫旁无增厚,双侧附件未及肿物。辅助检查:超声提示子宫 3.7cm×3.5cm×3.0cm,内膜 5mm,反射欠均匀。双侧附件未见占位。子宫内膜诊断性刮宫病理提示子宫内膜癌。病人要求手术治疗。

提问 1:病人病理提示子宫内膜癌,可能的病理类型是
A. 黏液性腺癌
B. 燕麦细胞癌
C. 浆液性腺癌
D. 子宫内膜样腺癌
E. 绒毛膜癌
F. 小细胞癌
G. 胚胎癌
H. 透明细胞癌

提问 2:该病人手术前,该病人还需完成的检查是
A. CA125、CA19-9
B. 盆腔 MRI

22.【答案】C
【解析】建议术后 2~3 年内每 3 个月随访 1 次,3 年后每半年随访 1 次,5 年后每年随访 1 次。
【考点】子宫内膜癌的随访☆☆
【难度】中

23.【答案】C
【解析】淋巴转移为子宫内膜癌的主要转移途径。宫底癌灶可沿阔韧带上部淋巴管网经骨盆漏斗韧带转移至腹主动脉淋巴结;宫角或前壁上部病灶可沿圆韧带淋巴管转移至腹股沟淋巴结,形成腹股沟包块;子宫下段或累及宫颈的癌灶淋巴转移途径与宫颈癌相同,可累及宫旁和盆腔淋巴结;子宫后壁的癌灶可沿宫骶韧带转移至直肠淋巴结。
【考点】子宫内膜癌的转移途径☆☆
【难度】难

24.【答案】C
【解析】此题考查子宫内膜癌Ⅳ期的治疗。结合案例,病人腹股沟淋巴结有转移,属于Ⅳ期。对于腹腔外有转移的病人一般不行手术治疗,通常给予以铂类为基础的全身化疗,如果为高分化癌或孕激素受体阳性可给予激素治疗。盆腔放疗主要用于控制局部肿瘤生长和治疗局部肿瘤包块引起的阴道出血或者疼痛,或者是淋巴结受累引起的下肢水肿。
【考点】子宫内膜癌的治疗原则☆☆
【难度】难

提问 1:【答案】ACDFH
【解析】子宫内膜癌较常见的病理组织学类型有:子宫内膜样腺癌、黏液性腺癌、浆液性腺癌、透明细胞癌、癌肉瘤、混合细胞腺癌、鳞状细胞癌、移行细胞癌、小细胞癌、未分化癌。燕麦细胞癌是肺小细胞癌。绒毛膜癌和胚胎癌属于卵巢生殖细胞肿瘤。
【考点】子宫内膜癌的组织学类型☆☆
【难度】中

提问 2:【答案】ABDEFG
【解析】CA125、CA19-9 为子宫内膜癌相关标记物。盆腔 MRI 有助于了解子宫病变的程度、输卵管和盆腔淋巴结的情况。病人有高血压病病史 10 余年,需行眼底检查,了解微血管受累情况;心脏彩超检查可以观察是否存在心脏的继发性病变,和胸部正位片一同评价机体耐受治疗的能力

C. 阴道镜　　D. 眼底检查
E. 心脏彩超　　F. 胸部正位片
G. 生化全套

提问 3:术后门诊定期随访,需要定期完成的相关检查有
A. CA125　　B. 胃镜
C. 肠镜　　D. 妇产科超声
E. 宫颈细胞学检查　　F. 妇科检查
G. 头颅 MRI

和风险。生化全套为术前常规检查。阴道镜为宫颈病变相关检查,与本案例无关。

【考点】子宫内膜癌的辅助检查☆☆

【难度】难

提问 3:【答案】ADEF

【解析】胃肠镜及头颅 MRI 与本病关联不大。

【考点】子宫内膜癌的随访检查☆☆

【难度】易

案例二:62 岁女性,孕 0 产 0,绝经 4 年,阴道少量出血 3 个月。其母亲、姐姐均患有乳腺癌。体格检查:BMI 25kg/m^2,血压 145/90mmHg。妇科检查:外阴、阴道正常,宫颈轻度糜烂、无接触性出血,宫体平位、稍大、稍软,形态正常,活动好,双侧附件无明显异常。辅助检查:尿常规:尿蛋白(-),尿糖(+)。血常规:白细胞 6.2×10^9/L,中性粒细胞 50%,血红蛋白 100g/L。

提问 1:为确诊,该病人可选的辅助检查有
A. MRI　　B. 分段诊刮
C. 宫颈脱落细胞学检查　　D. PET-CT
E. 子宫内膜抽吸活检　　F. 超声
G. 宫腔镜　　H. 阴道镜

提问 2:该病人所具有的该疾病的高危因素有
A. 不孕　　B. 肥胖
C. 乳腺癌家族史　　D. 绝经延迟
E. Lynch 综合征　　F. 贫血

提问 3:该疾病需进行鉴别诊断的病症有
A. 萎缩性阴道炎　　B. 浆膜下子宫肌瘤
C. 老年性子宫内膜炎　　D. 内生性宫颈癌
E. 卵巢囊肿　　F. 外阴癌
G. 输卵管癌　　H. 子宫内膜息肉

提问 1:【答案】BEG

【解析】子宫内膜组织病理学结果是诊断子宫内膜癌的金标准。分段刮宫、宫腔镜、子宫内膜抽吸活检是获取子宫内膜最常用最可靠的方法。

【考点】子宫内膜癌的辅助检查☆☆

【难度】中

提问 2:【答案】ABD

【解析】此题考查子宫内膜癌的高危因素,如不孕、肥胖、绝经延迟、Lynch 综合征、多囊卵巢综合征、使用外源性雌激素者、一级亲属有内膜癌者。该病人高危因素为不孕、肥胖、绝经延迟(52 岁以后绝经)。

【考点】子宫内膜癌患病的高危因素☆☆

【难度】中

提问 3:【答案】ACDGH

【考点】子宫内膜癌的鉴别诊断☆☆

【难度】易

案例三:53 岁女性,因"经期延长 5 年,不规则阴道出血 4 个月"入院。既往月经规律,周期 30 天,经期 4~5 天。近 5 年经期明显延长,经量同前,月经周期规律,周期 30 天,经期 10~15 天,未经诊治症状逐渐加重,近 4 个月呈阴道淋漓出血,量少于月经量,未见组织样物排出。体格检查:血压 156/100mmHg,肥胖体型。余未见明显异常。妇科检查:外阴已婚已产型,阴道通畅,阴道有少量血性分泌物,宫颈中度糜烂,举拉痛(-),触血(-),子宫前位,均匀性增大 8cm×7cm 大小,质软,双侧宫旁无增厚,双侧附件未及肿物。辅助检查:超声示子宫 6.8cm×6.5cm×5.6cm,内膜 15mm,反射欠均匀。双侧附件未见占位。肝肾功能、凝血功能正常,空腹血糖 6.30mmol/L。白细胞 4.36×10^9/L,中性粒细胞 69%,血红蛋白 98g/L,血小板 224×10^9/L。腹部超声显示轻度脂肪肝。正

常心电图。胸部X线检查未见明显异常。

提问1:针对本案例病人情况,下一步需要进行的相关检查有

A. 诊断性刮宫　B. 宫颈细胞学检查
C. AFP　D. 糖化血红蛋白
E. 眼底检查　F. 心脏彩超
G. 胃镜　H. 肠镜

提问1:【答案】ABDEF

【解析】诊断性刮宫可以确定子宫内膜病变。宫颈细胞学检查可以排除宫颈病变。高血压病需行眼底检查,了解微血管受累情况;心脏彩超检查可以观察是否存在心脏的继发性病变,评价机体耐受治疗的能力和风险。病人空腹血糖升高,需行糖化血红蛋白检测,确定是否合并糖尿病。AFP、胃肠镜与本病关联不大。

【考点】子宫内膜癌的辅助检查☆☆

【难度】难

提问2:病人围术期应注意的问题有

A. 术中严格无菌操作
B. 术中留取腹腔冲洗液
C. 术后注意预防下肢深静脉血栓及肺栓塞
D. 注意预防胃肠道功能紊乱
E. 术前纠正贫血

提问2:【答案】ABCDE

【考点】子宫内膜癌的围术期处理☆☆

【难度】易

案例四:56岁女性,绝经2年,因"阴道出血1月余伴下腹痛"入院。既往口服蜂王浆等保健品断续数年。体格检查未见明显异常。妇科检查:外阴已婚已产型,阴道通畅,阴道有少量血性分泌物,宫颈萎缩、光滑,子宫中位,如孕8^+周大小,质软,压痛不明显。双侧宫旁无增厚,双侧附件未及肿物。辅助检查:血常规:血红蛋白90g/L。超声提示子宫内膜6.8mm,内膜线不清晰。MRI:盆腔淋巴结肿大。初步诊断考虑子宫内膜癌。

提问1:该病人临床表现支持子宫内膜癌诊断的是

A. 绝经延迟(>52岁)
B. 绝经后不规则阴道出血
C. 下腹痛
D. 排便困难
E. 阴道排液

提问1:【答案】ABCE

【考点】子宫内膜癌的常见临床表现☆☆

【难度】易

提问2:该病人确定诊断后行开腹术,术中快速病理提示:盆腔淋巴结有转移。下列处理方案**不正确**的是

A. 全子宫全切术+双侧附件切除术
B. 筋膜外子宫全切术+双侧盆腔淋巴结清扫术+腹主动脉旁淋巴结清扫术+术后放化疗
C. 子宫全切术+双侧附件切除术+术后腹腔放置化疗药物
D. 子宫全切术+双侧附件切除术+术后放疗
E. 广泛性子宫全切术+双侧附件切除术+双侧盆腔淋巴结清扫术
F. 子宫全切术+中药治疗
G. 子宫全切术+靶向治疗
H. 广泛性子宫全切术+双侧盆腔淋巴结清扫术+术后化疗
I. 筋膜外子宫全切术+双侧盆腔淋巴结清扫术+孕激素治疗

提问2:【答案】ACDEFGHI

【解析】该病人术中快速病理提示:盆腔淋巴结有转移。手术需行筋膜外子宫全切术+双侧盆腔淋巴结、腹主动脉旁淋巴结清扫术+术后放化疗。

【考点】子宫内膜癌的治疗原则☆☆

【难度】难

第六节 子宫肉瘤

【A1 型题】

1. 关于子宫肉瘤诊断,不正确的是
A. 分段诊刮是有效的诊断方法
B. CT 或超声可以协助诊断
C. 病理检测可以确诊
D. 手术中肉眼检查可以协助诊断
E. 术前通过辅助检查可以确诊

1.【答案】E
【考点】子宫肉瘤的诊断方法☆☆
【难度】易

2. 关于子宫肉瘤的治疗,不恰当的是
A. 手术治疗为主
B. 对放疗敏感性高
C. 对化疗敏感性不高
D. 对复发或转移的晚期病人,可行姑息性放疗
E. 低度恶性子宫内膜间质肉瘤术后可辅助孕激素治疗

2.【答案】B
【解析】子宫平滑肌肉瘤对放疗敏感性低,主张尽量手术治疗。
【考点】子宫肉瘤的治疗☆☆
【难度】易

3. 下面关于子宫肉瘤的说法,不正确的是
A. 子宫肉瘤占子宫恶性肿瘤的 2%~5%
B. 多发年龄为 70 岁
C. 来源于子宫肌层、肌层内结缔组织和内膜间质
D. 恶性程度高
E. 对放疗、化疗不敏感

3.【答案】B
【解析】子宫肉瘤多发生在40~60岁。
【考点】子宫肉瘤的基本概念☆☆
【难度】易

4. 关于子宫肉瘤的描述,下列不正确的是
A. 子宫肉瘤可发生在宫颈或宫体
B. 子宫肉瘤最常见的类型为子宫平滑肌肉瘤
C. 手术是治疗的首选
D. 淋巴转移是子宫肉瘤的主要转移途径
E. 恶性中胚叶混合瘤也称癌肉瘤

4.【答案】D
【解析】子宫肉瘤最主要的转移途径为血行播散。
【考点】子宫肉瘤的组织发生和转移途径☆☆
【难度】易

5. 子宫肌瘤与子宫肉瘤的主要不同点是
A. 发病年龄　B. 临床症状　C. 组织来源
D. 肿瘤位置　E. 镜下结构

5.【答案】E
【解析】病理诊断是子宫肌瘤和子宫肉瘤的主要鉴别手段,子宫肌瘤没有细胞异形性、病理核分裂象和局部浸润坏死等表现,这些都是子宫肉瘤的镜下特征。
【考点】子宫肉瘤与肌瘤的鉴别要点☆☆
【难度】易

6. 子宫平滑肌肉瘤的主要病理诊断依据
A. 肿瘤细胞密集、核深染,无核分裂象
B. 肿瘤细胞丰富,排列成编织状,核分裂象 2 个 /10HPF
C. 肿瘤细胞大小、形状不一,无核分裂象
D. 肿瘤细胞具异型性,浸润生长,核分裂象 >10 个 /10HPF

6.【答案】D
【解析】镜检核分裂象达 10 个 /10HPF 及以上,细胞有明显异型性和凝固型坏死,即可诊断为子宫平滑肌肉瘤。
【考点】子宫平滑肌肉瘤的病理诊断☆☆
【难度】难

E. 少数细胞具异型性，核分裂象 <4 个 /10HPF

7. 子宫平滑肌肉瘤的大体标本特点**不包括**
A. 呈弥漫性生长
B. 与子宫肌层无明显界限
C. 剖面失去漩涡状结构
D. 常呈均匀一片或鱼肉状
E. 大多数不伴有出血、坏死

7.【答案】E
【解析】由于肿瘤生长迅速，可出现出血、坏死。
【考点】子宫平滑肌瘤的大体标本特点☆☆
【难度】易

8. 关于子宫内膜间质肉瘤说法**不正确**的是
A. 最常见的症状是阴道不规则出血
B. 子宫有不同程度的增大，早期妇科检查与子宫壁间肌瘤相似
C. 低级别子宫内膜间质肉瘤恶性程度低
D. 彩超通常提示血流高阻
E. 手术为主要治疗方法，术后辅助放化疗

8.【答案】D
【解析】子宫内膜间质肉瘤血供丰富，彩超血流提示低阻。
【考点】子宫内膜间质肉瘤的表现☆☆
【难度】易

9. 关于子宫内膜间质肉瘤治疗，**不正确**的是
A. Ⅰ期子宫内膜间质肉瘤术后可随访
B. 对高级别子宫内膜间质肉瘤术后可激素治疗
C. 手术以全子宫切除 + 双附件切除为主
D. 对低级别子宫内膜间质肉瘤术后可激素治疗
E. Ⅱ、Ⅲ期子宫内膜间质肉瘤可考虑全身治疗和 / 或外照射放疗

9.【答案】B
【解析】激素治疗仅适用于低级别子宫内膜间质肉瘤或激素受体(ER、PR)阳性的子宫平滑肌肉瘤。
【考点】子宫内膜间质肉瘤的治疗☆☆
【难度】易

10. 关于子宫癌肉瘤说法正确的是
A. 发病平均年龄为 40 岁
B. 没有明显的临床表现
C. 预后极差，5 年总体生存率为 10%
D. 首次手术范围包括子宫、附件、盆腔淋巴结及大网膜
E. 术后可予激素治疗

10.【答案】D
【解析】子宫癌肉瘤平均发病年龄为 70 岁(40~90 岁)；临床表现类似于子宫内膜癌，常表现为阴道出血；预后差，5 年总体生存率约为 30%；术后可辅助放化疗。
【考点】子宫癌肉瘤的特点☆☆
【难度】难

【A2 型题】

1. 60 岁女性，绝经 5 年，阴道不规则流血 2 月余，一般状态尚好。妇科检查：子宫约 6 周大小，质软；宫腔镜病理回报：低级别子宫内膜间质肉瘤，其最佳手术方式是
A. 子宫全切术
B. 子宫全切术 + 双附件切除术
C. 根治性子宫全切术
D. 根治性子宫全切术 + 双附件切除术
E. 子宫次全切除术

1.【答案】B
【考点】子宫肉瘤的治疗原则☆
【难度】易

2. 45 岁女性，发现子宫肌瘤 10 年，超声提示肌瘤约 6cm，因月经量大行腹腔镜子宫肌瘤切除术，术中开放式旋切碎瘤，术后病理回报：子宫平滑肌肉瘤，其诊断分期是

A. ⅠA 期　　B. ⅠB 期　　C. ⅡA 期
D. ⅡB 期　　E. Ⅲ期

2.【答案】E
【解析】开放式旋切碎瘤致使肿瘤播散。
【考点】子宫肉瘤的治疗原则☆
【难度】中

3. 44 岁女性，发现子宫肌瘤 10 年，超声提示肌瘤约 10cm，术中剖视：肿瘤与周围组织界限不清，质地糟脆，色灰白，可见局部出血坏死，镜下：平滑肌细胞增生活跃、排列紊乱，核异型性明显，核分裂象大于 10 个 /10 高倍视野，可见凝固型坏死。可能的诊断是

A. 低级别子宫内膜间质肉瘤
B. 高级别子宫内膜间质肉瘤
C. 子宫平滑肌肉瘤
D. 子宫肌瘤伴变性坏死
E. 恶性潜能未定型子宫平滑肌瘤

3.【答案】C
【解析】子宫平滑肌肉瘤的病理特点：大体标本表现为肿瘤体积较大，与周围组织界限不清，切面为均匀一致的鱼肉状或豆腐渣样结构，质地糟脆，色灰白，可见局部出血坏死；镜下表现为平滑肌细胞增生活跃、细胞大小不一致，排列紊乱，核异型性明显，核分裂象大于 10 个 /10 高倍视野，可见凝固型坏死☆☆
【考点】子宫平滑肌肉瘤的病理特点☆☆
【难度】易

4. 59 岁女性，超声提示宫腔内占位约 4cm×3cm，行子宫全切术 + 双附件切除术，术中剖视标本：肿瘤占据宫腔，侵肌 >1/2，病理回报：子宫腺肉瘤，该病人的病理分期

A. ⅠA 期　　B. ⅠB 期　　C. ⅡA 期
D. ⅡB 期　　E. ⅢA 期

4.【答案】B
【解析】子宫腺肉瘤侵肌 >1/2 为ⅠB 期。
【考点】子宫腺肉瘤的分期☆☆
【难度】易

5. 35 岁女性，超声子宫肌瘤 6cm×8cm，术中探查子宫增大如孕 9 周，左侧卵巢表面可见肿瘤大小约 2cm，阴道直肠陷凹可见糟脆病灶约 2cm×2cm，行子宫全切术 + 双附件切除术 + 肿瘤病灶切除术 + 盆腔及腹主动脉旁淋巴结清扫术，病理回报：子宫平滑肌肉瘤，该病人的病理分期

A. ⅠA 期　　B. ⅠB 期　　C. ⅡA 期
D. ⅡB 期　　E. ⅢA 期

5.【答案】D
【解析】子宫平滑肌肉瘤手术病理分期ⅡB 期，肿瘤侵犯子宫及盆腔组织受累。
【考点】子宫平滑肌肉瘤的分期☆☆
【难度】易

6. 女性 43 岁，肥胖，因子宫肌瘤行手术。术中探查子宫增大如孕 9 周，阴道直肠陷凹可见糟脆病灶约 3cm×2cm，行子宫全切术 + 双附件术 + 肿瘤病灶切除术 + 盆腔及腹主动脉旁淋巴结清扫术，病理回报：子宫平滑肌肉瘤，ER、PR(+)，淋巴结未见异常，该病人的治疗**不正确**的是

A. 术后每 3~6 个月随访一次
B. 每年需进行影像学评估
C. 术后予醋酸甲羟孕酮治疗
D. 术后予放疗
E. 术后予化疗

6.【答案】C
【解析】低级别子宫内膜间质肉瘤术后可行内分泌治疗，常用药物包含大剂量孕激素及芳香化酶抑制剂，子宫平滑肌肉瘤的术后辅助治疗不包括内分泌治疗，因此选项 C 错误。
【考点】子宫平滑肌肉瘤的治疗原则☆☆
【难度】难

7. 47 岁女性，发现阴道内脱出物 2 个月，妇科检查宫颈外口可见质软息肉样赘生物约 4cm×3cm，表面可见破溃，行宫腔镜下肿物切除，镜下：子宫内膜间质细胞增生，轻度核异型，可见侵犯肌层及淋巴血管间隙，肿瘤细胞坏死少见。免疫组化 ER（+）、PR（+）、CD10（+）。可能的诊断是
A. 低级别子宫内膜间质肉瘤
B. 高级别子宫内膜间质肉瘤
C. 子宫平滑肌肉瘤
D. 子宫肌瘤伴变性坏死
E. 恶性潜能未定型子宫平滑肌瘤

7.【答案】A
【解析】低级别子宫内膜间质肉瘤的临床表现和病理特点如病例所述。
【考点】低级别子宫内膜间质肉瘤的病理特点☆☆
【难度】易

8. 48 岁女性，发现阴道内脱出物 2 个月，妇科检查宫颈外口可见质软息肉样赘生物约 8cm×9cm，表面可见破溃，行宫腔镜下肿物切除，镜下：子宫内膜间质细胞增生活跃，肿瘤细胞呈梭形或多角形，异型性明显，核分裂象大于 20 个 /10HPF，瘤细胞侵犯肌层大于 1/2，免疫组化 ER（-）、PR（-）、CD10（-）。可能的诊断是
A. 低级别子宫内膜间质肉瘤
B. 高级别子宫内膜间质肉瘤
C. 子宫平滑肌肉瘤
D. 子宫肌瘤伴变性坏死
E. 恶性潜能未定型子宫平滑肌瘤

8.【答案】B
【解析】高级别子宫内膜间质肉瘤的病理特点如病例所述。
【考点】高级别子宫内膜间质肉瘤的病理特点☆☆
【难度】易

9. 46 岁女性，发现子宫肌瘤 2 年，阴道不规则出血 2 个月。盆腔彩超提示子宫形态不规则，子宫肌壁间肿瘤大小约 8cm×9cm×6cm，与子宫肌壁界限不清，肿瘤血流低阻。盆腔 MR 提示：子宫肌壁间肿瘤与肌壁界限不清，血供丰富，盆腔未见明显肿大淋巴结。可能的诊断是
A. 子宫平滑肌瘤　　B. 子宫平滑肌肉瘤
C. 子宫腺肌病　　D. 子宫内膜息肉
E. 子宫内膜癌

9.【答案】B
【解析】子宫壁间肿瘤与肌壁分界不清，且血供丰富，肿瘤迅速增大，应高度警惕肉瘤。
【考点】子宫平滑肌肉瘤与肌瘤鉴别点☆☆
【难度】易

10. 42 岁女性，因子宫肌瘤行剖腹探查 + 子宫全切术，术中未探及盆腔组织异常。病理回报：子宫平滑肌肉瘤，大小 6cm×4cm，免疫组化 ER（++）、PR（++）。该病人的 FIGO 分期可能为
A. ⅠA 期　　B. ⅠB 期　　C. ⅡA 期
D. ⅡB 期　　E. ⅢA 期

10.【答案】B
【解析】肿瘤ⅠB 期：肿瘤局限于子宫体，直径 >5cm。
【考点】子宫平滑肌肉瘤的 FIGO 分期☆☆
【难度】易

11. 女性 55 岁，低级别子宫内膜间质肉瘤ⅠA 期，术后需要进行的治疗是
A. 激素治疗　　B. 紫杉醇 + 顺铂化疗

11.【答案】A
【解析】低级别子宫内膜间质肉瘤是雌激素依赖性肿瘤，ⅠA 期术后可辅助孕激素治疗，无需放化疗。
【考点】早期子宫内膜间质肉瘤的治疗☆☆
【难度】易

C. 吉西他滨 + 多烯紫杉醇化疗　　D. 外照射放疗
E. 激素替代治疗

12. 54 岁女性，子宫平滑肌肉瘤ⅡA 期术后，拟进行的下一步治疗是
A. 紫杉醇 + 顺铂（TP）化疗
B. 吉西他滨 + 多烯紫杉醇化疗
C. 激素治疗
D. 激素替代
E. 随访

12.【答案】B
【解析】子宫平滑肌肉瘤的推荐化疗方案为吉西他滨 + 多烯紫杉醇。
【考点】子宫平滑肌肉瘤的治疗原则☆☆
【难度】难

13. 60 岁女性，高级别子宫内膜间质肉瘤ⅢA 期，术后需要的进一步治疗是
A. 孕激素治疗　　B. 化疗
C. 外照射放疗　　D. 化疗 + 外照射放疗
E. 除 A 以外的所有治疗

13.【答案】E
【解析】高级别子宫内膜间质肉瘤 ER、PR 均为阴性。
【考点】高级别子宫内膜间质肉瘤的治疗原则☆☆
【难度】易

14. 女性 46 岁，发现子宫肌瘤 5 年余，近期迅速增大 2 个月，伴有阴道不规则出血，该病人最可能的疾病是
A. 子宫平滑肌瘤　　B. 子宫平滑肌肉瘤
C. 子宫内膜息肉　　D. 子宫异常出血
E. 子宫内膜癌

14.【答案】B
【考点】子宫平滑肌肉瘤的临床特点☆☆
【难度】易

15. 50 岁女性，子宫肉瘤Ⅰ期首选的治疗措施
A. 扩大子宫全切术 + 双附件切除术
B. 子宫全切术
C. 广泛性子宫全切术 + 盆腔淋巴结清扫术
D. 子宫全切术 + 双附件切除术
E. 广泛性子宫全切术 + 盆腔淋巴结清扫术 + 腹主动脉旁淋巴结活检术

15.【答案】D
【考点】子宫肉瘤的治疗方案☆☆
【难度】易

16. 44 岁女性，因发现阴道内脱出物活检后提示子宫内膜间质肉瘤，行子宫全切术 + 双附件切除术，术后病理回报：肿瘤大小约 6cm×8cm，肿瘤侵犯肌层 >1/2，侵犯宫颈间质，阴道穹窿断端未见肿瘤侵犯，双附件、盆腔淋巴结及腹膜未见肿瘤。该病人的分期
A. ⅠA 期　　B. ⅠB 期　　C. ⅡA 期
D. ⅡB 期　　E. ⅢA 期

16.【答案】B
【考点】子宫内膜间质肉瘤的分期☆☆
【难度】易

【A3/A4 型题】

（1~4 题共用题干）
44 岁女性，近半年来阴道不规则出血，查体：子宫增大如孕 9 周

大小。

1. 下列哪项影像学检查应该首选
A. 下腹部及盆腔 CT
B. 盆腔三维彩超
C. 下腹部及盆腔 MR
D. 腹部平片
E. PET-CT

1.【答案】B
【解析】盆腔超声检查对子宫及内膜有重要意义。
【考点】异常子宫出血的诊断方法☆☆
【难度】易

2. 盆腔彩超提示子宫形态不规则，子宫肌壁间肿瘤大小约 8cm×9cm×6cm，与子宫肌壁界限不清，肿瘤血流低阻。盆腔 MR 提示：子宫肌壁间肿瘤与肌壁界限不清，血供丰富，盆腔未见明显肿大淋巴结。可能的诊断是
A. 子宫平滑肌瘤
B. 子宫肉瘤
C. 子宫腺肌病
D. 子宫内膜息肉
E. 子宫内膜癌

2.【答案】B
【解析】子宫壁间肿瘤与肌壁分界不清，且血供丰富，肿瘤迅速增大，应高度警惕肉瘤。
【考点】子宫肉瘤的影像学表现☆☆
【难度】易

3. 行剖腹探查 + 子宫全切术，术中未探及盆腔组织异常。病理回报：子宫平滑肌肉瘤，ER（++）、PR（++）。请问，该病人的 FIGO 分期可能为
A. ⅠA 期
B. ⅠB 期
C. ⅡA 期
D. ⅡB 期
E. ⅢA 期

3.【答案】B
【解析】肿瘤局限于子宫，直径>5cm。
【考点】子宫平滑肌肉瘤的 FIGO 分期☆☆
【难度】易

4. 该病人的下一步治疗是
A. 术后密切随访
B. 再次手术切除双附件
C. 再次手术切除双附件 + 盆腔淋巴结
D. 术后予吉西他滨 + 多烯紫杉醇化疗
E. 外照射放疗

4.【答案】A
【解析】早期子宫平滑肌肉瘤手术考虑为经腹子宫全切术，是否切除卵巢及淋巴结均存在争议，绝经前病人可考虑保留卵巢。
【考点】子宫平滑肌肉瘤的治疗☆☆
【难度】中

（5~8 题共用题干）
女性 35 岁，发现子宫肌瘤 10 年，近 1 年肌瘤增长迅速，伴有阴道不规则出血。

5. 该病人需要检查的项目**不包括**
A. 血常规
B. 凝血分析
C. 妇科彩超
D. 盆腹 CT
E. 血激素测定

5.【答案】E
【考点】术前准备☆☆
【难度】易

6. 妇科彩超提示子宫内膜不均匀增厚约 1.4cm，子宫肌壁间肿瘤大小约 8cm。下一步首选的诊疗措施是
A. 完善盆腹腔 CT
B. 宫腔镜检查 + 诊断性刮宫
C. 子宫肌瘤切除术
D. 子宫全切术
E. 子宫全切术 + 双附件切除术

6.【答案】B
【解析】阴道不规则出血伴有子宫内膜增厚，应首选除外内膜病变。
【考点】鉴别异常子宫出血☆☆
【难度】易

7. 诊断性刮宫病理内膜为增生期子宫内膜,行腹腔镜下子宫肌瘤切除后将碎瘤取出,术后病理回报子宫平滑肌肉瘤,下一步处理**不正确**的是
A. 病理专家会诊
B. 盆腹腔 CT 扫描
C. 再次手术切除全子宫 + 双附件,及可疑病灶
D. 可以随访
E. 辅助激素治疗

7.【答案】D
【解析】腹腔镜术中肿瘤剔除后碎瘤出现,子宫肉瘤病理分期升级。
【考点】子宫平滑肌肉瘤的治疗☆☆
【难度】中

8. 再次手术术中探查:子宫直肠陷凹内可见糟脆肿物范围约 3cm×2cm,盆腔腹膜可见散在小病灶大小 0.3cm~0.8cm。下一步治疗**不正确**的是
A. 子宫全切术 + 双附件切除术
B. 切除子宫外的可疑病灶
C. 术后辅助放疗
D. 术后辅助化疗
E. 切除子宫后随访

8.【答案】E
【解析】旋切肿瘤后造成肿瘤分期医源性升级。
【考点】子宫肉瘤的治疗☆☆
【难度】难

(9~12 题共用题干)
女性,49 岁,近一年出现阴道不规则出血,偶伴有下腹部疼痛。既往乳腺癌病史,口服他莫昔芬治疗。

9. 该病人下一步检查**不需要**的是
A. 妇科检查
B. 妇科彩超
C. PET-CT
D. 血常规
E. 宫颈防癌涂片

9.【答案】C
【考点】子宫肉瘤临床表现及发病高危因素☆
【难度】易

10. 妇科检查:宫颈外口可见脱出息肉样组织大小约 4cm×5cm,质软,表面可见破溃,子宫饱满,双附件区未及明显异常。彩超提示:阴道内可见肿瘤约 5cm,蒂部位于子宫左侧壁,与子宫浆膜界限不清,肿瘤血供丰富,提示子宫肉瘤待排。下一步的处理
A. 剖腹探查术
B. 子宫全切术 + 双附件切除术
C. 诊断性刮宫 + 宫腔镜检查
D. 子宫全切术
E. 宫颈息肉摘除术

10.【答案】C
【考点】子宫肉瘤的诊断☆
【难度】易

11. 病理回报:低级别子宫内膜间质肉瘤,**不可能**出现的情况
A. ER、PR 阳性
B. CD10 阳性
C. 肿瘤细胞轻度核异型
D. 核分裂象大于 10 个 /10HPF
E. 以侵犯肌层的淋巴脉管间隙为特征

11.【答案】D
【解析】低级别子宫内膜间质肉瘤,ER、PR、CD10 属于特异性表达,核分裂象大于 10 个 /10HPF 考虑高级别子宫内膜间质肉瘤。
【考点】子宫内膜间质肉瘤的病理特点☆☆
【难度】难

12.【答案】C

【解析】该病人分期为ⅡA 期，术后治疗为激素治疗 ± 外照射放疗。

【考点】低级别子宫内膜间质肉瘤的治疗☆☆

【难度】中

提问 1:【答案】B

【解析】该病人子宫内膜间质肉瘤病灶局限于宫体，有肌层侵犯，但肌层浸润 <1/2，故分期为ⅠB 期。

【考点】子宫内膜间质肉瘤的分期☆☆

【难度】易

提问 2:【答案】AB

【考点】子宫内膜间质肉瘤的治疗☆☆

【难度】易

1.【答案】E

【解析】黄素囊肿为生理性卵巢囊肿，为排卵后卵泡壁塌陷形成，功能持续 14 天，黄体萎缩后月经来潮，黄素囊肿消失。多囊卵巢为卵巢皮质内多个不成熟卵泡及闭锁卵泡，无成熟卵泡生成及排卵，为内分泌疾病。卵巢畸胎瘤为卵巢生殖细胞肿瘤。单纯性浆液性囊腺瘤及卵巢子宫内膜异位囊肿为卵巢上皮性肿瘤。

【考点】卵巢肿瘤的类型☆☆

【难度】易

2.【答案】C

【解析】卵泡膜细胞瘤属于卵巢性索间质肿瘤，良性多见，恶性较少见。无性细胞瘤为卵巢生殖细胞恶性肿瘤，好发于青春期及生育期妇女，中度恶性，对放疗敏感。颗粒细胞瘤属于性索间质肿瘤，属低度恶性，肿瘤能分泌雌激素，常合并子宫内膜增生，预后较好，但有晚期复发倾向。库肯勃瘤是一种特殊的卵巢转移性腺癌，原发部位在胃肠道，肿瘤为双侧性，中等大，切面实性，胶质样。内胚窦瘤属卵巢生殖细胞肿瘤，多为单侧，可产生甲胎蛋白，恶性程度高，生长迅速，易早期转移，预后差，对化疗十分敏感。

【考点】卵巢肿瘤的组织学分类☆☆

【难度】中

12. 术中探查：子宫饱满，右侧卵巢表面可见肿瘤病灶大小约 2cm，余腹膜及盆腔淋巴结未见异常。下一步治疗不正确的是

A. 术后激素治疗

B. 术后激素治疗 + 外照射放疗

C. 术后激素治疗 + 化疗

D. 术后前 3 年内每 4~6 个月随访一次

E. 术后每年行 1~2 次影像学检查，连续 5 年

【案例分析题】

案例：41 岁女性，主因“月经紊乱 1 年，水样白带 1 个月”入院。平素月经规律，周期 30 天，经期 5 天，量中，无痛经，规律体检。近 1 年出现阴道不规则出血，量时多时少，偶伴有头晕，近 1 个月阴道分泌物呈水样。妇科检查：宫颈外口可见脱出物约 8cm×7cm，子宫均匀增大，如孕 8 周大小，无压痛。妇科彩超提示赘生物蒂部位于宫腔，血流低阻。肿瘤标记物未见明显异常。行赘生物切除后病理回报：子宫内膜间质肉瘤，低度恶性。再次行次广泛性子宫全切术 + 双附件切除术 + 盆腔淋巴结清扫术，术后病理发现肿瘤侵犯肌层 1/3，ER(强阳性)、PR(强阳性)，无淋巴结转移。

提问 1：该病人的诊断是

A. 低级别子宫内膜间质肉瘤ⅠA 期

B. 低级别子宫内膜间质肉瘤ⅠB 期

C. 低级别子宫内膜间质肉瘤ⅡA 期

D. 低级别子宫内膜间质肉瘤ⅡB 期

E. 低级别子宫内膜间质肉瘤ⅠC 期

F. 低级别子宫内膜间质肉瘤ⅢA 期

提问 2：该病人的进一步治疗是

A. 随访　　B. 激素治疗

C. 辅助化疗　　D. 辅助放疗

E. 辅助放化疗　　F. 靶向治疗

第七节　卵巢良性肿瘤

【A1 型题】

1. 下列为卵巢生理性肿物是

A. 多囊卵巢综合征　　B. 输卵管卵巢囊肿

C. 单纯性浆液性囊腺瘤　　D. 卵巢子宫内膜异位囊肿

E. 黄素囊肿

2. 属于卵巢良性肿瘤的是

A. 无性细胞瘤　　B. 颗粒细胞瘤

C. 卵泡膜细胞瘤　　D. 库肯勃瘤

E. 内胚窦瘤

3. 卵巢肿瘤中，以下组织学类型最多见的是
A. 生殖细胞肿瘤
B. 上皮性肿瘤
C. 性索间质肿瘤
D. 间皮性肿瘤
E. 转移性肿瘤

4. 属于卵巢上皮性肿瘤的是
A. 浆液性囊腺瘤
B. 无性细胞瘤
C. 内胚窦瘤
D. 颗粒细胞瘤
E. 畸胎瘤

5. 对于体腔上皮来源的肿瘤，恰当的是
A. 常具有内分泌功能
B. 向胚外结构分化形成内胚窦瘤
C. 来源于原始体腔的间叶组织
D. 具有分化为各种苗勒上皮的潜能
E. 向宫颈黏膜分化形成浆液性肿瘤

6. 卵巢浆液性囊腺瘤囊壁覆盖的是
A. 复层鳞状上皮
B. 多层立方上皮
C. 多层腺上皮
D. 单层移行上皮
E. 单层柱状上皮

7. 常见的多房性卵巢肿瘤是
A. 浆液性囊腺瘤　　B. 黏液性囊腺瘤
C. 良性畸胎瘤　　D. 卵泡膜细胞瘤
E. 颗粒细胞瘤

8. 关于黏液性囊腺瘤病理特点，**错误**的是
A. 体积较大
B. 多为双侧
C. 占卵巢良性肿瘤的 20%
D. 多房性，囊内充满胶冻样黏液
E. 囊内很少有乳头生长

3.【答案】B
【解析】卵巢肿瘤的组织类型繁多，但在不同年龄组分布有所不同。卵巢上皮性肿瘤为最常见的卵巢肿瘤，占原发性卵巢肿瘤的 50%~70%，多见于中老年妇女。卵巢生殖细胞肿瘤占卵巢肿瘤的 20%~40%，多见于年轻女性及幼女。卵巢性索间质肿瘤占卵巢肿瘤的 4.3%~6%，此类肿瘤常有内分泌功能，又称为卵巢功能性肿瘤。卵巢转移性肿瘤占卵巢肿瘤的 5%~10%。
【考点】卵巢肿瘤的组织学分类☆☆
【难度】易

4.【答案】A
【解析】卵巢上皮性肿瘤包括：浆液性肿瘤、黏液性肿瘤、子宫内膜样肿瘤、透明细胞肿瘤、移行细胞肿瘤、鳞状细胞肿瘤和未分化肿瘤。卵巢性索间质肿瘤包括：颗粒细胞瘤、卵泡膜细胞瘤、纤维瘤、支持细胞 - 间质细胞瘤。卵巢生殖细胞肿瘤包括：畸胎瘤、无性细胞瘤、卵黄囊瘤 / 内胚窦瘤。
【考点】卵巢肿瘤的组织学分类☆☆
【难度】易

5.【答案】D
【解析】卵巢上皮性肿瘤来源于卵巢表面的表面上皮，表面上皮来自原始体腔上皮，具有分化为各种苗勒上皮的潜能，向输卵管上皮分化，形成浆液性肿瘤；向宫颈黏膜分化，形成黏液性肿瘤；向子宫内膜分化，形成子宫内膜样肿瘤。
【考点】卵巢上皮性肿瘤的起源☆☆
【难度】中

6.【答案】E
【解析】卵巢浆液性囊腺瘤镜下见囊壁为纤维结缔组织，内衬单层柱状上皮。交界性浆液性囊腺瘤镜下见上皮复层不超过 3 层，细胞核轻度异型，核分裂象 <1/HP，无间质浸润，预后好。浆液性囊腺癌镜下见囊壁上皮明显增生，复层排列，一般在 4 层以上，癌细胞为立方形或柱状，细胞异型明显，并向间质浸润。
【考点】卵巢浆液性肿瘤的组织学☆☆
【难度】易

7.【答案】B
【解析】黏液性囊腺瘤多为单侧，体积较大，切面常为多房，囊腔内充满胶冻样黏液，囊内很少有乳头生长。浆液性囊腺瘤多为单侧，球形，大小不等，表面光滑，囊性，壁薄，囊内充满淡黄色清亮液体。畸胎瘤多为单房，腔内充满油脂和毛发，有时可见牙齿或骨质。卵泡膜细胞瘤多为单侧，圆形、卵圆形或分叶状，切面为实性、灰白色。颗粒细胞瘤多为单侧，圆形或椭圆形，呈分叶状，表面光滑，实性或部分囊性。
【考点】卵巢肿瘤的组织学☆☆
【难度】中

8.【答案】B
【解析】黏液性囊腺瘤占卵巢良性肿物的 20%，多为单侧，圆形或卵圆形，体积较大，表面光滑，灰白色。切面常为多房，囊腔内充满胶冻样黏液，囊内很少有乳头生长。
【考点】卵巢黏液性囊腺瘤的病理特点☆☆
【难度】中

9. 下列皮样囊肿的叙述，错误的是
A. 是最常见的卵巢生殖细胞肿瘤
B. 多见于青少年
C. 单侧多见
D. 肿瘤可含外、中、内三胚层组织
E. 不会恶变

9.【答案】E
【解析】成熟畸胎瘤又称为皮样囊肿，属良性肿瘤，占卵巢生殖细胞肿瘤85%~97%。可发生于任何年龄，以20~40岁居多。多为单侧，双侧占10%~17%。中等大小，呈圆形或卵圆形，壁光滑，质韧。多为单房，腔内充满油脂及毛发，有时可见牙齿或骨骼。囊壁内层为复层鳞状上皮。肿瘤可含外、中、内胚层组织。成熟囊性畸胎瘤恶变率2%~4%，多见于绝经后妇女，"头节"的上皮易恶变，形成鳞状细胞癌，预后差。
【考点】卵巢成熟畸胎瘤的特点☆☆
【难度】中

10. 下列不属于生殖细胞肿瘤的是
A. 内胚窦瘤
B. 睾丸母细胞瘤
C. 畸胎瘤
D. 无性细胞瘤
E. 皮样囊肿

10.【答案】B
【解析】卵巢生殖细胞肿瘤包括：畸胎瘤(成熟畸胎瘤又称为皮样囊肿)、无性细胞瘤、卵黄囊瘤/内胚窦瘤。睾丸母细胞瘤属于卵巢性索间质肿瘤。
【考点】卵巢肿瘤的组织分类☆☆
【难度】易

11. 下列肿瘤属于性索间质肿瘤的是
A. 库肯勃瘤
B. 浆液性囊腺瘤
C. 无性细胞瘤
D. 畸胎瘤
E. 颗粒细胞瘤

11.【答案】E
【解析】卵巢性索间质肿瘤包括：颗粒细胞瘤、卵泡膜细胞瘤、纤维瘤、支持细胞-间质细胞瘤。库肯勃瘤属于卵巢转移性肿瘤。浆液性囊腺瘤属于上皮性肿瘤。无性细胞瘤及畸胎瘤属于生殖细胞肿瘤。
【考点】卵巢肿瘤的组织分类☆☆
【难度】易

12. 关于卵巢性索间质肿瘤说法，错误的是
A. 性索向上皮分化形成颗粒细胞瘤
B. 来源于原始体腔的内胚叶组织
C. 常具有内分泌功能，故又称功能性卵巢肿瘤
D. 性索向间质分化形成卵泡膜细胞瘤
E. 可向男女两性分化

12.【答案】B
【解析】卵巢性索间质肿瘤来源于原始性腺中的性索及间质组织，占卵巢肿瘤4.3%~6%。性索向上皮分化形成颗粒细胞瘤或支持细胞瘤；向间质分化形成卵泡膜细胞瘤或间质细胞瘤。此类肿瘤常有内分泌功能，故又称为卵巢功能性肿瘤。颗粒细胞瘤能分泌雌激素；支持细胞-间质细胞瘤又称为睾丸母细胞瘤，具有男性化作用。
【考点】卵巢性索间质肿瘤的特点☆☆
【难度】中

13. 关于颗粒细胞瘤，错误的是
A. 是一种高度恶性肿瘤
B. 好发年龄为45~55岁
C. 肿瘤呈实性或部分囊性
D. 能分泌雌激素
E. 镜下颗粒细胞呈菊花样排列

13.【答案】A
【解析】颗粒细胞瘤属于性索间质肿瘤，属低度恶性肿瘤，可发生于任何年龄，高峰为45~55岁。肿瘤能分泌雌激素，常合并子宫内膜增生。肿瘤多为单侧，圆形或椭圆形，分叶状，表面光滑，实性或囊实性，切面组织脆而软，伴出血、坏死灶。镜下见颗粒细胞环绕呈小圆形囊腔，菊花样排列、中心含嗜伊红物质及核碎片。预后较好，5年生存率达80%以上，但有晚期复发倾向。
【考点】颗粒细胞肿瘤特点☆☆
【难度】中

14. 下列卵巢纤维瘤的描述，错误的是
A. 多见于中年妇女
B. 单侧多见
C. 可伴有腹水或胸水
D. 手术切除肿瘤后，胸水、腹水不能消失
E. 是一种良性卵巢肿瘤

14.【答案】D
【解析】卵巢纤维瘤是一种良性卵巢肿瘤，占卵巢肿瘤2%~5%，多见于中年妇女，单侧居多，中等大小，实性、坚硬，表面光滑或结节状，切面灰白色。镜下见由梭形瘤细胞组成，排列呈编织状。纤维瘤伴有腹腔积液或胸腔积液者，称为梅格斯综合征(Meigs syndrome)，手术切除肿瘤后，胸腔积液、腹腔积液自行消失。
【考点】卵巢纤维瘤的特点☆☆
【难度】中

15. 卵巢库肯勃瘤原发部位是
A. 子宫　B. 乳腺
C. 胃肠道　D. 宫颈
E. 输卵管

16. AFP 最常用于哪种卵巢肿瘤的诊断
A. 晚期上皮癌　B. 原发绒癌
C. 畸胎瘤　D. 内胚窦瘤
E. 无性细胞瘤

17. 下列疾病中，与雌激素无关的是
A. 子宫内膜癌　B. 子宫内膜增生过长
C. 卵巢颗粒细胞瘤　D. 卵巢无性细胞瘤
E. 子宫肌瘤

18. 能引起子宫内膜增生的卵巢肿瘤是
A. 皮样囊肿　B. 纤维瘤
C. 卵泡膜细胞瘤　D. 内胚窦瘤
E. 浆液性囊腺瘤

19. 能分泌雄激素的疾病为
A. 库肯勃瘤
B. 卵泡膜细胞瘤
C. 绒毛膜癌
D. 卵巢支持细胞 - 间质细胞瘤
E. 内胚窦瘤

20. 卵巢肿瘤病人腹部 X 线检查显示牙齿或骨骼，最可能的诊断是
A. 畸胎瘤　B. 纤维瘤
C. 库肯勃瘤　D. 甲状腺肿
E. 内胚窦瘤

21. 最常用于诊断卵巢肿瘤的辅助手段是
A. CT 检查　B. 腹部平片
C. 超声　D. 腹腔镜检查
E. 细胞学检查

22. 鉴别巨大卵巢囊肿与腹腔积液，最有价值的检查是
A. 腹部触诊　B. 腹部叩诊
C. 腹部 X 线检查　D. 腹部胃肠钡餐透视
E. 盆腹腔超声检查

15.【答案】C
【解析】卵巢库肯勃瘤即印戒细胞癌，是一种特殊的卵巢转移性腺癌，原发部位在胃肠道，肿瘤为双侧性，中等大，多保持卵巢原状或肾形，一般无粘连，切面实性，胶质样，镜下见典型印戒细胞，能产生黏液。
【考点】卵巢库肯勃瘤的特点☆☆
【难度】易

16.【答案】D
【解析】内胚窦瘤 / 卵黄囊瘤可产生甲胎蛋白(AFP)。
【考点】卵巢肿瘤的分泌功能☆☆
【难度】易

17.【答案】D
【解析】子宫内膜癌、子宫内膜增生过长、子宫肌瘤的发生均与雌激素相关；颗粒细胞瘤具有分泌雌激素的功能。
【考点】卵巢肿瘤的分泌功能、雌激素相关疾病☆☆
【难度】易

18.【答案】C
【解析】卵泡膜细胞瘤属于卵巢性索间质肿瘤，常与颗粒细胞瘤同时存在，也可单一成分，恶性较少见，良性多为单侧，圆形、卵圆形或分叶状，切面为实性，灰白色。常合并子宫内膜增生甚至子宫内膜癌。
【考点】卵巢肿瘤的分泌功能☆☆
【难度】中

19.【答案】D
【解析】卵泡膜细胞瘤可分泌雌激素，绒毛膜癌可分泌绒毛膜促性腺激素，卵巢支持细胞 - 间质细胞瘤可分泌雄激素，内胚窦瘤分泌甲胎蛋白。
【考点】卵巢肿瘤的分泌功能☆☆
【难度】中

20.【答案】A
【解析】成熟畸胎瘤又称为皮样囊肿，属良性肿瘤，多为单侧，腔内充满油脂及毛发，有时可见牙齿或骨骼。
【考点】畸胎瘤的特点☆☆
【难度】易

21.【答案】C
【解析】超声为卵巢肿瘤的常用辅助检查手段。
【考点】卵巢肿瘤的辅助检查☆☆
【难度】易

22.【答案】E
【解析】超声为卵巢肿瘤的常用辅助检查手段。
【考点】卵巢肿瘤的辅助检查☆☆
【难度】易

23.【答案】D

【解析】卵巢良性肿瘤通常病程长，生长缓慢；肿物多为单侧，活动度好，囊性，边界清楚，表面光滑；通常不伴有腹腔积液。恶性肿瘤病程短，生长迅速；多为双侧，固定，实性或囊实性，表面不平，结节状；常有腹腔积液，多为血性，可查到癌细胞，一般情况差，晚期可伴有恶病质。卵巢上皮性癌多见于中老年妇女。

【考点】卵巢良恶性肿瘤的鉴别☆☆

【难度】中

24.【答案】B

【解析】除B外，余均为卵巢恶性肿瘤的超声表现。

【考点】卵巢良恶性肿瘤的鉴别☆☆

【难度】中

25.【答案】B

【解析】卵巢畸胎瘤中等大小，壁光滑，活动度好，内含油脂及毛发，重心偏于一侧，易发生蒂扭转。卵巢畸胎瘤有恶变、破裂、感染可能，但发生概率较低。腹水为肿瘤恶变后临床表现，不是卵巢畸胎瘤的并发症。

【考点】卵巢肿瘤的并发症☆☆

【难度】易

26.【答案】B

【解析】卵巢肿瘤的并发症包括蒂扭转、破裂、感染、恶变。红色变是子宫肌瘤发生的变性，不是卵巢囊肿的并发症。

【考点】卵巢肿瘤的并发症☆☆

【难度】易

27.【答案】A

【解析】卵巢瘤样病变又称非赘生性卵巢囊肿，多发生在育龄妇女，包括滤泡囊肿、黄体囊肿，为生理性囊肿，绝大多数可于两个月内自行消失，不需特殊处理。B、C、D、E选项为卵巢肿瘤的手术指征。

【考点】卵巢肿瘤的治疗原则☆☆

【难度】中

1.【答案】E

【解析】卵泡膜细胞瘤属于卵巢性索间质肿瘤，具有内分泌功能，可分泌雌激素，青春期前女性病人可出现性早熟，生育年龄病人出现月经紊乱，绝经后病人则有不规则阴道流血，常合并子宫内膜增生，甚至发生癌变。

【考点】卵巢卵泡膜细胞瘤的特点☆☆

【难度】中

23. 下列不是卵巢良性肿瘤特征的是

A. 肿物边界清楚

B. 多无腹水

C. 生长缓慢

D. 多见于青春期或绝经后妇女

E. 肿物多为囊性壁薄

24. 卵巢良性肿瘤的声像图特点是

A. 肿块形态不规则，边界不整，实性部分回声不均

B. 肿块多为囊性，内回声较单纯，囊内分割薄而均匀规则，内壁光滑

C. 多伴腹水

D. CDFI示肿块内部及周边血供丰富，呈高速低阻频谱，RI<0.5

E. 多伴骨转移

25. 卵巢畸胎瘤最常见的并发症为

A. 恶变　　B. 蒂扭转　　C. 腹水

D. 破裂　　E. 感染

26. 下列不是卵巢肿瘤并发症的是

A. 蒂扭转　　B. 红色变

C. 恶变　　D. 破裂

E. 感染

27. 下列不是卵巢肿瘤手术指征的是

A. 卵巢瘤样病变

B. 卵巢囊肿直径>5cm

C. 卵巢肿瘤合并感染用抗生素后持续发热

D. 卵巢肿瘤蒂扭转

E. 卵巢肿瘤破裂

【A2型题】

1. 女性，56岁，绝经7年出现阴道不规则出血1个月。妇科检查：右附件区可及直径5cm肿物，阴道脱落细胞学显示雌激素高度影响，子宫内膜活检为单纯型增生。最可能的诊断是

A. 右卵巢浆液性囊腺瘤

B. 右卵巢纤维瘤

C. 右卵巢黏液性囊腺瘤

D. 右卵巢皮样囊肿

E. 右卵巢卵泡膜细胞瘤

2. 女性,20岁,未婚,手术切除卵巢肿瘤,术后病理报告为浆液性囊腺瘤。该卵巢肿瘤的来源是
A. 间质细胞 B. 表面上皮
C. 颗粒细胞 D. 卵泡内膜细胞
E. 卵泡外膜细胞

3. 女性,30岁,8年前左下腹有一拳大肿物,逐渐增大,现已达妊娠28周大小,仍能进行家务活动。最可能的诊断是
A. 良性囊性畸胎瘤
B. 浆液性囊腺瘤
C. 黏液性囊腺瘤
D. 颗粒细胞瘤
E. 卵泡膜细胞瘤

4. 女性,18岁,未婚,超声检查发现左附件区7cm×6cm×5cm囊实混合性肿瘤,其内可见强回声,肛查:肿物边界清,表面光滑,活动好,最可能的诊断是
A. 卵巢子宫内膜异位囊肿
B. 卵巢良性囊性畸胎瘤
C. 卵巢黏液性囊腺瘤
D. 盆腔炎症性包块
E. 阔韧带内肌瘤

5. 女性,48岁,下腹部触及包块2个月,2年前因胃癌手术治疗。妇科检查:外阴、阴道无异常,宫颈光滑,宫体中位,正常大小,双侧附件区均可触及直径7cm左右实性肿物,活动良好。最可能的诊断是
A. 卵巢浆液性囊腺瘤
B. 卵巢黏液性囊腺瘤
C. 卵巢转移性肿瘤
D. 卵巢颗粒细胞瘤
E. 卵巢畸胎瘤

6. 已婚中年女性,停经2个半月,阴道出血时多时少。查体:子宫增大如孕16周大小,子宫双侧均可及直径约6cm囊性包块,表面稍不平、活动,无压痛,尿妊娠反应(+)。盆腔包块最可能的诊断为
A. 输卵管结核包块
B. 卵泡膜黄素囊肿
C. 卵巢黄体囊肿
D. 单纯性卵巢囊肿
E. 卵巢转移性肿瘤

2.【答案】B
【解析】卵巢上皮性肿瘤包括:浆液性肿瘤、黏液性肿瘤、子宫内膜样肿瘤等,其来源于卵巢表面的生发上皮。卵巢生殖细胞肿瘤包括:畸胎瘤、无性细胞瘤、卵黄囊瘤,来源于原始生殖细胞。卵巢性索间质肿瘤包括:颗粒细胞瘤、卵泡膜细胞瘤、纤维瘤、睾丸母细胞瘤,来源于原始性腺中的性索及间质组织。
【考点】卵巢上皮性肿瘤的组织学来源☆
【难度】易

3.【答案】C
【解析】病人肿物较大,如孕28周大小,仍能进行家务活动,考虑良性可能性大,肿物巨大,应考虑为黏液性囊腺瘤可能。黏液性囊腺瘤体积较大,表面光滑。切面常为多房,囊腔内充满胶冻样黏液。
【考点】卵巢黏液性囊腺瘤的特点☆☆
【难度】中

4.【答案】B
【解析】成熟畸胎瘤属良性肿瘤,多发于年轻妇女及幼女,肿瘤多为单侧,中等大小,腔内含油脂及毛发,有时可见牙齿或骨骼。超声表现为囊实混合型肿物,囊内可见强回声。卵巢子宫内膜异位囊肿超声提示为囊性肿物,内见密集细点状回声,妇科检查常与盆腔粘连。黏液性囊腺瘤体积常较大,超声提示为囊性。盆腔炎性包块,超声多为囊性,常合并粘连,活动度差。阔韧带肌瘤超声表现为低回声结节。
【考点】卵巢畸胎瘤的特点☆☆
【难度】中

5.【答案】C
【解析】病人既往有胃癌手术史,出现双附件区实行肿物,应考虑到卵巢转移性肿瘤的诊断。库肯勃瘤是一种特殊的卵巢转移性肿瘤,原发部位在胃肠道,肿瘤为双侧性,中等大,多保持卵巢原状或肾形,一般无粘连。
【考点】卵巢转移性肿瘤的临床特点☆☆
【难度】中

6.【答案】B
【解析】卵巢黄素囊肿包括黄体囊肿、白体囊肿及卵泡膜黄素囊肿。卵泡膜黄素囊肿多与葡萄胎及绒癌并发,偶在正常妊娠及双胎时发生。卵泡膜黄素囊肿常为双侧性,表面呈分叶状,囊壁薄,内含清澈或琥珀色液体。在清除胎块后,随着hCG水平下降,囊肿可自然消失。本病人停经2月,子宫如孕16周大小,伴阴道出血,hCG阳性,应考虑到妊娠滋养细胞疾病可能,双附件肿物考虑为卵泡膜黄素囊肿。
【考点】卵巢黄素囊肿的诊断☆☆
【难度】难

7. 女性,42 岁,扪及下腹有肿块半年,并有月经不规则。近 3 年来,经常感觉胃区不适,妇科检查:子宫正常大小,活动,无压痛,双附件均触及实性包块,呈肾形,约孕 2 个月子宫大小,活动,其诊断可能是

A. 卵巢颗粒细胞瘤　　B. 胚胎性瘤

C. 库肯勃瘤　　D. 黄素囊肿

E. 卵巢囊腺瘤

8. 女性,25 岁,已婚,停经 2 个月,阴道少量出血。阴道检查:子宫增大如妊娠 16 周大小、软,子宫右侧触及一约拳头大小囊性包块,表面光滑,活动无压痛,经刮宫确诊为葡萄胎。考虑右侧囊性包块的诊断,以下诊断可能性最大的是

A. 卵巢黄体囊肿　　B. 卵泡膜黄素囊肿

C. 输卵管结核性包块　　D. 卵巢子宫内膜异位囊肿

E. 单纯性卵巢囊肿

9. 女性,19 岁,未婚,感腹稍胀、下坠 2 个月,无腹痛。肛查子宫中位,大小、质地尚正常,子宫右侧扪及一直径 6~8cm 大小、半囊半实性包块,活动可。最可能的诊断是

A. 卵巢黏液性癌　　B. 卵巢子宫内膜异位囊肿

C. 卵巢皮样囊肿　　D. 阔韧带内肌瘤

E. 盆腔炎性包块

10. 女性,24 岁,孕 3 个月,下床后突然出现右下腹持续性剧烈疼痛。妇科检查:子宫如妊娠 12 周大小,质软,右侧附件区肿物如新生儿头大小,近右侧宫角区压痛,明显拒按。下列诊断最可能的是

A. 卵巢囊肿破裂　　B. 卵巢囊肿感染

C. 阑尾周围脓肿　　D. 卵巢囊肿蒂扭转

E. 先兆流产

11. 女性,35 岁,已婚,因早期妊娠行人工流产术。检查时发现右侧卵巢囊肿,约 5cm×4cm×4cm 大小。下列处理原则正确的是

A. 立即手术切除卵巢囊肿　　B. 腹腔镜检查以明确诊断

C. B 型超声检查后随访　　D. 预防性化学药物治疗

E. 静脉滴注抗生素

12. 女性,48 岁,绝经 5 年,腹胀,腹部长大 3 个月,妇科检查:宫颈光滑,子宫水平位稍小于正常,右附件扪及 10cm×8cm×6cm 大小实质性包块,活动,腹穿抽出清亮腹水,胸片:双侧胸腔少量积液,下述卵巢瘤可能性大的是

7.【答案】C

【解析】库肯勃瘤是一种特殊的卵巢转移性腺癌,原发部位在胃肠道,肿瘤为双侧性,中等大,多保持卵巢原状或肾形,一般无粘连,切面实性,胶质样,镜下见典型印戒细胞,能产生黏液。

【考点】卵巢转移性肿瘤的临床特点☆☆

【难度】中

8.【答案】B

【解析】详见 A2 型题第 6 题解析。

【考点】卵巢黄素囊肿的诊断☆☆

【难度】中

9.【答案】C

【解析】成熟畸胎瘤又称为皮样囊肿,属良性肿瘤,多发于年轻妇女及幼女,肿瘤多为单侧,中等大小,腔内含油脂、毛发,有时伴牙齿或骨骼。

【考点】卵巢畸胎瘤的特点☆☆

【难度】中

10.【答案】D

【解析】卵巢囊肿蒂扭转常在体位突然改变,或妊娠期、产褥期子宫大小、位置改变时发生。蒂扭转的典型症状是体位改变后突然发生一侧下腹剧痛,常伴恶心、呕吐甚至休克。双合诊检查可扪及压痛的肿块,以蒂部最明显。

【考点】卵巢肿瘤的并发症☆☆

【难度】中

11.【答案】C

【解析】卵巢黄体囊肿为生理性囊肿,与妊娠相关,通常在清除胎块后,随着 hCG 水平下降,囊肿可自然消退。因此本例无需处理,定期复查超声即可。

【考点】卵巢黄体囊肿的处理☆☆

【难度】中

12.【答案】B

【解析】卵巢纤维瘤是一种良性卵巢肿瘤,占卵巢肿瘤 2%~5%,多见于中年妇女,单侧居多,中等大小,实性、坚硬,表面光滑或结节状,切面灰白色。镜下见由梭形瘤细胞组成,排列呈编织状。纤维瘤伴有腹腔积液或胸腔积液者,称为梅格斯综合征(Meigs syndrome),手术切除肿瘤后,胸腔积液、腹腔积液自行消失。

【考点】卵巢纤维瘤的特点及诊断☆☆

【难度】中

A. 颗粒细胞瘤　　B. 纤维瘤
C. 内胚窦瘤　　D. 库肯勃瘤
E. 浆液性囊腺瘤

13. 13岁女孩，发现右下腹包块3个月，肛诊子宫右侧触及约12cm×10cm×8cm囊性肿物，光滑，活动佳，腹部平片右下腹有3个大小不等钙化点，其诊断是
A. 无性细胞瘤　　B. 内胚窦瘤
C. 良性囊性畸胎瘤　　D. 胀大的膀胱
E. 颗粒细胞瘤

14. 女性，28岁，发现左卵巢肿瘤伴甲状腺功能亢进症(甲亢)8月，如怀疑甲亢由卵巢肿瘤引起，则该卵巢肿瘤应为
A. 畸胎瘤　　B. 无性细胞瘤
C. 卵泡膜细胞瘤　　D. 颗粒细胞瘤
E. 内胚窦瘤

15. 女性，27岁，左下腹肿块史，在性生活后突感左下腹持续疼痛，拒按。妇科检查：子宫正常大小，左侧可触及直径约6cm大小的囊实性肿块，这一征象提示囊肿发生以下哪种情况的可能性最大
A. 恶性变　　B. 囊肿蒂扭转　　C. 囊肿破裂
D. 囊内出血　　E. 囊内感染

16. 女性，35岁，3个月前发现腹部肿块，伴胸、腹水，均为淡黄色滤出液。病人月经正常，一般情况好。妇科检查：子宫后位，大小正常，其右前方实质性肿块15cm×12cm×10cm，表面光滑，浮球感。下列诊断最可能的是
A. 卵巢颗粒细胞瘤　　B. 卵巢无性细胞瘤
C. 卵巢纤维瘤　　D. 卵巢恶心畸胎瘤
E. 盆腔结核

17. 女性，28岁，左下腹肿块多年，在解大便后突然感到左下腹持续疼痛，拒按，妇科检查：子宫正常大小，左侧可触及约3个月妊娠子宫大小的囊性肿物，压痛(+)。最可能的诊断是
A. 囊肿破裂　　B. 囊肿感染
C. 囊肿蒂扭转　　D. 囊内出血
E. 恶性变

18. 女性，35岁，孕3产2，体检发现盆腔包块3天就诊，无特殊不适，查外阴阴道(-)，宫颈光滑，大小质地正常，子宫前位，稍大，右侧扪及一个孕12周大小包块，有囊性感，活动尚可。

13.【答案】C
【解析】成熟畸胎瘤属良性肿瘤，多发于年轻妇女及幼女，肿瘤多为单侧，中等大小，腔内含油脂、毛发，有时伴牙齿或骨骼。本例腹平片提示钙化点应考虑到囊肿内含骨性成分，且病人年轻，单侧、光滑、活动性肿物，应考虑到良性畸胎瘤的诊断。
【考点】卵巢畸胎瘤的特点☆☆
【难度】中

14.【答案】A
【解析】畸胎瘤属于卵巢生殖细胞肿瘤，来源于原始生殖细胞。畸胎瘤囊壁内层为复层鳞状上皮，可含外、中、内胚层组织。偶见向单一胚层分化，形成高度特异性畸胎瘤，如卵巢甲状腺肿，分泌甲状腺激素，甚至引起甲亢。
【考点】卵巢畸胎瘤的特点☆☆
【难度】难

15.【答案】B
【解析】卵巢肿瘤蒂扭转好发于瘤蒂较长，中等大，活动度良好，重心偏于一侧的肿瘤，如成熟畸胎瘤。常在体位突然改变，或妊娠期、产褥期子宫大小、位置改变时发生。蒂扭转的典型症状是体位改变后突然发生一侧下腹剧痛，常伴恶心、呕吐甚至休克。双合诊检查可扪及压痛的肿块，以蒂部最明显。
【考点】卵巢肿瘤的并发症☆☆
【难度】中

16.【答案】C
【解析】详见A2型题第12题解析。
【考点】卵巢纤维瘤的特点及诊断☆☆
【难度】中

17.【答案】C
【解析】中等大小的附件肿物，于排便后突然发生一侧下腹疼痛，妇科检查可扪及附件区压痛的肿块，考虑卵巢囊肿蒂扭转。
【考点】卵巢肿瘤的并发症☆☆
【难度】中

18.【答案】C
【解析】超声为卵巢肿瘤的常用辅助检查手段。
【考点】卵巢肿瘤的辅助检查☆☆
【难度】易

为进一步确诊首选检查是
A. CT检查 B. 腹部平片 C. 超声
D. 腹腔镜检查 E. 细胞学检查

19. 女性，14岁，左下腹肿物约手拳大，活动性不良，腹部无移动性浊音。本例应首选的肿瘤标志物检查是
A. AFP B. CA125 C. β-hCG
D. CEA E. E_2

20. 女性，20岁，未婚，发现下腹部肿块1年，突然发生下腹部剧烈疼痛，伴恶心、呕吐2小时急诊来院。肛查：子宫前位，大小正常，左侧盆腔扪及7cm×8cm×8cm肿块，边界清楚，压痛明显，最可能的诊断是
A. 卵巢肿瘤出血 B. 卵巢肿瘤蒂扭转
C. 卵巢肿瘤破裂 D. 卵巢子宫内膜异位囊肿破裂
E. 卵巢肿瘤变性

21. 女性，22岁，婚检发现：子宫后位，大小正常，直肠窝扪及一如孕8^+周大小半囊半实包块，活动度好，无压痛，X线盆腔检查右侧可见钙化点，下列叙述正确的是
A. 发病高峰年龄是40岁
B. 包块通常由单胚层细胞构成
C. 常为双侧
D. 包块可能为恶性
E. 最易发生扭转

22. 女性，30岁，已婚，持续性右下腹痛12小时来院急诊。腹痛发作前曾有性生活史，当时觉下腹隐痛，30分钟后疼痛加剧，并伴有肛门坠胀，上厕所时曾晕厥1次。末次月经在3周前。最可能的诊断为
A. 异位妊娠 B. 难免流产
C. 卵巢黄体破裂 D. 急性盆腔炎
E. 急性阑尾炎

23. 女性，30岁，1年前查体发现右侧卵巢肿瘤直径5cm，今晨起床后突发右下腹痛伴恶心、呕吐。妇科检查：触及右下腹中物增大，有压痛，蒂部最明显，首先的处理是
A. 密切观察
B. 急查盆腔磁共振成像
C. 抗生素治疗
D. 急查血清CA125、甲胎蛋白
E. 剖腹探查或腹腔镜检

19.【答案】A
【解析】CA125为卵巢上皮性癌肿瘤标记物，多见于中老年妇女。AFP为生殖细胞肿瘤标记物，多发生于年轻女性及幼女，对卵黄囊瘤有特异性诊断价值。颗粒细胞瘤具有内分泌功能，可表现为E_2升高，多伴有青春期前性早熟，生育年龄月经紊乱，绝经后阴道出血。CEA多见于消化系统肿瘤。滋养细胞肿瘤可表现为β-hCG升高。
【考点】卵巢肿瘤的辅助检查☆☆
【难度】难

20.【答案】B
【解析】卵巢肿瘤的并发症包括：蒂扭转、破裂、感染、恶变。蒂扭转的典型症状是体位改变后突然发生一侧下腹剧痛，常伴恶心、呕吐甚至休克。双合诊检查可扪及压痛的肿块，以蒂部最明显。卵巢肿瘤破裂症状的轻重取决于破裂口大小、流入腹腔囊液的量和性质。小的囊肿或单纯浆液性囊腺瘤破裂时，病人仅有轻度腹痛；大囊肿或畸胎瘤破裂后，病人常有剧烈腹痛伴恶心呕吐。
【考点】卵巢肿瘤的并发症☆☆
【难度】中

21.【答案】E
【解析】22岁女性，单附件去半囊半实性肿物，X线见钙化，判断为卵巢成熟畸胎瘤。卵巢成熟畸胎瘤属良性肿瘤，可发生于任何年龄，以20~40岁居多。多为单侧，双侧占10%~17%。多为单房，腔内充满油脂及毛发，有时可见牙齿或骨骼。肿瘤可含外、中、内胚层组织。易发生蒂扭转。成熟囊性畸胎瘤恶变率2%~4%，多见于绝经后妇女。
【考点】畸胎瘤的特点及诊断☆☆
【难度】中

22.【答案】C
【解析】育龄期女性，末次月经在3周前，为黄体期。存在外力撞击后出现的腹痛、肛门坠胀及晕厥史，应考虑到内出血可能，结合黄体期，因此最大可能为黄体破裂。
【考点】卵巢肿瘤的并发症☆☆
【难度】中

23.【答案】E
【解析】中等大小附件肿瘤，体位改变后一侧下腹痛，伴恶心、呕吐，妇科检查附件区触及压痛的肿块，以蒂部明显，应考虑为卵巢囊肿蒂扭转。治疗原则是一经确诊尽快手术治疗。
【考点】卵巢囊肿蒂扭转的治疗原则☆☆
【难度】中

24. 女性，28岁，以突发左下腹痛两小时入院。体格检查：面色苍白，心率110次/min，血压80/60mmHg。超声提示子宫正常大小，左侧附件区囊性占位，盆腔中度积液。对本病例最有价值的病史是

A. 有无晕厥　　B. 有无停经史
C. 有无外伤史　　D. 有无恶心、呕吐
E. 腹痛情况

25. 女性，16岁，未婚，患卵巢肿瘤，剖腹探查术时发现左侧卵巢手拳大实性肿瘤，包膜完整，右卵巢正常，腹腔液中未找到肿瘤细胞，术中冰冻切片分析为卵巢颗粒细胞瘤，最恰当处理是

A. 全子宫切除，双侧附件及大网膜切除
B. 患侧附件切除，手术后密切观察
C. 患侧附件切除，手术后化疗
D. 肿瘤切除，术后放射治疗
E. 全子宫及双侧附件切除，术后放疗

26. 女性，30岁，因盆腔肿物行开腹探查术，术中见子宫正常大小，双卵巢8cm×6cm×7cm大小，囊性，包膜完整，冰冻切片报告为“良性囊性畸胎瘤”。最适宜的处理方法为

A. 双卵巢肿物剔除术
B. 双卵巢切除术
C. 一侧切除、一侧剔除术
D. 双附件切除术
E. 子宫全切术+双附件切除术

27. 女性，26岁，转身时突感右下腹疼痛不能直立。妇科检查：子宫正常大小，于右侧扪及拳头大小包块，形状规则，触痛明显，以子宫右角部为甚。诊断可能是

A. 卵巢肿瘤恶变　　B. 卵巢肿瘤蒂扭转
C. 卵巢肿瘤感染　　D. 卵巢肿瘤破裂
E. 异位妊娠

28. 女性，51岁，已婚，孕2产0。绝经1年。1周前检查发现右侧附件约5cm直径囊肿，盆腔X线平片提示，盆腔右侧区域见5cm×4cm密度增高影，其间有牙齿状阴影，临床诊断为右侧卵巢畸胎瘤，入院手术治疗。其手术范围应为

A. 右侧卵巢畸胎瘤剥除术
B. 右侧卵巢畸胎瘤剥除术+左侧卵巢切开探查术
C. 右侧附件切除术
D. 子宫及右侧附件切除术
E. 子宫及双侧附件切除术

24.【答案】B

【解析】育龄女性，腹痛，腹腔内出血伴休克，超声提示附件区占位，首先考虑附件区肿物破裂导致腹腔内出血可能。对于育龄期女性，要首先排除异位妊娠可能。

【考点】卵巢肿瘤的诊断☆☆

【难度】易

25.【答案】B

【解析】颗粒细胞瘤为低度恶性肿瘤，预后较好，5年生存率达80%以上，但有晚期复发倾向。手术方法参照卵巢上皮性癌，但可不行后腹膜淋巴结清扫。希望保留生育功能的Ⅰ期病人，在分期手术的基础上，可实施保留生育功能手术。Ⅰ期低危病人术后随访，不需辅助治疗；Ⅰ期高危病人（肿瘤破裂、G_3、肿瘤直径超过10~15cm），术后可选择随访，也可选择化疗或放疗；而Ⅱ~Ⅳ期病人术后应给予化疗或残余灶放疗。本病人为单侧发病，包膜完整，腹腔冲洗液未找到肿瘤细胞，属于Ⅰ期，16岁，有保留生育功能要求，可选择患侧附件切除术，无高危因素，术后密切观察即可。

【考点】卵巢肿瘤的治疗原则☆☆

【难度】难

26.【答案】A

【解析】单侧良性生殖细胞肿瘤，应行卵巢肿瘤剔除术或患侧附件切除术，双侧肿瘤者应行双侧卵巢肿瘤剔除术。绝经后妇女可考虑行全子宫及双附件切除术。

【考点】卵巢肿瘤的治疗原则☆☆

【难度】中

27.【答案】B

【解析】蒂扭转的典型症状是体位改变后突然发生一侧下腹剧痛，双合诊检查可扪及附件区压痛的肿块，以蒂部最明显。

【考点】卵巢肿瘤的并发症☆☆

【难度】中

28.【答案】E

【解析】此题主要考查对卵巢良性生殖细胞肿瘤治疗原则的掌握。单侧良性生殖细胞肿瘤，应行卵巢肿瘤剔除术或患侧附件切除术，双侧肿瘤者应行双侧卵巢肿瘤剔除术。绝经后妇女可考虑行全子宫及双附件切除术。本病人右卵巢囊肿，X线提示见牙齿状阴影，考虑为卵巢畸胎瘤，51岁，已绝经，手术范围考虑为全子宫及双附件。

【考点】卵巢肿瘤的治疗原则☆☆

【难度】中

29.【答案】C

【解析】此题主要考查对卵巢肿瘤治疗原则的掌握。围绝经期女性,卵巢实性肿物,直径>5cm,活动差,不除外为恶性肿瘤可能,不应期待治疗,应选择手术治疗。

【考点】卵巢肿瘤的治疗原则☆☆

【难度】中

30.【答案】B

【解析】此题主要考查对妊娠合并卵巢良性肿瘤治疗原则的掌握。根据妇科检查及超声检查,考虑附件肿物为成熟囊性畸胎瘤。妊娠早期发现卵巢良性肿瘤者,可等待至妊娠12周后手术,以免引起流产;妊娠晚期发现者,可等待至妊娠足月行剖宫产,同时切除肿瘤。诊断或考虑为卵巢恶性肿瘤,应尽早手术,处理原则同非孕期。

【考点】妊娠合并卵巢良性肿瘤的治疗原则☆☆

【难度】中

31.【答案】C

【解析】此题主要考查对妊娠合并卵巢良肿瘤治疗原则的掌握。妊娠早期发现卵巢良性肿瘤者,可等待至妊娠12周后手术,以免引起流产;妊娠晚期发现者,可等待至妊娠足月行剖宫产,同时切除肿瘤。诊断或考虑为卵巢恶性肿瘤,应尽早手术,处理原则同非孕期。

【考点】妊娠合并卵巢良性肿瘤的治疗原则☆☆

【难度】中

32.【答案】D

【解析】此题主要考查对妊娠合并卵巢良肿瘤治疗原则的掌握。妊娠早期发现卵巢良性肿瘤者,可等待至妊娠12周后手术,以免引起流产;妊娠晚期发现者,可等待至妊娠足月行剖宫产,同时切除肿瘤。诊断或考虑为卵巢恶性肿瘤,应尽早手术,处理原则同非孕期。

【考点】妊娠合并卵巢良性肿瘤的治疗原则☆☆

【难度】中

29. 女性,50岁,月经不规律2年。妇科普查发现右侧卵巢肿物6cm×5cm×4cm,质硬,活动差。最恰当的处理是

A. 短期内严密观察

B. 定期随访,等待绝经后肿物自行消失

C. 收入院择期手术治疗

D. 化疗

E. 放疗

30. 女性,25岁,停经56天,尿hCG(+),妇科检查:子宫如孕8周,质软,左附件区触及直径5cm囊性肿物,表面光滑,活动好。超声提示:宫内孕,右侧卵巢囊实性肿物6cm×5cm×4cm,边界清晰,包膜完整,囊内见密集细小光点,可见强回声团伴声影,血肿瘤标记物未见异常。下一步处理最合适的是

A. 等待至妊娠24周后行剖腹手术,切除肿物

B. 等待至妊娠12周后行剖腹手术,切除肿物

C. 立即剖腹手术切除肿物

D. 等待至足月,剖宫产同时切除肿瘤

E. 密切观察随访

31. 女性,29岁,妊娠2个月,合并直径3cm卵巢囊肿,何时可行手术治疗

A. 人流后立即手术

B. 立即手术同时做保胎治疗

C. 1个月后肿瘤不缩小或反增大,可行手术和保胎治疗

D. 足月时行剖宫产术时同时行手术

E. 产后再考虑手术

32. 女性,32岁,已婚未育,半年前妇科检查子宫右侧有一直径10cm囊性肿块,活动,诊断为卵巢皮样囊肿。现停经8周,恶心、食欲减退,宫颈着色,子宫2个月妊娠大小,软、前倾,右侧可触及10cm直径大小囊肿,活动,无压痛,左侧阴性,诊断为早期妊娠合并卵巢皮样囊肿。正确处理方法是

A. 人工流产

B. 立即剖腹囊肿切除并剖除对侧卵巢

C. 人工流产后切除附件囊肿

D. 妊娠3个月后剖腹,行囊肿切除术及对侧卵巢详细检查

E. 足月妊娠剖宫产及囊肿摘除术

【A3/A4型题】

(1~5题共用题干)

女性,30岁,未婚,婚前检查发现盆腔肿块,无明显腹痛,月经周期30天,经期5天,量中。妇科检查:子宫正常大小,右侧附件扪

及 6cm×5cm×5cm 肿块，边界清，活动度好，质地中等。

1. 为明确诊断，首选的辅助检查是
A. 阴道镜检查　B. 腹腔镜检查
C. 宫腔镜检查　D. 血激素水平测定
E. 腹部 X 线检查

2. 最可能的诊断是
A. 子宫内膜异位症　B. 阔韧带肌瘤
C. 右侧卵巢肿瘤　D. 右侧附件炎
E. 卵巢瘤样病变

3. 如果该病人的腹部 X 线检查显示右侧盆腔有钙化灶，提示为卵巢的
A. 浆液性囊肿瘤　B. 黏液性囊腺瘤
C. 畸胎瘤　D. 颗粒细胞瘤
E. 无性细胞瘤

4. 病人在排便后突然感到右下腹持续性疼痛，伴恶心、呕吐。检查：右侧附件肿块压痛明显。此情况说明
A. 卵巢肿瘤破裂　B. 卵巢肿瘤恶变
C. 卵巢肿瘤蒂扭转　D. 急性盆腔炎
E. 急性阑尾炎

5. 该病人的正确处理方法是
A. 继续观察
B. 静脉滴注抗生素
C. 患侧附件切除术
D. 卵巢肿瘤摘除术
E. 全子宫及患侧附件切除术

(6~8 题共用题干)
女性，15 岁，未婚，无意间扪及左下腹部有一肿块。今晨排便后突发左下腹剧烈疼痛，伴恶心、呕吐数次，体温 37.6℃。肛查：子宫左侧触及手拳大、能稍活动、触痛明显的肿块，肿块下极压痛最强烈。

6. 该病人最可能的诊断是
A. 子宫浆膜下肌瘤扭转　B. 卵巢肿瘤蒂扭转
C. 卵巢肿瘤合并感染　D. 结核性腹膜炎
E. 卵巢子宫内膜异位囊肿破裂

1.【答案】B
【解析】腹腔镜检查：①明确诊断，做初步临床分期；②取得活体组织，进行组织学活检。
【考点】卵巢肿瘤的辅助检查☆☆
【难度】中

2.【答案】C
【解析】育龄期女型，子宫常大，附件区肿物，考虑为右卵巢/输卵管来源；输卵管肿物多为条状，该肿物 6cm×5cm×5cm，为右卵巢肿物可能性大；肿物边界清、活动度好，应为卵巢良性肿瘤，因此可能为右侧卵巢肿瘤。子宫内膜异位症常合并痛经，妇科检查肿物活动度欠佳。阔热带肌瘤为与子宫相连的肿物，质硬。附件炎常有腹痛，妇科检查附件区压痛(+)。卵巢瘤样病变为卵巢生理性肿物，通常直径小于 5cm，与月经周期有关，月经后复查肿物消失。
【考点】卵巢肿瘤的临床表现☆☆
【难度】中

3.【答案】C
【解析】畸胎瘤多为单房，腔内充满油脂及毛发，有时可见牙齿或骨骼。本例病人 X 线检查可见右侧盆腔钙化灶，故考虑为畸胎瘤。
【考点】畸胎瘤的临床特征☆☆
【难度】易

4.【答案】C
【解析】畸胎瘤易发生蒂扭转，典型症状是体位改变后突然发生一侧下腹剧痛，常伴恶心、呕吐甚至休克。双合诊检查可扪及压痛的肿块，以蒂部最明显。
【考点】卵巢肿瘤的并发症☆☆
【难度】中

5.【答案】C
【解析】卵巢囊肿蒂扭转的治疗原则是一经诊断，尽快行手术治疗。术时应先在扭转蒂部靠子宫的一侧钳夹后，再切除肿瘤和扭转的瘤蒂，钳夹前不可先将扭转的蒂复位，以防血栓脱落造成重要器官栓塞。
【考点】卵巢囊肿蒂扭转的治疗原则☆☆
【难度】中

6.【答案】B
【解析】附件肿物病史，排便后突然发生一侧下腹剧痛，伴恶心、呕吐，双合诊检查可扪及附件区压痛的肿块，以蒂部最明显，符合卵巢囊肿蒂扭转典型临床表现。
【考点】卵巢肿瘤的并发症☆☆
【难度】中

7.【答案】C

【解析】超声科了解肿块的部位、大小、形态、囊性或实性,并可测定卵巢及其新生组织血流变化。

【考点】卵巢肿瘤的辅助检查☆☆

【难度】易

8.【答案】C

【解析】卵巢囊肿蒂扭转的治疗原则是一经诊断,尽快行手术治疗。术时应先在扭转蒂部靠子宫的一侧钳夹后,再切除肿瘤和扭转的瘤蒂,钳夹前不可先将扭转的蒂复位,以防血栓脱落造成重要器官栓塞。

【考点】卵巢囊肿蒂扭转的治疗原则☆☆

【难度】中

9.【答案】A

【解析】畸胎瘤多为单房,腔内充满油脂及毛发,有时可见牙齿或骨骼。

【考点】畸胎瘤的临床特征☆☆

【难度】易

10.【答案】C

【解析】畸胎瘤多为单侧,双侧发生者占10%~17%。

【考点】畸胎瘤的临床特征☆

【难度】易

11.【答案】A

【解析】卵巢肿瘤蒂扭转好发于瘤蒂较长,中等大,活动度良好,重心偏于一侧的肿瘤,如成熟畸胎瘤。

【考点】卵巢肿瘤的并发症☆☆

【难度】易

12.【答案】D

【解析】成熟囊性畸胎瘤恶变率2%~4%,多见于绝经后妇女,"头节"的上皮易恶变,形成鳞状细胞癌,预后差。

【考点】畸胎瘤的临床特征☆☆

【难度】中

13.【答案】C

【解析】CA125为卵巢上皮性癌肿瘤标记物。AFP为生殖细胞肿瘤标记物,对卵黄囊瘤有特异性诊断价值。滋养细胞肿瘤可表现为hCG升高。CA19-9是胰腺癌和结、直肠癌的肿瘤标记物。卵巢甲状腺肿可分泌甲状腺激素,甚至引起甲亢,表现为TSH降低。

【考点】卵巢肿瘤的辅助检查☆☆

【难度】难

7. 为确诊,最有价值的辅助检查方法是

A. 血常规检查　　B. 血C反应蛋白

C. 超声检查盆腹腔　　D. 痰中抗酸杆菌

E. 腹部X线检查

8. 一经确诊,最恰当的处理是

A. 大剂量广谱抗生素

B. 先抗感染,待病情稳定后手术治疗

C. 立即手术治疗

D. 抗结核治疗

E. 进行腹穿以明确诊断

(9~13题共用题干)

女性,21岁,未婚,右附件区触及囊性包块,直径8cm,超声和腹平片提示囊肿内含骨骼和牙齿。

9. 最可能的诊断是

A. 畸胎瘤　　B. 纤维瘤

C. 勃勒纳瘤　　D. 甲状腺肿

E. 内胚窦瘤

10. 该肿瘤双侧发生概率为

A. >75%　　B. 50%　　C. 10%~17%

D. 2%~3%　　E. <1%

11. 该肿瘤最常见的并发症是

A. 蒂扭转　　B. 破裂　　C. 感染

D. 出血　　E. 恶性变

12. 该肿瘤恶变可形成

A. 腺棘皮癌　　B. 腺鳞癌

C. 腺癌　　D. 鳞癌

E. 透明细胞癌

13. 若肿物为恶性,下列血清肿瘤标记物**不会**升高的是

A. CA125　　B. CA19-9　　C. TSH

D. hCG　　E. AFP

(14~15题共用题干)

女性,45岁,扪及下腹包块半年,并有月经不规则,近3年来,经常感觉胃部不适,妇科检查:子宫常大,活动好,无压痛。双侧附件均触及实性包块,呈肾形,约7cm×5cm×4cm大小,活动好。

14. 可能诊断是
A. 颗粒细胞瘤 B. 库肯勃瘤 C. 胚胎性瘤
D. 黄素囊肿 E. 卵巢囊腺瘤

15. 下一步处置应为
A. 查血 AFP B. 查血 hCG C. 查血 CEA
D. 寻找原发灶 E. 腹腔镜探查

(16~18 题共用题干)
女性,60 岁,腹胀 5 个月就医。检查:腹部膨隆,有移动性浊音,妇科检查:子宫萎缩,右侧附件区扪及 6cm×5cm 大小实质性肿块,有漂浮感,左侧附件未及异常。胸部 X 线提示双侧胸腔中量积液。

16. 拟诊为卵巢囊肿行手术切除子宫及双侧附件,术后胸水、腹水消失。其最可能的病理诊断是
A. 颗粒细胞瘤 B. 卵泡膜细胞瘤
C. 卵巢癌 D. 卵巢纤维瘤
E. 畸胎瘤

17. 该肿瘤的性质属于
A. 恶性 B. 良性 C. 低度恶性
D. 交界性 E. 转移性

18. 进一步的处理是
A. 口服抗癌药 B. 综合化学药物治疗
C. 放射治疗 D. 免疫治疗
E. 追踪随访

(19~20 题共用题干)
女性,28 岁。平时月经规律,停经 2 个月阴道不规则流血 10 余天,偶有轻微阵发性腹痛。妇科检查:宫体如孕 16 周大小,尿 hCG(+),双附件区均扪及块状物。

19. 本例双附件区块状物应想到的疾病是
A. 输卵管结核 B. 输卵管积水
C. 卵巢畸胎瘤 D. 卵巢纤维瘤
E. 卵巢黄素囊肿

20. 治疗方案应是
A. 吸宫清除宫腔内容物
B. 静脉滴注缩宫素使宫腔内容物排出
C. 预防性化疗

14.【答案】B
【解析】库肯勃瘤即印戒细胞癌,是一种特殊的卵巢转移性腺癌,原发部位在胃肠道,肿瘤为双侧性,中等大,多保持卵巢原状或肾形,一般无粘连,切面实性,胶质样,镜下见典型印戒细胞,能产生黏液。
【考点】卵巢库肯勃瘤的特点☆☆
【难度】中

15.【答案】D
【解析】转移性卵巢瘤的处理,应积极处理原发灶。
【考点】卵巢肿瘤的治疗原则☆☆
【难度】中

16.【答案】D
【解析】卵巢纤维瘤是一种良性卵巢肿瘤,占卵巢肿瘤 2%~5%,多见于中年妇女,单侧居多,中等大小,实性、坚硬,表面光滑或结节状,切面灰白色。镜下见由梭形瘤细胞组成,排列呈编织状。纤维瘤伴有腹腔积液或胸腔积液者,称为梅格斯综合征(Meigs syndrome),手术切除肿瘤后,胸腔积液、腹腔积液自行消失。
【考点】卵巢纤维瘤的临床表现☆☆
【难度】难

17.【答案】B
【考点】卵巢纤维瘤的病理学特点☆☆
【难度】易

18.【答案】E
【解析】纤维瘤为良性肿瘤,对于此绝经后妇女,行全子宫+双附件切除术,手术范围充分,术后定期复查即可。
【考点】卵巢纤维瘤的治疗原则☆☆
【难度】中

19.【答案】E
【解析】月经规律女性,停经,hCG 阳性,应考虑妊娠,子宫大小明显大于停经时间,伴阴道出血,应考虑到妊娠滋养细胞疾病可能,双附件囊肿与高 hCG 水平有关,为卵巢黄素囊肿。
【考点】卵巢囊肿的诊断☆☆
【难度】难

20.【答案】A
【解析】黄素囊肿在清除胎块后,随着 hCG 水平下降,可自行消退。
【考点】黄素囊肿的治疗原则☆☆
【难度】中

D. 行子宫全切术
E. 行子宫全切术,随后化疗

(21~22 题共用题干)
女性,28 岁,不孕,痛经 3 年且逐渐加重。妇科检查:子宫后壁有 2 个触痛性硬韧结节,右侧附件区扪及 7cm×6cm 大小囊性肿物,活动度差,无压痛。

21. 本例右侧附件区囊性肿物最可能是
A. 卵巢滤泡囊肿　　B. 卵巢黄体囊肿
C. 卵巢子宫内膜异位囊肿　　D. 输卵管卵巢囊肿
E. 多囊卵巢综合征

22. 为进一步确诊,最有价值的辅助检查方法是
A. 腹部 X 线检查　　B. 盆腔超声检查
C. 诊断性刮宫活组织检查　　D. 子宫输卵管碘油造影
E. 腹腔镜检查

(23~25 题共用题干)
女性,54 岁,绝经 2 年,阴道流血 1 个月收入院,妇科检查:外阴、阴道萎缩不明显,宫颈光滑,子宫常大,右侧附件区可及 8cm×8cm×5cm 大椭圆形韧性包块,活动度好,左侧附件正常,阴道脱落细胞提示高雌激素水平,诊断性刮宫:颈管未见异常,内膜病理为子宫内膜单纯性增生。

23. 此病人诊断应首先考虑
A. 功能性子宫出血　　B. 卵巢皮样囊肿
C. 右侧附件炎性包块　　D. 卵巢卵泡膜细胞瘤
E. 子宫内膜癌

24. 此肿瘤属于以下哪种组织学类型
A. 生殖细胞肿瘤　　B. 上皮性肿瘤
C. 性索间质肿瘤　　D. 间皮性肿瘤
E. 转移性肿瘤

25. 如手术,其术式最恰当的是
A. 子宫全切术 + 双附件切除术
B. 患侧附件切除术
C. 肿瘤切除术
D. 子宫次全切除术 + 双附件切除术
E. 子宫全切术 + 患侧附件切除术

21.【答案】C
【解析】育龄女性,痛经伴不孕,子宫后壁触痛结节,应考虑到子宫内膜异位症或子宫腺肌病可能,病人右附件可及肿物,且肿物活动差,因此肿物为右卵巢子宫内膜异位囊肿可能性大。
【考点】卵巢囊肿的诊断☆☆
【难度】中

22.【答案】E
【解析】腹腔镜检查:①明确诊断;②取得活体组织,进行组织学活检;③分离盆腔粘连,恢复盆腔正常解剖结构;④评估不孕病因。
【考点】卵巢肿瘤的辅助检查☆☆
【难度】中

23.【答案】D
【解析】绝经女性,阴道脱落细胞学及诊断性刮宫病理提示体内雌激素水平偏高,妇科检查实性肿物应考虑到功能性卵巢肿瘤可能。卵巢性索间质肿瘤常有内分泌功能,颗粒细胞瘤及卵泡膜细胞瘤能分泌雌激素,表现为绝经后阴道出血,常合并子宫内膜增生甚至子宫内膜癌。
【考点】卵巢肿瘤的诊断☆☆
【难度】难

24.【答案】C
【考点】卵巢肿瘤的组织学分类☆☆
【难度】易

25.【答案】A
【解析】绝经后妇女可考虑行全子宫 + 双附件切除术。
【考点】卵巢肿瘤的治疗☆☆
【难度】中

【案例分析题】

案例一：女性，28 岁，主因"继发性、渐进性痛经 2 年，发现附件区囊性肿物 1 年，增长迅速 3 个月"就诊，平素月经规律，14 岁初潮，月经周期 28~30 天，经期 6~7 天，量中，痛经(+)，需服用止痛片治疗。1 年前发现左附件区囊性肿物，直径 4.0cm，定期观察，未治疗。近 3 个月痛经明显加重，影响正常工作及生活，一周前检查盆腔超声提示左附件肿物增长至 8.0cm，要求进一步诊治。未婚，有性生活，孕 2 产 0，药物流产两次，目前工具避孕。妇科检查：外阴，已婚未产式；阴道，通畅，光滑，分泌物正常；宫颈，轻度糜烂，多发纳囊；子宫，中后位，6^+ 周大小，呈球形增大，质地硬韧，活动可；附件，左附件区囊性肿物，直径 8^+cm，边界清晰，活动差，固定于子宫左后方，压痛(+)，右附件未及肿物及压痛，肛查，左侧骶韧带明显增粗、质硬，子宫左后壁可及触痛结节。盆腔超声：子宫前位，9.0cm×8.5cm×7.5cm 大小，肌层回声不均，子宫后壁明显增厚达 3.5cm，内膜 0.8cm，左附件非纯囊性肿物 8.5cm×8.0cm×7.8cm，囊内可见细密点状回声，与子宫关系密切，右卵巢 3.0cm×2.8cm×2.5cm，未见异常回声。CA125 89.7IU/ml，CA19-9、CEA 均正常。

提问 1：目前该病人的初步诊断为

A. 左附件肿物性质待查

B. 左卵巢肿物性质待查

C. 左卵巢囊肿

D. 子宫肥大症

E. 子宫肌腺症

F. 输卵管妊娠

提问 2：该病人未婚、有生育要求，下一步的治疗建议是

A. 活血化瘀类中药保守治疗

B. 给予止痛片对症治疗痛经

C. 口服短效避孕药

D. 下次月经期宫内放置左炔诺孕酮宫内节育系统环

E. 腹腔镜下左卵巢囊肿切除

F. 腹腔镜下左附件切除

提问 3：术中探查盆腹腔如下，子宫中后位，球形增大，质地硬韧，后壁明显增厚，弹性差。左卵巢囊性肿物，直径 8.5cm，与左输卵管致密粘连包裹约 1/2，左附件呈"背手征"致密粘连包裹于子宫左后壁，直肠子宫陷凹完全封闭。左侧骶韧带明显增粗、变硬，子宫左后壁及左侧骶韧带处可及多发蓝紫色结节，直径 0.1~0.5cm。右卵巢、卵管未及异常，盆腹腔余处未及明显粘连。术中行腹腔镜下左卵巢囊肿切除术＋左卵巢成形术＋盆腔子宫异位病灶电灼消融术＋盆腔粘连松解术，根据术中情况，目前临床诊断为

A. 左卵巢子宫内膜异位囊肿

提问 1：【答案】CE

【解析】此题考查卵巢子宫内膜异位囊肿及子宫肌腺症的病史、症状、查体及辅助检查等基本诊断标准的掌握情况。左卵巢子宫内膜异位囊肿可能性大。

【考点】子宫内膜异位症的诊断☆☆

【难度】易

提问 2：【答案】E

【解析】本病人左附件卵巢肿物史 1 年，近 3 个月增长迅速，由 4.0cm 增长至 8.0cm，有手术指征，结合盆腔超声及 CA125 轻度增高，目前考虑良性，病人未婚有生育要求，应行保留生育功能、保留卵巢功能手术，故建议行腹腔镜下左卵巢囊肿切除术。

【考点】卵巢子宫内膜异位囊肿的手术方式选择☆☆

【难度】易

提问 3：【答案】ACDEF

【解析】此题考查子宫内膜异位症的分期，根据病人术中的探查情况，子宫内膜异位症Ⅳ期诊断明确，病灶累及左卵巢、子宫、盆腔腹膜，合并重度盆腔粘连。子宫球形增大质地硬韧，后壁增厚，弹性差，考虑合并子宫肌腺症。

【考点】子宫内膜异位症分期方法☆☆

【难度】中

B. 子宫内膜异位症Ⅲ期

C. 子宫内膜异位症Ⅳ期

D. 盆腔子宫内膜异位症

E. 慢性盆腔性疾病后遗症

F. 子宫肌腺症

提问 4:术后病理提示:左卵巢子宫内膜异位囊肿,盆腔腹膜子宫内膜异位症,本病人术后的治疗建议为

A. GnRHa 治疗 3 个月　　B. GnRHa 治疗 6 个月

C. 口服避孕药　　D. 非甾体类抗炎药

E. 激素反向添加治疗　　F. 中药治疗

案例二:女性,51 岁,主因“月经紊乱 6 个月,发现右附件区囊实性肿物 1 个月”就诊,平素月经规律,13 岁初潮,月经周期 5d/28d,量中,痛经(-),近半年月经紊乱,周期 15~60 天,经期 3~10 天,经量时多时少,伴小血块,无烂肉样组织排出,无贫血,无体重减轻。近 5 年未行定期妇科检查,既往妇科疾病史不详。一周前因月经紊乱于社区医院行盆腔超声检查,发现右附件区囊实性肿物,建议转诊。已婚已产,有规律性生活,孕 3 产 1,人工流产两次,末次为 3 年前,安全期避孕。有肿瘤家族史,其母为卵巢癌,已去世。妇科检查:外阴已婚已产式;阴道通畅,少量暗褐色血性分泌物;宫颈光滑,直径 2.5cm;子宫前位,饱满,质地中等,活动可;右附件区囊实性肿物,直径 5^{+}cm,边界清晰,张力较大,与子宫关系密切,活动欠佳,压痛阴性,左附件区未及肿物及压痛,肛查阴性,直肠光滑无血染。盆腔超声:子宫前位,7.0cm×6.5cm×6.0cm 大小,肌层回声均匀,宫体未及肿物,内膜 1.2cm,回声不均,右附件区囊实性 5.5cm×5.0cm×4.0cm,囊内见不规则强回声,范围 3.0cm×2.5cm×1.5cm,可见星点状血流,与子宫关系密切,左卵巢 3.0cm×2.5cm×2.0cm,未见异常回声。盆腔可见游离液。CA125 21.5IU/ml,CA19-9 269.5IU/ml,CEA 0.5μg/L。

提问 1:目前该病人的初步诊断为

A. 右附件囊实性肿物性质待查

B. 子宫内膜病变

C. 月经失调

D. 围绝经期

E. 浆膜下肌瘤

F. 输卵管妊娠

提问 2:为进一步明确诊断,建议补充的化验、检查有

A. 血 hCG+ 稀释　　B. 下腹平片

C. 盆腔增强核磁　　D. 宫腔镜检查 + 诊断性刮宫

E. 胃镜、肠镜检查　　F. 复查 CA125、CA19-9、CEA

提问 3:完善化验及检查结果显示,血 hCG 为 0,下腹平片可见骨

提问 4:【答案】ABCDE

【解析】此题考查子宫内膜异位症保守性手术后的治疗。根据病人术中情况、手术方式,未婚有生育要求,上述方法均是可行的。有关 GnRHa 治疗疗程问题,对于以预防复发为目的的治疗,对于Ⅳ期病人可选用 6 个月疗程;对于年轻、急切生育的病人,也可选择 3 个月疗程,再进行排卵检测、指导生育或助孕。因为 GnRHa 治疗过程中出现的骨质丢失及更年期症状,可以同时给予反向添加治疗。

【考点】子宫内膜异位症保守手术的治疗方法☆☆

【难度】中

提问 1:【答案】ABCDE

【解析】该病人处于围绝经期,附件区有实性肿物、月经不规律、子宫内膜回声不均质回声,因此有上述疾病的可能性,需要进一步的诊断与鉴别诊断。

【考点】卵巢肿瘤的诊断☆☆

【难度】中

提问 2:【答案】ABCDE

【解析】围绝经期女性发现附件区实性肿物、月经紊乱,应除外妊娠子宫、输卵管卵巢囊肿、子宫浆膜下肌瘤、肠道肿瘤、转移性肿瘤可能。围绝经期女性月经紊乱应除外子宫内膜癌、子宫内膜非典型增生,宫腔占位性病变可能。

【考点】卵巢实性肿瘤的鉴别诊断☆☆

【难度】中

提问 3:【答案】ABC

【解析】该病人下腹平片可见骨骼影,盆腔增强核磁提示右附件区囊实性肿物,囊内可见团块状异常信号影,无明显血流。考虑此病人右卵巢右卵巢畸胎瘤的可能性大。

【考点】卵巢畸胎瘤鉴别诊断☆☆

【难度】易

骼影，盆腔增强核磁提示右附件区囊实性肿物，囊内可见团块状异常信号影，无明显血流。宫腔镜检查＋诊断性刮宫病理提示增殖期子宫内膜，胃肠镜检查均正常。目前诊断考虑

A. 右卵巢畸胎瘤　　B. 功能性子宫出血
C. 围绝经期　　D. 右卵巢恶性肿瘤
E. 浆膜下子宫肌瘤　　F. 右卵巢性索间质肿瘤

提问 4：根据目前诊断，建议下一步治疗方案为

A. 腹腔镜下右附件切除
B. 腹腔镜下右卵巢囊肿切除
C. 腹腔镜下全子宫＋双侧附件切除
D. 定期超声、肿瘤标记物随访
E. 经腹右侧附件切除
F. 腹腔镜下双侧附件切除

提问 4：【答案】ABCE

【解析】本病人目前诊断考虑右卵巢畸胎瘤，腹平片可见骨骼影，考虑良性可能性大。但围绝经期女性，附件区囊实性肿瘤，CA19-9 明显增高，有肿瘤家族史，应积极手术治疗。经腹及腹腔镜手术均可，相比较腹腔镜手术创伤更小。手术范围患侧卵巢囊肿切除、患侧附件切除、双侧附件切除及全子宫及双侧附件切除均可。具体手术方式需要与病人及家属反复沟通。

【考点】卵巢畸胎瘤的手术指征及手术方式选择☆☆

【难度】中

案例三：女性，19 岁，主因"剧烈运动后突发左下腹痛半小时"急诊就诊，平素月经规律，12 岁初潮，月经周期 25 天，经期 7 天，量中，痛经(-)。半小时前短跑训练过程中突发左下腹痛，呈持续性锐痛，不能缓解，伴恶心，呕吐 2 次。追问病史，3 年前曾诊断左卵巢囊肿，大约 4cm，具体不详，未定期复查。未婚未孕，无性生活，孕 0 产 0。查体：痛苦面容，无贫血貌，可正确应答。腹部触诊：板状腹，拒按，左下腹局限性压痛、反跳痛、肌紧张，引动性浊音阴性。妇科检查：处女膜完整；子宫前位，常大，质地中等，活动可，子宫无漂浮感；左附件区可及一直径 6^{+}cm 囊性肿物，张力极大，近子宫处压痛最为明显，右附件区未及肿物及压痛。盆腔超声：子宫前位，5.5cm×5.0cm×4.5cm 大小，肌层回声均匀，宫体未及肿物，内膜 0.7cm，回声正常，左附件区囊性肿物 6.5cm×5.5cm×4.5cm，囊内为无回声区，局部内见少量点状回声，血流较丰富，右卵巢 2.5cm×2.5cm×2.0cm，未见异常回声。盆腔积液 2.0cm。尿 hCG(-)，CA125 45.5IU/ml，CA19-9 12.3IU/ml、CEA 0.2μg/L。

提问 1：目前该病人的初步诊断为

A. 左卵巢囊肿破裂　　B. 左卵巢囊肿蒂扭转
C. 左输卵管妊娠　　D. 急性左输卵管卵巢炎
E. 子宫浆膜下肌瘤　　F. 左卵巢生理性囊肿

提问 2：该病人下一步处理建议为

A. 后穹窿穿刺
B. 急诊腹腔镜探查
C. 急诊剖腹探查
D. 急诊静脉抗炎治疗
E. 急诊留观，注射止痛药物止痛
F. 超声引导下穿刺

提问 3：急诊手术术中探查，见左卵巢囊性肿物，直径 6.5cm，与左

提问 1：【答案】B

【解析】年轻女性，剧烈运动后突发左下腹痛半小时，未婚未孕，无性生活，腹部触诊：板状腹，拒按，左下腹局限性压痛、反跳痛、肌紧张，妇科检查：处女膜完整，左附件区可及一直径 6^{+}cm 囊性肿物，张力极大，近子宫处压痛最为明显，超声：左附件区囊性肿物 6.5cm×5.5cm×4.5cm，囊内为无回声区，局部内见少量点状回声，血流较丰富，盆腔积液 2.0cm。尿 hCG 阴性，肿瘤标记物基本正常，考虑卵巢囊肿蒂扭转的可能性大。

【考点】卵巢囊肿蒂扭转的诊断☆☆

【难度】易

提问 2：【答案】BC

【解析】根据病人目前症状、体征及妇科检查、辅助检查，目前考虑卵巢囊肿蒂扭转。因病人为未婚女性，有生育要求，应选择急诊手术以避免长时间的扭转导致卵巢坏死。更推崇腹腔镜探查，对于年轻女性损伤更小，更好恢复。但应根据病人病情急剧情况、医院的硬件条件等因素，与病人及家属商讨，剖腹探查手术也是可以接受的。

【考点】卵巢囊肿蒂扭转的处理原则☆☆

【难度】中

提问 3：【答案】AF

【解析】本病人 19 岁，未婚未育，有生育要求。急性腹痛时间仅半小时，术中病人卵巢、输卵管扭转 360°，血运受影响较轻，无坏死。缓慢复位后卵巢和输卵管迅速恢复血运及

色泽，观察期间病情无反复，可考虑行卵巢囊肿切除术。但应注意术中对于扭转的卵巢、输卵管复位应缓慢、轻柔，避免血栓脱落导致肺栓塞等严重并发症。术毕最好放置盆腔引流管，以利于术后进一步观察病情变化。

【考点】卵巢囊肿蒂扭转的手术方式选择☆☆

【难度】中

侧输卵管一起扭转360°，左附件呈暗红色，无明显坏死，张力较大。缓慢轻柔地将左卵巢及左卵管复位后，盆腔内注入温盐水500ml，观察左附件，左附件1分钟后即恢复正常色泽，左卵巢及左卵管红润，血运正常，观察20分钟无反复，根据术中情况，建议手术方式为

A. 左卵巢囊肿切除
B. 左卵巢切除
C. 左附件切除
D. 继续观察30分钟
E. 左附件切除＋左侧骨盆漏斗韧带高位接扎
F. 左卵巢囊肿切除＋盆腹腔引流

案例四：女性，58岁，主因“绝经5年，右卵巢囊肿无缩小”门诊就诊，平素月经规律，14岁初潮，月经周期28天，经期6天，量中，痛经(–)。5年前自然绝经，绝经后无阴道出血。右卵巢囊肿病史10年，缓慢增长，自2.0cm增长至4.0cm。绝经5年，定期妇科检查，半年一次，右卵巢囊肿稳定在3.8cm~4.1cm间，无明显缩小，肿瘤标记物均正常。因存在恐癌心理，门诊就诊。已婚已孕，有性生活，孕2产1。妇科检查：外阴萎缩；阴道萎缩，通畅，阴道黏膜菲薄，充血水肿，分泌物稍多，色黄；宫颈萎缩，直径1.5cm；子宫前位，萎缩，质地中等，活动可；右附件区囊性肿物，直径4^{+}cm，边界清晰，活动度好，压痛阴性，左附件区未及肿物及压痛；肛查阴性，直肠光滑无血染。盆腔超声：子宫前位，4.0cm×3.5cm×3.0cm大小，肌层回声均匀，宫体未及肿物，内膜0.2cm，右附件区囊性肿物4.0cm×3.5cm×3.0cm，囊内为无回声区，未见血流信号，左卵巢1.5cm×1.5cm×1.0cm，未见异常回声。盆腔未见游离液。CA125 11.7IU/ml，CA19-9 19.3IU/ml、CEA 0.3μg/L。

提问1：目前该病人的初步诊断为

A. 左卵巢囊肿
B. 绝经期
C. 绝经后卵巢可触及综合征
D. 左卵巢癌
E. 老年性阴道炎
F. 左卵巢炎性包块

提问2：该病人绝经后卵巢囊肿未缩小，病历中支持卵巢良性肿物诊断的证据有

A. 绝经后卵巢肿物无增长
B. 卵巢囊肿病史10年，肿物缓慢增长
C. 绝经后定期妇科检查，半年1次，肿物无增长，肿瘤标记物均正常
D. 超声提示卵巢囊性肿物，无回声区，无血流信号
E. CA125、CA19-9、CEA均正常

提问1：【答案】ABE

【解析】该病人绝经5年，右卵巢囊肿无缩小，查体：右附件区囊性肿物，直径4^{+}cm，边界清晰，活动度好，压痛阴性；超声：右附件区囊性肿物4.0cm×3.5cm×3.0cm，囊内为无回声区，未见血流信号，左卵巢正常，考虑卵巢囊肿。老年性阴道炎：阴道萎缩，通畅，阴道黏膜菲薄，充血水肿，分泌物稍多，色黄。绝经期：病史绝经5年。

【考点】卵巢囊肿的诊断☆☆

【难度】易

提问2：【答案】ABCDEF

【解析】根据病人既往病史、症状、体征及妇科检查、辅助检查，目前考虑良性卵巢囊肿，无可疑恶性证据。

【考点】绝经后卵巢囊肿的诊治原则☆☆

【难度】易

F. 妇科检查提示附件区囊性肿物

提问3:该病人下一步处理方案

A. 定期随访盆腔超声及肿瘤标记物

B. 定期盆腔核磁监测肿物变化

C. 定期盆腔CT监测肿物变化

D. 手术切除右附件

E. 手术切除全子宫+双附件

F. 手术切除双附件

提问3:【答案】ABC

【解析】本病人目前考虑绝经后良性肿瘤,无恶性证据,无手术指征,严密随访即可。如恐癌心理较重,可影像学随访,更为准确。

【考点】绝经期良性卵巢肿物治疗原则☆☆

【难度】易

第八节 卵巢恶性肿瘤

【A1型题】

1. 和梅格斯综合征(Meigs 综合征)相关的肿瘤是

A. 卵巢浆液性腺癌　B. 卵巢黏液性腺癌

C. 卵巢颗粒细胞瘤　D. 卵巢卵泡膜细胞瘤

E. 卵巢纤维瘤

1.【答案】E

【解析】卵巢良性的纤维瘤,往往伴有胸水和腹水的形成,称为梅格斯综合征(Meigs 综合征)。

【考点】卵巢肿瘤的临床特点☆

【难度】中

2. 女性生殖系统肿瘤中死亡率最高的是

A. 子宫内膜癌　B. 宫颈鳞癌

C. 卵巢癌　D. 绒癌

E. 外阴癌

2.【答案】C

【解析】卵巢癌是女性生殖系统肿瘤中预后最差的肿瘤。

【考点】卵巢恶性肿瘤的临床特点☆☆

【难度】中

3. 卵巢性索间质肿瘤**不包括**

A. 睾丸母细胞瘤　B. 两性母细胞瘤

C. 无性细胞瘤　D. 卵泡膜细胞瘤

E. 颗粒细胞瘤

3.【答案】C

【解析】无性细胞瘤为生殖细胞肿瘤。

【考点】卵巢肿瘤的分类☆

【难度】难

4. 下列**不属于**卵巢生殖细胞肿瘤的是

A. 皮样囊肿　B. 两性母细胞瘤

C. 无性细胞瘤　D. 原发性卵巢绒毛膜癌

E. 内胚窦瘤

4.【答案】B

【解析】两性母细胞瘤属于卵巢性索间质肿瘤。

【考点】卵巢肿瘤的分类☆

【难度】易

5. 未成熟畸胎瘤最有代表性的组织结构是

A. 头发及牙齿　B. 皮脂腺

C. 透明细胞　D. 未成熟神经组织

E. 脂肪

5.【答案】D

【解析】未成熟畸胎瘤恶性程度往往和肿瘤内含有的未成熟神经组织成分的量有关。

【考点】卵巢恶性肿瘤的临床特点☆☆

【难度】易

6. 病理类型为卵黄囊瘤,术后进行随访重点关注的肿瘤标记物为

A. CA125　B. CA19-9　C. CEA

D. AFP　E. HE4

6.【答案】D

【解析】AFP对卵巢内胚窦瘤有特异性价值,对未成熟畸胎瘤、混合性无性细胞瘤中含有卵黄囊成分者亦有诊断意义。

【考点】卵巢恶性肿瘤的诊断☆☆

【难度】易

7.【答案】C

【解析】库肯勃瘤(Krukenberg 瘤)指的是胃肠道肿瘤在卵巢上的种植性转移,来源于胃癌转移的 Krukenberg 瘤往往具有典型的印戒细胞。

【考点】卵巢恶性肿瘤的诊断☆☆

【难度】易

8.【答案】A

【解析】黏液性囊腺癌的病理特点为:黏液性癌通常表现为体积较大的单侧多房性囊性包块,囊内含黏液样物质,表现为乳头样结构。

【考点】卵巢恶性肿瘤的诊断☆☆

【难度】中

9.【答案】B

【解析】低级别浆液性癌大多数由浆液性交界性肿瘤发展而来,有 KRAS 或 BRAF 基因突变;而高级别浆液性癌无明确的癌前病变,发展迅速,常常有 p53 基因突变。

【考点】卵巢恶性肿瘤的诊断☆☆

【难度】难

10.【答案】D

【解析】ABC 均属于卵巢上皮性肿瘤,E 属于性索间质肿瘤。

【考点】卵巢肿瘤的分类☆

【难度】易

11.【答案】D

【解析】卵巢癌易发生盆腔内种植性转移,妇科检查可在直肠 - 子宫陷凹内触及不规则硬结,是比较典型的妇科检查体征。

【考点】卵巢恶性肿瘤的诊断☆☆

【难度】中

12.【答案】B

【解析】CA125:80% 的卵巢上皮性癌病人 CA125 水平升高;CEA:25%~70% 的卵巢上皮性癌病人有 CEA 的升高;AFP:对卵巢内胚窦瘤有特异性价值;HE4:在卵巢上皮性癌中高表达,在临床上与 CA125 联合用于诊断卵巢上皮性癌。

【考点】卵巢恶性肿瘤的诊断☆☆

【难度】易

13.【答案】E

【解析】CA125 用于卵巢癌诊断的敏感性和特异性均较低,单独 CA125 不能作为卵巢癌早期诊断手段;CEA 水平的升高不仅出现在卵巢上皮性癌,也存在于消化道肿瘤中;CA19-9 与浆液性囊腺癌有相关性,但不是特异性;AFP 常见于卵黄囊瘤,也可以见于肝癌。

【考点】卵巢恶性肿瘤的诊断☆☆

【难度】易

7. 病理学检查可见镜下有典型的印戒细胞的肿瘤是

A. 未成熟畸胎瘤　　B. 无性细胞瘤

C. Krukenberg 瘤　　D. 卵黄囊瘤

E. 颗粒细胞瘤

8. 卵巢黏液性囊腺癌的主要病理特点是

A. 体积较大,切面为多房性,囊实性混合,囊液浑浊,有血性,细胞明显异型性,有间质浸润

B. 体积较大,切面为多房性,有粗短的乳头形成,无间质浸润

C. 体积较大,切面为单房性,囊实性混合,囊液浑浊,有血性,细胞明显异型性,有间质浸润

D. 体积较大,切面为单房性,有粗短的乳头形成,无间质浸润

E. 体积较大,切面为多房性,囊壁为单层柱状上皮,无间质浸润

9. 高级别浆液性卵巢癌最常见的突变是发生在

A. KRAS　　B. p53　　C. BRAF

D. BRCA　　E. c-MYC

10. 下列卵巢肿瘤病理类型属于生殖细胞型的是

A. 卵巢浆液性肿瘤

B. 卵巢黏液性肿瘤

C. 卵巢透明细胞癌

D. 卵巢无性细胞瘤

E. 卵巢内两性母细胞瘤

11. 下列体征提示卵巢恶性肿瘤出现盆腔内转移的是

A. 腹水

B. 下腹部压痛

C. 左侧锁骨上淋巴结肿大

D. 直肠 - 子宫陷凹内不规则硬结

E. 腹部僵硬,有压痛及反跳痛

12. 卵巢癌病人进行血清肿瘤标记物检测**不包括**

A. CA125　　B. SCCA　　C. CEA

D. AFP　　E. HE4

13. 卵巢上皮性癌的早期诊断特异性肿瘤标记物是

A. CA125　　B. CEA

C. CA19-9　　D. AFP

E. 以上均不是

14. Ⅱ期卵巢黏液性囊腺癌的手术范围是
A. 患侧附件切除
B. 双侧附件切除
C. 双侧附件切除 + 全子宫切除
D. 全子宫切除 + 双侧附件切除 + 盆腔及腹主动脉旁淋巴结清扫 + 大网膜切除
E. 全子宫切除 + 双侧附件切除 + 盆腔及腹主动脉旁淋巴结清扫 + 大网膜切除 + 阑尾切除

14.【答案】E
【解析】Ⅱ期卵巢癌应进行完全的分期手术，应该包括全子宫和双侧附件切除、结肠下大网膜切除、盆腔淋巴结及腹主动脉旁淋巴结清扫，黏液性癌需行阑尾切除。
【考点】卵巢恶性肿瘤的治疗☆
【难度】难

15. 卵巢癌和盆腔子宫内膜异位症**不能**通过以下哪项来进行鉴别
A. 大量腹水
B. 进行性痛经
C. 血清 CA125 水平
D. 盆腔包块大小随月经改变
E. 盆腔淋巴结肿大

15.【答案】C
【解析】卵巢癌和盆腔子宫内膜异位症血清 CA125 水平均可升高，因此不能作为两者的鉴别。
【考点】卵巢恶性肿瘤的鉴别☆
【难度】易

16. 对于卵巢癌，初次手术描述**错误**的是
A. 手术可以使残余肿瘤细胞进入增殖周期，利于后续化疗
B. 为达到理想手术，应该尽量切除所有肉眼可见的病灶
C. 对早期卵巢癌（Ⅰ期 ~Ⅱ期）行完全的分期手术
D. 初次手术的目的之一是对肿瘤进行根治
E. 卵巢癌初次手术可以明确组织学类型以及明确手术病理分期

16.【答案】D
【解析】卵巢癌初次手术目的包括：明确组织学类型；手术病理分期；实施卵巢肿瘤细胞减灭；解除并发症。对早期卵巢癌（Ⅰ期 ~Ⅱ期）行完全的分期手术，对晚期卵巢癌（Ⅲ~Ⅳ期），行肿瘤细胞减灭术。残余病灶最大直径 <1.0cm，称为理想手术。
【考点】卵巢恶性肿瘤的治疗☆
【难度】中

17. Ⅲ A 期卵巢浆液性囊腺癌病人的手术方式是
A. 患侧附件切除 + 全子宫切除
B. 双侧附件切除
C. 双侧附件切除 + 全子宫切除
D. 全子宫切除 + 双侧附件切除 + 盆腔及腹主动脉旁淋巴结清扫 + 大网膜切除
E. 肿瘤细胞减灭术

17.【答案】E
【解析】对早期卵巢癌（Ⅰ期 ~Ⅱ期）行完全的分期手术，对晚期卵巢癌（Ⅲ~Ⅳ期）行卵巢肿瘤细胞减灭术。
【考点】卵巢恶性肿瘤的治疗☆
【难度】中

18. 卵巢上皮性癌术后最常用的化疗方案是
A. 多西他赛 + 阿霉素 + 环磷酰胺（TAC）
B. 博来霉素 + 依托泊苷 + 顺铂（BEP）
C. 紫杉醇 + 顺铂（TP）
D. 顺铂 + 阿霉素 + 环磷酰胺（PAC）
E. 氟尿嘧啶 + 放线菌素 D（FA）

18.【答案】C
【解析】卵巢上皮性癌首选的一线化疗方案是紫杉醇和铂类（TP）联合方案。
【考点】卵巢恶性肿瘤的治疗☆
【难度】易

19. 下列关于卵巢上皮性癌化疗方案，描述正确的是
A. 相对于静脉化疗，腹腔化疗没有明显的禁忌证
B. 腹腔化疗不作为肿瘤减灭术后的一线化疗，而是作为静脉化疗失败后用于控制腹水的形成

19.【答案】C
【解析】静脉化疗是肿瘤减灭术后的一线化疗方式。腹腔化疗的禁忌证：有较大残余病灶，腹腔内有严重的粘连，有肠梗阻、腹膜炎或全腹放疗史，高分化ⅠA、ⅠB 期病人可不予化疗，静脉化疗是最常用的给药方式。
【考点】卵巢恶性肿瘤的治疗☆
【难度】易

C. 卵巢上皮性癌的首选化疗方案是紫杉醇和铂类联合方案
D. 所有卵巢上皮性癌术后均应该常规化疗
E. 腹腔化疗可以使肿瘤局部的药物浓度明显增高；增加药物与肿瘤的接触面积，因此是最常用的给药方式

20. 关于卵巢癌的新辅助化疗，描述**错误**的是
A. 新辅助化疗可缩小肿瘤体积，降低手术并发症
B. 新辅助化疗可增加手术可行性
C. 新辅助化疗可提高无进展生存期和总生存期
D. 新辅助化疗可提高手术的耐受性
E. 新辅助化疗可以提高切净率，缩短手术时间

20.【答案】C
【解析】新辅助化疗不改变无进展生存期和总生存期。
【考点】卵巢恶性肿瘤的治疗☆
【难度】难

【A2型题】

1. 23岁女性，4年前罹患肺结核，规律治疗半年后好转，半年来出现消瘦、低热、盗汗及腹痛，近两月来触及腹部包块。下列检查结果**不能**作为**排除**卵巢癌依据的是
A. 超声提示有腹水
B. 结核菌素试验阳性
C. CT提示活动性肺结核可能性大
D. 腹膜穿刺活检提示干酪样坏死
E. CA125以及HE4水平无明显升高

1.【答案】A
【解析】卵巢恶性肿瘤往往伴有腹水，不容易和盆腔结核的腹水和包裹性积液相鉴别。
【考点】卵巢恶性肿瘤的诊断☆☆
【难度】中

2. 21岁女性，超声提示附件区有一6cm×6cm×5cm大小囊实性包块，边界清晰，妇科检查触及包块活动度好。该病人最可能的诊断是
A. 卵巢成熟畸胎瘤
B. 卵巢浆液性囊腺癌
C. 卵巢未成熟畸胎瘤
D. 卵黄囊瘤
E. 卵巢黏液性囊腺癌

2.【答案】A
【解析】边界清晰囊实性包块，良性病变可能性大，最可能的诊断为卵巢成熟畸胎瘤。
【考点】卵巢恶性肿瘤的诊断☆☆
【难度】易

3. 65岁女性，发现腹部肿块3月余，以下检查提示卵巢良性肿瘤可能性大的是
A. 超声提示肿瘤为实质性
B. 超声提示肿瘤边界不清，与周围组织粘连或固定不动
C. CT显示有腹水和胸腔积液
D. 妇科检查发现盆腔包块活动度佳
E. 妇科检查触及双侧包块，活动度差

3.【答案】D
【解析】卵巢恶性肿瘤的体征：①肿瘤为实质性；②双侧性肿瘤；③肿瘤表面凹凸不平；④肿瘤边界不清，与周围组织粘连或固定不动；⑤伴有腹水和胸腔积液；⑥两侧宫骶韧带或直肠子宫陷凹触及无痛性结节；⑦伴有上腹部肿块；⑧锁骨上或腹股沟淋巴结肿大。
【考点】卵巢恶性肿瘤的鉴别诊断☆☆
【难度】中

4. 43岁女性，腹痛伴消瘦4个月，妇科检查提示盆腔包块，为确定是否为卵巢癌，下列体检、病史及检查对于诊断**不重要**的是
A. 叩诊是否有腹水
B. 妇科检查直肠-子宫陷凹有无痛性结节
C. 腹腔穿刺放腹水，并于腹水中找肿瘤细胞

4.【答案】A
【解析】卵巢癌的腹水和结核性腹膜炎的包裹性积液无法鉴别。
【考点】卵巢恶性肿瘤的诊断☆☆
【难度】中

D. 近期有无发热、盗汗以及腹泻等
E. 是否有进行性痛经

5. 43岁女性，因卵巢包块进行手术，术后病理类型为卵黄囊瘤，术后化疗时候进行效果评估以及随访应该重点检查的肿瘤标记物为
A. CA19-9　B. CA125　C. AFP
D. hCG　E. CEA

5.【答案】C
【解析】AFP：对卵巢内胚窦瘤有特异性价值，对未成熟畸胎瘤、混合性无性细胞瘤中含有卵黄囊成分者亦有诊断意义。
【考点】卵巢恶性肿瘤的诊断☆☆
【难度】易

6. 62岁女性，因左侧附件包块进行手术，术中冰冻切片提示为恶性，遂行完全分期手术，术后病理结果为中分化卵巢浆液性囊腺癌，术后进行化疗时效果评估的敏感指标是
A. AFP　B. CA72-4　C. CA125
D. CA19-9　E. SCCA

6.【答案】C
【解析】CA125目前在临床上主要用于卵巢癌手术后化疗的疗效评估，CA125的下降程度可反映病人体内肿瘤负荷情况及对化疗的敏感性。
【考点】卵巢恶性肿瘤的诊断☆☆
【难度】易

7. 56岁女性，因ⅡB期卵巢浆液性腺癌行完全分期手术，术后行6个疗程紫杉醇+顺铂方案化疗后达到完全缓解（CR）。为监测是否复发，应重点监测的肿瘤标记物是
A. CA72-4　B. CA19-9　C. CA125
D. AFP　E. HE

7.【答案】C
【解析】CA125可预测卵巢癌的复发和预后，卵巢癌复发后，血清CA125升高一般先于可测量病灶的出现，两者间中位间隔时间为2~6个月。
【考点】卵巢恶性肿瘤的诊断☆☆
【难度】易

8. 16岁女性，发现下腹部肿块2月余，肿块生长迅速，叩诊腹部有腹水，肛查发现左附件区域触及拳大小肿块，实性，血清AFP水平升高。考虑可能性最大的疾病是
A. 卵巢内胚窦瘤　B. 卵巢颗粒细胞瘤
C. 卵巢浆液性腺癌　D. 卵巢成熟畸胎瘤
E. 卵巢黏液性腺癌

8.【答案】A
【解析】卵巢内胚窦瘤会特异性分泌AFP，因此AFP对卵巢内胚窦瘤有特异性诊断价值。
【考点】卵巢恶性肿瘤的诊断☆☆
【难度】易

9. 53岁女性，绝经6年，近1个月来出现阴道淋漓出血，检查结果：Hb 56g/L，超声提示有右侧附件实性包块，大小4cm×3cm×3cm，分段诊刮提示子宫内膜单纯性增生。本例卵巢肿瘤最可能的类型是
A. 卵巢浆液性腺癌　B. 卵巢黏液性腺癌
C. 卵黄囊瘤　D. 卵泡膜细胞瘤
E. 无性细胞瘤

9.【答案】D
【解析】性索间质细胞来源的肿瘤往往具有内分泌功能，分泌的雌激素可以使子宫内膜单纯性增生。
【考点】卵巢卵泡膜细胞瘤的诊断☆☆
【难度】中

10. 女性，63岁，进行性消瘦，血清CA125为128IU/ml，为了进一步确诊，应该进行的检查是
A. 盆腔三维彩超　B. 下腹部及盆腔CT
C. 腹部平片　D. 下腹部及盆腔MRI
E. PET-CT

10.【答案】A
【解析】盆腔超声检查对于盆腔包块的检测有重要意义，可描述肿块大小、部位、质地及来源等，对良恶性的判定可达80%~90%；通过彩色多普勒超声扫描，能测定卵巢及其新生组织的血流变化，有助于诊断。
【考点】卵巢恶性肿瘤的辅助检查☆☆
【难度】易

11. 48岁女性,宫内金属节育环置入11年,近7月出现进行性体重下降,血清CA125为1 170IU/ml,为了进一步确诊,盆腔彩超提示多发囊实性病灶,卵巢癌可能性大。为了进一步确定是否有大网膜以及肝脾转移,诊断应考虑

A. 未成熟畸胎瘤
B. Krukenberg瘤
C. 卵巢浆液性囊腺癌
D. 卵巢黏液性囊腺癌
E. 颗粒细胞瘤

11.【答案】C
【考点】卵巢恶性肿瘤的诊断☆☆
【难度】中

12. 45岁女性,触及下腹部包块半年余,一年半前因胃癌行根治术,妇科检查:双侧附件区科触及两个包块,活动度可,三合诊触及直肠-子宫陷凹内有无痛小结节。最可能的诊断为

A. 未成熟畸胎瘤
B. Krukenberg瘤
C. 卵巢浆液性囊腺癌
D. 卵巢黏液性囊腺癌
E. 颗粒细胞瘤

12.【答案】B
【解析】Krukenberg瘤指的是胃肠道肿瘤在卵巢上的种植性转移,来源于胃癌转移的Krukenberg瘤往往具有典型的印戒细胞,病人往往有原发于胃肠道肿瘤的病史。
【考点】卵巢恶性肿瘤的诊断☆☆
【难度】中

13. 44岁女性,因卵巢肿物进行手术治疗,术中发现左侧卵巢肿物大小6cm×6cm×5cm,肿物完整,剥除后切开可见多房囊腔,有乳头伸向囊腔,病理检查可见立方形上皮增生明显,复层生长,为5~6层,细胞异型性明显,有间质浸润,腹腔未见其他部位病变,腹水细胞学未找到肿瘤细胞。可能的诊断为

A. 卵巢浆液性腺瘤
B. 卵巢黏液性腺瘤
C. 交界线黏液性腺瘤ⅠA期
D. 黏液性腺癌ⅠA期
E. 黏液性腺癌ⅠB期

13.【答案】D
【解析】肿瘤切面多房性,提示黏液性,细胞异型性明显提示为癌,病变局限于单侧卵巢,为ⅠA期。
【考点】卵巢恶性肿瘤的诊断☆☆
【难度】中

14. 卵巢癌病人行手术探查,原发灶位双侧卵巢、子宫表面、盆腔、大网膜、肝缘及腹膜有散在结节,卵巢肿瘤细胞减灭术后病理结果为:卵巢低分化浆液性腺癌。该病人的FIGO分期为

A. ⅡB期
B. ⅢA期
C. ⅢB期
D. ⅢC期
E. Ⅳ期

14.【答案】D
【解析】ⅢC期肉眼可见骨盆外腹膜转移,合并或者无后腹膜淋巴结转移(包括肿瘤累及肝脏和脾脏包膜,但实质未累及)。
【考点】卵巢恶性肿瘤的分期☆☆
【难度】中

15. 42岁女性,体检时超声发现双侧附件包块一周,手术探查过程中发现包块局限于双侧输卵管,剥除后病理检查结果为:低分化浆液性囊腺癌,术中无囊液流出,腹腔冲洗液未发现肿瘤细胞。请问该病人的FIGO分期为

A. ⅠA期
B. ⅠB期
C. ⅠC期
D. ⅡA期
E. ⅡB期

15.【答案】B
【解析】ⅠB肿瘤局限于双侧卵巢(包膜完整)或者双侧输卵管、卵巢或输卵管表面无肿瘤;腹腔积液中未找到恶性细胞。
【考点】卵巢恶性肿瘤的分期☆☆
【难度】中

16. 53岁女性,超声发现盆腔混合性包块1个月,大小3cm×3cm×2cm,手术探查过程中发现包块局限于一侧卵巢,剥除过程中有囊液流出,术后病理检查结果为:卵巢中分化浆液性囊腺癌。请问该病人的FIGO分期为

A. ⅠA期
B. ⅠC期
C. ⅡA期

16.【答案】B
【解析】ⅠC期肿瘤局限于单侧或双侧卵巢或者输卵管,并伴有以下任何一项:$ⅠC_1$期手术中囊液溢出;$ⅠC_2$期手术前包膜破裂或卵巢输卵管表面有肿瘤;$ⅠC_3$期腹腔积液或腹腔冲洗液中有恶性细胞。
【考点】卵巢恶性肿瘤的分期☆☆
【难度】中

D. ⅡB 期　　E. ⅢA 期

17. 某卵巢癌病人行手术，术中探查发现，原发灶位于一侧卵巢，包膜完整，盆腔腹膜有散在结节，子宫表面无异常，原发病灶以及盆腔腹膜结节切除后活检病理结果为：卵巢高分化浆液性囊腺癌。该病人的 FIGO 分期为

A. ⅠB 期　　B. ⅡA 期　　C. ⅡB 期
D. Ⅲ期　　E. Ⅳ期

17.【答案】C
【解析】Ⅱ期：肿瘤累及一侧或双侧卵巢或者输卵管，伴有盆腔扩散（在骨盆入口下方）或者原发性腹膜癌，扩散和/或转移至子宫和/或输卵管和/或卵巢为ⅡA，扩散至其他盆腔腹膜内器官为ⅡB。
【考点】卵巢恶性肿瘤的分期☆☆
【难度】中

18. 46 岁女性，因发现左侧附件区混合性包块行探查术，术中发现病变局限于左侧卵巢，子宫表面有小病灶，腹腔冲洗液未发现肿瘤细胞，术后病理检查为中分化黏液性囊腺癌。该卵巢癌病人肿瘤的 FIGO 分期为

A. ⅠC 期　　B. ⅡA 期　　C. ⅡB 期
D. ⅢA 期　　E. ⅢB 期

18.【答案】B
【解析】详见上题
【考点】卵巢恶性肿瘤的分期☆☆
【难度】中

19. 38 岁女性，卵巢癌术中探查发现侵犯双侧输卵管，但盆腔外无肉眼可见病灶，进行分期手术后，术后病理检查为卵巢透明细胞癌，腹膜后淋巴结存在转移。该肿瘤病人的 FIGO 分期为

A. ⅡA 期　　B. ⅡB 期　　C. ⅢA 期
D. ⅢB 期　　E. Ⅳ期

19.【答案】C
【解析】ⅢA 期转移至腹膜后淋巴结，伴有或不伴有骨盆外腹膜的微小转移。
【考点】卵巢恶性肿瘤的分期☆☆
【难度】中

20. 46 岁女性，近半年来出现消瘦和体力下降，并伴有腹胀，体检超声提示盆腔多发性囊实性病变，最大的 6cm×5cm×5cm，边界不清，周围血供丰富，伴腹水，血 CA125 为 1 278.5IU/ml，入院行手术治疗。**不属于**该次手术目的的是

A. 对局限于卵巢的病灶进行根治　　B. 明确组织学类型
C. 解除并发症　　D. 实施肿瘤细胞减灭
E. 进行病理分期

20.【答案】A
【解析】卵巢癌初次手术目的包括：明确组织学类型；手术病理分期；肿瘤细胞减灭；解除并发症。
【考点】卵巢恶性肿瘤的手术治疗☆
【难度】中

21. 50 岁女性，月经不规则 2 年余，体检妇科检查发现左侧卵巢肿块 5cm×4cm×4cm，质硬，和周围分界不清，活动差。最合适的治疗方式是

A. 密切随访，观察肿块大小变化　　B. 化疗
C. 放疗　　D. 手术切除病灶
E. 手术后进行化疗

21.【答案】E
【解析】考虑病变为卵巢癌，治疗方式为手术为主，术后辅以化疗。
【考点】卵巢恶性肿瘤的治疗☆
【难度】易

22. 24 岁女性，体检超声发现有左侧附件区囊实性包块，分界不清，血供丰富，要求保留生育功能。关于该病人治疗的描述，**错误**的是

A. 手术要在完全分期手术基础上，保留子宫和对侧附件

22.【答案】C
【解析】卵巢上皮性癌保留生育功能手术基本不影响病人生育能力，并有良好的妊娠结局。
【考点】卵巢恶性肿瘤保留生育功能手术☆
【难度】中

B. 病理检查为低分化浆液性腺癌，术后应行 3~6 个周期 TP 方案化疗
C. 保留生育功能手术会影响病人生育能力，因此术后应行辅助生育技术
D. 腹腔冲洗液中有肿瘤细胞时也可以行保留生育功能手术
E. 术中探查病变累及盆腔腹膜，此时不能行保留生育功能手术

23. 46 岁女性，体重进行性下降 3 个月，腹胀及食欲下降 1 个月。体检发现：左下腹包块，男拳大小，活动度差。剖腹探查：腹水为血性，约 3 000ml，左侧卵巢包块约 5cm×5cm×4cm，表面凹凸不平，对侧附件、子宫、大网膜表面未发现异常，术中冰冻切片回报：卵巢腺癌。最佳手术范围为
A. 双侧附件切除
B. 全子宫切除 + 双侧附件切除
C. 全子宫切除 + 双侧附件切除 + 盆腔及腹主动脉旁淋巴结清扫
D. 全子宫切除 + 双侧附件切除 + 盆腔及腹主动脉旁淋巴结清扫 + 大网膜切除
E. 肿瘤细胞减灭术

23.【答案】D
【解析】完全分期手术的切除范围为全子宫和双侧附件，结肠下大网膜以及盆腔及腹主动脉旁淋巴结。
【考点】卵巢恶性肿瘤的治疗☆
【难度】中

24. 45 岁女性，进行性体重下降，体检超声提示盆腔包块大小 6cm×5cm×5cm，血清 CA125 水平为 1 276.23IU/ml。下列关于该病人的治疗方案，描述**不正确**的是
A. 手术治疗为主，术后辅助以化疗
B. 手术过程应尽量切除原发及转移病灶
C. 初次手术目的之一是明确病理分期
D. 术中探查病变局限于盆腔，应当行根治术
E. 术后的化疗方案主要是紫杉醇 + 铂类

24.【答案】D
【解析】对早期卵巢癌（Ⅰ期~Ⅱ期）行完全的分期手术，对晚期卵巢癌（Ⅲ~Ⅳ期）行肿瘤细胞减灭术。卵巢恶性肿瘤不存在根治术。
【考点】卵巢恶性肿瘤的治疗☆
【难度】中

25. 53 岁女性，因多房性卵巢囊实性包块进行手术，术中探查发现病变位于双侧卵巢及子宫表面，盆腔外未见明显病灶，术中切开囊壁为多房性，有细小乳头，囊液黏稠，肿瘤有间质浸润。该病例手术的范围为
A. 全子宫切除 + 双侧附件切除
B. 全子宫切除 + 双侧附件切除 + 盆腔及腹主动脉旁淋巴结清扫
C. 全子宫切除 + 双侧附件切除 + 盆腔及腹主动脉旁淋巴结清扫 + 大网膜切除
D. 全子宫切除 + 双侧附件切除 + 盆腔及腹主动脉旁淋巴结清扫 + 大网膜切除 + 阑尾切除

25.【答案】D
【解析】该卵巢癌类型为黏液性腺癌可能性大，病变为Ⅱ期，可以进行完全分期手术，除了完全性分期手术之外，还需要切除阑尾。
【考点】卵巢恶性肿瘤的治疗☆
【难度】易

E. 肿瘤细胞减灭术

26. 63 岁女性，进行性体重下降 3 个月，腹胀 1 个月，体检叩诊有腹水，超声提示盆腔多发性低密度影，考虑转移，腹部增强 CT 发现转移灶侵及上腹部，手术过程中发现肝缘有病灶，盆腔外病灶最大 3cm×2cm×2cm。该病人手术范围为
A. 全子宫切除 + 双侧附件切除
B. 全子宫切除 + 双侧附件切除 + 盆腔及腹主动脉旁淋巴结清扫
C. 全子宫切除 + 双侧附件切除 + 盆腔及腹主动脉旁淋巴结清扫 + 大网膜切除
D. 全子宫切除 + 双侧附件切除 + 盆腔及腹主动脉旁淋巴结清扫 + 大网膜切除 + 腹腔病灶切除
E. 肿瘤细胞减灭术

26.【答案】E
【解析】ⅢC 期肉眼可见骨盆外腹膜转移，最大直径 >2cm，累及肝脏，手术方式应该为肿瘤细胞减灭术。
【考点】卵巢恶性肿瘤的治疗☆
【难度】中

27. 56 岁女性，因卵巢癌进行手术，术中探查发现病变位于双侧附件、子宫、盆腔腹膜、大网膜表面以及腹膜表面。该病人为了达到理想手术，手术范围应该为
A. 全子宫切除 + 双侧附件切除 + 盆腔及腹主动脉旁淋巴结清扫
B. 全子宫切除 + 双侧附件切除 + 盆腔及腹主动脉旁淋巴结清扫 + 大网膜切除
C. 最大限度地切除原发病灶或转移病灶，残余病灶最大直径 <1cm
D. 最大限度地切除原发病灶或转移病灶，残余病灶最大直径 <2cm
E. 最大限度地切除原发病灶或转移病灶，残余病灶最大直径 <3cm

27.【答案】C
【解析】对晚期卵巢癌（Ⅲ~Ⅳ期）行肿瘤细胞减灭术，争取最大限度地切除原发病灶或转移病灶，残余病灶最大直径 <1cm 称为理想手术。
【考点】卵巢恶性肿瘤的治疗☆
【难度】中

28. 48 岁女性，因为卵巢癌进行治疗，手术过程中发现腹腔广泛转移，请问该病人最合适的治理方案为
A. 进行全子宫切除 + 双侧附件切除 + 盆腔及腹主动脉旁淋巴结清扫 + 大网膜切除，术后 TP 方案化疗 3~6 个周期
B. 最大限度地切除原发病灶或转移病灶，残余病灶最大直径 <1cm，术后 TP 方案化疗 3~6 个周期
C. 最大限度地切除原发病灶或转移病灶，残余病灶最大直径 <1cm，术后 TP 方案化疗 6~8 个周期
D. 进行全子宫切除 + 双侧附件切除 + 盆腔及腹主动脉旁淋巴结清扫 + 大网膜切除，术后 TP 方案化疗 6~8 个周期
E. 最大限度地切除原发病灶或转移病灶，残余病灶最大直径 <1cm，术后辅助放疗

28.【答案】C
【解析】该病人卵巢癌分期Ⅲ期以上，理想的肿瘤细胞减灭术范围为：最大限度地切除原发病灶或转移病灶，残余病灶最大直径 <1cm，术后辅助 6~8 个周期 TP 方案化疗。
【考点】卵巢恶性肿瘤的治疗☆
【难度】中

29. 59岁女性，体检发现盆腔包块1月余，CA125为168.09IU/ml，CA19-9为2 114.08IU/ml，术中探查病变位于双侧卵巢，子宫表面有转移，切开包块为多房囊性，有大量细小乳头，有浑浊囊液，腹腔冲洗液未找到肿瘤细胞。合适的治疗方案是

A. 全子宫切除+双侧附件切除+盆腔及腹主动脉旁淋巴结清扫+大网膜切除，术后TP方案化疗6~8个周期
B. 全子宫切除+双侧附件切除+盆腔及腹主动脉旁淋巴结清扫+大网膜切除+阑尾切除，术后TP方案化疗6~8个周期
C. 全子宫切除+双侧附件切除+盆腔及腹主动脉旁淋巴结清扫+大网膜切除，术后TP方案化疗3~6个周期
D. 全子宫切除+双侧附件切除+盆腔及腹主动脉旁淋巴结清扫+大网膜切除+阑尾切除，术后TP方案化疗3~6个周期
E. 肿瘤细胞减灭术，术后TP方案化疗6~8个周期

29.【答案】D

【解析】病变为Ⅱ期，黏液性腺癌可能性大，完全的分期手术，应该包括全子宫和双侧附件切除+结肠下大网膜切除+盆腔及腹主动脉旁淋巴结清扫，黏液性癌需行阑尾切除，术后辅助TP方案化疗3~6个周期。

【考点】卵巢恶性肿瘤的治疗☆

【难度】中

30. 56岁女性，卵巢低分化浆液性腺癌ⅢC期行肿瘤细胞减灭术后，术后进行化疗的方案为

A. 紫杉醇+顺铂(TP)，3~6个疗程
B. 紫杉醇+顺铂(TP)，6~8个疗程
C. 博来霉素+依托泊苷+顺铂(BEP)，3~6个疗程
D. 顺铂+阿霉素+环磷酰胺(PAC)，3~6个疗程
E. 顺铂+阿霉素+环磷酰胺(PAC)，6~8个疗程

30.【答案】B

【解析】卵巢上皮性癌的术后化疗一线方案为紫杉醇+顺铂(TP)，Ⅲ、Ⅳ期接受6~8个疗程化疗。

【考点】卵巢恶性肿瘤的治疗☆

【难度】中

31. 48岁女性因为卵巢癌进行手术，术中探查发现病变扩散到腹腔，肠管粘连严重，术后病理结果为：卵巢低分化浆液性腺癌。关于治疗方案，**错误**的是

A. 行肿瘤细胞减灭术，术后进行化疗
B. 最大限度地切除原发病灶或转移病灶，残余病灶最大直径<1cm
C. 术后进行6~8个周期TP方案化疗
D. 为了尽量减少腹腔病灶，术后应当进行腹腔化疗
E. 术中应当切除肠系膜动脉水平以下的盆腔淋巴结

31.【答案】D

【解析】腹腔化疗的禁忌证：有较大残余病灶，腹腔内有严重的粘连，有肠梗阻、腹膜炎或全腹放疗史。

【考点】卵巢恶性肿瘤的治疗☆

【难度】中

32. 54岁女性，因卵巢高级别浆液性腺癌ⅢC期行肿瘤细胞减灭术及术后TP方案化疗8个周期，治疗后达到临床完全缓解。随访过程中，以下哪些症状和检查**不能**提示卵巢癌复发

A. 下腹部胀痛
B. 血清CA125水平升高
C. 出现胸腹水
D. 超声检测提示盆腔囊实性包块
E. 不明原因出现肠梗阻

32.【答案】A

【解析】出现其他四项提示卵巢癌复发可能。

【考点】卵巢恶性肿瘤的随访☆

【难度】易

【A3/A4 型题】

(1~3 题共用题干)

28 岁女性，近两月来触及腹部包块。妇科检查触及双侧附件区均有包块，血清 CA125 为 136.25IU/ml。

1. 作为卵巢肿瘤的初筛，下列影像学检查应该首选的是
   A. 下腹部及盆腔 CT
   B. 盆腔三维彩超
   C. 下腹部及盆腔 MRI
   D. 腹部平片
   E. PET-CT

2. 盆腔三维彩超提示盆腔有多发性囊实性结节，最大的一个为 4cm×4cm×3cm，腹部及盆腔增强 CT 提示腹部无明显病灶，腹膜后淋巴结无肿大，剖腹探查后，发现病灶位于双侧附件区域、子宫表面、盆腔腹膜及腹腔未见明显病灶，腹腔冲洗液未见肿瘤细胞，腹膜后淋巴结未见转移。请问该病人的 FIGO 分期为
   A. ⅡA 期　　B. ⅡB 期　　C. ⅢA 期
   D. ⅢB 期　　E. Ⅳ期

3. 该次手术最合适的手术范围是
   A. 全子宫切除 + 双侧附件切除
   B. 全子宫切除 + 双侧附件切除 + 盆腔及腹主动脉旁淋巴结清扫
   C. 全子宫切除 + 双侧附件切除 + 盆腔及腹主动脉旁淋巴结清扫 + 大网膜切除
   D. 全子宫切除 + 双侧附件切除 + 盆腔及腹主动脉旁淋巴结清扫 + 大网膜切除 + 阑尾切除
   E. 切除肉眼可见病灶

(4~7 题共用题干)

26 岁女性，未婚无性生活，发现左下腹包块入院。肛检提示左侧附件区有一包块，如男拳大小，分界不清。

4. 为筛查卵巢癌，进行肿瘤标记物检查，以下肿瘤标记物升高的可能性**不大**的是
   A. CA72-4　　B. CEA　　C. SCCA
   D. CA19-9　　E. CA125

5. 肿瘤标记物检查 CA125 为 129.03IU/ml，超声提示包括为单发

1.【答案】B
【解析】盆腔超声检查：对于盆腔包块的检测有重要意义，可描述肿块大小、部位、质地及来源等，对良恶性的判定可达 80%~90%；通过彩色多普勒超声扫描，能测定卵巢及其新生组织的血流变化，有助于诊断。
【考点】卵巢恶性肿瘤的诊断☆☆
【难度】易

2.【答案】A
【解析】ⅡA 期：肿瘤累及一侧或双侧卵巢或者输卵管，扩散至子宫。
【考点】卵巢恶性肿瘤的分期☆☆
【难度】易

3.【答案】D
【解析】该病例中考虑为卵巢黏液性腺癌可能性大，病变为Ⅱ期，应行完全分期手术，手术范围包括全子宫切除 + 双侧附件切除 + 盆腔及腹主动脉旁淋巴结清扫 + 大网膜切除，因为是黏液性癌，所以常规切除阑尾。
【考点】卵巢恶性肿瘤的治疗☆
【难度】易

4.【答案】C
【解析】SCCA 为鳞状细胞癌相关抗原，其水平表达异常常见于鳞状细胞癌中。
【考点】卵巢恶性肿瘤的诊断☆☆
【难度】易

5.【答案】C
【解析】肿瘤局限于单侧或双侧卵巢或者输卵管，伴腹腔积液或腹腔冲洗液中有恶性细胞。
【考点】卵巢恶性肿瘤的诊断☆☆
【难度】中

囊实性，手术探查过程中发现病变局限于左侧卵巢，右侧卵巢及输卵管未见异常，腹腔冲洗液中发现肿瘤细胞，术前病人要求保留生育功能。该病人的卵巢癌分期为

A. ⅠA 期　　B. ⅠB 期　　C. ⅠC 期
D. ⅡA 期　　E. ⅡB 期

6. 该病人的手术范围是
A. 左附件切除
B. 左附件切除 + 盆腔及腹主动脉旁淋巴结清扫
C. 左附件切除 + 盆腔及腹主动脉旁淋巴结清扫 + 大网膜切除
D. 左附件切除 + 大网膜切除
E. 左侧卵巢包块剥除

6.【答案】C
【解析】保留生育功能手术应该在完全分期手术基础上，行患侧附件切除，保留子宫和对侧附件
【考点】卵巢恶性肿瘤的治疗☆
【难度】中

7. 术后病理检查提示为：低分化浆液性腺癌，术后辅助治疗为
A. 术后 TP 方案静脉化疗 3~6 个周期
B. 术后 TP 方案静脉化疗 6~8 个周期
C. 术后无需化疗
D. 术后性放射治疗
E. 术后行顺铂腹腔化疗 3~6 个周期

7.【答案】A
【解析】对于任何分化的ⅠC 期保留生育功能手术术后应给予辅助性化疗，化疗方案为 TP，疗程为 3~6 个疗程。
【考点】卵巢恶性肿瘤的治疗☆
【难度】易

(8~10 题共用题干)
33 岁女性，因左侧卵巢囊性包块行左卵巢囊肿剥除术，术中见包块局限于左侧卵巢，大小 5cm×4cm×4cm，子宫及对侧附件、盆腔腹膜、腹腔未见其他病灶，囊壁完整，和周围分界不清，术中囊壁破裂。

8. 吸尽囊液后送检囊壁，病理结果，中分化浆液性囊腺癌，该病人的 FIGO 分期为
A. ⅠA 期　　B. ⅠB 期　　C. ⅠC 期
D. ⅡA 期　　E. ⅡB 期

8.【答案】C
【解析】ⅠC 期：肿瘤局限于单侧或双侧卵巢或者输卵管，手术中囊液溢出。
【考点】卵巢恶性肿瘤的诊断☆☆
【难度】易

9. 进行第二次手术，手术的范围为
A. 全子宫切除 + 双侧附件切除
B. 全子宫切除 + 双侧附件切除 + 盆腔及腹主动脉旁淋巴结清扫
C. 全子宫切除 + 双侧附件切除 + 盆腔及腹主动脉旁淋巴结清扫 + 大网膜切除
D. 肿瘤细胞减灭
E. 患侧附件切除术

9.【答案】C
【解析】ⅠC 期应进行完整的分期手术，手术范围为全子宫切除 + 双侧附件切除 + 盆腔及腹主动脉旁淋巴结清扫 + 大网膜切除。
【考点】卵巢恶性肿瘤的治疗☆
【难度】中

10. 病人术后化疗的方案为

10.【答案】C
【解析】卵巢上皮性癌的一线化疗方案是紫杉醇和铂类(TP)联合方案，ⅠC 接受 3~6 个疗程化疗。
【考点】卵巢恶性肿瘤的治疗☆
【难度】中

A. 术后紫杉醇 + 顺铂(TP)方案化疗 3~6 个周期
B. 术后紫杉醇 + 顺铂(TP)方案化疗 6~8 个周期
C. 术后行顺铂静脉化疗 3~6 个周期
D. 术后行紫杉醇腹腔化疗 6~8 个周期
E. 术后无需化疗

(11~13 题共用题干)
56 岁女性,绝经 7 年,近半年来出现不规则阴道出血,妇科检查:外阴已婚已产型,阴道畅通,未见萎缩,宫颈光滑,子宫后位,左侧附件区触及一实性包块;超声提示:子宫内膜厚度 0.8cm,左附件区实性包块,形状不规则,大小 6cm×6cm×4cm,分界不清楚。

11. 下一步检查至少应该包括
A. 分段诊断性刮宫 B. 宫颈细胞学检查
C. HPV 检测 D. 阴道镜检测
E. 以上均不是

11.【答案】A
【解析】绝经后阴道出血,子宫内膜增生应先行诊断性刮宫,以排除子宫内膜病变。
【考点】卵巢恶性肿瘤的诊断☆☆
【难度】易

12. 病人 TCT 提示正常鳞状上皮细胞,HPV(–),诊断性刮宫提示子宫内膜单纯性增生,左侧附件包块类型可能性最大的是
A. 浆液性腺癌 B. 黏液性腺癌
C. 无性细胞瘤 D. 卵泡膜细胞瘤
E. 透明细胞癌

12.【答案】D
【解析】卵泡膜细胞瘤具有内分泌功能,分泌的雌激素可以使子宫内膜单纯性增生。
【考点】卵巢恶性肿瘤的诊断☆☆
【难度】中

13. 病人在治疗过程中应该重点监测的肿瘤指标是
A. CA125 B. CA19-9 C. CEA
D. 雌激素 E. 孕激素

13.【答案】D
【解析】卵巢卵泡膜细胞瘤可以分泌雌激素,因此治疗过程中可以通过雌激素水平来监测病情变化。
【考点】卵巢恶性肿瘤的诊断☆☆
【难度】中

(14~17 题共用题干)
40 岁女性,进行性消瘦,下腹部坠胀半年,触及下腹部包块 2 月余。

14. 下列体格检查提示卵巢癌可能性比较小的是
A. 妇科检查触及肿瘤边界不清
B. 妇科检查触及直肠 - 子宫有无痛性结节
C. 触及腹股沟淋巴结无痛性肿大
D. 包块活动度好
E. 肿块形状不规则

14.【答案】D
【解析】卵巢恶性肿瘤的体征:①肿瘤为实质性;②双侧性肿瘤;③肿瘤表面凹凸不平;④肿瘤边界不清,与周围组织粘连或固定不动;⑤伴有腹水和胸腔积液;⑥两侧宫骶韧带或直肠子宫陷凹触及无痛性结节;⑦伴有上腹部肿块;⑧锁骨上或腹股沟淋巴结肿大。
【考点】卵巢恶性肿瘤的诊断☆
【难度】易

15. 辅助检查盆腔超声提示:盆腔多发病灶,左侧附件区囊实性包块,大小 8cm×7cm×7cm,边界不清,盆腔积液。行手术探查:子宫,盆腔腹膜,腹腔及大网膜散在转移灶,腹水 1 200ml;术中冰冻提示:腺癌。手术方式为

15.【答案】C
【解析】对早期卵巢癌(Ⅰ~Ⅱ期)行完全的分期手术,对晚期卵巢癌(Ⅲ~Ⅳ期)行肿瘤细胞减灭术病变为ⅢC 期,应行肿瘤细胞减灭术。
【考点】卵巢恶性肿瘤的治疗☆
【难度】中

A. 子宫全切术 + 双侧附件切除术 + 盆腔及腹主动脉旁淋巴结清扫术
B. 手术切除子宫、双侧附件、盆腔及腹主动脉淋巴结，以及大网膜
C. 肿瘤细胞减灭术
D. 卵巢癌根治术
E. 完全分期手术

16. 术后进行化疗的方案为
A. 顺铂，总共 6~8 个周期
B. 紫杉醇 + 顺铂（TP），总共 3~6 个周期
C. 紫杉醇 + 顺铂（TP），总共 6~8 个周期
D. 顺铂 + 阿霉素 + 环磷酰胺（PAC），总共 3~6 个周期
E. 顺铂 + 阿霉素 + 环磷酰胺（PAC），总共 6~8 个周期

16.【答案】C
【解析】卵巢上皮性癌的一线治疗方案为紫杉醇 + 顺铂（TP），对于ⅢC 期病人，总共需要进行 6~8 个周期化疗。
【考点】卵巢恶性肿瘤的治疗☆
【难度】中

17. 综合治疗后对病人治疗效果进行评估，下列描述**错误**的是
A. 血清 CA125 水平可以监测治疗效果，治疗后 CA125 水平降至正常称为完全缓解
B. 影像学上可见病灶完全消失，持续超过 1 个月，称为完全缓解
C. 肿瘤大小估计减少≥50%，至少 4 周，称为部分缓解
D. 肿瘤大小估计减少不到 50%，至少 4 周，称为部分缓解
E. 新病灶出现或原有病变估计增大≥25% 为病情进展

17.【答案】D
【解析】肿块缩小 50% 以上，时间不少于 4 周称为部分缓解。
【考点】卵巢恶性肿瘤的治疗☆
【难度】难

（18~20 题共用题干）
48 岁女性，因低分化卵巢浆液性腺癌ⅢC 期行肿瘤减灭术，术前 CA125 为 1 277.20IU/ml。

18. 为了达到理想手术，手术效果判断的标准为
A. 完全切除全子宫、双侧附件、盆腔、腹主动脉旁淋巴结及大网膜
B. 最大限度地切除原发病灶或转移病灶，切除所有肉眼可见病灶
C. 最大限度地切除原发病灶或转移病灶，残余病灶最大直径 <1cm
D. 最大限度地切除原发病灶或转移病灶，残余病灶最大直径 <2cm
E. 最大限度地切除原发病灶或转移病灶，残余病灶最大直径 <1cm，术后辅助放疗

18.【答案】C
【解析】该病人卵巢癌分期ⅢC 期，理想的肿瘤细胞减灭术范围为：最大限度地切除原发病灶或转移病灶，残余病灶最大直径 <1cm。
【考点】卵巢恶性肿瘤的治疗☆
【难度】易

19. 术后一线辅助治疗方案为
A. 术后应当进行放射治疗

19.【答案】E
【考点】卵巢恶性肿瘤的治疗☆
【难度】中

B. 术后紫杉醇化疗 3~6 个周期
C. 术后顺铂化疗 6~8 个周期
D. 术后紫杉醇 + 顺铂(TP)方案化疗 3~6 个周期
E. 术后紫杉醇 + 顺铂(TP)方案化疗 6~8 个周期

20. 经过综合治疗后 CA125 水平降至 19.03IU/ml，临床完全缓解后进行随访应该进行的检查是
A. CA125 以及盆腔超声　B. CA125 以及腹部 CT
C. CA125 以及腹部 MRI　D. PET-CT
E. 腹部 CT

20.【答案】A
【解析】随访内容包括症状、体征、全身及盆腔检查和超声检查，术前血肿瘤标志物异常者术后应定期随访。
【考点】卵巢恶性肿瘤的治疗☆
【难度】中

(21~24 题共用题干)
56 岁女性，进行性体重下降 8 个月，发现盆腔包块 3 个月，盆腔超声提示：盆腔多发囊实性病灶，最大一个位于左附件区，大小 6cm×6cm×4cm，边界不清，周围血流丰富，盆腔积液；血清 CA125 水平为 869.24IU/ml。

21. 若该病人行手术治疗，第一次手术的目的**不包括**
A. 明确组织学类型　B. 对病变进行根治
C. 实施肿瘤细胞减灭　D. 解除并发症
E. 进行病理分期

21.【答案】B
【解析】卵巢癌初次手术目的包括：明确组织学类型；手术病理分期；实施肿瘤细胞减灭；解除并发症。
【考点】卵巢恶性肿瘤的治疗☆
【难度】中

22. 术中探查，腹腔粘连严重，病变位于双侧附件区、子宫表面、盆腔腹膜，但腹腔内脏器表面、大网膜表面、腹膜表面未见明显病灶，盆腔积液中找到肿瘤细胞，请问该病人的分期为
A. ⅡA 期　B. ⅡB 期　C. ⅢA 期
D. ⅢB 期　E. ⅢC 期

22.【答案】B
【解析】ⅡB 期：肿瘤累及一侧或双侧卵巢或者输卵管，伴有其他盆腔腹膜内器官的扩散。
【考点】卵巢恶性肿瘤的诊断☆☆
【难度】中

23. 该病人应该进行的手术方式为
A. 子宫全切术 + 双侧附件切除术
B. 子宫全切术 + 双侧附件切除术 + 盆腔及腹主动脉旁淋巴结清扫术
C. 子宫全切术 + 双侧附件切除术 + 盆腔及腹主动脉旁淋巴结清扫术 + 大网膜切除术
D. 肿瘤细胞减灭
E. 盆腔病灶切除

23.【答案】C
【解析】病变为Ⅱ期，应行完全分期手术，手术范围包括全子宫切除 + 双侧附件切除 + 盆腔及腹主动脉旁淋巴结清扫 + 大网膜切除。
【考点】卵巢恶性肿瘤的治疗☆
【难度】中

24. 术后病理检查结果为：卵巢中分化子宫内膜样腺癌，术后应该辅助的治疗为
A. 术后可辅助顺铂腹腔化疗 3~6 个周期
B. 术后紫杉醇 + 顺铂(TP)方案化疗 3~6 个周期
C. 术后紫杉醇 + 顺铂(TP)方案化疗 6~8 个周期

24.【答案】B
【解析】卵巢上皮性癌的一线化疗方案是紫杉醇和铂类(TP)联合方案，ⅠB 期接受 3~6 个疗程化疗，病人腹腔粘连严重，为腹腔化疗禁忌证之一。
【考点】卵巢恶性肿瘤的治疗☆
【难度】中

D. 术后可辅助顺铂腹腔化疗 6~8 个周期
E. 术后应当进行放疗

第九节 卵巢交界性肿瘤和输卵管恶性肿瘤

【A1 型题】

1. 关于卵巢上皮性交界性肿瘤，错误的是
A. 发病年龄在 35~53 岁
B. 病灶常局限于卵巢，大约 75% 病人初诊是为Ⅰ期
C. 生长缓慢，转移率低
D. 复发早
E. 预后良好，早期 5 年生存率几乎为 100%

1.【答案】D
【解析】卵巢上皮性交界性肿瘤复发迟，预后良好。
【考点】卵巢上皮性交界性肿瘤的临床表现☆
【难度】易

2. 原发性输卵管癌好发于
A. 伞部 B. 峡部
C. 间质部 D. 壶腹部
E. 峡部与壶腹交接部

2.【答案】D
【解析】此题主要考查输卵管癌的好发部位。输卵管癌单侧居多，好发于输卵管壶腹部，病灶始于黏膜层。
【考点】输卵管癌的好发部位☆
【难度】易

3. 原发性输卵管癌起源于
A. 子宫内膜 B. 输卵管黏膜
C. 输卵管浆膜 D. 输卵管肌层
E. 卵巢表面上皮

3.【答案】B
【解析】此题主要考查输卵管癌的病灶起始部位。其好发于输卵管壶腹部，病灶始于黏膜层。
【考点】输卵管癌的病灶起始部位☆
【难度】易

4. 关于交界性浆液性囊腺瘤的病理特点，不正确的是
A. 中等大小
B. 多为双侧
C. 较少在囊内乳头状生长
D. 镜下见乳头分支粗大而密
E. 细胞核轻度异型

4.【答案】D
【解析】此题主要考查对交界性浆液性囊腺瘤的病理特点的了解情况。该肿瘤中等大小，多为双侧，较少在囊内乳头状生长，乳头分支纤细而密，细胞核轻度异型。
【考点】交界性浆液性囊腺瘤的病理特点☆
【难度】易

5. 关于交界性黏液性囊腺瘤的病理特点，不正确的是
A. 一般较大，单侧较多
B. 表面光滑，常为单房
C. 切面见囊壁增厚，乳头细小、质软
D. 镜下见细胞轻度异型性，细胞核大、深染
E. 上皮细胞不超过 3 层，无间质浸润

5.【答案】B
【解析】此题主要考查对交界性黏液性囊腺瘤的病理特点的掌握情况。该肿瘤多为多房性。
【考点】交界性黏液性囊腺瘤的病理特点☆
【难度】易

6. 原发性输卵管癌常见的转移途径错误的是
A. 直接转移 B. 种植性转移
C. 淋巴转移 D. 血行转移
E. 跳跃转移

6.【答案】E
【解析】输卵管癌转移途径有：①局部及腹腔内扩散（种植转移）；②淋巴转移；③血行转移。
【考点】输卵管癌的转移途径☆
【难度】中

7. 中晚期原发性输卵管癌常出现的“三联症”是指
A. 腹痛、腹水、阴道排液
B. 腹痛、腹水、阴道流血
C. 腹痛、盆腔肿块、阴道排液
D. 腹痛、盆腔肿块、阴道流血
E. 腹痛、腹部胀满、阴道排液

8. 较常见的卵巢交界性肿瘤组织学类型，不包括
A. 浆液性　　B. 黏液性
C. 子宫内膜样　　D. 透明细胞性
E. 纤维细胞性

9. 原发性输卵管癌最常见的症状是
A. 腹块　　B. 腹水
C. 阴道流血　　D. 一侧下腹部钝痛
E. 间歇性阴道排液

10. 对原发性输卵管癌的描述，错误的是
A. 多发生在壶腹部，常为单侧
B. 始发于输卵管黏膜层
C. 早期由浆膜层侵入管壁
D. 诊断时要除外转移性癌
E. 卵巢与输卵管发生同类型癌，多原发于卵巢

【A2 型题】

1. 57 岁女性，绝经后出现大量阴道稀薄血性分泌物 2 个月，伴轻微腹胀，腹部检查左下腹可及一质硬包块，超声提示子宫萎缩，内膜厚 2mm，左附件区混合占位直径约 6cm，血供丰富且与周围组织境界不清。最可能的诊断为
A. 子宫内膜癌　　B. 宫颈癌
C. 输卵管癌　　D. 卵巢癌
E. 卵巢良性肿瘤

2. 绝经后妇女出现阴道血性排液及腹部扪及盆腔肿块，以下血液检查最具有诊断意义的是
A. 血常规　　B. 降钙素原　　C. CA125
D. AFP　　E. hCG

3. 60 岁女性因体检发现巨大盆腔包块就诊，追问病史近期有阴道血性排液症状，腹盆腔增强 CT 及肿瘤指标提示输卵管癌可能，如为转移性输卵管癌。最可能的初始病灶部位为
A. 直肠癌　　B. 宫颈癌

7.【答案】C
【解析】输卵管癌典型临床表现为阴道排液、腹痛及盆腔肿块，称为输卵管癌“三联征”，但具有典型三联症的病人不到 15%，往往见于病症晚期病人。
【考点】输卵管癌的临床表现☆☆
【难度】中

8.【答案】E
【解析】此题主要考查对卵巢交界性肿瘤组织学类型的了解情况。卵巢表面的生发上皮具有分化为各种苗勒上皮的潜能，故包括交界性浆液性肿瘤、交界性黏液性肿瘤、交界性子宫内膜样肿瘤，及交界性透明细胞性肿瘤。
【考点】卵巢交界性肿瘤组织学类型☆
【难度】易

9.【答案】C
【解析】异常阴道流血为输卵管癌最常见的主诉，在超过 50% 输卵管癌病人中可具有此症状；而只有约 10% 的病人有阴道排液及腹痛等。
【考点】输卵管癌的临床表现☆☆
【难度】中

10.【答案】C
【解析】输卵管癌原发于输卵管的黏膜层，由管壁中央向管壁浆膜面浸润，而转移性输卵管癌由输卵管浆膜层侵入管壁，多位于输卵管间质内，因此应选择 C，其他选项均正确。
【考点】输卵管癌的原发部位及发生过程☆☆
【难度】中

1.【答案】C
【解析】此题主要考查输卵管癌临床特点：好发于 40~65 岁女性，临床表现以阴道出血、阴道排液、盆腔肿块及腹痛、腹腔积液为主。
【考点】输卵管癌的临床特点及鉴别诊断☆
【难度】易

2.【答案】C
【解析】CA125 虽特异性不强，但可作为输卵管癌、卵巢癌及子宫内膜癌诊断和预后的重要参考指标，在大多数该类病人中有不同程度的增高。
【考点】输卵管癌的血清学表现☆
【难度】易

3.【答案】E
【解析】输卵管解剖结构上邻近卵巢，转移性输卵管癌最常见的原发病灶为卵巢癌，其次为子宫内膜癌直接蔓延所致，宫颈癌及直肠癌、外阴癌罕见累及输卵管。
【考点】继发性输卵管癌的发病部位☆
【难度】易

C. 外阴癌　　D. 子宫内膜癌
E. 卵巢癌

4. 育龄期女性因近期体重下降明显、阴道异常出血及阴道排液增多伴腹胀就诊，超声提示左附件区边界不清包块，考虑卵巢癌或输卵管癌可能性大，以下检查对诊断意义**不大**的是
A. 血清肿瘤学指标　　B. 盆腔 CT
C. 盆腔 MRI　　D. 宫颈刮片
E. 分段诊刮术

5. 病人因绝经后异常阴道出血及大量阴道排液来院，超声及妇科检查宫颈及子宫未及明显异常，以下**不作为**输卵管癌辅助诊断常规检查的是
A. 增强 CT 检查　　B. 血清 CA125 测定
C. 细胞学检查　　D. MRI 检查
E. 剖腹探查术

6. 绝经 3 年病人，体检超声发现子宫萎缩，内膜厚 1mm，右附件约 8cm 混合包块，与周围界限不清，追问病史近 1 个月有大量阴道血性分泌物及浆黄色排液，考虑最可能的诊断为
A. 卵巢癌
B. 输卵管癌
C. 子宫内膜癌
D. 出血性输卵管炎
E. 子宫黏膜下肌瘤

7. 45 岁女性，已婚育体检发现盆腔包块入院，行腹腔镜探查术，术中快速冰冻切片提示左输卵管低分化腺癌，其治疗原则**不正确**的是
A. 行全面分期手术
B. 行肿瘤细胞减灭术
C. 临床Ⅰ期经仔细探查可不行后腹膜淋巴结清扫术
D. 力求全部切除术中能探查到的所有病灶
E. 术后必须辅助性化疗

8. 女性，55 岁，绝经一年因腹部扪及巨大包块及阴道异常排液，入院检查手术，诊断输卵管癌。此病最可能的病因是
A. 慢性输卵管炎
B. 过早性生活及多性伴侣
C. 长期低营养状态及缺乏部分必需维生素
D. 肥胖
E. 基因突变

4.【答案】D
【解析】根据病人临床表现及超声结果可考虑子宫内膜癌或输卵管癌可能性大，CT 及 MRI 能进一步确定肿块部位及性状，卵巢癌及输卵管癌均易有 CA125 等肿瘤指标增高，分段诊刮术对子宫内膜癌的鉴别诊断具有重要意义，因此答案为 D。
【考点】输卵管癌的辅助检查及意义☆☆
【难度】中

5.【答案】E
【解析】由于输卵管癌常累及卵巢，故手术前易误诊为卵巢癌，辅助检查有助于提高数前诊断的准确率。常用的方法有：影像学检查、血清 CA125 测定、细胞学检查（宫颈和宫腔脱落细胞学检查见不典型腺细胞，而排除宫颈癌和子宫内膜癌后，应高度怀疑为输卵管癌）、腹腔镜探查术。因此应选择 E，剖腹探查因目的性不强且损伤大不作为优先考虑的检查手段。
【考点】输卵管癌的检查方法☆☆
【难度】中

6.【答案】B
【解析】此题主要考查输卵管癌的临床表现及症状。绝经后阴道异常出血及排液可能诊断为子宫内膜癌及输卵管癌、宫颈癌，合并影像检查附件区异常包块，考虑输卵管癌可能性最大。
【考点】输卵管癌的临床表现及症状☆☆
【难度】中

7.【答案】E
【解析】此题主要考查输卵管癌的治疗原则。由于组织学特性及生物学行为和预后均与卵巢浆液性癌相似，因此其处理原则参照卵巢癌手术方法进行全面分期手术或治疗细胞减灭术。术后一般不选择辅助性化疗，只有在腹膜、大网膜有浸润或术后短期内复发时考虑给予化疗。
【考点】输卵管癌的治疗原则☆
【难度】中

8.【答案】A
【解析】此题主要考查输卵管癌的好发因素。输卵管癌具体病因尚不明确，70% 病人有慢性输卵管炎，50% 有不孕史。过早性生活及多性伴侣常与宫颈癌发病相关，长期低营养状态及缺乏部分必需维生素与滋养细胞疾病发生相关，肥胖是子宫内膜癌的高危因素，因此本题正确答案为慢性输卵管炎。
【考点】输卵管癌的病因☆
【难度】中

9. 中年女性因腹胀来院就诊，超声发现盆腔巨大包块伴腹水，CT提示左附件区来源恶性肿瘤可能。术中快速病理提示：输卵管腺癌。术前诊断中最难与之鉴别的疾病是

A. 慢性输卵管炎

B. 输卵管积脓

C. 卵巢癌

D. 输卵管良性肿瘤

E. 子宫浆膜下肌瘤

10. 青年女性因常规体检发现盆腔巨大包块，手术治疗病理诊断为原发性输卵管癌，患侧卵巢活检见转移性腺癌。关于此病例，以下说法正确的是

A. 输卵管癌占原发妇科恶性肿瘤的 10%

B. 双侧发生率达 50%

C. 镜下可见乳头

D. 低度恶性，5 年存活率高

E. 宫颈细胞学涂片常有异常

11. 一中年妇女因"体检发现盆腔包块及腹水"入院接受手术治疗，术中快速病理诊断：右输卵管腺癌。行全面分期手术，术后病理提示有淋巴结转移，最可能发生转移的淋巴结组是

A. 闭孔淋巴结　　B. 直肠淋巴结

C. 腹股沟浅淋巴结　　D. 腹股沟深淋巴结

E. 腹主动脉旁淋巴结

12. 绝经后 10 年妇女，因腹胀、消瘦、扪及下腹部巨大包块及阴道较多浆黄色液体排出就诊。在疾病诊断中意义最小的一项为

A. MRI 检查

B. 血清 CA125 测定

C. 宫颈及宫腔细胞学检查

D. 增强 CT 检查

E. 血清 AFP 测定

13. 因盆腔巨大包块行剖腹探查手术的已婚育中年女性，术中快速病理诊断左侧输卵管癌，全面分期手术病理报告提示：左侧输卵管腺癌，浸润至黏膜下层，未突破输卵管浆膜。左侧卵巢见中分化腺癌细胞浸润，腹腔冲洗液中未见癌细胞。考虑此病人的手术病理分期为

A. 输卵管癌ⅡA 期　　B. 输卵管癌ⅡB 期

C. 输卵管癌ⅢA 期　　D. 输卵管癌ⅢB 期

E. 输卵管癌Ⅳ期

9.【答案】C

【解析】此题主要考查输卵管癌的鉴别诊断。输卵管癌与卵巢恶性肿瘤及输卵管、卵巢囊肿不易鉴别，有阴道排液时需与子宫内膜癌鉴别。因输卵管与卵巢解剖结构上非常靠近，术前通过影像学检查等辅助检查手段很难区分卵巢癌及输卵管癌。

【考点】输卵管癌的鉴别诊断☆☆

【难度】中

10.【答案】E

【解析】此题主要考查输卵管癌的一般情况掌握。输卵管癌占原发妇科恶性肿瘤的极 0.1%~1.8%，单侧居多，恶性程度高，Ⅰ期病人五年生存率仅65%，如在涂片见到不典型腺上皮细胞，提示有输卵管癌的可能。

【考点】输卵管癌的一般情况☆

【难度】中

11.【答案】E

【解析】此题主要考查输卵管癌的淋巴转移途径：子宫、卵巢与输卵管间有丰富的淋巴管沟通，输卵管癌常可转移至腹主动脉旁淋巴结和 / 或盆腔淋巴结。盆腔淋巴结包含：髂淋巴组、骶前淋巴组及腰淋巴组。因此本题的最佳选项为腹主动脉旁淋巴结。

【考点】输卵管癌的淋巴转移特点☆

【难度】难

12.【答案】E

【解析】此题主要考查输卵管癌的辅助诊断方法及鉴别诊断。输卵管癌常用的诊断方法有：影像学检查、血清CA125 测定、细胞学检查（宫颈和宫腔脱落细胞学检查见不典型腺细胞，而排除宫颈癌和子宫内膜癌后，应高度怀疑为输卵管癌）、腹腔镜探查术，血清 AFP在输卵管癌的诊断中特异性及敏感性均不高，不作为常规检测指标。

【考点】输卵管癌的辅助诊断方法及鉴别诊断☆

【难度】难

13.【答案】A

【解析】此题主要考查输卵管癌的手术病理分期。ⅠA 期：癌局限于一侧输卵管。①输卵管表面无肿瘤、包膜完整；②输卵管表面有肿瘤，包膜破裂，或两者并存。ⅠB：癌限于双侧输卵管，无腹水。①输卵管表面无肿瘤，包膜完整；②输卵管表面有肿瘤，包膜破裂，或两者并存。ⅠC：癌如ⅠA 或ⅠB，但有腹水，腹水或腹腔冲洗瘘内查见瘤细胞。Ⅱ期：一侧或双侧输卵管癌，伴盆腔转移。ⅡA：蔓延至子宫或卵巢。ⅡB：蔓延至其他盆腔组织。ⅡC：癌如ⅡA 或ⅡB，有腹水，腹水或腹腔冲洗瘘内查见瘤细胞。Ⅲ期：一侧或双侧输卵管癌，伴腹腔中广泛转移。Ⅳ期：一侧或双侧输卵管癌，伴腹腔外远处转移。

【考点】输卵管癌的手术病理分期☆

【难度】难

14. 42岁女性,因“体检发现右附件区包块1个月”入院,术中见右输卵管棒槌样增粗,质地僵硬并与右侧卵巢致密粘连,大网膜表面及盆壁见粟粒样结节数枚,行右附件切除+盆壁及大网膜病灶活检,快速病理提示:右输卵管腺癌,盆壁活检病灶见腺癌细胞浸润。大网膜及盆壁病灶转移的途径最可能的是

A. 血行转移
B. 淋巴转移
C. 直接蔓延
D. 跳跃转移
E. 经血逆流入盆腔转移

14.【答案】C

【解析】此题主要考查输卵管癌的转移途径:①直接蔓延:通过伞端扩散到腹膜及卵巢等部位;输卵管浆膜被穿破,扩散到盆腹腔;通过输卵管的蠕动向宫腔、宫颈,甚至对侧输卵管蔓延。②淋巴道转移:主要转移部位:盆腔淋巴及腹主动脉旁淋巴。③血行转移:见于晚期病人。转移部位:肺、脑、肝、肾等器官。此病人转移病灶位于卵巢及盆壁,最可能的转移途径应为直接蔓延。

【考点】输卵管癌的转移途径☆

【难度】中

15. 56岁女性,因输卵管癌行全面分期手术,术后常规病理示:(左)输卵管低分化腺癌,浸润浅肌层,未累及输卵管浆膜。子宫及宫颈、右附件未见癌累及。左宫旁见癌结节(1枚)。网膜、阑尾均未见癌累及。腹腔冲洗液见癌细胞,病理分期为

A. 输卵管癌ⅡA期
B. 输卵管癌ⅡB期
C. 输卵管癌ⅡC期
D. 输卵管癌ⅢA期
E. 输卵管癌ⅢB期

15.【答案】C

【解析】详见A2型题13题解析。

【考点】输卵管癌的手术病理分期☆

【难度】难

16. 绝经2年病人,因“盆腔肿物”入院,术中快速示交界性浆液性囊腺瘤,其治疗原则**不正确**的是

A. 行全面分期手术
B. 行肿瘤细胞减灭术
C. 临床Ⅰ期经仔细探查可不行后腹膜淋巴结清扫术
D. 力求全部切除术中能探查到的所有病灶
E. 术后必须辅助性化疗

16.【答案】E

【解析】此题主要考查交界性肿瘤的治疗原则。参照卵巢癌手术方法进行全面分期手术或治疗细胞减灭术,临床Ⅰ期经仔细探查可不行后腹膜淋巴结清扫术,由于交界性肿瘤很少广泛转移及深部浸润,即使晚期病例也能全部切除,故应力求全部切除术中能探查到的所有病灶。术后一般不选择辅助性化疗,只有在腹膜、大网膜有浸润或术后短期内复发时考虑给予化疗。

【考点】交界性肿瘤的治疗原则☆

【难度】难

【A3/A4型题】

(1~2题共用题干)

48岁女性,因盆腔囊肿行左侧附件切除术,术中快速病理示交界性黏液性囊腺瘤。

1. 以下临床表现**不符合**该诊断的是

A. 病灶常为单侧
B. 囊肿生长缓慢
C. CA125为1 050U/ml
D. 转移率低
E. 预后好

1.【答案】C

【解析】此题结合病例主要考查交界性黏液性囊腺瘤临床表现,一般肿瘤指标正常或轻度升高。

【考点】交界性黏液性囊腺瘤临床表现☆☆

【难度】中

2. 该病人可能出现的术中所见,最**不可能**的是

A. 肿瘤体积较大
B. 表面光滑
C. 切面为多房,腔内充满乳头,囊液混浊或血性
D. 切面见囊壁增厚
E. 瘤体与周围无粘连

2.【答案】C

【解析】此题需了解交界性黏液性囊腺瘤的特征。腔内充满乳头,囊液混浊或血性是黏液性囊腺癌的瘤体特征。

【考点】交界性黏液性囊腺瘤的特征☆

【难度】中

(3~5 题共用题干)

28 岁女性，已婚，未育，因“体检发现盆腔囊肿 1 周”入院。1 周前体检超声发现左侧盆腔囊性占位，大小约 7cm×5cm×5cm，偶感腹胀，无腹痛等不适，二便正常。查体：体温 36.5℃，腹软，左下腹轻压痛，无反跳痛。血常规：白细胞 7.2×10^9/L，血红蛋白 106g/L，血小板 405×10^9/L，C 反应蛋白 11mg/L。肿瘤指标正常。专科检查：外阴正常，阴道畅，少量淡黄色分泌物，宫颈中度糜烂，子宫正常大小，未及压痛，左侧附件区可及直径约 7cm 囊性占位，活动可，轻压痛，右侧附件区未及明显异常。

3. 该病人最可能的诊断是
   A. 急性盆腔炎　　B. 盆腔脓肿
   C. 卵巢恶性肿瘤　　D. 卵巢交界性肿瘤
   E. 卵巢囊肿蒂扭转

4. 为进一步明确诊断，该病人最需要做何检查
   A. 宫颈 TCT+HPV　　B. 分段诊刮
   C. 盆腔 CT　　D. 盆腔 MRI
   E. 腹水穿刺

5. 术中完整剥除囊肿，快速病理示交界性浆液性囊腺瘤，其手术方式及原则正确的是
   A. 行全面分期手术
   B. 行全子宫双附件切除术
   C. 行患侧附件切除术，对侧卵巢剖视，腹膜多点活检
   D. 直接关腹
   E. 术后必须辅助性化疗

(6~9 题共用题干)

61 岁绝经女性，腹胀伴阴道排液 3 月余，大小便通畅。查体：体温 36.8℃，左下腹部可及质硬包块约拳大，轻压痛，无反跳痛。妇科检查：宫颈萎缩，光滑无举痛，子宫萎缩，无压痛，左附件区可及约 6cm 质硬包块，活动欠佳。

6. 首选的辅助检查为
   A. 超声　　B. 盆腔 MRI　　C. 阴道镜
   D. 盆腔 CT　　E. 血常规

7. 超声提示：子宫萎缩，形态规则，子宫内膜厚 2mm，左附件区混合占位直径约 6cm，血供丰富且与周围组织界限不清。最可能的诊断为
   A. 子宫内膜癌　　B. 急性输卵管炎

3.【答案】D

【解析】此题结合病例主要考查综合分析能力，可采用排除法。病人无发热、无腹痛，可排除盆腔炎、盆腔脓肿及囊肿蒂扭转，肿瘤指标正常，囊肿活动度好可基本排除恶性肿瘤可能。

【考点】交界性肿瘤的临床特点☆☆

【难度】中

4.【答案】D

【解析】此题需在第 3 题判定正确情况下正确选择诊断方法，需对各种检测方法有一定了解。CT 虽然能显示肿瘤的复杂结构，但对鉴别交界性与良恶性肿瘤的作用有限，MRI 是最好的影像学检查。超声未提示腹水，故不宜做腹水穿刺。

【考点】卵巢肿瘤的诊断☆

【难度】中

5.【答案】C

【解析】此题主要考查卵巢交界性肿瘤的治疗原则。参照卵巢癌手术方法进行全面分期手术或行肿瘤细胞减灭术，临床Ⅰ期经仔细探查可不行后腹膜淋巴结清扫术，由于交界性肿瘤很少广泛转移及深部浸润，即使晚期病例也能全部切除，故应力求全部切除术中能探查到的所有病灶。术后一般不选择辅助性化疗，只有在腹膜、大网膜有浸润或术后短期内复发时考虑给予化疗。对临床Ⅰ期、年轻、有生育要求者，切除患侧附件，对侧卵巢剖视，腹膜多点活检。

【考点】交界性肿瘤的治疗原则☆

【难度】难

6.【答案】A

【解析】此题结合病例主要考查妇科肿瘤的辅助检查。超声因普及率高及费用较低，筛查意义重要，常作为首选的辅助检查手段。

【考点】妇科肿瘤的辅助检查☆

【难度】易

7.【答案】C

【解析】此题需在前一题判定正确情况下结合病例特点选择。根据上题所提供线索，最可能的诊断为卵巢癌或输卵管癌，因病人具有阴道异常出血及阴道排液症状，则输卵管癌的可能性最大。

【考点】输卵管癌的鉴别诊断☆☆

【难度】中

C. 输卵管癌　　D. 卵巢癌
E. 输卵管结核

8. 为进一步明确诊断，以下血清学检查意义最大的是
A. AFP　　B. hCG　　C. CA125
D. ALT　　E. CA19-9

9. CA125 报告结果为 160.63IU/ml，腹盆腔 CT 提示左附件区棒槌形包块，大小约 5cm×4cm×6cm，与周围组织境界不清，子宫及对侧附件、腹腔未见其他异常结节，盆腔中等量积液。目前首选治疗手段为
A. 放疗　　B. 化疗
C. 新辅助化疗后手术治疗　　D. 同卵巢癌的全面分期手术
E. 子宫全切术 + 双附件切除术

（10~12 题共用题干）
绝经 10 年女性，因腹胀半年体检超声发现盆腔巨大包块入院，追问病史病人近两月来有大量阴道淡黄色排液。妇科检查：宫颈萎缩，光滑，子宫萎缩无压痛，左附件区未扪及异常，右附件区可及直径约 10cm 包块。行腹盆腔增强 CT：子宫萎缩，子宫左旁见类椭圆形团块状实性软组织密度灶，密度欠均匀，局部与子宫左侧壁、左卵巢分界不清，增强扫描，子宫左旁占位灶可见明显欠均匀强化，强化程度弱于子宫肌层。入院后查：CA125 137.10U/mL。

10. 该病人最可能的诊断是
A. 子宫黏膜下肌瘤　　B. 子宫内膜不典型增生
C. 卵巢恶性肿瘤　　D. 子宫内膜癌
E. 输卵管癌

11. 行患侧附件切除术，术中快速病理提示：(右) 输卵管低分化腺癌。应考虑的手术方案为
A. 行全面分期手术
B. 行全子宫双附件切除术
C. 行对侧附件切除术，对侧卵巢剖视，腹膜多点活检
D. 直接关腹
E. 行子宫全切术

12. 术后如需化疗，首先推荐的化疗方案为
A. 卡铂 + 紫杉醇　　B. 依托泊苷 + 顺铂
C. 顺铂　　D. 卡铂
E. 卡铂 + 氟尿嘧啶

8.【答案】C
【解析】CA125 虽特异性不强，但可作为输卵管癌诊断和预后的重要参考指标。在大多数输卵管癌病人中有不同程度的增高，AFP 在妊娠及卵巢畸胎瘤疾病中增高，hCG 为妊娠相关指标，CA19-9 增高则多见于胃肠道肿瘤及卵巢癌。
【考点】输卵管癌的血清学表现特点☆
【难度】易

9.【答案】D
【解析】由于原发性输卵管癌的组织学特性及生物学行为和预后均与卵巢浆液性腺癌相似，因此原发性输卵管癌的处理原则参照卵巢上皮性癌，以手术为主，辅以化疗及放疗的综合治理。
【考点】输卵管癌的手术治疗原则☆
【难度】易

10.【答案】E
【解析】此题结合病例主要考查综合分析能力，可采用排除法。病人超声及盆腔 CT 未提示子宫内膜增厚及宫腔异常，可排除子宫黏膜下肌瘤及子宫内膜不典型增生、子宫内膜癌诊断。结合病人绝经后阴道排液及附件区包块的表现，考虑输卵管癌可能性最大。
【考点】输卵管癌的临床特点及鉴别诊断☆
【难度】中

11.【答案】A
【解析】此题主要考查输卵管癌的治疗原则。参照卵巢癌手术方法进行全面分期手术或治疗细胞减灭术，临床Ⅰ期经仔细探查可不行后腹膜淋巴结清扫术，应力求全部切除术中能探查到的所有病灶。术后一般不选择辅助性化疗，只有在腹膜、大网膜有浸润或术后短期内复发时考虑给予化疗。对临床Ⅰ期、年轻、有生育要求者，切除患侧附件，对侧卵巢剖视，腹膜多点活检。
【考点】输卵管癌的治疗及手术原则☆
【难度】中

12.【答案】A
【解析】此题主要考查输卵管癌的化疗原则，参照卵巢上皮性恶性肿瘤化疗方案。临床常用的化疗药物有顺铂、卡铂、紫杉醇、依托泊苷等。多采用以铂类为基础的联合化疗，其中铂类联合紫杉醇为“金标准”一线化疗方案。少数老年病人可以用卡铂或紫杉醇单药化疗。
【考点】输卵管癌的化疗方案选择☆
【难度】中

【案例分析题】

案例一:52岁女性,因"发现盆腔混合性包块4天"入院。已绝经2年余,绝经后有阴道少许流血,无阴道流液,无腹痛、腹胀。近2个月内时有阴道流血伴下腹部胀痛,于当地医院就诊,超声示:盆腔混合性包块性质待查,盆腔积液。入院后妇科检查:外阴已婚已产式;阴道畅,阴道皱襞消失,无充血点;宫颈光滑,正常大小,宫颈口无液体流出;子宫前位,正常大小,质中;左附件区于子宫左前方可及女拳大包块,右附件区可及男拳大包块,质软,表面光滑,活动性差,无明显压痛。三合诊:后穹窿未及明显结节。

提问1:该病人进一步诊断可选择的辅助检查手段包括

A. 腹盆腔CT检查　　B. 血清肿瘤指标检查

C. 宫腔镜检查　　D. 分段诊刮术

E. 输卵管通液　　F. 阴道分泌物培养

G. 血清hCG检查

提问2:病人分段诊刮病理未见异常,行剖腹探查术,术中切除双附件行快速冰冻切片分析,病理提示:双输卵管低分化黏液性癌,建议的手术范围为

A. 全子宫+双附件切除

B. 双附件切除

C. 全子宫+双附件+大网膜切除

D. 全子宫+双附件+盆腔淋巴结清扫+大网膜切除

E. 全子宫+双附件+盆腔淋巴结清扫+腹主动脉旁淋巴结清扫+大网膜切除+阑尾切除+盆腹腔转移病灶切除

F. 全子宫+双附件+盆腔淋巴结清扫+腹主动脉旁淋巴结清扫+大网膜切除+盆腹腔转移病灶切除

提问1:【答案】ABD

【解析】此题需了解输卵管癌的辅助检查手段,包括:影像学检查、血清CA125测定、细胞学检查(宫颈和宫腔脱落细胞学检查见不典型腺细胞,而排除宫颈癌和子宫内膜癌后,应高度怀疑为输卵管癌)、腹腔镜探查术等。宫腔镜检查及输卵管通液对输卵管癌的诊断无明显意义,血hCG检查常见于滋养细胞恶性肿瘤的诊断及监测指标,对输卵管癌无特殊意义。

【考点】输卵管癌的辅助检查☆☆

【难度】中

提问2:【答案】E

【解析】此题需了解输卵管肿瘤的手术范围。输卵管癌的手术范围同卵巢癌,应行肿瘤细胞减灭术,范围包括全子宫+双附件+盆腔淋巴结清扫+腹主动脉旁淋巴结清扫+大网膜切除+盆腹腔转移病灶切除,本病人病理提示输卵管低分化黏液癌,还应加行阑尾切除。

【考点】输卵管肿瘤的手术原则☆

【难度】难

案例二:36岁女性,孕2产1,因"体检发现盆腔囊肿5年,近半年生长活跃"入院。查体:体温36.5℃,腹软,左下腹无压痛,无反跳痛。专科检查:外阴正常,阴道畅,少量淡黄色分泌物,宫颈重度糜烂,子宫正常大小,未及压痛,右侧附件区可及直径约15cm囊性占位,活动可,未及压痛,左附件区未及明显异常。超声提示:子宫体53mm×49mm×30mm,内膜厚5mm,中位,形态规则,右侧附件区可见一个液性回声,大小约150mm×141mm×139mm,形态尚规则,壁薄,其内见大量粗大乳头样强回声,其中一处范围约39mm×31mm×24mm,可见较丰富血流信号。左侧附件区未见明显异常回声。腹盆腔CT:右侧附件区囊性灶,大小约150mm×141mm,考虑①囊腺瘤(交界性肿瘤?);②盆腔积液;③右侧髂血管旁淋巴结增大。

提问1:以下有关该病人的处理中,必要的检查有

A. 血尿常规、凝血系列、输血前检查

B. 心电图及胸片

提问1:【答案】ABCDEG

【解析】此题需了解卵巢肿瘤的术前诊断及术前准备。交界性卵巢肿瘤术前诊断主要依靠临床表现、肿瘤标记物和影像学检查,同时需排除其他手术禁忌证,但病人内膜正常厚度,不常规行诊断性刮宫。术前准备包括实验室检查及阴道、肠道的准备。

【考点】卵巢肿瘤的术前诊断及术前准备☆

【难度】中

提问 2:【答案】CDEF

【解析】此题需了解卵巢交界性肿瘤的手术范围。交界性肿瘤处理原则应根据病人的年龄、有无生育要求、术中探查情况,术前、术中与家属充分沟通确定。手术应行纵向切口,切口足够大,尽可能完整切除肿瘤,避免术中破裂。

【考点】卵巢肿瘤的临床处理原则☆

【难度】难

提问 3:【答案】ABCEFG

【解析】此题需了解卵巢交界性浆液性囊腺瘤的治疗原则。参照卵巢癌手术方法进行全面分期手术或治疗细胞减灭术,临床Ⅰ期经仔细探查可不行后腹膜淋巴结清扫术,由于交界性肿瘤很少广泛转移及深部浸润,即使晚期病例也能全部切除,故应力求全部切除术中能探查到的所有病灶。术后一般不选择辅助性化疗,只有在腹膜、大网膜有浸润或术后短期内复发时考虑给予化疗。

【考点】卵巢交界性肿瘤的治疗原则☆

【难度】中

1.【答案】A

【解析】完全性葡萄胎的染色体核型为二倍体,均来自父系,其中90%为46,XX和10%为46,XY。

【考点】完全型葡萄胎的遗传学特点☆☆

【难度】中

2.【答案】A

【解析】此题主要考查葡萄胎的临床表现。BCDE项均为葡萄胎可能出现的症状,但不是必须出现的。

【考点】葡萄胎的临床症状☆☆

【难度】易

3.【答案】B

【解析】此题主要考查葡萄胎的临床表现,包括:异常阴道出血、子宫异常增大、腹痛和腹部包块、妊娠呕吐、卵巢黄素化囊肿、高血压、水肿、蛋白尿等妊娠期高血压疾病表现。异常阴道流血可能导致贫血、感染。双侧卵巢往往增大,但有时由于子宫异常增大,故较难通过妇科检查发现卵巢黄素化囊肿,双侧卵巢有时触不到。

【考点】葡萄胎的临床症状☆☆

【难度】易

C. 卵巢肿瘤指标

D. 盆腔 MRI

E. 行宫颈 TCT+HPV

F. 诊断性刮宫

G. 阴道擦洗上药

提问 2:以下有关该病人的处理中,正确的有

A. 行卵巢肿瘤剔除术

B. 行患侧卵巢切除术

C. 行患侧附件切除术

D. 肿瘤应完整取出,尽可能防止肿瘤破裂、囊液流出

E. 术中行冰冻切片,明确肿瘤性质以明确手术范围

F. 根据病人年龄、生育要求及对侧卵巢情况,决定手术范围

提问 3:该病人行右侧附件切除术,术中快速示卵巢交界性浆液性囊腺瘤,其进一步治疗有

A. 仔细探查,明确分期

B. 留取腹水

C. 行全面分期手术

D. 切除对侧附件及全子宫

E. 临床Ⅰ期经仔细探查可不行后腹膜淋巴结清扫术

F. 力求全部切除术中能探查到的所有病灶

G. 晚期病人术后辅助性化疗

第十节 妊娠滋养细胞肿瘤

【A1 型题】

1. 下列符合完全性葡萄胎细胞遗传学特征的是
   A. 核型为46,XX和46,XY　B. 核型为69,XXX和69,XXY
   C. 绒毛水肿局限　D. 轻度滋养细胞异型性
   E. 可见大量胎膜胎儿红细胞

2. 关于葡萄胎的描述,下列正确的是
   A. 约半数以上病人的子宫大于相应停经月份的正常妊娠子宫
   B. 均表现为停经后阴道出血
   C. 均表现为停经后下腹痛
   D. 均有卵巢黄素囊肿,常急性扭转
   E. 早孕反应均比较严重,多出现妊娠高血压综合征的症状

3. 关于葡萄胎的临床表现,以下错误的是
   A. 停经后阴道出血
   B. 卵巢黄素化囊肿均能触及

C. 子宫异常增大、变软
D. 可伴有贫血感染
E. 可伴有高血压、水肿、蛋白尿

4. 葡萄胎清宫术后的随访,以下正确的是
A. 每月检测 hCG 及行超声检查
B. 每月检测 hCG 及 X 胸片检查
C. 每周查 1 次血 hCG,直至连续 3 次阴性,之后每月查 1 次共 6 次,然后每 2 个月查 1 次共 6 个月,hCG 阴性后共 1 年。
D. 血 hCG 阴性后每 3 月检测 1 次,共 12 个月
E. 血 hCG 阴性后每 2 月检测 1 次,6 个月后改为 3 个月 1 次,共 12 个月

5. 葡萄胎清宫后随访,错误的是
A. 葡萄胎清宫后 hCG 转阴后至少随访 1 年
B. 主要内容为定期、定量血 hCG 测定
C. 定期或出现血 hCG 异常或有临床症状或体征时行超声、胸片或 CT 检查
D. 注意询问病史,包括月经状况,有无阴道流血、咳嗽、咯血等症状
E. 葡萄胎清宫后一般不会恶变

6. 关于侵袭性葡萄胎的说法正确的是
A. 可继发于人工流产后　B. 全部继发于葡萄胎
C. 恶性程度很高　D. 镜下观察可见未侵入肌层
E. 对放疗敏感

7. 侵袭葡萄胎最常见的转移部位是
A. 肺部　B. 阴道　C. 脑
D. 肝脏　E. 卵巢

8. 诊断侵袭性葡萄胎可靠的依据是
A. 人工流产后 10 周 hCG 仍为阳性
B. 自然流产后 3 周 hCG 未恢复正常
C. 葡萄胎清宫后 8 周 hCG 未恢复正常
D. 葡萄胎清宫后 5 个月肺部出现转移病灶
E. 彩色超声多普勒显示子宫肌层内无血流信号

9. 治疗侵袭葡萄胎首选的方法是
A. 立即清宫　B. 放疗
C. 化疗　D. 行子宫全切术
E. 行子宫全切术后放疗

4.【答案】C
【解析】葡萄胎随访内容为定期检测 hCG:清宫后每周一次,直至连续 3 次阴性,以后每月 1 次共 6 个月,然后每 2 个月 1 次共 6 个月,自第一次阴性后共计随访 1 年。
【考点】葡萄糖治疗后的随访方法☆☆
【难度】中

5.【答案】E
【解析】部分性葡萄胎清宫术后发生子宫局部侵犯的概率约为 4%,而完全性葡萄胎清宫术后发生子宫局部侵犯或远处转移的概率约分别是 15% 和 4%。因此葡萄胎随访与清宫同样重要。
【考点】葡萄糖治疗后的随访方法☆☆
【难度】易

6.【答案】B
【解析】此题主要考查对侵袭性葡萄胎诊断的掌握情况。侵袭性葡萄胎全部继发于葡萄胎,绒癌可继发于葡萄胎妊娠,也可继发于非葡萄胎妊娠。
【考点】侵袭葡萄胎的诊断☆☆
【难度】易

7.【答案】A
【解析】此题主要考查对侵袭性葡萄胎的转移部位。最常见的转移部位是肺,其次是阴道。
【考点】侵袭性葡萄胎最常见的转移部位☆☆
【难度】易

8.【答案】D
【解析】此题主要考查对侵袭性葡萄胎的诊断依据。葡萄胎清宫后 9~12 周血 hCG 恢复正常,若未恢复正常,在排除宫腔残留、再次妊娠和卵巢巨大黄素化囊肿后,首先考虑妊娠滋养细胞肿瘤。侵袭性葡萄胎全部继发于葡萄胎,排除 A,自然流产后 1~3 周 hCG 恢复正常,排除 B,葡萄胎清宫后 9~12 周血 hCG 恢复正常,排除 C,确诊肺部转移灶可作为滋养细胞肿瘤的诊断依据之一,E 不是滋养细胞肿瘤的诊断依据。
【考点】侵袭性葡萄胎的诊断依据☆☆
【难度】易

9.【答案】C
【解析】此题主要考查对侵袭性葡萄胎治疗,其对化疗敏感。
【考点】侵袭性葡萄胎的治疗☆
【难度】易

10.【答案】B

【解析】此题主要考查对侵袭性葡萄胎与绒毛膜癌的鉴别。侵袭性葡萄胎有绒毛结构,绒毛膜癌无绒毛结构。

【考点】侵袭性葡萄胎与绒毛膜癌的鉴别☆☆

【难度】易

11.【答案】C

【解析】绒毛膜癌最常见的转移部位是肺(80%),其次是阴道、盆腔、肝、脑等。

【考点】绒毛膜癌的常见转移部位☆☆

【难度】易

12.【答案】D

【解析】绒毛膜癌镜检无绒毛结构,无水泡,无肿瘤间质血管。二者均可继发于葡萄胎妊娠,均可发生远处转移,均可因肿瘤浸润于子宫表面出现紫蓝色结节。

【考点】绒毛膜癌与侵袭性葡萄胎的鉴别诊断☆☆

【难度】易

13.【答案】D

【解析】葡萄胎清宫后1年以上发病者多为绒毛膜癌,半年内发病多为侵袭性葡萄胎。

【考点】绒毛膜癌与侵袭性葡萄胎的鉴别诊断☆☆

【难度】易

14.【答案】E

【解析】组织学证据对于妊娠滋养细胞肿瘤的诊断并不是必需的。

【考点】妊娠滋养细胞肿瘤的诊断☆☆

【难度】中

15.【答案】E

【解析】妊娠滋养细胞肿瘤治疗以化疗为主。

【考点】妊娠滋养细胞肿瘤治疗☆

【难度】中

16.【答案】D

【解析】高危妊娠滋养细胞肿瘤化疗方案为联合化疗,首先推荐EMA-CO方案或5-氟尿嘧啶+更生霉素(5-FU+KSM)方案。VIP:长春新碱+异环磷酰胺+顺铂;EP-EMA:足叶乙苷+顺铂/足叶乙苷+甲氨蝶呤+放线菌素;BEP:顺铂+依托泊苷+博来霉素。

【考点】妊娠滋养细胞肿瘤治疗☆

【难度】难

10. 侵袭性葡萄胎与绒毛膜癌主要的鉴别依据是
A. 尿hCG阳性
B. 病理检查示有绒毛结构
C. 有卵巢黄素化囊肿
D. 肺部胸片示面团状阴影
E. 阴道有紫蓝色结节

11. 绒毛膜癌最常见的转移部位依次是
A. 阴道、盆腔、肝、肺、脑
B. 肺、脑、肝、盆腔、阴道
C. 肺、阴道、盆腔、肝、脑
D. 肺、肝、阴道、盆腔、脑
E. 肺、盆腔、肝、脑、阴道

12. 绒毛膜癌与侵袭性葡萄胎主要鉴别依据是
A. 是否继发于葡萄胎妊娠
B. 是否发生远处转移
C. 有无紫蓝色转移结节
D. 病理学检查有无绒毛结构
E. 有无卵巢黄素化囊肿

13. 葡萄胎清宫术后2年,发现妊娠滋养细胞肿瘤,最可能的类型是
A. 完全性葡萄胎
B. 部分性葡萄胎
C. 侵袭性葡萄胎
D. 绒毛膜癌
E. 胎盘部位滋养细胞肿瘤

14. 关于妊娠滋养细胞肿瘤的诊断,下列说法**错误**的是
A. 影像学证据是必需的
B. 对于葡萄胎后妊娠滋养细胞肿瘤,血hCG是主要诊断依据之一
C. 仅见成片滋养细胞浸润及坏死,未见绒毛结构,诊断为绒毛膜癌
D. 在子宫肌层或转移灶组织切片中查见绒毛结构即诊断为侵袭性葡萄胎
E. 确诊必须组织学检查

15. 对下列女性生殖器恶性肿瘤,化疗疗效最好的是
A. 子宫肉瘤
B. 卵巢癌
C. 宫颈癌
D. 子宫内膜癌
E. 绒毛膜癌

16. 可作为高危滋养细胞肿瘤病人首选化疗方案的是
A. PVB
B. VIP
C. EP-EMA
D. EMA-CO
E. BEP

17. 下列关于妊娠滋养细胞肿瘤手术治疗的说法,错误的是
A. 生育年龄妇女,如因滋养细胞肿瘤行子宫全切术,不应保留卵巢
B. 子宫切除可用于大病灶、耐药病灶或病灶穿孔出血者,并应在化疗的基础上给予手术
C. 肺部存在多次化疗未能吸收的孤立的耐药病灶,血 hCG 水平不高者可考虑做肺叶切除术
D. 若有生育要求的年轻妇女,血 hCG 水平不高、耐药病灶为单个,可考虑病灶剔除术
E. 无生育要求,无转移病人,若初次治疗选择选择子宫全切术,术后应给予化疗至血 hCG 水平正常

17.【答案】A
【解析】对于妊娠滋养细胞肿瘤手术治疗为辅助治疗,在一些特定情况下应用。①子宫切除:对于大病灶、耐药病灶或病灶穿孔出血者,应在化疗的基础上给予手术。手术范围为子宫全切术,生育年龄妇女应保留卵巢。对于有生育要求的年轻妇女,若血 hCG 水平不高、耐药病灶为单个及子宫外转移灶已控制,可考虑做病灶剔除术。②肺叶切除术:对于多次化疗未能吸收的孤立的耐药病灶,血 hCG 水平不高,可考虑做肺叶切除术。
【考点】妊娠滋养细胞肿瘤治疗☆
【难度】难

18. 下列关于妊娠滋养细胞肿瘤化疗后随访的说法,错误的是
A. 第 1 次随访在出院后 3 个月,以后每 6 个月 1 次,直至 3 年
B. 第 4 年及第 5 年可每年随访 1 次
C. 随访 5 年后如无特殊情况可每两年随访 1 次
D. 自随访出现第 1 次血 hCG 水平正常后应再随访 1 年
E. 随访期间应严格避孕,化疗停止≥12 个月后可考虑妊娠

18.【答案】D
【解析】对于滋养细胞肿瘤,第 1 次随访在出院后 3 个月,以后每 6 个月 1 次,直至 3 年。此后每年随访 1 次直至第 5 年,以后每两年随访 1 次。随访期间应严格避孕,化疗停止≥12 个月后可考虑妊娠。Ⅰ~Ⅲ期低危病人随访 1 年,Ⅳ期病人随访 2 年,随访内容同葡萄胎。
【考点】妊娠滋养细胞肿瘤随访☆☆
【难度】中

19. PSTT(胎盘部位滋养细胞肿瘤)是一种少见的妊娠滋养细胞肿瘤,是由于妊娠后何种细胞过度增生而形成的肿瘤
A. 细胞滋养细胞　B. 合体滋养细胞
C. 中间型滋养细胞　D. 子宫内膜组织
E. 子宫平滑肌组织

19.【答案】C
【解析】PSTT 源于胎盘床侵入子宫肌层的母系单核中间型滋养细胞。
【考点】PSTT 的发病机制☆
【难度】易

20. 下列不是胎盘部位滋养细胞肿瘤(PSTT)主要诊断方法的是
A. 超声　B. 血 hCG 测定
C. 血 CA125 测定　D. 血 HPL 测定
E. 诊断性刮宫

20.【答案】C
【解析】PSTT 的主要诊断方法有实验室测定(血 hCG、血 HPL)、影像学检查、诊断性刮宫病理诊断。CA125 为卵巢肿瘤、子宫腺肌病等诊断指标。
【考点】PSTT 的诊断☆
【难度】中

【A2 型题】

1. 女性 28 岁,孕 1 产 0,停经 70 天,阴道不规则出血 4 天,超声显示子宫如孕 3 个月妊娠大小,宫腔内落雪征,未见妊娠囊及原始心管搏动。首先考虑
A. 胚胎停育　B. 自然流产
C. 葡萄胎　D. 绒癌
E. 羊水过多

1.【答案】C
【解析】此题主要考查对葡萄胎诊断的掌握情况。胚胎停育可见妊娠囊无胎心搏动,可排除 A;自然流产后子宫大小应等于或者小于孕周,排除 B;葡萄胎排空后阴道不规则出血,子宫不均匀增大或有盆腔肿块,或者有转移灶症状或体征考虑绒癌;葡萄胎排空后半年以上发病者有绒癌的可能性;阴道不规则出血可排除羊水过多。
【考点】葡萄胎的诊断☆☆
【难度】易

2. 女性 29 岁,已婚妇女。停经 12 周时出现不规则阴道出血,持续 10 余天,量少,色暗红,妇科检查:子宫增大如孕 16 周大小,张力较大,两侧附件均可触及光滑、活动佳的包块。最可能的

2.【答案】D
【解析】此题主要考查对葡萄胎诊断的掌握情况。结合病人病史,子宫增大大于孕周、不规则阴道流血、双侧卵

巢囊肿,符合葡萄胎诊断。其他选项均有可能性,但葡萄胎可能性最大。

【考点】葡萄胎的诊断☆☆

【难度】易

诊断为

A. 妊娠合并卵巢囊肿

B. 妊娠合并子宫肌瘤及卵巢囊肿

C. 先兆流产

D. 葡萄胎

E. 双胎妊娠

3.【答案】D

【解析】结合病人病史,子宫增大大于孕周、不规则阴道流血、贫血、听诊未及胎心,应鉴别先兆流产与葡萄胎,首选盆腔超声。

【考点】葡萄胎的诊断与鉴别诊断☆☆

【难度】易

3. 女性27岁,已婚。停经3个月,阴道少量流血1周,伴有轻微腹胀。查体:轻度贫血貌,宫底脐下2指,听诊未闻及胎心音。检查首选

A. 血hCG　　B. 尿hCG　　C. X线胸片

D. 盆腔超声　　E. 盆腔MRI

4.【答案】C

【解析】此题主要考查对葡萄胎诊断,结合病人病史,子宫增大大于孕周、不规则阴道流血、双侧卵巢囊肿,符合葡萄胎诊断。

【考点】葡萄胎的诊断☆☆

【难度】易

4. 女性23岁,平素月经规则,3个月前妇科检查有子宫肌瘤,现停经2月余,阴道流血10天。妇科检查子宫如妊娠14周大,软,轻压痛,双侧附件区触及囊性包块,壁薄,活动好,无压痛。血hCG增高明显。最可能的诊断是

A. 宫外孕　　B. 卵巢子宫内膜异位囊肿

C. 葡萄胎　　D. 子宫肌瘤红色变

E. 早孕合并子宫肌瘤

5.【答案】D

【解析】确诊为葡萄胎病人应在充分备血的前提下及时行负压清除宫腔内容物。

【考点】葡萄胎的治疗原则☆☆

【难度】中

5. 女性26岁,停经80天,阴道流血3天。妇科检查:子宫增大如孕12^+周大小。查血hCG 200 000IU/L。超声未见胎心胎芽,宫腔内探及不均质回声。该病人最合适的治疗方法为

A. 药物流产

B. 口服黄体酮保胎

C. 期待治疗,1周后复查超声及hCG

D. 充分备血后行清宫术

E. 化疗

6.【答案】B

【解析】葡萄胎随访应定期检测hCG:清宫后每周1次,直至连续3次阴性,以后每月1次共6个月,然后每2个月1次共6个月,自第1次阴性后共计随访1年。

【考点】葡萄胎的随访☆☆

【难度】中

6. 女性25岁,因葡萄胎行清宫术后,病人今日出院,下列告知病人注意事项中,错误的是

A. 每周复查hCG

B. 复查hCG连续三次阴性后即可停止复查

C. 定期复查超声、胸片

D. 注意休息

E. 严格避孕

7.【答案】C

【解析】葡萄胎病人随访期间应严格避孕。避孕方法可选择避孕套或口服避孕药不选用宫内节育器,以免混淆子宫出血的原因或造成子宫穿孔。

【考点】葡萄胎的随访☆☆

【难度】易

7. 女性30岁,因停经后阴道流血8天入院,入院后行超声示落雪征,hCG大幅上升,诊断为葡萄胎,行负压吸宫术。出院后嘱其严格避孕,不合适的避孕方式是

A. 男用避孕套　　B. 女用避孕膜

C. 放置宫内节育器　　D. 口服短效避孕药
E. 长效避孕剂

8. 女性 23 岁，因葡萄胎行清宫术，嘱其术后每周复查 hCG，hCG 降至正常的时间是
A. 6 周　　B. 14 周　　C. 半年
D. 1 年　　E. 2 年

8.【答案】B
【解析】在正常情况下，葡萄胎排空后，血 hCG 稳定下降，首次降至正常的平均时间大约为 9 周，最长不超过 14 周。若葡萄胎排空后血 hCG 持续异常要考虑妊娠滋养细胞肿瘤。
【考点】葡萄胎的随访☆☆
【难度】难

9. 女性 26 岁，行葡萄胎清宫术后伴有少量阴道流血 2 个月。妇科检查示：子宫如孕 50^+ 天大小，质软，双侧附件区均可触及活动好的囊性肿物，大小约 3cm×5cm。尿常规结果示：尿 hCG（+），胸片示双下肺均见片状阴影。该病人最有可能的诊断是
A. 异位妊娠 hCG　　B. 先兆流产
C. 葡萄胎　　D. 侵袭性葡萄胎
E. 绒毛膜癌

9.【答案】D
【解析】此题主要考查对侵袭性葡萄胎的诊断及鉴别，侵袭性葡萄胎常继发于葡萄胎，且容易发生肺部转移，胸片常表现为点片状或棉团状阴影。
【考点】侵袭性葡萄胎诊断及鉴别诊断☆☆
【难度】易

10. 女性 30 岁，两个月前行葡萄胎清宫术后，阴道少量流血 2 个月。妇科检查示：外阴正常，阴道壁见多个紫蓝色结节，子宫增大如孕 60^+ 天大小，质软，右侧附件区触及活动好的囊性肿物，大小约 3cm×5cm，左附件区未触及明显异常。尿常规结果示：尿 hCG（+）。该病人最有可能的诊断是
A. 异位妊娠　　B. 先兆流产　　C. 葡萄胎
D. 侵袭性葡萄胎　　E. 绒毛膜癌

10.【答案】D
【解析】此题主要考查对侵袭性葡萄胎的诊断及鉴别，侵袭性葡萄胎常继发于葡萄胎，且容易发生肺部（80%）转移，其次为阴道（30%）、盆腔（20%）、肝脏（10%）、脑（10%）。
【考点】侵袭性葡萄胎诊断及鉴别诊断☆☆
【难度】易

11. 女性 26 岁，行葡萄胎清宫术后伴有少量阴道流血 2 个月。妇科检查示：外阴正常，阴道壁见多个紫蓝色结节，子宫如孕 50^+ 天大小，质软，双侧附件区均可触及活动好的囊性肿物，大小约 3cm×5cm，尿常规结果示：尿 hCG（+），阴道病灶病理组织检查见高度增生的滋养细胞，有绒毛结构。病人最有可能的诊断是
A. 异位妊娠　　B. 先兆流产
C. 葡萄胎　　D. 侵袭性葡萄胎
E. 绒毛膜癌

11.【答案】D
【解析】此题主要考查对侵袭性葡萄胎的诊断及鉴别诊断。组织学证据对妊娠滋养细胞肿瘤的诊断并不是必须的，但是在有组织学证据时，需以组织学诊断为准。在子宫肌层内或子宫外转移灶组织中若见到组织绒毛或退化的绒毛阴影，则诊断为侵袭性葡萄胎，若仅见成片的滋养细胞浸润及坏死出血，未见绒毛结构，则诊断为绒癌。
【考点】侵袭性葡萄胎与绒毛膜癌的鉴别☆☆
【难度】易

12. 女性 26 岁，行葡萄胎清宫术后伴有少量阴道流血 2 个月。妇科检查示：外阴正常，阴道壁见多个紫蓝色结节，子宫如孕 50^+ 天大小，质软，尿常规结果示：尿 hCG（+），妇科彩超提示子宫肌层内见一 3cm×5cm 的不均质回声区，血流信号丰富，双附件区有囊性低回声包块。病人最有可能的诊断是
A. 异位妊娠　　B. 先兆流产
C. 葡萄胎　　D. 侵袭性葡萄胎
E. 子宫肌瘤

12.【答案】D
【解析】侵蚀性葡萄胎（invasive mole）全部继发于葡萄胎妊娠。葡萄胎术后阴道持续流血，且 hCG（+），影像学检查提示宫腔内容物，最有可能为侵袭性葡萄胎。
【考点】侵袭性葡萄胎的鉴别诊断☆☆
【难度】中

13. 女性 26 岁，因葡萄胎住院治疗，病人入院后行超声引导下清宫术，术后一周复查 B 型超声示：子宫前位，如孕 50^+ 天大小，内膜厚 5mm，宫腔见不均回声，范围约 58mm×26mm×25mm，RI 0.31。故再次行清宫术，术后病理示：(宫腔)蜕膜组织及血凝块。刮宫后病人 7 月 20 日出院，出院后定期血 hCG 随访。病人出院当天查血 hCG：1 720IU/L，出院后每周复查一次，连续三周结果示：1 500IU/L、1 848IU/L、5 000IU/L。这种情况应考虑

A. 再次妊娠　　B. 子宫内膜癌
C. 葡萄胎　　D. 卵巢肿瘤
E. 妊娠滋养细胞肿瘤

13.【答案】E
【解析】葡萄胎后滋养细胞肿瘤诊断标准(符合下列中的任何一项)：①血 hCG 水平升高呈平台(±10%)至少 4 次(第 1,7,14,21 天)或更多，或血 hCG 水平连续上升(>10%)达 3 次(第 1,7,14 天)或更多。hCG 实际数值可由具体医师确定。②线胸片诊断的肺转移。临床诊断时需注意排除妊娠物残留和再次妊娠。
【考点】妊娠滋养细胞肿瘤的诊断☆☆
【难度】中

14. 女性 35 岁，葡萄胎清宫术后 3 个月，血 hCG 持续升高 18 天入院，查血示 hCG 1 750IU/L，病人自述有少量阴道流血，无组织物排出，不伴腹痛。查体示：外阴正常，阴道畅，宫颈光滑，子宫前位，如孕 40 天大小，活动度好，无压痛，双附件区无异常。妇科彩超示：子宫前位，如孕 40 天大小，前壁肌层见大小约 3cm×5mm 的不均质回声，局部血流丰富，双附件区未见明显异常。颅脑、胸部、腹部 CT 未见明显转移灶。病人未接受任何化疗。根据 FIGO 预后评分系统，目前病人的预后评分为

A. 2　　B. 3　　C. 4
D. 5　　E. 6

14.【答案】A
【解析】见本节末表 5-1。
【考点】侵袭性葡萄胎的 FIGO 预后评分☆☆
【难度】难

15. 女性 25 岁，已婚未育，半年前因葡萄胎行清宫术，术后 2 个月，持续少量阴道流血，血 hCG 持续升高，查体示：子宫前位，如孕 50^+ 天大小，活动度好，无压痛，双附件区无异常。妇科彩超提示子宫肌层内见一 3cm×5cm 的不均质回声区，血流信号丰富，双附件区有囊性低回声包块。考虑为妊娠滋养细胞肿瘤，可推荐的处理方案为

A. 清宫
B. 化疗
C. 单纯子宫切除
D. 子宫及双附件切除
E. 子宫及双附件切除 + 盆腔淋巴结清扫

15.【答案】B
【解析】低危无转移且要求保留生育功能和低危有转移的病人则首选单一药物化疗。常用的一线单一化疗药物主要有 MTX 和 5-FU。
【考点】侵袭性葡萄胎的治疗☆
【难度】中

16. 女性 43 岁，育有 2 子，无生育要求，3 月前因意外妊娠行流产术，术后病理回报为葡萄胎，持续少量阴道流血 2 个月，血 hCG 持续升高，查体示：子宫前位，如孕 50^+ 天大小，活动度好，无压痛，双附件区无异常，入院后再次给予二次清宫，病理示侵袭性葡萄胎。目前可推荐的处理方案为

A. 清宫　　B. 多药联合化疗

16.【答案】C
【解析】低危妊娠滋养细胞肿瘤治疗方案的选择主要取决于病人有无子宫外转移灶和对生育功能的要求。若病人无子宫外转移灶且不要求保留生育功能，可推荐单一药物化疗。也可推荐子宫全切术和单一药物辅助治疗，双侧卵巢应予保留。辅助性化疗应在手术同时实施，采用单一药物，血 hCG 水平正常后停止化疗。辅助性化疗一般不增加手术和化疗本身的并发症。
【考点】侵袭性葡萄胎的治疗☆
【难度】中

C. 单纯子宫切除 + 单一药物辅助化疗
D. 子宫及双附件切除
E. 子宫及双附件切除 + 盆腔淋巴结清扫

17. 女性 25 岁，人工流产术后 1 年。术后不断有阴道流血，不超过月经量。阴茎套避孕。现尿妊娠试验阳性，胸部 X 线检查示双肺中下叶棉花团影。最可能的诊断为
A. 绒毛膜癌
B. 侵袭性葡萄胎
C. 葡萄胎
D. 先兆流产
E. 不全流产

17.【答案】A
【解析】因前次妊娠为人工流产，故应考虑绒毛膜癌伴肺转移可能性大。
【考点】绒毛膜癌的诊断及鉴别诊断☆☆
【难度】中

18. 女性 30 岁，自然流产后 2 个月，阴道不规则流血 7 天。妇科检查示：阴道前壁紫蓝色结节，直径约 0.5cm，子宫增大，质软。血 hCG 350 000IU/L。最可能的诊断是
A. 胎盘部位滋养细胞肿瘤
B. 侵袭性葡萄胎
C. 不全流产
D. 子宫内膜癌
E. 绒毛膜癌

18.【答案】E
【解析】葡萄胎妊娠后可继发侵袭性葡萄胎或绒毛膜癌，非葡萄胎妊娠后只继发绒毛膜癌。
【考点】绒毛膜癌的诊断及鉴别诊断☆☆
【难度】中

19. 女性 28 岁，葡萄胎清宫术后 1 年半，阴道不规则流血 1 个月，子宫稍大，尿妊娠试验阳性，胸片示双肺下叶多发片状阴影。最可能的诊断是
A. 绒毛膜癌
B. 侵袭性葡萄胎
C. 先兆流产
D. 异位妊娠
E. 葡萄胎残留

19.【答案】A
【解析】葡萄胎清宫后 1 年以上发病者多为绒毛膜癌，半年内发病多为侵袭性葡萄胎。半年至 1 年发病者，绒毛膜癌和侵袭性葡萄胎均有可能。
【考点】绒毛膜癌的诊断及鉴别诊断☆☆
【难度】中

20. 女性 40 岁，人工流产术后 2 年，阴道不规则流血 6 个月，痰中带血丝 7 天。血 β-hCG 1 500IU/L，胸片示肺部多发结节。首选的治疗方法是
A. 子宫全切术
B. 放射治疗
C. 化学治疗
D. 肺叶切除术
E. 子宫全切术 + 肺叶切除术

20.【答案】C
【解析】妊娠滋养细胞治疗原则：以化疗为主，手术和放疗为辅的综合治疗。
【考点】绒毛膜癌的治疗☆
【难度】中

21. 女性 35 岁，10 年前曾患葡萄胎。2 个月前无诱因开始阴道流血，量时多时少，诊刮病理报告结果为：见滋养细胞增生活跃，未见绒毛结构，最可能的诊断是
A. 子宫内膜癌
B. 侵袭性葡萄胎
C. 绒癌
D. 功能性子宫出血
E. 子宫肌瘤

21.【答案】C
【解析】绒毛膜癌镜检无绒毛结构，无水泡，无肿瘤间质血管。
【考点】绒癌鉴别诊断☆☆
【难度】中

22. 女性 24 岁。产后 5 个月，哺乳、阴道不规则出血 1 个月，咳嗽、胸痛、恶心、呕吐，胸片示肺部多发结节，产后工具避孕。首先考虑的诊断为

22.【答案】A
【解析】葡萄胎妊娠后可继发侵蚀性葡萄胎或绒癌，而非葡萄胎妊娠后只继发绒癌。根据葡萄胎排空后或流产、足月分娩、异位妊娠后出现阴道流血和(或)转移灶及其相应症状和体征，应考虑妊娠滋养细胞肿瘤可能。
【考点】绒癌的临床表现☆☆
【难度】中

A. 绒癌 B. 侵袭性葡萄胎 C. 葡萄胎
D. 胎盘残留 E. 副胎盘

23. 女性38岁，近1年来月经欠规则，月经周期40~60天，经期7~10天。进行性头痛2⁺个月，突然偏瘫、失语、失明、抽搐，继之昏迷3小时。5年前患过葡萄胎。查体：子宫稍大稍软，附件无异常。为迅速明确诊断，下列检查有助于诊断的是
A. 脑脊液检查
B. 脑血管造影
C. 诊断性刮宫
D. 血 β-hCG 定量和头颅 CT 检查
E. 宫腔镜

24. 女性22岁，药物流产后2个月，阴道持续少量流血，胸部平片正常。查体：阴道无异常所见。子宫前位，正常大小，软，于子宫左侧可及一包块约5cm×4cm×6cm，活动不良，与子宫分界不清。为进一步诊断应检查
A. 血 hCG + 超声 B. 盆腔 CT
C. 诊断性刮宫 D. 宫腔镜检查
E. 超声

25. 女性45岁，葡萄胎清宫术后4个月，阴道不规则流血10余天，咳嗽、痰中血丝3天。妇科检查宫体增大如孕8周大小，质软，活动度可，双附件无异常。根据上述病史及检查，不需进行鉴别诊断的是
A. 葡萄胎不全流产 B. 再次妊娠
C. 绒毛膜癌 D. 侵袭性葡萄胎
E. 子宫肌瘤

26. 女性32岁，人工流产后3个月，阴道中等量流血2周，尿妊娠试验阳性，子宫正常大小、稍软，胸部平片见双肺散在粟粒状阴影，诊断为
A. 葡萄胎 B. 侵袭性葡萄胎
C. 绒癌 D. 吸宫不全
E. 合体细胞性子宫内膜炎

27. 女性54岁，绒癌化疗1疗程后失访，2个月后因子宫穿孔、大量腹腔内出血、休克急症入院。对该病人的治疗，不正确的是
A. 补充血容量和输新鲜血 B. 双侧子宫动脉栓塞术
C. 开腹探查，子宫全切术 D. 纠正休克
E. 立刻联合化疗

23.【答案】D
【解析】葡萄胎妊娠后可继发侵蚀性葡萄胎或绒癌。脑转移是绒癌主要的致死原因。一般同时伴有肺转移和(或)阴道转移。常见的症状主要是头痛、呕吐、不同程度的昏迷以及神经占位症状，如偏瘫、视觉障碍、失语等。对可疑绒癌脑转移病人，进行头颅CT检查同时检测血hCG。
【考点】绒癌的诊断标准☆☆
【难度】中

24.【答案】A
【解析】根据流产后出现阴道流血及其相应体征，应考虑妊娠滋养细胞肿瘤可能。血hCG水平是临床诊断的主要依据，超声等影响学检查进一步明确宫腔病变。
【考点】妊娠滋养细胞肿瘤的辅助检查☆☆
【难度】中

25.【答案】E
【解析】妊娠滋养细胞肿瘤60%继发于葡萄胎妊娠，30%继发于流产，10%继发于足月妊娠或异位妊娠，其中侵蚀性葡萄胎全部继发于葡萄胎妊娠，绒癌可继发于葡萄胎妊娠，也可继发于非葡萄胎妊娠。
【考点】妊娠滋养细胞肿瘤的鉴别诊断☆☆
【难度】中

26.【答案】C
【解析】葡萄胎妊娠后可继发侵蚀性葡萄胎或绒癌，而非葡萄胎妊娠后只继发绒癌。根据葡萄胎排空后或流产、足月分娩、异位妊娠后出现阴道流血和/或转移灶及其相应症状和体征，应考虑妊娠滋养细胞肿瘤可能。
【考点】绒癌的临床表现☆☆
【难度】中

27.【答案】E
【解析】手术主要作为妊娠滋养细胞肿瘤的辅助治疗，对控制大出血等各种并发症、消除耐药病灶、减少肿瘤负荷和缩短化疗疗程等方面有一定作用，化疗应基于病人良好的身体状况。
【考点】绒癌并发症的处理☆
【难度】中

28. 女性29岁,人工流产后5个月,阴道不规则出血1个月,咳嗽、胸痛,胸部平片示右肺棉球状或团块状阴影。对于该病人的治疗,正确的是

A. 手术为主,化疗为辅　B. 放疗为主,手术为辅
C. 化疗为主,手术为辅　D. 肺转移时可单一化疗
E. 手术时行子宫全切即可

28.【答案】C
【解析】全身性化疗可使90%以上的肺部病灶得到完全缓解。
【考点】绒癌肺转移的处理☆
【难度】中

29. 女性35岁,产后3个月,阴道持续少量流血,近日咳嗽、咳血丝痰,检查:子宫正常大小,软,附件正常,血hCG值明显增高。该病人下一步诊疗措施应为

A. 诊断性刮宫　B. 子宫切除　C. 放疗
D. 抗结核治疗　E. 化疗

29.【答案】E
【解析】符合绒癌肺转移表现,治疗原则为采用化疗为主、手术和放疗为辅的综合治疗。
【考点】绒癌肺转移的处理☆
【难度】中

30. 女性26岁,葡萄胎清宫术后8个月。阴道不规则流血2个月,进行性头痛1个月,1周前无诱因出现失语、失明症状。该病人下一步诊疗措施应首选

A. 子宫切除　B. 静脉化疗联合鞘内化疗
C. 5-FU　D. CTX
E. 放疗

30.【答案】B
【解析】一般采用全身联合化疗的基础上给予放射治疗、局部化疗(鞘内化疗)。
【考点】绒癌脑转移的处理☆
【难度】中

31. 女性36岁,孕3产1。1年前行葡萄胎清宫术,阴道少量流血4个月,咳嗽咳痰、痰中带血丝1周。辅助检查:尿妊娠试验阳性,胸片示右下肺见一直径2cm球形阴影。首选的治疗方法是

A. 化疗　B. 放疗
C. 化疗+子宫全切　D. 子宫全切
E. 肺部病灶切除

31.【答案】A
【解析】符合绒癌肺转移表现,治疗原则为采用化疗为主、手术和放疗为辅的综合治疗。
【考点】绒癌肺转移的处理☆
【难度】中

32. 女性28岁,人工流产后6个月,阴道不规则流血2个月,近半月开始厌食、恶心、肝区疼痛,肝脏超声见多个异常回声,血hCG值增高,诊断为绒癌肝转移,化疗方案首选为

A. MTX+　B. CF　C. EMA-CO
D. 5-FU　E. Act-D

32.【答案】C
【解析】高危妊娠滋养细胞肿瘤化疗方案为联合化疗,首先推荐EMA-CO方案或5-FU+KSM方案。CF:顺铂+5-氟尿嘧啶;Act-D:放线菌素-D。
【考点】绒癌的常用化疗方案☆
【难度】中

33. 女性30岁,足月妊娠后阴道排液8个月,盆腔超声示宫腔内5cm×2cm不规则回声,行诊断性刮宫后示“胎盘部位滋养细胞肿瘤”,有关其临床表现,描述**错误**的是

A. 多表现为停经后不规则阴道流血或月经过多
B. 发生于生育年龄
C. 子宫均匀性或不规则增大
D. 血hCG明显升高
E. 可继发于足月产、流产和葡萄胎

33.【答案】D
【解析】胎盘部位滋养细胞肿瘤血hCG可呈阴性或轻度升高。
【考点】胎盘部位滋养细胞肿瘤的临床表现☆☆
【难度】中

1.【答案】B

【解析】正常妊娠中，血 hCG 随孕周增加，在孕 10~12 周达高峰，为 50 000~100 000IU/L 以后逐渐下降。葡萄胎时血 hCG 值通常高于相应孕周，且子宫大于正常孕周，双卵巢肿大，可考虑葡萄胎，子宫肌瘤不会导致停经，卵巢子宫内膜异位囊肿有进行性痛经史。

【考点】葡萄胎的临床特点☆☆

【难度】中

2.【答案】D

【解析】确诊为葡萄胎病人，首先作全身检查后，及时行负压清除宫腔内容物。

【考点】葡萄胎的治疗原则☆

【难度】中

3.【答案】C

【解析】停经后阴道流血，子宫大于停经周数，双侧附件区触及 5cm 囊性包块考虑为黄素化囊肿，血 hCG 增高明显，可考虑葡萄胎。早孕血 hCG 与月份相符，宫外孕血 hCG 低于宫内妊娠。

【考点】葡萄胎诊断与鉴别☆☆

【难度】中

4.【答案】A

【解析】当考虑葡萄胎时，B 型超声可以明确诊断，宫腔内无妊娠囊或胎心搏动，宫腔内充满不均质密集状或短条状回声，呈"落雪状"，若水泡较大而形成大小不等的回声区则呈"蜂窝状"，可确诊葡萄胎。

【考点】葡萄胎的诊断☆☆

【难度】易

5.【答案】A

【解析】此题需在第 5 题判定正确情况下正确选择诊断方法，确诊为葡萄胎后应首选清宫术，大于 12 周或感到 1 次刮尽有困难时可于 1 周后行第 2 次刮宫。囊肿在清除宫腔内容物后会自行消退，一般不需处理。

【考点】葡萄胎的治疗原则☆

【难度】易

6.【答案】E

【解析】葡萄胎通过定期随访可发现早期妊娠滋养细胞肿瘤并及时处理。随访内容包括：hCG 定量测定、月经是否规律、有无异常阴道流血、有无咳嗽、咯血及转移症状，共随访 2 年。

【考点】葡萄胎的随访☆☆

【难度】易

【A3/A4 型题】

(1~2 题共用题干)

女性 29 岁，平素月经规律，现停经 70 天，阴道流血 3 天，妇科检查子宫如孕 12 周大小，双附件区触及直径约 5cm 囊性包块，活动度好，血 hCG 135 400IU/L。

1. 最可能的诊断是
   A. 异位妊娠　　B. 葡萄胎
   C. 子宫肌瘤　　D. 不全流产
   E. 卵巢子宫内膜异位囊肿

2. 下列治疗，临床最常用于该疾病的治疗是
   A. 药物性流产术　　B. 化学性药物治疗
   C. 子宫全切术　　D. 负压吸宫术
   E. 激素治疗

(3~6 题共用题干)

女性 28 岁，孕 2 产 1，3 个月前妇科检查发现子宫肌瘤，现停经 2 月余，阴道流血 10 天，妇科检查子宫如孕 14 周大小，软，轻压痛，双侧附件区触及直径 5cm 囊性包块，活动度好，无压痛，血 hCG 增高明显。

3. 最可能的诊断是
   A. 宫外孕　　B. 早孕合并子宫肌瘤
   C. 葡萄胎　　D. 绒毛膜癌
   E. 双胎

4. 为确诊首先应进行的检查是
   A. B 型超声检查　　B. 血清 CA125 测定
   C. 盆腔 CT　　D. 腹部 X 线射片
   E. 腹腔镜检查

5. 最合适的治疗是
   A. 立即清宫　　B. 抗炎治疗
   C. 化学治疗　　D. 宫腔镜手术
   E. 性激素治疗

6. 术后随访目的及时间应是
   A. 了解子宫复旧情况，随访时间 3 个月
   B. 发现有无再妊娠，随访时间 6 个月
   C. 给予指导术后避孕，随访时间 10 个月

D. 了解盆腔恢复状况，随访 1 年
E. 发现无恶变，随访时间 2 年

(7~9 题共用题干)
女性 33 岁，停经 2 个月，阴道不规则流血 1^+ 个月，伴头晕、心慌感 1 周，妇科检查示：阴道前壁有胡桃大小的紫蓝色结节，子宫如孕 12^+ 周大小，质软，无压痛，双侧侧可触及一囊性肿物，大小约 4cm×4cm 大小，活动可。

7. 为明确诊断，首选的检查为
A. 血清 hCG 测定　B. 血常规
C. 妇科超声　D. 诊断性刮宫
E. 胸片

8. 本病应考虑为
A. 葡萄胎　B. 侵袭性葡萄胎
C. 双胎妊娠　D. 子宫肌瘤
E. 先兆流产

9. 确诊后首选的治疗方法为
A. 放疗
B. 化疗
C. 内分泌治疗
D. 子宫全切术
E. 子宫 + 双侧附件切除术

7.【答案】A
【解析】生育年龄伴停经的妇女出现不规则阴道流血首先应排除妊娠及其引起的相关疾病。血 hCG 水平是妊娠滋养细胞疾病的主要诊断依据。
【考点】妊娠滋养细胞疾病的检查方法☆☆
【难度】易

8.【答案】B
【解析】侵袭性葡萄胎的主要临床表现为异常阴道流血、假孕症状、腹痛、子宫不均匀增大等。
【考点】侵袭性葡萄胎的临床表现☆☆
【难度】中

9.【答案】B
【解析】低危无转移且要求保留生育功能和低危有转移的病人则首选单一药物化疗。常用的一线单一化疗药物主要有 MTX 和 5-FU。
【考点】侵袭性葡萄胎的治疗☆
【难度】中

(10~12 题共用题干)
女性 26 岁，平素月经规律，因意外怀孕行人工流产术，术中见绒毛，术后 2 周阴道仍有活动性出血，3 年前因侵袭性葡萄胎行化疗。妇科检查示：子宫增大如孕 8^+ 周大小，质软，无压痛。妇科彩超示：子宫后壁有一 3cm×2cm 大小的肿物，血流信号较丰富。

10. 为明确诊断，首选的检查为
A. 诊断性刮宫　B. 血清 hCG 测定
C. 宫腔镜　D. 腹腔镜
E. 孕激素撤退试验

11. 若该病人尿 hCG 为阳性，最可能的诊断为
A. 不全流产　B. 月经不调
C. 子宫肌瘤　D. 绒毛膜癌
E. 侵袭性葡萄胎复发

10.【答案】B
【解析】生育年龄女性，伴停经后出现不规则阴道流血，既往有侵袭性葡萄胎病史，应首先检测血 hCG，以排除妊娠滋养细胞疾病的可能。
【考点】侵袭性葡萄胎的诊断☆☆
【难度】中

11.【答案】D
【解析】绒毛膜癌可由侵袭性葡萄胎发展而来，最可能的诊断是 D 项。
【考点】绒癌的临床表现☆☆
【难度】中

12. 确诊后最佳治疗方案为
A. 子宫 + 双附件切除术
B. 子宫全切术
C. 化疗
D. 子宫切除 + 淋巴结清扫术
E. 超声引导下注射抗癌药物

12.【答案】C
【解析】低危无转移且要求保留生育功能和低危有转移的病人则首选单一药物化疗。
【考点】侵袭性葡萄胎的治疗☆
【难度】中

(13~15 题共用题干)
女性 30 岁,足月妊娠分娩后 1 年,阴道持续少量流血 1 月,自诉胸闷、头痛 3 天。妇科检查:子宫增大如孕 8 周大小,质软。

13. 为了明确诊断,**不需要**做的检查是
A. 诊断性刮宫
B. 胸部 X 光片
C. 脑 CT
D. 血 hCG 及妇科超声
E. 宫颈分泌物培养

13.【答案】E
【解析】此题结合病例主要考查绒癌的鉴别诊断。超声排除早孕,胸片、脑 CT 和血 hCG 可联合上述症状诊断绒癌。诊断性刮宫可获得子宫内膜的病理,对诊断有帮助。宫颈分泌物培养是针对盆腔炎的辅助检查,不适合本题。
【考点】绒癌鉴别诊断☆☆
【难度】中

14. 如超声排除早孕,血 hCG 升高,最可能的诊断是
A. 绒癌
B. 侵袭性葡萄胎
C. 子宫内膜癌
D. 胎盘部位滋养细胞肿瘤
E. 宫颈癌

14.【答案】A
【解析】此题结合病例主要考查绒癌的诊断。通过症状、体征、血液检查、影像学检查诊断。
【考点】绒癌诊断方法☆☆
【难度】中

15. 据上一题,最**不可能**选的治疗是
A. 化疗
B. 子宫全切术
C. 肺叶切除术
D. 放疗
E. 内分泌治疗

15.【答案】E
【解析】此题结合病例主要考查绒癌治疗方案。首先化疗,辅助以手术和放疗。
【考点】绒癌治疗方法☆
【难度】中

(16~18 题共用题干)
女性 26 岁,异位妊娠流产后 8 个月,阴道持续少量流血 2 周。妇科检查:子宫增大如妊娠 50 天大小,质软,阴道前壁可见紫蓝色结节。血 hCG 380 000IU/L。

16. 最有可能的诊断是
A. 早孕合并先兆流产
B. 早孕合并子宫内膜异位症
C. 绒癌
D. 侵袭性葡萄胎
E. 胎盘部位滋养层细胞肿瘤

16.【答案】C
【解析】此题结合病例主要考查绒癌的诊断。可继发于各种妊娠,可转移至阴道,hCG 阳性。
【考点】绒癌诊断☆☆
【难度】中

17. 下列病理描述正确的是
A. 见绒毛
B. 见大量水泡
C. 见间质水肿
D. 见浸润肌层
E. 见间质血管

17.【答案】D
【解析】此题结合病例主要考查绒癌病理鉴别诊断。绒癌可浸润肌层,无绒毛、水泡、间质水肿和间质血管等。
【考点】绒癌病理鉴别☆☆
【难度】中

18. 该病人**最不可能**出现的是
A. 咳嗽、胸闷　B. 头痛
C. 胸片多发圆形结节　D. 肝脏超声多发异常回声
E. 骨质破坏

18.【答案】E
【解析】此题结合病例主要考查绒癌转移部位，最常见肺转移，其次为阴道、盆腔、肝脏、脑等。
【考点】绒癌转移部位☆☆
【难度】中

(19~20 题共用题干)
女性 26 岁。葡萄胎清宫术后 2 年，阴道持续少量流血 1 周。妇科检查：子宫增大，质软，压痛。血 hCG 升高。X 线胸片可见多发圆形结节。

19. 最可能的诊断
A. 早孕合并先兆流产
B. 子宫内膜癌伴肺转移
C. 侵袭性葡萄胎
D. 绒癌
E. 胎盘部位滋养层细胞肿瘤

19.【答案】D
【解析】此题结合病例主要考查绒癌诊断，继发于各种妊娠，最常转移至肺，血 hCG 升高。侵袭性葡萄胎继发于葡萄胎妊娠，多数为局部侵犯，仅极少数病人并发远处转移。胎盘部位滋养层细胞肿瘤临床罕见，可继发于足月产、流产和葡萄胎，但后者相对少见。多数不发生转移，预后良好。
【考点】绒癌诊断☆☆
【难度】中

20. 关于绒癌治疗好转后，随访**错误**的是
A. 第 1 次随访在出院后 3 个月
B. 除第 1 次随访，以后 6 个月随访 1 次，直至 3 年
C. 3 年后 1 年随访 1 次
D. 5 年后 2 年随访 1 次
E. 6 个月随访 1 次，直至 7 年

20.【答案】E
【解析】此题结合病例主要考查绒癌随访。第 1 次随访在出院后 3 个月，以后 6 个月随访 1 次，直至 3 年，之后 1 年随访 1 次，5 年后 2 年随访 1 次。
【考点】绒癌随访☆☆
【难度】中

(21~22 题共用题干)
女性 28 岁，中期妊娠引产术后 1 年半，阴道持续少量流血 10 天。妇科检查：子宫增大如孕 8 周大小，压痛。血 hCG 升高。X 线胸片可见多发圆形结节。

21. 首选治疗为
A. 化疗　B. 手术　C. 放疗
D. 刮宫术　E. 激素治疗

21.【答案】A
【解析】此题结合病例主要考查绒癌治疗，首选化疗。
【考点】绒癌治疗☆
【难度】低

22. 治疗后何时可再次妊娠
A. hCG 降至正常
B. 病灶缩小至影像学阴性
C. 第 1 次随访无复发
D. 化疗结束 12 个月后
E. 不建议妊娠

22.【答案】D
【解析】此题结合病例主要考查绒癌妊娠时机，为化疗结束12个月之后。
【考点】绒癌妊娠时机☆☆
【难度】中

(23~24 题共用题干)
女性 36 岁，足月妊娠一女婴，持续阴道排液 8 个月，行盆腔超声

示:宫腔内 5cm×2cm 混合回声;血 hCG 为 54.60mIU/ml,行宫腔镜检查术后病理示:宫腔胎盘部位滋养细胞肿瘤。

23. 该病人的下一步治疗,以下首选的是
A. 手术 + 化疗
B. 手术 + 放疗
C. 手术
D. 化疗
E. 放疗

24. 假设病人行手术治疗,术后病理示"血管浸润",术后需接受辅助化疗,化疗方案首选
A. EMA-CO
B. BEP
C. VIP
D. MAC
E. 5-Fu+KSM

(25~26 题共用题干)
女性 29 岁,人流术后 10 个月,阴道不规则流血半月余,自诉胸痛、咳嗽 2 天。妇科超声检查:子宫前位,饱满,右宫角部肌层病灶直径 19mm,不均回声,局部血流丰富,双侧附件无明显异常。血常规示 HGB100g/L。X 线胸片可见多发圆形结节。

25. 为确诊,首选检查是
A. 诊断性刮宫
B. CT 引导下胸部结节穿刺活检
C. 痰细胞学检查
D. 血 hCG
E. 胸部 CT

26. 确诊后,首选治疗方案为
A. EMA-CO 方案治疗
B. 激素治疗
C. 子宫全切术
D. 子宫全切术 + 双附件切除术
E. 放射治疗

23.【答案】C
【解析】PSTT 对化疗的敏感性低于绒癌。子宫全切术是主要治疗方式。如果希望保留生育功能,病灶局限者可考虑保守治疗。
【考点】PSTT 的治疗☆
【难度】中

24.【答案】A
【解析】目前对于 PSTT 国际及国内推荐的一线化疗方案为 EMA-CO/EP。
【考点】PSTT 的化疗☆
【难度】中

25.【答案】D
【解析】此题结合病例主要考查绒癌确诊方法,仅需查 hCG,不需病理,即可确诊。
【考点】绒癌确诊方法☆☆
【难度】中

26.【答案】A
【解析】此题结合病例主要考查绒癌治疗方法,首选化疗,一线化疗方案即 EMA-CO 方案。
【考点】绒癌治疗方法☆
【难度】中

【案例分析题】

案例一:女性 26 岁,平素月经规律,因"停经 3 月,阴道出血 4 天"来院就诊。自诉下腹隐痛,晨起恶心、呕吐明显。入院后完善相关辅助检查:查 hCG 明显增高。妇科超声示:子宫前位,大宫体小约 10.8cm×8.5cm×7.3cm,回声均匀;宫腔内可见范围约 8.9cm×7.5cm×5.0cm 的增强回声及大小不等相间无回声,似蜂窝状,并可见范围为 5.5cm×1.5cm 不规则液性暗区,未探及胎芽组织及胎心搏动。充分备血后行清宫术,清出宫腔内容物送病理检查结果示:完全性葡萄胎。

提问1:病人的临床表现及辅助检查中,支持该诊断的有
A. 停经后阴道流血
B. 子宫增大
C. 超声未探及胎心、胎芽
D. 腹痛
E. 血 hCG 明显增高
F. 晨起恶心、呕吐
G. 超声探及蜂窝状异常回声

提问2:正确的处理包括
A. 立即门诊诊断性刮宫
B. 立即住院
C. 术前准备:禁食、配血、联系手术室
D. 不需要术前向家属和病人交代病情和知情同意签字
E. 不需要开放静脉通道
F. 为防止出血多,术前使用缩宫素

案例二:女性28岁,因"葡萄胎清宫术后2月余,血hCG持续升高1月余"入院,入院后自述仍有少量阴道流血,无腹痛,无妊娠组织排出。

提问1:针对该病人的临床表现,需要完善的检查包括
A. 妇科检查
B. 胸片
C. 血常规、凝血功能检测
D. 超声
E. 尿常规
F. 血生化检查和心电图

提问2:针对该病人可以选择的治疗方案为
A. 化疗
B. 放疗
C. 手术治疗
D. 孕激素治疗
E. 雌激素治疗
F. 中药治疗

提问3:对该病人行一周期化疗结束后,应及时复查的项目有
A. 血 hCG 水平
B. 胸片
C. 血/尿常规
D. 超声
E. 骨髓穿刺
F. 血生化检查

提问1:【答案】ABCDEFG

【解析】此题考查葡萄胎的临床表现,包括:停经后异常阴道出血、子宫异常增大、腹痛和腹部包块、妊娠呕吐、hCG明显上升,超声提示宫腔内落雪征、蜂窝征,无胎芽和胎心搏动。

【考点】葡萄胎的临床表现☆☆

【难度】易

提问2:【答案】ABC

【解析】葡萄胎的处理:收入院,术前配血、知情同意术前签字,术前开放静脉、充分扩张宫颈、用大号吸管吸出葡萄样组织,然后发现出血多可用缩宫素,不能术前用,以免引起肺栓塞;吸出多量组织后,可改用刮匙。术后如果发现有残留,1周后2次刮宫。

【考点】葡萄胎的刮宫处理☆☆

【难度】中

提问1:【答案】ABCDEF

【解析】侵袭性葡萄胎的辅助检查主要由妇科检查、超声、血/尿hCG测定、胸片等,此病人术后2个月,血hCG持续升高,高度怀疑侵袭性葡萄胎的诊断,必须进行全面的评估,必要时化疗。

【考点】侵袭性葡萄胎的辅助检查手段☆☆

【难度】中

提问2:【答案】A

【解析】治疗方案的选择根据FIGO解剖学分期、预后评分、年龄、对生育的要求和经济情况综合考虑,实施分层个体化治疗。高危妊娠滋养细胞肿瘤的治疗主要有手术、化疗、放疗。

【考点】侵袭性葡萄胎的治疗方案☆

【难度】中

提问3:【答案】ABCDF

【解析】在每一个疗程化疗结束后,应每周一次测定血hCG水平,并结合妇科检查和影像学检查(胸片、超声)。在每疗程化疗结束至18天内,血hCG下降至少1个对数称为有效。化疗后应每周复查血尿常规,监测化疗引起的贫血、血尿等不良反应。

【考点】侵袭性葡萄胎化疗后的随访治疗☆☆

【难度】中

表 5-1 FIGO/WHO 预后评分系统修订版(2014 年)

评分	0	1	2	4
年龄 / 岁	<40	≥40	–	–
前次妊娠	葡萄胎	流产	足月产	–
距前次妊娠时间 / 月	<4	4~6	7~12	>12
治疗前血 hCG/IU·L^{-1}	$\leqslant 10^3$	$>10^3 \sim 10^4$	$>10^4 \sim 10^5$	$>10^5$
最大肿瘤大小(包括子宫)	<3cm	3~4cm	≥5cm	–
转移部位	肺	脾、肾	胃肠道	肝、脑
转移病灶数目	–	1~4	5~8	>8
先前失败化疗	–	–	单药	两种或以上药物

第六章　妇科其他常见疾病

第一节　子宫内膜异位症和子宫腺肌病

【A2 型题】

1. 女性，30 岁，因“痛经 3 年，渐进性加重半年”就诊，月经 13 岁初潮，周期 26~28 天，经期 5~6 天，量中等，既往无痛经，末次月经 2018 年 1 月 1 日。生育史：孕 0 产 0。查体：子宫后位，正常大小，活动度差，后壁下段有触痛性结节，双附件区无增厚，无压痛。最可能的诊断为
   A. 子宫内膜异位症　　B. 子宫腺肌病
   C. 子宫肌瘤　　D. 卵巢肿瘤
   E. 慢性盆腔痛

1.【答案】A
【考点】子宫内膜异位症和子宫腺肌病的鉴别☆
【难度】易

2. 女性，24 岁，未婚，月经周期规律，有痛经，体检妇科超声提示右侧附件区 4cm 囊性包块，内见细小光点回声。最可能的诊断为
   A. 输卵管卵巢囊肿　　B. 卵巢子宫内膜异位囊肿
   C. 卵巢滤泡囊肿　　D. 卵巢黏液性囊腺瘤
   E. 卵巢畸胎瘤

2.【答案】B
【考点】常见卵巢子宫内膜异位症的临床表现及超声表现☆
【难度】易

3. 女性，26 岁，已婚，继发性痛经 5 年，未避孕未孕 2 年，月经周期规律，有痛经，妇科超声提示：左侧附件区 3cm 囊性包块，内见细小光点回声。最能明确诊断的检查是
   A. 超声　　B. 血清 CA125　　C. 宫腔镜
   D. 腹腔镜　　E. 妇科检查

3.【答案】D
【解析】此题主要考查子宫内膜异位症的诊断。腹腔镜检查是确诊盆腔子宫内膜异位症的标准方法。
【考点】子宫内膜异位症的诊断☆
【难度】易

4. 女性，34 岁，继发性不孕伴痛经 3 年，妇科检查：宫颈光滑，子宫后位，正常大小，不活动，后穹窿扪及触痛结节。最可能的诊断为
   A. 慢性盆腔炎　　B. 子宫内膜异位症
   C. 卵巢肿瘤　　D. 子宫腺肌病

4.【答案】B
【解析】此题主要考查子宫内膜异位症的临床表现，即为继发性痛经、继发性不孕。
【考点】子宫内膜异位症的临床表现☆
【难度】易

E. 盆腔淤血症

5. 女性，25 岁，痛经渐进性加重 3 年，月经周期规律，月经量中等，痛经需服用止痛药，有生育要求，妇科超声提示子宫、双附件未见明显异常。最适合该病人的治疗为

A. 手术治疗　B. 药物治疗　C. 期待治疗
D. 镇痛治疗　E. 物理治疗

5.【答案】B
【解析】此题主要考查子宫内膜异位症的治疗。药物治疗适用于症状明显、有生育要求及无卵巢内膜异位囊肿的病人。
【考点】子宫内膜异位症的治疗☆
【难度】易

6. 女性，25 岁，痛经渐进性加重 3 年，月经周期规律，月经量中等，痛经需服用止痛药，有生育要求，妇科超声提示子宫、双附件未见明显异常，药物治疗半年无效。目前最适合该病人的治疗为

A. 手术治疗　B. 药物治疗　C. 期待治疗
D. 镇痛治疗　E. 物理治疗

6.【答案】A
【解析】此题主要考查子宫内膜异位症的治疗。手术治疗适用于药物治疗无效、生育功能未能恢复或卵巢囊肿较大者。
【考点】子宫内膜异位症的治疗☆
【难度】易

7. 女性，25 岁，痛经渐进性加重 3 年，月经周期规律，月经量中等，痛经需服用止痛药，有生育要求，妇科检查：子宫稍大，无压痛，活动度欠佳，右侧附件区扪及一约 8cm×7cm 囊性包块，活动度差，左附件区未及明显异常。最适合该病人的治疗为

A. 手术治疗　B. 药物治疗　C. 期待治疗
D. 镇痛治疗　E. 物理治疗

7.【答案】A
【考点】子宫内膜异位症的治疗☆
【难度】易

8. 女性，22 岁，“右下腹痛 2 小时”于 2018 年 11 月 12 日就诊，末次月经：2018 年 11 月 1 日。既往月经周期规律，有痛经史，3 个月前体检发现右卵巢囊肿。查体：子宫常大，无压痛，双附件区未扪及明显包块，有压痛。最可能的诊断为

A. 异位妊娠
B. 急性盆腔炎
C. 卵巢子宫内膜异位囊肿破裂
D. 黄体破裂
E. 卵巢囊肿蒂扭转

8.【答案】C
【解析】此题主要考查子宫内膜异位症的症状。卵巢内异症囊肿破裂可引起急性腹痛。
【考点】子宫内膜异位症的临床表现☆
【难度】易

9. 女性，32 岁，经期里急后重半年，月经周期规律，月经量中，偶有痛经，妇科超声：子宫、双附件未见明显异常。最可能的诊断为

A. 慢性盆腔炎　B. 消化道内异症　C. 结肠炎
D. 结肠息肉　E. 慢性盆腔痛

9.【答案】B
【解析】消化道内异症：周期性的大便次数增多或便秘、便血、排便痛。
【考点】子宫内膜异位症的临床表现☆
【难度】易

10. 女性，31 岁，经期咯血半年，既往月经周期规律，月经量中，偶有痛经，妇科超声：子宫、双附件未见明显异常。最可能的诊断为

A. 上呼吸道感染　B. 呼吸道内异症　C. 肺结核

10.【答案】B
【解析】呼吸道内异症：经期咯血及气胸。
【考点】子宫内膜异位症的临床表现☆
【难度】易

D. 肺炎　　E. 肺癌

11. 女性，30岁，经期血尿半年，月经周期规律，月经量中，偶有痛经，妇科超声：子宫、双附件未见明显异常。最可能的诊断为
A. 慢性盆腔炎　B. 尿路感染　C. 泌尿系内异症
D. 急性膀胱炎　E. 尿路结石

11.【答案】C
【解析】泌尿系内异症：经期出现尿频、尿痛、血尿及腰痛，甚至造成泌尿系梗阻及肾功能障碍。
【考点】子宫内膜异位症的临床表现☆
【难度】易

12. 女性，32岁，经期腹壁切口处疼痛1年，月经周期规律，月经量中，偶有痛经，3年前剖宫产史，查体腹壁切口处扪及直径约2cm大小结节，活动度欠佳，压痛。最可能的诊断为
A. 慢性盆腔炎　B. 腹壁切口内异症
C. 脂肪瘤　D. 腹壁切口疝
E. 慢性盆腔痛

12.【答案】B
【解析】腹壁切口内异症：剖宫产术后腹壁切口疤痕处结节，经期增大，疼痛加重。
【考点】子宫内膜异位症的临床表现☆
【难度】易

13. 女性，32岁，经期会阴疼痛半年，月经周期规律，月经量中，偶有痛经，2年前顺产时行会阴侧切术。查体：会阴侧切伤口处扪及触痛结节。妇科超声：子宫、双附件未见明显异常。最可能的诊断为
A. 外阴炎　B. 会阴切口内异症
C. 毛囊炎　D. 前庭大腺脓肿
E. 慢性盆腔痛

13.【答案】B
【解析】会阴切口内异症：会阴切口疤痕结节，经期增大，疼痛加重。
【考点】子宫内膜异位症的临床表现☆
【难度】易

14. 女性，32岁，经期里急后重半年，月经周期规律，月经量中，偶有痛经，2年前顺产时行会阴正中切术。查体：会阴体伤口处扪及触痛结节，肛查扪及肛门括约肌增厚。妇科超声：子宫、双附件未见明显异常。肠镜未见明显异常。最可能的诊断为
A. 会阴切口内异症　B. 消化道内异症
C. 慢性盆腔炎　D. 结肠息肉
E. 慢性盆腔痛

14.【答案】A
【解析】会阴切口内异症：经期会阴切口结节增大，疼痛加重，可累及肛门括约肌，出现经期里急后重。
【考点】子宫内膜异位症的临床表现☆
【难度】易

15. 女性，29岁，因卵巢子宫内膜异位囊肿行腹腔镜手术，术中行AFS提出的修正子宫内膜异位症分期法评分，为18分，应该诊断为
A. 子宫内膜异位症Ⅰ期　B. 子宫内膜异位症Ⅱ期
C. 子宫内膜异位症Ⅲ期　D. 子宫内膜异位症Ⅳ期
E. 子宫内膜异位症Ⅴ期

15.【答案】C
【解析】此题主要考查子宫内膜异位症的AFS评分。Ⅰ期：1~5分，Ⅱ期：6~15分，Ⅲ期：16~40分，Ⅳ期：>40分。
【考点】子宫内膜异位症的AFS分期☆
【难度】易

16. 女性，29岁，因卵巢子宫内膜异位囊肿行腹腔镜手术，术中行AFS提出的修正子宫内膜异位症分期法评分，为4分，应该诊断为

16.【答案】A
【考点】子宫内膜异位症的AFS分期☆
【难度】易

A. 子宫内膜异位症Ⅰ期　B. 子宫内膜异位症Ⅱ期
C. 子宫内膜异位症Ⅲ期　D. 子宫内膜异位症Ⅳ期
E. 子宫内膜异位症Ⅴ期

17. 女性，28岁，因卵巢子宫内膜异位囊肿行腹腔镜手术，术中行AFS提出的修正子宫内膜异位症分期法评分，为13分，应该诊断为

A. 子宫内膜异位症Ⅰ期　B. 子宫内膜异位症Ⅱ期
C. 子宫内膜异位症Ⅲ期　D. 子宫内膜异位症Ⅳ期
E. 子宫内膜异位症Ⅴ期

17.【答案】B
【考点】子宫内膜异位症的AFS分期☆
【难度】易

18. 女性，29岁，因卵巢子宫内膜异位囊肿行腹腔镜手术，术中行AFS提出的修正子宫内膜异位症分期法评分，为45分，应该诊断为

A. 子宫内膜异位症Ⅰ期　B. 子宫内膜异位症Ⅱ期
C. 子宫内膜异位症Ⅲ期　D. 子宫内膜异位症Ⅳ期
E. 子宫内膜异位症Ⅴ期

18.【答案】D
【考点】子宫内膜异位症的AFS分期☆
【难度】易

19. 女性，40岁，痛经10年，发现卵巢囊肿2年，妇科超声提示左卵巢直径3cm大小囊肿，内见细弱光点回声。病人担心恶变，一般来说，内异症恶变的发生率为

A. <1%　B. 2%　C. 3%
D. 4%　E. 5%

19.【答案】A
【解析】此题主要考查子宫内膜异位症恶变的情况。一般来说，内异症恶变的发生率低于1%。
【考点】子宫内膜异位症恶变的情况☆
【难度】易

20. 女性，39岁，发现卵巢囊肿3年，近半年由3cm增大至10cm，既往痛经，近半年疼痛时间增长，血清CA125 239IU/L。该病人首选考虑

A. 药物治疗　B. 期待治疗　C. 腹腔镜检查
D. 囊肿穿刺　E. 剖腹探查

20.【答案】C
【解析】此题主要考查子宫内膜异位症的治疗。内异症囊肿直径大于10cm或短期内增大，血清CA125明显升高，需警惕恶变。
【考点】子宫内膜异位症的治疗☆
【难度】易

21. 女性，25岁，平素月经规律，偶有轻微痛经。就职体检发现卵巢囊肿，妇科超声提示左卵巢见直径约3cm大小囊肿，内见细弱光点回声。该病人可考虑

A. 手术治疗　B. 药物治疗　C. 期待治疗
D. 中药治疗　E. 物理治疗

21.【答案】C
【解析】此题主要考查子宫内膜异位症的治疗。对于轻度内异症病人，可采用期待治疗，定期随访。
【考点】子宫内膜异位症的治疗☆
【难度】易

22. 女性，32岁，痛经2年，发现子宫内膜异位囊肿半年，超声提示左卵巢直径4cm大小囊肿，内见细弱光点回声，暂无生育要求。可以考虑药物治疗，属于假孕疗法的是

A. 口服避孕药
B. 孕激素
C. 孕激素受体拮抗剂

22.【答案】A
【解析】此题主要考查子宫内膜异位症的药物治疗。长期连续服用避孕药造成类似妊娠的人工闭经，称假孕疗法，适用于轻度内异症病人。
【考点】子宫内膜异位症的药物治疗☆
【难度】易

D. 孕三烯酮
E. 促性腺激素释放激素激动剂

23. 女性，40岁，孕2产1，痛经1年，发现子宫内膜异位囊肿半年，超声提示左卵巢直径3cm大小囊肿，内可见细弱光点回声，暂无生育要求。可以考虑药物治疗，属于假绝经疗法的是
A. 口服避孕药
B. 孕激素
C. 孕激素受体拮抗剂
D. 孕三烯酮
E. 促性腺激素释放激素激动剂

23.【答案】D
【解析】此题主要考查子宫内膜异位症的药物治疗。孕三烯酮有抗雌、孕激素和抗性腺效应，是一种假绝经疗法。
【考点】子宫内膜异位症的药物治疗☆
【难度】易

24. 女性，34岁，痛经2年，发现子宫内膜异位囊肿半年，超声提示左卵巢直径4cm大小囊肿，内见细弱光点回声，暂无生育要求。可以考虑药物治疗，属于药物性卵巢切除的是
A. 口服避孕药
B. 孕激素
C. 孕激素受体拮抗剂
D. 孕三烯酮
E. 促性腺激素释放激素激动剂

24.【答案】E
【解析】此题主要考查子宫内膜异位症的药物治疗。促性腺激素释放激素激动剂通过抑制垂体分泌促性腺激素，导致卵巢激素水平明显下降，出现暂时性闭经，次疗法又称药物性卵巢切除。
【考点】子宫内膜异位症的药物治疗☆
【难度】易

25. 女性，35岁，已婚，未生育，因卵巢子宫内膜异位囊肿，拟行腹腔镜手术，术前建议首先检查的是
A. 雌激素　B. 孕激素　C. hCG
D. 雄激素　E. 抗缪勒管激素

25.【答案】E
【解析】此题主要考查子宫内膜异位症的治疗。对于有生育要求的病人，建议首先进行卵巢储备功能的检查，如抗缪勒氏管激素、基础FSH等，并综合评估其生育能力。
【考点】子宫内膜异位症的治疗☆
【难度】易

26. 女性，33岁，痛经3年，发现双侧卵巢囊肿2月，有生育要求，超声提示左卵巢直径5cm大小囊肿，右卵巢直径6cm大小囊肿，内均可见细弱光点回声。拟行手术治疗，最适合的手术方式为
A. 保留生育功能手术　B. 保留卵巢功能手术
C. 根治性手术　D. 保守性手术
E. 探查性手术

26.【答案】A
【解析】此题主要考查子宫内膜异位症的手术方式。对于药物治疗无效、年轻和有生育要求的病人，适用保留生育功能手术，切净或破坏所有可见的异位内膜病灶、分离粘连、恢复正常的解剖结构，但保留子宫、一侧或双侧卵巢，至少保留部分卵巢组织。术后复发率约40%，因此术后应尽早妊娠或使用药物减少复发。
【考点】子宫内膜异位症的手术方式☆
【难度】易

27. 女性，43岁，渐进性加重痛经10年，发现双侧卵巢囊肿半年，无生育要求，超声提示子宫大小9.5cm×8cm×7cm，后壁不均匀增大，左卵巢直径5cm大小囊肿，右卵巢直径6cm大小囊肿，内均可见细弱光点回声。拟行手术治疗，最适合的手术方式为
A. 保留生育功能手术　B. 保留卵巢功能手术
C. 根治性手术　D. 保守性手术
E. 探查性手术

27.【答案】B
【解析】此题主要考查子宫内膜异位症的手术方式。保留卵巢功能手术，为切除盆腔内病灶和子宫，保留至少一侧或部分卵巢。适用于Ⅲ期、Ⅳ期病人，症状明显且无生育要求的45岁以下病人。术后复发率约5%。
【考点】子宫内膜异位症的手术方式☆
【难度】易

28. 女性，48岁，渐进性加重痛经10余年，发现盆腔包块半年，超声提示子宫大小9.5cm×8cm×7cm，后壁不均匀增大，子宫后方见直径约8cm大小包块，呈囊性，内见细弱光点回声。该病人痛经严重，止痛药不能缓解，拟行手术治疗，最适合的手术方式为

A. 保留生育功能手术　B. 保留卵巢功能手术
C. 根治性手术　D. 保守性手术
E. 探查性手术

29. 女性，39岁，痛经逐渐加重10年伴经量增多1年，妇科检查：子宫前位，增大如孕7周大小，质中，无压痛，双附件未见异常。最可能的诊断为

A. 子宫内膜息肉　B. 子宫内膜异位症
C. 子宫腺肌病　D. 子宫肌瘤
E. 子宫异常出血

30. 女性，35岁，痛经伴月经量增多2年，阴道超声提示子宫大小7.5cm×7.0cm×6cm，子宫肌层见散在点状血流信号，内膜5mm，双侧附件区未见异常。最可能的诊断为

A. 子宫腺肌病　B. 子宫肌瘤
C. 子宫内膜炎　D. 子宫内膜异位症
E. 慢性盆腔炎

31. 女性，45岁，痛经伴月经量增多4年，阴式超声提示子宫呈球形增大，内膜线居中，肌层回声普遍增高，呈分布不均粗颗粒状。该病人超声表现的子宫腺肌病属于

A. 弥漫型　B. 前壁型　C. 后壁型
D. 局灶型　E. 正常型

32. 女性，45岁，痛经伴月经量增多4年，阴式超声提示子宫大小9.5cm×7.0cm×6cm，后壁隆起，宫腔内膜前移，前壁肌层回声正常，后壁肌层普遍增厚，回声不均。该病人超声表现的子宫腺肌病属于

A. 弥漫型　B. 前壁型　C. 后壁型
D. 局灶型　E. 正常型

33. 女性，45岁，痛经伴月经量增多4年，阴式超声提示子宫大小9.5cm×7.0cm×6cm，宫底部见一直径约4cm大小团块，边界不清。该病人超声表现的子宫腺肌病属于

A. 弥漫型　B. 前壁型　C. 后壁型
D. 局灶型　E. 正常型

28.【答案】C

【解析】此题主要考查子宫内膜异位症的手术方式。根治性手术是将子宫、双附件及盆腔内所有异位内膜病灶切除和清除，适用于45岁以上重症病人，术后不用雌激素补充治疗者极少复发。双卵巢切除后，即使盆腔内残留部分异位内膜病灶，也能逐步自行萎缩退化直至消失。

【考点】子宫内膜异位症的手术方式☆

【难度】易

29.【答案】C

【解析】此题主要考查子宫腺肌病的临床特点。子宫腺肌病的典型症状是痛经及经量增多。

【考点】子宫腺肌病的临床特点☆

【难度】易

30.【答案】A

【解析】此题主要考查子宫腺肌病的辅助检查。超声表现为肌层散在血流信号。

【考点】子宫腺肌病的辅助检查☆

【难度】易

31.【答案】A

【解析】此题主要考查子宫腺肌病的超声影像特点。弥漫型子宫呈球形增大，宫腔内膜线居中，肌层回声普遍增高，呈分布不均粗颗粒状。

【考点】子宫腺肌病的超声影像特点☆

【难度】易

32.【答案】C

【解析】此题主要考查子宫腺肌病的超声影像特点。前/后壁型病变局限分布在子宫前壁和后壁，偶见分布于侧壁，子宫呈不对称性增大，向后方隆起，宫腔内膜前移，前壁肌层回声正常，后壁肌层普遍增厚，回声不均，多呈栅栏状衰减，使整个子宫回声降低，粗颗粒状不均增强回声不多见。

【考点】子宫腺肌病的超声影像特点☆

【难度】易

33.【答案】D

【解析】此题主要考查子宫腺肌病的超声影像特点。局灶型子宫不规则增大，形态欠规则，局部隆起。灶内呈不均质高回声，伴少许回声衰减或呈栅栏状衰减，病灶周围肌层回声正常，病灶与正常肌层之间没有明显边界。

【考点】子宫腺肌病的超声影像特点☆

【难度】易

34. 女性，46岁，渐进性痛经10年，月经量增多半年。查体子宫如孕8周大小，活动度欠佳。下列**不支持**子宫腺肌病诊断的是

A. 继发性痛经
B. 子宫增大
C. 月经量改变
D. 超声提示子宫肌壁内边界清楚的低回声结节
E. 血清CA125轻度升高

34.【答案】D

【解析】此题主要考查子宫腺肌病的诊断与鉴别诊断。超声提示子宫肌壁内边界清楚的低回声结节为子宫肌瘤的表现。

【考点】子宫腺肌病的诊断与鉴别诊断☆

【难度】易

35. 女性，44岁，痛经逐渐加重10年，月经量增多半年。查体子宫如孕10周大小，活动度欠佳。诊断子宫腺肌病最有效的手段是

A. 继发性痛经 B. 子宫增大 C. 月经量改变
D. 经阴道超声 E. 血清CA125

35.【答案】D

【解析】此题主要考查子宫腺肌病的诊断。子宫腺肌病的诊断可依据典型的进行性痛经和月经过多史、妇科检查子宫均匀增大或局限性隆起、质硬且有压痛而作出初步临床诊断。影像学检查阴式超声是术前诊断本病最有效的手段。

【考点】子宫腺肌病的诊断☆

【难度】易

36. 女性，35岁，痛经2年，月经周期正常，经量中，查体子宫稍大，轻压痛，双附件区未见异常。最适合的治疗为

A. 药物治疗 B. 手术治疗 C. 物理治疗
D. 期待治疗 E. 介入治疗

36.【答案】A

【解析】此题主要考查子宫腺肌病的治疗。对于症状轻，仅要求缓解痛经症状者，可以选择在痛经时予以非甾体抗炎药对症处理。

【考点】子宫腺肌病的治疗☆

【难度】易

37. 女性，45岁，渐进性痛经5年，月经量增多1年，月经周期正常，经量大，痛经口服止痛药物无效，贫血貌，无生育要求。查体子宫如孕8周大小，压痛，双附件区未见异常。最适合的治疗为

A. 药物治疗 B. 手术治疗 C. 物理治疗
D. 期待治疗 E. 介入治疗

37.【答案】B

【解析】此题主要考查子宫腺肌病的治疗。对于症状重，药物保守治疗无效者，可考虑手术治疗，无生育要求，可行子宫全切术。

【考点】子宫腺肌病的治疗☆

【难度】易

38. 女性，48岁，渐进性痛经8年，月经量增多1年，月经周期正常，经量大，贫血貌，无生育要求。高血压、糖尿病史5年，控制不理想。查体子宫如孕12周大小，压痛，双附件区未见异常。曾放置左炔诺酮宫内节育系统治疗，自行掉出。目前最适合的治疗为

A. 药物治疗 B. 手术治疗 C. 物理治疗
D. 期待治疗 E. 介入治疗

38.【答案】E

【解析】此题主要考查子宫腺肌病的治疗。对于症状重，药物保守治疗无效者，有合并症，不考虑手术治疗者，无生育要求，可行介入治疗，选择性子宫动脉栓塞术也可以作为治疗子宫腺肌病的方案之一，可以减少月经量，控制痛经症状。

【考点】子宫腺肌病的治疗☆

【难度】易

39. 女性，35岁，渐进性痛经5年，未避孕未孕2年，月经周期正常，经量多，痛经口服止痛药物有效，有生育要求。查体子宫如孕8周大小，压痛，双附件区未见异常。病人拟行辅助生殖，辅助生殖前最适合的治疗为

A. 对症止痛治疗 B. GnRHa治疗 C. 物理治疗
D. 期待治疗 E. 介入治疗

39.【答案】B

【解析】此题主要考查子宫腺肌病的治疗。对于年轻有生育要求的病人，辅助生殖之前可行GnRHa治疗3周期，使异位的子宫内膜萎缩，子宫腺肌病病灶缩小。

【考点】子宫腺肌病的治疗☆

【难度】易

40. 女性，33岁，渐进性痛经4年，未避孕未孕2年，月经周期正常，经量多，痛经口服止痛药物无效，有生育要求。查体子宫如孕12周大小，压痛，双附件区未见异常。阴道超声提示子宫后壁突出直径约6cm包块，边界不清。该病人最适合的治疗为

A. 对症止痛治疗　　B. 子宫腺肌病病灶切除术
C. 子宫全切术　　D. 子宫次全切除术
E. 介入治疗

40.【答案】B

【解析】此题主要考查子宫腺肌病的治疗。对于年轻有生育要求的病人，局灶型的子宫腺肌病，可考虑手术治疗，行子宫腺肌病病灶切除术，保留生育功能，但因病灶边界不清，术后有复发风险。

【考点】子宫腺肌病的治疗☆

【难度】易

41. 女性，45岁，渐进性痛经10年，经量增多2年，月经周期正常，经量多，痛经口服止痛药物无效，无生育要求。查体子宫如孕12周大小，压痛，双附件区未见异常。阴道超声提示子宫大小11.5cm×8.0cm×6cm，呈球形增大，双附件区未见异常。该病人最适合的治疗为

A. 对症止痛治疗　　B. 子宫腺肌病病灶切除术
C. 子宫全切术　　D. 子宫次全切除术
E. 介入治疗

41.【答案】C

【解析】此题主要考查子宫腺肌病的治疗。对于症状重、无生育要求的病人，弥漫型的子宫腺肌病，可考虑手术治疗，行子宫全切术。

【考点】子宫腺肌病的治疗☆

【难度】易

42. 女性，46岁，渐进性痛经3年，经量增多2年，月经周期正常，经量多，无生育要求。贫血貌，查体子宫如孕8周大小，压痛，双附件区未见异常。阴道超声提示子宫大小8.5cm×7.0cm×6.0cm，呈球形增大，双附件区未见异常。该病人最适合的治疗为

A. 对症止痛治疗　　B. 口服避孕药
C. 中药治疗　　D. 左炔诺酮宫内缓释系统
E. 介入治疗

42.【答案】D

【解析】此题主要考查子宫腺肌病的治疗。对于月经量大及痛经的病人，左炔诺酮宫内缓释系统可有效减少月经量、控制痛经，缩小子宫腺肌病病灶。

【考点】子宫腺肌病的治疗☆

【难度】易

43. 女性，46岁，渐进性痛经3年，经量增多2年，月经周期正常，经量多，无生育要求。贫血貌，查体子宫如孕8周大小，压痛，双附件区未见异常。阴道超声提示子宫大小8.5cm×7.0cm×6.0cm，呈球形增大，双附件区未见异常。GnRHa治疗6周期，该病人后续的治疗是

A. 对症止痛治疗　　B. 口服避孕药
C. GnRHa治疗　　D. 左炔诺酮宫内缓释系统
E. 介入治疗

43.【答案】D

【解析】此题主要考查子宫腺肌病的治疗。对于月经量大及痛经的病人，GnRHa治疗可有效减少出血，改善贫血，控制痛经，缩小子宫腺肌病病灶。停药后后续用左炔诺酮宫内缓释系统可有效控制病情，是子宫腺肌病的降阶梯治疗。

【考点】子宫腺肌病的治疗☆

【难度】易

44. 女性，42岁，继发性痛经进行性加重8年，需服用止痛药物，伴性交痛。查体：子宫后位，如孕8周大小，活动度差，子宫右后方扪及约8cm×6cm大小包块，不活动，张力大。该病人最可能的诊断为

A. 阑尾周围脓肿　　B. 输卵管卵巢囊肿
C. 子宫肌瘤　　D. 卵巢子宫内膜异位囊肿

44.【答案】D

【考点】子宫内膜异位囊肿的诊断☆

【难度】易

E. 盆腔脓肿

45. 女性，35 岁，发现盆腔包块半年，行腹腔镜下卵巢子宫内膜异位囊肿剥除术，术后不宜使用的药物为
A. 孕激素　B. 达那唑　C. 孕三烯酮
D. 雌激素　E. GnRHa

45.【答案】D
【考点】子宫内膜异位症的治疗☆
【难度】易

46. 女性，42 岁，近 1 年来经量增多，经期延长，伴进行性痛经且逐渐加重。查体子宫如孕 8 周大小，质硬，有压痛。MRI 示子宫均匀性增大，最可能的诊断为
A. 子宫肌瘤　B. 异常子宫出血　C. 痛经
D. 子宫腺肌病　E. 子宫肉瘤

46.【答案】D
【解析】此题主要考查子宫腺肌病的临床表现、体检和影像学特征。
【考点】子宫内膜异位症的临床表现和辅助检查☆
【难度】易

【案例分析题】

案例一：女性，45 岁，因"继发性渐进性痛经 3 年，经量增多 2 年"入院。孕 2 产 1。查体：生命体征平稳，心肺未及异常，肝脾肋下未及。专科检查：外阴阴性，阴道畅，宫颈光滑，宫体后位，如孕 10 周大小，后壁突起，压痛，活动度欠佳，双附件区未及异常。血常规：白细胞 $10.2\times10^9/L$，血红蛋白 86g/L，血小板 $205\times10^9/L$。阴道超声提示：子宫大小 8.5cm×8.0cm×8.0cm，后壁不均匀增厚 2.7cm，有短线状回声，双附件区未见异常。

提问 1：该病人痛经逐渐加重的原因，最可能的是
A. 子宫肌瘤　B. 子宫内膜癌
C. 子宫肉瘤　D. 子宫腺肌病
E. 子宫内膜异位症　F. 子宫异常出血
G. 卵巢肿瘤

提问 2：该病人最有价值的检查有
A. 阴道超声　B. CT
C. MRI　D. CA125
E. PET-CT　F. 妇科检查
G. 性激素　H. 抗缪勒管激素

提问 3：该病人可选的治疗方案有
A. 口服避孕药　B. 左炔诺酮宫内缓释系统
C. 孕激素　D. 抗生素治疗
E. 孕三烯酮　F. GnRHa
G. 米非司酮　H. 雌激素
I. 子宫全切术　J. 全子宫双附件切除术

提问 1：【答案】DE
【解析】子宫内膜异位症、子宫腺肌病的临床表现为继发性进行性加重的痛经，经量增多可继发贫血；超声诊断为子宫增大、肌壁增厚，肌壁间有短线状回声。痛经的原因是月经期异位到肌壁的内膜出血，引起子宫收缩和肌壁肿胀导致痛经。与子宫肌瘤鉴别诊断是超声显示肌瘤边界清晰，而腺肌病无明显界限。
【考点】子宫内膜异位症、子宫腺肌病的临床表现☆☆
【难度】中

提问 2：【答案】ACDF
【解析】为了诊断子宫腺肌病需要做妇科检查，了解子宫大小和盆腔情况；阴道超声和 MRI 属于影像学检查；血清 CA125 升高是诊断子宫腺肌病常用的化验指标。
【考点】子宫腺肌病的诊断☆☆
【难度】中

提问 3：【答案】BCDEFGI
【解析】子宫腺肌病的治疗包括保守治疗：主要用于不愿手术、要求保留生育功能的病人。此病人 45 岁，临床表现和检查都符合子宫腺肌病，如果不愿手术可以选择炔诺酮宫内缓释系统、孕激素、孕三烯酮、GnRHa、米非司酮其中之一种治疗；因为子宫增大合并贫血，有手术指征，如果病人接受手术，没有生育要求，应该行子宫全切术；化验检查血白细胞高，术前应该消炎治疗。
【考点】子宫腺肌病的治疗☆☆
【难度】难

案例二：女性，35 岁，孕 3 产 1，因"继发性渐进性痛经 2 年，经量增多半年"入院。查体：生命体征平稳，心肺未及异常，肝脾肋下未及。专科检查：外阴阴性，阴道畅，宫颈光滑，宫体前位，如孕 40^+ 天大小，轻压痛，活动度尚可，双附件区未及异常。血红蛋白 99g/L，

阴道超声提示子宫大小 7.8cm×6.5cm×6.0cm，内膜居中，前壁肌层可见散在点状血流信号，双附件区未见异常。

提问 1：该病人的诊断，最可能的是

A. 子宫肌瘤　B. 子宫内膜癌
C. 子宫肉瘤　D. 子宫腺肌病
E. 子宫内膜异位症　F. 子宫异常出血
G. 缺铁性贫血

提问 2：该病人最重要的检查包括

A. 阴道超声　B. CT
C. MRI　D. CA125
E. PET-CT　F. 妇科检查
G. 性激素　H. 抗缪勒管激素

提问 3：该病人可选的治疗方案有

A. 口服避孕药　B. 左炔诺酮宫内缓释系统
C. 孕激素　D. 抗生素治疗
E. 孕三烯酮　F. GnRHa
G. 米非司酮　H. 雌激素
I. 子宫全切术　J. 非甾体类抗炎药

案例三：女性，25 岁，已婚，孕 0 产 0，因"继发性痛经 3 年，发现卵巢囊肿 2 个月"入院。有生育要求。查体：生命体征平稳，心肺未及异常，肝脾肋下未及。专科检查：外阴阴性，阴道畅，宫颈光滑，宫体后位，常大，无压痛，活动度可，左附件区增厚，压痛，右附件区未及异常。血常规：白细胞 10.2×10^9/L，中性粒细胞 72%，血红蛋白 106g/L，血小板 150×10^9/L；CA125 25.0IU/ml。阴道超声提示子宫大小 7.5cm×6.0cm×5.0cm，内膜 0.5cm，左卵巢增大如直径 5cm 囊肿，内见细弱光点回声，右附件区未见异常。

提问 1：该病人的诊断，最可能的是

A. 子宫肌瘤　B. 子宫内膜癌
C. 子宫肉瘤　D. 子宫腺肌病
E. 子宫内膜异位症　F. 贫血
G. 卵巢囊肿

提问 2：该病人最有价值的检查包括

A. 阴道超声　B. CT
C. MRI　D. CA125
E. PET-CT　F. 妇科检查
G. 性激素　H. 抗缪勒管激素

提问 3：该病人可选的治疗方案有

A. 口服避孕药　B. 左炔诺酮宫内节育系统
C. 孕激素　D. 抗生素治疗
E. 孕三烯酮　F. GnRHa
G. 米非司酮　H. 雌激素

提问 1：【答案】DEG

【解析】该病人有继发性进行性加重的痛经和子宫增大，符合子宫腺肌病的临床表现。经量增多可继发缺铁性贫血。

【考点】子宫内膜异位症、子宫腺肌病的临床表现☆☆

【难度】中

提问 2：【答案】ADF

【解析】为了诊断子宫腺肌病，需要做妇科检查和阴道超声了解子宫大小和盆腔情况；血清 CA125 升高是诊断子宫腺肌病常用的化验指标。

【考点】子宫腺肌病的诊断☆☆

【难度】中

提问 3：【答案】ABCEFGJ

【解析】对于该病人，比较年轻、有过生育，子宫腺肌病造成子宫轻度增大和轻度贫血，可以选择保守治疗：如口服避孕药、左炔诺酮宫内缓释系统、孕激素、孕三烯酮、GnRHa、米非司酮其中之一种治疗；同时纠正贫血，经期用非甾体类抗炎药缓解痛经。

【考点】子宫腺肌病的治疗☆☆

【难度】难

提问 1：【答案】DEFG

【解析】该病人有继发性进行性加重的痛经，检查子宫增大，左卵巢囊肿，化验血红蛋白下降，虽然血 CA125 正常，也符合子宫腺肌病、左卵巢子宫内膜异位症、轻度贫血的诊断。

【考点】子宫内膜异位症的诊断☆☆

【难度】中

提问 2：【答案】ADFGH

【解析】为了诊断子宫腺肌病和卵巢囊肿，需要做妇科检查和阴道超声，了解子宫大小和左卵巢囊肿大小；血清 CA125 升高是诊断子宫腺肌病常用的化验指标，因为病人年轻，有生育要求，需要检查卵巢储备功能：性激素抗缪勒管激素。

【考点】子宫内膜异位症的辅助检查☆☆

【难度】中

提问 3：【答案】ABCEFGJ

【解析】该病人年轻，如果要求尽早生育，行腹腔镜探查和左卵巢囊肿剥除术，是最好的治疗，术后可以根据临床病理诊断用 GnRHa 3~6 个月，控制残留病灶，停药后尽早怀孕，或者看生殖科医生门诊，接受助孕治疗。如果近期没有是生育计划，可以选择保守治疗：如口服避孕药、左炔诺酮宫内缓释系统、孕激素、孕三烯酮、GnRHa、米非司酮其中之一种治疗，同时纠正贫血，经期用非甾体类抗炎药缓解痛经。抗生素控制炎症。

【考点】子宫内膜异位症的治疗☆☆

【难度】难

I. 子宫输卵管通液术　　J. 腹腔镜检查:卵巢囊肿剥除术

第二节　女性生殖系统发育异常

【A1 型题】

1. 女性生殖道始基是
A. 副中肾　　B. 生殖嵴　　C. 中肾管
D. 副中肾管　　E. 泌尿生殖窦

2. 关于处女膜闭锁的描述,不正确的是
A. 青春期被确诊者占绝大多数
B. 确诊后立即手术治疗
C. 有导致子宫内膜异位症的可能
D. 常规检查子宫是否正常
E. "X"型切开

3. 关于先天性无阴道病人的描述,错误的是
A. 几乎均合并无子宫或痕迹子宫
B. 阴道黏膜向外凸起,呈紫蓝色
C. 卵巢一般正常
D. 性生活困难
E. 部分病人合并泌尿道畸形

4. 幼稚子宫宫体与宫颈之比为
A. 3∶2　　B. 3∶1　　C. 1∶1
D. 1∶2　　E. 1∶3

5. 副中肾管衍化物融合障碍的畸形不包括
A. 双子宫　　B. 纵隔子宫　　C. 阴道纵隔
D. 弓形子宫　　E. 双角子宫

6. 女性假两性畸形,错误的是
A. 染色体核型为 46,XY,生殖腺为卵巢
B. 是女性假两性畸形最常见的类型
C. 是常染色体缺陷遗传性疾病
D. 雄激素水平增高
E. 雌激素、FSH 呈低值

7. 男性假两性畸形的特点是
A. 染色体核型 46,XY,生殖腺为睾丸
B. 染色体核型 46,XX,生殖腺为睾丸

1.【答案】D
【解析】副中肾管是女性生殖道的始基,分化成输卵管、子宫和阴道上段。副中肾管发育及融合异常可致生殖系统发育异常。
【考点】女性生殖道的始基是副中肾管☆
【难度】易

2.【答案】D
【解析】处女膜闭锁:妇科检查可见处女膜向外膨隆,表面呈紫蓝色,无阴道开口。肛门指诊可触及阴道膨隆呈球状压向直肠。
【考点】处女膜闭锁的临床表现及处理☆
【难度】易

3.【答案】B
【解析】先天性无阴道:外阴发育正常,无阴道开口或仅在阴道前庭外口处见一浅凹陷。阴道黏膜向外凸起,呈紫蓝色,是处女膜闭锁的表现。
【考点】先天性无阴道的临床特点☆
【难度】易

4.【答案】C
【解析】幼稚子宫子宫发育小于正常,有时极度前屈或后屈,宫颈相对较长而外口小,宫体和宫颈之比为 1∶1 或 2∶3。
【考点】幼稚子宫特点☆
【难度】易

5.【答案】C
【解析】阴道纵隔为双侧副中肾管汇合后,其中隔未消失或未完全消失所致。
【考点】副中肾管衍化物融合障碍的畸形种类☆
【难度】易

6.【答案】A
【解析】女性假两性畸形:病人染色体核型为 46,XX,生殖腺为卵巢,内生殖器包括子宫、宫颈和阴道,但外生殖器出现部分男性化。
【考点】女性假两性畸形的特点☆
【难度】易

7.【答案】A
【解析】男性假两性畸形:病人染色体核型为 46,XY,生殖腺为睾丸,但是具有部分或全部女性表型者称为男性假两性畸形。
【考点】男性假两性畸形的特点☆
【难度】易

C. 染色体核型 46XY，生殖腺为卵巢
D. 染色体核型 46XX，生殖腺为卵巢
E. 社会性别为男性

8. 男性假两性畸形发病机制**错误**的是
A. 男性胚胎在母体内接触雄激素过少
B. 促进生物合成睾酮的酶缺失或异常
C. 外周组织或靶器官缺少雄激素受体或受体功能异常
D. 母亲孕期使用了合成孕激素
E. 外周组织中 5a- 还原酶缺乏

9. 正常管道形成受阻时发育的畸形**不包括**
A. 处女膜闭锁　B. 纵隔子宫　C. 阴道横隔
D. 阴道纵隔　E. 宫颈闭锁

10. 孕期使用雄激素可致
A. 真两性畸形　B. 男性假两性畸形
C. 女性假两性畸形　D. 不会导致畸形
E. 生殖腺发育异常

【A2 型题】

1. 孕妇，于妊娠早期因先兆流产服用人工合成的孕激素保胎治疗，可能会导致胎儿何种畸形
A. 女胎外生殖器官男性化
B. 男胎外生殖器官女性化
C. 外阴两性畸形
D. 真两性畸形
E. 先天性肾上腺皮质增生

2. 女性，26 岁，16 岁初潮，经量极少，婚后 2 年未孕，考虑为幼稚子宫。其适宜治疗方法是
A. 促排卵治疗　B. 人工周期　C. 子宫切除
D. 子宫整形术　E. 试管婴儿

3. 女性，14 岁，周期性下腹痛半年，未初潮。查体：第二性征及外阴发育正常，为了明确诊断，辅助检查首选
A. 妇科超声　B. 盆腔 X 线检查
C. 腹部超声　D. 血激素水平检查
E. 血常规检查

4. 女性，26 岁，孕 1 产 0，孕 39 周临产，宫缩持续 40 秒，间隔 1~2 分钟，宫口开全近 2 小时，阴道口不见胎头，却见一薄膜膨隆

8.【答案】D
【解析】男性假两性畸形主要是由于外周组织雄激素受体缺乏所致，故临床上一般将其称为雄激素不敏感综合征。
【考点】男性假两性畸形的发病机制☆
【难度】易

9.【答案】B
【解析】纵隔子宫为两侧副中肾管融合不全，可在宫腔内形成纵隔。子宫外形正常。
【考点】正常管道形成的生殖系统发育异常种类☆
【难度】易

10.【答案】C
【解析】女性假两性畸形外生殖器男性化是外生殖器分化发育过程中受到大量雄激素影响所致。
【考点】女性假两性畸形的病因☆
【难度】易

1.【答案】A
【解析】女胎外生殖器官男性化程度取决于胚胎和胎儿暴露于高雄激素的时期和雄激素剂量。
【考点】女性假两性畸形的可能病因☆
【难度】易

2.【答案】B
【解析】子宫发育不良的治疗方法取决于病人是否有规律排卵和月经，如无排卵，可用小剂量雌激素加孕激素序贯用药刺激子宫生长。
【考点】子宫发育不良的治疗☆
【难度】易

3.【答案】A
【解析】处女膜闭锁的盆腔超声检查能发现子宫及阴道内积液，有时积血形成血块，积液征象不典型。
【考点】处女膜闭锁的诊断依据☆
【难度】易

4.【答案】D
【解析】若系分娩时发现阴道横隔阻碍胎头下降，横隔薄者，当胎先露下降至横隔处并将横隔撑得极薄时，将其切开后胎儿即能经阴道分娩。
【考点】阴道横隔的处理☆
【难度】易

突出。恰当的处理是
A. 立即行剖宫产　B. 将处女膜“X”形切开
C. 将阴道纵隔横行切开　D. 将阴道横隔切开
E. 以上都不是

5. 女性，30岁，诊断为残角子宫合并妊娠，下列描述**不恰当**的是
A. 可引起严重腹腔内出血　B. 常于妊娠中期发生破裂
C. 可经阴道分娩　D. 超声检查有助于诊断
E. 一经确诊应尽早手术

5.【答案】C
【解析】残角子宫为子宫畸形的一种，多与发育较好的子宫腔不相通，即便相通，亦不能经阴道分娩。
【考点】残角子合并妊娠的处理☆
【难度】易

6. 女性，25岁，已婚，平素月经规则，病人于孕3~4个月自然流产3次，超声检查提示单角子宫，病人自然流产的原因最有可能为
A. 黄体功能不足　B. 环境因素　C. 免疫因素
D. 遗传基因缺陷　E. 子宫畸形

6.【答案】E
【解析】子宫畸形如单角子宫、双角子宫、纵隔子宫等可出现反复流产，必要时行子宫整形术。
【考点】子宫发育异常的妊娠结局☆
【难度】易

7. 女性，23岁，月经从未来潮。妇科检查：外阴、阴道发育正常，子宫颈较长，子宫体小，宫颈与宫体之比为1∶1，两侧附件阴性。根据上述检查，首选考虑的诊断为
A. 始基子宫　B. 先天性宫颈闭锁
C. 幼稚子宫　D. 先天性卵巢发育不良
E. 女性假两性畸形

7.【答案】C
【解析】幼稚子宫为双侧副中肾管融合形成子宫后发育停止所致，卵巢发育正常。始基子宫系双侧副中肾管融合后不久即停止发育，子宫极小，多数无宫腔或为一实体肌性子宫。
【考点】幼稚子宫的临床表现☆
【难度】易

8. 女性，25岁，婚后2年性生活正常，未孕，无月经来潮，第二性征女性，应用人工周期治疗有少量月经。最可能的诊断是
A. 男性假两性畸形　B. 女性假两性畸形
C. 幼稚子宫　D. 先天性无子宫
E. 始基子宫

8.【答案】C
【解析】幼稚子宫为双侧副中肾管融合形成子宫后发育停止所致，卵巢发育正常。始基子宫系双侧副中肾管融合后不久即停止发育，子宫极小，多数无宫腔或为一实体肌性子宫，应用人工周期可有少量月经。
【考点】幼稚子宫的临床特点☆
【难度】易

9. 病人，19岁，查染色体46，XX，血雌激素呈低值，雄激素呈高值，尿17-酮为高值，可能的诊断是
A. 男性假两性畸形　B. 女性假两性畸形
C. 真两性畸形　D. 混合性生殖腺发育不全
E. 单纯型生殖腺发育不全

9.【答案】B
【解析】女性假两性畸形，染色体核型为46，XX，性腺为卵巢，外生殖器有男性表现，如阴蒂增大、尿道下裂、大阴唇闭合等，多由于胎儿暴露于雄激素过多导致，病因有先天性肾上腺皮质增生等。
【考点】女性假两性畸形☆
【难度】易

10. 病人，16岁，查染色体46，XY，乳房发育丰满，阴毛、腋毛稀少，阴道为盲端，较短浅，无子宫，双侧睾丸大小正常，位于腹腔内。可能的诊断是
A. 女性假两性畸形　B. 男性假两性畸形
C. 真两性畸形　D. 混合性生殖腺发育不全
E. 单纯型生殖腺发育不全

10.【答案】B
【解析】男性假两性畸形，指病人本身男性，核型46，XY，生殖腺为睾丸，其外生殖器变化很大，可表现为女性，具有完全或不完全的女性第二性征。
【考点】男性假两性畸形☆
【难度】易

11. 女性，20 岁，身材较高大，有发育不良子宫及输卵管，乳房发育差，阴毛、腋毛稀少，查染色体 46,XY。可能的诊断是
A. 男性假两性畸形
B. 女性假两性畸形
C. 真两性畸形
D. 混合性生殖腺发育不全
E. 单纯型生殖腺发育不全

12. 病人，19 岁，查染色体 46,XX，乳房发育丰满，具有勃起的阴蒂。可能的诊断是
A. 女性假两性畸形
B. 男性假两性畸形
C. 真两性畸形
D. 混合性生殖腺发育不全
E. 单纯型生殖腺发育不全

13. 女性，21 岁，自幼无月经来潮。既往体健，无腹痛、腹胀等不适。婚后性生活困难。该病人最可能的诊断是
A. 阴道纵隔
B. 阴道横隔
C. 处女膜闭锁
D. 先天性无阴道
E. 先天性无阴道、无子宫

14. 女性，23 岁，停经 40 余天，诊断为早孕，因人工流产失败，继续妊娠后，15 周时出现剧烈腹痛伴心悸、头晕、四肢湿冷。该病人最可能的诊断是
A. 异位妊娠破裂
B. 残角子宫妊娠破裂
C. 瘢痕子宫破裂
D. 难免流产
E. 胎盘早剥

15. 少女，13 岁，近半年来进行性的周期性下腹痛，运动时加剧。检查发现第二性征初步发育，外阴幼稚型，处女膜处见拳头大小的包块，中间呈紫蓝色。该病人最可能的诊断是
A. 先天性处女膜闭锁
B. 先天性无阴道
C. 先天性无子宫
D. 先天性阴道闭锁
E. Turner 综合征

11.【答案】E
【解析】生殖腺发育不全是卵巢异常的一种表象。包括单纯性生殖腺发育不全不伴矮身材、混合型生殖腺发育不全和特纳综合征。
XY 单纯生殖腺发育不全的临床表现为：原发性闭经，发育差；阴毛、腋毛少；乳房不发育；身材、手脚发育似男性；因此拥有次种症状的病人就不能生育。
XX 单纯生殖腺发育不全的临床表现为：该病又被称为真性卵巢发育不全。卵巢不发育，女性生殖器发育不良无畸形，女性第二性征发育差，无身材矮小及特纳综合征的特征。
男性假两性畸形：指病人本身男性，核型 46,XY，生殖腺为睾丸，其外生殖器变化很大，可表现为女性，具有完全或不完全的女性第二性征。
【考点】单纯型生殖腺发育不全☆
【难度】难

12.【答案】C
【解析】真两性畸形：在同一体内既有男性睾丸，又有女性卵巢的畸形。外阴部表现同时存在男性及女性的生殖器官，在阴唇部能扪及睾丸，有月经来潮者不难确诊。在与假两性畸形鉴别困难时可行性腺活检，真两性畸形性腺具有两种性腺组织。
【考点】真两性畸形的鉴别诊断☆
【难度】难

13.【答案】E
【解析】先天性无阴道、无子宫：为副中肾管发育异常所致，为正常女性染色体核型，全身生长及女性第二性征发育正常，外阴正常，阴道缺失，子宫发育(仅有双角残余)，输卵管细小，卵巢发育及功能正常。
【考点】女性先天性无阴道、无子宫的特点☆
【难度】易

14.【答案】B
【解析】妊娠的残角子宫破裂是残角子宫妊娠的严重并发症，残角子宫妊娠时出现剧烈腹痛伴心悸、头晕、四肢湿冷时需警惕子宫破裂。非孕期残角子宫确诊后应切除。若孕早期、孕中期诊断明确，应及时切除妊娠的残角子宫，避免子宫破裂。
【考点】残角子宫合并妊娠的诊断和临床处理☆
【难度】易

15.【答案】A
【解析】处女膜闭锁，又称无孔处女膜，表现为青春期乳房发育，迟迟未见月经来潮；周期性下腹胀痛，妇科检查可见向外凸出之处女膜，如鸽子蛋大，表面紫色，无孔。
【考点】先天性处女膜闭锁的临床表现☆
【难度】易

16. 女性，24 岁，结婚 2 年，自然流产 4 次，宫腔镜检查可见双侧输卵管开口，宫底部向内突出。该病人最可能的诊断是
A. 双角子宫　B. 纵隔子宫
C. 单角子宫　D. 残角子宫
E. 子宫黏膜下肌瘤

16.【答案】A
【解析】双角子宫的镜下特点：双侧输卵管开口可见，宫底部向内突出。
【考点】双角子宫的临床表现☆
【难度】易

【A3/A4 型题】

(1~3 题共用题干)
孕妇，于妊娠早期因先兆流产服用人工合成的孕激素保胎治疗。

1. 可能会导致胎儿何种畸形
A. 女胎外生殖器官男性化　B. 男胎外生殖器官女性化
C. 外阴两性畸形　D. 真两性畸形
E. 先天性肾上腺皮质增生

1.【答案】A
【解析】女胎外生殖器官男性化程度取决于胚胎和胎儿暴露于高雄激素的时期和雄激素剂量。
【考点】女性假两性畸形的可能病因☆
【难度】易

2. 胎儿出生后的临床表现会有
A. 随婴儿长大，男性化日益明显
B. 胎儿出生后男性化不再加剧，至青春期月经来潮
C. 无正常生育能力
D. 血雄激素增高
E. 尿 17- 酮升高

2.【答案】B
【解析】妊娠早期大量服用人工合成的孕激素，可致胎儿外生殖器男性化，胎儿出生后男性化不再加剧，至青春期月经来潮。
【考点】女胎外生殖器官男性化的特点☆
【难度】易

3. 如胎儿出生后发现异常，应采用的治疗方法是
A. 期待疗法　B. 终身使用可的松
C. 整形术　D. 长期服用雄激素
E. 切除睾丸

3.【答案】A
【解析】胎儿出生后男性化不再加剧，故出生后无需特殊处理，期待治疗即可。
【考点】女胎生殖器官男性化的处理☆
【难度】易

(4~6 题共用题干)
女性，17 岁初潮，经量极少，婚后 2 年未孕，考虑为幼稚子宫。

4. 下列临床表现与幼稚子宫**不符**的是
A. 第二性征正常
B. 不孕
C. 宫体与宫颈比例为 1∶1
D. 反复流产
E. 子宫较正常子宫小

4.【答案】D
【解析】幼稚子宫也称子宫发育不良，是指子宫结构和形态正常，但体积较小，子宫颈相对较长，是不能受孕的重要原因。比较多见的为青春型子宫，其子宫腔与宫颈管的比例约 1∶1；另一种是幼儿型，其子宫腔与宫颈管的比例约 1∶2，且常伴有卵巢发育不全。
【考点】幼稚子宫的表现☆
【难度】易

5. 其适宜的治疗方法是
A. 促进排卵治疗　B. 人工周期治疗
C. 子宫切除　D. 子宫整形术
E. 试管婴儿

5.【答案】B
【解析】已确定为子宫发育不良的病人、除个别属先天发育障碍而难以治疗外，绝大部分病人都可采用内分泌药物加以治疗多能有较好的治疗效果。
【考点】幼稚子宫治疗方法☆
【难度】易

6. 为了明确诊断,最有意义的检查是
A. 外周血染色体核型分析　B. 妇科超声检查
C. FSH、LH　D. E_2、P
E. ACTH

6.【答案】B
【解析】幼稚子宫首选超声检查,可见子宫极小,多数无宫腔或为一实体肌性子宫。ACTH:促肾上腺皮质激素。
【考点】幼稚子宫的诊断依据☆
【难度】易

(7~10 题共用题干)
22 岁,未婚女性,原发性闭经;第二性征乳房发育但乳头小;阴毛和腋毛均缺如,黄体酮注射后无撤药性出血。检查外阴女性,但阴道短浅呈盲端,双侧腹股沟处扪及 12mm×14mm×12mm 大小的实质性、质地中的包块。

7. 下一步首选检查的项目是
A. 盆腔超声检查　B. 外周血染色体核型分析
C. 垂体 MRI 扫描　D. 子宫输卵管碘油造影
E. 腹腔镜检查

7.【答案】B
【解析】明确两性畸形的诊断,首先要了解其外周血染色体情况。
【考点】两性畸形的诊断☆
【难度】易

8. 下一步的诊断方法应是
A. 性激素测定　B. 糖耐量试验
C. 地塞米松抑制试验　D. 尿 LH 测定
E. 垂体兴奋试验

8.【答案】A
【解析】两性畸形,需行性激素检查。
【考点】两性畸形的分类诊断☆
【难度】易

9. 如果性激素检查,最可能的结果是
A. 雌激素如正常女性
B. 雄激素如正常女性
C. 雌激素如正常男性
D. 雄激素如正常男性
E. 雄激素和雌激素均如正常女性

9.【答案】D
【解析】男性假两性畸形:指病人本身男性,核型 46,XY,生殖腺为睾丸,其外生殖器变化很大,可表现为女性,具有完全或不完全的女性第二性征。
【考点】完全型男性假两性畸形的诊断依据☆
【难度】易

10. 双侧腹股沟包块首先考虑是
A. 双侧卵巢　B. 双侧肾上腺　C. 双侧睾丸
D. 双侧淋巴结　E. 双侧转移性肿瘤

10.【答案】C
【解析】考查完全型男性假两性畸形的临床表现,见上题解析。
【考点】完全型男性假两性畸形的临床表现☆
【难度】易

(11~12 题共用题干)
女性,13 岁,周期性下腹痛半年,未初潮。查体:第二性征及外阴发育正常。

11. 辅助检查首选
A. 妇科超声检查　B. 盆腔 X 线检查
C. 腹部超声　D. 血激素水平检查
E. 血常规检查

11.【答案】A
【解析】周期性下腹痛,未初潮,考虑处女膜闭锁可能性,首选超声检查。
【考点】女性生殖器官发育异常中原发性闭经的诊断方法☆
【难度】易

12. 诊断为处女膜闭锁，以下处理**不恰当**的是
   A. 立即行处女膜切开术
   B. 切开处女膜，充分引流
   C. 同时探查子宫、阴道有无异常
   D. 围术期给予抗生素预防感染
   E. 处女膜切开可局麻下进行，必要时硬膜外麻醉或骶麻

12.【答案】C
【考点】先天性处女膜闭锁临床处理☆
【难度】易

【案例分析题】

案例：女性，19岁，主诉青春期无月经来潮。女性性征无明显发育。无月经来潮史，平素无周期性腹痛。体检：一般情况可，无胡须，无喉结，双乳发育不良，无乳汁分泌。专科检查：外阴幼稚型，少量阴毛生长。肛查：子宫小，双侧附件未触及包块。

提问1：本病例应想到哪些疾病
   A. Turner综合征
   B. 单纯性腺发育不良
   C. 卵巢抵抗综合征
   D. 垂体单一性促性腺激素缺乏症
   E. 低促性腺素性腺功能减退
   F. 幼稚子宫
   G. 先天性阴道闭锁

提问1：【答案】ABCD
【解析】原发闭经，无周期性腹痛，故不考虑先天性阴道闭锁，第二性征发育不良，故选ABCD。
【考点】原发性闭经的诊断☆
【难度】易

提问2：本病例首先需进行的检查有
   A. 妇科超声　　B. 外周血染色体核型分析
   C. 女性性激素检查　　D. 腹腔镜检查
   E. 头颅MRI检查　　F. 腹部超声
   G. 糖耐量试验

提问2：【答案】ABC
【解析】原发性闭经，原因多种，如卵巢发育不良需行染色体检查、性激素检查及超声检查初步进行判断。
【考点】原发性闭经的鉴别诊断☆
【难度】易

提问3：如上述妇科检查结果子宫、双附件正常；染色体为46，XX，性激素六项正常，则引起闭经的部位可能是
   A. 子宫　　B. 卵巢
   C. 下丘脑　　D. 垂体
   E. 子宫、垂体　　F. 子宫、卵巢
   G. 阴道

提问3：【答案】CD
【解析】下丘脑-垂体-卵巢轴以及靶器官子宫的各个环节的功能性或器质性病变均可引起闭经。染色体检查、性激素、超声均正常，子宫、卵巢正常，病变可能在下丘脑和卵巢。
【考点】原发性闭经的诊断流程☆
【难度】易

提问4：如进一步行垂体兴奋试验，GnRHa静脉滴注后，30~45分钟及2~4小时均无LH水平增高，该闭经的原因是
   A. Turner综合征
   B. 单纯性腺发育不良
   C. 卵巢抵抗综合征
   D. 垂体单一性促性腺激素缺乏症
   E. 低促性腺素性腺功能减退
   F. 幼稚子宫
   G. 先天性阴道闭锁

提问4：【答案】D
【解析】GnRH静脉滴注后，无LH水平升高，考虑垂体功能障碍，为垂体性闭经。
【考点】垂体性闭经的诊断依据☆
【难度】易

1.【答案】C

【解析】压力性尿失禁分为解剖型压力性尿失禁及尿道内括约肌障碍型，前者占比例为90%以上，为盆底组织松弛引起，后者不到10%，为先天发育异常所致。

【考点】压力尿失禁的病理类型☆

【难度】易

2.【答案】A

【考点】压力性尿失禁概念☆☆

【难度】易

3.【答案】B

【解析】此题主要考查对压力性尿失禁客观分度的了解情况。轻度：1小时漏尿≤2g；中度：2g<1小时漏尿≤10g；重度：10g<1小时漏尿<50g；极重度：1小时漏尿≥50g。

【考点】压力性尿失禁分度☆

【难度】易

4.【答案】D

【解析】此题主要考查对压力性尿失禁主观分度的了解情况。Ⅰ级：尿失禁只有发生在剧烈压力下，诸如咳嗽、打喷嚏或慢跑；Ⅱ级：尿失禁发生在中度压力下，诸如快速运动或上下楼梯；Ⅲ级：尿失禁发生在轻度压力下，诸如站立时。病人在仰卧位时可控制尿液。

【考点】压力性尿失禁分度☆

【难度】易

5.【答案】A

【解析】压力性尿失禁的诊断性试验包括指压试验，棉签试验及压力试验。压力试验是压力性尿失禁的初筛试验，在病人感觉膀胱充盈的情况下进行检查。常取膀胱截石位，嘱病人连续用力咳嗽数次，注意观察尿道口有无漏尿现象。如有漏尿则压力试验阳性。压力试验阳性时，应行指压试验，亦称膀胱颈抬高试验。以中指及示指伸入阴道，分开两指置于后尿道两侧，将膀胱颈向前上推，试验前，病人用力咳嗽见尿道口溢尿；试验时，嘱病人连续用力咳嗽，观察尿道口是否溢尿。如试验前咳嗽时溢尿，试验时咳嗽不再溢尿，则指压试验阳性，提示压力性尿失禁的可能性大。棉签试验可用于测定尿道的轴向及活动度，具体做法为病人取膀胱截石位，将一个消毒的细棉签插入尿道，使棉签前端处于膀胱与尿道交界处，分别测量病人在Valsalva动作前后棉签棒与水平线之间夹角的变化，大于30°为阳性，说明膀胱颈后尿道过度下移，解剖支持薄弱，支持压力性尿失禁诊断。

【考点】压力性尿失禁诊断方法☆

【难度】难

第三节 压力性尿失禁

【A1型题】

1. 压力性尿失禁的常见病理类型为
A. 急迫型
B. 尿道内括约肌障碍型
C. 解剖型
D. 腹压型
E. 混合型

2. 关于压力性尿失禁描述，正确的是
A. 腹压的突然增加导致尿液不自主流出
B. 逼尿肌收缩压增加导致尿液不自主流出
C. 膀胱壁对尿液的张力压引起的尿液不自主流出
D. 腹压不增加会导致漏尿
E. 膀胱内压低于尿道内压导致尿失禁

3. 关于1小时尿垫试验判断压力性尿失禁的分度，正确的是
A. 轻度：1小时漏尿≤5g
B. 中度：2g<1小时漏尿≤10g
C. 重度：2g<1小时漏尿≤10g
D. 极重度：1小时漏尿≥20g
E. 轻度：1小时漏尿≤3g

4. 关于压力性尿失禁的主观分度，**错误**的是
A. 咳嗽漏尿为Ⅰ级
B. 快速运动漏尿为Ⅱ级
C. 站立漏尿为Ⅲ级
D. 上下楼梯漏尿为Ⅰ级
E. 打喷嚏漏尿为Ⅰ级

5. 关于压力性尿失禁诊断试验的描述，**错误**的是
A. 尿动力提示逼尿肌活动度增加
B. 指压试验阳性
C. 棉签试验阳性
D. 压力试验阳性
E. 棉签试验角度差大于30°为棉签试验阳性

6. 关于压力诱发试验，**错误**的是
A. 压力试验阳性可诊断压力性尿失禁
B. 每次咳嗽都伴有尿液的不自主溢出提示压力性尿失禁
C. 有大量的尿液溢出提示压力性尿失禁

D. 病人膀胱需充盈
E. 急迫性尿失禁病人压力试验可能阳性

7. 关于棉签试验，**错误**的是
A. 病人取站立位
B. 棉签头置于尿道膀胱交界处
C. 测量的角度为棉签棒与地面之间形成的角度
D. 需要在静息状态及 Valsalva 动作时测量该角度
E. 角度差为 15°~30°之间结果不能确定

8. 关于压力性尿失禁的治疗描述，**错误**的是
A. 轻、中度压力性尿失禁病人选取非手术治疗
B. 非手术治疗并发症少、风险小
C. 非手术治疗可能治愈轻度压力性尿失禁
D. 单纯急迫性尿失禁可采用手术治疗
E. 重度压力性尿失禁可采用手术治疗

9. 尿道内括约肌障碍型压力性尿失禁较为合适手术方式为
A. 耻骨后膀胱尿道悬吊术
B. Burch 手术
C. 经耻骨后阴道无张力尿道中段悬吊带术
D. Kelly 手术
E. 阴道前壁修补术

10. 关于压力性尿失禁手术治疗的适应证及相对禁忌证，**错误**的是
A. 适用于非手术治疗效果不佳或不能坚持，不能耐受的病人
B. 适用于中重度压力性尿失禁，严重影响生活质量的病人
C. 混合性尿失禁为手术治疗的禁忌证
D. 合并尿道阴道瘘病人，不能使用合成吊带
E. 压力性尿失禁合并逼尿肌功能减退需慎重选择抗尿失禁手术

【A2 型题】

1. 王某，女，64 岁，孕 5 产 4，顺产 4 次，咳嗽后不自主溢尿 3 年，近半年出现快步走漏尿，并出现夜尿、尿频、尿急，该病人的诊断为
A. 急迫性尿失禁　　B. 混合性尿失禁
C. 压力性尿失禁　　D. 充溢性尿失禁
E. 假性尿失禁

6.【答案】C
【解析】病人膀胱充盈时，嘱病人咳嗽，出现尿液不自主溢出，为阳性，提示患有压力性尿失禁。延迟溢尿或有大量的尿液溢出提示非抑制性的膀胱收缩。
【考点】压力诱发试验☆
【难度】易

7.【答案】A
【解析】棉签试验可用于测定尿道的轴向及活动度，具体做法为病人取膀胱截石位，将一个消毒的细棉签插入尿道，使棉签前端处于膀胱与尿道交界处，分别测量病人在 Valsalva 动作前后棉签棒与水平线之间夹角的变化。如该角度<15°，说明有良好的解剖学支持；如果>30°或上行 2~3cm，说明膀胱颈后尿道过度下移，解剖支持薄弱；15°~30°时结果不能确定解剖学的支持程度。
【考点】棉签试验☆
【难度】易

8.【答案】D
【解析】此题主要考查对压力性尿失禁治疗的了解情况。急迫性尿失禁如诊断不明确进行手术不但无效，而且可能加重病人的症状。
【考点】压力性尿失禁治疗原则☆
【难度】易

9.【答案】C
【解析】此题主要考查对压力性尿失禁手术方式的选择。阴道无张力尿道中段悬吊带术可适用于解剖型、尿道内括约肌障碍型及合并急迫性尿失禁的混合性尿失禁。
【考点】压力性尿失禁的手术治疗☆
【难度】难

10.【答案】C
【解析】此题主要考查对压力性尿失禁病人手术治疗的适应证及禁忌证问题了解。混合性尿失禁若以压力性尿失禁为主，可进行手术治疗。
【考点】尿失禁的手术指征☆
【难度】难

1.【答案】B
【考点】尿失禁的概念☆
【难度】易

2. 张某，女，54岁，孕6产4，顺产4次，咳嗽漏尿5年，1年前出现快步走漏尿，3个月前出现上下楼梯漏尿，需戴尿垫，若进行尿失禁客观分度，可行的检查为

A. 指压试验　　B. 1小时尿垫试验

C. 压力试验　　D. 棉签实验

E. 超声检查

3. 刘某，女，43岁，孕3产2，顺产2次，新生儿出生体重均大于4 000g，近4年出现阴道前壁脱垂，半年前出现咳嗽及快步走漏尿，该病人按照主观尿失禁分度为

A. 轻度　　B. 中度　　C. 重度

D. Ⅱ度　　E. Ⅰ度

4. 吴某，女，52岁，近2年出现咳嗽及快步走漏尿，行1小时尿垫试验3g，该病人按照客观尿失禁分度为

A. 轻度　　B. 中度　　C. 重度

D. Ⅱ度　　E. Ⅰ度

5. 张某，女，48岁，咳嗽及快步走漏尿10年，近2年出现变换体位后不自主溢尿，无尿频尿急。该病人按照主观尿失禁分度为

A. 轻度　　B. 中度　　C. 重度

D. Ⅱ度　　E. Ⅰ度

6. 王某，女，50岁，孕5产4，顺产4次，20年前出现咳嗽漏尿，并伴有尿频尿急、夜尿，闻水声漏尿，给予膀胱锻炼及口服舍尼亭后夜尿、尿频好转，但出现站立后漏尿严重，需戴尿垫，1小时尿垫试验55g，严重影响生活，最合适的治疗方式是

A. 电刺激治疗

B. 耻骨后膀胱尿道悬吊术

C. 经耻骨后无张力尿道中段悬吊带术

D. Kelly手术

E. 膀胱锻炼

7. 李某，女，30岁，妊娠晚期开始出现咳嗽少许溢尿，现经阴道分娩后3个月，咳嗽打喷嚏不自主溢尿，最合适的治疗方式是

A. 电刺激 + 生物反馈治疗

B. 耻骨后膀胱尿道悬吊术

C. 经耻骨后无张力尿道中段悬吊带术

D. Kelly手术

E. 膀胱锻炼

2.【答案】B

【解析】1小时尿垫试验可进行尿失禁客观分度。试验步骤如下：试验时膀胱要充盈，持续1小时，从试验开始病人不再排尿。预先放置经称重的尿垫。试验开始15分钟内：病人喝500ml白开水，卧床休息。之后的30分钟，病人行走，上下楼梯。最后15分钟，病人应坐立10次，用力咳嗽10次，原地跑步1分钟，拾起地面5个物体，再用自来水洗手1分钟。试验结束时，称重尿垫。尿垫增重大于1g为阳性。1小时尿垫试验小于2g为轻度尿失禁，2 ~10g为中度尿失禁，10~50g为重度尿失禁。大于50g为极重度尿失禁。

【考点】压力性尿失禁的分度方法☆

【难度】易

3.【答案】B

【解析】根据尿失禁症状，分为轻、中、重度。轻度：仅在咳嗽及打喷嚏时发生，频率低，对生活质量影响不大；中度：发生在日常活动如走路或上下楼梯时，影响生活质量；重度：在体位变动时即有尿失禁发生，持续性漏尿，严重影响生活质量。

【考点】压力性尿失禁的分度☆

【难度】易

4.【答案】B

【考点】压力性尿失禁的分度☆

【难度】易

5.【答案】C

【考点】压力性尿失禁的主观分度☆

【难度】易

6.【答案】C

【解析】此题主要考查对混合性尿失禁治疗方式的选择。若急迫性尿失禁非手术治疗后可缓解，且以压力性尿失禁为主，则可进行手术治疗，选择手术方式为阴道无张力尿道中段悬吊带术。

【考点】重度压力尿失禁的治疗☆

【难度】中

7.【答案】A

【解析】此题主要考查对压力性尿失禁的治疗。产后女性尿失禁多为轻度压力性尿失禁，以康复治疗为主。

【考点】压力性尿失禁治疗原则☆

【难度】易

8. 王某，女，41 岁，4 年前大笑后出现漏尿，近 2 个月上下楼梯出现漏尿，并伴有尿频、夜尿、尿急。查体：身高 160cm，体重 80kg，压力试验阳性，1 小时尿垫试验 3g。为鉴别尿失禁类型，可进一步做的检查是
A. 盆底超声　B. 尿动力学检查　C. 膀胱镜检查
D. 棉签试验　E. 指压试验

8.【答案】B
【解析】此题主要考查对压力性尿失禁诊断试验的应用，鉴别压力性尿失禁及急迫性尿失禁，可选用尿动力学检查进行逼尿肌活动度测定。
【考点】压力性和急迫性尿失禁的鉴别☆
【难度】中

9. 刘某，女，48 岁，咳嗽不自主溢尿 5 年，加重 1 年，需要纸尿裤，严重影响生活质量。无尿频及尿急迫。妇科检查：Aa 0，压力诱发实验阳性，指压实验阳性。超声提示残余尿 0ml。病人诊断正确的是
A. 压力性尿失禁　B. 急迫性尿失禁　C. 混合型尿失禁
D. 充溢性尿失禁　E. 以上都不是

9.【答案】A
【解析】此题主要考查对压力性尿失禁症状的了解。病人为腹压漏尿且无尿急迫及残余尿，压力诱发实验阳性，符合压力性尿失禁。
【考点】压力性尿失禁的主要临床表现☆
【难度】中

10. 张某，女，50 岁，快步走漏尿 3 年，就诊要求治疗。下述辅助检查中对治疗方式选择最有帮助的是
A. 尿动力学检查　B. 超声测残余尿　C. 棉签实验
D. 尿常规　E. 盆底超声

10.【答案】B
【解析】此题主要考查对尿失禁的辅助检查。需要超声除外“充溢性尿失禁”。如果超声提示有大量残余尿，则需要考虑“充溢性尿失禁”可能，后者不能手术治疗。
【考点】尿失禁的鉴别诊断☆
【难度】难

11. 李某，女，38 岁，大笑后漏尿 2 个月，既往抽烟 5 年，易便秘。查体：身高 155cm，体重 70kg，指压试验阳性，1 小时尿垫试验 2g，就诊要求治疗，目前最**不宜**进行的治疗为
A. 减轻体重
B. 戒烟
C. 改善便秘，多进食蔬菜类
D. 手术治疗
E. 盆底康复锻炼

11.【答案】D
【解析】此题主要考查对压力性尿失禁病人治疗方式的选择。轻度病人首先康复治疗。
【考点】压力性尿失禁的治疗方式☆
【难度】易

12. 李某，女，76 岁，阴道脱出肿物 20 年伴有咳嗽漏尿 10 年，近 1 年脱出物增大，咳嗽漏尿好转，查体：POP-Q（pelvic organ prolapse quantitation）指示点 Aa+2，Ba+2，脱垂还纳后压力试验阳性（脱垂未还纳）。1 小时尿垫试验 0g，该病人要求进行手术治疗，术前还应该进行的检查为
A. 尿动力学检查　B. 盆底超声
C. 尿道膀胱镜检查　D. 盆腔 CT
E. 妇科彩超

12.【答案】A
【解析】此题主要考查对压力性尿失禁病人中一种特殊类型，隐匿性尿失禁病人术前的充分评估，鉴别脱垂修复后是否可能出现压力性尿失禁及其程度如何，术中是否需要加用抗尿失禁手术。POP-Q：盆腔器官脱垂的定量化分期法。
【考点】隐匿性尿失禁原理☆
【难度】难

13. 张某，女，77 岁，阴道脱出肿物 10 年伴有活动后漏尿 3 年，近半年脱出物增大，漏尿减轻，既往无手术史，查体：POP-Q 指示点 Aa+3，Ba+3，1 小时尿垫试验 4g，尿动力学检查提示脱垂还纳后，病人 CLPP 60cmH_2O，该病人要求进行手术治疗，手术方式应该选择

13.【答案】A
【解析】该病人阴道前壁脱垂合并压力性尿失禁，其治疗应同时处理阴道前壁脱垂及尿失禁，其中阴道前壁脱垂采用阴道前壁修补术，压力性尿失禁为中度，可行阴道无张力尿道中段悬吊带术。
【考点】合并盆腔器官脱垂的压力性尿失禁的治疗☆
【难度】难

A. 阴道前壁修补术 + 阴道无张力尿道中段悬吊带术
B. Kelly 手术
C. 阴道前壁修补术
D. 子宫全切术
E. 阴道无张力尿道中段悬吊带术

14. 王某，女，80 岁，站立漏尿 1 年，伴有尿频、尿急、尿痛 1 个月，需戴尿垫，严重影响生活质量，以下检查中，该病人首先需要进行

A. 尿动力学检查　　B. 尿常规
C. 尿道膀胱镜检查　　D. 妇科彩超
E. 盆底超声

14.【答案】B
【解析】此题主要考查对压力性尿失禁、急迫性尿失禁进行鉴别时所需采用的辅助检查的选择。若出现尿路感染，则需行尿常规检查进行鉴别。
【考点】尿失禁的辅助检查☆
【难度】易

15. 何某，女，78 岁，夜尿、尿频、尿急、闻水声漏尿 1 年，快步走、提重物漏尿半年，残余尿 0ml。该病人最**不可能**是

A. 压力性尿失禁　　B. 急迫性尿失禁
C. 混合型尿失禁　　D. 充盈性尿失禁
E. 膀胱过度活动症

15.【答案】D
【解析】该病人有快步走、提重物漏尿，并有夜尿、尿频、尿急及闻水声漏尿，提示可能存在压力性尿失禁、急迫性尿失禁及膀胱过度活动症，亦不除外混合型尿失禁可能；但充盈性尿失禁是指由于尿道梗阻和膀胱收缩无力等原因所导致的慢性尿潴留后，膀胱在极度充盈的情况下，膀胱内压力超过正常尿道括约肌的阻力，尿液从尿道溢出，通常残余尿较多，该病人残余尿为 0ml，故不考虑充盈性尿失禁。
【考点】各种类型尿失禁的特点☆
【难度】易

【A3/A4 型题】

(1~3 题共用题干)

王某，女，45 岁，孕 3 产 2，均为顺产。胎儿出生体重分别为 4 200g、4 000g，孕晚期及产后持续便秘，产后出现咳嗽后不自主漏尿 6 年，近 1 年劳累后加重，需戴尿垫，慢跑及性生活时也出现溢尿，无尿急、尿频、夜尿、尿痛症状。前来就诊。妇科检查：压力试验阳性，手测盆底肌力Ⅰ类及Ⅱ类均为 3 级。

1. 为了解漏尿类型，该病人应先选择的检查是

A. 盆底超声　　B. 1 小时尿垫试验
C. 尿动力学检查　　D. 膀胱镜检查
E. 残余尿测定

1.【答案】E
【解析】此题主要考查对尿失禁鉴别优选的检查方案。单纯压力性尿失禁不一定要做尿动力学检查。
【考点】压力性尿失禁的辅助检查方法☆
【难度】中

2. 若该病人 1 小时尿垫试验为 35g，可考虑的诊断是

A. 压力性尿失禁（极重度）　　B. 压力性尿失禁（重度）
C. 混合性尿失禁　　D. 急迫性尿失禁
E. 压力性尿失禁（轻度）

2.【答案】B
【考点】1 小时尿道实验分度标准☆
【难度】中

3. 该病人出现尿失禁的高危因素，下列**最不可能**的是

A. 年龄　　B. 便秘
C. 新生儿出生体重 >4 000g　　D. 顺产
E. 劳累

3.【答案】A
【解析】此题考查对尿失禁出现的高危因素，相对于该病人而言，便秘、劳累、孕产次、顺产、新生儿体重 >4 000g 均可能导致其出现尿失禁，而年龄 45 岁相对其他高危因素而言最不可能成为其尿失禁的诱发因素。
【考点】尿失禁的高危因素☆
【难度】中

(4~6 题共用题干)

李某,女,80 岁,阴道脱出肿物 20 余年伴快步走漏尿 2 年,近 1 年脱出物增大,漏尿减轻,孕 6 产 6,均为顺产,既往 50 岁时曾因子宫腺肌病切除子宫,查体:POP-Q 指示点 Aa+3,Ba+6,Ap+1,Bp+1,TVL 7cm

4. 若需完善诊断,不需要的检查是
   A. D 点　　B. C 点　　C. Gh
   D. Pb　　E. 指压试验

5. 若 C 点 +1,目前该病人的诊断为
   A. 阴道前壁脱垂Ⅳ期,子宫脱垂Ⅰ期,阴道后壁脱垂Ⅲ期,压力性尿失禁(Ⅰ级)
   B. 阴道前壁脱垂Ⅲ期,子宫脱垂Ⅱ期,阴道后壁脱垂Ⅱ期,压力性尿失禁(Ⅱ级)
   C. 阴道前壁脱垂Ⅳ期,子宫脱垂Ⅲ期,阴道后壁脱垂Ⅲ期,压力性尿失禁(Ⅲ级)
   D. 阴道前壁脱垂Ⅲ期,子宫脱垂Ⅱ期,阴道后壁脱垂Ⅲ期,压力性尿失禁(Ⅱ级)
   E. 阴道前壁脱垂Ⅳ期,阴道顶端脱垂Ⅱ期,阴道后壁脱垂Ⅱ期,压力性尿失禁(Ⅱ级)

6. 若该病人要求进行手术治疗,还需要进行的检查是
   A. 1 小时尿垫试验　　B. 尿道动力学检查
   C. 盆底超声　　D. 妇科超声
   E. 尿常规

(7~9 题共用题干)

张某,女,72 岁,咳嗽漏尿 10 年,快步走漏尿 1 年,伴有闻水声漏尿、尿频、夜尿,无尿痛,孕 2 产 2,均为顺产。既往:冠心病支架植入术后、高血压病、Ⅱ型糖尿病、心功能Ⅱ级。查体:压力试验(+)。

7. 该病人诊断为
   A. 压力性尿失禁　　B. 急迫性尿失禁　　C. 混合型尿失禁
   D. 充溢性尿失禁　　E. 神经元性膀胱

8. 为评估该病人尿急漏尿,除进行Ⅱ Q-7 问卷调查外还可选择
   A. PISQ-12　　B. PISQ-31　　C. PFDI-20
   D. OABss　　E. EQ-5D-5L

9. 该病人治疗原则是
   A. 抗胆碱能药物治疗

4.【答案】A
【解析】此题主要考查盆腔脏器脱垂 POP-Q 指示点中。若子宫全切术后,D 点缺如。
【考点】POP-Q 分期☆
【难度】中

5.【答案】E
【解析】POP-Q 分期中,0 期指 Aa,Ap,Ba,Bp=-3cm,C 或 D ≤-([TVL-2])cm;Ⅰ期:脱垂状态不是 0 度,但各点的值 <-1cm;Ⅱ期脱垂最远点在 -1cm 至 +1cm 之间;Ⅲ期:脱垂最远点 >+1cm,但 <([TVL-2])cm;Ⅳ期脱垂最远点 ≥([TVL-2])cm。该病人子宫全切术后,TVL 7cm,阴道前壁脱垂最远点 Ba+6,大于 TVL-2,故阴道前壁脱垂Ⅳ期,阴道后壁最远点 Ap+1,Bp+1,故阴道后壁脱垂Ⅱ期,阴道顶端最远点 C 点 +1,阴道顶端脱垂Ⅱ期,快步走漏尿,故力性尿失禁(Ⅱ级)。
【考点】POP-Q 分期标准及压力性尿失禁主观分级标准☆
【难度】难

6.【答案】B
【解析】此题主要考查隐匿性尿失禁的鉴别诊断需采取的检查,以前壁脱垂为主的病人,常常会掩盖漏尿症状,因此可选用尿动力学检查:还纳脱垂后,进行咳嗽诱发试验,观察漏尿点压的大小,从而诊断压力性尿失禁。
【考点】隐匿性尿失禁的诊断☆
【难度】中

7.【答案】C
【解析】此题需掌握尿失禁的类型。病人既有腹压漏尿,又有尿急迫漏尿,是典型的混合型尿失禁。
【考点】尿失禁的类型☆
【难度】中

8.【答案】D
【解析】此题需了解尿失禁的问卷调查分类,OABss 为膀胱过度活动症评分,主要对尿急漏尿进行分度。PISQ:盆腔脏器脱垂/尿失禁性功能问卷;PFDI:盆底功能障碍问卷;EQ-SD-SL:欧洲五维健康量表。
【考点】OABss 问卷☆
【难度】中

9.【答案】E
【解析】此题需掌握尿失禁的治疗原则。急迫性尿失禁以抗胆碱能药物为主,中度以上的压力性尿失禁需要手术治疗。
【考点】尿失禁的治疗原则☆
【难度】中

B. 无张力吊带手术
C. 电刺激治疗
D. 阴道前壁修补术
E. 抗胆碱能药物治疗 + 无张力吊带手术

(10~12 题共用题干)
赵某,女,60 岁,孕 3 产 1,阴道脱出肿物 10 年伴有提重物漏尿 3 年,近半年脱出物增大,伴有排尿困难,既往无手术史。查体:POP-Q 指示点 Aa+2、Ba+4,1 小时尿垫试验 0g,尿动力学检查提示脱垂还纳后,压力诱发实验(+)。

10. 该病人目前的最可能诊断为
A. 阴道前壁脱垂Ⅱ期,尿潴留
B. 阴道前壁脱垂Ⅲ期,隐匿性尿失禁
C. 阴道前壁脱垂Ⅱ期,压力性尿失禁
D. 阴道前壁脱垂Ⅲ期,急迫性尿失禁
E. 阴道前壁脱垂Ⅱ期,混合性尿失禁

10.【答案】B
【解析】此题需掌握尿失禁类型及脱垂分期。该病人为脱垂还纳后,漏尿症状再现,因此选择隐匿性尿失禁,而前壁脱垂指示点均大于 1cm,为Ⅲ期。
【考点】POP-Q 分期及隐匿性尿失禁☆
【难度】中

11. 若需鉴别尿失禁类型,还可选择的检查为
A. 棉签试验
B. 膀胱镜检查
C. 还纳脱垂后的尿动力学检查
D. 指压试验
E. 盆底超声

11.【答案】C
【解析】此题需了解尿失禁鉴别诊断的方法。尿动力学检查有助于判定是否有膀胱逼尿肌不稳定,是压力性、急迫性还是混合型尿失禁。
【考点】尿失禁鉴别诊断的方法☆
【难度】中

12. 对于该病人,最适宜的手术方式为
A. 阴道无张力尿道中段悬吊带术
B. 子宫全切术 + 阴道前壁修补术
C. 阴道前壁修补术
D. Burch 手术
E. 阴道前壁修补术 + 经阴道无张力尿道中段悬吊带术

12.【答案】E
【解析】此题主要考查对阴道前壁脱垂合并隐匿性尿失禁病人手术方式的选择。
【考点】POP 合并尿失禁的治疗原则☆
【难度】难

【案例分析题】

案例:李某,女,43 岁,孕 3 产 2,主因“咳嗽、快步走漏尿 3 年,加重 1 个月”入院。3 年前出现咳嗽漏尿,后逐渐加重,快步走及提重物、上下楼梯时出现漏尿,近 1 个月无法控制溢尿,平时需戴尿垫。BMI 38kg/m^2,既往史无特殊,否认慢性肺炎、糖尿病、高血压病史。无特殊家族史。POP-Q 指示点 Aa-1、Ba-1、C-6、D-5、Gh4.5、Pb2.5、TVL 7、Ap-2、Bp-2。

提问 1:为明确诊断需要进行的检查有
A. 压力诱发试验　　B. 尿动力学检查
C. 残余尿测定　　D. 指压试验

提问 1:【答案】ABCDE
【考点】尿失禁的诊断方法☆
【难度】中

E. 1小时尿垫试验　　F. 尿道膀胱镜检查

G. 盆底超声

提问2：该病人初步诊断为压力性尿失禁，可采取的手术方式为

A. Burch手术

B. 子宫全切术

C. 子宫全切术+Kelly手术

D. Kelly手术

E. 子宫全切术+Burch手术

F. 阴道无张力尿道中段悬吊术

G. 子宫全切术+阴道无张力尿道中段悬吊术

H. 骶前固定术

提问2：【答案】AF

【解析】此题需掌握治疗压力性尿失禁的手术方式。

【考点】压力性尿失禁的手术方式☆

【难度】易

第四节　盆底功能障碍性疾病和生殖系统损伤疾病

【A1型题】

1. 近年提出的盆腔器官盆底结构的"腔室理论"，正确的是

A. 将盆底结构分为前、中、后三个区域即前盆腔、中盆腔和后盆腔

B. 分为前后盆腔

C. 前盆腔包括阴道前壁、膀胱

D. 中盆腔包括阴道顶部

E. 后盆腔包括阴道后壁

1.【答案】A

【解析】近年提出的盆腔器官盆底结构的"腔室理论"，是将盆底结构分为前、中、后三个区域：前盆腔(anterior compartment)、中盆腔(middle compartment)和后盆腔(posterior compartment)。前盆腔包括阴道前壁、膀胱、尿道；中盆腔包括阴道顶部、子宫；后盆腔包括阴道后壁、直肠。

【考点】盆腔器官盆底结构的"腔室理论"☆☆

【难度】易

2. 子宫脱垂是指

A. 子宫从正常位置沿阴道下降，宫颈外口达坐骨棘水平以下，甚至子宫全部脱出于阴道口外

B. 子宫从正常位置沿阴道下降，宫颈内口达坐骨棘水平以下，甚至子宫全部脱出于阴道口外

C. 子宫从正常位置沿阴道下降，宫颈外口脱出于阴道口外

D. 子宫从正常位置沿阴道下降，全部脱出于阴道口外

E. 子宫宫颈外口达坐骨棘水平以下

2.【答案】A

【解析】子宫脱垂是指子宫从正常位置沿阴道下降，宫颈外口达坐骨棘水平以下，甚至子宫全部脱出于阴道口外。

【考点】子宫脱垂的定义☆☆

【难度】易

3. 目前国内、外主要采用POP-Q(pelvic organ prolapse quantitation)评价系统描述盆腔器官脱垂的程度，关于POP-Q系统指示点，下列描述正确的是

A. 采用阴道上9个指示点

B. 采用阴道上6个指示点

C. 指示点位于阴道内，用正数表示，位于处女膜外用负数表示，处女膜部位为0

D. 指示点位于阴道内，用负数表示，位于处女膜外用正数表

3.【答案】E

【解析】目前国内、外主要采用POP-Q评价系统描述盆腔器官脱垂的程度，其中阴道上6个测量点(Aa、Ba、Ap、Bp、C、D)与处女膜的关系以及3条径线(gh、pb、TVL)以厘米测量，根据测量的结果，确定盆腔器官脱垂的程度。指示点位于阴道内，用负数表示，位于处女膜外用正数表示，处女膜部位为0。

【考点】POP-Q评价系统6个指示点及3条径线☆☆

【难度】中

示,处女膜部位为 1

E. 采用阴道上 6 个指示点和 3 个径线

4. 目前国内、外主要采用 POP-Q 评价系统描述盆腔器官脱垂的程度,描述**不正确**的是

A. Ⅱ度:脱垂最远处超过处女膜平面上 1cm,但未到处女膜平面下 1cm(即脱垂最远点在 -1cm 至 +1cm 之间)

B. Ⅱ度:脱垂最远处超过处女膜平面下 1cm,但未到处女膜平面下 2cm(即脱垂最远点在 -1cm 至 +1cm 之间)

C. Ⅲ度:脱垂最远处超过处女膜平面下 1cm 处,但未完全脱出阴道(即最远点 >1cm,但 <(TVL-2)cm

D. Ⅳ度:阴道完全或几乎完全脱出,即最远处≥(TVL-2)cm

E. 0 度:在用力时无脱垂,Aa,Ap,Ba,Bp=-3cm,C 点≤-(TVL-2)cm,

5. 关于生殖道瘘的描述,**不正确**的是

A. 生殖道瘘是指生殖道某部分与泌尿道或肠道之间有异常通道,前者称为尿瘘,后者称为粪瘘

B. 尿瘘可分为膀胱阴道瘘和膀胱尿道瘘

C. 尿瘘可分为膀胱阴道瘘、膀胱尿道阴道瘘、膀胱宫颈瘘等

D. 尿瘘可分为膀胱宫颈瘘、尿道阴道瘘、输尿管阴道瘘等

E. 生殖道瘘临床上最多见的是膀胱阴道瘘

6. 盆腔脏器脱垂最常见于

A. 多产者

B. 不孕者

C. 营养不良者

D. 雌激素水平低下者

E. 雌激素水平增高者

7. 若宫颈及部分宫体已脱出于阴道口外,应诊断为

A. Ⅰ度子宫脱垂,轻型

B. Ⅰ度子宫脱垂,重型

C. Ⅱ度子宫脱垂,轻型

D. Ⅱ度子宫脱垂,重型

E. Ⅲ度子宫脱垂

8. 阴道前壁膨出,常合并

A. 子宫脱垂

B. 直肠膨出

C. 膀胱膨出

D. 阴道穹窿脱垂

4.【答案】B

【解析】目前国内、外主要采用 POP-Q 评价系统描述盆腔器官脱垂的程度,0 度:在用力时无脱垂,Aa,Ap,Ba,Bp=-3cm,C 点≤-(TVL-2)cm,Ⅰ度:脱垂的最远处在处女膜缘内平面上 1cm,(即脱垂状态不是 0 期,但各点的值 <-1cm),Ⅱ度:脱垂最远处超过处女膜平面上 1cm,但未到处女膜平面下 1cm(即脱垂最远点在 -1cm 至 +1cm 之间),Ⅲ度:脱垂最远处超过处女膜平面下 1cm 处,但未完全脱出阴道(即最远点 >+1cm,但 <(TVL-2)cm;Ⅳ度:阴道完全或几乎完全脱出,即最远处≥(TVL-2)cm。

【考点】POP-Q 评价系统描述盆腔器官脱垂的程度☆☆

【难度】中

5.【答案】B

【解析】生殖道瘘是指生殖道某部分与泌尿道或肠道之间有异常通道,前者称为尿瘘,后者称为粪瘘。尿漏可分以下几种:膀胱阴道瘘、膀胱尿道阴道瘘、膀胱宫颈瘘、尿道阴道瘘、输尿管阴道瘘等。临床上最多见的是膀胱阴道瘘。

【考点】生殖道瘘的分类☆☆

【难度】易

6.【答案】A

【解析】多产是盆腔脏器脱垂的高危因素:多产、肥胖、重体力劳动、盆腔脏器损伤或手术史。

【考点】盆腔脏器脱垂的高危因素☆☆

【难度】易

7.【答案】D

【解析】子宫脱垂的分为 3 度:

Ⅰ度子宫脱垂,轻型:宫颈外口距处女膜缘 <4cm,未达处女膜缘;

Ⅰ度子宫脱垂,重型:宫颈已达处女膜缘,阴道口可见子宫颈;

Ⅱ度子宫脱垂,轻型:宫颈脱出阴道口,宫体仍在阴道内;

Ⅱ度子宫脱垂,重型:部分宫体脱出阴道口;

Ⅲ度子宫脱垂:宫颈与宫体全体脱出阴道口外。

该题符合Ⅱ度子宫脱垂,重型:部分宫体脱出阴道口。

【考点】子宫脱垂的分度☆

【难度】中

8.【答案】C

【解析】阴道前壁膨出常合并膀胱膨出;阴道后壁膨出常合并直肠膨出。

【考点】阴道前壁膨出的病理改变☆☆

【难度】易

9.【答案】B

【解析】亚甲蓝试验将棉球置于阴道内,用稀释的亚甲蓝溶液充盈膀胱,病人走动 30 分钟,取出棉球,棉球未变色提示可能为输尿管阴道瘘。

【考点】尿瘘的辅助检查☆☆

E. 阴道后壁膨出

9. 检查尿瘘时,亚甲蓝试验棉球无变色,提示
A. 膀胱阴道瘘
B. 输尿管阴道瘘
C. 尿道阴道瘘
D. 膀胱宫颈瘘
E. 膀胱子宫瘘

10. 曼彻斯特手术是指
A. 全子宫切除 + 阴道前后壁修补
B. 阴道前后壁修补 + 库柏氏韧带悬吊
C. 阴式子宫全切术 + 阴道前后壁修补
D. 子宫次全切除 + 主韧带缩短 + 阴道前后壁修补
E. 宫颈截除 + 主韧带缩短 + 阴道前后壁修补

11. 子宫脱垂的最主要病因为
A. 慢性咳嗽
B. 营养不良
C. 阴道感染
D. 手术损伤
E. 分娩损伤

12. 在盆底肌肉中起主要支持作用的是
A. 球海绵体肌
B. 会阴浅横肌
C. 会阴深横肌
D. 坐骨海绵体肌
E. 肛提肌

13. 预防子宫脱垂的措施中**不重要**的是
A. 严密观察产程及提高接生技术
B. 合理掌握剖宫产指征
C. 加强营养
D. 防治增加腹压的慢性病
E. 产后避免重体力劳动

14. 与子宫脱垂**无关**的结构是
A. 子宫颈周围
B. 肛提肌
C. 主韧带
D. 阔韧带
E. 宫骶韧带

【难度】中

10.【答案】E
【解析】曼彻斯特手术全称主韧带缩短和宫颈部分截除及阴道前后壁修补术。其最大特点是术式较简单,不需进入腹腔,对病人影响较少。此手术适用于子宫脱垂1°或2°,年轻病人伴宫颈延长及阴道前后壁膨出的病人。
【考点】盆腔脏器脱垂术式☆☆
【难度】易

11.【答案】E
【解析】子宫脱垂的病因有:①分娩造成的伤害,比如巨婴、难产等;②腹腔内的压力太高,如过度肥胖、久咳、便秘、或盆腔内有肿瘤压迫,都会使腹腔压力增高;③年龄及器官衰老加上女性荷尔蒙雌激素的降低,使骨盆腔底部肌群失去张力,子宫韧带也逐渐退化萎缩,导致子宫脱垂;④各类盆腔手术之后也可能造成子宫脱垂的后遗症;⑤先天性盆腔肌群软弱松弛也可以引起子宫脱垂。
【考点】子宫脱垂的病因☆☆
【难度】易

12.【答案】E
【解析】肛提肌由耻尾肌、髂尾肌和坐尾肌组成,肛提肌的作用包括加强盆底托力、加强肛门括约肌、加强阴道括约肌。在盆底肌肉中,肛提肌起着最为主要的支持作用。
【考点】正常盆腔解剖及支持结构☆☆
【难度】难

13.【答案】C
【解析】盆腔脏器脱垂的病因包括:妊娠和分娩,特别是困难阴道分娩,盆腔筋膜、韧带和肌肉可能因过度牵拉而被削弱其支撑力量;产后过早参加劳动;衰老导致盆底支持结构的萎缩、松弛;慢性咳嗽、便秘造成腹压增加。盆腔脏器脱垂的预防,均针对病因。显然与加强营养无关。
【考点】盆腔脏器脱垂的病因及预防☆☆
【难度】易

14.【答案】D
【解析】DeLancey于1994年提出了阴道支持结构的三个水平的理论,即在水平方向上将阴道支持轴分为三个水平。第一水平:顶端支持,由骶韧带-子宫主韧带复合体垂直支持子宫、阴道上1/3,是盆底最为主要的支持力量;第二水平:水平支持,由耻骨宫颈筋膜附着于两侧腱弓形成白线和直肠阴道筋膜肛提肌中线,水平支持膀胱、阴道上2/3和直肠;第三水平:远端支持,耻骨宫颈筋膜体和直肠阴道筋膜远端延伸融合于会阴体,支持尿道远端。
【考点】正常盆底解剖☆
【难度】中

【A2 型题】

1. 女性 35 岁，难产产钳助产分娩后 2 个月，自觉阴道松弛无力，阴道口似有块物触及，该病人最可能的诊断是
A. 盆腔器官脱垂或盆腔器官功能障碍
B. 黏膜下子宫肌瘤
C. 阴道壁囊肿
D. 宫颈病变
E. 尿失禁

2. 50 岁病人诊断为阴道前壁膨出，阴道最远端达处女膜边缘外 1cm 以内，按照 POP-Q 评价系统的分度，该病人分度属于
A. 0　B. Ⅰ　C. Ⅱ
D. Ⅲ　E. Ⅳ

3. 女性 89 岁，体弱，合并高血压、糖尿病，阴道完全脱出处女膜边缘外，无性生活要求，要求手术治疗。如无手术禁忌证，该病人最合适的手术是
A. 阴道前壁修补　B. 阴道后壁修补
C. 开腹骶棘韧带悬吊术　D. 阴道纵隔形成术
E. 宫颈部分切除及缩短术

4. 女性 50 岁，偏远山区农民，以"阴道漏尿 20 年"就诊，20 年前分娩时难产，产后 7 日开始阴道少量漏尿，不能控制。查体未见明显异常。亚甲蓝试验见有蓝色液体从阴道前壁小孔流出，可初步诊断者为
A. 膀胱尿道阴道瘘　B. 膀胱宫颈瘘
C. 膀胱阴道瘘　D. 尿道阴道瘘
E. 输尿管阴道瘘

5. 女性 73 岁，阴道脱出块物 1 年，不能还纳，但影响生活质量。既往体健。查体后诊断阴道前壁脱垂Ⅲ度（POP-Q），治疗可首选
A. 手术　B. 盆底电刺激疗法
C. Kegel 训练　D. 生物反馈
E. 减重等行为指导

6. 女性 79 岁，阴道干疼、痒，自觉阴道下坠感 1 月，查体：阴道萎缩，有出血点，阴道前壁脱垂，最远端在处女膜口内。目前首要的治疗可以是
A. 雌激素软膏外用　B. 盆底电刺激疗法
C. Kegel 训练　D. 生物反馈

1.【答案】A
【解析】妊娠、分娩是盆底功能障碍发生的常见因素，根据病人病史及症状可诊断。
【考点】盆底功能障碍的常见因素及症状☆☆
【难度】易

2.【答案】C
【解析】目前国内、外主要采用 POP-Q 评价系统描述盆腔器官脱垂的程度，0 度：在用力时无脱垂，Aa，Ap，Ba，Bp=-3cm，C 点≤-(TVL-2)cm，Ⅰ度：脱垂的最远处在处女膜缘内平面上 1cm，（即脱垂状态不是 0 期，但各点的值 <-1cm），Ⅱ度：脱垂最远处超过处女膜平面上 1cm，但未到处女膜平面下 1cm（即脱垂最远点在 -1cm 至 +1cm 之间），Ⅲ度：脱垂最远处超过处女膜平面下 1cm 处，但未完全脱出阴道（即最远点 >+1cm，但 <(TVL-2)cm；Ⅳ度：阴道完全或几乎完全脱出，即最远处≥(TVL-2)cm。
【考点】POP-Q 评价系统的分度☆☆
【难度】易

3.【答案】D
【解析】阴道纵隔形成术适用于年老、体弱、合并症多，无性生活需求的病人。
【考点】盆腔器官脱垂的手术方式的选择☆
【难度】难

4.【答案】C
【解析】根据病史考虑生殖道瘘可能。亚甲蓝试验（methylene blue test）：经尿道导尿管向膀胱注入稀释消毒亚甲蓝液 100~200mL，然后夹紧导尿管，扩开阴道进行检查。见有蓝色液体从阴道前壁小孔流出者为膀胱阴道瘘；自宫颈口流出者为膀胱宫颈瘘或膀胱子宫瘘；如为清亮尿液则为输尿管阴道瘘。
【考点】生殖道瘘的诊断☆☆
【难度】难

5.【答案】A
【解析】盆腔器官脱垂中重度首选手术治疗。
【考点】盆腔器官脱垂的治疗☆☆
【难度】中

6.【答案】A
【解析】轻中度的盆腔器官脱垂可以保守治疗，同时合并萎缩性阴道炎，首选雌激素治疗。
【考点】盆腔器官脱垂的治疗☆☆
【难度】中

E. 手术

7. 女性35岁，肥胖，产后2月，劳累后觉腹部下坠感，查体后诊断为子宫Ⅰ度脱垂，选择最可能合适的治疗是
A. 减重，子宫托
B. 减重，盆底康复疗法，避免重体力劳动
C. 手术
D. 休息
E. 减重，避免重体力劳动

7.【答案】B
【解析】轻中度的盆腔器官脱垂，尤其是产后妇女，可以保守治疗，同时减重、避免重体力劳动等加重因素。
【考点】盆腔器官脱垂的治疗☆☆
【难度】中

8. 女性50岁，肥胖，自觉阴道脱出块状物1周就诊。病人闭经半年，3个月前为减肥加强负重锻炼程度，近1个月感冒、咳嗽并时伴漏尿。查体后诊断为子宫Ⅱ度脱垂，最可能的诱因可能是
A. 肥胖　　B. 咳嗽使腹压增加
C. 年龄增加　　D. 劳累
E. 激素水平降低

8.【答案】B
【解析】盆腔器官脱垂的高危因素有年龄增长、妊娠及分娩妊娠期盆底结构和功能下降、肥胖、绝经引起雌激素水平低下引起盆底组织松弛、腹腔内压力增加如慢性咳嗽及经常担负重体力劳动等。
【考点】盆腔器官脱垂的高危因素☆☆
【难度】中

9. 女性65岁，孕7产4，妇科检查见子宫体已完全脱出阴道口外，应诊断为
A. 子宫脱垂Ⅱ度轻　　B. 子宫脱垂Ⅱ度重
C. 子宫脱垂Ⅲ度　　D. 子宫脱垂Ⅰ度轻
E. 子宫脱垂Ⅰ度重

9.【答案】C
【解析】Ⅰ度子宫脱垂，轻型：宫颈外口距处女膜缘<4cm，未达处女膜缘；Ⅰ度子宫脱垂，重型：宫颈已达处女膜缘，阴道口可见子宫颈；Ⅱ度子宫脱垂，轻型：宫颈脱出阴道口，宫体仍在阴道内；Ⅱ度子宫脱垂，重型：部分宫体脱出阴道口；Ⅲ度子宫脱垂：宫颈与宫体全体脱出阴道口外。
【考点】子宫脱垂的分度☆☆
【难度】中

10. 女性70岁，孕5产3，外阴脱出物伴咳嗽后漏尿1年，妇科检查：部分宫体脱出于阴道口外，应诊断为
A. 子宫脱垂Ⅱ度轻　　B. 子宫脱垂Ⅱ度重
C. 子宫脱垂Ⅲ度　　D. 子宫脱垂Ⅰ度重
E. 子宫脱垂Ⅰ度轻

10.【答案】B
【考点】子宫脱垂的分度☆☆
【难度】易

11. 女性60岁，慢性咳嗽数年，最近1年自觉外阴有脱出物，妇科检查：宫颈脱出阴道口，宫体仍在阴道内。其临床诊断是
A. 子宫脱垂Ⅰ度　　B. 子宫脱垂Ⅱ度轻
C. 子宫脱垂Ⅱ度重　　D. 子宫脱垂Ⅲ度
E. 膀胱膨出

11.【答案】B
【考点】子宫脱垂的分度☆☆
【难度】易

12. 女性42岁，1月前因子宫肌瘤行经腹子宫全切术，现因“阴道漏液”来门诊就诊，初步辅助检查应为
A. 阴道漏出液电解质及肌酐检查
B. 亚甲蓝试验
C. 静脉肾盂造影
D. 膀胱镜、输尿管镜检查
E. 盆腔CT检查

12.【答案】A
【解析】可通过生化检查比较漏出液与尿液、血液中的电解质、肌酐含量明确漏出液体的性质。
【考点】鉴别尿瘘类型的检查方法☆☆
【难度】中

13. 女性65岁，2年前因“宫颈癌”行广泛性子宫切除，术后放疗。1周前出现阴道排气伴排液，色黄，味臭，最应考虑的诊断为

A. 输尿管阴道瘘　B. 膀胱阴道瘘　C. 直肠阴道瘘
D. 细菌性阴道病　E. 宫颈癌复发

13.【答案】C
【解析】盆腔手术及放疗史是粪瘘的高危因素，临床表现为阴道内排出粪便或气体。
【考点】粪瘘的病因及临床表现☆☆
【难度】易

14. 女性87岁，慢性便秘5年，3个月前脑梗死，现恢复治疗期间。最近1个月自觉外阴有脱出物，妇科检查：宫颈脱出阴道口，宫体仍在阴道内。现阶段最恰当的治疗是

A. 子宫全切术　B. 盆底肌肉锻炼　C. 阴道封闭术
D. 放置子宫托　E. 盆底重建术

14.【答案】D
【解析】病人为Ⅱ度子宫脱垂轻型，近期脑梗死史，不宜手术治疗，可选择放置子宫托。盆底肌肉锻炼主要针对Ⅰ度子宫脱垂病人。
【考点】子宫脱垂的治疗方法☆☆
【难度】易

15. 女性75岁，高血压病史15年，无配偶，最近3个月自觉外阴有脱出物，妇科检查：宫颈及部分宫体脱出阴道口。现阶段最恰当的治疗是

A. 子宫全切术　B. 盆底肌肉锻炼　C. 阴道封闭术
D. 放置子宫托　E. 盆底重建术

15.【答案】C
【解析】高龄病人，Ⅱ度子宫脱垂重型，无配偶，可选择阴道封闭术。
【考点】子宫脱垂的治疗方法的选择☆
【难度】中

16. 女性27岁，产钳助产分娩后2个月，最近3周咳嗽后漏尿，妇科检查：宫颈外口距处女膜缘 <4cm，未达处女膜缘。现阶段最恰当的治疗是

A. 子宫全切术　B. 盆底肌肉锻炼　C. 阴道封闭术
D. 放置子宫托　E. 盆底重建术

16.【答案】B
【解析】年轻产后病人，Ⅰ度子宫脱垂轻型，可选择盆底肌肉锻炼。
【考点】子宫脱垂的治疗方法☆☆
【难度】易

17. 女性48岁，孕5产4，妇科检查见子宫体完全已脱出阴道口外，最可能的诊断为

A. 子宫脱垂Ⅱ度轻　B. 子宫脱垂Ⅱ度重
C. 子宫脱垂Ⅲ度　D. 子宫脱垂Ⅰ度轻
E. 子宫脱垂Ⅰ度重

17.【答案】C
【考点】子宫脱垂的临床分度☆☆
【难度】易

18. 女性40岁，自觉阴道口有脱出肿物1年余，妇科检查：宫颈及部分宫体脱出阴道口外，应诊断为

A. 子宫Ⅲ度脱垂　B. 子宫Ⅱ度脱垂轻型
C. 子宫Ⅱ度脱垂重型　D. 子宫Ⅰ度脱垂轻型
E. 子宫Ⅰ度脱垂重型

18.【答案】C
【考点】子宫脱垂的临床分度☆☆
【难度】易

19. 女性55岁，经产妇，自觉阴部有肿物脱出一年，妇科检查：外阴经产式，阴道前壁膨出，宫颈中度糜烂，屏气后子宫颈及部分宫体脱出，两侧附件阴性，最恰当的处理为

A. 上子宫托
B. 曼氏手术
C. 阴道前后壁修补术
D. 阴道子宫全切及阴道前壁修补术

19.【答案】D
【解析】曼氏手术适合年龄较轻、需保留子宫、宫颈延长为主的病人；经阴道子宫全切术＋阴道前后壁修补术适合年龄较大、无需考虑生育功能的病人，但重度子宫脱垂病人的术后复发概率较高；阴道封闭术术后失去性交功能，适用于年龄较大，无性生活要求，不能耐受较大手术者。
【考点】盆腔脏器脱垂的术式☆
【难度】难

E. 阴道纵隔形成术

20. 女性 38 岁，因“阴部脱出一块状物”就诊。妇科检查：阴道口可见部分宫体及宫颈，宫颈较长，有糜烂面。下列最恰当的治疗是

A. 曼氏手术
B. 阴道子宫全切及阴道前后壁修补术
C. 阴道后壁修补术
D. 阴道纵隔成形术
E. 单纯子宫全切术

20.【答案】A
【考点】盆腔脏器脱垂的术式☆
【难度】中

21. 女性 50 岁，慢性咳嗽数年，最近 2 年觉外阴部有块物堵塞，妇科检查：宫颈常大、光滑、宫颈及部分宫体脱出阴道口外，阴道前壁完全膨出于阴道口外，阴道后壁未见明显膨出。该病人盆底支持结构的缺损主要为

A. 前腔室　B. 中腔室　C. 后腔室
D. 前、中腔室　E. 中、后腔室

21.【答案】D
【考点】现代盆底解剖学理论 - 腔室理论☆
【难度】中

22. 女性 54 岁，查体发现屏气时宫颈外口下降至处女膜缘，按 POP-Q 分度诊断为

A. POP-Q 分度 0 度　B. POP-Q 分度Ⅰ度
C. POP-Q 分度Ⅱ度　D. POP-Q 分度Ⅲ度
E. POP-Q 分度Ⅳ度

23. 女性65岁，慢性咳嗽病史。在非屏气时宫颈外口在处女膜缘，屏气下降时降至处女膜缘外 2cm，按 POP-Q 分度诊断为

A. POP-Q 分度 0 度　B. POP-Q 分度Ⅰ度
C. POP-Q 分度Ⅱ度　D. POP-Q 分度Ⅲ度
E. POP-Q 分度Ⅳ度

24. 女性 67 岁，自觉阴道口脱出物 3 年。妇科检查发现：宫颈及部分宫体脱出阴道口外。按 POP-Q 分度诊断为

A. POP-Q 分度 0 度　B. POP-Q 分度Ⅰ度
C. POP-Q 分度Ⅱ度　D. POP-Q 分度Ⅲ度
E. POP-Q 分度Ⅳ度

22.【答案】C
【解析】0 度：无脱垂。点 Aa，Ap，Ba，Bp 都是 -3。D 相当于 TVL 的负值，C 比 D 短 2cm。Ⅰ度：脱垂的最远端位于处女膜上 1cm。定量值 <-1cm。Ⅱ度：脱垂的最远端位于处女膜外≤1cm。定量值≥-1cm，≤+1cm。Ⅲ度：脱垂的最远端位于处女膜外 >1cm，<TVL-2cm。定量值 >+1cm，<+(TVL-2cm)。Ⅳ度：下生殖道完全翻出阴道口，脱垂的最远端至少 TVL-2cm 定量值≥TVL-2cm。
【考点】子宫脱垂的 POP-Q 分期及分度标准☆
【难度】易

23.【答案】D
【考点】子宫脱垂的 POP-Q 分期及分度标准☆
【难度】易

24.【答案】D
【考点】子宫脱垂的 POP-Q 分期及分度标准☆
【难度】中

【A3/A4 型题】

(1~3 题共用题干)

女性 73 岁，肥胖，自觉阴道脱出块物 1 年，尚能回纳，偶有咳嗽后漏尿 1 年，合并高血压、糖尿病，查体：BP 140/80mmHg，P 60 次 / min，一般情况好，心、肺、腹部检查未见异常，妇科检查：阴道前壁膨出阴道口达处女膜缘。子宫位于坐骨棘下 1cm，宫颈口位于处

女膜缘上 2cm 处。血尿常规化验正常范围,血糖正常。

1. 该病人最首要的诊断是
A. 阴道前壁膨出　B. 子宫脱垂
C. 张力性尿失禁　D. 肥胖
E. 阴道前壁膨出、子宫脱垂

1.【答案】A
【解析】盆腔器官脱垂分为阴道前壁膨出和子宫脱垂,目前脱垂最重的是阴道前壁脱垂。
【考点】盆腔器官脱垂的诊断☆☆
【难度】易

2. 按照 POP-Q 评价系统分度,该病人阴道前壁脱垂的程度是
A. 0　B. Ⅰ　C. Ⅱ
D. Ⅲ　E. Ⅳ

2.【答案】B
【考点】POP-Q 评价系统的分度☆☆
【难度】易

3. 该病人可首选的治疗是
A. 手术　B. 盆底康复治疗
C. 盆底康复治疗或子宫托　D. 减重
E. 降压

3.【答案】C
【解析】盆腔器官脱垂轻中度可首选保守治疗,包括盆底康复治疗或子宫托。
【考点】盆腔器官脱垂的治疗☆
【难度】中

(4~6 题共用题干)
女性 53 岁,以"阴道脱出块物 1 周,阴道点滴少量出血 2 天"就诊,大小便困难。绝经 2 年,7 年前因阴道出血、子宫腺肌病行诊断性刮宫术,术后病理未见异常。近 3 年未体检。查体:BP 120/80mmHg,P 66 次 /min,一般情况好,心、肺、腹部检查未见异常,妇科检查:阴道前壁脱出至阴道外 2cm,阴道口外黏膜局部破损,阴道黏膜萎缩,有出血点,宫颈糜烂,触血(+),子宫萎缩,附件未触及异常。

4. 以下最**不可能**是病人阴道出血原因的是
A. 绝经阴道壁萎缩出血
B. 宫颈病变
C. 子宫内膜病变
D. 子宫腺肌病
E. 阴道前壁膨出部分黏膜损伤

4.【答案】D
【解析】阴道壁脱垂很常见的是磨损出血,但也要排除子宫内膜、宫颈、阴道萎缩性的出血。绝经后子宫萎缩所以不考虑子宫腺肌病的因素。
【考点】盆腔器官脱垂常见疾病的鉴别☆
【难度】中

5. 诊断阴道前壁脱垂的程度是
A. 0　B. Ⅰ　C. Ⅱ
D. Ⅲ　E. Ⅳ

5.【答案】D
【考点】盆腔器官脱垂的 POP-Q 分度☆
【难度】易

6. 排除其他部位病变后,治疗最合适的选择是
A. 阴道黏膜雌激素用药,之后阴道脱垂程度无改善,可手术治疗
B. 雌激素及保守治疗
C. 雌激素用药及 kegel 训练
D. 子宫托

6.【答案】A
【解析】重度盆腔器官脱垂如条件允许首选手术治疗。
【考点】盆腔器官脱垂的治疗☆☆
【难度】中

E. 马上手术

(7~9 题共用题干)

女性 60 岁,孕 3 产 2,支气管扩张病史。咳嗽后漏尿 2 年,妇科检查:宫颈及部分宫体脱出阴道口,宫颈接触性出血。

7. 根据病人的临床表现,最主要的初步诊断应为
A. 混合性尿失禁　B. 阴道后壁膨出
C. 宫颈息肉　D. 萎缩性阴道炎
E. 子宫脱垂Ⅱ度重型

7.【答案】E
【考点】子宫脱垂的分度☆☆
【难度】易

8. 病人现阶段进一步的辅助检查,**不包括**
A. 盆腔超声　B. TCT　C. 尿动力学检查
D. 指压试验　E. 亚甲蓝试验

8.【答案】E
【解析】亚甲蓝试验为鉴别输尿管阴道瘘及膀胱阴道瘘的检查。
【考点】诊断子宫脱垂的辅助检查☆
【难度】中

9. 如病人以上辅助检查均未见明显异常,下一步最恰当的治疗措施为
A. 放置子宫托　B. 子宫全切术　C. 盆底肌肉锻炼
D. 阴道封闭术　E. 盆底重建术

9.【答案】E
【解析】盆底肌肉训练主要针对子宫脱垂Ⅰ度病人,特别是产后病人的治疗。阴道封闭术主要用于高龄且无性生活需求的病人。放置子宫托主要用于全身状况无法耐受手术的病人,子宫托也可能造成阴道炎症及溃疡。单纯子宫全切术并不能纠正病人阴道前后壁损伤,术后复发概率大。盆底重建术可以全面改善病人盆腔脏器脱垂情况。
【考点】子宫脱垂的治疗方法选择☆
【难度】中

(10~12 题共用题干)

女性,34 岁病人,腹腔镜下子宫全切术后一周,以“阴道排液”为主诉就诊。

10. 采集病史应重点了解
A. 手术史　B. 阴道排液发生时间
C. 阴道排液性状　D. 尿急,腹痛等合并症状
E. 以上均是

10.【答案】E
【解析】应仔细询问病史、手术史、漏尿发生时间及表现。
【考点】尿瘘的临床表现☆
【难度】中

11. 下一步重点检查项目,**不包括**
A. 阴道排液及尿液血液中电解质及肌酐含量比较
B. 靛胭脂试验
C. 静脉肾盂造影
D. 指压试验
E. 亚甲蓝试验

11.【答案】D
【解析】指压试验为鉴别压力性尿失禁的检查。
【考点】尿瘘的辅助检查☆
【难度】中

12. 根据上述检查初步印象为尿瘘,有助于进一步确定诊断的检查是
A. 盆腔 CT　B. 输尿管镜及膀胱镜检查
C. 血液肝肾功能检查　D. 棉签试验
E. 压力试验

12.【答案】B
【解析】指压试验及棉签试验为鉴别压力性尿失禁的检查。膀胱镜及输尿管镜检查可以明确漏孔位置大小等情况。
【考点】尿瘘的辅助检查☆
【难度】中

(13~15 题共用题干)

女性 68 岁，孕 5 产 4，绝经 18 年，有性生活，近 2 年觉下腹坠胀，并有块状物脱出至阴道口外。查体：屏气时阴道前壁膨出未达处女膜，宫颈外口位于处女膜缘外 3cm，后壁仍在处女膜内。

13. 本例子宫脱垂应诊断为
A. POP-Q 分度 0 度　B. POP-Q 分度Ⅰ度
C. POP-Q 分度Ⅱ度　D. POP-Q 分度Ⅲ度
E. POP-Q 分度Ⅳ度

14. 本例恰当的手术术式是
A. 阴道前壁修补术
B. 腹式子宫全切术
C. 经阴道子宫全切术 + 骶棘韧带缝合固定术
D. 经阴道子宫全切术 + 阴道前壁修补术
E. 阴道封闭术

15. 与本病发生最相关的韧带是
A. 圆韧带　B. 阔韧带　C. 卵巢固有韧带
D. 主骶韧带　E. 卵巢悬韧带

(16~18 题共用题干)

女性 30 岁，初产妇，1 周前家中足月急产分娩一巨大男婴，4 日前出现不能控制的阴道溢液。

16. 可能的诊断是
A. 膀胱阴道瘘　B. 尿道阴道瘘　C. 输尿管阴道瘘
D. 膀胱宫颈瘘　E. 直肠阴道瘘

17. 为明确诊断，第一步需要做的检查是
A. 排泄性尿路造影　B. 超声检查
C. 肾成像　D. 膀胱镜检查
E. 膀胱亚甲蓝实验

18. 不恰当的处理是
A. 放置导尿管　B. 立即行修补术
C. 耻骨上造瘘　D. 预防性应用抗生素
E. 检查明确诊断

(19~21 题共用题干)

女性 54 岁，因宫颈癌 IB_1 期行开腹广泛性子宫全切术 + 双附件切除术 + 盆腔淋巴结清扫术，术中盆腔粘连较严重，术后半个月

13.【答案】D
【考点】子宫脱垂的诊断标准☆☆
【难度】易

14.【答案】C
【考点】子宫脱垂的手术治疗选择☆
【难度】中

15.【答案】D
【考点】子宫脱垂的 POP-Q 分期及分度标准☆
【难度】中

16.【答案】A
【考点】尿瘘的诊断☆☆
【难度】易

17.【答案】E
【考点】尿瘘的诊断方法☆☆
【难度】易

18.【答案】B
【解析】亚甲蓝试验是将棉球逐一放在阴道顶端、中 1/3 处和远端。用稀释的亚甲蓝（一种蓝色的、作为颜色标志的对身体无害的物质）溶液 300ml 充盈膀胱，然后逐一取出棉球，根据蓝染棉球情况，估计瘘孔位置。若染色液自阴道壁小孔流出为膀胱阴道瘘；棉球无色染或黄染提示可能输尿管阴道瘘。静脉肾盂造影，静脉注入造影剂，于注射后动态观察和泌尿系统摄片，根据肾盂、输尿管、膀胱显影情况，了解肾脏功能、输尿管通畅情况，利于输尿管阴道尿瘘及膀胱阴道瘘的诊断。肾图能了解肾功能和输尿管功能。膀胱镜检查可明确膀胱瘘孔的位置、大小、数目、瘘孔和膀胱三角的关系。手术治疗要注意时间的选择。直接损伤的尿瘘应尽早手术；其他原因所致的尿瘘应等待 3~6 个月，待组织水肿消退、局部血液供应恢复正常再行手术；尿瘘手术修补失败后应等待 3 个月后再次手术；放疗后造成的尿瘘需要更长时间形成结痂，因此推荐 12 个月后再修补。
【考点】尿瘘的相关辅助检查、诊断及手术时机☆
【难度】难

病人出现阴道流清亮液体，需要用夜用卫生巾。偶尔有咳嗽后不自主溢尿，仍能自主排尿，无发热及腹痛。

19. 目前病情，考虑哪种可能性大
A. 泌尿系感染　B. 压力性尿失禁
C. 阴道伤口愈合不良　D. 尿瘘
E. 阴道感染

19.【答案】D
【考点】尿瘘的诊断☆☆
【难度】易

20. 为鉴别膀胱阴道瘘和输尿管阴道瘘，应选择
A. 亚甲蓝试验　B. 膀胱镜检查　C. 输尿管镜检查
D. 静脉肾盂造影　E. 肾图

20.【答案】A
【考点】尿瘘的鉴别诊断方法☆☆
【难度】易

21. 为了解膀胱瘘孔位置和数目及输尿管阴道瘘位于何侧，应选择
A. 亚甲蓝试验　B. 膀胱镜检查　C. 输尿管镜检查
D. 静脉肾盂造影　E. 肾图

21.【答案】D
【考点】尿瘘的临床表现、相关辅助检查、诊断☆
【难度】中

(22~24 题共用题干)
女性 37 岁，10 天前因子宫内膜异位症合并子宫肌腺症行腹腔镜检查术 + 子宫全切术，现出现不自主地阴道流液，色清，淡黄色。

22. 为明确阴道瘘液的性质，应检查
A. 漏出液进行白细胞化验
B. 漏出液进行生化检查
C. 漏出液进行病理检查
D. 漏出液进行腹水常规检查
E. 漏出液进行红细胞化验

22.【答案】B
【解析】明确阴道流出液体为尿液的简单方法：通过生化检查来比较漏出液与尿液、血液中的电解质和肌酐来明确。尿液中的电解质和肌酐为血液中的数倍。如果漏出液的电解质和肌酐水平接近尿液，则高度怀疑尿瘘的存在。
【考点】尿瘘的诊断☆
【难度】中

23. 该病人化验尿液后，确定漏出液为尿液，为确定瘘孔位置是膀胱或是输尿管，应检查
A. 亚甲蓝试验　B. 膀胱镜检查　C. 输尿管镜检查
D. 静脉肾盂造影　E. 肾图

23.【答案】A
【考点】尿瘘的临床表现、相关辅助检查、诊断☆
【难度】中

24. 如果病人通过检查确定为膀胱阴道瘘，何时进行修补手术
A. 立即进行手术　B. 1 个月后进行手术
C. 3~6 个月后进行手术　D. 2 周后进行手术
E. 1 年后进行手术

24.【答案】C
【解析】手术治疗要注意时间的选择。直接损伤的尿瘘应尽早手术；其他原因所致的尿瘘应等待 3~6 个月，待组织水肿消退、局部血液供应恢复正常再行手术；尿瘘手术修补失败后应等待 3 个月后再次手术；放疗后造成的尿瘘需要更长时间形成结痂，因此推荐 12 个月后再修补。
【考点】尿瘘手术时机的选择☆
【难度】中

(25~26 题共用题干)
女性 72 岁，孕 4 产 4，绝经 18 年，近 2 年觉下腹坠胀，并有块状物脱出至阴道口外。查体：屏气时阴道前壁、后壁均膨出处女膜外，宫颈外口位于处女膜缘外 6cm。

25. 本例子宫脱垂应诊断为
A. POP-Q 分度0度　B. POP-Q 分度Ⅰ度
C. POP-Q 分度Ⅱ度　D. POP-Q 分度Ⅲ度
E. POP-Q 分度Ⅳ度

25.【答案】E
【考点】子宫脱垂的POP-Q分期及分度标准☆
【难度】中

26. 此病人丈夫已去世,无性生活要求,更为合适的术式是
A. 阴道前壁修补术
B. 曼氏手术
C. 经阴道子宫全切术 + 骶棘韧带缝合固定术
D. 经阴道子宫全切术 + 阴道前后壁修补术
E. 阴道封闭术

26.【答案】E
【考点】盆腔脏器脱垂手术方式的选择☆
【难度】中

(27~29题共用题干)
女性37岁,初产妇,一周前分娩一巨大女婴,产程进展慢,总产程24小时。5日前出现不能控制的阴道溢液。

27. 本例可能的诊断是
A. 膀胱阴道瘘　B. 尿道阴道瘘　C. 输尿管阴道瘘
D. 膀胱宫颈瘘　E. 直肠阴道瘘

27.【答案】A
【考点】尿瘘的诊断☆☆
【难度】易

28. 为明确诊断,第一步需要做的检查是
A. 排泄性尿路造影　B. 超声检查
C. 肾图　D. 膀胱镜检查
E. 膀胱亚甲蓝实验

28.【答案】E
【考点】尿瘘的诊断方法☆☆
【难度】易

29. 如本例病人确定为膀胱阴道瘘,**不恰当**地处理是
A. 放置导尿管　B. 立即行修补术
C. 耻骨上造瘘　D. 预防性应用抗生素
E. 检查明确诊断

29.【答案】B
【考点】尿瘘的相关辅助检查、诊断及手术时机☆
【难度】中

【案例分析题】

案例一:女性70岁,自觉阴道脱出肿物1年,加重1周,不能回纳,有时咳嗽后漏尿1年,合并糖尿病。查体:血压120/80mmHg,心率60次/min,一般情况好,心、肺、腹部检查未见异常。妇科检查:阴道前壁中央和侧方膨出,最远处达阴道口处女膜缘下2cm,宫颈外口达处女膜缘下1cm。血尿常规化验正常范围,血糖正常。

提问1:病人诊断正确的是
A. 阴道前壁脱垂(POP-Q 分度Ⅳ)、子宫脱垂(POP-Q 分度Ⅳ)
B. 阴道前壁脱垂(POP-Q 分度Ⅳ)、子宫脱垂(POP-Q 分度Ⅲ)
C. 阴道前壁脱垂(POP-Q 分度Ⅲ)、子宫脱垂(POP-Q 分

提问1:【答案】DF
【考点】盆腔器官脱垂和尿失禁的诊断☆☆
【难度】易

提问2:【答案】ABCDE
【解析】阴道前壁脱垂可行阴道前壁修补术,阴道旁侧修补术,阴道前壁加补片修补术。中盆腔脱垂可行阴式子宫全切术加骶棘韧带悬吊术、骶骨固定术或者高位骶韧带悬吊术。
【考点】盆腔器官脱垂的手术方式选择☆
【难度】难

度Ⅲ)

D. 阴道前壁脱垂(POP-Q 分度Ⅲ)、子宫脱垂(POP-Q 分度Ⅱ)

E. 阴道前壁脱垂(POP-Q 分度Ⅱ)、子宫脱垂(POP-Q 分度Ⅲ)

F. 阴道前壁脱垂(POP-Q 分度Ⅲ)、子宫脱垂(POP-Q 分度Ⅱ)、压力性尿失禁(轻度)

提问 2:手术方式可选择

A. 阴道前壁脱垂可行阴道前壁修补术,阴道旁侧修补术

B. 骶棘韧带悬吊术或骶骨固定术

C. 阴道前壁加补片修补术

D. 高位骶韧带悬吊术

E. 阴式子宫全切术

F. 曼氏手术

提问 3:术后处理及随诊的注意事项有

A. 术后 3 个月内避免增加腹压

B. 绝经后阴道黏膜萎缩者建议术后开始局部使用雌激素制剂,每周 2 次,至少半年以上

C. 术后 3 个月内避免负重

D. 术后建议规律随访终生,及时发现复发、处理手术并发症

E. 禁性生活 3 个月,或者确认阴道黏膜修复完好为止

F. 提肛训练

提问 4:以下属于盆底功能障碍性疾病高危因素的是

A. 妊娠、分娩　　B. 重体力劳动

C. 肥胖　　D. 慢性咳嗽

E. 高血压病、心脏病　　F. 便秘

案例二:女性 51 岁,发现阴道脱出物有 2 个月。妇科检查:外阴已婚已产型,屏气时部分阴道前壁突出于阴道口外 2cm,阴道后壁达处女膜,宫颈脱出阴道口外 3cm,宫颈Ⅱ度糜烂,宫颈长度正常,子宫正常大小,双附件未触及异常。孕 6 产 3,否认其他特殊病史。

提问 1:预行 POP-Q 分期,下述说法**不正确**的是

A. 应测量阴裂的长度 gh

B. 应测量阴道总长度 TVL

C. 应测量会阴体总长度 pb

D. 指示点 Aa 相当于尿道膀胱沟处

E. 指示点 D 指宫颈或子宫切除后阴道顶端所处的最远端

F. 量化值 <-1cm,POP-Q 分期为 0 期

G. 量化值 >+1cm,但 <[TVL-2cm],POP-Q 分期为Ⅲ期

提问 3:【答案】ABCDEF

【解析】术后注意避免复发的高危因素,及时发现手术并发症的。

【考点】盆腔器官脱垂的术后处理☆

【难度】中

提问 4:【答案】ABCDF

【解析】盆底功能障碍性疾病的诱发因素包括妊娠、分娩、重体力劳动、肥胖、慢性咳嗽。

【考点】盆底功能障碍性疾病的诱发因素☆☆

【难度】易

提问 1:【答案】EFH

【解析】国际尿控协会盆腔器官脱垂定量化分期法(POP-Q):该法将阴道分成 6 个位点和 3 条径线,与处女膜的关系以厘米测量。

点 Aa:位于阴道前壁正中离尿道口 3cm 处,相当于尿道膀胱皱褶处。数值范围 -3~+3。

点 Ba:位于阴道顶端或阴道前穹窿的阴道反折至 Aa 点之间阴道前壁脱垂的最明显处。无脱垂时,该点位于 -3。

点 C:宫颈的最远端,或全子宫切除后的阴道顶端。

点 D:位于后穹窿,相当于子宫骶骨韧带在宫颈的附着处;如宫颈已切除,该点省略。

点 Ap:位于阴道后壁正中离处女膜 3cm 处,数值范围 -3~+3。

Bp:位于阴道后壁向上轴线的最远端,即后穹窿的阴道反折至 Ap 点的阴道后壁脱垂的最明显处。无脱垂时,与处女膜的距离为 3cm。

gh:生殖裂隙长度即从尿道外口量至处女膜后缘中线。

pb:会阴体高度从外阴裂隙的后缘量至肛门口。

TVL:阴道全长,是当 C 或 D 处于完全正常位置时的阴道的最大深度的厘米数。

0 度:无脱垂。点 Aa,Ap,Ba,Bp 都是 -3。D 相当于 TVL 的负值,C 比 D 短 2cm。

Ⅰ度:脱垂的最远端为于处女膜上 1cm。定量值 <-1cm。

Ⅱ度:脱垂的最远端为于处女膜外≤1cm。定量值≥-1cm,≤+1cm。

Ⅲ度:脱垂的最远端为于处女膜外 >1cm,<TVL-2cm。定量值 >+1cm,<+(TVL-2cm)。

Ⅳ度:下生殖道完全翻出阴道口,脱垂的最远端至少 TVL-2cm 定量值≥TVL-2cm。

【考点】子宫脱垂的 POP-Q 分期及分度标准☆

【难度】难

H. 测量向下屏气用力脱垂最大限度时出现的最远端部位距处女膜缘的正负值计算

提问2:适合的辅助检查是

A. 盆底彩超
B. 尿垫试验
C. 尿动力学检查
D. 尿常规检查
E. 盆腔磁共振检查
F. 宫颈液基细胞学检查/人乳头瘤病毒病毒检测

提问2:【答案】ADEF
【考点】盆腔器官脱垂的辅助检查☆☆
【难度】易

提问3:适合的治疗方法是

A. 凯格尔训练
B. 生物反馈盆底肌训练
C. 阴式子宫全切+阴道前后壁修补术
D. 曼氏手术
E. 阴道封闭术
F. 骶骨固定术

提问3:【答案】CF
【考点】盆腔器官脱垂的治疗☆☆
【难度】难

第七章　正常分娩和产褥

第一节　正常分娩

【A1 型题】

1. 新生儿复苏的有效顺序为
   A. 心率 - 反射 - 皮肤颜色 - 呼吸 - 肌张力
   B. 皮肤颜色 - 呼吸 - 肌张力 - 反射 - 心率
   C. 心率 - 皮肤颜色 - 反射 - 呼吸 - 肌张力
   D. 皮肤颜色 - 心率 - 呼吸 - 肌张力 - 反射
   E. 肌张力 - 呼吸 - 心率 - 皮肤颜色 - 反射

1.【答案】A
【解析】考查对新生儿复苏有效顺序的掌握情况。肌张力恢复越快，预后越好。
【考点】新生儿复苏的有效顺序☆☆
【难度】难

2. 枕前位胎儿胎头俯屈后以哪条径线通过产道
   A. 双顶径　B. 枕额径　C. 枕颏径
   D. 枕下前囟径　E. 大斜径

2.【答案】D
【解析】分娩机制俯屈：胎儿衔接时以枕额径入盆，随着产程进展进行俯屈，以枕下前囟径通过产道。
【考点】分娩机制☆☆
【难度】易

3. 决定分娩的因素**不包括**
   A. 产力　B. 产道
   C. 胎儿　D. 产妇的精神心理因素
   E. 孕周

3.【答案】E
【解析】决定分娩的因素为产力、产道、胎儿，产妇的精神心理因素通过影响产力而影响分娩。
【考点】决定分娩的因素及其影响因素☆☆
【难度】易

4. 第一产程活跃期是指
   A. 宫颈口扩张 6cm 到宫口开全
   B. 宫颈口扩张 6cm 到胎儿娩出
   C. 宫颈口扩张 4cm 到宫口开全
   D. 宫颈口扩张 3cm 到宫口开全
   E. 宫颈口扩张 3cm 到胎儿娩出

4.【答案】A
【解析】根据新产程，活跃期是指宫颈口扩张 6cm 到宫口开全。
【考点】新产程中活跃期的定义☆☆
【难度】中

5. 胎儿以枕左前位衔接，胎头矢状缝落在
   A. 骨盆入口左斜径　B. 骨盆入口右斜径
   C. 骨盆入口横径　D. 骨盆入口前后径
   E. 骨盆坐骨棘间径

5.【答案】B
【解析】胎儿枕左前位衔接时，矢状缝位于骨盆入口右斜径。
【考点】胎方位、骨盆入口径线及衔接概念☆☆
【难度】中

6. 临产后最主要的产力是
A. 肛提肌收缩力 B. 子宫收缩力
C. 膈肌收缩力 D. 腹肌收缩力
E. 腹压力

7. 关于子宫下段的描述，以下**错误**的是
A. 非孕期时为子宫峡部，长约 2cm
B. 子宫峡部于妊娠 12 周后成为子宫腔的一部分
C. 临产后拉长，达 7~10cm
D. 为剖宫产最常选择的子宫切口位置
E. 临产后子宫下段与子宫上段之间可形成生理性缩复环

8. 阴道检查胎先露下降程度时，作为标志的是
A. 坐骨结节 B. 骶棘韧带 C. 耻骨联合
D. 骶岬 E. 坐骨棘

9. 接产时会阴切开的指征**不包括**
A. 会阴过紧或胎儿过大
B. 初产妇
C. 产钳或吸引器助产
D. 估计分娩时会阴撕裂不可避免
E. 母儿有病理情况需尽快结束第二产程

10. 初产妇枕先露时，开始会阴保护的时机为
A. 宫口开全时
B. 胎头拨露使后联合紧张时
C. 胎头仰伸时
D. 胎肩娩出时
E. 胎头复位时

11. 下列**不是**胎盘剥离征象的是
A. 宫底升高
B. 宫体变硬呈球形
C. 阴道口外露的脐带段自行延长
D. 于耻骨上方压子宫下段，脐带回缩
E. 阴道少量流血

12. 关于新生儿 Apgar 评分，以下描述正确的是
A. 1 分钟 8~10 分是正常新生儿
B. 是评价新生儿出生时缺氧严重程度最准确的指标
C. Apgar 评分以心率为基础
D. 1 分钟评分反映出生后复苏情况

6.【答案】B
【解析】子宫收缩力是临产后的主要产力，贯穿整个分娩过程。
【考点】分娩决定因素☆☆
【难度】易

7.【答案】A
【解析】子宫下段是妊娠期间特有的解剖结构，由非孕期的峡部形成，长约 1cm，妊娠 12 周后成为宫腔的一部分，晚孕期拉长成为子宫下段，临产后子宫上段肌壁越来越厚，子宫下段肌壁被牵拉变薄，两者间形成生理性缩复环。子宫下段是剖宫产最常选择的子宫切口位置。
【考点】子宫下段的形成☆☆
【难度】中

8.【答案】E
【解析】坐骨棘平面是判断胎先露高低的标志。以枕前位为例，胎头颅骨最低点平坐骨棘时，以“0”表示；在坐骨棘平面上 1cm 时，以“-1”表示；在坐骨棘平面下 1cm 时，以“+1”表示。
【考点】胎先露部下降程度的判断☆☆
【难度】易

9.【答案】B
【解析】接生时会阴切开并非常规操作，应掌握其指征，包括会阴过紧或胎儿过大、产钳或吸引器助产、估计分娩时会阴撕裂不可避免，以及母儿情况需要尽快结束分娩。
【考点】会阴切开指征☆☆
【难度】中

10.【答案】B
【考点】会阴保护☆☆
【难度】易

11.【答案】D
【解析】胎盘剥离征象有：①宫体变硬呈球形，胎盘剥离后降至子宫下段，下段被扩张，宫体呈狭长形被推向上方，宫底升高达脐上；②阴道口外露的脐带段自行延长；③阴道少量流血；④用手掌侧在产妇耻骨联合上方轻压子宫下段，宫体上升而外露的脐带不再回缩。
【考点】胎盘剥离征象☆☆
【难度】易

12.【答案】A
【解析】新生儿阿普加(Apgar)1 分钟评分反映宫内情况，5 分钟及以后评分反映复苏效果。8~10 分属正常新生儿，4~7 分为轻度窒息，0~3 分为重度窒息。阿普加评分以呼吸为基础，与新生儿出生时缺氧严重程度不完全相关。评分低时脐动脉血气分析 pH<7.0 和低氧血症对预后的评价意义更大。
【考点】新生儿 Apgar 评分☆☆
【难度】难

E. 1 分钟 0~4 分为重度窒息

13. 关于第二产程延长，以下说法正确的是
A. 初产妇无硬膜外麻醉，第二产程超过 2 小时应诊断第二产程延长
B. 经产妇无硬膜外麻醉，第二产程超过 1 小时应诊断第二产程延长
C. 初产妇有硬膜外麻醉，第二产程超过 4 小时应诊断第二产程延长
D. 初产妇无硬膜外麻醉，第二产程超过 1 小时应诊断第二产程延长
E. 经产妇有硬膜外麻醉，第二产程超过 2 小时应诊断第二产程延长

13.【答案】C
【解析】初产妇如未行硬膜外麻醉，超过 3 小时产程可诊断第二产程延长；如行硬膜外麻醉，超过 4 小时产程可诊断。经产妇如无硬膜外麻醉，超过 2 小时产程可诊断第二产程延长；如行硬膜外麻醉，超过 3 小时可诊断第二产程延长。
【考点】新产程中第二产程延长的概念☆☆
【难度】中

14. 下列现象**不是**临产诊断依据的是
A. 宫口进行性扩张
B. 见红
C. 宫颈管消失
D. 先露部下降
E. 规律且逐渐增强的子宫收缩

14.【答案】B
【解析】临产的重要标志为有规律且逐渐增强的子宫收缩，持续时间 30 秒及以上，间歇 5~6 分钟，同时伴进行性宫颈管消失、宫口扩张及胎先露下降。
【考点】临产的诊断☆☆
【难度】易

15. 正常分娩时，为预防产后出血，使用缩宫素的最佳时间为
A. 胎盘娩出后　　B. 胎儿娩出后
C. 胎头拨露后　　D. 胎头着冠后
E. 胎儿前肩娩出后

15.【答案】E
【考点】预防产后出血的措施☆☆
【难度】易

16. 关于生理性缩复环，以下说法正确的是
A. 是宫体缩复作用及子宫下段牵拉扩张所致
B. 是先兆子宫破裂的征象之一
C. 常常伴有胎儿宫内窘迫
D. 常伴有血尿
E. 常提示胎儿先露部下降受阻

16.【答案】A
【解析】生理性缩复环是由于子宫下段肌壁受牵拉变薄，子宫上下段的肌壁厚薄不同，造成两者间的子宫内面形成的环状隆起。
【考点】生理性缩复环的形成及其与病理性缩复环的鉴别☆☆
【难度】难

17. 先兆临产比较可靠的征象是
A. 胎儿下降感　　B. 胎动活跃
C. 胎膜早破　　D. 假临产
E. 见红

17.【答案】E
【考点】先兆临产的表现☆☆
【难度】易

18. 产后 72 小时内产妇血循环量增加
A. 5%　　B. 15%~25%
C. 25%~30%　　D. 5%~10%
E. 无明显增加

18.【答案】B
【解析】产后 72 小时内，产妇血循环量增加 15%~25%，尤其是最初 24 小时，因此产后 72 小时内心脏负担明显加重，应注意预防心力衰竭（心衰）的发生。
【考点】正常产褥期血循环的改变情况☆☆
【难度】中

【A2 型题】

1. 新生儿娩出后1分钟，心率110次/min，四肢青紫，四肢稍屈曲，呼吸浅慢不规则，刺激足底有哭声，Apgar评分为
A. 8分　B. 6分　C. 5分
D. 7分　E. 9分

1.【答案】D
【解析】新生儿阿普加评分用以判断有无新生儿窒息及窒息严重程度，以出生后1分钟内的心率、呼吸、肌张力、弹足底或导管插鼻反应及皮肤颜色5项体征为依据，每项0~2分。本题中新生儿皮肤颜色、肌张力及呼吸各减1分，评7分。
【考点】新生儿阿普加评分☆☆
【难度】中

2. 初产妇，28岁，孕40周，腹部阵痛至急诊，宫缩10~20s/10~15min，宫缩强度弱。查宫颈消80%，质软，居中，宫口未开，先露S^{-2}。宫颈Bishop评分为
A. 7分　B. 6分　C. 8分
D. 5分　E. 9分

2.【答案】A
【解析】Bishop评分用于判断宫颈成熟度，本题中宫颈消80%评3分，质软评2分，居中评1分，宫口未开评0分，先露S^{-2}评1分，共7分。
【考点】宫颈评分☆☆
【难度】中

3. 胎儿娩出后10分钟，阴道流血，外露脐带自行延长，这一征象表明
A. 胎盘粘连　B. 胎盘滞留　C. 胎盘剥离
D. 胎盘植入　E. 胎盘早剥

3.【答案】C
【考点】胎盘剥离征象☆☆
【难度】易

4. 产妇29岁，孕1产0，妊娠41周，拟阴道分娩，下列与引产成功率有关的是
A. 羊水量　B. 宫颈Bishop评分
C. 胎儿大小　D. 是否见红
E. 胎头下降情况

4.【答案】B
【考点】Bishop评分的应用☆☆
【难度】易

5. 孕妇32岁，孕2产0，妊娠40周，头位，临产3小时，宫缩30s/4~5min，CST Ⅰ类图型，宫口开大1cm，先露S^{-3}。突然阴道大量流液，色清。下列处理**不正确**的是
A. 记录破膜时间　B. 立即给予缩宫素
C. 立即听胎心　D. 卧床，抬高臀部
E. 观察产程进展

5.【答案】B
【解析】足月初产妇，临产后胎膜破裂，应记录破膜时间、听胎心。由于先露S^{-3}，暂时应卧床并抬高臀部。孕妇已临产，宫缩好，可以观察产程进展，不需要给缩宫素。CST：宫缩应激试验。
【考点】足月胎膜破裂时的处理☆☆
【难度】中

6. 孕妇37岁，孕2产0，妊娠39周，规律宫缩8小时。跨耻征阴性，胎儿LOA位，宫口开3cm，先露S^{-1}，羊膜囊鼓。CST Ⅰ级。此时恰当的处理为
A. 观察产程进展　B. 人工破膜
C. 静脉滴注缩宫素　D. 肌内注射地西泮
E. 静脉推注25%硫酸镁16ml

6.【答案】A
【解析】足月初产妇，无头盆不称，产程进展顺利，胎心好，只需观察产程进展，无需干预。LOA：左枕前。
【考点】正常分娩产程判断☆☆
【难度】中

7. 初产妇，临产9小时。阴道检查宫口已开全，头先露，S^{+4}，此时组成产力的是
A. 子宫收缩力+肛提肌收缩力
B. 子宫收缩力+肛提肌收缩力+腹肌收缩力

7.【答案】D
【解析】胎先露已到盆底，此时产力的组成为子宫收缩力、腹肌收缩力、膈肌收缩力及肛提肌收缩力。
【考点】正常分娩产力的组成☆☆
【难度】中

C. 子宫收缩力 + 腹肌收缩力
D. 子宫收缩力 + 腹肌收缩力 + 膈肌收缩力 + 肛提肌收缩力
E. 子宫收缩力 + 肛提肌收缩力 + 膈肌收缩力

8. 孕妇 36 岁，孕 1 产 0，妊娠 38 周，规律宫缩 5 小时，阴道流液 4 小时，色清。查宫口开大 5cm，ROA 位，先露 S^0。CST Ⅰ级。此时正确的处理是
A. 剖宫产　B. 绝对卧床
C. 肥皂水灌肠　D. 缩宫素加强宫缩
E. 观察产程进展

8.【答案】E
【解析】该产妇产程进展顺利，先露已到达坐骨棘水平，虽然胎膜破裂，但不需要绝对卧床。临产 5 小时宫口开大 5cm，观察产程进展即可。ROA：右枕前。
【考点】正常分娩的产程处理☆☆
【难度】中

9. 孕妇 33 岁，孕 2 产 0，妊娠 39 周，无妊娠合并症。昨晚 8 点开始腹部阵发性疼痛，一夜未休息。今晨 7 点至医院，精神疲惫，宫缩 10~20s/5~15min，强度弱。查 LOA 位，宫颈消，宫口未开，先露 S^{-2}，CST Ⅰ类图型。最恰当的处理是
A. 哌替啶 100mg 肌内注射　B. 给予镇静药物
C. 人工破膜　D. 肥皂水灌肠
E. 持续胎心监护

9.【答案】B
【解析】孕妇为足月初产妇，先兆临产，一夜未休息，给予镇静药物可以抑制无效宫缩。该孕妇无高危妊娠因素，不需要持续胎心监护。
【考点】正常分娩的处理☆☆
【难度】中

10. 孕妇 31 岁，孕 3 产 0，妊娠 40 周，规律宫缩 12 小时，阴道大量流液 1 小时。查宫口开大 5cm，先露头，S^{+1}。诊断恰当的是
A. 正常活跃期　B. 正常潜伏期　C. 胎膜早破
D. 潜伏期延长　E. 过期妊娠

10.【答案】B
【解析】根据新产程，宫口开大 5cm 是潜伏期。
【考点】新产程☆☆
【难度】中

11. 孕妇 35 岁，孕 3 产 2，既往分娩顺利，此次妊娠 40 周。规律腹痛 3 小时至急诊。宫缩 10~30s/3~4min，胎心 140 次 /min。阴道检查宫口开 5cm，羊膜囊鼓。此时最恰当的处理是
A. 肥皂水灌肠　B. 急送产房，准备接生
C. 人工破膜　D. 住院待产
E. 缩宫素点滴

11.【答案】B
【解析】该孕妇为经产妇，已阴道分娩 2 次，宫口开 5cm，按新产程虽为潜伏期，但产程进展通常迅速，破膜后宫口常迅速开全。故考虑直接进产房，准备接生。
【考点】初产妇与经产妇产程的区别☆☆
【难度】中

12. 孕妇 28 岁，孕 1 产 0，妊娠 39 周，宫高 34cm。骨盆测量坐骨结节间径 7.5cm，坐骨棘间径 9cm，髂棘间径 24cm。还应再测量
A. 对角径　B. 粗隆间径　C. 出口后矢状径
D. 尾骨活动度　E. 耻骨弓角度

12.【答案】C
【解析】该孕妇骨盆出口横径 7.5cm。当出口横径稍短，而出口横径与后矢状径之和 >15cm 时，一般正常大小胎儿可以通过后三角区经阴道娩出。
【考点】骨盆各平面正常值☆☆
【难度】中

13. 孕妇 26 岁，孕 1 产 0，妊娠 38 周。规律宫缩 10 小时，连续观察 2 小时，宫口从 6cm 开大至 7cm，先露 S^{+1}，羊膜囊鼓。胎心 140 次 /min。恰当的处理是
A. 观察产程进展　B. 行剖宫产

13.【答案】E
【解析】该孕妇产程进入活跃期后进展较慢，人工破膜可以刺激宫缩，加速产程。
【考点】正常产程的处理☆☆
【难度】中

C. 肌内注射哌替啶　　D. 持续吸氧

E. 人工破膜

14. 孕妇32岁，孕1产0，妊娠41周。宫口开全30分钟，胎头颅骨最低点在坐骨棘水平下3cm，矢状缝与出口前后径一致，胎儿大囟门位于6点，胎心120次/min，下列处理正确的是

A. 产钳助产　　B. 剖宫产　　C. 加腹压

D. 等待自然分娩　　E. 手转胎头

14.【答案】D

【解析】此题判断胎儿为枕前位。胎先露在宫口开全时达 S^{+3}，无需特殊处理，可以等待自然分娩。

【考点】胎方位的判断及正常产程的判断☆☆

【难度】难

15. 孕妇32岁，孕2产1，妊娠38周。3年前分娩为急产。本次妊娠处理不正确的是

A. 预产期前1~2周不宜外出游玩，先兆临产即可入院待产

B. 临产后可以肥皂水灌肠

C. 提前做好接生准备

D. 胎儿娩出时勿使产妇屏气用力

E. 产后应仔细检查软产道

15.【答案】B

【解析】该产妇第一胎即为急产，此次预计产程短，容易出现急产、产后出血、软产道损伤。因此不宜灌肠，以免进一步加强宫缩。

【考点】急产史孕妇的高危因素☆

【难度】中

16. 孕妇30岁，孕1产0，妊娠39周。查胎心位于脐下，140次/min。该胎儿分娩过程中通过产道的最小径线是

A. 双顶径　　B. 枕额径　　C. 枕颏径

D. 枕下前囟径　　E. 双颞径

16.【答案】D

【解析】该胎儿为头先露，故胎儿通过产道的最小径线为枕下前囟径。

【考点】头先露分娩机制中通过产道的最小径线☆☆

【难度】中

17. 孕妇28岁，孕1产0，妊娠40周。临产16小时，宫口开大6cm后进展缓慢，拟阴道检查确定胎儿方位，不能作为标志的是

A. 胎儿双耳　　B. 小囟门　　C. 冠状缝

D. 大囟门　　E. 矢状缝

17.【答案】C

【解析】阴道检查确定胎儿方位时，可以通过大、小囟门、矢状缝位置确定，胎儿耳郭反向也可以作为标志。

【考点】产程中胎方位的判断☆☆

【难度】中

18. 孕妇26岁，孕1产0，妊娠39周。临产4小时，宫缩30s/4~5min。查宫口开1cm，先露 S^{-2}。此时起主要作用的产力为

A. 腹肌收缩力

B. 肛提肌收缩力

C. 膈肌收缩力

D. 子宫收缩力

E. 子宫收缩力和腹肌收缩力

18.【答案】D

【解析】该孕妇临产，处于第一产程潜伏期，此时主要的产力为子宫收缩力。

【考点】产力的组成☆☆

【难度】易

19. 孕妇24岁，孕1产0，妊娠40周，临产10小时。宫缩时听胎心100次/min，查宫口开大2cm，先露 S^{-2}。骨产道无异常。此时恰当的诊断为

A. 正常产程　　B. 胎儿宫内窘迫　　C. 潜伏期延长

D. 头盆不称　　E. 活跃期停滞

19.【答案】A

【解析】该孕妇临产10小时，宫口开大2cm，先露 S^{-2}，处于潜伏期，无潜伏期延长。由于是在宫缩时听胎心，故100次/min，不能诊断胎儿宫内窘迫。

【考点】产程时限的判断☆☆

【难度】中

20. 孕妇28岁，孕1产0，妊娠37周，咨询分娩镇痛。关于分娩镇痛，**不正确**的是
A. 产妇临产至第二产程均可用药
B. 规律宫缩，VAS评分>3时即可用药
C. 宫缩乏力时也可以使用分娩镇痛
D. 凝血功能障碍不宜进行分娩镇痛
E. 分娩镇痛应本着产妇志愿的原则

20.【答案】C
【解析】分娩镇痛适用于产妇志愿、无禁忌证的人群，原发性和继发性宫缩乏力和产程进展缓慢为分娩镇痛的禁忌证。
【考点】分娩镇痛☆
【难度】难

21. 孕妇25岁，孕1产0，妊娠38周。临产16小时，查LOA位，胎心140次/min，宫口开大7cm，先露S^{+1}，胎膜已破。宫缩逐渐减弱，此时恰当的处理为
A. 静脉注射地西泮　B. 静脉注射麦角新碱
C. 静脉滴注缩宫素　D. 立即剖宫产
E. 肌内注射缩宫素

21.【答案】C
【解析】该孕妇进入第一产程活跃期，已破膜，宫缩逐渐减弱，考虑存在继发宫缩乏力，因此给予缩宫素，给药途径为静脉滴注。
【考点】第一产程的处理☆☆
【难度】中

22. 孕妇35岁，孕3产1，妊娠39周，临产入院。临产后给予硬膜外麻醉镇痛，临产6小时后宫口开全。该孕妇的第二产程超过多久无进展可诊断第二产程延长
A. 0.5小时　B. 1小时　C. 2小时
D. 3小时　E. 4小时

22.【答案】D
【解析】该孕妇为经产妇，有硬膜外镇痛，第二产程超过3小时无进展诊断第二产程延长。
【考点】新产程中第二产程☆☆
【难度】中

23. 产妇28岁，孕5产1，妊娠40周，自然分娩一女活婴。检查胎盘胎膜，可疑缺损，以下说法**错误**的是
A. Klistmer牛乳测试法可以诊断胎盘缺损
B. 如果仅有少许胎膜残留可以等待自然排出
C. 胎盘残留或副胎盘残留应取出
D. 胎膜残留，只要胎盘完整即可等待自然排出
E. 胎盘胎儿面存在断裂血管，考虑存在副胎盘

23.【答案】D
【解析】确认仅少许胎膜残留时可以给予宫缩剂，等待自然排出。但大部分胎膜残留时应取出。
【考点】胎盘胎膜是否完整娩出的判断及处理☆☆
【难度】中

24. 产妇30岁，孕1产1，阴道分娩一活男婴，4 100g。检查软产道时发现会阴裂伤，累及肌层，未达肛门外括约肌。关于诊断和处理，正确的是
A. 诊断会阴Ⅰ度裂伤
B. 诊断会阴Ⅱ度裂伤
C. 诊断会阴Ⅲ度裂伤
D. 裂伤缝合后应给予无渣饮食
E. 再次妊娠不宜阴道分娩

24.【答案】B
【解析】该产妇符合会阴Ⅱ度裂伤，常规缝合，无需特殊饮食或其他特殊处理。
【考点】会阴裂伤分度☆☆
【难度】中

25. 孕妇29岁，孕1产0，妊娠39周。临产12小时，宫口开全，先露S^{+2}，指导孕妇屏气用力。此时产力的构成为
A. 子宫收缩力
B. 子宫收缩力+腹壁肌收缩力

25.【答案】D
【解析】子宫收缩力贯穿整个产程，腹壁肌收缩力及膈肌收缩力简称腹压，是第二产程娩出胎儿的重要辅助力量。胎头下降到骨盆底时，肛提肌收缩力参与形成产力。本例孕妇胎先露在S^{+2}，此时产力由子宫收缩力+腹壁肌收缩力+膈肌收缩力组成。
【考点】产力各因素发挥作用的时间☆☆
【难度】难

C. 子宫收缩力 + 膈肌收缩力
D. 子宫收缩力 + 腹壁肌收缩力 + 膈肌收缩力
E. 子宫收缩力 + 腹壁肌收缩力 + 膈肌收缩力 + 肛提肌收缩力

26. 孕妇 28 岁，孕 1 产 0，妊娠 40 周，上午 8 点临产入院，夜间休息好，血压 130/90mmHg。胎儿 LOA 位，胎心（140~150）次 /min。查宫颈消，宫口开 1cm，先露 S^{-2}。宫缩 30s/6~8min。此时哪项处理恰当

A. 口服拉贝洛尔　B. 人工破膜
C. 哌替啶 100mg 肌内注射　D. 绝对卧床
E. 肥皂水灌肠

26.【答案】B
【解析】该孕妇处于正常第一产程潜伏期。宫口开 1cm，宫缩较稀疏，可人工破膜加强宫缩。血压 130/90mmHg，应加强监测频率，但不需用药。
【考点】第一产程处理☆☆
【难度】中

27. 孕妇 31 岁，孕 2 产 0，妊娠 40 周。规律宫缩 10 小时，连续观察 2 小时，宫口从 6cm 开大至 7cm，先露 S^{+1}，羊膜囊鼓。胎心 140 次 /min。拟行人工破膜，以下处理**不正确**的是

A. 记录破膜时间
B. 观察羊水性状
C. 人工破膜后听胎心
D. 宫缩时羊膜囊最鼓，此时破膜
E. 人工破膜时臀部抬高

27.【答案】D
【解析】人工破膜应在宫缩间期。宫缩时子宫内压力高，此时破膜可能有羊水栓塞的风险。
【考点】人工破膜的注意事项☆
【难度】难

28. 孕妇 31 岁，孕 2 产 0，妊娠 41 周，拟行引产入院。入院后查宫颈长 1cm，居后，质软，宫口未开，先露 S^{-2}。Bishop 评分为

A. 2 分　B. 3 分　C. 4 分
D. 5 分　E. 6 分

28.【答案】C
【解析】宫颈长度 1cm 评 1 分，质地软评 2 分，先露 S^{-2} 评 1 分，其他项目不得分，共计 4 分。
【考点】Bishop 评分☆☆
【难度】中

29. 孕妇 28 岁，孕 1 产 0，妊娠 40 周，临产入院，血压 130/80mmHg。胎儿 LOA 位，胎心（140~150）次 /min。查宫颈消，宫口开 1cm，先露 S^{-2}。宫缩 30s/5~6min。该孕妇产程观察与处理，**错误**的是

A. 每 4~6 小时测量一次血压
B. 第一产程可以在室内活动
C. 鼓励每 2~4 小时排尿一次
D. 持续胎心监护
E. 进食高热量易消化食物

29.【答案】D
【解析】该孕妇处于正常第一产程潜伏期，无高危因素，不用持续胎心监护。
【考点】对第一产程观察和处理☆☆
【难度】中

30. 产妇 31 岁，会阴侧切下阴道分娩一女婴。产后会阴护理措施**不正确**的是

A. 产后 3~5 天拆除会阴缝线
B. 保持会阴清洁干燥
C. 会阴水肿时给予 50% 硫酸镁湿敷

30.【答案】E
【考点】会阴护理☆☆
【难度】中

D. 每日用消毒剂洗外阴 2~3 次
E. 产后立即用红外线照射外阴

31. 25 岁初产妇，经胎头吸引器助产一女婴，4 000g。现产后 1 小时，在产房观察的项目**不包括**
A. 子宫底高度　　B. 阴道流血量
C. 膀胱是否充盈　　D. 会阴、阴道有无血肿
E. 产妇进食情况

31.【答案】E
【解析】该产妇通过器械助产分娩巨大儿，应特别注意宫缩及产道出血情况。
【考点】产后 2 小时需观察的项目☆☆
【难度】中

32. 初产妇，第三产程后宫底脐下一指。产后 6 小时，阴道出血不多，诉会阴伤口疼痛，未排尿，查宫底脐上一指。此时考虑
A. 胎盘、胎膜残留　　B. 子宫收缩乏力
C. 产后尿潴留　　D. 尿路感染
E. 软产道血肿

32.【答案】C
【解析】应鼓励产后 4 小时内排尿。该产妇产后宫底有上升，阴道出血不多，一直未排尿，考虑存在尿潴留。
【考点】产褥期处理☆☆
【难度】中

【A3/A4 型题】

(1~3 题共用题干)
孕妇 32 岁，孕 1 产 0，妊娠 39 周，不规律腹痛 1 天。孕期规律产检，无妊娠合并症。查体头先露，胎心音位于脐下，150 次 /min，胎背位于母体左侧腹。宫缩 15~20s/10~15min。阴道检查宫颈余 1cm，未开，先露 S^{-2}。

1. 该孕妇目前诊断**不恰当**的是
A. 足月妊娠　　B. 先兆临产　　C. 临产
D. 枕左前位　　E. 初产妇

1.【答案】C
【考点】临产、先兆临产的鉴别，以及对胎方位的判断☆☆
【难度】易

2. 6 小时后，孕妇宫缩变为 30s/5~6min，强度渐增强，查宫颈消失，容指尖。下列措施**不需要**常规进行的是
A. 持续吸氧　　B. 定时检查了解产程进展
C. 消除孕妇紧张情绪　　D. 鼓励进食
E. 入院待产

2.【答案】A
【解析】考虑孕妇已临产，应入院，但无需持续吸氧。
【考点】对产程的处理☆☆
【难度】易

3. 临产 17 小时，宫缩 25~30s/5min，胎心 148 次 /min。查宫口开大 5cm，先露 S^0。下列诊断恰当的是
A. 潜伏期延长　　B. 正常活跃期　　C. 活跃期停滞
D. 正常潜伏期　　E. 活跃期延长

3.【答案】D
【解析】根据新产程定义，宫口开大 0~6cm 为潜伏期，初产妇潜伏期超过 20 小时为潜伏期延长，故该孕妇目前为正常潜伏期。
【考点】新产程定义☆☆
【难度】难

(4~6 题共用题干)
孕妇 33 岁，孕 2 产 0，妊娠 38 周。孕期规律产检，无妊娠合并症。规律宫缩 7 小时，估重胎儿 3 000g。查胎儿 LOA 位，胎心 142 次 /min。阴道检查宫口开 3cm，先露 S^{-1}，胎膜存。

4. 此时恰当的处理为
A. 缩宫素点滴加强
B. 人工破膜加速产程进展
C. 等待自然分娩
D. 行剖宫产
E. 嘱孕妇卧床，减少下地活动

4.【答案】C
【解析】判断为正常产程，不需要干预。
【考点】对正常产程的判断☆☆
【难度】中

5. 临产 12 小时，宫口开大 6cm，先露 S^0，胎膜存。宫缩 25~30s/6~7min，CST Ⅱ类图型。此时恰当的处理为
A. 人工破膜
B. 行剖宫产
C. 等待自然分娩
D. 嘱孕妇卧床，减少下地活动
E. 缩宫素点滴加强

5.【答案】A
【解析】该孕妇宫口开大 6cm，宫缩有所减弱，此时人工破膜可了解羊水性状，刺激宫缩，并加强宫缩。
【考点】对正常产程的判断和处理☆☆
【难度】难

6. 该孕妇 4 小时后阴道分娩，胎儿娩出后 10 分钟见阴道流血 15ml，暗红色。首先考虑原因为
A. 阴道裂伤 B. 胎盘嵌顿 C. 子宫收缩乏力
D. 凝血功能障碍 E. 胎盘正常剥离

6.【答案】E
【解析】胎儿娩出后阴道少量出血，且颜色暗，考虑为胎盘剥离。
【考点】考查对胎盘剥离征象的掌握☆☆
【难度】易

(7~9 题共用题干)
孕妇 34 岁，孕 3 产 1，妊娠 40 周。4 年前曾足月顺娩一女婴。规律宫缩 2 小时，宫缩 30s/3~5min，强度中。查宫口 2cm，先露 S^{-1}，胎膜未破。

7. 该孕妇进入第二产程的标志是
A. 宫口开全 B. 有排便感，不自主屏气
C. 会阴膨隆变薄 D. 胎头拨露
E. 胎头着冠

7.【答案】A
【考点】产程的标志☆☆
【难度】易

8. 该孕妇无硬膜外麻醉，诊断第二产程延长为宫口开全
A. >30 分钟 B. >1 小时 C. >2 小时
D. >3 小时 E. >4 小时

8.【答案】C
【解析】经产妇如无硬膜外麻醉，超过 2 小时产程无进展可诊断第二产程停滞。
【考点】第二产程时限☆☆
【难度】中

9. 胎儿娩出后 20 分钟，突然阴道流血 200ml，色暗红，查胎盘未完全剥离，此时恰当的处理是
A. 手取胎盘 B. 等待胎盘自然剥离
C. 给予麦角新碱 D. 静脉滴注卡贝缩宫素
E. 子宫动脉栓塞

9.【答案】A
【解析】第三产程中为预防产后出血，当胎盘未完全剥离而出血多时，应手取胎盘。
【考点】第三产程的处理☆☆
【难度】难

(10~13 题共用题干)
孕妇 31 岁，孕 3 产 1，妊娠 40 周，不规律宫缩 2 天，阴道少量

血性分泌物急诊就诊。孕期规律产检，无妊娠合并症。查血压120/70mmHg，宫高34cm，腹围95cm，胎心率150次/min，宫缩5~15s/15~20min。阴道检查宫口容1指，胎心监护可见早期减速。

10. 下列处理正确的是
A. 回家待产　B. 立即人工破膜
C. 立即剖宫产　D. 严密观察产程进展
E. 静脉补液

11. 该产妇宫口开全1小时，再次行阴道检查：LOA位，先露S^{+3}，胎膜已破，羊水清，胎心145次/min，此时正确的处理是
A. 手转胎头　B. 产钳助产　C. 准备接生
D. 等待自然分娩　E. 立即剖宫产

12. 新生儿娩出后，**不正确**的处理是
A. 擦干新生儿
B. 清理呼吸道
C. 断脐
D. 待胎盘胎膜娩出后再断脐
E. 1分钟时行阿普加评分

13. 若新生儿娩出后1分钟：四肢青紫，心率110次/min，弹足底有皱眉动作，四肢略屈曲，呼吸不规则，其阿普加评分为
A. 3分　B. 4分　C. 5分
D. 6分　E. 7分

(14~17题共用题干)
孕妇30岁，孕3产0，妊娠39周，孕期规律产检，无合并症。骨盆大小正常，预测胎儿体重3 400g。现规律宫缩8小时，LOA位，胎心好。阴道检查宫口开大4cm，S^0。

14. 此时恰当的处理为
A. 静脉滴注缩宫素　B. 观察产程进展
C. 人工破膜　D. 静脉推注地西泮10mg
E. 肥皂水灌肠

15. 该产妇目前为潜伏期，临床表现应**不包括**
A. 规律宫缩　B. 宫口扩张　C. 胎头下降
D. 胎头拨露　E. 胎膜破裂

16. 对该产妇在产程中的胎心监护，**不正确**的是
A. 每次胎心听诊应持续1分钟

10.【答案】D
【解析】该孕妇为经产妇，先兆临产，胎心监护可见早期减速。应入院严密观察产程进展及胎心。
【考点】先兆临产的识别和早期减速的处理☆☆
【难度】中

11.【答案】D
【解析】经产妇第二产程通常较短，但可达2小时。该产妇属第二产程正常情况，不需特殊处理。
【考点】第二产程的观察处理☆☆
【难度】中

12.【答案】D
【考点】新生儿娩出后的处理☆☆
【难度】中

13.【答案】D
【解析】该新生儿心率2分，皮肤颜色、肌张力、反射及呼吸各1分，共计6分。
【考点】Apgar评分☆☆
【难度】中

14.【答案】B
【解析】该孕妇为初产妇，第一产程，产程进展顺利，可以观察。
【考点】第一产程的判断及处理☆☆
【难度】中

15.【答案】D
【解析】胎头拨露见于第二产程。
【考点】第一、第二产程临床表现☆☆
【难度】易

16.【答案】D
【解析】该孕妇为低危孕妇，产程中可以间断听诊胎心或持续胎心监护。第一产程每30分钟应听诊一次胎心，第二产程每10分钟应听诊一次胎心。
【考点】产程中胎心监护的频次☆☆
【难度】难

B. 应在宫缩间歇期听胎心
C. 第一产程每30分钟应听诊一次胎心
D. 第二产程每15~30分钟听胎心一次
E. 该孕妇的胎心监护按低危孕妇进行

17. 产妇宫缩强，3小时后宫口开全。为该产妇接生时，不正确的是
A. 宫缩时，协助胎头俯屈
B. 当胎儿枕骨下部显露于耻骨弓下时，协助胎头仰伸
C. 胎头仰伸时让产妇继续屏气用力
D. 宫缩时，接产者以手掌向上向内托，保护会阴
E. 胎头娩出后，仍应保护会阴

17.【答案】C
【解析】胎头仰伸时，如宫缩强，应让产妇哈气，宫缩间歇时屏气用力，使胎头缓慢娩出。
【考点】接生要点☆☆
【难度】难

(18~22题共用题干)
孕妇29岁，孕1产0，妊娠39周。不规律下腹痛2天，阴道少许血性黏液分泌物。查血压136/88mmHg，宫高35cm，腹围102cm，ROA位，胎心156次/min。宫缩30~40s/5~6min。阴道检查宫口未开，宫颈近消，胎心监护见早期减速。

18. 本例诊断不正确的是
A. 胎儿宫内窘迫　B. 足月妊娠　C. 临产
D. 足月活胎　E. 枕前位

18.【答案】A
【解析】早期减速不能诊断胎儿宫内窘迫，但产程中出现较早时，应密切观察。
【考点】临产、胎儿宫内窘迫的概念☆☆
【难度】中

19. 产妇入院后1小时后宫缩变为30~40s/2~3min，胎心150次/min。血压130/80mmHg，查宫口开大2cm。以下处理不恰当的是
A. 鼓励进食易消化高热量食物
B. 每30分钟听诊胎心一次
C. 检查有无头盆不称
D. 静脉滴注缩宫素加速产程
E. 左侧卧位

19.【答案】D
【解析】该产妇宫缩频繁，产程进展顺利，不需要滴注缩宫素。
【考点】第一产程处理☆☆
【难度】中

20. 该产妇临产15小时后宫缩又减弱，20~30s/6~7min，胎心150次/min。查血压130/90mmHg，无头晕、头痛。阴道检查宫口开大4cm，先露S^0。此时恰当的诊断是
A. 正常潜伏期　B. 潜伏期延长　C. 活跃期停滞
D. 胎儿宫内窘迫　E. 子痫前期

20.【答案】A
【解析】初产妇临产15小时，宫口开大4cm，仍为第一产程正常潜伏期。
【考点】第一产程时限☆☆
【难度】中

21. 根据上述病情，此时处理不正确的是
A. 左侧卧位　B. 间断吸氧
C. 口服拉贝洛尔　D. 每30分钟听诊胎心一次
E. 静脉滴注缩宫素

21.【答案】C
【解析】该孕妇血压130/90mmHg，暂不需要服用降压药。判断为正常潜伏期，但宫缩变弱，故给予缩宫素。
【考点】第一产程处理及降压药使用指征☆☆
【难度】中

22. 临产 20 小时后，宫缩 40s/3~4min。胎心监护显示频繁晚期减速。血压 140/90mmHg。查宫口开全，先露 S^{+3}，羊水黄绿色。此时恰当的处理为

A. 给予拉贝洛尔口服　　B. 尽快产钳助产
C. 静脉滴注硫酸镁　　D. 静脉滴注葡萄糖 + 维生素 C
E. 立即剖宫产

22.【答案】B
【解析】胎心频繁晚期减速，羊水黄绿色，说明胎儿宫内窘迫。孕妇血压 140/90mmHg，不需要服降压药，但母儿情况均需要尽快分娩，缩短第二产程，因此采取产钳助产。
【考点】第二产程胎儿宫内窘迫时的处理☆☆
【难度】难

【案例分析题】

案例一：孕妇 30 岁，孕 1 产 0，妊娠 39 周。孕期规律产检，无合并症。临产 4 小时，LOA 位，宫缩 30~40s/5min，CST Ⅰ类图型。突然阴道流液，色清。

提问 1：下列处理正确的有

A. pH 试纸测试是否变色　　B. 立即听胎心
C. 卧床，抬高臀部　　D. 查宫颈条件
E. 急诊入院　　F. 立即给予抗生素

提问 1：【答案】ABCDE
【解析】该孕妇为初产妇，足月临产，考虑胎膜破裂。pH 试纸可帮助明确诊断，破水时应立即听胎心，抬高臀部，查宫颈条件并入院。该孕妇无合并症，且为足月临产，破水时不需给予抗生素。
【考点】足月临产胎膜破裂时的处理☆☆
【难度】中

提问 2：查该孕妇宫口开 2cm，先露 S^{-1}，羊水色清，胎心好。下列处理正确的是

A. 每 30 分钟听诊胎心一次
B. 观察产程进展
C. 肥皂水灌肠
D. 哌替啶 100mg 肌内注射
E. 鼓励产妇在宫缩时运用腹压，加速产程进展
F. 阴道检查了解胎方位

提问 2：【答案】AB
【解析】该孕妇为正常潜伏期，按第一产程常规处理即可。
【考点】第一产程处理☆☆
【难度】中

提问 3：临产 10 小时后该产妇宫口开全，1 小时后胎头着冠。接生时的要领包括

A. 无菌操作
B. 保护会阴
C. 让产妇与接生者合作
D. 协助胎头俯屈和仰伸，使胎头以枕下前囟径通过阴道口
E. 让胎头在宫缩间歇期缓慢娩出阴道口
F. 双侧大腿屈曲上抱

提问 3：【答案】ABCDE
【考点】接生要领☆☆
【难度】易

案例二：孕妇 30 岁，孕 2 产 0，妊娠 41 周。孕期规律产检，无妊娠合并症及并发症。现妊娠 41 周，入院拟行引产。

提问 1：下列因素与引产成功率有关的是

A. 宫颈软硬程度　　B. 羊水量
C. 胎头下降情况　　D. 宫颈长度
E. 宫口扩张程度　　F. 宫口位置
G. 是否见红

提问 1：【答案】ACDEF
【解析】与引产成功率有关的主要是宫颈的 Bishop 评分所包含的 5 项内容。
【考点】引产成功决定因素及 Bishop 评分☆☆
【难度】中

提问 2：该孕妇宫颈评分 4 分，骨盆测量正常，胎儿估重 3 000g。下列情况**不宜**采用控释地诺前列酮引产的是

A. 哮喘史　　B. NST 反应型

提问 2：【答案】ACD
【解析】控释地诺前列酮适用于 Bishop 评分小于 6 分的孕妇促宫颈成熟，但药物过敏、胎儿宫内窘迫、多胎妊娠、明显头盆不称、急产史、瘢痕子宫、孕妇哮喘史等为用药禁忌。先兆临产已有产兆，宫颈在此过程中进行成熟过程，不必药物干预。NST：无应激试验。
【考点】地诺前列酮用药禁忌证☆
【难度】难

C. 胎儿宫内窘迫　　D. 先兆临产
E. 子宫肌瘤　　F. 宫颈质韧

提问 3:产程中行阴道检查时,检查内容包括
A. 先露高低　　B. 宫口扩张情况
C. 胎方位　　D. 胎儿囟门位置
E. 宫颈管消退程度　　F. 宫颈有无水肿

提问 3:【答案】ABCDEF
【考点】产程中阴道检查的目的☆☆
【难度】中

案例三:孕妇 32 岁,孕 3 产 0,妊娠 39 周,阵发性下腹痛伴少量阴道流血至急诊。孕期未行规律产检。

提问 1:到达急诊后需行的检查有
A. CST　　B. 心电图
C. 产科常规超声　　D. 血常规
E. 尿常规　　F. 腹部立位平片
G. 乙肝、梅毒、HIV 检测　　H. 血淀粉酶

提问:2 胎儿估重 3 200g,头位,CST 提示胎心基线 140~150 次/min,有变异,无明显加速。急诊处理包括
A. 急诊剖宫产　　B. 左侧卧位
C. 人工破膜　　D. 缩宫素静脉滴注
E. 吸氧　　F. 严密观察产程及胎心

提问 3:查该孕妇骨盆无异常,宫口开大 2cm,先露 S^{-1},宫缩 30s/4~5min。以下处理正确的是
A. 入院待产
B. 每 30 分钟听诊胎心或看胎心监护
C. 观察产程进展
D. 人工破膜
E. 鼓励进食易消化、高热量食物
F. 自由体位

提问 1:【答案】ABCDEG
【解析】该孕妇为足月妊娠,先兆临产或临产,由于孕期未行规律产检,需完成常规化验检查。
【考点】孕期常规化验检查☆☆
【难度】中

提问 2:【答案】BEF
【解析】CST 基线及变异正常,可以观察,给予左侧卧位及吸氧。
【考点】CST 的判断和处理☆☆
【难度】中

提问 3:【答案】ABCEF
【解析】该孕妇已临产,宫缩佳,无头盆不称,可以按照第一产程潜伏期进行常规处理。
【考点】第一产程潜伏期处理原则☆☆
【难度】中

第二节 正常产褥

【A1 型题】

1. 关于正常恶露,以下正确的是
A. 恶露含有血液、胎盘、坏死蜕膜组织
B. 按照颜色及内容物可分为血性恶露、浆液恶露、白色恶露
C. 血性恶露持续 1 周
D. 白色恶露持续 1 周
E. 浆液恶露含有大量白细胞、坏死蜕膜组织等

1.【答案】B
【考点】正常恶露组成及持续时间☆☆
【难度】易

2. 对于正常产褥期,以下叙述恰当的是
A. 产后 1 周血性恶露转变为浆液恶露
B. 产后 24 小时内,体温可超过 38℃

2.【答案】D
【解析】产后 3 天后血性恶露转变为浆液恶露。产后 24 小时内,体温略升高但不超过 38℃。宫底产后 1 日略上升至脐平,以后每日下降 1~2cm。产后第 1 周,一般为多尿期。
【考点】正常产褥的表现☆☆
【难度】中

C. 产后72小时后，白细胞即可恢复至正常范围
D. 产后第一天宫底平脐，以后每日下降1~2cm
E. 由于“褥汗”，产后1周尿量减少

3. 关于产褥期处理，以下说法正确的是
A. 哺乳期无需避孕
B. 产后6小时即应让产妇自行排尿
C. 产后应卧床休息，减少下地活动
D. 母乳喂养应“定时哺乳”
E. 产后测量宫底高度前应嘱产妇排尿

4. 关于初乳，以下描述**错误**的是
A. 含大量免疫抗体
B. 是指产后7日内分泌的乳汁
C. 因含有较多脂肪，所以初乳颜色偏黄
D. 含丰富的蛋白质
E. 含有较多β-胡萝卜素

5. 正常产后恶露干净时间为
A. 产后2周 B. 产后1周 C. 产后6~8周
D. 产后4~6周 E. 产后3个月

6. 对于产褥期循环系统的描述，正确的是
A. 产妇循环血量增加30%
B. 产后6小时心脏负担明显加重
C. 产后72小时内心脏负担明显加重
D. 产后1周循环血量恢复到孕前水平
E. 产后24小时后即不易发生心衰

7. 产后42天健康检查的随访项目**不包括**
A. 乙肝五项 B. 心率及血压 C. 计划生育指导
D. 妇科检查 E. 新生儿体格检查

8. 产后72小时内产妇血循环量增加
A. 5% B. 15%~25% C. 25%~30%
D. 5%~10% E. 无明显增加

【A2型题】

1. 产妇正常产后第4天，乳房胀痛，无红肿，乳汁少，体温37.6℃，解决方法首选
A. 用吸奶器吸乳 B. 让新生儿多吸吮双乳
C. 生麦芽煎服 D. 芒硝敷乳房

3.【答案】E
【解析】哺乳妇女一般在哺乳阶段闭经，但可以有排卵，应注意避孕。产后4小时即应让产妇自行排尿。产后应鼓励产妇尽早下床适当活动防止血栓发生。母乳喂养的原则是“按需哺乳”。
【考点】产褥期处理☆☆
【难度】中

4.【答案】C
【解析】初乳因含有较多β-胡萝卜素，所以颜色偏黄。
【考点】初乳成分☆☆
【难度】易

5.【答案】D
【考点】正常产后恶露持续时间☆☆
【难度】易

6.【答案】C
【解析】产后72小时内，产妇血循环量增加15%~25%，尤其是最初24小时，因此产后72小时内心脏负担明显加重，应注意预防心衰的发生。一般产后2~3周，血循环量恢复到孕前水平。
【考点】产褥期循环系统的变化情况☆☆
【难度】中

7.【答案】A
【解析】产后42天应去分娩医院进行产后健康检查，包括①全身检查：血压、心率、血常规、尿常规；②若有内科合并症或产科并发症，需作相应检查；③妇科检查了解子宫复旧，观察恶露并检查乳房；④婴儿全身体格检查；⑤计划生育指导。
【考点】产后42天随诊☆☆
【难度】易

8.【答案】B
【解析】产后72小时内，产妇血循环量增加15%~25%，尤其是最初24小时，因此产后72小时内心脏负担明显加重，应注意预防心衰的发生。
【考点】正常产褥期血循环的改变情况☆☆
【难度】中

1.【答案】B
【解析】产褥期应早接触、早吸吮，首选新生儿吸吮，必要时使用吸奶器。芒硝外敷、生麦芽煎服、少喝汤水为回乳方法。
【考点】母乳喂养原则☆☆
【难度】易

E. 少喝汤水

2. 产妇28岁，产后6天，母乳喂养，主诉右侧乳头疼痛。查体发现右侧乳头皲裂，以下处理**不正确**的是
A. 口服抗生素
B. 哺乳前湿热敷3~5分钟
C. 帮助新生儿含乳头及大部分乳晕
D. 哺乳后挤少许乳汁涂在乳头和乳晕上
E. 皲裂严重者停止哺乳

2.【答案】A
【考点】母乳喂养期间乳头皲裂的处理☆
【难度】中

3. 产妇足月顺产后第4天，母乳喂养，双乳胀痛，无红肿，乳汁排流不畅。体温37.8℃。以下处理方法**不恰当**的是
A. 按摩乳房
B. 生麦芽煎服
C. 按需哺乳
D. 鼓励新生儿多吸吮双乳
E. 新生儿不在身边时采用吸奶器

3.【答案】B
【解析】该产妇乳汁淤积，并无乳腺炎，不需要回乳，应鼓励喂养。
【考点】乳汁淤积的处理☆☆
【难度】中

4. 产妇33岁，孕2产2，足月顺产后第4天。诉下腹痛，多汗，查体温37.6℃，双乳稍胀，子宫底脐下1指，有轻压痛。恶露红色，量少。该产妇的病史和体征中**异常**的是
A. 体温37.6℃
B. 双乳胀
C. 恶露红色，量少
D. 多汗
E. 子宫底脐下一指，有轻压痛

4.【答案】E
【解析】产后子宫复旧，每天应下降一横指，故产后第4天宫底仍位于脐下一指且子宫有压痛，是异常现象。其他均为正常产褥表现。
【考点】正常产褥情况☆☆
【难度】中

5. 产妇顺产后第2天，下腹阵痛，多汗，无恶心、呕吐。脐下2指处可及一硬块。体温37.6℃。查白细胞总数12×10^9/L，中性百分比78%。最可能的诊断是
A. 急性子宫内膜炎
B. 产褥感染
C. 子宫复旧不良
D. 产后宫缩痛
E. 软产道血肿

5.【答案】D
【考点】正常产褥的表现☆☆
【难度】中

6. 初产妇，第三产程后宫底脐下一指。产后6小时，阴道出血不多，诉会阴伤口疼痛，未排尿，查宫底脐上一指。此时考虑
A. 胎盘、胎膜残留
B. 子宫收缩乏力
C. 产后尿潴留
D. 尿路感染
E. 软产道血肿

6.【答案】C
【解析】应鼓励产后4小时内排尿。该产妇产后宫底有上升，阴道出血不多，一直未排尿，考虑存在尿潴留。
【考点】产褥期处理☆☆
【难度】中

7. 产妇足月顺产后2天，下腹部出现阵发性疼痛。脐下3指可触及宫底，无压痛，阴道出血不多，体温正常，无恶心、呕吐。以下措施恰当的是

7.【答案】D
【解析】该产妇为正常产后子宫复旧过程中的宫缩疼痛，出血不多，不需要处理。

A. 按摩腹部　　B. 查血常规
C. 给予解痉止痛药物　　D. 不需处理
E. 排除肠梗阻

【考点】正常产褥子宫复旧表现☆☆
【难度】中

【A3/A4 型题】

(1~3 题共用题干)
产妇 27 岁,足月顺产后 7 天,诉双乳胀痛。查体温 37.9℃,双乳红肿,有硬结,无波动感。会阴伤口无肿胀,子宫无压痛。

1. 该产妇最可能的诊断是
A. 会阴伤口感染　　B. 子宫内膜炎　　C. 乳汁淤积
D. 急性乳腺炎　　E. 尿路感染

1.【答案】C
【考点】产褥期乳汁淤积表现☆☆
【难度】中

2. 该产妇目前恰当的处理**不包括**
A. 芒硝外敷乳房　　B. 热毛巾外敷乳房
C. 乳房按摩　　D. 吸奶器将乳汁吸出
E. 鼓励哺乳

2.【答案】A
【解析】此题是在上一题判断正确的基础上,选择恰当的处理措施。
【考点】考查对乳汁淤积处理的掌握☆☆
【难度】中

3. 关于乳汁分泌,正确的是
A. 初乳是指产后 3 天内分泌的乳汁
B. 初乳是指产后 5 天内分泌的乳汁
C. 初乳是指产后 7 天内分泌的乳汁
D. 成熟乳是指产后 5 天内分泌的乳汁
E. 成熟乳是指产后 10 天内分泌的乳汁

3.【答案】C
【考点】初乳概念☆☆
【难度】中

(4~6 题共用题干)
产妇 26 岁,顺产后 6 天,自产后第 2 天起发热、多汗,伴下腹阵痛。查体温 37.5℃,宫底脐下 3 指,无压痛。会阴无肿胀,恶露无臭味。双乳胀,有硬结。

4. 该产妇发热的原因是
A. 会阴切口感染　　B. 乳汁淤积
C. 产褥感染　　D. 急性子宫内膜炎
E. 急性乳腺炎

4.【答案】B
【考点】正常产褥表现☆☆
【难度】中

5. 该产妇腹痛的原因是
A. 急性子宫内膜炎　　B. 子宫复旧不良
C. 胎盘、胎膜残留　　D. 产后子宫收缩
E. 产后尿潴留

5.【答案】D
【考点】正常产褥表现☆☆
【难度】中

6. 进一步处理恰当的是
A. 应用抗生素　　B. 盆腔超声检查　　C. 鼓励哺乳

6.【答案】C
【解析】此题是在前两题判断正确的基础上选择,对乳汁淤积的处理。
【考点】乳汁淤积处理☆☆
【难度】中

D. 导尿　　E. 回乳

(7~8 题共用题干)
产妇 30 岁,顺产后 10 天,阴道流血,量少于月经,不伴腹痛,无发热,宫底位于脐耻之间,无压痛。

7. 诊断首先考虑
A. 胎盘、胎膜残留可能　　B. 软产道损伤
C. 凝血功能异常　　D. 急性子宫内膜炎
E. 正常产褥表现

7.【答案】A
【解析】胎盘、胎膜残留是晚期产后出血最常见的病因,多发生于产后 10 天左右。
【考点】产褥期出血的原因☆☆
【难度】中

8. 下一步处理恰当的是
A. 超声检查确定有无胎盘残留
B. 给予宫缩剂
C. 给予止血药
D. 抗生素抗感染
E. 正常产褥不需要处理

8.【答案】A
【解析】此题需在上一题考虑胎盘胎膜残留的基础上进行选择。
【考点】产褥期出血的处理☆☆
【难度】中

【案例分析题】

案例一:产妇 28 岁,顺产分娩一 4 000g 女婴,分娩时胎盘胎膜自行娩出。产后第 3 天,阴道流血,暗红色,量不多,来医院求诊。无腹痛、发热,宫底位于脐下 3 指,子宫无压痛。

提问 1:以下检查中,不适宜进行的是
A. 诊断性刮宫
B. 消毒外阴后,阴道窥器检查
C. 双合诊
D. 经阴道超声检查有无胎盘残留
E. MRI 检查
F. CT 检查

提问 1:【答案】ACDEF
【解析】顺产后 3 天,仍有阴道流血,不宜行双合诊或经阴道超声。考虑为正常产褥表现,目前没有 MRI/CT 或诊断性刮宫的指征。
【考点】正常产褥及恶露☆☆
【难度】中

提问 2:检查后拟诊为正常产褥期表现,正常恶露为
A. 血性恶露持续 3~4 天
B. 浆液性恶露持续 10 天左右
C. 浆液性恶露含少量白细胞及坏死的蜕膜组织
D. 白色恶露持续约 1 周
E. 白色恶露持续约 3 周
F. 无臭味

提问 2:【答案】ABCEF
【考点】正常恶露☆☆
【难度】中

提问 3:该产妇拟回家休养。正常产褥期保健包括
A. 合理饮食,注意休息
B. 防止受风,包头盖被
C. 定期产后检查
D. 产后 6 周医院常规随诊
E. 口服避孕药

提问 3:【答案】ACDE
【考点】正常产褥期保健☆☆
【难度】易

F. 产后随诊不包括新生儿检查

案例二:产妇 32 岁,顺产后第 7 天,自诉发热 3 天,多汗。查体:体温 37.7℃,宫底耻上 2 指,无压痛,会阴伤口肿胀,无波动感。恶露暗红,无臭味。双侧乳房胀痛,无硬结。

提问 1:该产妇发热的原因可能是

A. 急性子宫内膜炎　　B. 上呼吸道感染
C. 会阴伤口感染　　D. 乳汁淤积
E. 产褥感染　　F. 泌尿系统感染

提问 2:该会阴伤口的处理,正确的是

A. 稀释高锰酸钾溶液坐浴
B. 直接切开引流
C. 给予静脉抗生素
D. 如伤口破溃,留取拭子培养
E. 给予止血药
F. 局部应用抗生素

提问 3:该产妇产后 6 个月准备断奶,目前推荐的回乳方法为

A. 溴隐亭　　B. 口服雌激素
C. 口服大剂量孕激素　　D. 芒硝外敷于乳房
E. 焦麦芽泡水服　　F. 多喝汤水

提问 1:【答案】CD
【解析】该产妇产后第 5 天,体温未达到 38℃,双乳胀痛但无硬结,考虑乳汁淤积。查体会阴伤口肿胀,可能存在伤口感染。
【考点】产褥期正常表现与异常产褥的鉴别☆☆
【难度】中

提问 2:【答案】AD
【解析】会阴伤口感染,无波动感时处理以高锰酸钾坐浴为主,如果伤口破溃应留取拭子进行细菌培养。
【考点】会阴伤口的处理☆☆
【难度】中

提问 3:【答案】DE
【考点】回乳方法☆☆
【难度】中

第八章 异常分娩和产褥

第一节 异常分娩

【A1 型题】

1. 关于协调性子宫收缩乏力，正确的是
   A. 多由于宫缩剂使用不当所致
   B. 子宫收缩的节律性、对称性、极性存在，但收缩力差
   C. 一旦出现不宜使用缩宫素
   D. 此时人工破膜易发生羊水栓塞，故通常不应人工破膜
   E. 一旦发生应持续胎心监护预防胎儿窘迫

2. 关于不协调性子宫收缩乏力，正确的是
   A. 产妇通常腹痛不明显，产程进展缓慢
   B. 子宫收缩的节律性、对称性、极性存在，但收缩力差
   C. 一旦出现应尽早使用缩宫素
   D. 强镇静剂有利于将宫缩转为协调性规律宫缩
   E. 可出现子宫痉挛性狭窄环

3. 关于协调性子宫收缩过强，正确的是
   A. 子宫收缩的节律性、对称性、极性存在
   B. 子宫持续收缩不放松
   C. 一旦发生协调性子宫收缩过强，应尽早剖宫产
   D. 协调性子宫收缩过强会导致子宫痉挛性狭窄环
   E. 出现协调性子宫收缩过强，应在宫缩间歇人工破膜

4. 关于子宫痉挛性狭窄环，正确的是
   A. 出现于协调性子宫收缩过强
   B. 发生后容易导致急产
   C. 一旦出现应尽早人工破膜，可抑制子宫痉挛性狭窄环的发展
   D. 为子宫局部平滑肌痉挛性不协调性收缩于胎儿较小部位

1.【答案】B
【解析】此题主要考查对协调性子宫收缩乏力的掌握情况。协调性子宫收缩乏力节律性、对称性、极性存在，但收缩力弱，应考虑加强宫缩的处理手段，如人工破膜、缩宫素加强宫缩等。
【考点】协调性子宫收缩乏力的特点及处理☆
【难度】易

2.【答案】D
【解析】此题主要考查对不协调性子宫收缩乏力的掌握情况。因不协调，腹痛较明显，且对称性、极性消失，应考虑使用强镇静剂，宫缩协调前不宜使用缩宫素。
【考点】不协调性子宫收缩乏力的特点及处理☆
【难度】易

3.【答案】A
【解析】此题主要考查协调性子宫收缩过强的特点。节律性、对称性、极性还在，仅收缩力过强。
【考点】协调性子宫收缩过强☆
【难度】易

4.【答案】D
【解析】此题主要考查对不协调性子宫收缩过强中子宫痉挛性狭窄环的掌握情况。通常因宫缩不协调，表现为腹痛明显，但产程进展缓慢，不会导致急产。
【考点】子宫痉挛性狭窄环的病因、表现及处理☆
【难度】易

所致

E. 子宫痉挛性狭窄环可随着子宫收缩逐渐上升

5. 关于强直性子宫收缩过强,正确的是

A. 子宫收缩的节律性、对称性、极性存在,但收缩力强

B. 多见于缩宫素使用不当

C. 一旦出现胎儿窘迫应即刻人工破膜

D. 强镇静剂可抑制过强宫缩

E. 可出现子宫痉挛性狭窄环

5.【答案】B

【解析】此题主要考查对强直性子宫收缩过强的掌握情况。该病为不协调性子宫收缩过强的表现之一,多见于缩宫素使用不当,治疗上应以停用宫缩剂并使用宫缩抑制剂为主。

【考点】强直性子宫收缩过强的病因、表现及处理☆

【难度】易

6. 可能导致急产的子宫收缩力异常因素应为

A. 协调性子宫收缩乏力　B. 不协调性子宫收缩乏力

C. 协调性子宫收缩过强　D. 子宫痉挛性狭窄环

E. 强直性子宫收缩过强

6.【答案】C

【解析】此题主要考查对急产与子宫收缩力异常的关系的掌握情况。B、D、E 都是不协调性子宫收缩力异常,不会加速产程进展,A 为乏力,故应为 C。

【考点】可能导致急产的子宫收缩力异常因素☆

【难度】易

7. 难产指的是

A. 子宫收缩乏力　B. 胎儿臀位　C. 骨盆狭窄

D. 异常分娩　E. 枕后位

7.【答案】D

【考点】难产的定义☆

【难度】易

8. 下列**不是**子宫收缩乏力常见原因的是

A. 大量使用镇静剂　B. 头盆不称　C. 前置胎盘

D. 产妇过度紧张　E. 羊水过多

8.【答案】C

【考点】子宫收缩乏力的原因☆☆

【难度】中

9. 以下关于子宫痉挛性狭窄环的描述,正确的是

A. 是在子宫体部及子宫下段交界处形成的狭窄环

B. 一旦出现应考虑先兆子宫破裂

C. 多由于不恰当的阴道操作所致

D. 通常不影响产程进展,但腹痛较为剧烈

E. 宫缩间歇子宫痉挛性狭窄环会缓解

9.【答案】C

【考点】子宫痉挛性狭窄环的临床特点☆

【难度】易

10. 下列哪种胎位可经阴道分娩

A. 颏左后位　B. 颏右后位　C. 枕左后位

D. 肩左前位　E. 肩右前位

10.【答案】C

【考点】胎位异常的分娩情况☆☆

【难度】中

11. 按照新产程,对于无并发症及合并症的正常产妇,活跃期的起点应为宫口开大到

A. 3cm　B. 4cm　C. 5cm

D. 6cm　E. 7cm

11.【答案】D

【考点】产程中活跃期的定义☆☆

【难度】中

12. 初产妇临产后胎头仍不入盆,应考虑

A. 腹壁松弛　B. 头盆不称　C. 羊水过多

D. 子宫收缩乏力　E. 中央型前置胎盘

12.【答案】B

【考点】临产后胎头不入盆是头盆不称的临床表现☆

【难度】易

13. 产程中缩宫素加强宫缩时，应在5% 葡萄糖液 500ml 中加入缩宫素

A. 1.25IU B. 2.5IU C. 5IU

D. 7.5IU E. 10IU

13.【答案】B

【解析】此题考查产程中缩宫素的用法。用于产程中静脉滴注应从0.5%缩宫素开始。

【考点】缩宫素的用法☆

【难度】易

14. 臀位外倒转的最佳时机为

A. 妊娠 28~30 周 B. 妊娠 30~32 周 C. 妊娠 32~34 周

D. 妊娠 34~36 周 E. 妊娠满 37 周后

14.【答案】C

【考点】臀位外倒转时机☆

【难度】易

15. 关于持续性枕横位的描述，正确的是

A. 临产前通过阴道检查结合超声检查确定

B. 宫口开大 8cm 阴道检查胎头矢状缝与骨盆横径一致可确定

C. 宫口开大 2cm 阴道检查胎头矢状缝与骨盆前后径一致可确定

D. 与骨盆入口狭窄有关

E. 可导致子宫痉挛性狭窄环

15.【答案】B

【考点】持续性枕横位的相关知识☆☆

【难度】中

16. 关于持续性枕后位的描述，正确的是

A. 临产前腹部触诊可触及较多胎体可确诊

B. 宫口开大 8cm 阴道检查胎头矢状缝与骨盆横径一致可确定

C. 与骨盆入口狭窄有关

D. 宫口开全可手转胎头至枕前位后产钳助产

E. 一旦发现应剖宫产终止妊娠

16.【答案】D

【解析】此题主要考查持续性枕后位的相关知识。A 可确定为枕后位，但未临产，不能诊断持续性枕后位。

【考点】持续性枕后位的诊断与处理☆

【难度】易

17. 臀位分娩时下列措施正确的是

A. 宫缩乏力时可人工破膜以便加强宫缩

B. 为促进产程进展鼓励产妇多下地活动

C. 一旦出现阴道流液应即刻听胎心，并行胎心监护

D. 宫口开全后仍应适当堵臀，以保证宫口足够扩张

E. 待产过程中一旦脐带脱出阴道口外，应即刻还纳回宫腔内

17.【答案】C

【解析】此题主要考查臀位分娩的产时处理。臀位分娩时应警惕脐带脱垂的问题，故不宜人工破膜及下地活动，堵臀至宫口开全开始接产。脐带脱垂后应尽快娩出胎儿。

【考点】臀位分娩的产时处理☆

【难度】易

18. 臀位分娩时，一旦胎儿脐部娩出，应在多长时间内结束分娩以避免死产的发生

A. 5 分钟 B. 6 分钟 C. 7 分钟

D. 8 分钟 E. 9 分钟

18.【答案】D

【考点】臀位分娩时胎儿脐部娩出到结束分娩的时间☆

【难度】易

19. 能反映中骨盆平面是否狭窄的径线是

A. 骶耻外径 B. 对角径 C. 坐骨棘间径

D. 坐骨结节间径 E. 后矢状径

19.【答案】C

【考点】中骨盆狭窄的定义☆☆

【难度】中

20. 能反映骨盆出口平面是否狭窄的径线是
A. 骶耻外径 B. 对角径 C. 坐骨棘间径
D. 坐骨结节间径 E. 坐骨切迹宽度

21. 中骨盆平面狭窄有可能引起
A. 胎头不入盆或称跨耻征阳性
B. 臀位
C. 横位
D. 持续性枕横位或持续性枕后位
E. 胎膜早破

22. 测量坐骨结节间径 7.5cm，耻骨弓角度 85°，接下来需要测量哪一条径线以明确骨盆出口情况
A. 坐骨切迹宽度 B. 坐骨棘间径
C. 出口前矢状径 D. 出口后矢状径
E. 对角径

23. 枕后位俯屈不良时，阴道检查可触及的胎头最低点应为
A. 颜面部 B. 前额 C. 前囟
D. 矢状缝 E. 后囟

24. 测量坐骨结节间径 7.5cm，耻骨弓角度 85°，可以考虑阴道试产的情况是
A. 后矢状径 6.5cm，估计胎儿 3 300g
B. 后矢状径 6.5cm，估计胎儿 3 000g
C. 后矢状径 7.0cm，估计胎儿 3 300g
D. 后矢状径 7.0cm，估计胎儿 3 000g
E. 后矢状径 7.5cm，估计胎儿 3 300g

25. 人工破膜是产程处理的有效方式，人工破膜适合于
A. 臀位初产妇，宫口开大 2cm
B. 臀位经产妇，宫口开大 3cm
C. 左枕横位产妇，宫口开大 3cm
D. 横位经产妇，宫口开大 3cm
E. 宫缩过强伴胎儿窘迫产妇，宫口开大 3cm

【A2 型题】

1. 孕 39 周自娩初产妇，35 岁，第一产程 18 小时，第二产程 2.5 小时，胎盘娩出后阴道出血 600ml，伴血块，查子宫轮廓不清，首先应考虑
A. 宫颈裂伤 B. 凝血功能异常 C. 胎盘残留
D. 子宫收缩乏力 E. 阴道壁血肿

20.【答案】D
【考点】反映骨盆出口平面狭窄的径线☆
【难度】易

21.【答案】D
【解析】此题主要考查中骨盆平面狭窄对分娩的影响。因中骨盆平面狭窄，影响胎儿的内旋转，故易发生持续性枕横位或枕后位。
【考点】中骨盆平面狭窄对产程的影响☆☆
【难度】中

22.【答案】D
【解析】骨盆出口平面坐骨结节间径狭窄时，应测量出口后矢状径，以评价可否利用骨盆后三角空间娩出胎儿。
【考点】骨盆出口平面狭窄的评价☆☆
【难度】中

23.【答案】C
【解析】此题主要考查经阴道检查时，胎儿不同胎方位及俯屈状态检查时的表现。前囟、后囟、矢状缝是产程中判断胎方位及胎头俯屈情况的重要指标，俯屈良好时阴道检查触及的胎头最低点应为后囟。
【考点】阴道检查评价胎位异常☆
【难度】易

24.【答案】E
【解析】此题主要考查坐骨结节间径狭窄时，是否可经阴道试产的评价，坐骨结节间径与出口后矢状径之和≥15cm，胎儿估计体重小于 3 500g，可经阴道试产。
【考点】骨盆出口平面狭窄的评价☆☆
【难度】中

25.【答案】C
【解析】此题主要考查对不宜人工破膜者的掌握情况。人工破膜是加强宫缩、加速产程进展的措施。禁忌证包括：①明显头盆不称；②产道有梗阻者；③胎位不正；④宫颈不成熟；⑤脐带先露；⑥前置血管；⑦胎盘位置低。
【考点】人工破膜的适应证及禁忌证☆☆
【难度】难

1.【答案】D
【解析】此题主要考查第三产程对于阴道出血原因的识别。子宫轮廓不清提示子宫收缩乏力。
【考点】第三产程出血原因的识别☆
【难度】易

2.【答案】B

【解析】能与检查者相握的手是与检查者同一只手，故能与左手握手的为左手，脱出来的手为相对位置低的手，再结合脐耻间可触及胎背，胎头位于母体腹部右下方，胎背位于腹部前方时胎儿左手位置低，故诊断胎儿为肩右前位。

【考点】横位时的表现及胎方位判断☆☆

【难度】难

3.【答案】D

【解析】人工破膜是产程中加强宫缩、加速产程进展的重要措施之一，同时，还能通过了解羊水性状，间接反映胎儿宫内状况。其适应证包括：①急性羊水过多；②边缘性前置胎盘；③胎盘早剥；④活跃期宫口扩张或胎头下降异常；⑤宫缩乏力；⑥过期妊娠；⑦妊娠期高血压疾病；⑧妊娠期肝内胆汁淤积症；⑨死胎或胎儿严重畸形。

【考点】人工破膜的指征☆☆

【难度】中

4.【答案】C

【解析】单臀先露估计胎儿体重3 700g，应以剖宫产为宜，但若未临产，应期待至孕39周择期剖宫产。

【考点】单臀先露是分娩时机的确定☆

【难度】易

5.【答案】A

【解析】此题主要考查正常产程的识别，产程无异常无需特殊处理。

【考点】正常产程☆

【难度】易

6.【答案】D

【解析】宫口开全考虑胎儿窘迫，应尽快终止妊娠，此时最快的方式就是产钳助产术。

【考点】阴道助产的指征☆☆

【难度】中

7.【答案】B

【解析】此题主要考查激发宫缩乏力的诊断及与原发宫缩乏力的区别。产妇疲劳是继发宫缩乏力的原因，不是诊断。

【考点】继发宫缩乏力的诊断☆☆

【难度】中

2. 孕39周经产妇，33岁，规律腹痛8小时，宫口开大4cm时自然破水，破水后胎儿一只手脱出阴道口外，可与检查者左手握手，查母体腹部右下方可触及胎头，脐耻间可触及胎背，胎位应为

A. 肩左前位　B. 肩右前位　C. 肩左后位

D. 肩右后位　E. 肩右横位

3. 初产妇，36岁，孕41^{+3}周，规律宫缩5小时入院，既往体健，入院后查体：宫缩30s/3~4min，胎心率150bpm，宫口开大2cm，LOA位，S^{-1}，超声：AFI 5cm，应采取的处理是

A. 左侧卧位、吸氧、输液　B. 哌替啶100mg肌内注射

C. 安定10mg静脉注射　D. 人工破膜

E. 静脉滴注小剂量缩宫素

4. 初产妇，30岁，孕37周，单臀先露，估计胎儿体重3 700g，胎心好，无腹痛，胎膜未破，应采取的处理是

A. 人工破膜

B. 静脉滴注小剂量缩宫素

C. 定期产前检查，择期剖宫产

D. 立即剖宫产

E. 前列腺素促宫颈成熟

5. 初产妇，29岁，妊娠39周，规律宫缩11小时，宫缩30s/3~4min，连续观察2小时，宫口从5cm开大至6cm，胎头S^{+1}，胎膜未破，胎心140次/min。正确的处理是

A. 严密观察产程进展　B. 肌内注射哌替啶

C. 静脉注射缩宫素　D. 立即行人工破膜

E. 立即行剖宫产术

6. 初产妇，27岁，妊娠39周自然临产，宫口开全1小时，胎心100次/min，胎膜已破，羊水Ⅲ度混浊，S^{+2}，左枕前位。此时正确的处理应是

A. 静脉滴注小剂量缩宫素加速产程进展

B. 即刻行会阴侧切术

C. 即刻行剖宫产术

D. 即刻行产钳术助产

E. 吸氧，等待自然分娩

7. 初产妇26岁，已行硬膜外分娩镇痛，现宫口开全2小时，胎膜已破，先露S^{+3}，胎位LOA，胎心140次/min，宫缩由2小时前的30s/2min转至20s/3~4min，强度由强转为中，此种情况应考虑为

A. 原发宫缩乏力　　B. 继发宫缩乏力
C. 产妇疲劳　　D. 相对头盆不称
E. 产妇骨盆出口狭窄

8. 26岁初产妇，临产8小时，宫口开全1小时，S^{+3}，此时产妇的产力组成应为
A. 子宫收缩力
B. 子宫收缩力+腹肌收缩力
C. 子宫收缩力+膈肌收缩力
D. 子宫收缩力+腹肌收缩力+膈肌收缩力
E. 子宫收缩力+腹肌收缩力+膈肌收缩力+肛提肌收缩力

8.【答案】E
【考点】第二产程产力的组成☆
【难度】易

9. 31岁初产妇，妊娠39周，估计胎儿体重3 000g，LOA，先露浅入，坐骨结节间径8cm，规律宫缩5小时，宫缩30s/3~4min，宫口开大2cm时突发阴道流液，色清，此时应采取的措施为
A. 立即听胎心　　B. 鼓励产妇屏气用力
C. 抬高床尾　　D. 即可给予抗生素预防感染
E. 行阴道检查

9.【答案】A
【解析】此题主要考查产程中自发胎膜破裂时应即刻听胎心。若胎儿头位、浅入不会增加脐带脱垂的发生率，无需抬高床尾，自然破水后12小时未分娩可考虑使用抗生素预防感染。
【考点】产程中发生胎膜破裂时的处理☆
【难度】易

10. 29岁初产妇，妊娠39周，估计胎儿体重3 500g，规律腹痛3小时，阴道流液2小时来院，查：胎心140次/min，宫口开大1cm，先露S^{-2}，骨盆测量：坐骨结节间径7cm，后矢状径7cm，正确的处理方式为
A. 等待自然分娩
B. 静脉滴注小剂量缩宫素
C. 肌内注射盐酸哌替啶100mg
D. 行剖宫产术
E. 手转胎头

10.【答案】D
【解析】坐骨结节间径与出口后矢状径之和小于15cm时不宜阴道试产，应行剖宫产。
【考点】骨盆出口狭窄的判断☆
【难度】易

11. 孕39周自然临产，规律宫缩11小时，阴道流液8小时，宫缩30s/3~4min，阴道检查：宫口开大3cm，先露$S^{+0.5}$，此时应考虑
A. 胎膜早破　　B. 正常潜伏期　　C. 潜伏期延长
D. 正常活跃期　　E. 活跃期延长

11.【答案】B
【解析】正常产程分为第一产程、第二产程及第三产程，第一产程以宫口开大6cm为切点分为潜伏期和活跃期。潜伏期超过20小时称为潜伏期延长。在潜伏期宫口扩张速度相对缓慢，宫口开大3cm前宫口每开大1cm最长可能需要6~8小时。因此，题干中产程11小时宫口开大3cm，先露$S^{+0.5}$是正常产程。对产程时限的观察是产程观察的重要内容。
【考点】正常产程的识别☆
【难度】易

12. 初产妇，32岁，妊娠39周自然临产，规律宫缩7小时，宫口开大2cm，先露高浮，对角径11cm，超声提示：胎儿双顶径9.9cm，头围35cm，股骨长7.3cm，腹围37cm，正确的处理措施为
A. 吸氧，左侧卧位，继续观察产程
B. 静脉滴注5%葡萄糖
C. 小剂量缩宫素静脉滴注
D. 肌内注射哌替啶

12.【答案】E
【解析】对角径11cm考虑骨盆入口狭窄，结合胎儿高浮，胎儿偏大的情况，故应选择行剖宫产。
【考点】骨盆入口狭窄的判断及处理☆
【难度】易

E. 剖宫产

13. 28岁初产妇，妊娠39周，规律宫缩5小时，阴道流液3小时，骨盆测量正常，右枕前位，胎心率132次/min，宫缩30s/3~4min，阴道检查：宫口开大3cm，先露S^0，以下正确的是
A. 正常产程　B. 头盆不称　C. 潜伏期延长
D. 胎膜早破　E. 活跃期延长

13.【答案】A
【考点】正常产程的识别☆
【难度】易

14. 经产妇，33岁，妊娠39周，规律宫缩6小时，阴道流液1小时，宫缩30s/2min，胎心监护出现重度可变减速，阴道检查：宫口开全，先露$S^{+2.5}$，此时应采取的措施是
A. 剖宫产术
B. 吸氧、左侧卧位，等待自然分娩
C. 会阴侧切后等待自然分娩
D. 会阴侧切后产钳助产
E. 缩宫素加强宫缩以加速产程

14.【答案】D
【解析】宫口开全可疑胎儿窘迫，应以最快的方式终止妊娠，不宜继续等待，有阴道助产条件首选阴道助产而不宜剖宫产。
【考点】阴道助产的指征及第二产程胎儿窘迫的处理☆
【难度】易

15. 初产妇，30岁，妊娠40周，宫口开全1小时，病人配合宫缩用力1小时后会阴处仍未见胎头拨露，胎心率144次/min，宫缩30s/2~3min，阴道检查：宫口开全，胎膜已破，LOP位，先露$S^{+0.5}$，此时应考虑
A. 手转胎头　B. 缩宫素加强宫缩
C. 宫颈封闭　D. 等待自然分娩
E. 行产钳助产

15.【答案】A
【解析】宫口开全1小时胎头仍偏高，胎头未拨露的原因应予枕后位有关，若胎心正常，应首选手转胎头，同时应关注宫缩情况。
【考点】第二产程中枕后位的处理☆
【难度】易

16. 初产妇，28岁，妊娠39周，规律宫缩1小时来院，宫口开大5cm，入产房，1小时后顺利分娩一男婴，3 800g，胎儿娩出后阴道即有鲜红色出血，8分钟后胎盘、胎膜自然娩出，查完整，此时阴道出血仍较多，有血块，可能性大的是
A. 胎盘残留　B. 胎膜残留　C. 软产道裂伤
D. 子宫收缩乏力　E. 凝血功能障碍

16.【答案】C
【解析】软产道裂伤的出血通常胎儿娩出后、胎盘娩出前即出血，且通常色鲜红伴血块。
【考点】第三产程软产道裂伤的识别☆☆
【难度】中

17. 初产妇，29岁，妊娠40周，宫口开全1小时20分，胎膜已破，先露S^{+1}，ROA位，宫缩由强转弱30分钟，宫缩间隔由2分钟延长为6~8分钟，胎心率144次/min，此时应采取的措施为
A. 静脉滴注缩宫素加强宫缩
B. 手转胎头
C. 行产钳术助产
D. 胎头吸引术
E. 行剖宫产术

17.【答案】A
【解析】此题题干中可看出产力的变化，因此应考虑为继发宫缩乏力，给予缩宫素加强宫缩。
【考点】继发宫缩乏力的处理☆
【难度】易

18. 初产妇,30岁,宫颈部位肌瘤3cm×3cm×4cm大小,妊娠38周,估计胎儿体重3 000g,适宜的分娩方式为
A. 剔除宫颈肌瘤后阴道试产
B. 等待自然分娩
C. 行产钳术助产
D. 胎头吸引术
E. 行剖宫产术

18.【答案】E
【解析】宫颈部肌瘤即使只有3cm也会影响产道的通畅,造成分娩梗阻,故应行剖宫产。
【考点】软产道异常分娩方式的判断☆
【难度】易

19. 初产妇,妊娠39周自然临产,规律宫缩10小时,30s/3~4min,强度(+),胎心率140次/min,阴道检查:宫口开大5cm,先露S^{+1},病人不断屏气用力,此时应考虑的处理措施是
A. 吸氧,左侧卧位,开放静脉通路
B. 肌内注射哌替啶
C. 静脉注射安定
D. 行阴道检查了解胎方位
E. 小剂量缩宫素加强宫缩

19.【答案】D
【解析】产程中病人第一产程屏气用力常是胎方位异常的表现,应加以重视,一旦发现应确定胎方位,并针对性进行处理。
【考点】产程中胎方位的识别☆
【难度】易

20. 25岁初孕妇,足月,规律宫缩8小时,宫口开大6cm,S^{+1},胎膜已破。4小时后阴道检查:宫口仍6cm,边薄,先露S^{+1},宫缩30s/3min。产程异常的类型为
A. 正常潜伏期　B. 潜伏期停滞　C. 潜伏期延长
D. 活跃期停滞　E. 活跃期延长

20.【答案】D
【考点】活跃期停止的诊断☆
【难度】易

21. 初产妇,25岁,妊娠39周,规律宫缩8小时,血压110/70mmHg,骨盆各径线正常,出口横径(TO)8.5cm,估计胎儿体重2 900g,ROA位,胎心监护CST(-),阴道检查:宫口开大4cm。本例正确的处置应是
A. 继续观察产程进展　B. 人工破膜
C. 哌替啶肌内注射　D. 静脉滴注缩宫素
E. 静脉推注地西泮10mg

21.【答案】A
【考点】正常产程的识别☆
【难度】易

22. 初产妇,35岁,妊娠38周,足先露,宫缩30~40s/3~4min,胎心144次/min,先露浮,宫口3cm,胎儿双顶径10cm,测对角径长11cm,最恰当的处理是
A. 静脉滴入稀释缩宫素　B. 葡萄糖静脉注射
C. 宫口开全臀助产术　D. 宫口开全臀牵引术
E. 剖宫产

22.【答案】E
【解析】该产妇足先露,骨盆入口狭窄,不宜阴道试产,以剖宫产为宜。
【考点】臀位阴道分娩的指征☆☆
【难度】中

23. 初产妇,38岁,妊娠39周。前一晚21:00起出现阵发性腹痛,一夜未睡,今晨9:00就诊,自觉疲乏,精神差,宫缩10~20s/10~15min,宫缩强度弱,阴道检查:先露头,S^{-2},宫口开大1cm,未触及明显前羊膜囊,骨盆测量无异常,最恰当的

23.【答案】D
【解析】该产妇疲劳且夜间休息欠佳,产程进展欠佳,故考虑不协调性宫缩乏力,应给予强镇静剂协调宫缩并产程休息。
【考点】不协调性宫缩乏力的判断及处理☆☆
【难度】中

处理是

A. 继续观察产程进展　　B. 小剂量缩宫素静脉滴注
C. 人工破膜　　D. 哌替啶 100mg 肌内注射
E. 补液支持疗法

24. 初产妇 27 岁，妊娠 41 周，自然临产 11 小时，宫口开大 2cm，胎膜未破，先露平坐骨棘水平。超声 AFI 6cm，适宜的处理为

A. 小剂量缩宫素静脉滴注
B. 继续观察产程进展
C. 人工破膜
D. 哌替啶 100mg 肌内注射
E. 补液支持疗法

24.【答案】C

【解析】临产宫口开大后，对于妊娠 41 周产妇应考虑人工破膜以了解胎儿宫内状态。

【考点】产程中人工破膜的指征☆

【难度】易

25. 初产妇 28 岁，妊娠 37 周，阴道出血 3 小时来院，BP 90/60mmHg，脉搏 110 次 /min，贫血貌，不规律腹痛，臀位，先露浮，胎心 170 次 /min，以下适宜的处理措施是

A. 输血同时期待治疗
B. 行外倒转术后继续期待
C. 行外倒转术后引产
D. 即刻剖宫产
E. 人工破膜后缩宫素加强宫缩

25.【答案】D

【解析】足月臀位，有阴道出血且休克表现，应尽快终止妊娠，酌情输血对症治疗。

【考点】臀位剖宫产的时机☆☆

【难度】中

26. 初产妇，27 岁，妊娠 37 周，肩左后位，规律宫缩 5 小时来院，阴道检查：宫口开大 4cm，先露 S^{-3}，FHR 150bpm，此时应进行的措施是

A. 吸氧，左侧卧位
B. 行胎心监护
C. 人工破膜后行内倒转
D. 严密观察至自然破膜后行内倒转
E. 即刻剖宫产

26.【答案】E

【解析】此题主要考查横位的分娩方式。横位孕妇应剖宫产，此产妇已临产，尽管妊娠仅 37 周，但不可阴道分娩，且一旦破水脐带脱垂风险大，故应尽快剖宫产。

【考点】胎位异常分娩方式的判断☆

【难度】易

27. 经产妇，37 岁，孕 39 周，规律宫缩 1 小时来院，产妇自述腹痛明显，查：宫高 31cm，腹围 99cm，宫缩 30~40s/2min，宫口开大 7cm，先露 $S^{+0.5}$，胎心 100 次 /min，此时应考虑的措施是

A. 静脉推注硫酸镁后观察胎心变化
B. 人工破膜了解羊水性状
C. 小剂量缩宫素静脉滴注
D. 灌肠做好接产准备
E. 即刻剖宫产

27.【答案】A

【解析】经产妇仅规律宫缩 1 小时即宫口开大 7cm，病人腹痛明显，故考虑病人为协调性宫缩过强，急产可能大，且胎心有所减慢，故应应用宫缩抑制剂，禁止人工破膜、灌肠、静脉滴注缩宫素等操作，宫缩过强时关注胎心变化。

【考点】协调性宫缩过强的处理☆

【难度】易

28. 初产妇，26 岁，妊娠 40 周，规律宫缩 10 小时，阴道流液 1 小时来院，宫缩 10~20s/5min，阴道检查：宫口开大 6cm，先露

28.【答案】C

【解析】由于是静脉滴注缩宫素导致的强直性宫缩，故应首先停用缩宫素，若宫缩不缓解可考虑硫酸镁 4g 静脉注射。

【考点】强直性宫缩的处理☆☆

【难度】中

S^{+1}，FHR 150bpm，继续观察6小时宫口仍开大6cm，给予0.5%缩宫素静脉滴注加强宫缩，静脉滴注缩宫素5分钟后产妇出现持续腹痛不放松，胎心率80次/min，此时应首先采取的措施是

A. 安定10mg静脉注射

B. 哌替啶100mg肌内注射

C. 立即停用缩宫素

D. 给予硫酸镁4g缓慢静脉注射

E. 立即行剖宫产术

29. 初产妇，26岁，妊娠41周，规律宫缩16小时，阴道检查：宫口开大8cm，先露S^{-1}，右枕后位，坐骨棘间径9cm，坐骨切迹2指，坐骨结节间径8cm，该产妇的骨盆类型应为

A. 骨盆入口平面狭窄　　B. 中骨盆平面狭窄

C. 骨盆出口平面狭窄　　D. 均小骨盆

E. 畸形骨盆

29.【答案】B

【解析】此题主要考查中骨盆狭窄的诊断。当坐骨棘间径10cm，坐骨棘间径与坐骨切迹之和≤13.5cm时，考虑中骨盆狭窄。

【考点】中骨盆平面狭窄的诊断☆☆

【难度】中

30. 初产妇，23岁，妊娠39周，规律宫缩10小时宫口开全，先露S^{+2}，已破膜，胎心率140次/min，此时查产妇阴道内有一隔状物阻挡胎头，隔状物将阴道分为两部分，从隔的两侧均可触及胎头，此时应采取的措施是

A. 切除隔状物待自然分娩

B. 切除隔状物后产钳助产

C. 切除隔状物后行胎吸助产

D. 缩宫素加强宫缩以促进胎头下降

E. 行剖宫产术

30.【答案】A

【解析】此题主要考查阴道纵隔的处理。若阴道纵隔影响软产道，可于宫口开全后切开隔状物。

【考点】软产道异常的处理☆☆

【难度】中

31. 初产妇，24岁，妊娠34周，产前检查为臀位，先露高浮，耻骨联合上可触及质韧包块状突起，胎心率140次/min，骨盆各径线正常，B型超声检查提示：子宫下段肌瘤9cm×8cm×10cm，孕妇阴道分娩意愿强烈，该病人应采取下列的分娩方式是

A. 行外倒转术后阴道试产

B. 剔除子宫肌瘤后继续妊娠，待足月阴道试产

C. 等待病人自行转为头位后阴道试产

D. 嘱病人膝胸卧位以纠正胎位，待足月阴道试产

E. 待足月剖宫产终止妊娠

31.【答案】E

【解析】此题主要考查软产道异常的处理及臀位外倒转的指征。若子宫下段肌瘤阻碍产道，即使头位亦不能经阴道分娩，即使病人阴道分娩意愿强烈，仍以剖宫产为宜。

【考点】软产道梗阻的分娩方式判断☆

【难度】易

32. 初产妇，26岁，妊娠40周，规律宫缩10小时，病人诉腹痛剧烈，宫缩40s/2min，查体：子宫呈葫芦形，全子宫轻压痛，宫缩间歇子宫不能完全放松，胎心率132次/min，宫口开大6cm，先露S^{-1}，右枕后位，坐骨棘间径10cm，坐骨切迹2指，坐骨结节间径8cm，该产妇应考虑为

32.【答案】C

【解析】病人子宫呈葫芦形，且全子宫压痛，宫缩间歇子宫放松差，仅考虑与不协调性子宫收缩过强有关，若为先兆子宫破膜则下段压痛明显，宫缩间歇子宫有放松。

【考点】子宫痉挛性狭窄环的识别☆☆

【难度】中

A. 先兆子宫破裂　　B. 协调性宫缩过强
C. 子宫痉挛性狭窄环　　D. 强直性宫缩
E. 子宫破裂

33. 初产妇,26 岁,妊娠 40 周,规律宫缩 10 小时,病人诉腹痛剧烈难忍,烦躁不安,宫缩 40s/2min,查体:子宫呈葫芦形,随产程进展子宫下段部位进一步膨大,子宫下段压痛明显,拒按,胎心率 132 次 /min,宫口开大 6cm,先露 S^{-1},右枕后位,坐骨棘间径 9cm,坐骨切迹 2 指,坐骨结节间径 8cm,该产妇应考虑为
A. 子宫破裂　　B. 协调性宫缩过强
C. 子宫痉挛性狭窄环　　D. 强直性宫缩
E. 先兆子宫破裂

33.【答案】E
【解析】子宫呈葫芦形,并随产程进展子宫下段部位进一步膨大,子宫下段压痛明显,拒按,应为先兆子宫破裂的特征性表现。
【考点】先兆子宫破裂的识别☆☆
【难度】中

34. 初产妇,28 岁,妊娠 40 周,规律宫缩 10 小时来院,自诉有排便感,宫缩 30s/3min,胎心率 132 次 /min,阴道检查:宫颈前唇水肿,宫口开大 6cm,先露 S^{-1},骨盆后部空虚,胎儿矢状缝位于骨盆右斜径上,前囟位于左前方,后囟位于右后方,该产妇应考虑为
A. 持续性右枕后位　　B. 持续性左枕后位
C. 持续性右枕横位　　D. 持续性左枕横位
E. 左枕前位

34.【答案】A
【考点】持续性枕后位的识别☆
【难度】易

35. 初产妇,28 岁,妊娠 40 周,规律宫缩 10 小时来院,自诉有排便感,宫缩 30s/3min,胎心率 132 次 /min,阴道检查:宫颈前唇水肿,宫口开大 6cm,先露 S^{-1},骨盆后部空虚,胎儿矢状缝位于骨盆横径上,前囟位于左侧,后囟位于右侧,该产妇应考虑为
A. 持续性右枕后位　　B. 持续性左枕后位
C. 持续性右枕横位　　D. 持续性左枕横位
E. 左枕前位

35.【答案】C
【解析】在产程观察过程中,宫口开大≥3cm 后,内诊时应了解胎方位,矢状缝及前囟、后囟是判断胎方位的重要指示,后囟所在方位标示着胎儿枕部所在的位置。该产妇矢状缝位于骨盆横径上,说明是枕横位,后囟所在方位为右侧,所以该产妇为右枕横位。随着产程进展,胎先露不能随着产道做相应的旋转而持续维持在一个方位时,常常会带来宫颈水肿,过早出现排便感等。
【考点】持续性枕横位的识别☆
【难度】易

36. 初产妇,24 岁,妊娠 39 周,规律宫缩 5 小时来院,宫高 30cm,腹围 95cm,单臀先露,宫缩 30s/3min,胎心率 140 次 /min,骨盆各径线正常,宫口开大 3cm,先露 S^0,病人有阴道试产意愿,此时适宜的措施为
A. 行外倒转术后阴道试产
B. 严密观察产程,等待自然分娩
C. 缩宫素加强宫缩,待宫口开全后行臀牵引术
D. 人工破膜以加强宫缩,待宫口开全后行臀助产术
E. 行剖宫产终止妊娠

36.【答案】B
【解析】单臀先露,骨盆正常,胎儿估计体重小于 3 500g,且胎头无过度仰伸,可考虑臀位阴道试产。
【考点】臀位分娩指征的把握☆☆
【难度】中

37. 初产妇,28 岁,妊娠 40 周,宫口开全 1 小时 40 分钟,宫缩 30s/3min,胎心率 144 次 /min,查:胎膜已破,后囟在产妇骨盆

37.【答案】B
【解析】此题主要考查第二产程中持续性枕后位应考虑手转胎头,必要时手转胎头后产钳助产。
【考点】第二产程中胎方位异常的处理☆☆
【难度】中

左后方，先露 S^{+4}，此时适宜的处理为
A. 静脉滴注缩宫素加强宫缩，等待自然分娩
B. 手转胎头后等待自然分娩
C. 手转胎头后产钳助产
D. 行会阴侧切后产钳助产
E. 行剖宫产术

38. 初产妇，28 岁，妊娠 38 周，规律宫缩 10 小时来院，入院查宫口开大 5cm，左枕前位，先露 S^{+1}，宫缩 30s/3min，胎心率 132 次 /min，4 小时后查：宫口开大 5cm，先露 S^{+1}，宫缩 20s/5min，胎心率 130 次 /min，考虑产妇为协调性宫缩乏力，此时的处理应为
A. 行剖宫产术
B. 人工破膜后缩宫素加强宫缩
C. 哌替啶肌内注射
D. 静脉滴注缩宫素加强宫缩
E. 静脉推注地西泮 10mg

38.【答案】B
【解析】协调性宫缩乏力可行人工破膜，后根据宫缩情况缩宫素加强宫缩。
【考点】协调性宫缩乏力的处理☆
【难度】易

39. 初产妇，25 岁，妊娠 39 周，宫口开全 1 小时，先露 S^{+3}，宫缩 30s/2min，胎心率 144 次 /min，因枕后位行手转胎头，转胎头过程中突然发现有一带状物脱出，有搏动感，此时应首先考虑的处理为
A. 还纳带状物后等待自然分娩
B. 还纳带状物后手堵阴道，预防其再次脱出，等待自然分娩
C. 即刻产钳助产
D. 还纳带状物后行胎吸助产
E. 行剖宫产术

39.【答案】C
【解析】宫口开全后一旦发生脐带脱垂应尽快终止妊娠，因宫口开全且胎先露 S^{+3}，此时产钳助产为最快的分娩方式。
【考点】手转胎头过程中脐带脱垂的处理☆☆
【难度】难

40. 经产妇，28 岁，妊娠 39 周，规律宫缩 6 小时入院，查：宫口开大 4cm，右枕后位，先露 S^{-1}，宫缩 30s/2min，胎心率 144 次 /min，此时突然阴道流液，听胎心 110 次 /min，查阴道内有一带状物，有搏动感，此时应首先考虑的处理为
A. 还纳带状物后等待自然分娩
B. 还纳带状物后手堵阴道，预防其再次脱出，等待自然分娩
C. 还纳带状物后缩宫素加强宫缩
D. 还纳带状物后产钳助产
E. 行剖宫产术

40.【答案】E
【解析】一旦发生脐带脱垂应尽快终止妊娠，同时减少脐带受压，保障胎儿供氧，因病人宫口未开全，短时间不能阴道分娩，故以剖宫产为宜。
【考点】产程中脐带脱垂的处理☆☆
【难度】中

【A3/A4 型题】

(1~3 题共用题干)
初产妇，28 岁，妊娠 40 周，骨盆各径线为：对角径 13cm，坐骨棘间径 9.5cm，坐骨结节间径 7cm，耻骨弓角度 80°。

1. 此孕妇骨盆为
A. 扁平骨盆 B. 中骨盆狭窄 C. 漏斗骨盆
D. 均小骨盆 E. 倾斜骨盆

2. 若该孕妇出口后矢状径为 8cm，以下情况可考虑阴道试产的是
A. 持续性枕横位 B. 完全性臀先露
C. 单臀先露 D. 估计胎儿体重 2 900g
E. 估计胎儿体重 3 900g

3. 如果该孕妇估计胎儿体重 3 800g，下列适宜的分娩方式是
A. 阴道试产 B. 米索促宫颈成熟
C. 剖宫产 D. 产钳助产
E. 胎头吸引

(4~6 题共用题干)
初产妇，29 岁，妊娠 38 周，规律腹痛 10 小时来院，查：宫缩 30s/3~4min，胎心率 136 次 /min，超声提示胎儿双顶径 9.3cm，头围 33cm，腹围 33cm，股骨长 7.1cm，骨盆各径线为：对角径 13cm，坐骨棘间径 10cm，坐骨结节间径 8.5cm，耻骨弓角度 90°，阴道检查：宫口开大 4cm，胎膜存，先露 S^{+1}。

4. 此孕妇入院后的处理为
A. 观察待产 B. 静脉滴注缩宫素加强宫缩
C. 人工破膜 D. 地西泮 10mg 静脉注射
E. 哌替啶 100mg 肌内注射

5. 4 小时后查宫口仍然开大 4cm，S^{+1}，宫缩 20s/5~6min，强度（±），胎心率 136 次 /min，此时应考虑病人为
A. 正常宫缩 B. 协调性宫缩乏力
C. 不协调性宫缩乏力 D. 协调性宫缩过强
E. 不协调性宫缩过强

6. 以上情况应给予的处理为
A. 正常产程，继续观察
B. 静脉滴注缩宫素加强宫缩
C. 人工破膜后缩宫素加强宫缩
D. 地西泮 10mg 静脉注射
E. 哌替啶 100mg 肌内注射

(7~10 题共用题干)
26 岁初产妇，妊娠 37 周，自述右肋下有块状物，查体：腹软，子

1.【答案】C
【解析】漏斗骨盆为骨盆出口狭窄。其特点是：骨盆入口平面正常，中骨盆平面及出口平面均狭窄，坐骨棘间径及坐骨结节间径缩短，耻骨弓角度<90°。
【考点】漏斗骨盆的特点及诊断☆☆
【难度】中

2.【答案】D
【解析】当漏斗骨盆坐骨结节间径和出口后矢状径之和大于 15cm，胎儿不大时，可利用出口后三角空间，故可考虑阴道试产。
【考点】漏斗骨盆的分娩情况评价☆☆
【难度】中

3.【答案】C
【解析】即使漏斗骨盆坐骨结节间径和出口后矢状径之和大于 15cm，但若胎儿偏大时，仍应考虑剖宫产终止妊娠。
【考点】漏斗骨盆的分娩情况评价☆☆
【难度】中

4.【答案】A
【解析】产妇进入产程后，应评价产力、产道、胎儿情况，如有阴道分娩条件，产程进展顺利，无需特殊干预。
【考点】分娩四要素的掌握情况☆☆
【难度】中

5.【答案】B
【解析】协调性宫缩乏力通常表现为宫缩的规律性、对称性、极性仍存在，但宫缩轻度差，产妇痛苦相对少，无过度消耗表现。
【考点】协调性宫缩乏力的识别与判断☆☆
【难度】中

6.【答案】C
【解析】协调性宫缩乏力应给予加强宫缩的措施，如人工破膜、缩宫素加强宫缩，因产妇已经宫口开大 4cm，产程 14 小时，故人工破膜一方面可加速产程进展，另一方面还可以了解胎儿宫内状况，故应首选人工破膜后的情用缩宫素加强宫缩。
【考点】协调性宫缩乏力的处理☆
【难度】易

宫呈纵椭圆形，胎儿先露部较宽且不规则，未入盆，胎心在脐上偏右。

7. 此孕妇的胎方位应为
   A. 骶左前位　　B. 骶右前位　　C. 肩左前位
   D. 肩右前位　　E. 枕右前位

7.【答案】B
【考点】臀位的诊断☆
【难度】易

8. 如果此孕妇3天后自然临产，估计超声胎儿体重2 800g，羊水指数8cm，骨盆各径线正常，该孕妇适宜的分娩方式为
   A. 行外倒转术后期待自然临产
   B. 行外倒转术后缩宫素引产
   C. 可尝试臀位分娩
   D. 行剖宫产术
   E. 可尝试臀位分娩，但应尽早引产以预防胎儿过大

8.【答案】C
【解析】臀位试产条件为：单臀先露；估计胎儿体重<3 500g；无胎头过度仰伸；骨盆无异常；无其他剖宫产指征。
【考点】臀位试产的条件☆☆
【难度】中

9. 该孕妇宫口开大5cm后自然破水，破水后伴条索状物脱出阴道口，最适宜的处理方式为
   A. 助手从阴道内手托胎头，同时急诊行剖宫产
   B. 将条索状物还纳至阴道内，急诊行剖宫产
   C. 将条索状物还纳至宫腔内，急诊行剖宫产
   D. 会阴侧切后产钳助产
   E. 即刻产钳助产娩出胎儿

9.【答案】A
【解析】臀位分娩时一旦脐带脱垂，胎儿存活，应以最快的方式终止妊娠，胎儿娩出前应减少脐带受压、成角及阻断的机会，保证胎儿血液及营养供应。
【考点】臀位并发症的处理☆☆
【难度】中

10. 若该孕妇宫口开大5cm后自然破水未告知助产士，30分钟后助产士听胎心时发现胎心消失，查阴道内可触及条索状物，搏动消失，最适宜的处理方式为
   A. 助手从阴道内手托胎头，同时急诊行剖宫产
   B. 将条索状物还纳至阴道内，急诊行剖宫产
   C. 将条索状物还纳至宫腔内，急诊行剖宫产
   D. 会阴侧切后产钳助产
   E. 等待自然分娩

10.【答案】E
【解析】若脐带脱垂已经发生胎死宫内，应尽量减少对孕产妇的损伤。
【考点】臀位试产并发症的处理☆☆
【难度】难

（11~14题共用题干）
初产妇，27岁，妊娠39周，规律腹痛10小时来院，查：宫缩30s/3~4min，胎心率136次/min，超声提示胎儿双顶径9.6cm，头围33cm，腹围34cm，股骨长7.2cm，骨盆各径线正常，阴道检查：宫口开大6cm，胎膜存，先露S^{+1}。

11. 此产妇的诊断应为
   A. 正常产程　　B. 潜伏期延长　　C. 活跃期延长
   D. 活跃期停滞　　E. 继发宫缩乏力

11.【答案】A
【考点】产程的识别☆
【难度】易

12.【答案】B

【解析】此题主要考查产力异常的分类与判断。产程不进展时，应从分娩要素寻找原因，该产妇产力与之前比较宫缩间歇明显延长且强度差，应考虑为产程异常的首位原因。

【考点】产力异常的识别☆☆

【难度】中

13.【答案】C

【解析】继发宫缩乏力的处理方法，因为是协调性宫缩乏力，以加强宫缩为主要处理手段，活跃期首先破膜，既能了解胎儿宫内状况，又有加强宫缩的作用。

【考点】继发宫缩乏力的处理方法☆☆

【难度】中

14.【答案】A

【解析】此题主要考查原发宫缩乏力的处理。人工破膜后多在30分钟内发动宫缩，若未达到加强宫缩的作用，应加用缩宫素静脉滴注。

【考点】原发宫缩乏力的处理方法☆

【难度】易

15.【答案】C

【解析】缩宫素使用过程中应有专人监测，注意滴速和浓度，滴速增加很有可能导致强直性子宫收缩的发生。

【考点】强直性子宫收缩的识别☆☆

【难度】中

16.【答案】E

【解析】出现强直宫缩导致胎心减慢，即使宫缩恢复，亦应考虑短时间内终止妊娠，不宜长时间观察待产。

【考点】强直性子宫收缩的处理☆☆

【难度】中

12. 观察2小时后，宫口仍然开大6cm，S^{+1}，宫缩30s/7~8min，强度差，胎心率136次/min，此时考虑产妇为

A. 原发宫缩乏力　　B. 继发宫缩乏力
C. 潜伏期延长　　D. 正常产程
E. 不协调性宫缩过强

13. 应做的处理为

A. 静脉滴注缩宫素　　B. 吸氧，左侧卧位
C. 人工破膜　　D. 安定10mg静脉注射
E. 剖宫产

14. 半小时后病人宫缩无改变，胎心率140次/min，应做的处理为

A. 静脉滴注缩宫素
B. 吸氧，左侧卧位，继续观察
C. 嘱产妇下地活动以加强宫缩
D. 安定10mg静脉注射
E. 剖宫产

(15~16题共用题干)

初产妇，28岁，妊娠39周，阴道流液4小时来院，估计胎儿体重3 000g，骨盆各径线正常，左枕前位，先露S^{-1}，宫口未开，胎心率136次/min，因胎膜早破行缩宫素静脉滴注引产，产妇上厕所后液路堵塞，重新通畅液路后2分钟病人突然出现持续性剧烈腹痛，胎心率86次/min。

15. 此时的诊断应为

A. 协调性宫缩过强　　B. 子宫痉挛性狭窄环
C. 强直性子宫收缩　　D. 不协调性子宫收缩乏力
E. 子宫破裂

16. 针对该产妇情况，以下处理措施**不当**的是

A. 停用缩宫素
B. 持续胎心监护
C. 硫酸镁静脉推注
D. 若出现胎儿窘迫征象立即行剖宫产术
E. 若子宫收缩恢复正常，继续静脉滴注缩宫素引产，观察待产

(17~22题共用题干)

初产妇，25岁，妊娠39周，规律腹痛4小时来院，宫缩30s/3min，病人自述宫缩时有肛门坠胀感，超声提示胎儿头位，双顶径9.6cm，头围33cm，腹围34cm，股骨长7.2cm，查：骨盆各径线正常，

宫口开大 3cm，胎儿矢状缝位于骨盆右斜径，后囟位于骨盆右后方，先露 S^{-1}，胎心率 136 次 /min。

17. 此时考虑孕妇有肛门坠胀感的原因为
A. 胎头过低压迫所致 B. 右枕横位刺激
C. 左枕横位刺激 D. 右枕后位刺激
E. 左枕后位刺激

18. 应采取的措施为
A. 静脉滴注缩宫素加强宫缩
B. 嘱产妇右侧卧位以纠正枕位
C. 人工破膜
D. 地西泮 10mg 肌内注射
E. 哌替啶 100mg 肌内注射

19. 4 小时后查宫口开大 3cm，胎儿后囟仍位于骨盆右后方，矢状缝位于右斜径上，先露 S^{-1}，胎心率 136 次 /min，此时宫缩 20s/5~6min，强度弱，应采取的措施为
A. 静脉滴注缩宫素加强宫缩
B. 人工破膜
C. 嘱病人下床活动以加速产程进展
D. 地西泮 10mg 肌内注射
E. 哌替啶 100mg 肌内注射

20. 半小时后宫缩 20s/5min，强度弱，应采取的措施为
A. 静脉滴注缩宫素加强宫缩
B. 嘱产妇右侧卧位同时静脉滴注缩宫素加强宫缩
C. 嘱病人下床活动以加速产程进展
D. 地西泮 10mg 肌内注射
E. 哌替啶 100mg 肌内注射

21. 6 小时后该产妇宫口开全，宫缩 30s/2min，强度(+)，查：先露 S^{+2}，无产瘤及颅骨重叠，胎儿后囟仍位于骨盆右侧，矢状缝位于骨盆横径上，胎心率 136 次 /min，此时病人的胎方位为
A. 右枕前位 B. 右枕横位 C. 左枕横位
D. 右枕后位 E. 左枕后位

22. 1 小时后听诊胎心率 96 次 /min，持续约 1 分钟，查：先露 S^{+3}，无产瘤及颅骨重叠，胎儿后囟仍位于骨盆右侧，矢状缝位于骨盆横径上，应采取的措施为
A. 即刻行剖宫产术
B. 手转胎头后产钳助产

17.【答案】D
【解析】枕后位由于胎头过早压迫刺激直肠可在第一产程过早出现排便感；不论左枕后位还是右枕后位均可发生，但该题给出的条件胎儿后囟位于骨盆右后方，因此该例病人应为右枕后位。
【考点】在产程中胎方位的识别与判断☆☆
【难度】中

18.【答案】B
【解析】在宫口开全之前，可通过产妇侧卧位，依靠重力的作用纠正枕位，通常枕横位对侧卧位，枕后位同侧卧位。
【考点】枕后位产程中的处理☆☆
【难度】中

19.【答案】B
【解析】继发宫缩乏力的处理，应首先考虑人工破膜。
【考点】继发宫缩乏力的处理☆
【难度】易

20.【答案】B
【解析】人工破膜后若半小时仍未出现理想宫缩，可考虑静脉滴注缩宫素加强宫缩，因病人为枕后位，加强宫缩同时采取右侧卧位有助于胎方位的旋转及产程的进展。
【考点】继发宫缩乏力同时合并枕后位产程中的处理☆
【难度】易

21.【答案】B
【解析】宫口开全后，应尽早明确胎方位。
【考点】产程中胎方位的识别☆☆
【难度】中

22.【答案】B
【解析】第二产程可疑胎心窘迫，应尽快终止妊娠，若为枕横位或枕后位，应考虑手转胎头后尽快终止妊娠，产钳与胎吸相比更为快捷，效果更为确定，应首选。
【考点】第二产程胎儿窘迫合并枕横位的处理☆☆
【难度】中

C. 手转胎头后胎吸助产
D. 吸氧，左侧卧位，待胎心恢复后继续观察待产
E. 缩宫素加强宫缩，加腹压以尽快娩出胎儿

(23~25 题共用题干)
经产妇，35 岁，妊娠 34 周发现胎儿为臀位，先露浮，超声提示胎儿臀位，双顶径 8.6cm，头围 30cm，腹围 29cm，股骨长 6.5cm，骨盆各径线正常，胎心率 136 次 /min。

23. 此时**不宜**采取的措施为
A. 行外倒转术
B. 膝胸卧位
C. 近期行剖宫产术以防破水后脐带脱垂
D. 期待观察
E. 一旦转为头位腹带固定胎儿直至胎头入盆

23.【答案】C
【解析】经产妇由于腹壁松弛，孕 34 周后臀位胎儿仍有可能转为头位，且孕 34 周胎儿仍为早产，故即使孕妇不同意外倒转和膝胸卧位，也不应于孕 39 周前急于终止妊娠，除非发生需要终止妊娠的并发症或合并症。
【考点】妊娠晚期臀位的处理☆
【难度】易

24. 该孕妇未行外倒转，孕 38 周自然临产来院，查：单臀先露，估计胎儿体重 3 000g，骨盆各径线正常，胎心率 136 次 /min，阴道检查：宫口开大 3cm，S^0，产妇有阴道试产意愿，应采取的措施有
A. 行外倒转术，成功后可阴道分娩
B. 膝胸卧位，转为头位后可阴道分娩
C. 告知产妇不宜试产，应以剖宫产为宜
D. 告知产妇臀位分娩风险，观察待产
E. 人工破膜后加强宫缩，使之尽快分娩

24.【答案】D
【解析】单臀先露，估计胎儿体重小于 3 500g，胎头无过度仰伸，骨盆无异常，无其他剖宫产指征者可阴道试产。
【考点】臀位分娩的适应证☆☆
【难度】中

25. 为该产妇接产应做的准备为
A. 灌肠、消毒做好接生准备
B. 人工破膜后加强宫缩，以加速产程进展
C. 从宫口开大 3cm 开始堵臀
D. 堵外阴至宫口开全，做好接产准备
E. 宫口开全后等待自然破膜

25.【答案】D
【解析】臀位分娩不宜灌肠和人工破膜，警惕脐带脱垂，但若宫口开全、胎儿先露部到达坐骨棘水平以下仍未自然破水，应考虑宫缩间歇人工破膜；接产人员需从宫口开大 5~6cm 开始宫缩时堵外阴，以利于宫颈充分扩张。
【考点】臀位分娩的注意事项☆☆
【难度】难

(26~30 题共用题干)
经产妇，35 岁，妊娠 39 周，规律腹痛 3 小时于当日 20:00 入院，宫缩 30s/3min，胎心率 136 次 /min，查：骨盆各径线正常，宫口开大 2cm，先露 S^{-2}，病人自述上次分娩于 10 年前；2 年前曾行宫颈锥切手术。

26. 针对此产妇，以下处理正确的是
A. 即刻行剖宫产　　B. 观察待产
C. 人工破膜　　D. 地西泮 10mg 肌内注射
E. 哌替啶 100mg 肌内注射

26.【答案】B
【解析】宫颈锥切手术不是阴道分娩的禁忌证，产程无异常无需特殊处理。
【考点】软产道异常的判读及分娩方式的确定☆
【难度】易

27. 4 小时后，产妇宫口仍然开大 2cm，S^{-2}，胎心率 140 次 /min，宫缩 20s/5~6min，强度（±），孕妇自觉疲劳，腹痛明显，故一直未进食，以下处理正确的是

A. 静脉滴注缩宫素　　B. 嘱产妇进食、饮水
C. 人工破膜　　D. 地西泮 10mg 静脉注射
E. 哌替啶 100mg 肌内注射

27.【答案】E
【解析】病人疲劳且腹痛明显，同时产程不进展，故考虑不协调性宫缩乏力，应首选产程休息。
【考点】不协调性宫缩乏力的识别与处理☆☆
【难度】中

28. 4 小时后，产妇宫口开大 4cm，S^{-1}，左枕横位，胎心率 140 次 /min，宫缩 30s/3min，强度（+），以下处理**不正确**的是

A. 定时排尿　　B. 嘱产妇进食、饮水
C. 人工破膜　　D. 观察待产
E. 瞩产妇右侧卧位

28.【答案】C
【解析】产程进展顺利，无需特殊处理，但应注意产程中的支持治疗，如进食、饮水、定时排尿等，目前病人左枕横位，可考虑左侧卧位纠正胎方位。
【考点】胎位异常的处理☆
【难度】易

29. 4 小时后，产妇宫口开全，自然破水，S^{+2}，左枕前位，胎心率 140 次 /min，宫缩 40s/3min，强度(+)，开始指导孕妇屏气用力，1 小时后，产妇胎头未拨露，查：S^{+3}，左枕前位，胎心率 140 次 /min，宫缩 20s/5min，强度（±），考虑病人可能存在的问题为

A. 正常产程　　B. 原发性宫缩乏力
C. 继发性宫缩乏力　　D. 不协调性宫缩乏力
E. 不协调性宫缩过强

29.【答案】C
【解析】应掌握继发性宫缩乏力的特点，规律性、对称性、极性存在，但宫缩强度差，发生时会影响产程进展。
【考点】继发性宫缩乏力的识别与处理☆☆
【难度】中

30. 针对以上情况应采取的措施是

A. 静脉滴注缩宫素加强宫缩
B. 手转胎头后产钳助产
C. 产钳助产
D. 胎吸助产
E. 行剖宫产

30.【答案】A
【解析】若无胎心异常表现，产程时间允许，应首选加强宫缩。
【考点】继发性宫缩乏力的处理☆
【难度】易

【案例分析题】

案例一：初产妇，30 岁，妊娠 38 周，以不规律腹痛 10 小时来院，自述夜间间断腹痛不能入睡。入院查体：生命体征平稳，一般情况好，宫高 35cm，腹围 100cm，LOA 位，先露入盆，宫缩 10~20s/7~8min，强度（±），胎心监护基线 140 次 /min，正常变异，NST（+），骨盆各经线正常，坐骨结节间径 8.5cm，宫颈软，宫颈消 50%，中位，宫口未开，胎膜存，先露 S^{-1}。

提问 1：针对该产妇的病情分析，下列正确的是

A. 足月适龄初产妇
B. 已临产
C. 可阴道试产
D. 有原发宫缩乏力可能
E. 嘱产妇多活动以加强宫缩
F. 2 小时后行阴道检查评价产程进展情况

提问 1：【答案】ACD
【解析】产妇不规律宫缩 10 小时，有疼痛感，且影响夜间睡眠，应警惕原发宫缩乏力可能。产妇尚无规律宫缩，且宫口未开，尚不能诊断临产，也不能计算产程。产妇夜间睡眠差，不宜再过度疲劳。
【考点】临产的诊断及产力的评价☆☆
【难度】中

G. 可从10小时前开始计算产程

提问2：针对该产妇，下列处理正确的是

A. 持续吸氧

B. 左侧卧位

C. 给予哌替啶100mg肌内注射

D. 缩宫素静脉滴注加强宫缩

E. 给予米索前列醇25μg入肛促宫颈成熟

F. 定时排尿

G. 肌内注射哌替啶后若无宫缩应给予静脉滴注缩宫素

提问2：【答案】BCF

【解析】产妇孕足月出现影响夜间休息的不规律宫缩，应除外原发宫缩乏力，哌替啶是鉴别假阵缩与原发宫缩乏力的方法，若为原发宫缩乏力，才有加强宫缩的需要，若仅为假阵缩，无需特殊处理。

【考点】原发宫缩乏力与假阵缩的鉴别☆☆

【难度】中

案例二：初产妇，26岁，妊娠39周，以规律腹痛6小时来院，入院查体：生命体征平稳，一般情况好，无过度消耗表现，宫高33cm，腹围98cm，头位，浅入，宫缩30s/3min，强度(+)，胎心监护基线140次/min，CST(-)，超声提示胎儿头位，双顶径9.5cm，头围32.6cm，腹围33cm，股骨长7.2cm，AFI 5cm，骨盆坐骨棘间径10cm，切迹宽3.5cm，坐骨结节间径8.5cm，耻骨弓角度90°，宫口开大2cm，胎膜存，先露S^{-1}。

提问1：针对该产妇的病情分析，下列正确的是

A. 足月适龄初产妇，已临产

B. 中骨盆平面临界性狭窄

C. 可阴道试产

D. 产程中需注意胎方位

E. 目前处于第一产程潜伏期

F. 应每2小时行阴道检查评价产程进展情况

G. 胎儿偏大，一旦产程停滞应适当放宽剖宫产指征

提问2：针对该产妇，下列处理正确的是

A. 持续吸氧

B. 左侧卧位

C. 给予哌替啶100mg肌内注射

D. 缩宫素静脉滴注加强宫缩

E. 间断进半流食

F. 鼓励下地活动

G. 定时排尿

H. 入院后应行人工破膜

I. 人工破膜后若半小时宫缩无加强应给予静脉滴注缩宫素

提问3：4小时后再次行阴道检查：宫口开全，S^{+2}，胎头矢状缝仍位于骨盆横径上，后囟位于骨盆右侧，无产瘤及颅骨重叠，宫缩30s/3min，强度(+)，胎心140次/min，针对该产妇的病情分析，下列正确的是

A. 产程进展正常

B. 胎方位为右枕横位

C. 宫口开全可考虑手转胎头

提问1：【答案】ABCDE

【解析】处于产程潜伏期应每4小时进行一次阴道检查以评价产程进展情况；根据题目中给出的条件估计胎儿中等大小，一旦产程停滞应根据分娩的四要素评价的情况针对性处理，而不应直接行剖宫产手术。

【考点】产妇临产后的产力、产道、胎儿情况及孕产妇精神状态的评价☆☆

【难度】难

提问2：【答案】BEFGH

【解析】产妇一般情况好，无胎儿窘迫表现，无需持续吸氧，卧位时可考虑左侧卧位，但鼓励下地活动，产程进展尚好，目前无需特殊处理，但需加强支持治疗，如间断进食、定时排尿等。因该产妇羊水少，故有条件时应人工破水了解羊水情况，进一步评价胎儿情况，因破水的目的为评价胎儿，而非加强宫缩，且产妇目前宫缩尚好，产程顺利，故破水后无需静脉滴注缩宫素。

【考点】产程处理☆☆

【难度】难

提问3：【答案】ABCDEF

【解析】宫口开全后的持续性枕横位应行手转胎头予以纠正，行手转胎头术过程中动作要轻柔、在宫缩间歇进行，警惕脐带脱垂，因胎头相对固定，手转胎头的过程有可能需要在1次到几次宫缩间歇完成。成功手转胎头至枕前位衔接后，需要等待几次宫缩，待胎头下降至上推胎头前的胎头水平时，也就是胎方位固定后，方可撤出固定胎方位的手。

【考点】产程中胎方位异常的处理☆☆

【难度】难

D. 手转胎头过程中应警惕脐带脱垂
E. 手转胎头上推胎头不应超过坐骨棘水平
F. 手转胎头时应在宫缩间歇进行
G. 通常应在一次宫缩间隙将胎头转至枕前位衔接
H. 将胎头转至枕前位衔接后可松手，等待胎头随宫缩下降

提问 4：宫口开全 1 小时后胎心监护出现重度可变减速，查：右枕前位，S^{+3}，无产瘤及颅骨重叠，宫缩 20s/5~6min，强度（±），针对该产妇的处理，下列正确的是
A. 考虑继发宫缩乏力
B. 应行产钳助产术
C. 产钳助产同时应给予缩宫素静脉滴注加强宫缩
D. 产钳应在宫缩间歇放置
E. 放置产钳后应在宫缩间歇进行牵拉
F. 根据会阴条件可考虑行会阴后 - 侧切开术
G. 产后应检查软产道裂伤情况
H. 该产妇行产钳助产的指征为胎儿窘迫
I. 注意预防产后出血

提问 4：【答案】ABCDFGHI
【解析】产钳应在宫缩间歇放置，但牵拉应配合宫缩进行，故即使产钳助产，加强宫缩，改善宫缩乏力状态也十分重要，对于产程中存在继发宫缩乏力的产妇产后应预防产后出血。
【考点】产程中宫缩乏力及胎儿窘迫的处理☆☆
【难度】难

第二节 产褥感染

【A1 型题】

1. 关于产褥感染的定义，下列说法正确的是
A. 产褥期细菌侵入生殖道创面所致的炎性反应
B. 产褥期发热、尿痛及尿潴留
C. 产后 3 天咽痛、发热
D. 产后 3 天发热，乳房胀疼，乳汁少
E. 分娩与产褥期生殖道创面受致病菌感染引起局部及全身的炎症变化

1.【答案】E
【考点】产褥感染的定义☆☆
【难度】易

2. 产褥病率的定义是
A. 产后 24 小时应每 4 小时测体温一次，体温两次≥38℃者
B. 产后 10 天每 4 小时测体温一次，体温两次≥38℃者
C. 产后每 4 小时测体温一次，体温两次≥38℃者
D. 产后 24 小时至 10 天内，用口表每日测量体温 4 次，有两次≥38℃者
E. 产褥期内两次体温≥38℃者

2.【答案】D
【解析】产褥病率的定义是分娩后 24 小时以后的 10 天内，每日用口表测量体温 4 次，间隔时间 4 小时，有两次体温≥38℃。
【考点】产褥病率的定义☆☆
【难度】易

3. 导致产褥病率的主要原因是
A. 手术切口感染　B. 乳腺炎
C. 上呼吸道感染　D. 泌尿系感染
E. 产褥感染

3.【答案】E
【考点】产褥病率的主要原因☆☆
【难度】易

4.【答案】A

【解析】产褥感染依由于感染部位、程度、扩散范围不同,其临床表现也不同。依感染发生部位分为会阴、阴道、宫颈、腹部伤口、子宫切口局部感染,急性子宫内膜炎、急性盆腔结缔组织炎、腹膜炎、血栓静脉炎、脓毒血症及败血症等。其中,急性子宫内膜炎最常见。

【考点】产褥感染的临床表现☆☆

【难度】易

5.【答案】D

【解析】严重的产褥感染时病原体沿宫旁淋巴和血行达宫旁组织,出现急性炎性反应而形成炎性包块,同时波及输卵管,形成急性输卵管炎。查体宫旁一侧或两侧结缔组织增厚、压痛,触及炎性包块,严重者整个盆腔形成“冰冻骨盆”。

【考点】冰冻骨盆的概念☆☆

【难度】易

6.【答案】D

【解析】厌氧菌是产褥感染的主要致病菌,大肠杆菌产生内毒素引起感染性休克,β-溶血性链球菌致病力最强,可致败血症。沙眼衣原体及淋病均可导致产褥感染。

【考点】产褥感染的病原体☆☆

【难度】中

7.【答案】B

【解析】需氧性链球菌是外源性产褥感染的主要致病菌。β-溶血性链球菌致病力最强,可致败血症。

【考点】外源性产褥感染的主要致病菌☆☆

【难度】中

8.【答案】D

【解析】大肠杆菌能产生内毒素,是菌血症和感染性休克最常见的病原菌。

【考点】不同病原体导致产褥感染的特点☆☆

【难度】中

9.【答案】C

【解析】厌氧链球菌是产褥感染最常见的致病菌。

【考点】产褥感染的病原体☆☆

【难度】中

10.【答案】A

【解析】β-溶血性链球菌能产生致热外毒素与溶组织酶,导致败血症。厌氧链球菌和大肠杆菌混合感染时,恶露有恶臭。葡萄球菌常引起会阴阴道伤口感染。大肠杆菌能产生内毒素引起菌血症和感染性休克。

【考点】产褥感染的临床表现☆☆

【难度】中

4. 产褥感染最常见的是

A. 急性子宫内膜炎

B. 急性盆腔结缔组织炎

C. 急性输卵管炎

D. 腹膜炎

E. 栓塞性静脉炎

5. 严重的产褥感染可形成“冰冻骨盆”的是

A. 急性子宫内膜炎

B. 急性子宫肌炎

C. 急性输卵管炎

D. 急性盆腔结缔组织炎

E. 急性盆腔腹膜炎

6. 关于产褥感染的细菌致病情况,下列正确的是

A. 厌氧链球菌不是产褥感染常见致病菌

B. 葡萄球菌感染宫腔引起产后出血

C. 大肠杆菌产生内毒素引起出血性休克

D. β-溶血性链球菌致病力最强,可致败血症

E. 淋菌不会引起产褥感染

7. 外源性产褥感染的主要致病菌是

A. 葡萄球菌　　B. 需氧性链球菌

C. 厌氧性链球菌　　D. 大肠杆菌

E. 肺炎球菌

8. 产褥期感染中,哪种细菌的感染易发生感染性休克

A. 肺炎球菌　　B. 溶血性链球菌

C. 葡萄球菌　　D. 大肠杆菌

E. 厌氧性链球菌

9. 引起产褥感染最常见的病原菌为

A. 产气荚膜杆菌　　B. 大肠杆菌

C. 厌氧链球菌　　D. 金黄色葡萄球菌

E. β-溶血性链球菌

10. 关于产褥感染的临床表现,**错误**的是

A. 溶血性链球菌感染时恶露增多,有恶臭

B. 厌氧链球菌和大肠杆菌感染时恶露有恶臭

C. 细菌从胎盘剥脱处的创面入侵引起急性子宫内膜炎

D. 葡萄球菌常引起会阴阴道伤口感染

E. 大肠杆菌能产生内毒素引起菌血症感染性休克

11. 下列产褥感染处理原则，错误的是
A. 选用有效的抗生素
B. 纠正全身一般情况
C. 半卧位以利引流
D. 禁用肾上腺皮质激素，避免感染扩散
E. 胎盘残留者，应控制感染后清宫

12. 在产褥感染处理中错误的是
A. 选用有效的抗生素
B. 禁用肾上腺皮质激素，避免感染扩散
C. 半卧位
D. 纠正全身一般情况
E. 胎盘残留者，应控制感染后清宫

13. 对盆腔厌氧菌感染特点的叙述，错误的是
A. 容易形成盆腔脓肿
B. 多沿生殖道黏膜上行播散
C. 脓液可有粪臭味
D. 脓液可有气泡
E. 容易形成感染性血栓静脉炎

【A2 型题】

1. 产妇，28 岁，孕 1 产 1，产后 20 天，下腹疼痛伴发热 3 天入院。20 天前足月顺产，分娩时因胎盘滞留做人工剥离胎盘术，产后出血 500ml。近 3 天下腹持续隐痛，体温 38~39℃。妇科检查：阴道少量血性分泌物，混浊；宫颈轻度糜烂，子宫前位，孕 8 周大小，压痛，两侧附件增厚、触痛。下列处理错误的是
A. B 型超声检查
B. 取宫腔分泌物作细菌培养
C. 抗生素治疗
D. 应用子宫收缩剂
E. 做诊断性刮宫术，排除胎盘残留

2. 产妇，25 岁，足月妊娠，胎膜早破，自然分娩后第 3 天，体温 38.8℃，下腹疼，恶露血性混浊有臭味，宫底平脐，宫旁压痛，血白细胞 15.8×10^9/L，中性粒细胞 80%，最可能的诊断是
A. 急性子宫颈炎
B. 急性子宫内膜炎及子宫肌炎
C. 急性输卵管炎
D. 急性盆腔腹膜炎
E. 败血症

11.【答案】D
【解析】产褥感染处理原则包括：支持疗法，纠正全身一般情况；取半卧位以利恶露引流或使炎症局限于盆腔；选用有效的抗生素抗感染治疗，当中毒症状严重时，短期加用肾上腺皮质激素，提高机体应激能力。胎盘残留者应控制感染后行清宫术。对血栓静脉炎，在应用大量抗生素同时，可加用肝素。子宫严重感染，积极治疗无效，出现不能控制的出血、败血症或脓毒血症时，应及时行子宫全切术，清除感染源。
【考点】产褥感染处理原则☆☆
【难度】易

12.【答案】B
【解析】产褥感染处理原则包括支持疗法纠正全身一般情况，取半卧位以利恶露引流或使炎症局限于盆腔。选用有效的抗生素抗感染治疗，当中毒症状严重时，短期加用肾上腺皮质激素，提高机体应激能力。胎盘残留者，应控制感染后行清宫术。对血栓静脉炎，在应用大量抗生素同时，可加用肝素。子宫严重感染，积极治疗无效，出现不能控制的出血、败血症或脓毒血症时，应及时行子宫全切术，清除感染源。
【考点】产褥感染处理原则☆☆
【难度】易

13.【答案】B
【考点】产褥感染中厌氧菌感染的特点☆☆
【难度】中

1.【答案】E
【解析】产褥感染病人应行超声检查了解宫腔及盆腔状况，同时留取宫腔分泌物、脓肿穿刺物、后穹窿穿刺物做细菌培养和药敏试验。对于胎盘胎膜残留者，应在控制感染后行清宫术。
【考点】产褥感染诊断及处理原则☆☆
【难度】易

2.【答案】B
【解析】发热、疼痛、恶露异常为产褥感染三大主要症状。
【考点】产褥感染的临床表现☆☆
【难度】易

3. 孕妇，30 岁，孕 39 周，胎膜早破 3 天后临产入院，因第二产程延长产钳助产，产后出血 300ml。产后第 3 天开始高热，体温 39.3℃，宫底平脐，宫旁左侧压痛明显，恶露血性混浊有味，血白细胞 23×10^9/L，中性粒细胞 90%，以下处理错误的是

A. 入院后臀部放置无菌垫，保持外阴清洁
B. 助产后仔细检查软产道
C. 为了解产程进展，多次行阴道检查
D. 预防产后出血
E. 产后使用广谱抗生素

3.【答案】C
【解析】胎膜早破病人感染概率高，产程中应控制阴道检查次数，避免不必要的阴道检查。病人胎膜早破时间长，产钳助产，助产后仔细检查软产道，注意宫缩，预防产后出血，产后使用广谱抗生素预防产褥感染。
【考点】产褥感染的临床处理☆☆
【难度】易

4. 产妇，25 岁，于产后第 4 天出现寒战后高热，检查脐下 2cm 处可触及宫底，有明显压痛，恶露臭味明显，子宫复旧不良。初步判断该产妇的病原菌为

A. 金黄色葡萄球菌为主
B. β- 溶血性链球菌为主
C. 产气荚膜杆菌为主
D. 厌氧链球菌为主
E. 肺炎球菌为主

4.【答案】D
【解析】厌氧链球菌和大肠杆菌混合感染时，恶露有恶臭。
【考点】产褥感染的病原体☆☆
【难度】中

5. 初产妇，26 岁，农村医生接生，产后持续流血量多，伴下腹阵痛，超声检查宫内有 2cm×3cm 大小低回声，查体：贫血貌，宫口松，容二指，似可触及组织物，恶露臭味，同时发烧体温持续 38.5~39℃左右，下述处理错误的是

A. 立即清宫　　B. 输血纠正贫血
C. 纠正水电解质平衡　　D. 半卧位，以利引流
E. 给宫缩剂，抗生素

5.【答案】A
【解析】产褥感染时在感染控制后再清宫。
【考点】产褥感染的处理原则☆☆
【难度】中

【A3/A4 型题】

(1~3 题共用题干)
初产妇，自产后第 2 天起，自诉连续 3 天发烧，多汗，伴下腹阵痛，查体：体温 37.5℃，子宫底脐下 3 指，无压痛，会阴伤口无肿胀及压痛，恶露暗红，腥味，双乳胀，有硬结。

1. 该产妇发热的原因是

A. 会阴伤口感染　　B. 上呼吸道感染
C. 急性乳腺炎　　D. 乳汁淤积
E. 产褥感染

1.【答案】D
【解析】病人产后 2 天，子宫底脐下 3 指，无压痛，会阴伤口无肿胀及压痛，恶露暗红，考虑子宫收缩好，会阴伤口无感染。因双乳胀，硬结，考虑为乳汁淤积导致产后发热。
【考点】产后发热的原因☆☆
【难度】易

2. 该产妇腹痛的原因是

A. 产后子宫内膜炎　　B. 产后子宫收缩痛
C. 产后尿潴留　　D. 卵巢囊肿扭转
E. 子宫复旧不良

2.【答案】B
【解析】产后 2 天，子宫底脐下 3 指，无压痛，考虑子宫收缩好，病人感下腹阵痛，考虑为自然分娩后正常子宫收缩痛。
【考点】正常产褥☆☆
【难度】易

3. 进一步的处理是
   A. 应用抗生素 B. 口服回乳药 C. 鼓励哺乳
   D. 盆腔超声检查 E. 剖腹探查术

3.【答案】C
【解析】产后乳汁淤积应乳房局部热敷,尽量吸出乳汁,及时通乳,以免发生急性乳腺炎。
【考点】产后乳汁淤积的处理☆☆
【难度】易

(4~8 题共用题干)
初产妇,27 岁,孕 40 周,因第二产程延长行会阴切开和产钳助产术。术后 3 小时诉会阴部伤口疼痛,肛门检查发现会阴伤口处有 5cm 大小血肿,故予血肿切开缝合术。产后 3 天持续发热,体温 38~39℃,伴头痛。检查:血压 105/75mmHg,脉搏 100 次 /min,子宫底位于脐下 1 指,压痛。恶露色红,量少,混浊不臭。双乳稍胀,无硬块。会阴伤口表面愈合不佳,无硬结及压痛。尿常规红细胞增多,余无异常。

4. 最有助于诊断的检查是
   A. 中段尿培养 B. 血培养
   C. 宫腔分泌物培养 D. 肾功能测定
   E. 肝功能测定

4.【答案】C
【解析】产褥感染时应积极留取宫腔分泌物培养了解病原体及药敏试验。
【考点】产褥感染的诊断☆☆
【难度】易

5. 首选的诊断是
   A. 会阴伤口感染 B. 子宫内膜炎
   C. 急性早期乳腺炎 D. 尿路感染
   E. 上呼吸道感染

5.【答案】B
【解析】子宫内膜炎病人可出现高热、寒战、头痛、白细胞升高,查体子宫压痛明显,子宫复旧不良。
【考点】产褥感染子宫内膜炎临床表现☆☆
【难度】易

6. 最可能的致病菌是
   A. 脆弱杆菌 B. 金黄色葡萄球菌
   C. 绿脓杆菌 D. 大肠杆菌
   E. 产气荚膜杆菌

6.【答案】D
【解析】结合病史,此例考虑为大肠杆菌感染可能性大。
【考点】产褥感染的病原体☆☆
【难度】中

7. 若该产妇持续高热、下腹疼痛,且放射至右腹股沟,右下肢肿胀,还应考虑诊断
   A. 衣原体感染 B. 淋病
   C. 伤寒 D. 阑尾脓肿
   E. 下肢血栓性静脉炎

7.【答案】E
【解析】下肢血栓性静脉炎病变多在股静脉、腘静脉及大隐静脉,多继发于盆腔静脉炎,表现为弛张热、下肢持续性疼痛、局部静脉压痛或触及硬索状使血液回流受阻而引起下肢水肿、皮肤发白,常称为股白肿。
【考点】血栓性静脉炎的概念☆☆
【难度】易

8. 首选治疗是
   A. 清热解毒中药 B. 中西医结合治疗
   C. 大剂量静脉滴注抗生素 D. 抗生素 + 肾上腺皮质激素
   E. 物理治疗

8.【答案】C
【解析】明确的产褥感染应积极大剂量静脉滴注抗生素。只有在中毒症状严重者,才考虑加用肾上腺皮质激素治疗。
【考点】产褥感染的治疗☆☆
【难度】易

(9~11 题共用题干)
产后第 11 天自觉发冷发热,检查:体温 39.5℃,脉搏 98 次 /min,全腹软,于耻骨联合上方可触及宫底,有压痛,内诊检查:宫口闭,

恶露粉红色中量，子宫手拳大，其右后下方可触及近鹅卵大小包块，不活动，有触痛，有囊性感。

9. 最可能的诊断是

A. 卵巢囊肿蒂扭转　　B. 卵巢囊肿感染

C. 盆腔脓肿　　D. 阑尾周围脓肿

E. 肠扭转合并感染

10. 治疗措施应首选

A. 开腹探查　　B. 后穹窿穿刺

C. 后穹窿切开引流　　D. 腹腔镜下手术

E. 腹部理疗

11. 为控制感染应首选

A. 青霉素 G 滴注　　B. 庆大霉素滴注

C. 第三代头孢菌素滴注　　D. 红霉素滴注

E. 林可霉素滴注

【案例分析题】

案例一：孕妇，25 岁，孕 1 产 0，孕 40 周，胎头拨露 1 小时，宫缩持续 40s，间隔 2~3min，强度中等，胎心率 140 次 /min。孕妇配合宫缩用力，估计胎儿重 2 800g。阴道检查：宫口开全，胎头位于坐骨棘水平下 2cm，LOP 位，胎膜破，羊水清。骨盆检查无异常。

提问 1：最适宜的处理方法是

A. 胎头吸引助产术

B. 手转胎头后继续观察产程进展

C. 剖宫产术

D. 等待自然分娩

E. 缩宫素静脉滴注

F. 产钳助产

提问 2：胎儿娩出后，阴道一阵鲜红流血，胎盘娩出完整，但阴道持续少量鲜红流血，约 200ml。检查：子宫底脐下 2 指，轮廓清，血压 105/75mmHg，首先考虑的原因是

A. 宫缩乏力　　B. DIC

C. 胎盘部分残留　　D. 阴道、宫颈裂伤

E. 子宫破裂　　F. 羊水栓塞

提问 3：此时首选的处理是

A. 输血　　B. 应用子宫收缩剂

C. 导尿　　D. 补液，继续观察

E. 经阴道检查阴道和宫颈　　F. 使用地塞米松

提问 4：若产后 3 天，每日发热，体温 38~39℃，检查：两乳房稍胀，子宫底脐下 3 指，轻压痛。血性恶露混浊，稍有臭味，会阴伤口有

9.【答案】C

【解析】急性盆腔结缔组织炎局限后，可形成盆腔脓肿。查体宫旁一侧可触及炎性包块，不活动，有触痛，有囊性感。

【考点】产褥感染的临床表现☆☆

【难度】中

10.【答案】C

【解析】盆腔脓肿的治疗应考虑经腹或后穹窿切开引流。本例病人产后 2 天，盆腔脓肿位于子宫右后下方，可考虑行后穹窿切开引流。

【考点】盆腔脓肿的治疗☆☆

【难度】易

11.【答案】C

【解析】盆腔脓肿在切开引流后应给予广谱高效抗生素治疗。

【考点】盆腔脓肿的治疗☆☆

【难度】易

提问 1：【答案】B

【解析】病人宫口开全 1 小时，S^{+2}，LOP 位，宫缩胎心好，可手转胎头至枕前位后继续观察产程进展。

【考点】第二产程的处理☆☆

【难度】中

提问 2：【答案】D

【解析】病人产后胎盘完整，子宫底脐下 2 指，轮廓清，说明子宫收缩好。阴道出血的原因考虑为阴道、宫颈裂伤

【考点】产后出血的原因☆☆

【难度】中

提问 3：【答案】E

【解析】可疑生殖道裂伤时，需阴道检查，必要时缝合。

【考点】生殖道裂伤的处理☆☆

【难度】中

提问 4：【答案】B

【解析】病人产后 3 天，子宫底脐下 3 指，轻压痛，血性恶露混浊，稍有臭味，首先考虑子宫内膜炎可能。

【考点】产褥感染原因的识别☆☆

【难度】中

硬结。首先考虑下列哪项诊断

A. 早期乳腺炎　　B. 子宫内膜炎
C. 会阴伤口感染　　D. 阴道炎
E. 败血症　　F. 急性宫颈炎

提问5:有助于诊断的首选检查是

A. 宫腔分泌物培养　　B. 尿培养
C. 血培养　　D. 血沉测定
E. 胸部X线检查　　F. C反应蛋白

提问6:引起该病的病原体中,致病性最强的细菌是

A. 表皮葡萄球菌　　B. 金黄色葡萄球菌
C. 产气荚膜杆菌　　D. 副大肠杆菌
E. 细球菌　　F. β-溶血性链球菌

提问5:【答案】A

【解析】产褥感染时,应积极留取宫腔分泌物培养,寻找病原学证据及药物敏感试验。

【考点】产褥感染的诊断☆☆

【难度】易

提问6:【答案】F

【解析】产褥感染的病原体中,β-溶血性链球菌能产生致热外毒素与溶组织酶,使病变迅速扩散导致严重干扰。

【考点】产褥感染的病原体☆☆

【难度】中

第三节　晚期产后出血

【A1型题】

1. 有关晚期产后出血的定义,以下描述正确的是

A. 胎儿娩出后至产褥期内发生的子宫大量出血
B. 胎盘娩出后至产褥期内发生的子宫大量出血
C. 分娩24小时后至产褥10天内发生的子宫大量出血
D. 分娩24小时后至产褥期内发生的子宫大量出血
E. 胎盘娩出24小时后,至产后4周内发生的子宫大量出血

1.【答案】D

【解析】分娩24小时后,在产褥期内发生的子宫大量出血,称为晚期产后出血。

【考点】晚期产后出血的定义☆☆

【难度】易

2. 发生晚期产后出血最多的时间为

A. 产后24小时　　B. 产后1~2周
C. 产后1周　　D. 产后1~3天
E. 产后6周

2.【答案】B

【解析】晚期产后出血以产后1~2周发病最常见。

【考点】晚期产后出血最常见的发病时间☆☆

【难度】易

3. 不属于晚期产后出血的原因是

A. 胎盘胎膜残留
B. 继发性子宫收缩乏力
C. 胎盘附着面复旧不全
D. 胎盘附着面血栓脱落
E. 剖宫产后子宫切口感染或裂开

3.【答案】B

【解析】晚期产后出血的原因有胎盘、胎膜残留,蜕膜残留,子宫胎盘附着面感染或复旧不全,感染,剖宫产术后子宫切口裂开等。

【考点】晚期产后出血的原因☆☆

【难度】易

【A2型题】

1. 产后2周,突然大量阴道流血,检查子宫大而软,宫口松,有血块填塞,最可能的原因是

A. 胎盘残留　　B. 子宫复旧不全
C. 蜕膜残留　　D. 胎膜残留
E. 子宫内膜息肉

1.【答案】B

【解析】产后2周子宫大而软,宫口松,有血块填塞,考虑为子宫复旧不良。

【考点】晚期产后出血的原因☆☆

【难度】易

2. 女性，30岁，足月顺产，产后发热，体温38℃，经抗生素治疗后热退，产后2周恶露干净。现为产后1个月，突然阴道流血，其量为月经量的2倍，血压100/70mmHg，阴道大量积血块，宫口松，可容1指，子宫体2个月妊娠大小，两侧附件阴性。以下处理最佳的是

A. 刮宫术止血
B. 子宫全切术
C. 输血
D. 先给予抗生素及子宫收缩剂
E. 查尿妊娠试验

2.【答案】D
【解析】少量或中等量阴道出血，应给予广谱抗生素、子宫收缩剂及支持疗法。该病人产后1个月，阴道出血多，子宫如孕8周大小，属于子宫复旧不良，应先给予抗生素及子宫收缩剂治疗。
【考点】晚期产后出血的治疗☆☆
【难度】易

3. 初产妇，29岁，足月自然分娩，自述产后恶露淋漓不断，有臭味，于产后19天突然阴道出血约400ml，查面色苍白，T 36.8℃，BP 90/60mmHg，P 105次/min，R 24次/min，Hb 90g/L，妇科检查：阴道有鲜血流出，宫颈光滑，宫口有胎盘组织堵塞，子宫如妊娠12周大，应诊断为

A. 早期产后出血　B. 绒毛膜癌　C. 产褥感染
D. 晚期产后出血　E. 凝血机制障碍

3.【答案】D
【解析】本例病人产后19天阴道大量出血，查体宫口有胎盘组织堵塞，子宫如妊娠12周大，考虑为晚期产后出血，出血原因是胎盘残留。
【考点】晚期产后出血的临床表现☆☆
【难度】易

【A3/A4型题】

(1~2题共用题干)
女性，28岁，自然分娩后10天，血性恶露持续不断，入院前4小时突然阴道流血多，约200ml。查：子宫底耻上3横指，轻压痛，宫口容2指，有血块堵塞。

1. 此病人最可能的诊断是

A. 子宫内膜炎　B. 蜕膜残留
C. 胎盘、胎膜残留　D. 子宫黏膜下肌瘤
E. 子宫复旧不良

1.【答案】C
【解析】胎盘胎膜残留为晚期产后出血中最常见的原因，多发生在自然分娩后10天左右，表现为血性恶露持续时间延长，以后反复出血或突然大量出血。妇科检查子宫复旧不全，宫口松弛，有时可触及残留组织。
【考点】晚期产后出血的病因☆☆
【难度】易

2. **不正确**的处理措施是

A. 加用宫缩剂　B. 抗感染　C. 超声检查
D. 抗生素应用并清宫　E. 立即剖腹探查

2.【答案】E
【解析】晚期产后出血怀疑胎盘胎膜残留时，应行超声检查了解宫内情况，同时抗感染及促进子宫收缩治疗，必要时清宫。
【考点】晚期产后出血的临床处理☆☆
【难度】易

【案例分析题】

案例一：孕妇，26岁，孕1产0，孕39周，自诉腹部阵痛4小时后发现阴道少量流血，急诊入院。入院检查：胎心率124次/min，宫缩规则，胎头先露，宫口扩张2cm，胎头高位于坐骨棘水平上1cm。

提问1：根据以上情况，首先考虑的诊断是

A. 低置胎盘　B. 临产
C. 前置胎盘　D. 胎盘早剥
E. 胎盘边缘血窦破裂　F. 帆状胎盘前置血管破裂

提问1：【答案】B
【解析】病人规律宫缩，宫口开2cm，阴道少量流血考虑为正常临产表现。
【考点】临产的临床表现☆☆
【难度】易

提问2:孕妇住院6小时后,宫缩规律,宫口开全,S^{+3},胎心率80次/min,羊膜囊鼓起。下列处理**错误**的是
A. 让孕妇全力增加腹压,经阴道分娩
B. 人工破膜术
C. 吸氧
D. 阴道检查评估胎方位
E. 胎方位正可胎头吸引助产
F. 胎方位正可以产钳助产

提问3:产妇经阴道左侧切分娩后2小时,诉会阴部胀痛,有排便感,排尿困难,下列检查正确的是
A. 阴道检查或肛门检查
B. 按压宫底
C. 导尿
D. 测残余尿量
E. B型超声检查
F. 协助排尿

提问4:产妇出院后1周,突然发生阴道大量流血,来院急诊,下列哪些**不是**出血可能的原因
A. 子宫复旧不良
B. 胎盘部分残留
C. 宫腔感染
D. 会阴伤口感染
E. 子宫黏膜下肌瘤
F. 恶露异常增多

提问5:产妇足月剖宫产术后1周,突发阴道大量出血,应用子宫收缩剂和抗生素后仍有大量阴道流血,采取的措施**错误**的是
A. 输液、输血
B. 继续按摩子宫底部
C. 刮宫术
D. 静脉注射止血药物
E. 头低位,吸氧
F. 超声检查

提问2:【答案】A
【解析】病人宫口开全,S^{+3},伴胎心减速,胎膜未破,应予以人工破膜,枕位正,尽快阴道助产术。
【考点】第二产程急性胎儿窘迫的处理☆☆
【难度】中

提问3:【答案】A
【解析】病人产后诉会阴部胀痛,有排便感,排尿困难,应行阴道检查及肛门检查,除外阴道壁血肿。
【考点】第四产程的处理☆☆
【难度】中

提问4:【答案】F
【解析】晚期产后出血常见的原因有胎盘、胎膜残留,子宫胎盘附着面感染或复旧不全,感染,剖宫产术后子宫伤口裂开,以及少见的原因如子宫黏膜下肌瘤、滋养细胞肿瘤等。
【考点】晚期产后出血的原因☆☆
【难度】易

提问5:【答案】C
【解析】晚期产后出血应给予广谱抗生素、子宫收缩剂及支持疗法。若治疗无效,阴道持续多量出血,必要时行剖腹探查术,不应实施刮宫术。
【考点】晚期产后出血的临床处理☆☆
【难度】中

第四节 产褥抑郁症

【A1型题】

1. 有关产褥期抑郁症的说法,正确的是
A. 只用心理治疗不用药物治疗
B. 停止哺乳
C. 最常见于产后2周
D. 再次妊娠70%复发率
E. 1年内20%治愈

2. 产褥期抑郁症最常见的发病时间为
A. 产后3天
B. 产后1周
C. 产后2周
D. 产后3周
E. 产后4周

3. 产褥期抑郁症诊断的必备条件为
A. 疲劳乏力
B. 失眠或睡眠过度
C. 反复出现死亡想法
D. 对生活明显缺乏兴趣

1.【答案】C
【解析】通常以心理治疗为主,但严重病例应给予药物治疗,选择不经过乳汁分泌的药物。1年内70%治愈,但再次妊娠可有20%复发。
【考点】产褥期抑郁症☆
【难度】易

2.【答案】C
【解析】产褥期抑郁症多在产后2周内出现症状。
【考点】产褥期抑郁症的发病时间☆
【难度】易

3.【答案】D
【解析】对生活明显缺乏兴趣是诊断产褥期抑郁症的必备条件。
【考点】产褥期抑郁症的诊断☆
【难度】易

E. 注意力涣散

4. 产褥期抑郁症的药物治疗**错误**的是

A. 舍曲林 B. 帕罗西汀 C. 阿米替林

D. 氟西汀 E. 劳拉西泮

【A2型题】

女性29岁，产后半个月，表现为焦虑、沮丧，对自己和婴儿健康过度担心，一般可能为

A. 产褥感染 B. 晚期产后出血 C. 产褥期抑郁症

D. 产褥中暑 E. 其他

4.【答案】E

【解析】产褥期抑郁症的药物治疗包括：① 5-羟色胺再吸收抑制剂，如帕罗西汀、舍曲林、氟西汀；②三环类抗抑郁药，如阿米替林。

【考点】产褥期抑郁症的药物治疗 ☆

【难度】难

【答案】C

【解析】产褥期抑郁症的临床表现有情绪抑郁，对全部或多数活动明显缺乏兴趣或愉悦，失眠或睡眠过度，疲劳或乏力，注意力不集中，遇事均感毫无意义等。

【考点】产褥期抑郁症的临床表现 ☆

【难度】易

第九章　产前检查和孕期保健

【A1 型题】

1. 使用孕妇系统保健手册的主要目的是
   A. 使孕妇掌握胎儿生长情况
   B. 使家属了解孕妇的基本情况
   C. 使孕妇了解下次就诊日期
   D. 利于县、区妇幼保健所进行详细的统计分析
   E. 加强对孕妇的系统管理，提高产科疾病防治与管理质量

2. 我国围产期的规定是
   A. 妊娠满 20 周至产后 4 周
   B. 妊娠满 24 周至产后 4 周
   C. 妊娠满 24 周至产后 1 周
   D. 妊娠满 28 周至产后 1 周
   E. 妊娠满 28 周至产后 4 周

3. 关于四步触诊**错误**的是
   A. 前三步，检查者均面向孕妇脸部
   B. 第二步，触诊主要查胎背四肢在何侧
   C. 第三步，主要检查先露大小
   D. 第四步，面向孕妇足端
   E. 第四步，主要了解先露部入盆程度

4. WHO 建议孕期的产前检查次数至少为
   A. 4 次　　B. 7 次　　C. 9 次
   D. 11 次　　E. 12 次

5. 胎儿生物物理评分（BPP）的内容**不包括**
   A. 胎儿呼吸运动　　B. 胎盘成熟度
   C. 胎动　　D. 羊水指数
   E. 胎儿肌张力

1.【答案】E
【解析】此题主要考查对孕妇系统管理体系的了解情况。建立孕妇系统保健手册制度，是为了加强对孕妇的系统管理，提高产科疾病防治与管理质量，降低“三率”（孕产妇死亡率、围产儿死亡率和病残儿出生率）。
【考点】孕妇系统管理体系的目的☆
【难度】易

2.【答案】D
【解析】此题主要考查对我国围产期定义的掌握情况，我国现阶段围产期是指妊娠满 28 周（即胎儿体重≥1 000g 或身高≥35cm）至产后 1 周。
【考点】围产期定义☆
【难度】易

3.【答案】C
【解析】此题主要考查对四步触诊的掌握情况。四步触诊第三步的目的是进一步探清是胎头还是胎臀，并左右推动以确定是否衔接。
【考点】四步触诊检查方法和目的☆
【难度】易

4.【答案】A
【解析】此题主要考查对产前检查次数的掌握情况。针对发展中国家无并发症的孕妇，WHO（2006 年）建议孕期至少需要 4 次产前检查，孕周分别为妊娠少于 16 周，24~28 周，30~32 周和 36~38 周。根据中华医学会《孕前和孕期保健指南》，推荐的产前检查孕周分别是：妊娠 $6\sim13^{+6}$ 周，$14\sim19^{+6}$ 周，$20\sim23^{+6}$ 周，$30\sim31^{+6}$ 周，$33\sim36^{+6}$ 周，37~41 周，共 7~11 次，高危孕妇应酌情增加次数。
【考点】产前检查次数☆
【难度】易

5.【答案】B
【解析】此题主要考查对生物物理评分（BPP）的掌握情况。完整的 BPP 包括 5 部分（NST、超声下的胎儿呼吸运动、胎动、胎儿肌张力和羊水量），总分 10 分。综合评分≥8 分为正常，6 分为可疑，≤ 4 分为异常。
【考点】生物物理评分（BPP）☆☆
【难度】中

6.【答案】C
【解析】此题主要考查对骨盆的各个径线的正常值的掌握情况。骨盆外测量包括：髂棘间径 23~26cm，髂嵴间径 25~28cm，骶耻外径 18~20cm，坐骨结节间径 8.5~9.5cm，出口后矢状径 8~9cm，耻骨弓角度 90°。骨盆内测量包括：对角径 12.5~13cm，真结合径 11cm，坐骨棘间径 10cm，坐骨切迹 5.5~6cm。
【考点】骨盆测量的正常值☆☆
【难度】中

7.【答案】C
【解析】此题主要考查对始觉胎动出现时间的掌握情况，一般初产妇 18~20 周始觉胎动，经产妇会更早些。
【考点】胎动出现时间☆
【难度】易

8.【答案】D
【解析】此题主要考查对胎心率正常值的掌握情况。胎心率基线 FHR 指在无胎动和无宫缩影响时，10 分钟以上的胎心率平均值。正常胎心率为 110~160 次 /min。
【考点】胎心率正常值☆
【难度】易

9.【答案】E
【解析】此题主要考查对骨盆各个径线的掌握情况。耻骨联合上缘中点至骶岬前缘中点的距离，为真结合径。在骨盆内测量时，可通过测量对角径获得真结合径。对角径为耻骨联合下缘中点至骶岬前缘中点的距离，正常值为 12.5~13cm，减去 1.5~2cm，即为真结合径。
【考点】真结合径的概念☆
【难度】中

10.【答案】B
【解析】此题主要考查对胎心监护图的掌握情况。基线变异缺失 + 反复性晚期减速提示胎儿出现异常的酸碱平衡状态。
【考点】胎心监护图形的识别☆☆
【难度】难

1.【答案】E
【解析】此题主要考查孕期常见症状的识别和处理。妊娠晚期常有踝部、小腿下半部轻度水肿，休息后消退，属生理现象。睡眠取左侧卧位，下肢垫高 15° 能使下肢血液回流改善，水肿减轻。若下肢水肿明显，休息后不消退，应考虑到妊娠合并肾病、低蛋白血症等。补充钙剂不能解决下肢水肿的问题。
【考点】孕期常见症状的处理☆
【难度】易

2.【答案】C
【解析】此题结合病例主要考查孕期健康教育及指导知识的掌握情况。必要时，孕期可以接种破伤风疫苗或流感疫苗。
【考点】孕期健康教育与指导☆☆
【难度】中

6. 对于骨盆测量在正常范围内的是
A. 真结合径 10cm　　B. 坐骨结节间径 7cm
C. 耻骨弓角度 90°　　D. 坐骨棘间径 8cm
E. 对角径 11cm

7. 初孕妇自觉胎动，多数始于
A. 妊娠 14~16 周　　B. 妊娠 16~18 周
C. 妊娠 18~20 周　　D. 妊娠 21~23 周
E. 妊娠 22~24 周

8. 足月妊娠时，胎心率正常的腹围是
A. 100~150 次 /min　　B. 110~150 次 /min
C. 120~160 次 /min　　D. 110~160 次 /min
E. 120~170 次 /min

9. 自耻骨联合上缘到骶岬上缘中点的距离是
A. 骨盆入口横径　　B. 骨盆出口前后径
C. 中骨盆前后径　　D. 对角径
E. 真结合径

10. 下列哪项检查结果提示胎儿宫内窘迫
A. 基线 120 次 /min，微小变异，NST 反应型
B. 基线 130 次 /min，变异消失，反复性晚期减速
C. 基线 140 次 /min，正常变异，早期减速
D. 基线 140 次 /min，正常变异，间歇性变异减速
E. 基线 110 次 /min，正常变异，CST 阴性

【A2 型题】

1. 27 岁初产妇，孕 36 周，常规产检，主诉：近 1 周足踝部和小腿下半部轻度水肿，休息后消退。目前给的建议和处理**不恰当**的是
A. 睡眠采取左侧卧位　　B. 下肢垫高 15°
C. 避免重体力劳动　　D. 监测血压及尿常规
E. 补充钙剂

2. 26 岁初产妇，孕 8 周，首次进行产前检查，咨询妊娠期间要注意哪些保健常识，以下建议中**错误**的是
A. 孕期应该吃好消化的食物
B. 以淋浴为主，避免盆浴
C. 不能接种破伤风疫苗
D. 要谨慎用药
E. 早孕期不能进行性生活

3. 28岁经产妇,孕20周,首次产检,下列**不能**作为推算预产期依据的是

A. 末次月经　B. 妊娠反应出现时间

C. 目前体重增加了4kg　D. 早期妇科检查及超声结果

E. 初觉胎动时间

3.【答案】C

【解析】此题结合病例考查对核对孕周的依据的掌握情况。核对孕周的依据包括:末次月经,月经是否规律,早孕反应开始出现时间、胎动出现的时间,子宫底高度、早孕期超声胎囊大小、头臀长度。体重增加不能作为推算预产期的依据。

【考点】推断预产期的依据☆☆

【难度】中

4. 30岁初产妇,孕38周,阴道流液12小时,阵发性腹痛10小时,阴道检查:宫颈消失,宫口开大6cm,S^{+1},胎儿头位,矢状缝位于2~8点,小囟门在母体骨盆的左上方。根据查体情况判断胎方位为

A. LOA　B. LSA　C. ROP

D. ROA　E. LOT

4.【答案】A

【解析】此题主要考查对胎方位的掌握。胎方位指胎儿先露部的指示点与母体骨盆的关系。本例胎儿为头位,先露指示点为枕骨,矢状缝为2~8点方向,小囟门在母体骨盆的左上方,说明枕骨位于母体骨盆的左前方,故判断胎方位为左枕前位,简称LOA。LSA:左骶前;ROP:右枕后;LOT:左枕横。

【考点】胎方位的判断☆

【难度】易

5. 32岁初产妇,孕16周,因宫颈机能不全行环扎术后1周,卧床保胎中,无腹痛无阴道出血,3日未解大便,感腹胀,此时可给予的处理**不恰当**的是

A. 多次新鲜水果蔬菜　B. 每日按时排便

C. 口服缓泻剂　D. 灌肠

E. 口服乳果糖口服液

5.【答案】D

【解析】此题结合病例考查孕期常见症状的处理。便秘为妊娠期常见,处理方法包括养成排便习惯、饮食结构调整、可口服缓泻剂或乳果糖口服液。孕期禁忌灌肠,以免引起流产或早产。

【考点】孕期便秘的处理☆☆

【难度】中

6. 28岁初产妇,孕36周,妊娠糖尿病胰岛素治疗中,常规胎心监护提示:FHR 140次/min,变异正常,无宫缩,40分钟未见胎心加速,下面的处理恰当的是

A. 立即剖宫产

B. 行人工破膜,了解羊水性状

C. 立即缩宫素静脉滴注引产

D. 胎儿生物物理评分

E. 属正常监护,不做特殊处理

6.【答案】D

【解析】此题结合病例考查胎心监护NST无反应型的处理。因NST假阳性太高,应给予:积极处理,全面评估胎儿状况,BPP评分,及时终止妊娠。

【考点】胎心监护NST异常的处理☆☆

【难度】中

7. 20岁初产妇,孕10周,末次月经为2017年10月16日,计算她的预产期为

A. 2018年7月23日　B. 2018年8月23日

C. 2018年7月22日　D. 2018年6月23日

E. 2018年7月25日

7.【答案】A

【解析】此题主要考查预产期的推算方法。按末次月经第一日算起,月份减3或加9,日期加7。

【考点】考查预产期的推算方法☆

【难度】易

8. 34岁初产妇,孕38周,妊娠糖尿病,经饮食加运动治疗血糖控制满意。估计胎儿3 200g,骨盆各径线正常,需要对其进行的健康教育和指导内容,**错误**的是

A. 分娩相关知识的教育　B. 新生儿免疫接种指导

C. 胎儿宫内情况的监护　D. 产褥期指导

E. ≥41周,住院并引产

8.【答案】E

【解析】此题结合病例主要考查患有妊娠糖尿病孕妇的晚孕期健康教育内容。妊娠37~41^{+6}周的健康教育和指导包括:分娩相关知识(临产的症状、分娩方式指导、分娩镇痛),新生儿免疫接种指导,产褥期指导,胎儿宫内情况的监护,无并发症及合并症的孕妇≥41周,住院并引产。本孕妇为患有妊娠糖尿病未用胰岛素治疗者,不宜孕过期,宜在孕40周住院并引产。

【考点】晚孕期健康教育内容☆☆

【难度】中

9. 26岁初产妇,末次月经记不清,自觉2周前开始胎动,查体宫底高度脐平,胎心150次/min,规律,子宫放松好,推算可能的孕周是

A. 20~22周　B. 23~25周　C. 16~18周
D. 18~20周　E. 24~26周

10. 32岁初产妇,36周,常规产检,查体:宫高34cm,腹围98cm,宫底部可触及浮球感,胎背位于母体腹部右侧,胎心位于右上腹,考虑胎方位为

A. LOA　B. ROT　C. RSA
D. LSA　E. ROP

11. 38岁初产妇,孕34周,自觉胎动减少半天,查体:宫高33cm,腹围96cm,胎心140次/min,规律,子宫放松好,胎心监护为NST无反应型,行BPP,见羊水指数4cm,见3次胎动,未见胎儿呼吸样运动,肢体和脊柱都伸展,目前BPP的评分为

A. 10分　B. 8分　C. 6分
D. 4分　E. 2分

12. 26岁初产妇,孕41周,无产兆,自觉胎动减少,行胎心监护提示FHR 140次/min,变异消失,NST(-),进一步行OCT,示FHR 140次/min,变异消失,晚期减速,可能为

A. 胎头受压　B. 脐带受压
C. 胎盘功能减退　D. 迷走神经兴奋
E. 胎儿有先天性心脏异常

13. 34岁经产妇,剖宫产再孕,3年前因胎儿窘迫行剖宫产术,现孕22周,超声检查示胎盘前壁,下缘达宫颈内口,现无出血,目前的处理是

A. 入院保胎
B. 诊断边缘性前置胎盘
C. 出血风险大,建议终止妊娠
D. 告知有凶险性前置胎盘可能性,门诊随访观察
E. 卧床休息

14. 30岁初产妇,孕6周,身高160cm,孕前体重55kg,初次产检,既往体健,下列孕期体质量管理的健康指导**不恰当**的是

A. 早孕期体质量可无明显增加
B. 妊娠足月时平均体质量增加12.5kg左右
C. 体质量增长过多,应考虑水肿或隐性水肿
D. 自妊娠13周开始,每周体质量平均增加400g
E. 自妊娠13周开始,每周体质量平均增加200g

9.【答案】A
【解析】此题结合病例考查根据宫高和胎动时间推算孕周的掌握情况。通常胎动在18~20周时开始察觉,结合宫底高度,考虑20~22周比较符合。
【考点】宫高与孕周的关系,始觉胎动时间☆☆
【难度】难

10.【答案】C
【解析】此题主要考查四步触诊检查胎方位的掌握情况。四步触诊第一步为两手置于宫底部,以两手指腹相对交替轻推,判断在宫底部的胎儿部分,若为胎头则为硬而圆且有浮球感。宫底部触及胎头,说明先露为臀。四步触诊第二步为两手掌分别置于腹部左右侧,触到平坦饱满部分为胎背。胎背位于母体腹部右侧,说明骶骨位于骨盆的右前方。故胎方位为右骶前,缩写为RSA。
【考点】四步触诊法的应用☆☆
【难度】中

11.【答案】D
【解析】此题结合病例主要考查对BPP的掌握情况。NST无反应型0分,胎儿呼吸运动0分,胎动2分,肢体和脊柱都伸展2分,羊水0分,总得分为4分。考虑有急性或慢性缺氧。
【考点】BPP评分☆☆
【难度】难

12.【答案】C
【解析】此题结合病例考查对胎心监护图形的解读。FHR在110~160次/min之间,为正常范围。变异消失同时晚期减速,考虑Ⅲ类图型,胎儿窘迫明确,结合孕41周,考虑可能为胎盘功能减退引起。
【考点】晚期减速的意义☆☆
【难度】中

13.【答案】D
【解析】孕22周发现胎盘前置状态,孕28周前不做前置胎盘诊断,故B错误,前壁胎盘低置合并瘢痕子宫,胎盘可能覆盖瘢痕,有妊娠晚期凶险性前置胎盘可能,出血风险增高,应充分告知,但不积极建议终止妊娠。没有出现出血症状,可门诊随访,不需要绝对卧床休息。
【考点】凶险性前置胎盘的孕期管理☆☆
【难度】难

14.【答案】E
【解析】此题结合病例主要考查孕期体质量管理的相关知识。本孕妇的体重指数21.5kg/cm^2,属于正常范围,建议每周体质量增长400g左右。
【考点】孕期体质量管理☆☆
【难度】中

15. 36 岁初产妇，孕 32 周，定期产检，血常规 WBC 8.2×10^9/L，N 70%，Hb 98g/L，HCT 32%，PLT 205×10^9/L，MCV89fl，MCH30pg，RBC3.89×10^{12}/L，给予的建议不恰当的是

A. 进食含铁丰富的食物　B. 补充铁剂

C. 补充维生素 C　D. 每日补充叶酸 15mg

E. 排查消化道疾病

16. 30 岁经产妇，35 周，产检示胎儿 LSA，FHR 140 次 /min，监测胎儿宫内安危的最简易的方法是

A. NST　B. 超声监测 AFI

C. 住院观察　D. BPP

E. 自数胎动

【A3/A4 型题】

（1~3 题共用题干）

39 岁初产妇，孕 30 周，常规产前检查时首次发现血压 145/90mmHg，无双下肢水肿，无头晕头痛等不适，胎动好。查体：FHR 140 次 /min，规律，子宫放松好，尿蛋白阴性。身高 160cm，孕前体重 70kg，孕期增长 10kg。既往体健。

1. 休息后复测血压 120/80mmHg，P 84 次 /min，此时最恰当的处理是

A. 绝对卧床　B. 密切观察血压变化

C. 每日胎心监护　D. 每日吸氧

E. 严格限盐

2. 2 周后复诊，测血压 180/120mmHg，尿蛋白（+++），此时不适宜的处理应是

A. 胎心监护　B. 绝对卧床

C. 拉贝洛尔口服　D. 收入院

E. 静脉滴注硫酸镁

3. 此病人经救治后母子平安，今日出院，需要做健康指导，除了

A. 继续监测血压　B. 禁止哺乳

C. 门诊复查尿常规　D. 产后 6 周复诊

E. 产后 12 周内科随诊

（4~5 题共用题干）

29 岁初产妇，平素月经规律，孕 14 周，产检耻上未及宫底，未闻及胎心，即行超声检查，示宫腔内见一变形胎囊，CRL 2.5cm，未见胎心。

15.【答案】D

【解析】此题结合病例考查妊娠期贫血的诊断和处理。根据血常规考虑轻度缺铁性贫血，治疗方案为补充铁剂。15mg 叶酸为巨细胞性贫血的治疗，不适合本例孕妇。HCT：血细胞比容；PLT：血小板；MCV：平均红细胞体积；MCH：平均红细胞血红蛋白量。

【考点】妊娠期贫血☆☆

【难度】中

16.【答案】E

【解析】此题结合病例考查孕期自我监测的方法。胎动与胎盘功能关系密切，胎盘功能低下时，胎动较前期会有所减少。妊娠 28 周后，胎动计数 <10 次 /2 小时或减少 50% 提示胎儿缺氧可能。

【考点】孕期自我监护方法☆

【难度】易

1.【答案】B

【解析】此题结合病例主要考查孕期的血压管理及妊娠期高血压疾病的诊断。高血压定义为同一手臂至少 2 次测量的收缩压≥140mmHg，和 / 或舒张压≥90mmHg。本病人复测血压正常，还不能诊断为高血压。但需严密监测，定期复查。

【考点】妊娠期高血压疾病的管理☆

【难度】易

2.【答案】B

【解析】此题结合病例主要考查妊娠期高血压疾病的处理。本例重度子痫前期诊断明确，应收入院进行给予解痉降压治疗及进一步评估。子痫前期病人应注意休息并取侧卧位，但不建议绝对卧床。

【考点】妊娠期高血压疾病的诊断☆☆

【难度】中

3.【答案】B

【解析】此题结合病例主要考查妊娠期高血压疾病的产后处理。重度子痫前期病人出院前仍口服降压药物者，应定期监测血压，调整降压药物用量，若产后 6 周血压仍未恢复正常，应于产后 12 周再次复查血压，排除慢性高血压。建议内科会诊。出院前尿蛋白如仍阳性者，应门诊复查尿常规，排除肾脏疾病。哺乳期可继续应用产前使用的降压药物，禁用血管紧张素转换酶抑制剂和血管紧张素Ⅱ受体拮抗剂。

【考点】妊娠期高血压疾病的产后处理☆☆

【难度】中

4. 该病人最可能的诊断是
A. 先兆流产 B. 先兆早产 C. 难免流产
D. 稽留流产 E. 不全流产

5. 本病人目前应给予的处理，**不恰当**的是
A. 收入院 B. 查血常规
C. 查凝血功能 D. 行清宫术
E. 肌内注射黄体酮

(6~7 题共用题干)

38 岁经产妇，孕 24 周，胎动好，定期产检未及异常，既往体健，查体：宫高 23cm，腹围 92cm，FHR 144 次 /min，规律，子宫放松好。

6. 本孕妇此孕周建议必查的化验为
A. 血常规 B. 肝功能 C. OGTT
D. 超声心动 E. 凝血功能

7. 该孕妇 OGTT 结果回报为：空腹血糖 5.4mmol/L，餐后 1 小时血糖 10.02mmol/L，餐后 2 小时血糖 7.8mmol/L，考虑目前诊断是
A. 孕前糖尿病 B. 妊娠糖尿病
C. 空腹血糖受损 D. 妊娠期糖耐量减低
E. 糖尿病合并妊娠

(8~10 题共用题干)

28 岁初产妇，孕 36 周，胎动好，孕 24 周诊为妊娠糖尿病，经饮食及运动调整后血糖控制满意，定期产检，既往体健，查体：宫高 33cm，腹围 100cm，FHR 144 次 /min，规律，子宫放松好。

8. 建议本孕妇的检查项目，**除了**
A. 尿常规 B. GBS C. 肝功能
D. NST E. fFN

9. 该孕妇 GBS 培养阳性，需做的指导是
A. 择期剖宫产
B. 不宜阴道试产
C. 临产或胎膜破裂后立即使用抗生素治疗
D. 马上进行抗生素治疗
E. 予外阴冲洗

10. 关于 GBS 取材正确的是
A. 取肛周与阴道下 1/3 的分泌物培养

4.【答案】D
【解析】此题结合病例主要考查稽留流产的表现。稽留流产又称过期流产，指胚胎或胎儿已死亡滞留宫腔内未能及时自然排出者。表现为早孕反应消失，有先兆流产症状或无任何症状，子宫不再增大反而缩小。若已到中期妊娠，子宫较停经孕周小，质地不软，未闻及胎心。
【考点】稽留流产的临床表现☆
【难度】易

5.【答案】E
【解析】此题考查稽留流产的处理。稽留时间长可能发生凝血功能障碍，导致 DIC，造成严重出血，处理前应查血常规，血小板计数，凝血功能，子宫小于 12 周者可直接行刮宫术。可口服炔雌醇提高子宫肌肉对缩宫素的敏感性。
【考点】稽留流产的处理☆☆
【难度】中

6.【答案】C
【解析】此题结合病例主要考查孕 $24 \sim 27^{+6}$ 周的产前检查内容，必查项目为妊娠糖尿病（GDM）筛查。
【考点】24 周产检内容☆
【难度】易

7.【答案】B
【考点】GDM 的诊断标准☆
【难度】易

8.【答案】E
【解析】此题结合病例主要考查孕 $32 \sim 36^{+6}$ 周的产前检查内容，必查项目为尿常规。备查项目为：GBS、肝功能、胆汁酸、NST、心电图。GBS：无乳链球菌；NST：无应激实验；fFN：胎儿纤维蛋白。
【考点】32~36 周产检内容☆
【难度】易

9.【答案】C
【解析】本题考查 GBS 阳性的处理。建议有高危因素的孕妇于孕 35~37 周进行 GBS 的筛查。阳性者在临产或胎膜破裂后立即使用抗生素治疗。
【考点】GBS 阳性的处理☆☆
【难度】中

10.【答案】A
【考点】GBS 阳性的处理☆☆
【难度】中

B. 取阴道中上 1/3 的分泌物培养
C. 孕 20 周取材
D. 取材前要消毒外阴及肛门
E. 取后穹窿的分泌物培养

(11~12 题共用题干)
32 岁女性，结婚 1 年，备孕中，平素月经规律，孕 0 产 0，既往体健。

11. 准备妊娠阶段的预防措施为
A. 不能看电视
B. 男女双方注意营养，多吃补养品
C. 夫妇每天服用维生素 C 300mg
D. 多出去旅游
E. 孕前 3 个月开始每天服用小剂量(0.4mg)叶酸

12. 该女性停经 8 周，宫内活胎，此时**不可能**出现的表现是
A. 晨起恶心、呕吐
B. 乳晕着色
C. 尿频
D. 出现妊娠纹
E. 阴道壁和宫颈呈紫蓝色

【案例分析题】

案例一：38 岁，初产妇，停经 50 天，近一周感恶心厌油腻，双侧乳房胀痛，伴有轻度尿频。查体：T 37.1℃，P 84 次 /min，心肺听诊未见异常，肝脾肋下未及。血常规：WBC 8.2×10^9/L，N 70%，HGB 116g/L，PLT 205×10^9/L，血生化：ALT 12IU/L，AST 14IU/L，尿 hCG (+)。

提问 1：该病人可能的诊断是
A. 泌尿系统感染　B. 病毒性肝炎　C. 继发性闭经
D. 妊娠剧吐　E. 早期妊娠　F. 乳腺炎
G. 上呼吸道感染

提问 2：本病人需要做的辅助检查是
A. 血常规　B. 尿常规
C. 血型(ABO 和 Rh)　D. 肝功能
E. 肾功能　F. 空腹血糖
G. HBsAg　H. 梅毒螺旋体
I. HIV 筛查

提问 3：此病人后期的产前筛查及产前诊断的内容包括
A. 人绒毛膜促性腺激素游离 β 亚基(free β-hCG)
B. 妊娠相关血浆蛋白 -A(PAPP-A)
C. $11\sim13^{+6}$ 周超声测量胎儿颈项透明层厚度(NT)

11.【答案】E
【解析】此题结合病例主要考查备孕期间的注意事项。妊娠早期叶酸缺乏可增加胎儿发生神经管畸形及早产的风险，应从计划妊娠开始多摄取富含叶酸死亡动物肝脏、深绿色蔬菜及豆类，并建议每日额外补充叶酸 400~800μg。
【考点】备孕期间的注意事项☆
【难度】易

12.【答案】D
【解析】本题考查早孕期的症状。早孕期的症状包括：畏寒、头晕、流涎、乏力、嗜睡、食欲缺乏、喜食酸物、厌恶油腻、恶心、晨起呕吐、尿频、乳房胀痛、乳头增大、乳头乳晕着色加深。阴道黏膜和宫颈阴道部充血而呈紫蓝色。妊娠纹为孕晚期腹部皮肤的改变。
【考点】早孕期症状☆☆
【难度】中

提问 1：【答案】E
【解析】此题需了解早期妊娠的症状与体征。早期妊娠的表现有：停经、早孕反应(畏寒、头晕、流涎、乏力、嗜睡、缺乏食欲、喜食酸物、厌食油腻、恶心、晨起呕吐)、尿频、乳房变化。孕激素作用，可能会有体温轻度升高。
【考点】早期妊娠的诊断☆
【难度】易

提问 2：【答案】ABCDEFGHI
【解析】此题需了解早孕期产前检查时辅助检查的必查项目。
【考点】早孕期辅助检查的必查内容☆☆
【难度】中

提问 3：【答案】CEFH
【解析】此题需了解高龄孕妇的产前诊断的指征和方法。产前诊断的对象为：①羊水过多或者过少；②胎儿发育异常或者胎儿有可疑畸形；③孕早期时接触过可能导致胎儿先天缺陷的物质；④夫妇一方患有先天性疾病或遗传性疾病，或有遗传病家族史；⑤曾分娩过先天性严重缺陷胎儿；⑥年龄≥35 岁。产前诊断常用的方法包括：观察胎儿的结构，分析染色体核型，检测基因，检测基因产物。本孕妇年龄≥35 岁，是需要进行产前诊断的对象，方法包括：胎儿超声结构筛查、胎儿染色体核型分析。
【考点】产前诊断的指征和方法☆☆
【难度】难

D. 15~20周母血清学产前筛查(AFP+hCG+uE3)
E. 20~24周胎儿超声结构筛查
F. 17~22周羊膜腔穿刺术行羊水培养染色体核型分析
G. 无创产前检测(NIPT)
H. 28~32周胎儿超声结构筛查

案例二:32岁初产妇,停经8周,初次产检,带外院超声报告自称为双胎。

提问1:此时需进一步了解的病史是

A. 是否人工辅助受孕　　B. 月经史
C. 早孕反应　　D. 疾病史
E. 家族史　　F. 药敏史
G. 孕产史　　H. 双胎膜性诊断
I. 叶酸服用情况　　J. 有无腹痛阴道出血

提问2:通过询问完善病史,病人平素月经规律,核对孕周无误,自然受孕,无腹痛无阴道出血,既往体健,否认多胎家族史,否认药敏史及手术史。超声显示双卵双胎。身高160cm,孕前体质量55kg,本病人可能发生的并发症有

A. 妊娠期高血压　　B. 子痫前期
C. 妊娠期肝内胆汁淤积症　　D. 流产
E. 妊娠糖尿病　　F. 早产
G. 胎膜早破　　H. 贫血

提问3:孕妇现孕30周,应给予的营养指导为

A. 孕期体质量总增长9~12kg
B. 适量补钙,每日1 000~1 500mg
C. 适量补铁,每日28mg
D. 适量补锌,每日20mg
E. 适量补充维生素
F. 淀粉类食物占总热量的60%
G. 双胎妊娠孕妇比单胎孕妇每天热量增加200kcal(1kcal=4.184kJ)

提问1:【答案】ABCDEFGHIJ

【解析】此题需了解早孕期产检的问诊内容以及双胎妊娠的早孕期处理。针对双胎妊娠,首先应明确绒毛膜性。

【考点】早孕期产检内容☆

【难度】易

提问2:【答案】ABCDEFGH

【解析】此题需了解双胎妊娠的并发症。上述选项均为双胎妊娠的母体并发症。因此双胎妊娠属于高危妊娠范畴。

【考点】双胎妊娠的并发症☆☆

【难度】中

提问3:【答案】BCDEFG

【解析】此题需了解孕期营养相关知识及双胎妊娠孕妇的特殊性。需对双胎妊娠孕妇提高个体化的孕妇增重、饮食和运动指导。孕期需适量补充钙、铁、锌及维生素。双胎妊娠孕前体重指数正常者建议孕期增重17~25kg。

【考点】孕期营养☆☆

【难度】中

第十章 妊娠常见并发症

第一节 早产、胎膜早破、过期妊娠

【A1 型题】

1. 关于胎膜早破的定义,正确的是
   A. 临产前胎膜自然破裂称为 PPROM
   B. 妊娠满 37 周后发生的胎膜早破称为 PPROM
   C. 妊娠未满 37 周发生的胎膜早破称为 PPROM
   D. 分娩前胎膜发生破裂称为 PROM
   E. 妊娠未满 37 周发生的胎膜破裂称为 PROM

1.【答案】C
【解析】临产前胎膜自然破裂称为胎膜早破(PROM),妊娠满 37 周后发生者为足月胎膜早破(TPROM),妊娠未满 37 周发生者为未足月胎膜早破(PPROM)。
【考点】胎膜早破的定义☆
【难度】易

2. 通过测量宫颈长度预测早产,下列**错误**的是
   A. 排空膀胱后经阴道测量
   B. 探头置于阴道前穹窿,避免过度用力
   C. 选择标准矢状面,将宫颈图像放大到全屏的 75% 以上
   D. 测量宫颈内口到外口的距离
   E. 连续测量 3 次,取最长值

2.【答案】E
【解析】宫颈长度要标准化测量,这样才有意义。应连续测量 3 次,取最短值。
【考点】宫颈长度测量的要求☆☆
【难度】中

3. 下列**不是**自发性早产高危因素的是
   A. 早产史　　B. 宫内感染
   C. 孕期高强度运动　　D. 羊水过少
   E. 细菌性阴道病

3.【答案】D
【解析】子宫过度膨胀(多胎妊娠、羊水过多)是自发性早产的高危因素。
【考点】早产的高危因素☆
【难度】易

4. 下列检查结果,**不提示**胎盘功能不良的是
   A. OCT 阳性
   B. NST 阳性
   C. 12 小时胎动 <10 次或逐日下降超过 50%
   D. 孕妇尿 E/C<10 或 24 小时尿 E_3<10mg
   E. BPP 2 分

4.【答案】B
【解析】NST 阳性说明胎儿储备能力好。
【考点】胎盘功能判断方法☆☆
【难度】中

5. 下列核实孕周的依据**不适宜**的是

5.【答案】D
【解析】5~12 周内的超声以胎儿 CRL 推算较准确,12~20 周以 BPD、FL 推算较准确。晚孕期的超声不能用于核实孕周。
【考点】核实孕周的方法☆
【难度】易

A. 末次月经
B. 排卵日
C. IVF-ET 按胚胎移植日期计算
D. 28 周超声
E. 早孕反应和胎动出现的时间

6. 关于早产应用硫酸镁的描述，不正确的是
A. 产前硫酸镁治疗可降低其早产儿脑室出血的风险
B. 产前硫酸镁暴露对于预防子代脑瘫有作用
C. 预防脑瘫应用硫酸镁不能超过 72 小时
D. 长期应用硫酸镁有使胎儿骨钙丢失的风险
E. 孕妇合并肌无力或肾衰竭者禁用硫酸镁

6.【答案】C
【解析】此题主要考查硫酸镁治疗早产的相关研究。现在认为硫酸镁对宫缩的抑制作用并不强，但它能降低脑瘫发生率。应用不应超过 48 小时。
【考点】硫酸镁的应用☆☆
【难度】中

7. 关于治疗早产应用 β_2 肾上腺素能受体兴奋剂的描述，不正确的是
A. 用药时孕妇心率 >120 次 /min 则停药
B. 对 GDM 或合并糖尿病者应密切监测血糖
C. 控制总液体量在 2 400ml/24h 内
D. 密切监测新生儿低血糖和低血钾
E. 心动过速、肺动脉高压、糖尿病控制不满意、甲状腺功能亢进者禁用

7.【答案】A
【解析】此题主要考查使用 β_2 肾上腺素能受体兴奋剂（利托君）治疗早产的注意事项。用药时应观察孕妇心率，若心率 >140 次 /min 或主诉胸痛应停药。
【考点】β_2 肾上腺素能受体兴奋剂的使用注意事项☆☆
【难度】中

8. 关于早产时宫缩抑制剂的使用原则，不准确的是
A. 宫缩抑制剂只用于延长孕周对母儿有益者
B. 妊娠 34 周后不需再用宫缩抑制剂
C. 使用疗程为 72 小时
D. 宫缩抑制剂的使用目的是为了完成促胎肺成熟赢得时间
E. 宫缩抑制剂的使用目的是为防止即刻早产

8.【答案】C
【解析】宫缩抑制剂的推荐使用疗程为 48 小时。
【考点】宫缩抑制剂的使用☆☆
【难度】中

9. 下列生长模式是过期妊娠的为
A. 正常生长　B. 巨大儿
C. 胎儿过熟综合征　D. 胎儿生长受限
E. 以上都是

9.【答案】E
【解析】生长模式主要与胎盘功能有关。
【考点】过期妊娠胎儿的生长模式☆
【难度】易

10. 对于过期妊娠病人首先应做的是
A. 立即缩宫素静脉滴注引产
B. 立即剖宫产
C. 仔细核实孕周
D. 复查超声
E. 复查胎心监护

10.【答案】C
【解析】此题主要考查过期妊娠的处理流程。过期妊娠的诊断必须首先仔细核对孕周，确定诊断为过期妊娠后再进行处理。
【考点】过期妊娠的概念☆
【难度】易

11. 不是胎膜早破并发症的是

11.【答案】D
【解析】前置胎盘与胎膜早破无关。
【考点】胎膜早破的并发症☆☆
【难度】中

A. 羊水过少　B. 胎盘早剥　C. 脐带脱垂
D. 前置胎盘　E. 产褥感染

12. 不符合诊断胎膜早破的指标是
A. 阴道 pH 为 5.5
B. 自述阴道有大量液体流出
C. 阴道液涂片见羊齿植物叶状结晶
D. 阴道液涂片见大量脂肪小粒
E. IGFBP-1 阳性

12.【答案】A
【解析】正常阴道 pH 为 4.5~5.5，羊水 pH 为 7.0~7.5，若 pH≥6.5，提示胎膜早破，准确率 90%。
【考点】胎膜早破的诊断指标☆☆
【难度】中

13. 治疗早产的宫缩抑制剂不包括
A. 钙通道阻滞剂
B. 前列腺素抑制剂
C. 硫酸镁
D. 缩宫素受体拮抗剂
E. β_2 肾上腺素能受体兴奋剂

13.【答案】C
【解析】此题主要考查对治疗早产的宫缩抑制剂的掌握情况。现在认为硫酸镁对宫缩的抑制作用并不强，长时间大剂量使用硫酸镁可引起胎儿骨骼脱钙，因此硫酸镁用于治疗先兆早产尚有争议，目前推荐 32 周前早产者常规应用硫酸镁作为胎儿中枢神经系统保护剂。
【考点】宫缩抑制剂的分类☆☆
【难度】难

14. 关于糖皮质激素促胎肺成熟的说法不正确的是
A. 倍他米松可通过胎盘发挥作用
B. 倍他米松对免疫的抑制作用强
C. 地塞米松对免疫的抑制作用弱
D. 地塞米松较可的松作用时间长
E. 倍他米松几乎无盐皮质激素作用

14.【答案】B
【解析】促胎肺成熟选择倍他米松和地塞米松是因为：①他们以生物活性形式通过胎盘发挥作用；②对免疫的抑制作用较弱；③几乎无盐皮质激素的作用；④较可的松作用时间长。
【考点】糖皮质激素促胎肺成熟的作用☆☆
【难度】难

15. 关于早产临产的诊断，下列不准确的是
A. 出现规律宫缩（20min≥4 次或 60min≥8 次），伴有宫口的扩张
B. 宫颈扩张 1cm 以上
C. 宫颈缩短≥80%
D. 出现规律宫缩，宫颈长度 3cm
E. 伴有或不伴有阴道流血

15.【答案】D
【解析】早产临产的定义：凡妊娠满 28 周，或 <37 周，出现规律宫缩（指每 20 分钟 4 次或每 60 分钟内 8 次），同时宫颈管进行性缩短（宫颈缩短≥80%），伴有宫口扩张。
【考点】早产临产的定义☆☆
【难度】中

16. 关于胎膜早破的预防，不正确的是
A. 尽早治疗下生殖道感染
B. 孕期禁止性生活
C. 注意营养平衡
D. 加强围产期卫生宣教和指导
E. 治疗宫颈内口松弛。

16.【答案】B
【解析】为避免突然腹压增加引起胎膜早破，建议妊娠晚期禁止性生活。
【考点】胎膜早破的预防☆☆
【难度】中

17. 早产的高危因素中不包括
A. 有晚期流产或早产史
B. 孕中期阴道超声检查发现宫颈长度 <30mm 的孕妇

17.【答案】B
【解析】孕中期阴道超声检查发现宫颈长度 <25mm 的孕妇为早产的高危因素。
【考点】早产的高危因素☆☆
【难度】中

C. 有子宫颈手术史
D. 多胎妊娠
E. 异常嗜好者

18. 关于过期妊娠描述恰当的是
A. 平素月经规律，从末次月经第一天起超过 42 周未分娩者
B. 平素月经规律，从末次月经第一天起达到或超过 42 周未分娩者
C. 平素月经规律，从末次月经第一天起超过 40 周未分娩者
D. 平素月经规律，从末次月经第一天起达到或超过 40 周未分娩者
E. 平素月经规律，从末次月经第一天起超过 41 周未分娩者

18.【答案】B
【考点】过期妊娠的定义☆
【难度】易

19. 宫颈环扎术的适应证**不包括**
A. 前次早产或晚期流产史，此次单胎妊娠
B. 适用于宫颈功能不全的病人
C. 胎膜已破
D. 妊娠 24 周前 CL<25mm
E. 无早产临产症状

19.【答案】C
【解析】宫颈环扎术适用于宫颈功能不全的病人，适应证为：有前次早产或晚期流产史、此次为单胎妊娠、妊娠 24 周前 CL<25mm、无早产临产症状；禁忌证为：绒毛膜羊膜炎、持续阴道流血、胎膜早破、胎儿窘迫、胎儿严重畸形或死胎。
【考点】宫颈环扎术的适应证、禁忌证☆☆
【难度】难

20. 缩宫素引产的方法中**不正确**的是
A. 最小浓度获得最佳宫缩为原则
B. 根据宫缩间隔每 15~30min 进行调整
C. 一般将缩宫素 10U 加入 0.9%NS 500ml 内
D. 维持宫腔内压力达 50~60mmHg
E. 维持宫缩间隔 2~3min，持续时间 40~60s

20.【答案】C
【解析】缩宫素引产的原则是最小浓度获得最佳宫缩。一般将缩宫素 2.5U 加入 0.9%NS 500ml 内，从 4~5 滴 /min 开始，根据宫缩强弱进行调整，调整间隔为 15~30min，每次增加 1~2mIU/min，最大给药剂量不超过 60 滴 /min，维持宫缩间隔 2~3min，持续时间 40~60s，维持宫腔内压力达 50~60mmHg。
【考点】缩宫素引产的方法☆☆
【难度】难

21. 对于普贝生使用的注意事项，**不恰当**的是
A. 放置后嘱产妇一直绝对卧床
B. 可在取出栓剂 30min 后给予缩宫素静脉滴注
C. 放置前常规检查宫颈和胎儿情况
D. 不要与缩宫素同时使用
E. 临产、破膜、宫缩异常、胎儿窘迫或其他情况时应取出栓剂

21.【答案】A
【解析】放置后应嘱产妇卧床半小时，以保证栓剂固定，避免脱离。
【考点】普贝生使用的注意事项☆
【难度】易

【A2 型题】

1. 23 岁初产妇，孕 42 周，阵发性腹痛 8 小时，阴道流水 3 小时入院。查体：宫高 34cm，腹围 100cm，LOA 位，FHR 130 次 /min，宫缩 20s/5~6min，阴道检查：宫口开大 1cm，S^{-2}，羊水Ⅲ度污染。EFM 示 FHR 130 次 /min，变异消失，反复性晚期减速，下列处理适宜的是
A. 立即行剖宫产术

1.【答案】A
【解析】此题主要考查过期妊娠的表现及处理。胎心监护示三类图形，羊水Ⅲ度污染，胎儿窘迫诊断成立，宫口开大 1cm，短期内无法经阴道分娩，故应立即行剖宫产术。
【考点】过期妊娠和胎儿窘迫的处理☆
【难度】易

B. 静脉滴注缩宫素加强宫缩
C. 静脉滴注 25% 硫酸镁抑制宫缩
D. 静脉滴注地西泮 10mg
E. 纠正胎儿缺氧,等待自然分娩

2. 28 岁经产妇,孕 38 周,月经规律,核对孕周无误,孕期平顺,胎儿 3 500g,骨盆正常,阴道流液 12 小时,无明显宫缩,此时适宜的处理是
A. 立即剖宫产 B. 禁止肛诊或阴道检查
C. 地塞米松 10mg 肌内注射 D. 缩宫素静脉滴注引产
E. 硫酸镁静脉滴注

2.【答案】D
【解析】本例病人为孕足月,核对孕周无误,胎儿中等大小,骨盆正常,无并发症合并症,有阴道试产条件。现破水 12 小时,无宫缩,应行缩宫素引产。
【考点】孕足月胎膜早破的处理☆
【难度】易

3. 31 岁初产妇,孕 32 周,不规律宫缩伴阴道少量血性分泌物 1 天入院,查体:子宫可及过敏性宫缩,放松好,宫颈长 3cm,宫口未开,给予促胎肺及抑制宫缩治疗 2 天,今做胎心监护示 FHR 140 次 /min,变异正常,NST 无反应型,此时首选的方案为
A. 继续给予宫缩抑制剂 B. 立即剖宫产
C. 声音刺激后复查 NST D. 予缩宫素静脉滴注引产
E. 人工破膜了解羊水性状

3.【答案】C
【解析】产妇现孕 32 周,已予促肺治疗,现无规律宫缩,宫颈未消,宫口未开,可继续待产,NST 无反应型的原因可能为胎儿睡眠周期或胎儿缺氧,可予声音刺激后复查,如 NST 仍未无反应型,可予 BPP。
【考点】先兆早产及 NST 无反应型的处理☆☆
【难度】中

4. 32 岁初产妇,12 周,习惯性流产 3 次,每次自然流产均发生在妊娠 6 个月左右,最常见的原因是
A. 宫颈机能不全 B. 受精卵发育异常
C. 卵巢发育异常 D. 黄体功能不全
E. 合并内科疾病

4.【答案】A
【解析】中孕期反复流产的原因最常见的为宫颈机能不全。
【考点】习惯性流产的原因☆
【难度】易

5. 26 岁初产妇,孕 1 产 0,LMP 2017 年 9 月 3 日,平素月经规律,停经 38 天自测尿 hCG(+),停经 45 天超声提示宫内早孕 6^{+} 周,孕 18 周始觉胎动,不规律产检,2018 年 6 月 26 日因规律宫缩 12 小时来院,查体:宫高 34cm,腹围 98cm,估计胎儿体重 3 200g,LOA 位,胎头入盆,FHR 140 次 /min,变异正常,早期减速,宫口开大 6cm,S^{+1},目前的诊断是
A. 胎膜早破 B. 先兆早产 C. 先兆临产
D. 胎儿窘迫 E. 过期妊娠

5.【答案】E
【解析】根据月经史,及早孕超声,核对孕周无误,预产期为 2018 年 6 月 10 日。现孕过期 16 天,为 42 周 $^{+2}$,符合过期妊娠的诊断。胎心监护为Ⅰ类图型,不符合胎儿窘迫的诊断。
【考点】过期妊娠的定义☆☆
【难度】中

6. 28 岁初产妇,根据末次月经推算 42 周,无产兆,FHR 140 次 /min,LOA,宫口未开,胎膜未破,此时恰当的处理是
A. 立即剖宫产
B. 推算实际孕周,判断胎儿情况和胎盘功能,然后决定治疗方案
C. 立即缩宫素静脉滴注引产
D. 胎儿生物物理评分
E. 嘱注意胎动,定期复查

6.【答案】B
【解析】过期妊娠的处理原则为:准确核实妊娠周数,判断胎儿安危状况。一旦妊娠过期,应终止妊娠。终止妊娠的方式应根据胎儿安危状况、胎儿大小、宫颈成熟度综合分析,恰当选择。
【考点】过期妊娠的处理☆☆
【难度】中

7. 40岁经产妇，孕4产1，LMP 2017年10月3日，平素月经不规律，2018年1月9日感腹部膨隆，一直未行经就诊，超声检查示BPD 2.0cm，CRL 5.2cm，2018年7月24日因无产兆收入院，查体：宫高35cm，腹围108cm，估计胎儿体重3 400g，LOA，胎头浅入，FHR 140次/min，规律。胎心监护是FHR 140次/min，变异正常，NST反应型。超声：AFI 13cm。目前首先需要做的处理是

A. 缩宫素静脉滴注引产　　B. 米索前列醇促宫颈成熟
C. 重新仔细推算孕周　　D. 行OCT
E. 立即剖宫产

7.【答案】C
【解析】首先应仔细推算孕周。本孕妇停经14周时行超声提示为孕12周，故可后推孕产期。后推后实际孕周为孕40周，母儿评估未见异常，可继续待产，定期复查胎心监护及超声。
【考点】考查过期妊娠的处理流程☆☆
【难度】难

8. 34岁初产妇，孕1产0，现孕28周，性交后阵发规律腹痛2小时，伴阴道少量血性分泌物，平素月经规律，核对孕周无误，既往体健。查体：宫高28cm，腹围90cm，宫颈展平，宫口开大1cm，臀位，胎膜存，目前考虑的诊断是

A. 难免流产　　B. 先兆早产　　C. 宫颈难产
D. 早产临产　　E. 先兆临产

8.【答案】D
【解析】早产临产的诊断需要符合的条件包括：出现规律宫缩（每20分钟4次，每60分钟内8次），伴有宫颈的进行性改变；宫颈扩张1cm以上，宫颈容受≥80%。
【考点】早产临产的诊断☆
【难度】易

9. 26岁初产妇，孕29周，阴道流液7天入院，平素月经规律，核对孕周无误，查体：体温38.4℃，脉搏106次/min，呼吸22次/min，血压115/75mmHg。产科查体：宫高28cm，腹围91cm，臀位，胎心170次/min，估计胎儿体重1 300g，子宫放松好，未及明显宫缩。血常规：WBC 15.9×10^9/L，Hb 114g/L，GR 85%，PLT 211×10^9/L，目前考虑的诊断是

A. 先兆早产　　B. 先兆流产　　C. 先兆临产
D. 胎儿生长受限　　E. 绒毛膜羊膜炎

9.【答案】E
【解析】诊断依据包括：母体心率≥100次/min；胎儿心率≥160次/min；母体发热≥37.8℃；宫体有压痛；羊水恶臭；母血白细胞计数≥15×10^9/L或核左移，阴道分泌物异味。孕妇体温升高的同时伴有上述2个或2个以上的症状或体征可以诊断为临床绒毛膜羊膜炎。
【考点】绒毛膜羊膜炎的诊断依据☆☆
【难度】中

10. 32岁初产妇，39周，平素月经规律，核对孕周无误，孕期平顺，常规产检时自述阴道少量流液3天。此时为明确诊断所做检查中**不恰当**的是

A. 宫颈阴道分泌物涂片
B. 宫颈阴道分泌物pH试纸测定
C. 宫颈阴道分泌物GBS测定
D. 宫颈阴道分泌物IGFBP-1检测
E. 宫颈阴道分泌物PAMG-1

10.【答案】C
【考点】胎膜早破的辅助检查☆☆
【难度】中

11. 28岁初产妇，孕28周，活动后不规律宫缩急诊就诊，无腹痛，无阴道出血，胎动好。查体：宫高28cm，腹围90cm，胎心140次/min，规律，子宫放松好，未及明显宫缩。内诊：宫颈长3cm，宫口未开。超声宫颈长度3.2cm，内口闭合，目前给予的建议是

A. 地塞米松促胎肺　　B. 收入院

11.【答案】D
【解析】本例有不规律宫缩但无宫颈管的进行性缩短，不符合先兆早产的诊断，无应用宫缩抑制剂和促肺的指征。
【考点】早产的诊断和处理☆☆
【难度】中

C. 硫酸镁静脉滴注　　D. 暂观察
E. 硝苯地平口服

12. 26岁初产妇，孕42周，无产兆，行胎心监护提示FHR 140次/min，变异消失，NST无反应型，进一步行OCT，示FHR 140次/min，变异消失，晚期减速，目前的处理**不适宜**的是
A. 立即剖宫产　　B. 继续静脉滴注缩宫素
C. 术前准备　　D. 新生儿复苏准备
E. 吸氧

13. 35岁初产妇，孕3产0，孕23周和孕20周自然流产2次，非孕期行宫颈探查8号扩宫棒无阻力通过。现孕12周，适宜的处理是
A. 吸氧　　B. 绝对卧床　　C. 宫颈环扎术
D. 左侧卧位　　E. 硫酸镁静脉滴注

14. 32岁初产妇，孕1产0，现孕16周，下腹紧缩感1天，无阴道出血。查体：宫底脐下4指，胎心150次/min，规律，子宫放松好，未及明显宫缩。内诊：宫颈长1cm，宫口未开。超声宫颈长度1.6cm，内口闭合，目前给予的处理适宜的是
A. 吸氧　　B. 绝对卧床
C. 宫颈环扎术　　D. 给予阴道黄体酮凝胶
E. 硫酸镁静脉滴注

15. 33岁初产妇，孕41^{+4}周，平顺月经规律，核对孕周无误，孕期平顺，缩宫素静脉滴注引产中，自然破膜，此时第一步处理是
A. 即刻用多普勒听胎心　　B. 吸氧
C. 改变体位　　D. 阴道检查
E. 不作处理

16. 28岁经产妇，孕3产1，孕32周臀位，阴道流水2小时，伴不规律宫缩，内诊宫颈消失，宫口未开。入院后予保胎促胎肺治疗，在保胎过程中，建议采取的体位是
A. 侧卧位　　B. 平卧位　　C. 头高位
D. 臀部抬高位　　E. 自由体位

17. 39岁经产妇，孕3产1，孕30周臀位，阴道流液伴不规律宫缩住院保胎治疗，住院第8天无宫缩，突见阴道口流出条索状物，此时需做的处理**不恰当**的是
A. 即刻剖宫产　　B. 即刻听胎心
C. 行脐带还纳术　　D. 臀部抬高
E. 上推先露

12.【答案】B
【解析】OCT后胎心监护示Ⅲ类图型，应尽快终止妊娠，现宫口未开，以急诊剖宫产为宜。
【考点】过期妊娠和胎儿窘迫的诊断及处理☆☆
【难度】中

13.【答案】C
【解析】此题主要考查宫颈环扎术的指征和时机。一般对有2次或2次以上的晚期流产史或早产史，或现妊娠24周前宫颈长度<25mm者，可考虑行宫颈环扎术，手术孕周一般建议在孕12~14周。
【考点】宫颈环扎术的时机及适应证☆☆
【难度】中

14.【答案】D
【解析】对无晚期流产或早产史，当妊娠24周前宫颈明显缩短，宫颈长度<2.0cm者推荐使用阴道黄体酮凝胶或者微粒化黄体酮胶囊，可减少33周前早产及围产儿死亡率。本病例无晚期流产或早产史，虽然宫颈长度有缩短，但不符合应紧急宫颈环扎术的指征。
【考点】预防早产的药物的使用☆☆
【难度】中

15.【答案】A
【解析】胎膜破裂时，宫腔压力骤减脐带可能发生脱垂受压，引发胎心减慢，故需检测胎心率。
【考点】自然破膜的即刻处理☆
【难度】易

16.【答案】D
【解析】本例属于未足月胎膜早破，评估无继续妊娠禁忌，可行期待治疗。治疗期间为预防脐带脱垂，以臀部抬高位为宜。
【考点】未足月胎膜早破的处理☆☆
【难度】中

17.【答案】C
【解析】一旦发生脐带脱垂，如果宫口未开全，应立即头低臀高位，将胎先露部上推，应用宫缩抑制剂以缓解或减轻脐带受压，严密监测胎心的同时，尽快行剖宫产术，不建议行脐带还纳术。
【考点】脐带脱垂的处理☆☆
【难度】难

18.【答案】C

【解析】对于未临产的足月妊娠孕妇胎膜早破2小时以上且无明显规律宫缩者，入院后使用小剂量缩宫素静脉滴注尽早引产，以减少绒毛膜羊膜炎的风险。

【考点】足月胎膜早破病例引产方法的选择☆

【难度】易

18. 32岁初产妇，孕38周，阴道流液4小时，无宫缩。平素月经规律，核对孕周无误，孕期平顺，骨盆正常，估计胎儿3 200g，NST(+)，宫颈Bishop评分8分，此时的处理适当的是

A. 普贝生10mg入阴道后穹窿

B. 米索前列醇25μg入阴

C. 缩宫素静脉滴注引产

D. 继续观察

E. Foley导管入宫颈管

19.【答案】B

【解析】此题结合病例缩宫素引产时宫缩过强的处理。应及时停用缩宫素，必要时使用宫缩抑制剂。本孕妇延长减速，变异正常，属Ⅱ类图型，应先予宫内复苏，密切观察胎心监护图形的变化。

【考点】宫缩过强的处理☆☆

【难度】难

19. 30岁经产妇，孕40周，阴道流液4小时，缩宫素静脉滴注2小时，宫缩50~60s/1~2min，宫缩强度(++)，胎心监护示FHR 120次/min，变异正常，延长减速，阴道检查宫口开大2cm，此时处理不适当的是

A. 硫酸镁静脉推注

B. 立即剖宫产

C. 变换体位

D. 吸氧

E. 停缩宫素

20.【答案】A

【解析】过期妊娠并非剖宫产指征。评估此病例目前无阴道分娩的禁忌证，无胎儿窘迫的表现，宫颈不成熟，可予促宫颈成熟治疗。

【考点】过期妊娠病例的分娩方式选择☆

【难度】易

20. 39岁初产妇，孕3产0，孕43^{+3}周，无宫缩。平素月经规律，核对孕周无误，孕期平顺，骨盆正常，估计胎儿3 200g，FHR 120次/min，变异正常，NST(+)，宫颈Bishop评分5分，此时处理不恰当的是

A. 即刻剖宫产

B. 缩宫素静脉滴注

C. 宫颈扩张球囊

D. 普贝生促宫颈成熟

E. 米索前列醇促宫颈成熟

21.【答案】E

【解析】Ⅲ类图型，有阴道分娩和阴道助产条件，应在进行宫内复苏的同时行阴道助产术。

【考点】过期妊娠病例的产程处理☆☆

【难度】中

21. 30岁初产妇，孕2产0，孕42^{+1}周，无产兆入院。平素月经规律，核对孕周无误，孕期平顺，骨盆正常，估计胎儿3 500g，予普贝生促宫颈成熟后临产，现宫口开全2小时，S^{+3}，LOA位，FHR 130次/min，变异消失，反复性变异减速，此时不恰当的处理是

A. 即刻行阴道助产术

B. 接生准备

C. 吸氧

D. 改变体位

E. 即刻行剖宫产术

22.【答案】D

【解析】胎膜破裂后，脐带可能发生位置改变，宫缩时可引起脐带受压而发生胎心改变。胎心监护图型为变异减速时考虑脐带受压。

【考点】胎心监护异常的原因☆

【难度】易

22. 25岁初产妇，孕41周，予米索前列醇促宫颈成熟，规律宫缩16小时，宫口开大5cm，S^0，自然破水，破水后腹痛加重，即刻听胎心100次/min，行胎心监护示FHR 130次/min，变异正常，轻度变异减速，考虑可能的原因是

A. 宫缩过强导致胎盘血流量减少

B. 羊水过少

C. 胎盘功能减退
D. 脐带受压
E. 胎头受压

23. 36 岁初产妇，孕 1 产 0，孕 38 周，阴道流液 12 小时，不规律宫缩，孕期平顺，宫颈 Bishop 评分 7 分，下列处理比较适宜的是
A. PGE_2 栓剂 10mg 入阴　B. 0.5% 缩宫素静脉滴注
C. 1% 缩宫素静脉滴注　D. 米索前列醇 25μg 入阴
E. 观察

24. 32 岁初产妇，孕 2 产 0，孕 39 周，阴道流液 12 小时，不规律宫缩，孕期平顺，宫颈 Bishop 评分 3 分，下列处理比较适宜的是
A. PGE_2 栓剂 10mg 入阴　B. 宫颈放置水囊引产
C. 1% 缩宫素静脉滴注　D. 米索前列醇 50μg 入阴
E. 观察

25. 37 岁初产妇，孕 40^{+1} 周，平顺月经规律，核对孕周无误，孕期平顺，孕 37 周测 GBS(+)，阴道流液 2 小时入急诊，不规律宫缩，此时的处理**不恰当**的是
A. 胎心监护　B. 首选青霉素皮试
C. 阴道检查　D. 首选头孢曲松钠皮试
E. 收入院

26. 38 岁经产妇，孕 3 产 1，孕 28 周臀位，规律宫缩 2 小时，内诊宫颈消失，宫口开大 2cm。既往：Ⅱ型糖尿病 4 年，血糖控制不满意。此例**不建议**给予的宫缩抑制剂为
A. 硝苯地平　B. 吲哚美辛　C. 利托君
D. 阿托西班　E. 硫酸镁

27. 40 岁经产妇，孕 3 产 1，孕 32 周头位，阴道流液伴不规律宫缩 1 天入院，既往风湿性心脏病，心功能Ⅱ级，近 2 周轻微活动后即感心悸憋气。**不建议**给予的处理为
A. 硝苯地平　B. 吲哚美辛　C. 地塞米松
D. 阿托西班　E. 硫酸镁

28. 32 岁经产妇，孕 3 产 1，孕 33 周头位，阴道流液 2 小时入院，孕期平顺，胎动好。既往：胃溃疡 2 年。**不建议**给予的宫缩抑制剂为
A. 硝苯地平　B. 吲哚美辛　C. 利托君
D. 阿托西班　E. 硫酸镁

23.【答案】B
【解析】足月胎膜早破病例，宫颈成熟，如果 2~12 小时不临产，应积极缩宫素催产，以减少绒毛膜羊膜炎的发生。
【考点】足月胎膜早破未自然临产且宫颈成熟时的处理☆☆
【难度】中

24.【答案】A
【解析】对于宫颈条件不成熟者可以使用米索前列醇或 PGE_2 制剂促进宫颈成熟，之后如有必要再使用缩宫素点滴。PROM 孕妇宫颈不成熟时使用小剂量的米索前列醇(25μg)是安全有效的。足月 PROM 孕妇使用 PGE_2 制剂引产，可以提高 24 小时内阴道分娩率、降低缩宫素的使用率及羊水粪染的发生率，对新生儿的结局没有影响。
【考点】足月胎膜早破病例宫颈不成熟时的处理☆☆
【难度】中

25.【答案】D
【解析】此题结合病例考查 GBS 阳性病人的处理。GBS 阳性首选青霉素，如果青霉素过敏则用红霉素类或头孢类抗生素。
【考点】GBS 阳性的处理☆☆
【难度】中

26.【答案】C
【解析】此题结合病例考查宫缩抑制剂的使用禁忌证的掌握。利托君使用的禁忌证是：心动过速、肺动脉高压、糖尿病控制不满意、甲状腺功能亢进。
【考点】宫缩抑制剂的掌握☆☆
【难度】中

27.【答案】A
【解析】钙通道阻断剂的禁忌证为：左心功能不全，低血压。
【考点】宫缩抑制剂的使用禁忌证☆☆
【难度】中

28.【答案】B
【解析】前列腺素抑制剂(吲哚美辛)的禁忌证是：血小板功能不良、出血性疾病、肝功能不良、胃溃疡、对阿司匹林过敏的哮喘。使用后母体的副作用有：恶心、胃酸返流、胃炎等；胎儿副作用：在妊娠 32 周前或使用时间不超过 48 小时，副作用小，否则应监测羊水量、动脉导管的宽度，如发现动脉导管狭窄或提前关闭、羊水量过少，应立即停药。
【考点】宫缩抑制剂的使用禁忌证☆☆
【难度】难

29. 26岁初产妇，孕31周，规律宫缩4小时，内诊宫颈消失，宫口开大1cm，关于促胎肺成熟治疗比较恰当的是

A. 暂不予促胎肺成熟治疗

B. 倍他米松12mg肌内注射，12小时重复一次，共2次

C. 倍他米松12mg肌内注射，24小时重复一次，共2次

D. 地塞米松6mg，肌内注射，24小时重复一次，共2次

E. 地塞米松6mg，肌内注射，12小时重复一次，共2次

29.【答案】C

【解析】31周早产临产，应立即予促胎肺成熟治疗。具体用法是：倍他米松12mg肌内注射，24小时重复一次，共2次；或地塞米松6mg，肌内注射，12小时重复一次，共4次。

【考点】促胎肺成熟药物使用的适应证和用法☆☆

【难度】难

30. 33岁初产妇，孕2产0，孕42^{+3}周，规律宫缩1小时。平素月经规律，核对孕周无误，孕期平顺，骨盆正常，估计胎儿2 800g，FHR 110次/min，变异消失，反复性晚期减速，超声羊水指数4.2cm，宫颈Bishop评分4分，此时的处理比较适宜的是

A. 即刻剖宫产

B. 缩宫素静脉滴注

C. 宫颈扩张球囊

D. 普贝生促宫颈成熟

E. 米索前列醇促宫颈成熟

30.【答案】A

【解析】本例存在羊水过少，胎心监护Ⅲ类图型，宫口未开，短时间内无法经阴道分娩，以剖宫产为宜。

【考点】过期妊娠病例的分娩方式选择☆

【难度】易

31. 27岁初产妇，孕2产0，孕41^{+3}周，无产兆入院。平素月经规律，核对孕周无误，孕期平顺，骨盆正常，估计胎儿3 300g，Bishop评分4分，拟予普贝生促宫颈成熟，下列不适宜的是

A. 放置后产妇应卧床半小时，以保证栓剂固定，避免脱离

B. 可在取出栓剂6小时后给予缩宫素静脉滴注

C. 常规检查宫颈和胎儿情况

D. 不要与缩宫素同时使用

E. 临产、破膜、宫缩异常、胎儿窘迫或其他情况时应取出栓剂

31.【答案】B

【解析】可在取出栓剂30min后给予缩宫素静脉滴注。

【考点】普贝生使用的注意事项☆☆

【难度】中

32. 28岁初孕妇，孕42周，无产兆，胎动少入院。平素月经不规律，核对孕周无误，未规律产检，估计胎儿3 900g，Bishop评分3分，TO 7.0cm，胎心监护FHR 120次/min，变异消失，NST(–)，AFI 5.6cm，综合评估比较适宜的处理是

A. 米索前列醇促宫颈成熟

B. 缩宫素静脉滴注

C. 宫颈扩张球囊

D. 普贝生促宫颈成熟

E. 即刻剖宫产

32.【答案】E

【解析】本例结合病例考查过期妊娠母儿综合评估及分娩方案的制订。本例存在羊水偏少，胎动少，巨大儿可能，骨盆偏狭窄，不具备阴道试产条件，胎心监护NST无反应型，宫口未开，综合考虑以剖宫产为宜。

【考点】过期妊娠病例的分娩方式选择☆☆

【难度】中

【A3/A4型题】

(1~3题共用题干)

28岁初产妇，孕30周，规律腹痛伴阴道少量出血2小时，FHR 140次/min，规律，胎动好。阴道检查：胎儿头位，宫颈展平，宫口开大1cm。

1. 目前最可能的诊断是
   A. 先兆早产　B. 先兆流产　C. 早产临产
   D. 前置胎盘　E. 宫颈息肉

2. 最**不恰当**的处理是
   A. 卧床休息　B. 口服沙丁胺醇
   C. 静脉滴注硫酸镁　D. 缩宫素静脉滴注
   E. 间断吸氧

3. 经保胎处理后宫缩未被抑制，且进行性增强，阴道检查：宫口开大 4cm，FHR 140 次 /min，规律，此时处理**不恰当**的是
   A. 停硫酸镁静脉滴注　B. 联系儿科医生
   C. 即刻剖宫产　D. 吸氧
   E. 做好接生准备

(4~7 题共用题干)

26 岁初产妇，孕 34 周，不规律宫缩 1 天入院，查体：宫高 31cm，腹围 96cm，LOA 位，可及不规律宫缩，间歇期子宫放松好，阴道检查：宫颈长 2.5cm，宫口未扩张，做胎心监护示 FHR 130 次 /min，变异正常，NST 无反应型。

4. 此时首选的治疗方案为
   A. 人工破膜了解羊水性状　B. 立即剖宫产
   C. 继续给予宫缩抑制剂　D. 予缩宫素静脉滴注引产
   E. 声音刺激后复查 NST

5. 复查胎心监护示 FHR 135 次 /min，变异正常，NST 无反应型，此时的处理**不恰当**的是
   A. 立即剖宫产　B. 吸氧
   C. 左侧卧位　D. 超声测羊水指数
   E. BPP

6. 孕妇行 BPP 评分为 AFI 10cm，胎儿呼吸样运动 2 次，胎动 3 次，胎儿活动好，目前的 BPP 评分为
   A. 10 分　B. 8 分　C. 7 分
   D. 6 分　E. 5 分

7. 下一步处理为
   A. 注意胎动，定期复查 NST　B. 硫酸镁静脉滴注
   C. 地塞米松促胎肺　D. 立即剖宫产
   E. 人工破膜了解羊水性状

1.【答案】C
【考点】早产临产的定义☆
【难度】易

2.【答案】D
【解析】30 周早产临产、胎膜完整，无缺氧表现，应尽量保胎治疗，给予适当休息、保胎、促肺治疗。目前无缩宫素引产指征。
【考点】早产的治疗原则☆
【难度】易

3.【答案】C
【解析】早产并非剖宫产指征，大部分早产儿可经阴道分娩。本例宫缩经过治疗无法控制，宫口开大 4cm，早产不可避免，应停止早产的治疗，做好接生和新生儿复苏准备，监测胎儿状况。
【考点】早产分娩方式的选择☆
【难度】易

4.【答案】E
【解析】产妇现孕 34 周，无规律宫缩，宫颈未消，宫口未开，可继续观察，无应用宫缩抑制剂和促胎肺的指征。NST 无反应型的原因可能为胎儿睡眠周期或胎儿缺氧，可予声音刺激后复查。
【考点】先兆早产及 NST 无反应型的处理☆☆
【难度】难

5.【答案】A
【解析】NST 多次无反应型的胎儿可予吸氧，转换体位等宫内复苏方法，行生物物理评分监测以进一步明确有无胎儿窘迫。目前没有立即剖宫产的指征。
【考点】反复 NST 无反应型的处理☆☆
【难度】难

6.【答案】B
【解析】此题结合病例考查对 BPP 的掌握情况，详见本节末表 10-1。胎儿生物物理评分(BPP)是判断胎儿有无急、慢性缺氧的一种产前监护方法。包括 NST、胎儿呼吸样运动、胎动、胎儿张力，羊水量。BPP6 分以下提示胎儿缺氧。
【考点】BPP 评分☆☆
【难度】中

7.【答案】A
【解析】此题结合病例考查对 BPP 的诊断及处理，前提是在上一题中 BPP 评分正确。
【考点】BPP 评分的诊断和处理☆☆
【难度】中

8.【答案】E

【解析】胎膜早破为临产前发生的胎膜自然破裂，可经临床表现进行诊断，表现为阴道流液，后穹窿见羊水池。本例符合胎膜早破的临床表现。

【考点】胎膜早破的临床特点☆

【难度】易

9.【答案】D

【解析】宫颈 Bishop 评分法用于判断宫颈成熟度，估计试产的成功率。包括：宫口开大（cm）、宫颈管消退、先露位置、宫颈硬度、宫口位置，详见本节末表 10-2。

【考点】宫颈 Bishop 评分☆☆

【难度】中

10.【答案】B

【解析】此题需在第 7 题判定正确情况下正确选择引产的方法。本孕妇孕周无误，孕期平顺，无严重并发症、合并症，骨盆正常，胎儿中等大小，有阴道试产条件，分娩方式以阴道试产为宜。根据《2015 胎膜早破的诊断及处理指南》建议，无剖宫产指征者破膜后 2~12 小时内积极引产可以显著降低破膜至分娩的时间，对于宫颈成熟的足月胎膜早破孕妇，行缩宫素静脉滴注是首选的引产方法。

【考点】足月胎膜早破的分娩方式选择及引产方法☆☆

【难度】中

11.【答案】D

【解析】本例孕妇缩宫素引产中出现Ⅱ类图型，应先行宫内复苏，内诊检查宫口开大情况并除外脐带脱垂，本例宫缩属正常范围，无强直宫缩和宫缩过频，无使用宫缩抑制剂的指征。

【考点】缩宫素引产过程中胎心监护异常的处理☆☆

【难度】中

12.【答案】C

【解析】此例孕妇胎心监护示Ⅲ类图型，应尽快终止妊娠。目前宫口已开全，枕位正，先露低，有阴道助产的条件，分娩方式应选择阴道分娩为宜。

【考点】第二产程中Ⅲ类图型的识别和处理☆☆

【难度】中

（8~12 题共用题干）

31 岁经产妇，孕 3 产 1，孕 41 周，无诱因阴道流液 4 小时入院。平素月经规律，核对孕周无误，孕期平顺，4 小时前起床后阴道流出多量清亮液体，量约 100ml，无腹痛无阴道流血，胎动好。既往体健，身高 163cm，孕前体重 52kg，孕期体重增长 12kg。入院查体：T 36.2℃，P 88 次 /min，BP 100/60mmHg，R 20 次 /min，心肺听诊正常，肝脾肋下未触及。产科查体：宫高 32cm，腹围 96cm，LOA 位，头浮，FHR 144 次 /min，规律，未及宫缩，估计胎儿 3 000g。阴道检查：宫颈长 1cm，质软，居前，宫口未开，S^{-1}，后穹窿见液池，清亮，无异味，复测骨盆正常。GBS 阴性。

8. 该孕妇最主要的诊断是
   A. 先兆临产　　B. 过期妊娠　　C. 尿失禁
   D. 先兆早产　　E. 胎膜早破

9. 该病人的宫颈 Bishop 评分
   A. 5 分　　B. 6 分　　C. 7 分
   D. 8 分　　E. 9 分

10. 下一步处理
    A. 海藻棒　　B. 缩宫素静脉滴注引产
    C. 等待自然临产　　D. 米索前列醇
    E. 急诊剖宫产

11. 缩宫素滴注 4 小时后，宫缩 30~40s/3~4min，宫缩强度（+），胎心监护示 FHR 140 次 /min，变异正常，间歇性变异减速。此时**不恰当**的处理是
    A. 阴道检查　　B. 吸氧
    C. 转换体位　　D. 予宫缩抑制剂
    E. 即刻剖宫产

12. 行阴道检查，宫口开全，S^{+3}，LOA 位，羊水Ⅲ度污染，胎心监护示 FHR 130 次 /min，变异消失，反复性变异减速。目前的处理**不恰当**的是
    A. 新生儿复苏准备　　B. 行阴道助产术
    C. 立即剖宫产　　D. 接生准备
    E. 会阴切开术

（13~16 题共用题干）

33 岁经产妇，孕 2 产 1，孕 42^{+3} 周，IVF-ET 术后，不规律宫缩 1 小时伴阴道少量流血。平素月经不规律，孕期平顺，骨盆正常，估计胎儿 3 300g。

13. 关于早孕期核对孕周的方法**不正确**的是
A. 胚胎移植日前推 17 日为末次月经日期
B. 胚胎移植日前推 14 日为末次月经日期
C. 孕周大约为超声提示胚芽长径 +6.5
D. 孕周大约为超声提示(孕囊长径 + 短径)/2+4.5
E. 停经 6 周出现早孕反应

14. 经核实孕周无误,现孕 42 周,下列**不能**评估胎盘功能的是
A. CST B. GBS
C. AFI D. NST
E. 尿 E/C

15. 阴道检查:宫颈未消,长 2cm,居中,质中,宫口未开,头位,S^{-2},胎心监护示 FHR 130 次 /min,变异消失,NST(-),AFI 6.0cm,应做的下一步处理是
A. PGE_2 栓剂 B. 米索前列醇
C. OCT D. 继续观察
E. 即刻剖宫产

16. 行 OCT,1 小时后宫缩规律,胎心监护示 FHR 130 次 /min,变异消失,反复性晚期减速,下一步处理**不恰当**的是
A. 术前准备 B. 新生儿复苏准备
C. 急诊剖宫产 D. 阴道检查宫口开大情况
E. 继续缩宫素引产

(17~20 题共用题干)
28 岁初产妇,孕 35 周,孕 4 产 0,阴道少量流液 3 天入院,无宫缩,平素月经规律,核对孕周无误。既往,人工流产 3 次。入院查体:生命体征正常,宫高 33cm,腹围 98cm,LOA 位,子宫放松好,FHR 140 次 /min,规律,阴道检查:未见明显羊水,宫颈长 3cm,宫口未扩张,S^{-3}。

17. 为明确诊断,下列辅助检查**不适宜**的是
A. 阴道 pH 试纸监测 B. IGFBP-1
C. PAMG-1 D. 阴道后穹窿积液涂片
E. 宫颈分泌物培养

18. 经检测,胎膜早破诊断成立,目前的治疗方案**不恰当**的是
A. 期待治疗
B. 不给予宫缩抑制剂治疗
C. 不给予促胎肺成熟治疗
D. 即刻剖宫产
E. 给予抗生素治疗

13.【答案】B
【解析】根据辅助生育技术的日期推算预产期,应将胚胎在体外培养的时间计算入内。体外培养的时间一般为 3 天或 5 天,故将胚胎移植日期前推(14+3=17)天或(14+5=19)天。前推 14 天是不适宜的。
【考点】辅助生育技术受孕核实孕周的方法☆☆
【难度】中

14.【答案】B
【解析】判断胎盘功能的方法包括胎心监护(CST、NST),羊水量,尿 E/C。GBS 为 B 族链球菌的缩写,与胎盘功能无关。
【考点】判断胎盘功能的方法☆
【难度】易

15.【答案】C
【解析】此题结合病例考查过期妊娠可疑胎儿缺氧时的处理。NST 阴性,羊水偏少,可能存在胎儿缺氧。可行 OCT 进一步明确诊断。
【考点】OCT 的指征☆
【难度】易

16.【答案】E
【解析】此题结合病例考查过期妊娠胎儿窘迫时的处理。胎心监护示Ⅲ类图型,OCT 阳性,考虑胎儿窘迫,应评估宫口开大情况,短期内无法经阴道分娩,应急诊剖宫产终止妊娠。同时做好新生儿复苏的准备,不能继续缩宫素引产。
【考点】胎儿窘迫的处理☆☆
【难度】中

17.【答案】E
【解析】少量阴道流液,无明显羊水池时,需行辅助检查进行诊断。辅助检查的诊断依据包括:阴道 pH≥6.5,阴道后穹窿涂片见羊齿植物状结晶。宫颈阴道液生化检查:IGFBP-1(+)PAMG-1(+)。
【考点】诊断胎膜早破的辅助检查☆☆
【难度】中

18.【答案】D
【解析】34~36^{+6} 周属于近足月胎膜早破,此阶段新生儿患病率略高于足月儿。但目前尚无充分证据证明 34 周后的 PPROM 继续期待治疗可改善围产期的母儿结局。同时,应把握整体原则,即一旦感染的风险超过早产并发症的风险,则应考虑终止妊娠。孕周超过 34 周的胎膜早破病例极少发生 NRDS,因而不宜常规使用糖皮质激素。
【考点】34~36^{+6} 周胎膜早破病例的处理☆☆
【难度】难

19. 予缩宫素静脉滴注引产，同时抗生素预防感染治疗，引产第2天，规律宫缩14小时后宫口开全，指导分娩，接生过程中**不恰当**的是
A. 新生儿复苏准备
B. 常规行会阴切开术
C. 生后行新生儿咽拭子培养
D. 胎盘行病理检查
E. 加强胎心监护

19.【答案】B
【解析】根据2014年《早产临床诊断与治疗指南》不提倡常规行会阴切开术。
【考点】早产的产时处理☆
【难度】中

20. 宫口开全1小时，S^{+3}，LOA位，见羊水Ⅲ度污染，胎心监护示FHR 130次/min，变异消失，反复性晚期减速，治疗方案为
A. 继续观察指导分娩 B. 停缩宫素静脉滴注
C. 立即术前准备 D. 阴道助产术
E. 行急诊剖宫产

20.【答案】D
【解析】此题结合病例考查早产的产时处理。宫口开全，先露已下降至盆底，有阴道分娩的条件，胎心监护示Ⅲ类图型，胎儿窘迫诊断明确，为抢救新生儿可行阴道助产术。
【考点】第二产程后胎儿窘迫的诊断及处理☆
【难度】易

(21~24题共用题干)
38岁初产妇，因"孕32^{+3}周，阴道流液2小时"急诊入院。平素月经规律，核对孕周无误，孕16周外阴瘙痒，诊为真菌性阴道炎，未规律治疗。孕25周OGTT检查5.3mmol/L-9.4mmol/L-6.2mmol/L。孕30周超声AFI 26cm。2小时前无诱因阴道流液，量约150ml，色清，亮，无异味，偶有下腹紧缩感，无规律腹痛、无阴道出血，胎动好，BMI 17.0kg/m^2。查体：头位，FHR 130次/min。既往：长期便秘，药敏史(–)，手术史(–)。孕1产0，2012年早孕期人流一次。

21. 此孕妇胎膜早破的高危因素**不包括**
A. 营养不良 B. 真菌性阴道炎
C. 羊水过多 D. 人流史
E. 便秘

21.【答案】D
【解析】此题结合病例考查胎膜早破的高危因素。胎膜早破的高危因素有：反复阴道出血、阴道炎、长期应用糖皮质激素、腹部创伤、腹腔内压力突然增加(剧烈咳嗽、排便困难)、吸烟、药物滥用、营养不良、前次妊娠方式早产PROM史、妊娠晚期性生活频繁等。子宫畸形、胎盘早剥、子宫颈机能不全、宫颈环扎术后、宫颈锥切术后、宫颈缩短、先兆早产、子宫过度膨胀(羊水过多、多胎妊娠)、头盆不称、胎位异常(臀位、横位)、绒毛膜羊膜炎、亚临床宫内感染等。
【考点】胎膜早破的高危因素☆☆
【难度】中

22. 为除外绒毛膜羊膜炎，体格检查时需要重点关注的内容，**除了**
A. 有无体温升高
B. 子宫有无压痛
C. 阴道流出液的颜色、气味
D. 胎心率
E. 母体血压

22.【答案】E
【解析】包括：①母体体温≥38℃；②阴道分泌物异味；③胎心率增快(≥160次/min)或母体心率增快(≥100次/min)；④母体外周白细胞计数≥15×10^9/L；⑤子宫呈激惹状态、宫体有压痛。母体升高的同时伴有②~⑤上述任何一项表现可诊断为绒毛膜羊膜炎。
【考点】绒毛膜羊膜炎的临床表现☆
【难度】易

23. 查体：T 36.5℃，P 84次/min，子宫无激惹，无压痛，放松好，胎儿头位，FHR 140次/min，规律，宫颈口闭，未开。胎心监护FHR 140次/min，变异正常，NST无反应型。化验均属正常范围。考虑目前此孕妇的治疗方案**错误**的是
A. 卧床休息、抬高床尾、保持大小便通畅

23.【答案】D
【解析】地塞米松促胎肺的方法为6mg肌内注射，每12小时一次，共4次。CRP为C反应蛋白。
【考点】未足月胎膜早破的治疗方案☆
【难度】易

B. 密切母儿监测：T、P、HR、尿量；宫缩、宫体压痛、羊水性状异味；胎心监护
C. 定期复查血常规、CRP
D. 促进胎肺成熟：地塞米松6mg肌内注射，每24小时一次，共4次
E. 必要时使用宫缩抑制剂：盐酸利托君、硫酸镁等

24. 保胎治疗第6天，查体：T 38.5℃，P 110次/min，子宫无激惹，有压痛，羊水Ⅲ度污染，胎儿头位，FHR 170次/min，变异正常，NST无反应型，宫颈口闭，未开。考虑目前的处理是
A. 缩宫素静脉滴注引产　　B. 米索前列醇25μg入阴
C. PGE_2栓剂入阴　　D. 继续保胎治疗
E. 急诊行剖宫产术

24.【答案】E
【解析】根据查体，考虑绒毛膜羊膜炎诊断成立，宫口未开，应剖宫产终止妊娠为宜。
【考点】绒毛膜羊膜炎的处理☆
【难度】中

【案例分析题】

案例一：孕妇女，32岁，主因"孕41^{+1}周，过预产期8天无产兆"收入院。平素月经规律，周期30天，经期4~5天，LMP：2016年10月3日，停经35天查尿hCG(+)，停经40天始感恶心，未呕吐，未予处理，停经45天少量阴道出血1天，无腹痛，来我院就诊，行盆腔超声检查示宫内孕6^{+5}周，未予治疗出血自行停止。无感冒发热及服药史，规律产检，孕19周始觉胎动并活跃至今。现孕41^{+1}周，胎动好，无宫缩，无阴道流水，流液，门诊检查后收入院。既往孕产史：2014年行早孕期无痛人工流产一次。既往体健，青霉素过敏，否认手术史。查体：T 36.6℃，P 80次/min，BP 120/70mmHg，R 20次/min。心肺查体无异常。专科查体：宫高34cm，腹围101cm，胎儿头位，入盆，胎心144次/min，规律，未及宫缩。内诊：宫颈居中，质软，长0.5cm，宫口未开，先露为头，S^{-1}。骨盆各径线在正常范围。估计胎儿3 400g。胎心监护：FHR 140次/min，变异正常，无减速。超声检查：BPD 9.4cm，FL 7.2cm，AFI 8.6cm。胎盘三级。

提问1：根据哪些信息对该孕妇进行孕周的核对
A. 月经史　　B. 早孕反应出现时间
C. 早孕超声　　D. 查尿hCG(+)时间
E. 始觉胎动时间　　F. 监测排卵
G. 种植时间

提问1：【答案】ABCDE
【解析】此题结合病例主要考查对核对孕周的信息的掌握和运用。早孕反应一般在6周左右出现，妊娠6周时，超声可见到胎芽和原始心管搏动。孕妇常在20周左右自觉胎动。
【考点】核对孕周的依据☆☆
【难度】中

提问2：经核对孕周无误，下一步的处理是
A. 血尿常规　　B. 肝肾功
C. 确定分娩方式　　D. Bishop评分
E. 米索前列醇　　F. 缩宫素静脉滴注
G. 普贝生　　H. 胎心监护

提问2：【答案】ABCDFH
【解析】此题结合病例主要考查对分娩方式和引产方法的选择的掌握。此病例有阴道试产条件，Bishop评分7分，宫颈已成熟，拟予缩宫素静脉滴注引产。
【考点】引产方法选择☆
【难度】易

提问3：向孕妇及家属交代病情，产妇及家属拒绝签字，要求继续待产，继续沟通时应

提问3：【答案】ABCDEFG
【解析】过期妊娠对母儿的影响包括：胎儿过熟综合征、胎儿窘迫、胎粪吸入综合征、新生儿窒息、巨大胎儿。产程延长和难产率增高，手术产率和母体产伤明显增高。
【考点】过期妊娠的并发症☆
【难度】易

A. 交代有胎儿缺氧、胎死宫内的可能
B. 预防过期妊娠是引产指征
C. 过期妊娠可使新生儿窒息率提高
D. 过期妊娠可使巨大儿、难产发生率提高
E. 过期妊娠可提高胎粪吸入综合征的发生率
F. 过期妊娠可使剖宫产率提高
G. 过期妊娠可使围产儿死亡率提高

案例二:28 岁初产妇,孕 3 产 0,因“妊娠 32 周,阴道流液 3 小时”入院。平素月经规律,核对孕周无误,孕期平顺,3 小时前无明显诱因阴道流出清亮液体,量约 50ml,色清亮,无异味,无腹痛无阴道流血,胎动好。既往:真菌性阴道炎 2 年,身高 160cm,孕前体重 52kg,孕期体重增长 10kg。入院查体:T 36.9℃,P 88 次 /min,BP 110/70mmHg,R 20 次 /min,心肺听诊正常,肝脾肋下未触及。专科查体:宫高 28cm,腹围 95cm,LOA,头浮,FHR 136 次 /min,规律,未及宫缩,估计胎儿 2 000g。阴道检查:宫颈长 2cm,质软,宫口未开,后穹窿见积液,量中,清亮,无异味。

提问 1:通过问诊及查体,此例病人的病例特点是

A. 已婚育龄女性　　B. 核对孕周无误
C. 3 小时前无诱因阴道流液　　D. 无腹痛
E. 无阴道出血　　F. 真菌性阴道炎病史
G. 胎儿大小与孕周不符　　H. 宫颈未消宫口未开
I. 后穹窿见羊水池

提问 2:该病人下一步需要完善的辅助检查有

A. 血 Rt　　B. MRI　　C. 超声
D. OCT　　E. CT　　F. PCT
G. CRP　　H. GBS　　I. NST

提问 3:完善各项化验检查,结果均属正常范围,诊疗方案有

A. 促胎肺治疗
B. 硫酸镁静脉滴注
C. 给予抗生素预防感染
D. 缩宫素点滴引产
E. 卧床休息
F. 保胎至 37 周终止妊娠
G. 抬高臀部
H. 严密监测宫缩、体温、子宫压痛、P、HR、尿量
I. 每 1~3 天监测血常规

案例三:34 岁初产妇,孕 4 产 0。因“妊娠 28 周,阴道少量血性分泌物 1 天”入院。平素月经规律,核对孕周无误,孕 13 周超声检查示宫颈长 1cm,收入院拟行宫颈环扎术失败,予保胎治疗,今日晨起开始见阴道少量血性分泌物,无腹痛,无阴道流液,胎动好。

提问 1:【答案】ABCDEFHI

【解析】胎膜早破的临床表现包括:突感较多液体自阴道流出,增加腹压阴道流液增多,窥器检查可见液体自宫颈口内流出或后穹窿有液池形成,估计胎儿 2 000g,基本与孕周相符合。

【考点】胎膜早破的临床表现☆☆

【难度】中

提问 2:【答案】ACFGHI

【解析】一般监测感染相关的项目有:血常规、C 反应蛋白、降钙素原(PCT)。监测胎儿状况的项目包括:胎儿超声、NST。同时,未足月胎膜早破的孕妇建议行会阴或肛门 GBS 培养。

【考点】未足月胎膜早破的母儿监测项目☆☆

【难度】难

提问 3:【答案】ABCEGHI

【解析】未足月胎膜早破的处理流程为:确定诊断、核定孕周、确定宫内状况、确定分娩方式。尤其强调根据孕周决定处理方案。26~31^{+6} 周,无期待治疗的禁忌证,尽量期待至 32 周;32~33^{+6} 周,期待至 34 周终止妊娠;34~36^{+6} 周属于近足月 PPROM,目前无充分证据证明 34 周之后的 PPROM 继续期待治疗可改善围产期的母儿结局。

【考点】未足月胎膜早破的处理流程☆☆

【难度】难

急诊检查示宫颈消失，宫口开大 2cm。既往：3 年前因宫颈病理 CIN2 级行宫颈冷刀锥切术，身高 156cm，孕前体重 48kg，孕期体重增长 8kg。入院查体：T 36.6℃，P 88 次 /min，BP 110/70mmHg，R 20 次 /min，心肺听诊正常，肝脾肋下未触及。专科查体：宫高 24cm，腹围 88cm，头位，FHR 136 次 /min，规律，未及宫缩，估计胎儿 1 000g。阴道检查：阴道内见水样粉色分泌物，无异味，宫颈展平，开大 2cm，未及羊膜囊。

提问 1：为明确诊断，需做的辅助检查有

A. 超声检查

B. 阴道 pH 试纸测定

C. 阴道后穹窿积液涂片

D. 宫颈阴道分泌物 IGFBP-1

E. 宫颈阴道分泌物 PAMG-1

F. 尿常规

G. 羊膜镜检查

提问 1：【答案】ABCDEG

【考点】胎膜早破的辅助检查☆☆

【难度】难

提问 2：经检测，孕妇 IGFBP-1（+），入院予保胎治疗，在治疗过程中出现的临床表现有意义的是

A. 母体体温 37.2℃

B. 母血白细胞计数 WBC $12.6\times10^9/L$

C. 母体心率 110 次 /min

D. 胎儿心率 170 次 /min

E. 宫体有压痛

F. 羊水恶臭

G. 母血白细胞计数 WBC $16.6\times10^9/L$

H. 母体体温 38.4℃

I. 阴道分泌物异味

提问 2：【答案】CDEFGHI

【解析】此题的前提是先诊断出未足月胎膜早破，之后考查是否了解绒毛膜羊膜炎的诊断依据。诊断依据包括：母体心率≥100 次 /min；胎儿心率≥160 次 /min；母体发热≥37.8℃；宫体有压痛；羊水恶臭；母血白细胞计数≥$15\times10^9/L$ 或核左移，阴道分泌物异味。孕妇体温升高的同时伴有上述 2 个或 2 个以上的症状或体征可以诊断为临床绒毛膜羊膜炎。

【考点】绒毛膜羊膜炎的诊断依据☆☆

【难度】中

提问 3：孕妇住院保胎促肺预防感染治疗第 7 天，阴道多量流水，脓性，有异味，查体：T38℃，子宫激惹，无压痛，胎儿头位，FHR 180 次 /min，宫颈口闭，未开。考虑目前的处理是

A. 急诊剖宫产术

B. 新生儿复苏准备

C. 胎盘病理

D. 行胎盘子面及母面及新生儿咽部拭子培养 + 药敏

E. 等待自然临产

F. 继续保胎治疗

G. 抬高臀部

H. 和孕妇及家属充分沟通

提问 3：【答案】ABCDHI

【解析】此题需了解绒毛膜羊膜炎的处理。根据题干信息，考虑绒毛膜羊膜炎诊断明确，需尽快终止妊娠。考虑孕 29 周，胎儿大小符合孕周，已予相应治疗，查宫口未开，短期内无法经阴道分娩，故以剖宫产为宜。

【考点】绒毛膜羊膜炎终止妊娠方式☆☆

【难度】中

案例四：28 岁初产妇，孕 38 周，孕 5 产 0，阴道流液 20 小时急诊入院，无宫缩无阴道流血。平素月经规律，孕 3 个月阴道少量流血，孕 22 周超声示胎盘位于子宫后壁，胎盘下缘接近宫颈内口。不规律产检。既往体健，否认哮喘青光眼等病史，人工流产 4 次。

入院查体：宫高 34cm，腹围 100cm，LOA 位，FHR 140 次 /min，阴道检查：上推胎头见多量阴道流液，清亮。

提问 1：此时需进行的进一步处理是

A. 详细问诊　　B. 核对孕周
C. 体格检查　　D. 骨盆测量
E. 估计胎儿体重　　F. 完善辅助检查
G. 确定分娩方式　　H. 宫颈评分
I. 确定引产方法　　J. 复查超声检查胎盘位置

提问 2：经问诊核对孕周无误，体格检查：心肺查体未见异常，肝脾肋下未及，骨盆各径线正常范围，估计胎儿 3 300g。阴道检查：宫颈长 2.0cm，宫口未开，居中，质中，S^{-3}，超声示胎盘后壁，下缘距离宫颈内口 5cm，胎心监护示 FHR 140 次 /min，变异正常，NST 阳性。此时可给予的处理是

A. 定期监测生命体征　　B. 缩宫素静脉滴注
C. 米索前列醇 25μg　　D. PGE_2 制剂 10mg 入阴
E. 继续观察宫缩情况　　F. 行剖宫产术
G. 定期复查 CRP 血常规　　H. 抗生素预防感染

提问 3：孕妇予米索促宫颈成熟 1 天后，无宫缩，FHR 140 次 /min，变异正常，NST 反应型，阴道检查：宫颈长 0.5cm，宫口未开，居前，质软，S^{-2}，此时可给予的处理有

A. 定期监测生命体征
B. 缩宫素静脉滴注
C. 米索前列醇 25μg 入阴
D. PGE_2 制剂 10mg 入阴
E. 继续观察宫缩情况
F. 行剖宫产术
G. 定期复查 CRP 血常规
H. 抗生素预防感染
I. 胎心监护

提问 1：【答案】ABCDEFGHIJ

【解析】经过详细问诊、体格检查，仔细核对孕周，考虑足月胎膜早破诊断成立，再进一步评估骨盆情况、胎儿大小和妊娠期有无并发症合并症等确定是否具备阴道分娩的条件，之后根据宫颈评分确定引产的方式。本例孕妇 22 周胎盘低置状态，故应关注目前胎盘的情况。

【考点】足月胎膜早破的诊疗思路☆☆

【难度】中

提问 2：【答案】ABCDGH

【解析】对于宫颈条件不成熟者可以使用米索前列醇或 PGE_2 制剂促进宫颈成熟，之后如有必要再使用缩宫素点滴。PROM 孕妇宫颈不成熟时使用小剂量的米索前列醇（25μg）是安全有效的。足月 PROM 孕妇使用 PGE_2 制剂引产，可以提高 24 小时内阴道分娩率，降低缩宫素的使用率及羊水粪染的发生率，对新生儿的结局没有影响。本例 Bishop 评分为 3 分，宫颈条件未成熟，可先选择米索前列醇或 PGE_2 制剂促宫颈成熟。破膜时间超过 18 小时，注意给予抗生素预防感染。

【考点】足月胎膜早破病例宫颈不成熟时的处理☆☆

【难度】难

提问 3：【答案】ABGHI

【解析】经过米索促宫颈后，Bishop 评分 7 分，属于成熟状态，予缩宫素静脉滴注为宜。密切注意胎心监护及胎动。

【考点】足月胎膜早破的处理☆☆

【难度】中

表 10-1 Manning 评分表

指标	2 分（正常）	0 分（异常）
NST（20min）	≥2 次胎动，FHR 加速，振幅≥15 次 /min，持续≥15s	<2 次胎动，FHR 加速，振幅 <15 次 /min，持续 <15s
FBM（30min）	≥1 次，持续≥30s	无或持续 <30s
FM（30min）	≥ 3 次躯干和肢体活动（连续出现计一次）	≤ 2 次躯干和肢体活动
FT	≥ 1 次躯干伸展后恢复到屈曲，手指摊开合拢	无活动，肢体完全伸展，伸展缓慢，部分恢复到屈曲
AFV	最大羊水池垂直直径 >2cm	无或最大羊水池垂直直径≤ 2cm

资料来源：《妇产科学》第 9 版，人民卫生出版社，第 56 页，表 6-5。

NST：无应激试验；FBM：胎儿呼吸运动；FM：胎动；FT：胎儿张力；AFV：羊水最大暗区垂直深度。

表 10-2　Bishop 宫颈成熟度评分法

指标	分数			
	0	1	2	3
宫口开大 /cm	0	1~2	3~4	≥5
宫颈管消退 /%（未消退 2~3cm）	0~30	40~50	60~70	≥80
先露位置（坐骨棘水平 =0）	−3	−2	−1~0	+1~+2
宫颈硬度	硬	中	软	
宫口位置	朝前	居中	朝前	

第二节　妊娠期高血压疾病

【A1 型题】

1. 对于孕期首次发现血压升高者，应间隔多少小时或以上复测血压，达到诊断标准方可诊断为妊娠期高血压
   A. 1 小时　B. 2 小时　C. 4 小时
   D. 8 小时　E. 24 小时

2. 妊娠期高血压疾病病人，水肿延及外阴及腹壁，判断其程度为
   A. +　B. ++　C. +++
   D. ++++　E. +++++

3. 下列**不能**作为妊娠期高血压疾病诊断标准及分类依据的是
   A. 血压水平　B. 肾功损害情况
   C. 血小板数值　D. 肝酶数值
   E. 水肿严重程度情况

4. 下列哪项是诊断 HELLP 综合征的敏感指标，常在血清胆红素升高和血红蛋白降低之前出现
   A. 网织红细胞　B. 谷丙转氨酶　C. 谷草转氨酶
   D. 乳酸脱氢酶　E. 尿酸水平

5. 早发性重度子痫前期病人经治疗血压尚平稳，期待治疗中首先考虑的治疗是
   A. 补充蛋白治疗　B. 扩容治疗　C. 解痉治疗
   D. 镇静治疗　E. 利尿治疗

6. 重度子痫前期病人经硫酸镁治疗，每日总量为**不超过**
   A. 7.5~15g　B. 15~25g　C. 25~30g
   D. 30~35g　E. 无限定

1.【答案】C
【考点】妊娠期高血压疾病诊断☆☆
【难度】易

2.【答案】C
【考点】妊娠期高血压疾病病人水肿程度的判断☆☆
【难度】易

3.【答案】E
【解析】研究表明，水肿水平与妊娠结局不相关，水肿不是重度子痫前期的诊断依据。
【考点】子痫前期的分度诊断依据☆
【难度】中

4.【答案】D
【解析】乳酸脱氢酶升高和血清结合珠蛋白降低是诊断 HELLP 综合征的敏感指标，常在血清为结合胆红素升高和血红蛋白降低之前出现。
【考点】HELLP 综合征诊断标准☆
【难度】中

5.【答案】C
【解析】早发性重度子痫前期病人经治疗血压尚平稳，期待治疗中首先考虑解痉治疗。
【考点】早发性重度子痫前期治疗☆☆
【难度】易

6.【答案】C
【解析】硫酸镁治疗，每日总量为 25~30g，用药过程监测血清镁离子浓度。
【考点】重度子痫前期硫酸镁治疗☆☆
【难度】易

7.【答案】C

【解析】硫酸镁治疗血清镁离子有效浓度为1.8~3.0mmol/L，若超过3.5mmol/L即可发生镁中毒。

【考点】重度子痫前期硫酸镁治疗☆☆

【难度】中

8.【答案】D

【解析】妊娠期高血压疾病降压治疗禁止使用血管紧张素转换酶抑制剂类药物。

【考点】重度子痫前期降压治疗☆

【难度】中

9.【答案】E

【解析】妊娠期高血压疾病在控制子痫抽搐及防止再抽搐；预防重度子痫前期发展为子痫；子痫前期临产前用药预防抽搐时用硫酸镁治疗。

【考点】硫酸镁的用药指征☆

【难度】难

10.【答案】E

【解析】孕妇并发脏器损害，收缩压应控制在130~139mmHg。对于有并发脏器损害者，血压要控制的相对更严格。

【考点】重度子痫前期降压治疗☆

【难度】中

11.【答案】C

【解析】一般不主张常规应用利尿剂，利尿剂的使用仅用于全身水肿、急性心力衰竭、脑水肿、肺水肿、肾功能不全。

【考点】子痫前期治疗☆

【难度】中

12.【答案】A

【解析】重度子痫前期的孕妇病情尚稳定可期待至34周后考虑终止妊娠。

【考点】子痫前期终止妊娠时机☆

【难度】中

13.【答案】D

【解析】不足34周重度子痫前期的孕妇出现胎儿宫内窘迫应考虑终止妊娠，不宜继续期待治疗。

【考点】重度子痫前期处理☆

【难度】中

14.【答案】E

【解析】重度子痫前期的孕妇不以尿蛋白定量情况作为终止妊娠的指征。

【考点】重度子痫前期处理☆☆

【难度】中

7. 重度子痫前期病人经硫酸镁治疗，用药过程中应监测血清镁离子浓度，血清镁离子浓度超过多少即可发生镁中毒

A. 2.5mmol/L　B. 3.0mmol/L　C. 3.5mmol/L

D. 4.0mmol/L　E. 4.5mmol/L

8. 重度子痫前期病人需要降压治疗时，不能应用的药物是

A. 尼卡地平　B. 硝苯地平

C. 尼莫地平　D. 卡托普利

E. 拉贝洛尔

9. 妊娠期高血压疾病使用硫酸镁指征为

A. 严重水肿

B. 血压达到140/90mmHg

C. 诊断为子痫前期

D. 妊娠期高血压分娩时

E. 子痫前期临产前用药预防抽搐

10. 重度子痫前期病人降压治疗时，目标血压应控制在

A. 孕妇无并发脏器损害，收缩压应控制在130~139mmHg

B. 孕妇无并发脏器损害，舒张压应控制在80~89mmHg

C. 孕妇并发脏器损害，收缩压应控制在130~155mmHg

D. 孕妇并发脏器损害，舒张压应控制在80~105mmHg

E. 孕妇并发脏器损害，收缩压应控制在130~139mmHg

11. 以下不是子痫前期病人常规治疗方法的是

A. 降压　B. 解痉　C. 利尿

D. 休息　E. 镇静

12. 重度子痫前期的孕妇病情尚稳定，可期待至多少周后考虑终止妊娠

A. 34周　B. 36周　C. 37周

D. 38周　E. 40周

13. 不足34周重度子痫前期的孕妇继续期待治疗的禁忌证为

A. 尿蛋白定量>5g/24h　B. 血压达到160/110mmHg

C. 胎儿生长受限　D. 胎儿窘迫

E. 脐血流异常

14. 34周之前重度子痫前期可选择的期待治疗是

A. 临产　B. 血压难以控制

C. 胎儿生长受限　D. 胎儿窘迫

E. 尿蛋白定量>5g/24h

15. 有重度子痫前期病史的高危人群，预防再次发生子痫前期的措施为
A. 补钙
B. 妊娠期严格限制盐的摄入
C. 肥胖孕妇妊娠期严格限制热量摄入
D. 从中孕开始服用小剂量阿司匹林
E. 服用多种维生素

15.【答案】A
【解析】有重度子痫前期病史的高危孕妇应适当锻炼、补钙。小剂量阿司匹林建议从早孕开始服用。合理饮食，但不推荐严格限制盐的摄入，也不推荐肥胖孕妇限制热量摄入。
【考点】子痫前期的预防☆
【难度】中

【A2 型题】

1. 女性，28 岁，因“停经 37 周，发现血压增高 2 天”入院，病人无自觉症状。既往无孕产史，无疾病史。体格检查：血压 150/92mmHg，双足踝水肿。产科检查宫高 33cm，腹围 105cm，左枕前胎位（LOA），胎头浅入，胎心 140 次 /min。尿常规：尿蛋白（–），最可能的诊断为
A. 妊娠期高血压
B. 轻度子痫前期
C. 重度子痫前期
D. 慢性高血压合并妊娠
E. 慢性高血压合并子痫前期

1.【答案】A
【解析】妊娠期高血压在孕 20 周之后出现血压增高达到或超过 140/90mmHg，尿蛋白（–），没有伴随其他脏器损害。
【考点】妊娠期高血压疾病的分类鉴别☆☆
【难度】易

2. 女性，38 岁，因“停经 28 周，双下肢水肿 1 周，头晕头痛发现血压增高 2 天”入院。10 年前自娩 1 男婴，孕期顺利。否认既往疾病史。体格检查：血压 159/105mmHg，双下肢水肿。产科检查宫高 25cm，腹围 95cm，LOA 位，胎心 150 次 /min。尿常规：尿蛋白（+++），最可能的诊断为
A. 妊娠期高血压
B. 轻度子痫前期
C. 重度子痫前期
D. 慢性高血压合并妊娠
E. 慢性高血压合并子痫前期

2.【答案】C
【解析】妊娠期高血压在孕 20 周之后出现血压增高达到或超过 140/90mmHg，虽未达到 160/110mmHg，但存在持续头痛，尿蛋白（+++），也应诊断为重度子痫前期。
【考点】妊娠期高血压疾病的分类鉴别☆☆
【难度】中

3. 女性，32 岁，初孕妇，孕 36 周，重度子痫前期，经 24 小时治疗，病情未见好转，今晨感胎动减少，查左骶前位，胎心 150 次 /min，骨盆正常，宫颈硬，颈管未消，长 3cm，胎心监护 NST（–），超声：估计胎儿大小 2 000g，羊水指数 8.1cm，生物物理评分 6 分。下列处理恰当的是
A. 继续解痉降压治疗
B. 吸氧，复查胎心监护
C. 缩宫素点滴引产
D. 米索前列醇促宫颈成熟
E. 剖宫产

3.【答案】E
【解析】重度子痫前期已孕 36 周经治疗效果不好，胎心监护无反应性，生物物理评分 6 分，应尽快终止妊娠，胎儿估计 2 000g，监护无反应，恐不能耐受产程，以剖宫产为宜。
【考点】重度子痫前期终止妊娠时机☆☆
【难度】中

4. 女性，36 岁，初产妇，妊娠 36 周，自觉腹痛伴阴道少量出血 4 小时，查体：BP 160/100mmHg，尿蛋白（++），子宫如板状，胎位

4.【答案】B
【解析】血压 160/100mmHg，蛋白尿重度子痫前期诊断成立，伴板状腹，胎心未闻及，考虑存在胎盘早剥。
【考点】重度子痫前期诊断☆
【难度】中

不清,胎心未闻及,最可能的诊断为

A. 重度子痫前期 B. 重度子痫前期,胎盘早剥
C. 重度子痫前期,早产 D. 前置胎盘
E. 先兆子宫破裂

5. 女性,36 岁,初产妇,妊娠 36 周,重度子痫前期,硫酸镁解痉治疗第二天,病人自觉无力,憋气,呼吸困难。查体:BP 142/90mmHg,P 90 次 /min,呼吸 16 次 /min,氧饱和度 98%,双肺呼吸音清,未闻及啰音,膝腱反射未引出,24 小时尿量 700ml,最可能的原因为

A. 重度子痫前期早期心衰 B. 肺栓塞待除外
C. 镁中毒 D. 呼吸衰竭
E. 血压控制过低

5.【答案】C
【解析】镁中毒表现为膝腱反射减弱或消失,继而出现全身张力减退、呼吸困难,出现尿量减少等。
【考点】重度子痫前期硫酸镁应用☆
【难度】中

6. 女性,33 岁,经产妇,因"妊娠 34 周,血压增高 7 天"收入院。既往体健,否认慢性病史。孕早、中期平顺。查体血压 165/105mmHg,水肿(++),胎儿估计 1 500g。尿蛋白(+++),ALT 105IU/L,AST 128IU/L,乳酸脱氢酶 385IU/L,胆汁酸 6.5μmmol/L,血小板 70×10^9/L,网织红细胞 3.5%,此时应给予的治疗为

A. 保肝治疗定期监测 B. 输注血小板治疗
C. 解痉治疗积极终止妊娠 D. 解痉降压,期待治疗
E. 利尿治疗

6.【答案】C
【解析】重度子痫前期并发 HELLP 综合征,34 周应积极终止妊娠。
【考点】子痫前期并发症的治疗☆
【难度】难

7. 女性,25 岁,初产妇,于妊娠 33 周出现头痛、眼花等自觉症状,查体:BP 180/110mmHg,尿蛋白(++),眼底动静脉比 1∶2,视网膜水肿,本病例诊断为

A. 轻度子痫前期 B. 重度子痫前期
C. 妊娠合并肾性高血压 D. 慢性高血压合并妊娠
E. 严重妊娠期高血压

7.【答案】B
【解析】孕 33 周出现血压超过 160/110mmHg,尿蛋白(++),符合重度子痫前期诊断。
【考点】重度子痫前期诊断☆☆
【难度】易

8. 女性,30 岁,初产妇,于妊娠 35 周出现双下肢水肿来就诊,查体:BP 145/90mmHg,双下肢膝盖以下部位水肿,余均正常,本病例诊断为

A. 轻度子痫前期 B. 重度子痫前期
C. 妊娠合并肾性高血压 D. 慢性高血压合并妊娠
E. 妊娠期高血压

8.【答案】E
【解析】孕 35 周出现血压超过 140/90mmHg,尿蛋白(-),符合妊娠期高血压诊断。
【考点】妊娠期高血压诊断☆☆
【难度】易

9. 女性,35 岁,初产妇,于妊娠 32 周突发头痛、呕吐,继之抽搐一次,持续 2 分钟。既往体健,否认慢性病史。孕早中期平顺。查体:BP 170/110mmHg,神情淡漠,双瞳孔等大,对光反射好。尿蛋白(++++),眼底动静脉比 1∶3,视网膜水肿,本病例最可能的诊断为

9.【答案】B
【解析】孕 32 周出现血压增高,尿蛋白(++++),突发抽搐,既往无特殊病史,符合子痫诊断。
【考点】子痫诊断☆☆
【难度】易

A. 轻度子痫前期　　B. 子痫
C. 妊娠合并癫痫　　D. 妊娠合并颅内出血
E. 妊娠合并癔症

10. 女性，35 岁，初产妇，因"妊娠 37 周，发现双下肢水肿 10 天，血压增高 3 天"入院。既往体健，否认慢性病史。孕早中期平顺。查体：BP 150/90mmHg，水肿(+)，胎儿头位，估计 3 000g，先露浅入，骨盆各径线正常。尿蛋白(+)，胎心监护 NST(+)，超声羊水指数 12cm，本病例应给予的处理为
A. 硫酸镁解痉治疗同时病情评估，准备终止妊娠
B. 米索促宫颈成熟
C. 缩宫素点滴引产
D. 剖宫产终止妊娠
E. 降压治疗

10.【答案】A
【解析】孕 37 周，子痫前期诊断明确，应给予基础治疗后终止妊娠。
【考点】子痫前期终止妊娠时机☆☆
【难度】易

11. 女性，25 岁，初产妇，妊娠 33 周，血压增高伴头晕头疼 1 天收入院。既往体健，否认慢性病史。孕早、中期平顺。查体：BP 170/120mmHg，水肿(+)，胎儿估计 1 200g。尿蛋白(++++)，其余无异常。经治疗 2 天后，BP 140/90mmHg 左右，下一步处理为
A. 出院观察　　B. 继续期待治疗
C. 进一步降压治疗　　D. 立即剖宫产终止妊娠
E. 利尿治疗

11.【答案】B
【解析】根据病人情况诊断为重度子痫前期，经治疗病情稳定可以继续期待治疗。
【考点】子痫前期治疗☆☆
【难度】易

12. 女性，28 岁，初产妇，妊娠 33 周，血压增高伴头晕头疼 1 天收入院。既往体健，否认慢性病史。孕早、中期平顺。查体：BP 170/120mmHg，水肿(+)，胎儿估计 1 200g。尿蛋白(++++)，ALT 105IU/L，AST 128IU/L，乳酸脱氢酶 285IU/L，胆汁酸 4.5μmol/L，血小板 85×10^9/L。考虑的诊断为
A. HELLP 综合征
B. 重度子痫前期肝功受损
C. 妊娠合并血小板减少
D. 妊娠期急性脂肪肝
E. 妊娠期胆汁淤积综合征

12.【答案】A
【解析】根据病人情况诊断为重度子痫前期，出现肝功异常、血小板降低乳酸脱氢酶升高，提示发生子痫前期的并发症 HELLP 综合征。
【考点】子痫前期并发症☆☆
【难度】易

13. 女性，28 岁，初产妇，妊娠 39 周，腹痛伴阴道出血半天收入院。既往体健。孕期平顺，查体：BP 160/110mmHg，水肿(-)，见阴道出血 40ml，色鲜红。下腹肌张力大，可及宫缩，30s/5~10min，子宫放松欠佳。尿蛋白(+)，血红蛋白 100g/L，NST(-)，胎心基线 90~100 次 /min，变异消失。考虑最可能的诊断为
A. 轻度子痫前期临产

13.【答案】C
【解析】根据病人情况诊断为重度子痫前期，出现阴道出血、子宫放松欠佳、胎儿窘迫考虑出现胎盘早剥。
【考点】子痫前期并发症识别☆☆
【难度】易

B. 重度子痫前期临产
C. 重度子痫前期胎盘早剥
D. 轻度子痫前期胎盘早剥
E. 前置胎盘

14. 女性，35岁，初产妇，因孕32周重度子痫前期血压控制不良行剖宫产术，病人术后当日突然咳嗽，无痰，胸闷，气喘，不能平卧。查体：BP 150/95mmHg，心率128次/min，脉搏氧饱和度95%，双肺呼吸音粗，未闻及干湿啰音。考虑最可能的诊断为

A. 肺栓塞　B. 早期心衰　C. 肺炎
D. 羊水栓塞　E. 心动过速

14.【答案】B
【解析】重度子痫前期剖宫产术后，回心血量增加心脏负担增加。如入液量过多或血压控制不良等因素均可诱发心衰发生。
【考点】子痫前期并发症识别☆☆
【难度】易

15. 女性，35岁，初产妇，于孕28周因重度子痫前期入院给予解痉、降压、促胎肺成熟，现孕32周，血压波动135~148/90~100mmHg，24小时尿蛋白定量10g，白蛋白22g/L。超声提示孕妇中量腹水、少量胸腔积液，估计胎儿体重1 800g，眼底检查：后极部网膜水肿。该病人处理方案为

A. 输注白蛋白期待治疗　B. 剖宫产终止妊娠
C. 促宫颈成熟　D. 静脉滴注缩宫素引产
E. 继续监测期待治疗

15.【答案】B
【解析】重度子痫前期，尿蛋白定量10g/24h，出现低蛋白血症，胸腹水，目前孕32周，经过促肺治疗，胎儿估计1 800g，以剖宫产终止妊娠为宜。
【考点】子痫前期终止妊娠时机☆☆
【难度】中

16. 女性，32岁，初产妇，孕39周，自觉头疼眼花，血压增高2天就诊。既往体健，孕期平顺。查体：BP 160/100mmHg，尿蛋白(++)，出现不规律宫缩，胎心监护NST(+)，该病人首先的处理为

A. 门诊每日监测血压　B. 静脉应用硫酸镁
C. 缩宫素点滴引产　D. 剖宫产手术
E. 收入院观察

16.【答案】B
【解析】重度子痫前期，首要考虑解痉治疗。
【考点】子痫前期治疗☆☆
【难度】中

17. 女性，39岁，经产妇，孕29周，发现血压增高2天就诊。于5年前因重度子痫前期孕35周剖宫产一男婴，后间断监测血压波动于120~140/70~95mmHg，未服药。此次孕期尚平顺，血压监测140/90mmHg左右。2天前产检血压160/105mmHg，尿蛋白(++)，双下肢水肿，该病人的诊断为

A. 轻度子痫前期　B. 重度子痫前期
C. 慢性高血压合并妊娠　D. 慢性高血压合并子痫前期
E. 慢性高血压

17.【答案】D
【解析】既往慢性高血压病史，妊娠后血压增高并出现尿蛋白考虑为慢性高血压合并子痫前期。
【考点】妊娠期高血压疾病分类☆☆
【难度】中

18. 女性，30岁，初产妇，孕33周，双下肢水肿1周，头痛伴血压升高1天就诊。既往无慢性病史，孕期平顺，常规孕检发现血压160/110mmHg，尿蛋白(+)，HCT 40%，双下肢水肿，该病

18.【答案】D
【解析】子痫前期诊断明确，HCT 40%，以给予解痉治疗为宜。
【考点】子痫前期的治疗☆☆
【难度】中

人应首选给予的处理为

A. 加强监测血压　B. 降压治疗

C. 利尿治疗　D. 解痉治疗

E. 吸氧治疗

19. 女性，30岁，产妇，孕37周，重度子痫前期自娩后3小时，硫酸镁解痉治疗中，自觉头痛。查体：血压170/120mmHg，心率103次/min，应首选给予的处理为

A. 口服苯巴比妥片　B. 静脉滴注甘露醇

C. 静脉用降压药物　D. 安定静推

E. 利尿治疗

19.【答案】C

【解析】子痫前期产后仍应严密监测血压，血压过高应给予降压治疗。

【考点】子痫前期的治疗☆☆

【难度】中

20. 女性，28岁，初产妇，于孕33周，因血压160/110mmHg，尿蛋白(++)诊为重度子痫前期，经解痉、降压、促胎肺成熟等治疗，口服降压药物血压维持在135~145/85~95mmHg，尿蛋白定量1.5g/24h，现孕37周，下一步的处理为

A. 门诊定期监测　B. 扩容治疗

C. 积极终止妊娠　D. 停降压药治疗

E. 利尿治疗

20.【答案】C

【解析】子痫前期经治疗后好转，病情稳定可严密监测至37周后评估病人情况决定终止妊娠。

【考点】子痫前期的治疗☆

【难度】中

21. 女性，33岁，经产妇，孕37周，因血压160/105mmHg，尿蛋白(+++)，诊断为重度子痫前期。口服拉贝洛尔血压维持140/90mmHg。出现规律宫缩半小时，40s/3~5min，强度(+)，目前应给予的处理为

A. 立即术前准备行剖宫产术

B. 静脉滴注缩宫素加强产程进展

C. 人工破水促进产程进展

D. 监测血压，解经降压监测产程进展

E. 暂时观察

21.【答案】D

【解析】37周出现子痫前期，治疗效果较好，没有阴道分娩禁忌证，可试产，但需严密监测血压情况，产程进展欠佳放宽剖宫产指征。

【考点】子痫前期的终止妊娠的方式☆

【难度】中

22. 女性，38岁，早孕，发现血压增高3天，头晕头疼恶心呕吐1天就诊。既往高血压病12年，未正规监测血压，未正规服药。3天前因自测血压升高180/120mmHg服用拉贝洛尔治疗。查体：血压190/130mmHg，心率120次/min，双肺呼吸音粗，未闻及啰音。尿蛋白(-)，尿酸540μmol/L，目前应给予的处理为

A. 人流手术　B. 口服降压药

C. 静脉滴注降压药物　D. 甘露醇治疗

E. 利尿治疗

22.【答案】C

【解析】血压过高，口服降压药物效不显，应尽快给予静脉降压药物控制血压。目前心率过快不宜给予甘露醇治疗。

【考点】慢性高血压合并妊娠的治疗☆

【难度】难

23. 女性，28岁，孕35周，发现双下肢水肿1周，伴血压增高2天就诊。既往体健。孕早中期平顺，近一周双下肢水肿，2天前

23.【答案】B

【解析】硫酸镁用药方案：负荷量，静脉维持输注，深部肌内注射。

【考点】硫酸镁用药方案☆

【难度】中

血压增高。查体：血压 150/90mmHg，双下肢水肿，胎儿头位，估计 2 500g。双下肢水肿（+），尿蛋白（++），给予硫酸镁治疗的方法为

A. 首次负荷剂量 25% 硫酸镁 10ml 加入 10% 葡萄糖注射液 20ml 静脉推注
B. 负荷量之后给予 25% 硫酸镁 60ml 加入 5% 葡萄糖液注射液 500ml 静脉滴注，速度 1~2g/h
C. 常规睡前给予 25% 硫酸镁 20ml 臀部肌内注射，维持镁离子浓度
D. 硫酸镁每日总量不超过 20g
E. 负荷量之后给予 25% 硫酸镁 30ml 加入 5% 葡萄糖液注射液 500ml 静脉滴注，3 小时滴完，之后再给予 25% 硫酸镁 30ml 加入 5% 葡萄糖液注射液 500ml 静脉滴注，共 15g 硫酸镁

24. 女性，28 岁，孕 36 周，因血压增高，尿蛋白（+++）诊为重度子痫前期，经解痉及口服拉贝洛尔片治疗 3 天效果不佳，因情绪激动，血压增高至 180/120mmHg，应给予的治疗是

A. 立即剖宫产
B. 增加口服拉贝洛尔的剂量
C. 静脉滴注拉贝洛尔注射液降压治疗
D. 安定肌内注射
E. 静推 25% 硫酸镁 20ml

24.【答案】C
【解析】重度子痫前期急性血压增高，应尽快降压治疗。
【考点】重度子痫前期的治疗☆
【难度】中

25. 女性，28 岁，孕 32 周，水肿 1 月余，血压增高 7 天入院。既往体健，孕早中期平顺。近一月双下肢水肿逐渐加重，无头晕头疼。查体：血压 145/100mmHg，心率 80 次 /min，腹壁水肿，腹水征（+），双下肢水肿至会阴部。胎儿头位，估计 1 500g。尿蛋白（++++），白蛋白 22g/L。可给予的治疗是

A. 立即剖宫产
B. 利尿治疗
C. 补充白蛋白后利尿
D. 促宫颈成熟
E. 降压治疗

25.【答案】C
【解析】重度子痫前期，产前病人不主张常规利尿药物治疗，低蛋白血症有腹腔积液者可考虑补充白蛋白后利尿治疗。
【考点】重度子痫前期的治疗☆
【难度】中

26. 女性，28 岁，孕 28 周，血压增高 3 天入院。既往体健，孕早、中期平顺。3 天前产检发现血压增高，无自觉症状。查体：血压 150/100mmHg，心率 80 次 /min，双下肢水肿（+），尿蛋白（++），ALT 56IU/L，AST 78IU/L，乳酸脱氢酶 180IU/L，血小板 95×10^9/L，下一步处理

A. 立即剖宫产
B. 治疗性引产
C. 保肝治疗
D. 解痉、促胎肺成熟治疗
E. 降压治疗

26.【答案】D
【解析】重度子痫前期合并 HELLP 综合征，妊娠 <32 周，胎肺不成熟，胎儿情况良好者，可对症处理以延长孕周。
【考点】重度子痫前期 HELLP 综合征终止妊娠时机☆
【难度】中

27. 女性，28 岁，孕 30 周，头晕头疼眼花伴血压增高 5 天入院。既往体健，孕早中期平顺。5 天前感头晕头疼眼花伴血压增高，在外院治疗效不显。查体：BP 160/110mmHg，双下肢水肿(+)，尿蛋白(++)，化验无其他明显异常，下一步应首先完善的辅助检查是

A. 头颅 CT　　B. 头颅 MRI
C. 眼压测定　　D. 肝脏超声
E. 心功能检测

27.【答案】B
【解析】重度子痫前期出现头晕、头疼等症状者，应行头颅 MRI 了解颅内情况。
【考点】重度子痫前期治疗☆
【难度】中

28. 女性，28 岁，孕 33 周，因重度子痫前期行剖宫产术。术后口服降压药物，血压维持在 140/90mmHg 左右，于术后 5 天出院，下列出院医嘱**不正确**的是

A. 出院后停口服降压药物
B. 每日监测血压
C. 产后六周复诊了解血压情况
D. 定期门诊复查尿常规
E. 合理饮食，适当活动

28.【答案】A
【解析】重度子痫前期产后口服降压药物应根据血压情况适当调整，逐渐减量至停药。
【考点】重度子痫前期产后管理☆
【难度】中

【A3/A4 型题】

(1~3 题共用题干)

女性，28 岁，孕 30 周，双下肢水肿 2 周，血压增高 1 天就诊。既往体健，孕早、中期平顺。1 天前外院产检发现血压增高，无自觉症状。查体：血压 150/100mmHg，双下肢水肿(+)，尿蛋白(+)，血红蛋白 110g/L，血小板 150×10^9/L，尿酸 506μmol/L，ALT 40IU/L，AST 60IU/L，乳酸脱氢酶 275IU/L。

1. 该病人最可能的诊断是

A. 妊娠期高血压
B. 轻度子痫前期
C. 重度子痫前期
D. 慢性高血压合并妊娠
E. 慢性高血压合并子痫前期

1.【答案】B
【解析】此题结合病例考查妊娠期高血压疾病的分类，根据不同临床表现，血压情况、尿蛋白情况、靶器官损害程度等进行分型。
【考点】妊娠期高血压疾病分型☆☆
【难度】易

2. 该病人应首先考虑给予

A. 降压治疗　　B. 利尿治疗
C. 镇静治疗　　D. 硫酸镁解痉治疗
E. 饮食管理

2.【答案】D
【解析】此题需在前一题判定正确情况诊断为子痫前期，应首选硫酸镁解痉治疗。
【考点】子痫前期的治疗☆☆
【难度】易

3. 该病人最应警惕出现的并发症为

A. 心衰　　B. 肺水肿
C. 子痫　　D. HELLP 综合征
E. 胎盘早剥

3.【答案】D
【解析】此题需在前两题判定正确情况下并根据题干提示乳酸脱氢酶增高，肝功轻度增高，血小板轻度下降等警惕 HELLP 综合征发生。
【考点】子痫前期并发症识别☆
【难度】难

(4~6 题共用题干)

女性,32 岁,经产妇,孕 35 周,水肿 1 月余,发现血压增高伴头晕头疼 2 天入院。自诉既往体健,未系统产检。查体:血压 172/120mmHg,心率 110 次 /min,脉氧饱和度 97%,双肺呼吸音粗,未闻及干湿啰音,腹壁水肿,腹水征(+)。胎儿头位,估计 2 100g。尿蛋白(++++)。

4. 此病人最可能的诊断是
A. 高血压性心脏病
B. 心衰
C. 轻度子痫前期
D. 重度子痫前期
E. 慢性高血压合并妊娠

4.【答案】D
【解析】此题病人血压增高伴自觉症状,尿蛋白(++++)伴腹水征,符合重度子痫前期的诊断,心率增快,但尚无胸闷、憋气等症状,现有证据尚不支持心衰诊断。
【考点】重度子痫前期诊断☆
【难度】中

5. 应首先给予的处理为
A. 评估病情后准备剖宫产
B. 毛花苷 C 静推强心治疗
C. 解痉降压继续期待治疗
D. 促胎肺成熟治疗后考虑终止妊娠
E. 冬眠治疗

5.【答案】A
【解析】此题需在上一题判断正确基础上给予解痉降压等治疗基础后考虑剖宫产终止妊娠。
【考点】子痫前期终止妊娠时机☆
【难度】中

6. 此病例临床出现可能性最大并发症的是
A. HELLP 综合征
B. 肺炎
C. 肾衰竭
D. 胎盘早剥
E. 心衰

6.【答案】E
【解析】此病人重度子痫前期,心率增快,低蛋白血症,如不严格限制液体入量,终止妊娠后回心血量增加,心脏负荷增加,极易出现心功能不全表现。
【考点】重度子痫前期并发症识别☆
【难度】难

(7~9 题共用题干)

女性,32 岁,初产妇,既往体健。孕 38 周,诊断为重度子痫前期,经治疗血压控制尚可,评估后行缩宫素引产,胎儿头位,估计 3 000g,骨盆出口 8.5cm。临产 10 小时后宫口开全,LOA 位,$S^{+2.5}$,第二产程 30 分钟于用力时突然发生抽搐,呼之不应。查体:血压 182/120mmHg,心率 100 次 /min,脉氧饱和度 97%。

7. 此病人最可能的诊断是
A. 妊娠合并癫痫
B. 妊娠合并癔症
C. 重度子痫前期
D. 子痫
E. 肺栓塞

7.【答案】D
【解析】此题为重度子痫前期病人经阴道分娩,二程后用力血压过高导致子痫抽搐。
【考点】子痫诊断☆
【难度】中

8. 应即刻给予的药物为
A. 硫酸镁静推
B. 安定静推
C. 罂粟碱静推
D. 口服硝苯地平
E. 冬眠合剂肌内注射

8.【答案】A
【解析】此题需在上一题判断正确基础上应立即给予硫酸镁控制子痫抽搐。
【考点】子痫药物治疗☆
【难度】中

9. 立即进行以下处理**不恰当**的是
   A. 开口器
   B. 产钳助娩
   C. 术前准备立即就地剖宫产
   D. 胎心监护，请新生儿科医师到场
   E. 血气分析

9.【答案】C
【解析】此病人发生产时子痫，首先控制抽搐、了解胎儿情况，短期内终止妊娠。此病人宫口开全30分钟，有助娩条件，宜产钳助娩终止妊娠。
【考点】子痫处理☆
【难度】难

（10~12题共用题干）
女性，32岁，初产妇，既往体健。于孕32周时诊断为重度子痫前期，经解痉和口服降压药物治疗，血压波动于135~150/90~105mmHg。治疗两周后，查体：血压150/100mmHg，心率90次/min，脉氧饱和度99%，双下肢水肿（+），尿蛋白定量2g/24h，血红蛋白110g/L，血小板180×10^9/L，尿酸510μmol/L，胎心监护NST（-），变异消失，伴晚期减速，超声提示胎儿BPD<1SD，FL<1SD，羊水指数6.5cm，脐血流S/D 4.87。

10. 此病人出现的情况为
   A. 羊水过少
   B. 胎儿窘迫
   C. 肾衰竭
   D. 低蛋白血症
   E. 病情好转，符合轻度子痫前期诊断

10.【答案】B
【解析】此题为重度子痫前期，虽然经过治疗，病人胎心监护提示胎儿窘迫、羊水量偏少、脐血流异常、胎儿生长受限等情况。
【考点】重度子痫前期对胎儿影响☆
【难度】中

11. 此时应给予的处理为
   A. 行生物物理评分　　B. 吸氧，2小时后复查监护
   C. 输注氨基酸治疗　　D. 促胎肺成熟后终止妊娠
   E. 立即剖宫产术

11.【答案】E
【解析】此题需在上一题判断正确基础上，出现胎儿宫内窘迫，胎儿已34周有存活可能，应立即终止妊娠。
【考点】重度子痫前期并发症的处理☆
【难度】中

12. 以下处理**不恰当**的是
   A. 吸氧
   B. 大量输液改善羊水量
   C. 持续胎心监护
   D. 请新生儿科医师协助救治
   E. 立即术前准备

12.【答案】B
【解析】此病人重度子痫前期，经治疗两周后出现胎儿宫内窘迫，已34周胎儿可存活，若短期内不能终止妊娠，则应即刻行剖宫产术后终止妊娠，避免胎死宫内的发生。
【考点】重度子痫前期并发症处理☆
【难度】中

【案例分析题】

案例一：女性，28岁，孕30周，头晕、头疼、眼花伴血压增高5天入院。既往体健，孕早、中期平顺。5天前感头晕、头疼、眼花伴血压增高，在外院治疗效不显。查体：血压170/110mmHg，心率108次/min，双肺呼吸音清，未闻及干湿啰音。双下肢水肿（++），尿蛋白（++++），血常规：WBC 9.2×10^9/L，N 70%，Hb 106g/L，PLT 105×10^9/L，尿酸489μmol/L，ALT 45IU/L，AST 63IU/L，乳酸脱氢

提问1:【答案】ABCD

【解析】此题需了解子痫前期诊断及需要完善的辅助检查。胸部X线及头颅CT除合并特殊情况,一般不作为常规检查项目。头颅CT可以由核磁共振取代,可以行超声心动了解心脏情况。

【考点】重度子痫前期处理☆

【难度】中

提问2:【答案】ABCEF

【解析】此题除急性脂肪肝外,均为重度子痫前期常见的并发症。

【考点】重度子痫前期并发症☆☆

【难度】易

提问3:【答案】ABDEFG

【解析】此题需了解重度子痫前期的处理原则,应给予相应的基础治疗,之后综合评估治疗效果、血压控制程度、是否存在并发症及胎儿情况等决定终止妊娠的时机及方式。

【考点】重度子痫前期治疗处理☆

【难度】难

提问1:【答案】BE

【解析】此病人慢性高血压3年,妊娠后经口服降压药血压不能控制,出现尿蛋白(++++)及腹水,符合慢性高血压合并子痫前期。白蛋白20g/L,符合低蛋白血症。超声胎儿偏小,但尚构不成胎儿生长受限的诊断。

【考点】妊娠期高血压疾病分类☆

【难度】中

提问2:【答案】ABCDEF

【解析】此题中各项均为此例病人可能发生的并发症。

【考点】重度子痫前期并发症☆☆

【难度】易

提问3:【答案】ABCEGH

【解析】此题需了解重度子痫前期的处理原则,对于24周早发性慢性高血压合并子痫前期的病人,目前已存在肝、肾功能的受损,严重低蛋白血症,血压难以控制,应给予治疗性引产终止妊娠。24周胎儿小于孕周,几乎无存活概率,不建议行剖宫产术终止妊娠。

【考点】重度子痫前期治疗处理☆

【难度】难

酶275IU/L,白蛋白21g/L。

提问1:下一步应完善的辅助检查有

A. 眼底检查　　B. 尿蛋白定量
C. 凝血功能　　D. 胎心监护
E. 头颅CT　　F. X线胸片

提问2:该病人有可能出现的并发症包括

A. 心衰　　B. 肺水肿
C. HELLP综合征　　D. 急性脂肪肝
E. 胎盘早剥　　F. 胎死宫内

提问3:有关该病人的处理中,正确的措施有

A. 立即给予硫酸镁解痉治疗
B. 降压治疗
C. 大量利尿治疗
D. 地塞米松促胎肺成熟治疗
E. 监测血压心率等
F. 胎心监护
G. 超声评估胎儿情况
H. 准备剖宫产手术

案例二:女性,38岁,经产妇,孕24周双下肢水肿血压增高1周入院。既往慢性高血压3年,服用拉贝洛尔降压药物血压平稳后怀孕。此次妊娠一直服用拉贝洛尔片逐渐加量至150mg,每日3次。近一周双下肢水肿,血压逐渐增高,偶有头疼眼花。查体:BP 180/120mmHg,心率100次/min,双肺呼吸音清,未闻及干湿啰音。双下肢水肿(++),腹水征(+),尿蛋白(++++),血常规:Hb 126g/L,PLT 305×10^9/L,尿酸589μmol/L,BUN 5.62mmol/L,血肌酐160mmol/L,ALT 28U/L,AST 39U/L,乳酸脱氢酶105IU/L,白蛋白20g/L,超声胎儿BPD<1SD, FL<均值,脐动脉血流S/D 2.8。

提问1:该病例诊断为

A. 重度子痫前期
B. 慢性高血压合并子痫前期
C. 胎儿窘迫
D. 胎儿生长受限
E. 低蛋白血症
F. 高血压性心脏病
G. HELLP综合征

提问2:该病人有可能出现的并发症包括

A. 心衰　　B. 肺水肿
C. HELLP综合征　　D. 肾衰竭
E. 胎盘早剥　　F. 胎死宫内

提问3:根据病人目前情况,下一步处理方案为

A. 立即给予硫酸镁解痉治疗

B. 降压治疗
C. 监测出入量
D. 地塞米松促胎肺成熟治疗
E. 监测血压心率等
F. 胎心监护
G. 补充白蛋白
H. 治疗性引产
I. 准备剖宫产术

第三节　妊娠期肝内胆汁淤积症

【A1 型题】

1. 妊娠期肝内胆汁淤积综合征最主要的特异性实验室证据是
A. 血清 ALT 增高　B. 血清胆红素增高
C. 血清胆酸增高　D. 尿酸增高
E. 尿素氮增高

1.【答案】C
【解析】血清胆汁酸测定是诊断妊娠期肝内胆汁淤积综合征的最主要实验组证据。
【考点】妊娠期肝内胆汁淤积综合征实验室检查☆☆
【难度】易

2. 有关妊娠期肝内胆汁淤积综合征，以下说法**错误**的是
A. 临床上以瘙痒和黄疸为特征
B. 有明显的地域和种族差异
C. 遗传因素决定病人的易患性
D. 雌激素是导致本病的唯一因素
E. 环境因素在本病的发生中起一定作用

2.【答案】D
【解析】高雌激素水平不是妊娠期肝内胆汁淤积综合征致病的唯一因素。
【考点】妊娠期肝内胆汁淤积综合征的病因☆
【难度】中

3. 重度妊娠期肝内胆汁淤积综合征的实验室检查诊断标准为
A. 血清总胆汁酸≥40μmol/L，和 / 或总胆红素≥12μmol/L，结合胆红素≥6μmol/L
B. 血清总胆汁酸 <40μmol/L，和 / 或总胆红素≥12μmol/L，结合胆红素≥6μmol/L
C. 血清总胆汁酸≥10μmol/L，和 / 或总胆红素≥12μmol/L，结合胆红素≥6μmol/L
D. 血清总胆汁酸≥10μmol/L，和 / 或总胆红素≤ 12μmol/L，结合胆红素≤ 6μmol/L
E. 血清总胆汁酸 >40μmol/L，和 / 或总胆红素 >12μmol/L，结合胆红素 >6μmol/L

3.【答案】A
【解析】此题主要考查妊娠期肝内胆汁淤积综合征的临床分度，血清胆汁酸≥40μmol/L，和 / 或总胆红素≥12μmol/L，结合胆红素≥6μmol/L 是诊断重度妊娠期肝内胆汁淤积综合征的最主要实验组证据。
【考点】妊娠期肝内胆汁淤积综合征实验室检查☆☆
【难度】难

4. 以下**不是**妊娠期肝内胆汁淤积综合征的临床表现有
A. 瘙痒　B. 黄疸
C. 皮肤抓痕　D. 上腹不适、轻度脂肪泻
E. 肉眼酱油色尿

4.【答案】E
【考点】妊娠期肝内胆汁淤积综合征的临床表现☆☆
【难度】易

5. 妊娠期肝内胆汁淤积综合征治疗的一线用药是
   A. 地塞米松　　B. 中药
   C. 炉甘石洗剂　　D. 熊去氧胆酸
   E. S- 腺苷蛋氨酸

5.【答案】D
【考点】妊娠期肝内胆汁淤积综合征的治疗☆☆
【难度】易

6. 有关妊娠期肝内胆汁淤积综合征的叙述，以下不恰当的是
   A. 发病与季节有关，冬季高于夏季
   B. 临床上以瘙痒和黄疸为特征
   C. 是妊娠中晚期特有的并发症
   D. 此病对孕妇的危害大于对胎儿的危害
   E. 病因目前尚不清楚

6.【答案】D
【解析】胆汁酸的毒性使围产儿发病率和死亡率明显升高。可致胎儿窘迫、早产、胎膜早破、羊水胎粪污染等，甚至可出现不可预测的胎死宫内、新生儿胆汁性肺炎、新生儿颅内出血等，对孕妇的危害表现为脂溶性维生素K的吸收减少，易致凝血功能异常，导致产后出血。
【考点】妊娠期肝内胆汁淤积综合征的病因及对母儿的危害☆☆
【难度】中

7. 有关妊娠期肝内胆汁淤积综合征的胎儿监护，以下不正确的是
   A. 一旦妊娠期疑诊为ICP，应密切监护胎儿宫内状况
   B. 从妊娠34周开始每周行NST试验
   C. 病情严重者，提前入院待产
   D. NST试验有反应型可以预测胎死宫内发生率极低
   E. NST试验无反应型者必要时行胎儿生物物理评分，及早发现隐性胎儿缺氧

7.【答案】D
【解析】目前的胎儿监护措施对ICP围产儿不良结局发生的预测价值十分有限。由于尚无治愈ICP的特效药物及ICP对围产儿结局的不良影响，合理选择药物治疗。改善症状、延长孕周、适时终止妊娠是目前最有效的处理措施。
【考点】妊娠期肝内胆汁淤积综合征的胎儿监测☆☆
【难度】难

8. 有关妊娠期肝内胆汁淤积综合征剖宫产指征，以下不正确的是
   A. 重度妊娠期肝内胆汁淤积综合征治疗无效者
   B. 既往死胎、死产、新生儿窒息或死亡史
   C. 胎盘功能严重下降或高度怀疑胎儿窘迫
   D. 一旦确诊为妊娠期肝内胆汁淤积综合征，妊娠接近或已经足月，剖宫产分娩为宜
   E. 阴道试产失败

8.【答案】D
【解析】轻度ICP，无其他剖宫产指征，孕周<40周，可考虑阴道试产。对下列情况可考虑剖宫产：①重度ICP；②既往死胎、死产、新生儿窒息或死亡史；③胎盘功能严重下降或高度怀疑胎儿窘迫；④合并双胎或多胎、重度子痫前期等；⑤阴道试产失败；⑥存在其他阴道分娩禁忌证者。
【考点】妊娠期肝内胆汁淤积综合征的终止妊娠方式☆☆
【难度】难

【A2型题】

1. 病人25岁，经产妇，妊娠28周出现皮肤瘙痒，巩膜轻微发黄十余日，无其他不适。血压120/74mmHg，前次妊娠有同样病史，于产后黄疸自行消退。ALT 160U/L。本例最可能的诊断是
   A. 妊娠期高血压疾病引起肝损害
   B. 急性病毒性肝炎
   C. 妊娠期急性脂肪肝
   D. 妊娠期肝内胆汁淤积综合征
   E. 药物性肝炎

1.【答案】D
【解析】妊娠中晚期出现皮肤瘙痒和黄疸为主。
【考点】妊娠期肝内胆汁淤积综合征临床特点☆☆
【难度】中

2. 病人28岁，孕3产0，因“停经35周，四肢皮肤瘙痒1周”就诊。1周出现四肢皮肤瘙痒，于门诊检查时发现肝功能异常（血清总胆汁酸22μmol/L，结合胆红素6.8μmol/L，谷丙转氨酶

2.【答案】D
【解析】妊娠中晚期出现皮肤瘙痒和黄疸为主。
【考点】妊娠期肝内胆汁淤积综合征临床特点☆☆
【难度】易

102IU/L，谷草转氨酶 88IU/L)。本例最可能的诊断是
A. 妊娠痒疹
B. 急性病毒性肝炎
C. 妊娠期急性脂肪肝
D. 妊娠期肝内胆汁淤积综合征
E. 药物性肝炎

3. 病人 33 岁，孕 1 产 0，因“停经 33 周，四肢皮肤瘙痒 1 周”入院，完善各项辅助检查：肝功能(血清总胆汁酸 49.5μmol/L，结合胆红素 11.7μmol/L，谷丙转氨酶 238IU/L，谷草转氨酶 167IU/L)。肝炎病毒标志物：甲肝、乙肝、丙肝、丁肝、戊肝均为阴性。本例最可能的诊断是
A. 妊娠痒疹
B. 急性病毒性肝炎
C. 妊娠期肝内胆汁淤积综合征(轻度)
D. 妊娠期肝内胆汁淤积综合征(重度)
E. 药物性肝炎

3.【答案】D
【解析】妊娠中晚期出现皮肤瘙痒和黄疸为主。血清总胆汁酸≥40μmol/L考虑为重度 ICP。
【考点】妊娠期肝内胆汁淤积综合征临床特点及分度☆☆
【难度】中

4. 病人 35 岁，孕 2 产 1，因“停经 33 周，四肢皮肤瘙痒伴黄疸 1 周”入院，查体：BP 130/80mmHg，胎心 140 次 /min，肝功能血清总胆汁酸 45μmol/L，结合胆红素 11.7μmol/L，谷丙转氨酶 42IU/L，谷草转氨酶 52IU/L)。本例最可能的诊断是
A. 妊娠痒疹
B. 急性病毒性肝炎
C. 妊娠期肝内胆汁淤积综合征(轻度)
D. 妊娠期肝内胆汁淤积综合征(重度)
E. 药物性肝炎

4.【答案】D
【解析】妊娠中晚期出现皮肤瘙痒和黄疸为主。血清总胆汁酸≥40μmol/L考虑为重度 ICP。
【考点】妊娠期肝内胆汁淤积综合征临床特点及分度☆☆
【难度】中

5. 病人 28 岁，孕 2 产 1，孕 4 月出现全身皮肤瘙痒，巩膜及尿黄。第一次妊娠 6 个月有类似病史，至孕 8 个月胎死宫内，产后黄疸自行消失，查：谷丙转氨酶 147IU/L，胆红素 68.4μmol/L，血压 120/90mmHg。根据病史及诊断依据最可能是
A. 急性病毒性肝炎　　B. 妊娠肝内胆汁淤积综合征
C. 妊娠期高血压疾病肝损害　　D. 药物性肝炎
E. 以上都不是

5.【答案】B
【解析】此题主要考查妊娠期肝内胆汁淤积综合征的临床表现及病因。ICP 再次妊娠的高复发率等支持遗传因素在 ICP 发病中的作用。
【考点】妊娠期肝内胆汁淤积综合征临床特点及分度☆☆
【难度】中

6. 病人 25 岁，孕 32 周，近 3 天感乏力、食差，曾在当地治疗，昨日病情加重，伴呕吐，巩膜发黄，神志欠清而转入院。体查：血压 130/80mmHg，化验：谷丙转氨酶 400IU/L，胆红素 170μmol/L，尿蛋白(-)。最可能的诊断是
A. 妊娠肝内胆汁淤积综合征
B. 妊娠脂肪肝

6.【答案】D
【解析】此题主要考查病毒性重症肝炎。临床出现黄疸，化验以转氨酶、胆红素明显升高为主，妊娠期肝内胆汁淤积综合征则以瘙痒、胆汁酸升高为主。
【考点】妊娠期肝内胆汁淤积综合征的鉴别诊断☆
【难度】中

C. 妊娠期高血压疾病肝损害
D. 妊娠合并重症肝炎
E. 药物性肝炎

7.【答案】A
【解析】此题主要考查妊娠期肝内胆汁淤积综合征伴血清胆汁酸升高，而妊娠痒疹胆汁酸正常。
【考点】妊娠期肝内胆汁淤积综合征的鉴别诊断☆
【难度】中

7. 病人35岁，孕2产1，因“停经33周，四肢及腹部皮肤瘙痒3天”入院。3年前阴道分娩足月儿，孕期经过顺利，无瘙痒及黄疸，查体：BP 120/80mmHg，巩膜无黄染，四肢及腹部皮肤可见抓痕及皮损，胎心140次/min，肝功能：血清总胆汁酸5μmol/L，谷丙转氨酶15IU/L，谷草转氨酶17IU/L。本例最可能的诊断是
A. 妊娠痒疹
B. 急性病毒性肝炎
C. 妊娠期肝内胆汁淤积综合征（轻度）
D. 妊娠期肝内胆汁淤积综合征（重度）
E. 药物性肝炎

8.【答案】A
【考点】妊娠期肝内胆汁淤积综合征的鉴别诊断☆
【难度】中

8. 病人35岁，孕2产0，因“停经35^+周，全身黄染5天”入院。此次妊娠为人工助孕，IVF-ET术后，双胎妊娠。5天前全身黄染，无瘙痒，3天前厌食。查体：BP 100/70mmHg。一般情况差，皮肤黏膜黄染，无明显出血点。辅助检查肝功能：谷草转氨酶286IU/L，谷丙转氨酶3 240IU/L，血糖3.31mmol/L，总胆汁酸42μmol/L，总胆红素345μmol/L，结合胆红素165.68μmol/L。凝血五项：D-二聚体>20mg/L，PT 52s，APTT 112.3s，TT 103.3s，FIB<0.6g/L。本例最可能的诊断是
A. 妊娠期急性脂肪肝
B. 急性病毒性肝炎
C. 妊娠期肝内胆汁淤积综合征（轻度）
D. 妊娠期肝内胆汁淤积综合征（重度）
E. 药物性肝炎

【A3/A4型题】

（1~4题共用题干）

病人25岁，经产妇，妊娠28周出现皮肤瘙痒，巩膜轻微发黄十余日，无其他不适。血压120/74mmHg，前次妊娠有同样病史，于产后黄疸自行消退。ALT 160IU/L。

1.【答案】D
【解析】此题结合病例主要考查妊娠期肝内胆汁淤积综合征的临床表现。妊娠中晚期出现皮肤瘙痒和黄疸为主。
【考点】妊娠期肝内胆汁淤积综合征临床特点☆☆
【难度】中

1. 本例最可能的诊断是
A. 妊娠期高血压疾病引起肝损害
B. 急性病毒性肝炎
C. 妊娠期急性脂肪肝
D. 妊娠期肝内胆汁淤积综合征
E. 药物性肝炎

2. 若怀疑是妊娠期肝内胆汁淤积综合征，为确诊应做的检查是
   A. 血清结合胆红素　　B. 血胆固醇
   C. 血清胆酸　　D. 尿胆原
   E. 白/球蛋白比值

2.【答案】C
【解析】血清胆汁酸测定是诊断妊娠期肝内胆汁淤积综合征的最主要实验组证据。
【考点】妊娠期肝内胆汁淤积综合征实验室检查☆☆
【难度】易

3. 若怀疑是乙型病毒性肝炎，应具备
   A. 黄疸　　B. ALT 剧烈升高
   C. 胆固醇升高　　D. 血压升高
   E. HBsAg(+)

3.【答案】E
【考点】妊娠期肝内胆汁淤积综合征的鉴别诊断☆
【难度】中

4. 经确诊为妊娠期肝内胆汁淤积综合征，不属于妊娠期肝内胆汁淤积综合征对母儿危害的是
   A. 水肿
   B. 胎儿窘迫
   C. 早产
   D. 死胎
   E. 围生儿死亡率增高

4.【答案】A
【解析】胆汁酸的毒性使围产儿发病率和死亡率明显升高。对孕妇的危害表现为脂溶性维生素 K 的吸收减少，易致凝血功能异常，导致产后出血。
【考点】妊娠期肝内胆汁淤积综合征的病因及对母儿的危害☆☆
【难度】中

(5~8 题共用题干)
病人 28 岁，孕 3 产 0，因“停经 35 周，四肢皮肤瘙痒 1 周”就诊。1 周出现四肢皮肤瘙痒，于门诊检查时发现肝功能异常(血清总胆汁酸 22μmol/L，结合胆红素 6.8μmol/L，谷丙转氨酶 102IU/L，谷草转氨酶 88IU/L)。

5. 本例最可能的诊断是
   A. 妊娠痒疹
   B. 急性病毒性肝炎
   C. 妊娠期急性脂肪肝
   D. 妊娠期肝内胆汁淤积综合征
   E. 药物性肝炎

5.【答案】D
【解析】此题结合病例主要考查妊娠期肝内胆汁淤积综合征的临床表现。妊娠中晚期出现皮肤瘙痒和黄疸为主。
【考点】妊娠期肝内胆汁淤积综合征临床特点☆☆
【难度】中

6. 需要进一步完善的重要病史中不包括
   A. 了解病人血压
   B. 了解病人近期药物服用情况
   C. 了解病人是否有消化道症状
   D. 了解病人血糖情况
   E. 了解病人近期与急性病毒性肝炎病人有否密切接触史

6.【答案】D
【解析】诊断 ICP 需排除其他能引起瘙痒、黄疸和肝功能异常的疾病。妊娠早期应与妊娠剧吐，妊娠晚期应与病毒性肝炎、肝胆石症、急性脂肪肝、子痫前期和 HELLP 综合征等鉴别。
【考点】妊娠期肝内胆汁淤积综合征鉴别诊断☆
【难度】中

7. 治疗首选的一线药物是
   A. 地塞米松　　B. 中药
   C. 炉甘石洗剂　　D. 熊去氧胆酸
   E. S-腺苷蛋氨酸

7.【答案】D
【考点】妊娠期肝内胆汁淤积综合征的治疗☆☆
【难度】易

8. 胎儿监护方面**不正确**的是
A. 密切监护胎儿宫内状况
B. 每周行 NST 试验
C. 病人目前孕 35 周，胎儿接近成熟，需要立即剖宫产终止妊娠
D. NST 试验有反应型预测胎死宫内的价值有局限性
E. NST 试验无反应型者必要时行胎儿生物物理评分，及早发现隐性胎儿缺氧

8.【答案】C
【解析】轻度 ICP，无其他剖宫产指征，孕周 <40 周，可考虑阴道试产。
【考点】妊娠期肝内胆汁淤积综合征的终止妊娠方式☆☆
【难度】难

【案例分析题】

案例一：病人 28 岁，孕 3 产 0，因"停经 36 周，四肢皮肤瘙痒 5 天"入院。入院时无黄疸，无恶心、食欲缺乏等消化道症状。入院查体：生命体征平稳，一般情况好，发育、营养中等，神志清楚，检查合作。全身皮肤无明显黄染，巩膜稍黄，心肺听诊无明显异常杂音，肝脾肋下未及。全身可见散在抓痕，以脐周和四肢为主，无瘀斑、瘀点及丘疹。产科检查：宫高 30cm，腹围 98cm，估计胎儿体重 3 200g。胎心率 141 次 /min，规则有力，腹壁未扪及宫缩。

提问 1：若怀疑是妊娠期肝内胆汁淤积综合征，为确诊应做的检查是
A. 血清结合胆红素　　B. 血胆固醇
C. 血清胆汁酸　　D. 尿胆原
E. 白 / 球蛋白比值　　F. 血清转氨酶

提问 1：【答案】C
【解析】血清胆汁酸测定是诊断妊娠期肝内胆汁淤积综合征的最主要实验组证据。
【考点】妊娠期肝内胆汁淤积综合征实验室检查☆☆
【难度】易

提问 2：目前该患疾病需要进行鉴别的疾病有
A. 妊娠剧吐　　B. 妊娠期急性脂肪肝
C. 病毒性肝炎　　D. 妊娠糖尿病
E. 妊娠痒疹　　F. 胆囊炎

提问 2：【答案】BCE
【解析】诊断 ICP 需排除其他能引起瘙痒、黄疸和肝功能异常的疾病。妊娠早期应与妊娠剧吐，妊娠晚期应与病毒性肝炎、肝胆石症、急性脂肪肝、子痫前期和 HELLP 综合征等鉴别。
【考点】妊娠期肝内胆汁淤积综合征鉴别诊断☆
【难度】中

提问 3：为了明确诊断还需要完善的辅助检查有
A. 肝炎病毒标记物检查　　B. 凝血功能检查
C. 上腹部超声　　D. 肝功能检查
E. 血、尿常规检查　　F. 羊膜镜
G. 胸部 X 片

提问 3：【答案】ABCDE
【解析】诊断 ICP 需排除其他能引起瘙痒、黄疸和肝功能异常的疾病。妊娠早期应与妊娠剧吐，妊娠晚期应与病毒性肝炎、肝胆石症、急性脂肪肝、子痫前期和 HELLP 综合征等鉴别。
【考点】妊娠期肝内胆汁淤积综合征鉴别诊断☆
【难度】中

提问 4：病人入院后完善各项辅助检查：肝功能（血清总胆汁酸 49.5μmol/L，结合胆红素 11.7μmol/L，谷丙转氨酶 238IU/L，谷草转氨酶 167IU/L）。肝炎病毒标志物：甲肝、乙肝、丙肝、丁肝、戊肝均为阴性。行上腹部超声检查示：肝胆未见明显异常。入院后超声检查示：胎儿先露头，双顶径 8.9cm，腹围 310mm，股骨长 6.8cm，羊水指数 145mm。胎盘位于宫体前壁，成熟度Ⅱ~Ⅲ级，胎心、胎动有。胎心监护 NST 呈反应型。该病人目前的诊断是
A. 妊娠痒疹
B. 急性病毒性肝炎
C. 妊娠期肝内胆汁淤积综合征（轻度）
D. 妊娠期肝内胆汁淤积综合征（重度）

提问 4：【答案】D
【解析】此题结合病例主要考查妊娠期肝内胆汁淤积综合征的临床表现及分度，妊娠中晚期出现皮肤瘙痒和黄疸为主。血清总胆汁酸≥ 40μmol/L 考虑为重度 ICP。
【考点】妊娠期肝内胆汁淤积综合征临床特点及分度☆☆
【难度】中

E. 药物性肝炎

F. 妊娠期急性脂肪肝

提问 5:该病人住院期间可能会出现

A. 血压升高　　B. 胎儿窘迫

C. 早产　　D. 死胎

E. 产后出血　　F. 血糖升高

提问 5:【答案】BCDE

【解析】胆汁酸的毒性使围产儿发病率和死亡率明显升高。对孕妇的危害表现为脂溶性维生素 K 的吸收减少,易致凝血功能异常,导致产后出血。

【考点】妊娠期肝内胆汁淤积综合征的病因及对母儿的危害☆☆

【难度】中

提问 6:病人入院后予以口服熊去氧胆酸治疗,3 天后复查肝功能血清总胆汁酸 49μmol/L,结合胆红素 12μmol/L,谷丙转氨酶 240IU/L,谷草转氨酶 177IU/L,胎心监护有反应型。下一步治疗为

A. 重度妊娠期肝内胆汁淤积综合征治疗效果欠佳,剖宫产终止妊娠

B. 目前尚未孕足月,可在严密监测胎儿情况下延长孕周至孕 37 周后引产

C. 病人有阴道分娩意愿,目前胎心监护有反应型,可以等待自然发动分娩

D. 严密监测胎儿孕妇情况下维持至孕 39 周后引产

E. 严密监测胎儿孕妇情况下维持至孕 41 周后引产

F. 等待自然临产

提问 6:【答案】A

【解析】轻度 ICP,无其他剖宫产指征,孕周 <40 周,可考虑阴道试产。对下列情况可考虑剖宫产:①重度 ICP;②既往死胎、死产、新生儿窒息或死亡史;③胎盘功能严重下降或高度怀疑胎儿窘迫;④合并双胎或多胎、重度子痫前期等;⑤阴道试产失败;⑥存在其他阴道分娩禁忌证者。

【考点】妊娠期肝内胆汁淤积综合征的终止妊娠方式☆☆

【难度】难

第四节　妊娠剧吐

【A1 型题】

1. 妊娠剧吐的相关因素有

A. 肾上腺素升高　　B. 孕激素升高

C. hCG 升高　　D. 甲状腺激素升高

E. 泌乳素升高

1.【答案】C

【解析】此题主要考查对妊娠剧吐病因的认识。妊娠剧吐可能和 hCG 水平升高有关,C 为正确答案。

【考点】妊娠剧吐的病因☆

【难度】易

2. 妊娠剧吐常见人群有

A. 多胎妊娠　　B. 高龄　　C. 多产

D. 肥胖　　E. 辅助生育

2.【答案】A

【考点】妊娠剧吐的病因☆

【难度】易

3. 妊娠剧吐并发 Wernicke 综合征的原因是

A. 维生素 C 缺乏　　B. 维生素 K 缺乏

C. 铁缺乏　　D. 维生素 B_1 缺乏

E. 维生素 B_2 缺乏

3.【答案】D

【解析】Wernicke 综合征是因为妊娠剧吐导致维生素 B_1 缺乏所致。

【考点】妊娠剧吐的病因☆

【难度】难

4. 妊娠剧吐的治疗**不包括**

A. 补液　　B. 保持体液平衡

C. 保持电解质平衡　　D. 必要时终止妊娠

E. 卧床休息

4.【答案】E

【解析】妊娠剧吐的治疗原则是维持体液及新陈代谢平衡,必要时终止妊娠。

【考点】妊娠剧吐的治疗原则☆☆

【难度】中

5.【答案】D

【解析】妊娠剧吐终止妊娠的指征：①持续黄疸；②持续蛋白尿；③心动过速（≥120 次 /min）；④伴发 Wernicke 综合征；⑤体温升高，持续在 38℃以上。

【考点】妊娠剧吐的指征☆☆

【难度】中

1.【答案】A

【考点】妊娠剧吐的诊断和鉴别诊断☆☆

【难度】易

2.【答案】E

【解析】此题主要考查妊娠剧吐的治疗。当妊娠剧吐经治疗后病情未见好转，且出现危及孕妇生命的情况如：体温升高、心动过速、持续黄疸等情况时，需考虑终止妊娠。E 是正确答案。

【考点】妊娠剧吐的治疗☆☆

【难度】中

3.【答案】A

【解析】此题主要考查妊娠剧吐的并发症。Wernicke 综合征为当妊娠剧吐导致维生素 B_1 缺乏所致，临床表现为眼球震颤、视力障碍、共济失调等。故 A 是正确答案。

【考点】妊娠剧吐的并发症☆☆

【难度】难

4.【答案】A

【解析】此题主要考查妊娠剧吐的补液治疗。每日补液量不少于 3 000ml，尿量维持在 1 000ml 以上，故 A 是正确答案。

【考点】妊娠剧吐的补液治疗☆☆

【难度】易

5.【答案】E

【考点】妊娠剧吐的诊断☆☆

【难度】易

5. 妊娠剧吐终止妊娠的指征**不包括**

A. 体温升高，持续在 38℃以上

B. 持续黄疸

C. 心动过速（≥120 次 /min）

D. 持续尿酮体

E. 伴发 Wernicke 综合征

【A2 型题】

1. 初产妇 36 岁，孕 7 周，既往体健，恶心、呕吐严重，尿酮体 3+，最可能的诊断为

A. 妊娠剧吐　　B. 肝炎

C. 急性胃肠炎　　D. 糖尿病酮症

E. 以上都不对

2. 初产妇 26 岁，孕 7 周，双胎妊娠，既往体健，恶心、呕吐严重，查体：心率 130 次 /min，巩膜黄染，尿酮体 3+，蛋白 2+，已治疗一段时间，目前最适宜的处理为

A. 继续补液治疗　　B. 继续保肝治疗

C. 营养支持　　D. 禁食

E. 建议终止妊娠

3. 初产妇 36 岁，孕 7 周，既往体健，妊娠剧吐住院治疗期间出现眼球震颤、视力障碍、共济失调等神经系统症状，目前诊断为

A. Wernicke 综合征　　B. 共济失调

C. 眼震　　D. 神经性麻痹

E. 以上都不对

4. 初产妇 36 岁，孕 8 周，双胎妊娠，既往体健，恶心、呕吐 10 天，加重 2 天来诊，尿酮体 3+，考虑妊娠剧吐，输液治疗**不包括**

A. 每日补液 1 000ml

B. 每日补液量不少于 3 000ml

C. 适当补钾

D. 补充维生素 C

E. 合并代酸者可给予碳酸氢钠纠酸治疗

5. 初产妇 29 岁，停经 56 天，恶心、呕吐 10 天，加重 2 天来诊，为明确诊断需要做的辅助检查**不包括**

A. 尿常规　　B. 肝肾功能

C. 血气分析　　D. 盆腔超声

E. 颅脑 CT

【A3/A4 型题】

(1~2 题共用题干)

29 岁,初产妇,主因“停经 65 天,恶心、呕吐 20 天,加重 2 天”住院。平素月经规律,停经 35 天查尿 hCG(+),停经 40 余天开始出现恶心、呕吐,每天 4~5 次,近两天每天达 10 余次,不能进食,呕吐物有少许血丝。既往体健,否认高血压、糖尿病病史,否认手术外伤史。

1. 该病人最可能的诊断为

A. 急性胃肠炎　　B. 妊娠剧吐

C. 急性肝炎　　D. 急性胆囊炎

E. 颅内高压

1.【答案】B

【解析】此题需了解妊娠剧吐的诊断。病人育龄期女性,既往体健,早孕期出现严重的恶心呕吐,首先考虑最可能的诊断为妊娠剧吐。

【考点】妊娠剧吐的诊断☆☆

【难度】易

2. 为进一步明确诊断,还需要实施的辅助检查**不包括**

A. 超声检查　　B. 甲状腺功能检查

C. 肝肾功能检查　　D. 尿常规

E. 颅脑 CT

2.【答案】E

【解析】此题需了解妊娠剧吐的辅助检查。超声检查排除多胎妊娠和葡萄胎;需了解有无尿酮体、肝肾功能损害、排除甲状腺疾病及病毒性肝炎。由于颅脑 CT 在孕早期应用的安全性,故不包括,且目前情况此检查并非必要检查。

【考点】妊娠剧吐的辅助检查☆

【难度】易

(3~5 题共用题干)

30 岁,初产妇,双胎妊娠,IVF-ET 术后,主因“停经 65 天,恶心、呕吐 10 天,加重 2 天”住院。平素月经规律,因双侧输卵管阻塞,行 IVF-ET 术,移植 2 枚受精卵均成活。停经 35 天查尿 hCG(+),10 天前开始出现恶心、呕吐,每天 4~5 次,近两天每天达 10 余次,不能进食,呕吐物有少许血丝。

3. 为进一步明确诊断,还需要补充的病史**不包括**

A. 是否有消化道疾病史

B. 是否有甲状腺疾病史

C. 是否有服用某些药物史

D. 是否有精神异常史

E. 是否有工作生活压力

3.【答案】D

【解析】此题需了解妊娠剧吐的相关病史。妊娠剧吐常见于工作生活压力较大,有甲亢或消化道疾病病史的人群。或者服用特殊有可能引起胃肠道反应的药物的病史。

【考点】妊娠剧吐的高危人群☆

【难度】易

4. 该病人最终诊断为妊娠剧吐,接下来的治疗**不包括**

A. 病人呕吐严重可暂禁食

B. 每日静脉滴注液体治疗

C. 此类病人常伴有代谢性碱中毒,需纠正

D. 纠正脱水

E. 记录出入量

4.【答案】C

【解析】妊娠剧吐常常造成多重酸碱失衡,但以代谢性酸中毒为主。

【考点】妊娠剧吐的治疗☆

【难度】易

5. 该病人经治疗后出现黄疸、蛋白尿,体温持续 38.5℃,心率持续 125 次 /min,此时的治疗建议应该为

5.【答案】B

【解析】妊娠剧吐经治疗后多可好转,但是若出现下列危重情况需考虑终止妊娠,如持续黄疸、持续蛋白尿、持续体温≥38℃、心动过速等。

【考点】妊娠剧吐的治疗☆☆

【难度】易

A. 继续保肝治疗　　B. 建议终止妊娠
C. 增加补液量　　D. 积极纠正酸中毒
E. 物理降温

【案例分析题】

案例一：女性，25岁，“停经55天，恶心、呕吐10天，加重2天”入院。入院查体：体温37℃，血压110/80mmHg，脉搏108次/min，呼吸30次/min。精神疲倦，神志清楚。皮肤弹性稍差，黏膜未见出血、黄染，颈软，甲状腺不大。心肺检查无明显异常，腹软，肝脾肋下未及，右上腹及剑突下轻压痛，未触及明显包块，肠鸣音正常。生理反射存在，病理反射未引出。

提问1：为明确诊断该病人还需做的检查有
A. 超声检查　　B. 血尿常规
C. 全项生化检查　　D. 甲状腺功能检查
E. 心电图　　F. 眼底
G. 颅脑CT

提问2：根据病史及化验结果初步诊断为妊娠剧吐，需进行鉴别的疾病是
A. 病毒性肝炎　　B. 脑出血
C. 急性胃肠炎　　D. 胆囊炎
E. 神经功能性呕吐　　F. 脑膜炎

提问3：请指出以下有关该病人的处理中，正确的措施有
A. 鼓励正常饮食
B. 补液、纠正脱水和电解质紊乱
C. 止吐，必要时镇静
D. 补充营养
E. 利尿
F. 若病情危重，危及孕妇生命，可考虑终止妊娠
G. 定期复查化验，评估病情

提问1：【答案】ABCDEF
【解析】此题需了解妊娠剧吐的诊断及病情评估。
【考点】妊娠剧吐的诊断☆☆
【难度】易

提问2：【答案】ACDE
【解析】此题需了解妊娠剧吐的鉴别诊断
【考点】妊娠剧吐的鉴别诊断☆
【难度】易

提问3：【答案】BCDFG
【解析】此题需了解妊娠剧吐的处理。病人呕吐严重，需禁食。补液、支持治疗，记出入量，无需常规利尿治疗。
【考点】妊娠剧吐的处理☆☆
【难度】中

第十一章　妊娠合并症

第一节　妊娠合并心脏病

【A1 型题】

1. 下列类型的心脏病，合并妊娠并发症发病率最高的是
   A. 先天性心脏病
   B. 风湿性心脏病
   C. 妊娠期高血压疾病心脏病
   D. 贫血性心脏病
   E. 围产期心脏病

1.【答案】A
【解析】目前先天性心脏病是导致妊娠期合并心脏病最为常见的原因，占妊娠合并心脏病的75%~82%。母儿并发症发生率在妊娠合并先天性心脏病也较高。
【考点】妊娠合并心脏病的种类☆
【难度】易

2. 妊娠合并心脏病易发生心衰的时间是
   A. 妊娠 30~34 周　　B. 妊娠 28~30 周
   C. 妊娠 32~34 周　　D. 妊娠 22~24 周
   E. 妊娠 37~40 周

2.【答案】C
【解析】妊娠32~34周是血容量增加高峰时期，较非孕期增加了30%~45%。
【考点】妊娠期心血管系统的变化☆
【难度】易

3. 妊娠合并心脏病心功能Ⅱ级的诊断依据是
   A. 能从事强体力劳动
   B. 一般体力活动不受限
   C. 一般体力活动显著受限
   D. 一般体力活动稍受限
   E. 休息时即有心功能不全的症状

3.【答案】D
【解析】心功能Ⅱ级的临床表现是一般体力活动轻度受限，休息时无症状，活动后出现心悸及气短等症状。
【考点】心功能分级☆
【难度】易

4. 心脏病病人，目前孕 7 周，出现急性心力衰竭，最好的处理方法是
   A. 立即终止妊娠
   B. 控制心衰后，继续妊娠
   C. 控制心衰后，负压吸引术终止妊娠
   D. 控制心衰后，剖宫取胎终止妊娠
   E. 一边控制心衰，一边终止妊娠

4.【答案】C
【解析】考查对心脏病孕妇妊娠期产科处理原则的理解应用。如立即终止妊娠，手术操作也可加重心衰，且不利于心衰纠正，手术危险较大。
【考点】妊娠合并心脏病终止妊娠的指征☆
【难度】中

5. 妊娠合并心脏病病人,第二产程处理措施**不正确**的是
A. 会阴侧切,阴道助产
B. 用力屏气加腹压
C. 吸氧
D. 缩短第二产程
E. 胎儿娩出后可在腹部放置沙袋,可以使用缩宫素

5.【答案】B
【解析】妊娠合并心脏病者,应避免用力屏气加腹压,尽量缩短第二产程,放宽阴道助产适应证。
【考点】妊娠合并心脏病阴道分娩的注意事项☆
【难度】中

6. 妊娠合并心脏病病人,**不是**剖宫产适应证的是
A. 先心病有肺动脉高压
B. 发绀型心脏病
C. 心脏手术后妊娠者
D. 心功能Ⅱ级
E. 高龄初产,年龄大于 35 岁

6.【答案】D
【解析】心功能Ⅱ级可以阴道试产。
【考点】妊娠合并心脏病的剖宫产指征☆
【难度】易

7. 妊娠合并心脏病病人,心功能Ⅲ级,剖宫产术后 24 小时液体入量应控制在
A. 500ml B. 1 000ml C. 1 500ml
D. 2 000ml E. 2 500ml

7.【答案】B
【解析】产后应适当控制液体入量,24 小时应控制在 1 000ml,防止短时间内液体过量,导致心衰。
【考点】妊娠合并心脏病的产后管理☆
【难度】中

【A2 型题】

1. 30 岁女性,现妊娠 8 周,近日感心悸,夜间常因胸闷需起床。休息时心率 120 次 /min,呼吸 22 次 /min,心界向左扩大,心尖部可闻及舒张期杂音,肺底部有湿啰音,双下肢水肿,临床上最恰当的处理是
A. 加强围生期监护直至产后
B. 积极治疗控制病情,继续妊娠
C. 立即终止妊娠
D. 控制心衰后观察
E. 控制心衰后终止妊娠

1.【答案】E
【解析】病人孕早期出现心衰,不宜继续妊娠,应控制心衰后终止妊娠为宜。
【考点】妊娠合并心脏病的产科处理☆
【难度】中

2. 28 岁女性,初产妇,合并心脏病,现临产。入院查体:心率 102 次 /min,心功能Ⅰ~Ⅱ级,头位,宫口开大 6cm,LOA 位,先露 S^{+2},应选择的分娩方式是
A. 剖宫产术
B. 待宫口开全,阴道助产
C. 缩宫素点滴引产
D. 自然分娩
E. 适当加腹压缩短第二产程

2.【答案】B
【解析】主要考查妊娠合并心脏病阴道分娩的注意事项与监护。病人产程进展顺利,宫口开全后选择阴道助产,缩短第二产程,避免孕妇用力屏气增加腹压。
【考点】妊娠合并心脏病的产科处理☆
【难度】中

3. 29 岁女性,妊娠 24 周,风湿性心脏病,心功能Ⅱ级,咨询哪个时期易发生心衰,以下回答正确的是
A. 妊娠 32~34 周,分娩期和产后 3 日内

3.【答案】A
【解析】血容量从孕 6 周开始增加,孕 32~34 周达高峰。除此以外,分娩期及产褥期,尤以产后 3 日内,心脏负荷较重,容易发生心衰。
【考点】妊娠期心血管系统的变化☆
【难度】中

B. 妊娠 28 周以后
C. 哺乳期
D. 产后最初一周内
E. 妊娠 36 周后

4. 26 岁女性,孕 22 周,孕 1 产 0,超声心动图检查提示房间隔缺损 $1.8cm^2$,平素一般体力活动轻度受限,休息时无症状。产科处理原则下述正确的是
A. 立即行终止妊娠
B. 无特殊处理
C. 立即行剖宫取胎
D. 可继续妊娠,分娩后建议行绝育术
E. 加强孕期监护继续妊娠

4.【答案】E
【解析】房间隔缺损是常见先心病的种类,缺损小于 $1cm^2$,多无症状,可以耐受妊娠期血流动力学的改变。缺损大于 $2cm^2$,未行手术治疗,心功能在Ⅲ级以上,不宜妊娠。病人介于两者之间,心功能Ⅱ级,故可加强监护继续妊娠。
【考点】妊娠合并先心病的产科处理☆
【难度】难

5. 28 岁女性,孕 8 周,孕 1 产 0,诊断为风湿性心脏病、二尖瓣狭窄、心功能Ⅱ级,既往无心衰史,下述正确的是
A. 尽早终止妊娠
B. 应告知今后不宜妊娠
C. 分娩过程中极易发生心衰
D. 在产科及内科大夫的严密监护下可继续妊娠
E. 孕期发生心衰的可能性极高

5.【答案】D
【解析】该病人心功能良好,既往无心衰史,可继续妊娠。孕期严密监护,处理得当不一定发生心衰,也不是再次妊娠的禁忌,可继续妊娠。
【考点】妊娠合并心脏病的处理原则☆
【难度】中

6. 34 岁女性,孕 20 周,孕 1 产 0,风湿性心脏病,下列是早期心衰可靠诊断证据的是
A. 心界扩大
B. 心尖部闻及 2 级收缩期杂音
C. 肺底部持续性湿啰音
D. 休息时心率大于 100 次 /min
E. 下肢凹陷性水肿

6.【答案】C
【解析】风湿性心脏病是由于左房压力增高及风湿性心房肌炎症后的左房壁纤维化,引起心房肌和心房传导束在不应期长短及传导速度上的显著不一致现象,产生快速型心律失常,出现心率增快。最可靠的证据是肺淤血,即肺底部持续性湿啰音。
【考点】风湿性心脏病早期心衰体征☆
【难度】难

7. 26 岁女性,孕 9 周,孕 1 产 0,风湿性心脏病,二尖瓣狭窄,需终止妊娠的情况是
A. 心功能Ⅰ级合并缺铁性贫血
B. 心功能Ⅰ级合并急性气管炎
C. 心功能Ⅰ级合并骨盆异常
D. 心功能Ⅱ级
E. 心功能Ⅲ级

7.【答案】E
【解析】心脏病病人能否安全度过妊娠期、分娩期及产褥期,主要取决于心脏的代偿能力,心功能Ⅲ级或Ⅲ级以上,既往有心衰史、肺动脉高压、严重心律失常等孕妇极易发生心衰,不宜继续妊娠。
【考点】心脏病病人对妊娠耐受力判断☆
【难度】中

8. 32 岁女性,既往风湿性心脏病,初产妇,足月临产入院,目前心功能Ⅱ级,下述分娩过程中的处理计划**不正确**的是
A. 产程开始用抗生素至产后一周
B. 第一产程予镇静剂

8.【答案】D
【解析】为防治产后出血,可应用缩宫素 10~20IU,不可应用麦角新碱。
【考点】妊娠合并心脏病阴道分娩的注意事项☆
【难度】中

C. 第二产程积极助产
D. 产后不可应用缩宫素
E. 可以哺乳

9. 36岁女性，孕31周，孕1产0，自述稍微体力劳动就自觉心悸、气短，该病人的心功能为
A. 心功能Ⅰ级 B. 心功能Ⅱ级
C. 心功能Ⅲ级 D. 心功能Ⅳ级
E. 心功能Ⅴ级

9.【答案】C
【解析】心功能Ⅲ级即一般体力活动明显受限制，休息时无症状，轻微活动后出现心悸及气短等症状。
【考点】心功能分级☆
【难度】易

10. 孕34周，风湿性心脏病发生心衰，无关的诱发因素是
A. 贫血 B. 呼吸道或泌尿道感染
C. 不恰当停用抗凝剂 D. 合并子痫前期
E. 房颤

10.【答案】C
【解析】妊娠合并心脏病的孕妇发生心衰的主要诱因有很多，如感染、高血压、贫血等，但停用抗凝剂并不是心衰的诱发因素。
【考点】心衰的诱发因素☆
【难度】中

【A3型题】

(1~4题共用题干)

36岁，孕24周，孕2产1，做家务后感胸闷气短，近一周经常夜间咳嗽，咳痰，不能平卧。查体：心率120次/min，心界向左扩大，心尖区可闻及3级收缩期杂音，双肺底闻及小水泡音，双下肢水肿(+)。

1. 该病人的诊断是
A. 心力衰竭 B. 肺部感染
C. 妊娠水肿 D. 支气管哮喘
E. 妊娠期生理变化

1.【答案】A
【解析】病人正常活动后感胸闷气短，夜间不能平卧，查体双肺底可闻及小水泡音，提示心力衰竭。
【考点】心衰的临床表现☆
【难度】易

2. 该病人的心功能为
A. 心功能Ⅰ级 B. 心功能Ⅱ级
C. 心功能Ⅲ级 D. 心功能Ⅳ级
E. 心功能Ⅴ级

2.【答案】C
【解析】心功能Ⅲ级即一般体力活动明显受限制，休息时无症状，轻微活动后出现心悸及气短等症状。
【考点】心功能分级☆
【难度】易

3. 常规治疗是
A. 加强产前监护
B. 限制食盐摄入
C. 立即终止妊娠
D. 控制心衰后立即终止妊娠
E. 控制心衰后继续妊娠

3.【答案】D
【解析】根据病人轻微活动后就有不适，且现在有心衰表现，不宜继续妊娠，应控制心衰后终止妊娠。
【考点】妊娠合并心衰的处理☆
【难度】中

4. 产科的处理不正确的是
A. 限制输液速度
B. 严格避孕，不宜再次妊娠
C. 产后宫缩欠佳，可以用缩宫素

4.【答案】E
【解析】妊娠合并心脏病的孕妇感染概率增加，故应预防使用抗生素。
【考点】心力衰竭的治疗☆
【难度】易

D. 可适当使用哌替啶、异丙嗪
E. 无感染迹象不必使用抗生素

(5~7 题共用题干)
32 岁女性,孕 33 周,初产妇,因“胸闷、气短一周”入院。既往无心脏病史。查体:面色苍白,血压 110/60mmhg,心率 120 次 /min,心尖区闻及Ⅱ级收缩期杂音,双肺底可闻及少许湿啰音,胎心率 145 次 /min,血 Hb 60g/L,白细胞和血小板均正常,尿蛋白阴性。

5. 最可能诊断是
A. 先天性心脏病,心力衰竭
B. 风湿性心脏病,心力衰竭
C. 围生期心脏病,心力衰竭
D. 贫血性心脏病,心力衰竭
E. 肺部感染

5.【答案】D
【解析】病人 Hb 60g/L,且出现心衰表现,考虑因慢性贫血心肌长期缺氧出现退行变性,使心脏储备功能减退。因严重的贫血会使血液的携氧能力下降,对机体各系统供氧不足,心脏输出量增加,心脏负荷加重。
【考点】贫血性心脏病的临床表现☆
【难度】中

6. 下列处理**错误**的是
A. 大量输血　B. 少量多次输血
C. 吸氧　D. 应用洋地黄类药物
E. 补铁

6.【答案】A
【解析】对于贫血性心脏病最有效的治疗措施是少量多次的输血,切忌一次大剂量输血,加重心衰。
【考点】贫血性心脏病的治疗☆
【难度】中

7. 入院后经治疗,孕妇一般情况好转,心尖区闻及Ⅰ级收缩期杂音,肺部未闻及干湿啰音,血红蛋白上升至 90/L,下一步的处理是
A. 剖宫产术　B. 缩宫素点滴引产
C. 继续治疗,继续妊娠　D. 人工破膜终止妊娠
E. 继续妊娠,不需治疗

7.【答案】C
【解析】病人经治疗后心功能明显好转,且血红蛋白较前升高,现未足月,可在严密监护下继续妊娠。
【考点】妊娠合并贫血性心脏病的治疗☆
【难度】中

(8~10 题共用题干)
33 岁女性,孕 38^{+5} 周,风湿性心脏病,评估胎儿大小 3 200g,骨盆大小中等,心功能Ⅱ级,胎心监护 NST 反应型。

8. 分娩方式应选择
A. 立即剖宫产
B. 严密监护下可阴道试产
C. 41 周无产兆再引产
D. 临产后行剖宫产术
E. 顺其自然,无特殊处理

8.【答案】B
【解析】风湿性心脏病病人,无瓣膜狭窄,且无肺动脉高压,心功能Ⅱ级,骨盆大小中等,胎儿中等大小,有阴道试产条件。
【考点】妊娠合并风湿性心脏病分娩方式的选择☆
【难度】中

9. 关于产程中的处理,下列**错误**的是
A. 第一产程适当应用镇静剂
B. 尽量缩短第二产程

9.【答案】D
【解析】第三产程预防产后出血可以应用缩宫素。
【考点】风湿性心脏病阴道分娩的处理☆
【难度】中

C. 产程开始即给予抗生素预防感染
D. 严禁使用缩宫素
E. 胎儿娩出后,需在产妇腹部放置沙袋

10. 该病人产钳助产,产后1小时阴道出血600ml,心率108次/min,双肺呼吸音清,宫底脐下一指,下列处理**错误**的是
A. 检查胎盘是否完整
B. 检查软产道有无裂伤
C. 开放静脉、补液,但速度不宜过快
D. 肌内注射麦角新碱0.2mg
E. 无感染者,也应加用抗生素

10.【答案】D
【解析】妊娠合并心脏病禁用麦角新碱,可以使用缩宫素。
【考点】妊娠合并心脏病阴道分娩的处理☆
【难度】中

【案例分析题】

案例一:30岁女性,孕1产0,因"停经37^{+5}周,腹痛5小时"入院。自述孩时确诊法洛四联症,未手术治疗。本次妊娠未规律产检。孕期生活可自理。孕32周出现胸闷,未在意;孕35周出现轻微活动后感不适,休息后可缓解。夜间休息可,能平卧。入院查体:体温36.5℃,心率98次/min,呼吸20次/min,血压140/88mmHg,口唇轻微发绀。心脏听诊:胸骨左缘3、4肋间闻及4/6级喷射性收缩期杂音,双肺呼吸音粗。产科查体:宫高32cm,腹围98cm,头位,胎心监护示NST反应型。内诊:宫颈消,宫口开大3cm,S^{-1}。骨盆测量大致正常。

提问1:法洛四联症心脏结构异常包括
A. 房间隔缺损　　B. 室间隔缺损
C. 左心室肥大　　D. 右心室肥大
E. 左心房肥大　　F. 右心房肥大
G. 肺动脉口狭窄　　H. 左室流出道梗阻
I. 主动脉骑跨　　J. 动脉导管未闭

提问1:【答案】BDGI
【解析】法洛四联症是指室间隔缺损、肺动脉口狭窄、主动脉骑跨、右心室肥大四种情况并存的先天性心脏病。
【考点】法洛四联症的定义☆
【难度】中

提问2:对该病人的处理,应采用的措施有
A. 吸氧
B. 心电监护
C. 给予地西泮
D. 观察产程,经阴道试产
E. 处理早期心衰
F. 加强宫缩
G. 做术前准备,行剖宫产术
H. 预防应用抗生素

提问2:【答案】ABEGH
【解析】病人为右向左分流的先心病,未手术矫治,心功能Ⅲ级,已临产,产程处于潜伏期,短时间内不能分娩,以剖宫产为宜,且需预防应用抗生素。
【考点】妊娠合并心脏病围产期处理☆
【难度】中

提问3:在术前准备过程中,病人宫口开全,先露头,S^{+2},大囟位于5点,此时正确的处理是
A. 行剖宫产
B. 嘱咐病人用力,增加腹压
C. 产钳助产

提问3:【答案】CDFG
【解析】病人宫口已开全,枕前位,S^{+2},应避免病人用力,行会阴侧切,产钳或胎吸助产。胎儿娩出后,腹部压沙袋,防止腹压骤降引起血流动力学变化而导致心衰。
【考点】妊娠合并心脏病阴道分娩的注意事项☆
【难度】中

D. 胎吸助产
E. 不必行会阴侧切
F. 胎儿娩出后立即腹部压沙袋
G. 胎儿娩出后给予镇静剂

案例二：23 岁女性，因“停经 36^{+4} 周，活动后胸闷憋喘、气促 1 天”入院。既往无哮喘病史。入院查体：体温 36.5℃，心率 98 次 /min，呼吸 20 次 /min，血压 130/85mmHg，口唇发绀；双肺呼吸略粗，肺底可闻及少许湿啰音，心率齐，第二音亢进，胸骨左缘第二肋间闻及 3/6 收缩期喷射性杂音。产科查体：宫高 30cm，头位，胎心监护 NST 反应型，双下肢水肿（+），无宫缩。

提问 1：确诊需做的检查有
A. 超声心动图
B. 产科超声
C. 血清心肌酶 +BNP
D 胸部 CT
E. 心电图
F. 心导管检查

提问 2：
心电图提示：P 波增高，电轴右偏，不完全右束支传导阻滞。超声心动图：房间隔缺损，室间隔收缩期异常向前运动。目前该病人的诊断是
A. 宫内孕 36^{+4} 周
B. 急性心衰
C. 妊娠合并先天性心脏病
D. 室间隔缺损
E. 妊娠期早期心衰
F. 呼吸衰竭

提问 3：产科处理应包括
A. 急诊剖宫产终止妊娠
B. 记 24 小时出入量
C. 休息，避免劳累及情绪激动
D. 胎心监护
E. 控制心衰
F. 缩宫素点滴引产
G. 心衰控制后行剖宫产终止妊娠

提问 1：【答案】ACE
【解析】妊娠合并心脏病确诊的辅助检查包括超声心动图、心电图、动脉血气分析、X 线胸片、血清心肌酶等。
【考点】妊娠合并心脏病的相关检查☆
【难度】易

提问 2：【答案】ACE
【解析】病人轻微活动后即感不适，双肺呼吸音略粗，肺底可闻及湿啰音，提示妊娠期早期心衰。
【考点】心衰的临床表现☆
【难度】中

提问 3：【答案】BCDEG
【解析】病人心功能Ⅲ级，不宜阴道分娩，控制心衰后剖宫产以终止妊娠。
【考点】妊娠合并心脏病的处理☆
【难度】易

第二节 妊娠合并肝脏疾病

【A1 型题】

1. 妊娠期急性脂肪肝诊断的金标准是
A. 肝酶升高
B. 乙肝表面抗原阳性
C. 肝脏活检
D. 血糖降低
E. 胆红素升高

1.【答案】C
【解析】妊娠期急性脂肪肝（AFP）是妊娠期严重并发症，母儿死亡率高，早期诊断并及时处理至关重要。有下列表现者应考虑妊娠期急性脂肪肝的可能性：①妊娠晚期出现无诱因的恶心、呕吐、乏力、上腹痛；②妊娠晚期出现肝功能损害并排除其他肝脏疾病；③妊娠晚期出现皮肤黄染症状；④妊娠晚期高血压疾病病人伴有凝血功能障碍或低血糖。妊娠期脂肪肝的诊断目前无统一的诊断标准。此病诊断金标准为肝脏活检，肝脏活检可见肝脏微泡变性。
【考点】妊娠期急性脂肪肝的诊断标准☆
【难度】中

2.【答案】A

【解析】妊娠合并丙肝时，母血中丙肝 RNA 超过 10^6/ml 时，才会发生母婴传播。

【考点】妊娠合并丙肝的母婴传播☆

【答案】难

3.【答案】C

【解析】妊娠合并乙型肝炎，应根据病情选择是否保胎和终止妊娠的时机。乙肝病人极具出血倾向，无论何种方式分娩，都有产后出血风险。重症肝炎因病情危重应尽量选择剖宫产尽快结束妊娠，不适合阴道分娩。

【考点】妊娠合并乙型肝炎的处理原则☆

【难度】中

4.【答案】A

【解析】肝炎病人肝脏合成能力降低，凝血因子多由肝脏生成，故肝炎病人凝血因子合成减少，无论肝炎的严重程度如何，都容易发生产后出血。病毒性肝炎并不增加流产早产率，也不会对血浆醛固酮水平产生影响。妊娠合并肝炎由于孕期的特殊性及孕期用药限制，其死亡率高于非孕期。

【考点】病毒性肝炎对妊娠的影响☆

【难度】难

5.【答案】B

【解析】妊娠合并乙型肝炎，新生儿不一定感染，出生后需要接种乙肝疫苗和乙肝免疫球蛋白。

【考点】乙型肝炎对母儿的影响☆

【难度】易

6.【答案】A

【解析】乙肝母婴传播途径有宫内传播，可能是由于胎盘屏障受损导致母血渗漏而传播；产时传播：接触母血或分泌物，或者分娩过程中子宫收缩使胎盘绒毛破裂母血进入胎儿循环；产后传播：接触母乳或唾液。

【考点】乙肝母婴传播途径☆

【难度】易

1.【答案】E

【解析】妊娠期急性脂肪肝常发生于28~40周，起病急骤，主要临床表现为乏力、恶心、厌食、呕吐、腹痛、有出血倾向，可迅速转入昏迷。化验检查常提示：白细胞升高，肝酶升高，1/4病人出现低血糖；超声检查可见肝实质回声光点增强，表现为亮肝，肝脏体积缩小。肝脏活检是诊断妊娠期急性脂肪肝的重要检查方法之一。

【考点】妊娠期急性脂肪肝的诊断☆

【难度】中

2. 妊娠合并丙肝，母血中丙肝 RNA 超过多少时，才会发生母婴传播

A. 超过 10^6/ml　　B. 超过 10^4/ml

C. 超过 10^3/ml　　D. 超过 10^5/ml

E. 超过 10^2/ml

3. 妊娠合并乙型肝炎正确的治疗是

A. 妊娠早期保胎

B. 妊娠中期需终止妊娠

C. 分娩期具有出血倾向，警惕产后出血

D. 重症肝炎容易出血，尽量选择阴道分娩

E. 无论病情如何进展，孕 28 周后应及早终止妊娠

4. 病毒性肝炎对妊娠的影响，下列正确的是

A. 凝血因子合成减少

B. 血浆醛固酮水平降低

C. 仅重症肝炎发生产后出血

D. 妊娠期肝炎病人的死亡率同非孕期

E. 病毒性肝炎不增加胎儿畸形的发生，但流产早产率增加

5. 妊娠合并乙型肝炎对母儿的影响，下列不正确的是

A. 容易发生早产

B. 孕妇乙肝表面抗原阳性，新生儿全部阳性

C. 发生于妊娠早期时可加重妊娠反应

D. 孕晚期发生急性乙型肝炎，可导致 70% 的婴儿感染

E. 孕早期患乙型肝炎，胎儿畸形发生率约增加 2 倍

6. 下列不属于乙肝母婴传播途径的是

A. 粪口途径

B. 胎盘传播

C. 乳汁传播

D. 密切生活接触感染

E. 产道分泌物和血污染

【A2 型题】

1. 30 岁女性，孕 37 周，孕 1 产 0，午饭后突然出现恶心、乏力、右上腹痛，胎心 150 次 /min，肝功提示 AST 90IU/L，ALT 100IU/L，血 GLU 3mmol/l，腹部彩超提示肝实质回声光点增强，肝脏体积缩小。最可能的诊断是

A. 乙型肝炎　　B. 急性胃肠炎

C. 肝内胆汁淤积症　　D. 药物性肝病

E. 妊娠期急性脂肪肝

2. 孕38周，孕2产0，发生急性恶心、呕吐、上腹痛。胎心150次/min，骨盆正常，胎儿体重3 000g，宫颈BISHOP评分3分，急诊化验检查后诊断为妊娠期急性脂肪肝，最恰当的临床处理为

A. 继续待产　　B. 立即剖宫产终止妊娠

C. 立即引产经阴道分娩　　D. 择日终止妊娠

E. 产钳或胎吸终止妊娠

2.【答案】B

【解析】无论是重症肝炎、急性脂肪肝，还是HELLP综合征、肝功能和凝血功能明显异常者，产科处理基本一致：最大限度地支持治疗，纠正凝血功能障碍，迅速尽快终止妊娠。分娩方式首选剖宫产。

【考点】妊娠期急性脂肪肝的处理原则☆

【难度】中

3. 孕16周，孕2产1，既往有剖宫产史，术中曾因产后出血，输入红细胞悬液6IU，术后未查感染相关指标。此次妊娠后持续恶心、呕吐、食欲减退、乏力、肝区痛。查体：皮肤黄染，肝界增大。辅助检查提示，丙肝抗体阳性，肝功轻度升高。诊断为丙肝。关于丙肝的说法下述**错误**的是

A. 急性丙型病毒性肝炎干扰素抗病毒效果好

B. 90%病人可获得完全应答而彻底痊愈

C. 慢性丙型病毒性肝炎病情相对乙型病毒性肝炎较轻

D. 经标准抗病毒方案治疗，不可能获得痊愈

E. 部分病人感染20~30年后出现肝硬化或肝癌

3.【答案】D

【解析】丙肝病人经标准抗病毒方案治疗（如干扰素、利巴韦林等），有机会清除病毒获得痊愈。

【考点】丙肝病人的预后☆

【难度】中

4. 产后2个月，既往肝炎指标均阴性，产后曾有不洁饮食史，近两天出现恶心、呕吐、上腹部不适。该病人最可能的诊断是

A. 甲肝、戊型肝炎

B. 乙肝

C. 丁肝

D. 妊娠期急性脂肪肝

E. 妊娠期肝内胆汁淤积

4.【答案】A

【解析】甲肝和戊肝最常见的传播途径是消化道传染，多见于进食肝炎病毒污染的食品和水。

【考点】肝炎的感染途径☆

【难度】中

5. 孕6周，孕2产0，孕前曾到非洲工作，因当地卫生条件差，经常进食不洁食物，最近在传染病医院确诊为戊型肝炎。下列**不是**切断戊型肝炎传播途径方法的是

A. 高热量饮食　　B. 加强水源保护

C. 注意食品卫生　　D. 注意个人卫生

E. 加强粪便管理

5.【答案】A

【解析】甲肝和戊肝多见于进食不洁食物发病，即通过消化道传播的疾病。切断此类疾病传播途径的方法有：加强水源保护、注意食品卫生、注意个人卫生、加强粪便管理。

【考点】肝炎的预防☆

【难度】易

6. 病人9个月前在无证行医处行人工流产术，该诊疗机构不具备严格消毒设备。此次就诊时孕8周，不适主诉为恶心、食欲降低、全身无力、眼黄、尿黄。诊断为妊娠合并丙肝。关于丙肝的说法**错误**的是

A. 国外文献报道丙肝母婴传播率为4%~7%

B. 妊娠晚期患丙型肝炎，约2/3发生母婴传播

C. 妊娠晚期患丙型肝炎，受感染者1/3将来发生慢性肝病

D. 发生宫内感染的新生儿在出生1年内自然转阴

E. 发生宫内感染的新生儿出生5年后转阴

6.【答案】E

【解析】妊娠合并丙型肝炎孕妇发生宫内感染的新生儿在出生1年内自然转阴，而不是5年后。

【考点】丙肝的母婴传播☆

【难度】难

7. 病人 5 个月前因宫外孕内出血行输血治疗。此次孕 8 周，因恶心、呕吐、上腹不适在当地医院就诊，诊断为丁型肝炎。该病人既往最可能存在的疾病类型为

A. 甲肝 B. 妊娠期急性脂肪肝
C. 肝内胆汁淤积 D. 乙肝
E. 丙肝

7.【答案】D
【解析】丁型病毒性肝炎是由于丁型肝炎病毒与乙型肝炎病毒等嗜肝 DNA 病毒共同引起的传染病。丁型肝炎的传播途径与乙肝相同，通过血液、体液或注射途径传播。
【考点】丁型肝炎的致病机制☆
【难度】难

8. 病人既往曾有注射毒品史。现孕 20 周，有食欲下降、黄疸、恶心、呕吐、右上腹不适症状，诊断为乙型肝炎。彩超未提示肝脏结构异常。辅助检查提示肝酶升高、胆红素升高。下列指标阳性提示慢性乙肝急性发作的是

A. 乙肝表面抗原 B. 乙肝表面抗体
C. 乙肝 e 抗原 D. 乙肝核心抗原
E. 乙肝核心抗体

8.【答案】E
【解析】乙肝表面抗原是乙肝病毒感染的主要标志。乙肝表面抗体的出现是乙肝病毒感染恢复的主要标志。一般在血液中不能检测出乙肝核心抗原。如果检测出乙肝核心抗体阳性，则提示慢性乙肝急性发作。
【考点】乙肝相关检测指标的临床意义☆
【难度】中

9. 病人为慢性乙肝携带者（乙肝“小三阳”）。现孕 10 周，近 2 日出现恶心、呕吐等不适。到医院传染科就诊，提示乙肝“大三阳”可能。诊断“大三阳”的化验指标是

A. 乙肝表面抗原和乙肝 e 抗原
B. 乙肝表面抗体和乙肝表面抗原
C. 乙肝核心抗体和乙肝核心抗原
D. 乙肝表面抗原和乙肝核心抗体
E. 乙肝表面抗体和乙肝核心抗体

9.【答案】A
【解析】乙肝表面抗原和乙肝 e 抗原阳性可诊断乙肝“大三阳”。
【考点】乙肝的诊断标准☆
【难度】易

10. 病人既往诊断乙肝“大三阳”，在传染病医院接受规范抗乙肝治疗，转为乙肝“小三阳”。以下化验指标提示乙肝“小三阳”的是

A. 乙肝表面抗原和乙肝表面抗体阳性
B. 乙肝表面抗原和乙肝核心抗原阳性
C. 乙肝表面抗原、乙肝核心抗体、乙肝 e 抗体阳性
D. 乙肝表面抗体阴性，乙肝核心抗体阴性
E. 乙肝表面抗原阳性，乙肝核心抗原阳性

10.【答案】C
【解析】乙肝表面抗原和乙肝表面抗体阳性、乙肝 e 抗原阴性可诊断为乙肝“小三阳”。
【考点】乙肝的诊断标准☆
【难度】易

【A3/A4 型题】

（1~3 题共用题干）

26 岁女性，孕 1 产 0，孕 28 周例行产检，ALT 40IU/L，HBsAg（+），HBeAg（+），其他常规检测均正常。产科检查正常。

1. 其母婴传播的可能情况是

A. 其婴儿半数受到感染
B. 其婴儿将不会成为病毒携带者
C. 乙肝病毒不通过胎盘传递胎儿

1.【答案】A
【解析】“大三阳“孕妇，胎儿半数受到感染。我国 40%~50% 乙肝携带者由母婴传播导致。乙肝可通过产前和产时通过胎盘传播给胎儿。妊娠早中期患乙肝，婴儿感染率 6.2%。通过母体汗液及唾液也可以传播乙肝病毒。
【考点】“大三阳“母婴传播情况☆
【难度】难

D. 孕中期患急性乙肝，婴儿感染率 70%
E. 分娩时通过母血传播，但其唾液和汗液不传播给婴儿

2. 对于该病人的处理，下列**不恰当**的是
A. 终止妊娠
B. 继续妊娠
C. 传染科就诊
D. 完善肝炎相关检查：肝脏彩超、HBV-DNA
E. 交代妊娠合并乙肝相关风险。

2.【答案】A
【考点】妊娠合并乙肝的处理原则☆
【难度】易

3. 分娩时，可以降低母婴传播的措施是
A. 尽量阴道分娩
B. 不用限制产程时间
C. 产后婴儿接种乙肝免疫球蛋白和乙肝疫苗
D. 尽量剖宫产
E. 以上都对

3.【答案】C
【解析】慢性乙肝病人的新生儿正规预防后，剖宫产与自然分娩的新生儿乙肝感染率无明显差异。经阴道分娩后应尽量缩短产程，降低宫缩对胎盘屏障的破坏，减少新生儿暴露于母血机会，降低产时母婴传播率。
【考点】乙肝孕妇分娩方式对母婴传播的影响☆
【难度】易

（4~6 题共用题干）
33 岁女性，孕 39 周，孕 1 产 0，孕前曾因异位妊娠有输血史，孕前诊断为丙肝，在传染病医院给予规范抗病毒治疗，孕期随访肝功正常，HCV-RNA 阳性。

4. 关于丙肝母婴传播，**错误**的是
A. 抗 HCV 阳性母亲将 HCV 传播给新生儿的危险性为 2%
B. 若母亲分娩时 HCV-RNA 阳性，则传播的危险性可高达 4%~7%
C. 合并 HIV 感染时，传播的危险性增至 20%
D. 丙肝病毒高载量可能增加传播的危险性
E. HCV-RNA 阳性孕妇不能将 HCV 传播给新生儿

4.【答案】E
【解析】母亲分娩时 HCV-RNA 阳性，则母婴传播的危险性可高达 4%~7%。
【考点】丙肝母婴传播☆
【难度】难

5. 关于丙型肝炎的说法**错误**的是
A. 感染丙肝 20~30 年后，10%~20% 病人可发展为肝硬化
B. 1%~5% 病人会发生肝细胞癌导致死亡
C. 如果丙肝进展为肝硬化，一旦出现失代偿情况，如出现黄疸、腹腔积液、静脉曲张破裂出血、肝性脑病等，其生存率则急剧下降
D. 丙型肝炎可表现为急性丙型病毒性肝炎、慢性丙型病毒性肝炎、肝硬化
E. HCV-RNA 检测并不能提示丙肝病毒复制的活跃程度

5.【答案】E
【解析】HCV-RNA 检测能提示丙肝病毒复制的活跃程度。
【考点】判断丙肝病毒复制活跃程度的方法☆
【难度】易

6. 评估丙肝病人肝脏炎症分级与纤维化分期金标准的是
A. 肝脏活检　　B. 肝功能

6.【答案】A
【解析】肝脏活检是评估病人肝脏炎症分级与纤维化分期的金标准。
【考点】丙肝病情评估方法☆
【难度】易

C. 肝炎相关标记物　　　D. 肝胆胰脾肾彩超

E. 腹部 CT 或 MRI

【案例分析题】

案例一:孕妇,34 岁,孕 38 周,孕 3 产 1,既往顺产 1 次,5 年前曾有宫外孕史,术中曾因大出血,有输血史,术后未查感染相关指标。此次妊娠孕早期曾在外院诊断乙肝"小三阳",未规律产检,近 1 周出现持续恶心呕吐,食欲减退,乏力,肝区痛。查体:皮肤黄染,肝界增大。辅助检查提示乙肝表面抗原阳性,乙肝 e 抗原阳性,肝功轻度升高。产科查体:宫高 33cm,腹围 99cm,胎心 150 次 /min,骨盆正常,Bishop 评分 4 分。

提问 1:该病人最可能的诊断是

A. 慢性乙肝急性发作

B. 丙肝

C. 丁肝

D. 甲肝

E. 妊娠期急性脂肪肝

F. 胰腺炎

提问 1:【答案】A

【解析】乙肝表面抗原及乙肝 e 抗原阳性为乙肝感染活动期,结合乙肝病史,最可能的诊断为慢性乙肝急性发作,极具传染性。

【考点】乙型肝炎的诊断☆

【难度】易

提问 2:对于该病人,正确的处理方式是

A. 完善化验检查

B. 多学科会诊

C. 积极剖宫产终止妊娠

D. 促胎儿肺成熟治疗

E. 入院后立即剖宫产

F. 缩宫素点滴引产

提问 2:【答案】ABC

【解析】已妊娠足月,目前肝炎活动期,应尽快完善化验检查,多科会诊评估病情后终止妊娠。

【考点】妊娠合并肝炎围产期的处理☆

【难度】中

提问 3:新生儿出生后,预防乙肝母婴传播的措施,下述说法正确的是

A. 乙肝表面抗原阴性时,新生儿按 0、1、6 个月方案接种疫苗

B. 乙肝表面抗原阳性时,新生儿出生后 12 小时内,肌内注射免疫球蛋白 100IU,同时按 0、1、6 个月 3 针接种方案接种乙肝疫苗

C. 无论乙肝表面抗原如何,新生儿都按 0、1、6 个月方案接种疫苗

D. 新生儿正规主被动免疫后,孕妇乙肝 e 抗原阳性者,也可以母乳喂养

E. 新生儿正规主被动免疫后,孕妇乙肝 e 抗原阳性者,不可以母乳喂养

F. 乙肝表面抗原阳性时,新生儿出生后按 0、1、6 个月 3 针接种方案接种乙肝疫苗,无需注射免疫球蛋白

提问 3:【答案】ABCD

【解析】乙肝病人分娩的新生儿需及时接种免疫球蛋白和乙肝疫苗。新生儿正规主被动免疫后,孕妇乙肝 e 抗原阳性者,也可以母乳喂养。

【考点】乙肝病人新生儿的处理☆

【难度】易

第三节　妊娠合并糖尿病

【A1 型题】

1. 下列哪项**不是**妊娠糖尿病对孕妇的影响
   A. 流产发生率增加
   B. 妊娠期高血压疾病发生率增加
   C. 难产发生率增加
   D. 羊水过多发生率增加
   E. 羊水过少发生率增加

2. 下列哪项**不是**妊娠糖尿病对胎儿的影响
   A. 巨大儿发生率增加
   B. 胎儿生长受限发生率增加
   C. 流产和早产的发生率增加
   D. 胎儿畸形发生率增加
   E. 多胎妊娠发生率增加

3. 孕期对妊娠糖尿病筛查的最佳时期为
   A. 妊娠 16~18 周　　B. 妊娠 18~20 周
   C. 妊娠 20~24 周　　D. 妊娠 24~28 周
   E. 妊娠 28~32 周

4. 下列**不是**妊娠糖尿病高危因素的有
   A. 孕妇年龄 <35 岁
   B. 妊娠前肥胖
   C. 多囊卵巢综合征病史
   D. 不明原因死胎、死产史
   E. 巨大儿分娩史

5. 能够确诊为糖尿病合并妊娠的是
   A. 空腹血糖≥6.1mmol/L
   B. 糖化血红蛋白≥6.0%
   C. 妊娠期有三多症状(多饮、多食、多尿)
   D. 妊娠早期空腹尿糖反复阳性
   E. 妊娠前诊断糖尿病

6. 能够确诊为妊娠糖尿病的孕妇是
   A. 妊娠期 75g 糖耐量实验 1 小时血糖 9.0mmol/L
   B. 妊娠期糖化血红蛋白≥5.5%
   C. 妊娠期有三多症状(多饮、多食、多尿)

1.【答案】E
【解析】此题主要考查妊娠糖尿病对孕妇的影响,A~D 均是妊娠糖尿病对孕妇的不良影响。
【考点】妊娠糖尿病对孕妇的不良影响☆
【难度】易

2.【答案】E
【解析】此题主要考查妊娠糖尿病对胎儿的不良影响,A~D 均是妊娠糖尿病对胎儿的不良影响。
【考点】妊娠糖尿病对胎儿的不良影响☆
【难度】易

3.【答案】D
【解析】此题主要考查妊娠糖尿病的诊断方法,妊娠期内分泌的变化所引起的机体糖代谢紊乱主要发生在妊娠中、晚期,孕 32~34 周达高峰,所以,孕期妊娠糖尿病(GDM)的常规筛查时间定在 24~28 周。
【考点】妊娠糖尿病的实验室筛查☆☆
【难度】易

4.【答案】A
【解析】此题主要考查妊娠糖尿病的高危因素。妊娠糖尿病的高危因素有:①孕妇因素。年龄≥35 岁、妊娠前超重或肥胖、糖耐量异常史、多囊卵巢综合征。②家族史。③妊娠分娩史。不明原因的死胎、死产、流产史、巨大儿分娩史、胎儿畸形和羊水过多史。④本次妊娠因素。妊娠期发现胎儿大于孕周、羊水过多;反复外阴阴道假丝酵母菌病。
【考点】妊娠糖尿病的实验室筛查☆☆
【难度】易

5.【答案】E
【解析】此题主要考查糖尿病合并妊娠的诊断,妊娠期有三多症状、空腹尿糖反复阳性警惕糖尿病。空腹血糖≥7.0mmol/L、糖化血红蛋白≥6.5% 才是糖尿病合并妊娠的诊断标准。E 是正确答案。
【考点】糖尿病合并妊娠的诊断☆☆
【难度】易

6.【答案】E
【解析】此题主要考查妊娠糖尿病的诊断。有条件的医疗机构,在妊娠 24~28 周及以后,应对所有尚未被诊断为糖尿病的孕妇进行 75g 糖耐量实验。75g 口服葡萄糖耐量试验(OGTT)的诊断标准为:空腹及餐后 1 小时、2 小时的血糖值分别为 5.1mmol/L、10.0mmol/L、8.5mmol/L,任何一点血糖值达到或超过上述标准即诊断为 GDM。故 E 是正确答案。
【考点】妊娠糖尿病的诊断☆☆
【难度】易

D. 妊娠期空腹尿糖反复阳性
E. 妊娠期 75g 糖耐量实验空腹血糖 6.0mmol/L

7. 糖尿病孕妇妊娠期血糖控制满意的标准不包括
A. 孕妇无明显饥饿感，空腹血糖控制在 3.3~5.3mmol/L
B. 餐后 2 小时血糖 4.4~6.7mmol/L
C. 夜间血糖 4.4~6.7mmol/L
D. 妊娠期尿糖阴性
E. 餐前 30 分血糖 3.3~5.3mmol/L

7.【答案】D
【解析】此题主要考查糖尿病合并妊娠的管理。妊娠期血糖控制满意标准：孕妇无明显饥饿感，空腹血糖控制在 3.3~5.3mmol/L；餐前 30 分钟血糖 3.3~5.3mmol/L；餐后 2 小时血糖 4.4~6.7mmol/L；夜间血糖 4.4~6.7mmol/L。妊娠期由于肾糖阈的改变，故尿糖阳性不作为诊断和治疗的标准。故 D 是正确答案。
【考点】糖尿病合并妊娠的管理☆☆
【难度】易

8. 确诊为妊娠糖尿病，合理的治疗措施为
A. 严格控制饮食
B. 尽早终止妊娠
C. 合理饮食，监测血糖
D. 应用胰岛素，无需控制饮食
E. 控制饮食，禁止糖类摄入

8.【答案】C
【解析】此题主要考查妊娠糖尿病的饮食治疗。理想的饮食治疗的目标是：既能保证营养需要，又要避免餐后高血糖或饥饿性酮症，保证胎儿正常生长发育。只有饮食和运动不能将血糖控制到合理范围时才应用胰岛素。故 C 是正确答案。
【考点】妊娠糖尿病的饮食治疗☆☆
【难度】中

9. 不需要胰岛素治疗的 GDM 孕妇，无母儿并发症的情况下，终止妊娠的最佳时期为
A. 37~38 周
B. 38~39 周
C. 39~40 周
D. 预产期后
E. 41~42 周

9.【答案】D
【解析】此题主要考查妊娠合并糖尿病分娩时机。不需要胰岛素治疗的 GDM 孕妇，无母儿并发症的情况下，严密监测到预产期，未自然临产者采取措施终止妊娠。故 D 是正确答案。
【考点】妊娠合并糖尿病的分娩时机☆☆
【难度】中

10. 糖尿病合并妊娠及需要胰岛素治疗的 GDM 孕妇，血糖控制良好，无母儿并发症的情况下，终止妊娠的最佳时期为
A. 37~38 周　　B. 38~39 周　　C. 39~40 周
D. 预产期后　　E. 41~42 周

10.【答案】C
【解析】此题主要考查糖尿病合并妊娠分娩时机。糖尿病合并妊娠及需要胰岛素治疗的 GDM 孕妇，血糖控制良好，无母儿并发症的情况下，妊娠 39 周后终止妊娠。故 C 是正确答案。
【考点】糖尿病合并妊娠的分娩时机☆☆
【难度】中

11. 妊娠糖尿病病人产后的随访方案是
A. 无需随访
B. 产后 42 天复查空腹血糖
C. 产后每日监测血糖
D. 产后 1 月复查空腹血糖
E. 产后 6~12 周复查 OGTT

11.【答案】E
【考点】妊娠糖尿病病人的产后随诊☆☆
【难度】易

12. 妊娠合并糖尿病的治疗不包括
A. 尽早终止妊娠　　B. 合理的营养治疗
C. 适度的运动　　D. 围产期宣教
E. 药物治疗

12.【答案】A
【解析】此题主要考查妊娠合并糖尿病的治疗。妊娠合并糖尿病的治疗包括：合理的营养治疗、适度的运动、积极的宣教、必要时药物治疗。所以 A 是正确答案。
【考点】妊娠合并糖尿病的治疗☆☆
【难度】难

13. 妊娠合并糖尿病剖宫产指征**不包括**
A. 巨大儿,相对头盆不称
B. 应用胰岛素治疗
C. 血糖控制欠佳,死胎、死产史
D. 胎儿宫内窘迫
E. 臀先露,估计胎儿体重 3 800g

13.【答案】B
【解析】此题主要考查妊娠合并糖尿病的剖宫产指征。B 不是妊娠合并糖尿病的剖宫产指征。
【考点】妊娠合并糖尿病的剖宫产手术指征☆☆
【难度】难

14. 下列哪项**不是**妊娠合并糖尿病对新生儿的影响
A. 新生儿高血糖
B. 新生儿呼吸窘迫综合征
C. 新生儿高胆红素血症
D. 新生儿钙磷失衡
E. 新生儿产伤

14.【答案】A
【解析】此题主要考查妊娠合并糖尿病对新生儿不良影响。新生儿离开母体后,来自母体的糖原中断,而高胰岛素血症仍然存在,如果不及时补充糖,很容易出现新生儿低血糖。故答案是 A。
【考点】妊娠合并糖尿病对新生儿儿的不良影响☆
【难度】难

15. 妊娠合并糖尿病分娩期处理**不包括**
A. 注意休息
B. 适当饮食
C. 产程中继续应用皮下胰岛素
D. 监测血糖及酮体变化
E. 产程不宜过长

15.【答案】C
【解析】此题主要考查妊娠合并糖尿病的分娩期处理。产程中一般应停用皮下注射胰岛素,改用静脉胰岛素调整血糖。
【考点】妊娠合并糖尿病的分娩期处理☆☆
【难度】难

16. 妊娠合并糖尿病的诊断,**不正确**的是
A. 对所有尚未诊断糖尿病的孕妇均应进行 75g OGTT 实验
B. OGTT 实验在 24~28 周进行
C. 医疗资源缺乏地区不用做血糖检查
D. 有高危因素者即使 OGTT 正常,孕晚期必要时可重复 OGTT 检查
E. 初次检查超过 28 周者建议尽早做 OGTT 检查

16.【答案】C
【解析】此题主要考查妊娠合并糖尿病的诊断标准。医疗资源缺乏地区建议 24~28 周首先检查空腹血糖。
【考点】妊娠合并糖尿病的诊断☆☆
【难度】中

17. 妊娠合并糖尿病病人分类“T”表示
A. 肾移植
B. 心脏病
C. 视网膜病
D. 糖尿病病史 10 年以上
E. 下肢血管钙化

17.【答案】A
【考点】妊娠合并糖尿病的分期☆
【难度】中

18. 关于妊娠合并糖尿病,下列**不正确**的是
A. 控制血糖不影响胎儿
B. 孕期适当控制饮食
C. 产后继续应用孕期胰岛素用量
D. 已有严重心血管疾病、肾功能不全者不宜妊娠
E. 孕晚期关注胎儿成熟度

18.【答案】C
【解析】此题主要考查妊娠合并糖尿病的治疗。产后胰岛素用量应减少至分娩前的 1/3~1/2,并根据血糖调整胰岛素用量。C 为正确答案。
【考点】妊娠合并糖尿病的治疗☆☆
【难度】中

19. 关于妊娠合并糖尿病，孕晚期对胎儿的监测**不包括**

A. 监测胎动 B. 每周进行一次 NST

C. 每周进行一次 OCT D. 定期监测超声

E. 不宜过预产期

19.【答案】C

【考点】妊娠合并糖尿病的管理☆☆

【难度】中

20. 糖化血红蛋白与病人过去一段时间的血糖相关，这段时间指

A. 24 小时 B. 3 天

C. 1 周 D. 1 个月

E. 2 个月

20.【答案】E

【考点】妊娠合并糖尿病的监测☆☆

【难度】易

【A2 型题】

1. 孕妇 28 岁，孕 25 周，OGTT 检查空腹血糖 5.3mmol/L，诊断为

A. 空腹血糖受损 B. 妊娠糖尿病

C. 糖尿病合并妊娠 D. 正常妊娠

E. 空腹血糖异常

1.【答案】B

【解析】此题主要考查妊娠糖尿病的诊断。孕 25 周 OGTT 空腹血糖≥5.1mmol/L 诊断为妊娠糖尿病。

【考点】妊娠糖尿病的诊断☆☆

【难度】易

2. 孕妇 38 岁，孕 25 周，OGTT 检查结果为 4.9mmol/L-11.0mmol/L-7.2mmol/L，诊断为

A. 空腹血糖受损 B. 妊娠糖尿病

C. 糖尿病合并妊娠 D. 正常妊娠

E. 以上都不对

2.【答案】B

【解析】此题主要考查妊娠糖尿病的诊断。孕 25 周 OGTT 结果正常值为 5.1mmol/L-10.0mmol/L-8.5mmol/L，任何一项超过正常值范围均可诊断为妊娠糖尿病。

【考点】妊娠糖尿病的诊断☆☆

【难度】易

3. 孕妇 35 岁，孕 15 周，空腹血糖 7.2mmol/L，诊断为

A. 空腹血糖受损

B. 妊娠糖尿病

C. 糖尿病合并妊娠

D. 正常妊娠

E. 空腹血糖异常

3.【答案】C

【解析】此题主要考查妊娠糖尿病的诊断。空腹血糖≥7.0mmol/L 诊断为糖尿病合并妊娠。

【考点】糖尿病合并妊娠的诊断☆☆

【难度】易

4. 孕妇 35 岁，糖尿病病史 10 年，眼底有增生性视网膜病变，诊断为

A. 糖尿病 A 级 B. 糖尿病 B 级

C. 糖尿病 C 级 D. 糖尿病 D 级

E. 糖尿病 R 级

4.【答案】E

【解析】此题主要考查妊娠合并糖尿病分期。合并眼底有增生性视网膜病变诊断糖尿病 R 级。

【考点】糖尿病分期☆☆

【难度】易

5. 孕妇 35 岁，孕 28 周，孕 26 周诊断为 GDM，经过正确的饮食及运动治疗后，餐后 2 小时血糖 8.0mmol/L，接下来的治疗意见为

A. 继续减少主食量 B. 增加运动

C. 监测血糖 D. 加用胰岛素

E. 不用指导

5.【答案】D

【解析】此题主要考查妊娠糖尿病的治疗。该孕妇餐后血糖超过 6.7mmol/L，控制不理想。妊娠合并糖尿病经过正确的饮食及运动治疗后血糖控制不满意者可考虑加用胰岛素治疗。

【考点】妊娠糖尿病的治疗☆☆

【难度】中

6. 孕妇35岁，糖尿病病史10年，未规律治疗，空腹血糖8.0mol/L，眼底有增生性视网膜病变，前来孕前咨询，应该给予的建议**不包括**

A. 可考虑妊娠
B. 一旦妊娠母儿危害较大
C. 应避孕，不宜妊娠
D. 血糖控制理想再评估
E. 内科医生调整血糖

6.【答案】A

【解析】此题主要考查妊娠合并糖尿病的处理。合并眼底有增生性视网膜病变诊断为糖尿病R级。未经治疗的糖尿病D、F、R级，一旦妊娠对母儿危害较大，不宜妊娠，应该避孕。

【考点】糖尿病合并妊娠的处理☆☆

【难度】难

7. 孕妇35岁，糖尿病病史10年，口服降糖药控制血糖，空腹血糖6.0mol/L，前来孕前咨询，应该给予的建议为

A. 无需特殊处理
B. 增加口服降糖药的药量
C. 控制饮食
D. 不宜妊娠
E. 将降糖药改为胰岛素，血糖稳定后可考虑妊娠

7.【答案】E

【解析】此题主要考查妊娠合并糖尿病的孕前咨询。鉴于口服降糖药和胰岛素的安全性，建议有妊娠计划的育龄期女性将口服降糖药改为胰岛素调整血糖。

【考点】糖尿病合并妊娠的孕前咨询☆☆

【难度】难

8. 初产妇28岁，妊娠糖尿病未用胰岛素治疗，血糖理想，估计胎儿约3 400g，骨盆各径线正常，孕40周无产兆入院，**错误**的治疗措施为

A. 监测血糖
B. 核对孕周
C. 了解胎儿宫内情况
D. 立即行剖宫产终止妊娠
E. 根据宫颈条件酌情引产

8.【答案】D

【解析】此题主要考查妊娠糖尿病的治疗。妊娠糖尿病未用胰岛素治疗，有阴道分娩条件者不宜过预产期，可根据宫颈条件酌情引产。

【考点】糖尿病合并妊娠的处理☆☆

【难度】中

9. 经产妇38岁，巨大儿分娩史，妊娠糖尿病，应用胰岛素治疗血糖理想，孕39周入院，治疗措施**不包括**

A. 立即行剖宫产终止妊娠
B. 监测血糖
C. 评估胎儿大小
D. 有阴道分娩条件酌情引产
E. 产后将胰岛素量减至原胰岛素用量的1/3~1/2

9.【答案】A

【解析】此题主要考查妊娠糖尿病的治疗。妊娠糖尿病应用胰岛素治疗，有阴道分娩条件者妊娠38~39周终止妊娠，可根据宫颈条件酌情引产。此病人有巨大儿分娩史，评估胎儿体重。

【考点】妊娠糖尿病的处理☆☆

【难度】中

10. 初产妇28岁，孕25周，OGTT结果回报为：5.2mmol/L-10.1mmol/L-8.4mmol/L，正确的治疗措施为

A. 无需处理
B. 正确的饮食加运动治疗
C. 应用胰岛素治疗
D. 无需监测血糖
E. 应用口服降糖药治疗

10.【答案】B

【解析】此题主要考查妊娠糖尿病的治疗。诊断妊娠糖尿病后首先进行饮食及运动治疗，正确的营养治疗、运动治疗后血糖控制不理想可加用胰岛素治疗。

【考点】妊娠糖尿病的处理☆☆

【难度】中

11. 初产妇38岁，孕28周，糖尿病合并妊娠应用胰岛素治疗，空腹血糖6.0mmol/L，夜间有饥饿感，凌晨3点血糖3.5mmol/L，有可能的原因是
A. 胰岛素量不够
B. 黎明现象
C. Somogyi 现象
D. 正常现象
E. 以上都不是

11.【答案】C
【解析】此题主要考查糖尿病合并妊娠空腹血糖升高原因的分析。该病人夜间有饥饿感，凌晨3点血糖<3.9mmol/L，考虑为Somogyi现象所致。
【考点】糖尿病合并妊娠的处理☆☆
【难度】中

12. 经产妇38岁，妊娠合并糖尿病，孕期应用胰岛素控制血糖，胰岛素用量为16IU-16IU-16IU-20IU。产后当日，正确的指导是
A. 继续维持原用量应用胰岛素治疗
B. 停用胰岛素
C. 正常饮食
D. 将胰岛素用量减至1/3~1/2，监测血糖
E. 停用胰岛素，糖尿病饮食，监测血糖

12.【答案】D
【解析】此题主要考查妊娠合并糖尿病病人产后处理。随着胎盘娩出，产后胰岛素用量减至孕期用量的1/3~1/2，并监测血糖，调整胰岛素用量。
【考点】妊娠合并糖尿病的处理☆☆
【难度】中

13. 初产妇28岁，妊娠糖尿病，孕期不用胰岛素，血糖控制好，产后正确的指导是
A. 恢复正常饮食
B. 无需监测血糖
C. 产后1周复查OGTT
D. 糖尿病饮食，产后6~12周复查OGTT
E. 以上都不对

13.【答案】D
【解析】此题主要考查妊娠糖尿病病人产后处理。妊娠糖尿病胎盘娩出后体内大量抗胰岛素激素逐渐减少，产后6~12周复查OGTT，了解血糖恢复情况。
【考点】妊娠糖尿病的处理☆☆
【难度】中

14. 初产妇28岁，妊娠糖尿病，孕期不用胰岛素，血糖控制不好，孕40周剖宫产分娩新生儿4 200g，关于新生儿，最应关注的是
A. 皮肤颜色　　B. 低血糖
C. 大便情况　　D. 小便情况
E. 以上都不对

14.【答案】B
【解析】此题主要考查妊娠期高血糖对新生儿的影响。新生儿离开母体后，来自母体的糖原中断，而高胰岛素血症仍然存在，如果不及时补充糖，很容易出现新生儿低血糖。故正确答案是B
【考点】妊娠合并糖尿病对新生儿的影响☆☆
【难度】易

15. 初产妇36岁，孕30周，妊娠糖尿病，合理饮食加运动控制血糖，餐后血糖8.0mmol/L，胎儿明显大于相应孕周，目前最合理的治疗是
A. 增加运动量
B. 减少碳水化合物的摄入
C. 加用短效或超短效胰岛素
D. 无需治疗
E. 以上都不对

15.【答案】C
【解析】此题主要考查妊娠糖尿病的治疗及理想血糖水平。应用了合理的饮食加运动治疗后血糖控制不满意者应该加用胰岛素。降低餐后血糖可考虑应用短效或超短效胰岛素，故正确答案是C。
【考点】妊娠糖尿病的治疗及理想血糖水平☆☆
【难度】难

16. 经产妇 36 岁,孕 39 周,剖宫产再孕,妊娠合并糖尿病,孕期应用胰岛素控制血糖,胰岛素用量为 12IU-12IU-16IU-10IU,合理饮食加运动控制血糖,拟明日手术,术前指导包括
A. 术前晚继续应用中效胰岛素
B. 术日继续应用皮下胰岛素
C. 监测血糖、尿糖及尿酮体
D. 无需特殊指导
E. 新生儿无需特殊处理

16.【答案】C
【解析】此题主要考查妊娠合并糖尿病的围术期处理。择期剖宫产手术前一天停用中效或长效胰岛素,术日停用皮下胰岛素,监测血糖、尿糖及尿酮体。新生儿按高危儿处理,生后 30 分钟内复查血糖,故正确答案是 C。
【考点】妊娠合并糖尿病的围术期处理☆☆
【难度】难

17. 初产妇 26 岁,孕 29 周,妊娠合并糖尿病,应用胰岛素控制血糖,胰岛素用量为 0IU-4IU-4IU-8IU,空腹血糖 6.0mmol/L,夜间有饥饿症状,凌晨 3 点血糖为 3.3mmol/L,目前治疗包括
A. 无需特殊治疗
B. 增加晚 22 点中效胰岛素用量
C. 减少晚 22 点中效胰岛素用量
D. 增加测血糖频率
E. 凌晨 3 点加餐

17.【答案】C
【解析】此题主要考查妊娠合并糖尿病的胰岛素治疗。该病人夜间有饥饿感,凌晨 3 点血糖 <3.9mmol/L,考虑为 Somogyi 现象所致,应该减少晚 22 点中效胰岛素,故正确答案是 C。
【考点】妊娠合并糖尿病的胰岛素治疗☆☆
【难度】难

18. 初产妇 28 岁,孕 30 周,超声提示胎儿如孕 32 周大小,孕 25 周 OGTT 正常,接下来的治疗**不包括**
A. 营养指导,记饮食日记
B. 25 周 OGTT 正常无需特殊指导
C. 监测血糖
D. 复查 OGTT
E. 以上都不对

18.【答案】B
【解析】此题主要考查妊娠糖尿病的诊断。妊娠糖尿病筛查在 24~28 周进行,具有 GDM 高危因素,首次 OGTT 正常者,必要时在妊娠晚期可以重复 OGTT。
【考点】妊娠糖尿病的诊断☆☆
【难度】中

19. 初产妇 36 岁,孕 30 周,妊娠糖尿病,合理饮食加运动控制血糖,餐后血糖 6.2mmol/L,空腹血糖 6.0mmol/L,夜间无饥饿感,目前最合理的治疗是
A. 增加运动量
B. 加用中效胰岛素
C. 减少碳水化合物的摄入
D. 无需治疗
E. 禁止睡前加餐

19.【答案】B
【解析】此题主要考查妊娠糖尿病的治疗及理想血糖水平。应用合理的饮食加运动治疗后血糖控制不满意者应该加用胰岛素。降低空腹血糖可考虑应用中效或长效胰岛素,故正确答案是 B。
【考点】妊娠糖尿病的治疗及理想血糖水平☆☆
【难度】难

20. 初产妇 36 岁,孕 25 周,诊断为妊娠糖尿病,合理的营养指导**不包括**
A. 根据孕前体重和孕期体重增长速度计算每日总能量摄入
B. 少量多餐
C. 早、中、晚餐的能量控制在 5%~10%、30%、30%
D. 加餐的能量可以控制在 10%
E. 碳水化合物、脂肪、蛋白质平均分配

20.【答案】E
【解析】此题主要考查妊娠糖尿病的营养治疗。妊娠糖尿病的营养治疗碳水化合物占 50%~60%,蛋白质占 20%~25%,脂肪占 25%~30%,故正确答案是 E。
【考点】妊娠糖尿病的营养治疗☆☆
【难度】难

21. 初产妇28岁，糖尿病病史3年，口服降糖药控制血糖，血糖波动较大，糖化血红蛋白9.0%，孕前指导正确的是
A. 血糖理想可以考虑怀孕
B. 将口服降糖药改为胰岛素就可以怀孕了
C. 将口服降糖药改为胰岛素，血糖理想后再怀孕
D. 将口服降糖药改为胰岛素后就可以正常饮食了
E. 以上都不对

21.【答案】C
【解析】此题主要考查糖尿病合并妊娠的孕前咨询。该病人糖化血红蛋白9.0%，说明血糖控制不理想，此时受孕胎儿畸形、流产、胎停育等风险明显增加。应将口服降糖药改为胰岛素，并待血糖控制理想后再计划妊娠。
【考点】糖尿病合并妊娠的孕前咨询☆
【难度】中

22. 初产妇30岁，糖尿病病史2年，孕8周，孕期监测**不包括**
A. 监测血糖　B. 妊娠期高血压疾病的监测
C. 糖尿病酮症的监测　D. 感染的监测
E. 心脏病的监测

22.【答案】E
【解析】此题主要考查糖尿病孕妇的监测。E不是常规监测内容，其余均是糖尿病孕妇监测的项目。
【考点】糖尿病孕妇的监测☆
【难度】中

23. 经产妇30岁，糖尿病病史5年，孕18周，胎儿监测**不正确**的是
A. 中枢神经系统监测
B. 心脏发育情况
C. 生长发育的监测
D. 孕36周开始胎心监护
E. 脐血流及羊水的监测

23.【答案】D
【解析】此题主要考查糖尿病胎儿的监测。糖尿病合并妊娠应该从孕32周开始每周一次胎心监护。故D是正确答案。
【考点】糖尿病胎儿的监测☆
【难度】中

24. 初产妇，26岁，孕36周，妊娠糖尿病，不用胰岛素，**除外**哪项其余均为预防胎盘功能下降的措施
A. 每周一次胎心监护
B. 每周一次OCT试验
C. 每周一次超声
D. 监测胎动
E. 预产期未临产入院引产

24.【答案】B
【考点】妊娠糖尿病的处理☆☆
【难度】易

25. 经产妇，36岁，对其作出妊娠糖尿病诊断有意义的是
A. 有不明原因的死胎、死产史
B. 年龄
C. 妊娠期间有“多饮、多尿、多食”症状
D. OGTT结果5.2mmol/L-9.5mmol/L-7.5mmol/L
E. 一次空腹血糖6.1mmol/L

25.【答案】D
【考点】妊娠糖尿病的诊断☆☆
【难度】易

26. 经产妇，39岁，多囊卵巢病史，体重80kg，身高1.56m，第一胎因巨大儿剖宫产。与本次妊娠糖尿病发病**无关**的高危因素是
A. 年龄　B. 身高
C. 肥胖　D. 孕产史
E. PCOS病史

26.【答案】B
【解析】此题主要考查妊娠糖尿病的高危因素。该病人BMI 32kg/m²，属肥胖。故除身高外其余均为本次妊娠发生GDM的高危因素。B是正确答案。
【考点】妊娠糖尿病的高危因素☆
【难度】中

27. 初产妇,25 岁,对其诊断糖尿病合并妊娠有确诊意义的因素**不包括**

A. 空腹血糖 6.2mmol/L

B. 糖化血红蛋白 7.0%

C. 妊娠前已经诊断糖尿病

D. 两次随机血糖≥11.1mmol/L

E. 有"多饮、多尿、多食"症状,同时一次随机血糖≥11.1mmol/L

27.【答案】A

【解析】此题主要考查糖尿病合并妊娠的诊断。空腹血糖≥7.0mmol/L可以诊断糖尿病合并妊娠,故 A 是正确答案。

【考点】妊娠糖尿病的诊断☆☆

【难度】易

28. 初产妇,29 岁,糖尿病合并妊娠,孕 39 周行剖宫产终止妊娠,与其行剖宫产**无关**的是

A. 胎儿体重 4 200g

B. 臀先露

C. 糖尿病病史 10 年,伴有微血管病变

D. 孕期需用胰岛素控制血糖

E. 胎儿窘迫

28.【答案】D

【解析】此题主要考查糖尿病合并妊娠行剖宫产的指征。糖尿病合并妊娠行剖宫产的指征有:糖尿病伴微血管病及其他产科指征(如巨大儿、胎盘功能不良、胎位异常等)。用胰岛素治疗不是剖宫产指征。故 D 是正确答案。

【考点】糖尿病合并妊娠行剖宫产的指征☆☆

【难度】易

29. 初产妇,30 岁,妊娠糖尿病(不用胰岛素),孕 40 周入院待产,主要的治疗措施**不包括**

A. 监测血糖

B. 评估胎儿宫内情况

C. 重新核对孕周

D. 根据宫颈条件行引产术

E. 立即行剖宫产终止妊娠

29.【答案】E

【解析】此题主要考查妊娠糖尿病行剖宫产的指征,终止妊娠时机。妊娠糖尿病不用胰岛素治疗不宜过预产期。但妊娠糖尿病不是剖宫产指征,有阴道分娩条件的根据宫颈条件行引产术,故 E 是正确答案。

【考点】妊娠糖尿病行剖宫产的治疗☆☆

【难度】中

30. 初产妇,26 岁,糖尿病合并妊娠(胰岛素用量 12IU-10IU-16IU-8IU),孕 39 周,拟明日引产,治疗**错误**的是

A. 临产后停用中效胰岛素

B. 临产后停用皮下胰岛素

C. 监测血糖、尿糖及尿酮体

D. 产时将血糖控制在 6.7~7.8mmol/L

E. 新生儿监测血糖

30.【答案】D

【解析】此题主要考查糖尿病合并妊娠的围分娩期处理。糖尿病合并妊娠临产后建议停用中效或长效胰岛素,停用皮下胰岛素,监测血糖、尿糖及尿酮体。新生儿按高危儿处理,生后 30 分钟内复查血糖。产程中血糖控制在 4.4~6.7mmol/L,故正确答案是 D。

【考点】糖尿病合并妊娠的围分娩期处理☆☆

【难度】难

31. 初产妇,29 岁,糖尿病病史 10 年(胰岛素控制血糖),目前孕 38^+ 周,宫缩 30s/2~3min,宫口开大 2cm,先露头。病人出现恶心、呕吐、呼气有酮臭味,以下条件对明确诊断**无意义**的是

A. 转氨酶升高

B. 尿酮体阳性

C. 血糖 14.4mmol/L

D. 血气分析结果 pH 7.25

E. 血酮体升高

31.【答案】A

【解析】此题主要考查妊娠合并糖尿病酮症酸中毒的诊断。糖尿病合并酮症酸中毒诊断需满足以下三个条件:①高血糖,通常血糖>13.9mmol/;②酮体生成,尿酮体阳性,血酮体升高;③酸中毒,血 pH<7.35,CO_2CP<13.8mmol/L。故正确答案是 A。

【考点】妊娠合并糖尿病酮症酸中毒的诊断☆☆

【难度】难

32. 初产妇，30岁，糖尿病病史2年(胰岛素控制血糖)，足月临产，产程中出现恶心、呕吐，血糖15.2mmol/L，尿酮体3+，血气分析pH 7.28，以下治疗措施适宜的有

A. 应用皮下短效胰岛素注射

B. 应用皮下注射中、长效胰岛素

C. 立即终止妊娠

D. 持续静脉小剂量胰岛素滴注

E. 每4小时监测一次血糖和尿常规

32.【答案】D

【解析】此题主要考查妊娠合并糖尿病酮症酸中毒的胰岛素治疗。产程中应停用皮下注射胰岛素，小剂量持续静脉胰岛素安全，有效。是否需要立即终止妊娠还要评估母儿情况后再决定。纠正酸中毒的过程中应该每1小时监测一次血糖和尿常规。故正确答案是D。

【考点】妊娠合并糖尿病酮症酸中毒的治疗☆☆

【难度】难

33. 初产妇，32岁，糖尿病病史5年(胰岛素控制血糖)，孕39周引产，产程中出现恶心、呕吐，血糖14.5mmol/L，尿酮体3+，血气分析pH 7.30，对其治疗**不包括**

A. 监测血糖

B. 补液

C. 立即终止妊娠

D. 持续静脉小剂量胰岛素滴注

E. 纠正电解质紊乱

33.【答案】C

【解析】此题主要考查妊娠合并糖尿病酮症酸中毒的治疗。治疗原则是：立即给予补液、持续小剂量应用胰岛素、纠正代谢及电解质紊乱等。是否需要立即终止妊娠还要评估母儿情况后再决定。故正确答案是C。

【考点】妊娠合并糖尿病酮症酸中毒的治疗原则☆☆

【难度】难

34. 初产妇，28岁，糖尿病病史4年(胰岛素控制血糖)，孕39周引产，目前宫缩30s/2~3min，宫口开大2cm，血糖6.0mmol/L，胰岛素应用方案是

A. 5%葡萄糖+4IU胰岛素静脉滴注

B. 无需应用胰岛素

C. 皮下注射短效胰岛素

D. 5%葡萄糖静脉滴注

E. 0.9%氯化钠+4IU胰岛素静脉滴注

34.【答案】A

【解析】此题主要考查妊娠合并糖尿病临产后胰岛素的应用。5.6mmol/L≤血糖<7.8mmol/L者给予5%葡萄糖+4U胰岛素静脉滴注，故正确答案是A。

【考点】妊娠合并糖尿病产程中胰岛素的应用☆☆

【难度】难

35. 初产妇，30岁，糖尿病病史6年(胰岛素控制血糖)，孕38周自然临产，目前宫缩30s/2~3min，宫口开大4cm，血糖8.0mmol/L，胰岛素应用方案是

A. 5%葡萄糖+4IU胰岛素静脉滴注

B. 无需应用胰岛素

C. 皮下注射短效胰岛素

D. 0.9%氯化钠+6IU胰岛素静脉滴注

E. 0.9%氯化钠+4IU胰岛素静脉滴注

35.【答案】D

【解析】此题主要考查妊娠合并糖尿病临产后胰岛素的应用。7.8mmol/L≤血糖<10.0mmol/L者给予0.9%氯化钠+6IU胰岛素静脉滴注，将血糖控制在5.6mmol/L，故正确答案是D。

【考点】妊娠合并糖尿病产程中胰岛素的应用☆☆

【难度】难

【A3/A4型题】

(1~3题共用题干)

36岁，初产妇，多囊卵巢病史，停经45天，尿妊娠试验阳性，空腹血糖7.3mmol/L。

1. 该病人最可能的诊断是
   A. 空腹血糖受损　B. 糖尿病合并妊娠
   C. 妊娠糖尿病　D. 异位妊娠
   E. 妊娠剧吐

2. 为了对妊娠风险及病人是否适合妊娠作出评估，该病人接下来完善的检查中**不包括**
   A. 糖化血红蛋白　B. 肝肾功能　C. 心电图
   D. 眼底检查　E. 颅脑 CT

3. 经检查发现该病人眼底有增生性视网膜病变，糖尿病合并妊娠的分级应该是
   A. B 级　B. D 级　C. R 级
   D. F 级　E. T 级

(4~7 题共用题干)

29 岁女性，主因“停经 27^{+} 周，发现血糖升高 1 周余”住院。平素月经规律，正常产检，于孕 26 周常规行 OGTT 检查结果为 5.8mmol/L-11.45mmol/L-8.75mmol/L。既往体健，否认高血压、糖尿病病史，否认手术外伤史。4 年前剖宫产分娩一女婴，4 200g，否认糖尿病家族史。

4. 此病人目前的诊断是
   A. 妊娠糖尿病　B. 糖尿病合并妊娠
   C. 空腹血糖受损　D. 妊娠期高血糖
   E. 以上都不对

5. 下一步诊疗方案**不包括**
   A. 医学营养指导
   B. 合理的运动指导
   C. 严格限制碳水化合物摄入
   D. 监测餐后血糖
   E. 监测餐前血糖

6. 该病人经规范的住院治疗 3 天后空腹血糖 5.6mmol/L，餐后 2 小时血糖 7.8mmol/L，接下来的治疗原则是
   A. 继续减少碳水化合物摄入量
   B. 继续加大运动量
   C. 继续减少蛋白质摄入
   D. 继续减少油脂摄入
   E. 加用胰岛素，并继续监测餐前后血糖

1.【答案】B

【解析】此题结合病例主要考查糖尿病合并妊娠的诊断。孕早期空腹血糖超过 7.0mmol/L 诊断糖尿病合并妊娠，为典型的糖尿病合并妊娠病例。

【考点】糖尿病合并妊娠的诊断☆☆

【难度】易

2.【答案】E

【解析】此题需在前一题判定正确情况下，结合病例特点选择正确的糖尿病合并妊娠病情评估的方法，颅脑 CT 因为其在孕期检查的安全性较差及必要性不足，故选 E。

【考点】糖尿病合并妊娠的孕早期评估☆

【难度】中

3.【答案】D

【解析】此题需对糖尿病合并妊娠病情评估方法有一定了解。若糖尿病合并妊娠的孕妇伴有眼底增生性视网膜病变应该为 F 级。

【考点】糖尿病合并妊娠的分期☆

【难度】中

4.【答案】A

【解析】此题需了解妊娠糖尿病的诊断要点，并对糖尿病合并妊娠进行鉴别诊断。既往体健，否认糖尿病病史，孕期常规 OGTT 检查三项均异常，故诊断妊娠糖尿病。

【考点】妊娠糖尿病的诊断☆☆

【难度】易

5.【答案】C

【解析】此题需掌握妊娠糖尿病的治疗。妊娠糖尿病诊断成立后，首先进行医学营养治疗及运动指导，同时监测餐前后血糖。医学营养指导的目的是使糖尿病孕妇的血糖控制在正常范围，同时也要保证胎儿生长发育的需要，保证母儿合理的营养摄入，因此严格限制碳水化合物摄入是不正确的。

【考点】妊娠糖尿病的治疗☆☆

【难度】中

6.【答案】E

【解析】此题需对妊娠糖尿病的治疗有深入的了解。妊娠糖尿病病人规范的饮食治疗 3~5 天后，血糖控制仍不理想者，如餐前血糖 >5.3mmol/L，餐后 2 小时血糖 >6.7mmol/L，应及时加用胰岛素。

【考点】妊娠糖尿病的治疗☆☆

【难度】难

7. 参照第 6 题的治疗原则,该病人接下来的具体的治疗方案是
A. 只需加用短效胰岛素
B. 只需加用中效胰岛素
C. 将碳水化合物量减半
D. 将蛋白质、脂肪的摄入量减半
E. 加用短效及中效,并继续监测餐前后血糖

(8~10 题共用题干)
30 岁初产妇,主因“孕 38 周,妊娠糖尿病(不用胰岛素治疗),胎膜早破 2 小时”住院。平素月经规律,正常产检,于孕 25 周常规行 OGTT 检查结果为 5.0mmol/L-11.2mmol/L-7.5mmol/L,诊断为糖尿病。既往体健,否认高血压、糖尿病病史,否认手术外伤史。

8. 此病人错误的治疗方案是
A. 监测血糖
B. 评估分娩方式
C. 完善化验,必要时应用抗生素
D. 了解胎儿宫内情况
E. 立即行剖宫产终止妊娠

9. 该病人入院后完善检查,生命体征平稳,查体未及异常,胎儿头位,估计胎儿 3 400g,骨盆各径线正常,未及明显宫缩,NST(+),羊水清,宫颈评分 4 分,先露头,S^{-2},随机血糖 6.3mmol/L,目前首要的治疗方案是
A. 观察病情变化
B. 立即行剖宫产
C. 应用抗生素
D. 促宫颈成熟
E. 监测血糖变化

10. 病人经过上述处理,宫缩 30s/2~3min,强度(+),宫颈消失,宫口开大 2cm,产程中的处理不包括
A. 注意休息,适当饮食
B. 禁食,给予静脉滴注葡萄糖
C. 监测血糖、尿糖及尿酮体变化
D. 加强胎心监护
E. 产程不宜过长

(11~13 题共用题干)
32 岁初产妇,主因“孕 39 周,妊娠糖尿病”住院。平素月经规律,正常产检,于孕 25 周常规行 OGTT 检查结果为 5.4mmol/L-11.2mmol/L-9.5mmol/L,诊断为糖尿病。孕期应用胰岛素治疗调整血糖,胰岛素用量 12IU-8IU-12IU-10IU,既往体健,否认高血压、糖尿病病史,否认手术外伤史。母亲有Ⅱ型糖尿病。

7.【答案】E
【解析】此题需在第 6 题判断正确的基础上,对妊娠糖尿病的胰岛素治疗有深入的了解。短效胰岛素主要用于餐后高血糖的控制,中效胰岛素主要用于基础血糖的控制。该病人餐后血糖及空腹血糖均不理想,应加用中效及短效胰岛素。胰岛素的应用要从小剂量开始,并监测血糖调整用量。
【考点】妊娠糖尿病的胰岛素治疗☆☆
【难度】难

8.【答案】E
【解析】此题需了解妊娠糖尿病分娩方式的选择。妊娠糖尿病并不是剖宫产终止妊娠的指征,糖尿病伴有微血管病变及其他产科指征,如怀疑巨大儿、胎盘功能不良、胎位异常等产科指征者可选择性剖宫产。
【考点】妊娠糖尿病的治疗及手术指征☆☆
【难度】易

9.【答案】D
【解析】此题需在第 8 题基础上了解妊娠糖尿病的分娩期处理。妊娠糖尿病并不是剖宫产终止妊娠的指征,该病人胎儿中等大小,骨盆各径线正常,母儿情况良好,有阴道试产条件。病人目前宫颈不成熟,应促宫颈成熟。
【考点】妊娠糖尿病分娩方式的选择☆☆
【难度】中

10.【答案】B
【解析】此题需在第 9 题基础上了解妊娠糖尿病的分娩期处理。妊娠糖尿病产程中注意休息,临产后仍采用糖尿病饮食,无需禁食。
【考点】妊娠糖尿病的分娩期处理☆☆
【难度】中

11. 该病人入院的治疗方案**不包括**
    A. 监测血糖
    B. 评估分娩方式
    C. 立即行剖宫产终止妊娠
    D. 了解胎儿宫内情况
    E. 完善化验,了解母亲情况

12. 该病人入院后完善检查,生命体征平稳,查体未及异常,胎儿头位,估计胎儿 3 300g,骨盆各径线正常,未及明显宫缩,NST(+),宫颈评分 4 分,先露头,S^{-2},餐后 2 小时血糖 6.3mmol/L,拟即日行引产术,术日及临产后应该注意的处理正确的有
    A. 引产前一晚继续应用中效胰岛素
    B. 临产后继续应用皮下胰岛素
    C. 临产后每 2 小时测一次血糖
    D. 维持血糖在 6.7~7.8mmol/L
    E. 产程处理与正常孕妇一致

13. 该病人产后注意事项正确的是
    A. 产后继续应用胰岛素,维持原用量
    B. 产后停用胰岛素
    C. 产后继续应用胰岛素,用量为原来的 1/3~1/2
    D. 产后正常饮食
    E. 产后无需监测血糖

(14~16 题共用题干)

30 岁初产妇,多囊卵巢病史,孕期正常产检,于孕 24 周常规行 OGTT 检查结果为 5.5mmol/L-12.01mmol/L-8.85mmol/L,诊断为妊娠糖尿病,营养治疗 5 天后,空腹血糖为 5.6mmol/L,餐后血糖为 8.0mmol/L 入院治疗。

14. 该病人入院后的治疗建议应该为
    A. 只需要继续监测血糖即可
    B. 建议加用胰岛素治疗
    C. 严格控制碳水化合物摄入量
    D. 将运动量增至 1 小时
    E. 无需特殊处理

15. 该病人经上述治疗后,空腹血糖 5.7mmol/L,夜间有低血糖,凌晨 3 点血糖为 3.2mmol/L,此时建议应该为
    A. 减少睡前中效胰岛素用量
    B. 增加睡前中效胰岛素用量
    C. 减少睡前加餐

11.【答案】C

【解析】此题需了解妊娠糖尿病分娩方式的选择。妊娠糖尿病即使应用胰岛素治疗亦并不是剖宫产终止妊娠的指征。只有糖尿病伴有微血管病变及其他产科指征,如怀疑巨大儿、胎盘功能不良、胎位异常等产科指征者可选择性剖宫产。

【考点】妊娠糖尿病分娩方式的选择☆☆

【难度】中

12.【答案】C

【解析】此题需了解妊娠糖尿病围分娩期的处理。应用胰岛素控制血糖的妊娠糖尿病孕妇引产前一天晚停中效胰岛素,临产后停皮下胰岛素注射,密切监测产程中血糖,每 2 小时测一次血糖,维持血糖在 4.4~6.7mmol/L 之间。产程不宜太长。故选 C

【考点】妊娠糖尿病围分娩期的处理☆☆

【难度】难

13.【答案】C

【解析】此题需了解妊娠糖尿病产后胰岛素如何应用。产后由于胎盘的娩出,抗胰岛素激素的减少,产后胰岛素用量减为原胰岛素用量的 1/3~1/2。产后仍需糖尿病饮食并监测血糖,故选 C。

【考点】妊娠糖尿病的产后管理☆☆

【难度】中

14.【答案】B

【解析】此题需要了解妊娠糖尿病的目标血糖值及治疗。妊娠糖尿病病人经正规营养治疗 3~5 天后,若空腹血糖≥5.3mmol/L,餐后血糖≥6.7mmol/L,建议加用胰岛素治疗。

【考点】妊娠糖尿病的目标血糖值及治疗☆☆

【难度】易

15.【答案】A

【解析】此题需要了解妊娠糖尿病胰岛素治疗空腹血糖升高的原因。妊娠糖尿病应用胰岛素治疗反复出现空腹血糖升高者,要注意夜间胰岛素作用不足、黎明现象和 Somogyi 现象的鉴别,通过测定凌晨 3 点血糖加以鉴别。若凌晨 3 点血糖 <3.9mmol/L,则提示夜间可能出现低血糖,应该减少睡前中效胰岛素用量。

【考点】妊娠糖尿病的胰岛素治疗☆☆

【难度】中

D. 凌晨三点加餐
E. 无需特殊处理

16. 该病人经上述治疗后血糖控制满意，出院后如何监测血糖
A. 每日监测餐后血糖
B. 每日监测餐前血糖
C. 每周监测一日 7 次血糖
D. 每周监测一次餐后血糖
E. 持续 24 小时监测血糖

16.【答案】C
【解析】此题需要了解妊娠糖尿病胰岛素治疗时如何监测血糖。妊娠糖尿病应用胰岛素控制血糖，血糖控制稳定者应每周监测一天 7 次血糖，包括三餐前、三餐后 2 小时和晚上 10 点。
【考点】妊娠糖尿病的血糖监测☆☆
【难度】中

(17~19 题共用题干)
27 岁女性，主因“发现血糖升高 13 年，拟准备妊娠”门诊咨询。病人 13 年前发现血糖升高，一直口服二甲双胍控制血糖，血糖波动较大。月经规律，周期 30 天，经期 5 天，孕 0 产 0，既往：否认高血压、肝脏、肾脏病史。母亲、舅舅均患有 2 型糖尿病。

17. 对该病人较适宜的孕前咨询包括
A. 继续应用口服降糖药控制血糖
B. 改用胰岛素将血糖控制满意后再考虑妊娠
C. 目前可以计划妊娠
D. 不适宜怀孕
E. 辅助生育技术受孕

17.【答案】B
【解析】此题需要了解糖尿病病人妊娠前的咨询。孕期高血糖、低血糖或严重的血糖波动都会对妊娠女性和婴儿带来严重危害，因此糖尿病病人孕前和孕期控制血糖十分重要。孕前应将口服降糖药停用，改为胰岛素，将血糖控制满意达标后再考虑妊娠。
【考点】糖尿病病人的孕前咨询☆
【难度】中

18. 该病人一旦受孕，对其进行的监测**不包括**
A. 妊娠高血压的监测
B. 血糖的监测
C. 脑血管意外的监测
D. 糖尿病酮症症状的监测
E. 感染的监测

18.【答案】C
【解析】此题需要了解如何对糖尿病孕妇进行监测。C 不是常规监测内容。
【考点】糖尿病孕妇的监测☆
【难度】中

19. 该病人一旦受孕，对胎儿的监测**不包括**
A. 中枢神经系统
B. 心脏的发育
C. 胎儿生长速度
D. 胎儿泌尿系统
E. 胎儿血流情况

19.【答案】D
【解析】此题需要了解如何对糖尿病孕妇的胎儿进行监测。D 不是监测内容。
【考点】糖尿病孕妇胎儿的监测☆
【难度】中

(20~22 题共用题干)
35 岁经产妇，孕期定期产检，孕 26 周查 OGTT 4.8mmol/L-12.2mmol/L-8.6mmol/L，饮食加运动控制血糖，孕 28 周开始加用胰岛素控制血糖，空腹血糖 4.8mmol/L，餐后 2 小时血糖 6.5mmol/L。

20. 该病人孕期保健正确的是
A. 胰岛素用量孕期无需调整
B. 孕34周开始行胎心监护
C. 超声监测胎儿生长速度及脐血流
D. 孕晚期常规促胎肺成熟
E. 只需监测血糖无需特殊处理

21. 该病人比较适宜的分娩孕周为
A. 37~38周 B. 38~39周
C. 39~40周 D. 40~41周
E. 41~42周

22. 该病人产后注意事项**不正确**的是
A. 产后将胰岛素用量减至分娩前的1/3~1/2
B. 新生儿常规检测血糖
C. 产后继续监测血糖
D. 产后1个月复查OGTT
E. 产后继续糖尿病饮食

(23~25题共用题干)
35岁初产妇，糖尿病合并妊娠，孕期应用胰岛素控制血糖。孕38周自然临产，目前宫口开大3cm，宫缩30s/2~3min。病人出现恶心、呕吐、皮肤黏膜干燥、呼气有酮臭味。

23. 为明确诊断应该做进一步检查，检查项目**不包括**
A. 尿常规 B. 血糖 C. 超声
D. 电解质 E. 血气分析

24. 对该病人适宜的治疗措施有
A. 皮下胰岛素注射
B. 持续小剂量应用胰岛素
C. 禁食、禁水
D. 每4小时监测一次血糖
E. 每4小时监测一次尿常规

25. 该病人治疗过程中胎心监护提示：基线170bpm，变异小时，反复的晚期减速，适宜的治疗措施
A. 持续胎心监护
B. 持续吸氧
C. 左侧卧位
D. 立即行剖宫产术
E. 行人工破膜术

20.【答案】C
【解析】此题需要了解妊娠合并糖尿病的孕期血糖变化及监测手段。随着孕周的增大，胎盘面积的增大，胎盘分泌的抗胰岛素激素水平会有所变化，因此孕期胰岛素的量需要根据血糖水平进行调整。孕32周开始行胎心监护了解胎儿宫内状况，无需常规促胎肺成熟。
【考点】妊娠合并糖尿病的孕期监测☆☆
【难度】难

21.【答案】C
【解析】此题需要了解妊娠合并糖尿病的分娩时机。需要胰岛素治疗的GDM病人，如血糖控制良好，严密监测下，妊娠39周后终止妊娠。
【考点】妊娠合并糖尿病的分娩时机☆☆
【难度】易

22.【答案】D
【解析】此题需要了解妊娠合并糖尿病产后如何处理。产后6~12周行OGTT检查了解血糖恢复情况。
【考点】妊娠合并糖尿病的产后处理☆☆
【难度】易

23.【答案】C
【解析】此题需要了解妊娠合并糖尿病酮症酸中毒的诊断方法。一旦怀疑病人出现酮症酸中毒，除血糖外，立即监测血、尿常规、电解质、肾功能、血气分析、血酮体。故C是正确答案。
【考点】妊娠合并糖尿病酮症酸中毒的实验室检查☆☆
【难度】中

24.【答案】B
【解析】此题需要了解妊娠合并糖尿病酮症酸中毒的治疗。糖尿病酮症禁食不禁水，不能应用皮下胰岛素，应该持续小剂量应用胰岛素，每小时监测一次血糖和尿常规，故B是正确答案。
【考点】妊娠合并糖尿病酮症酸中毒的治疗☆☆
【难度】难

25.【答案】D
【解析】此题需要了解妊娠合并糖尿病酮症酸中毒对母儿影响及胎心监护的解读。糖尿病酮症发生在产程中可能使胎儿发生缺氧及酸中毒，严重时引起胎死宫内。该病人胎心监护提示为Ⅲ类图形，应立即行剖宫产终止妊娠，故D是正确答案。
【考点】妊娠合并糖尿病酮症酸中毒的治疗☆☆
【难度】难

【案例分析题】

案例一：女性，30岁，主因"发现血糖升高10年，孕前咨询"来诊。10年前诊断Ⅱ型糖尿病，一直口服二甲双胍控制血糖，血糖波动较大。平素月经规律：周期30~40天，经期4~5天。孕0产0。既往：否认高血压、肝脏、肾脏疾病史；否认手术外伤史；无药物过敏史，无吸烟、饮酒史。

提问1：为病人提供的孕前咨询有

A. 详细告知糖尿病可能对妊娠带来的影响
B. 将口服降糖药停用改为胰岛素
C. 待血糖控制达标后再准备怀孕
D. 目前即可怀孕，孕期胰岛素控制血糖
E. 完善各项检查，明确糖尿病分期
F. 不适合怀孕，严格避孕

提问2：为明确病人糖尿病分期，还需做的检查有

A. 眼底检查
B. 血尿常规
C. 肝肾功能检查
D. 心电图
E. 颅脑CT
F. 24小时尿蛋白定量
G. 血糖及糖化血红蛋白

提问3：若该病人妊娠，可能会对孕妇和胎儿造成的影响有

A. 妊娠期高血压疾病的发生率增加
B. 羊水过多的发生率增加
C. 胎停育、胎儿畸形的发生率增加
D. 胎儿中枢神经系统和心脏发育异常率增加
E. 胎儿生长受限发生率增加
F. 死胎、死产率增加
G. 难产、手术产风险增加

提问1：【答案】ABCE

【解析】糖尿病病人计划妊娠的孕前咨询及处理非常重要，应该详细告知糖尿病可能对妊娠带来的影响；计划妊娠的糖尿病病人应尽量控制好自己的血糖，HbA1c%<6.5%，如应用胰岛素则<7%；建议将口服降糖药改为胰岛素；计划妊娠的糖尿病病人需进行潜在并发症的全面检查。

【考点】糖尿病病人的孕前咨询☆☆

【难度】易

提问2：【答案】ABCDFG

【解析】此题需了解糖尿病病人计划妊娠需进行的潜在并发症的全面检查。

【考点】糖尿病病人的孕前咨询☆☆

【难度】易

提问3：【答案】ABCDEFG

【解析】此题需了解糖尿病合并妊娠会对母儿造成哪些影响。

【考点】糖尿病对母儿的影响☆☆

【难度】易

案例二：女性，29岁，主因"停经26周，发现血糖升高1周"收入院。病人平素月经规律：周期30天，经期4~5天。停经35天查尿hCG(+)，孕25周常规75g OGTT检查结果为5.8mmol/L-11.2mmol/L-8.75mmol/L. 既往：否认糖尿病、高血压、肝脏、肾脏疾病史；否认手术外伤史；无药物过敏史。

提问1：该病人入院后给予的治疗有

A. 监测三餐前、三餐后2小时及晚22点血糖
B. 少量多餐、定时定量用餐
C. 碳水化合物占总入量的50%~60%
D. 蛋白质占15%~20%
E. 脂肪占25%~30%

提问1：【答案】ABCDEF

【解析】此题需了解妊娠糖尿病的营养及运动治疗。

【考点】妊娠糖尿病的治疗☆☆

【难度】中

F. 运动治疗

G. 直接应用胰岛素治疗

H. 每日三餐,合理分配

提问 2:入院治疗 3~5 天后空腹血糖 5.5mmol/L,餐后 2 小时血糖 7.7mmol/L,下一步的治疗方案有

A. 加用中效胰岛素

B. 加用短效或超短效胰岛素

C. 监测七次血糖,调整胰岛素用量

D. 应用胰岛素后可正常饮食

E. 加用口服降糖药

F. 监测尿常规

提问 3:病人治疗一周后血糖稳定出院,孕晚期监测包括

A. 从 32 周开始每周一次 NST

B. 超声监测胎儿的生长发育

C. 超声监测脐血流及羊水量

D. 血糖稳定每周监测一次一日三餐后及晚 22 点血糖

E. 分娩时机为 39~40 周

F. 定期检查尿常规

G. 剖宫产终止妊娠为宜

案例三:女性,30 岁,糖尿病病史 3 年,主因“停经 39 周,无产兆”收入院。平素月经规律:周期 30 天,经期 4~5 天。停经 35 天查尿 hCG(+),孕早期超声胎芽大小与孕周相符。孕期除应用胰岛素控制血糖外,余无异常。目前胰岛素用量为 8-12-16-10,血糖控制理想。既往:高血压、肝脏、肾脏疾病史;否认手术外伤史;无药物过敏史。查体:生命体征平稳,心肺未及异常,腹膨,宫高 34cm,腹围 100cm,估计胎儿体重 3 500g,未及宫缩,胎心 140bpm,先露头。内诊宫颈评分 3 分,先露头,S^{-2},骨盆各径线正常。

提问 1:该病人入院后重点完善的检查有

A. 监测三餐后 2 小时及晚 22 点血糖

B. 超声了解脐血及羊水情况

C. 胎心监护评估胎儿宫内状况

D. 血尿常规

E. 肝肾功能

F. 心电图

G. 超声心动

提问 2:该病人入院后拟次日行前列腺素促宫颈成熟术,术前及术日的注意事项有

A. 术前晚停用中效胰岛素

B. 术日停用皮下胰岛素

C. 监测血糖、尿糖及尿酮体

D. 临产后每 1~2 小时测血糖

提问 2:【答案】ABCF

【解析】此题需了解妊娠糖尿病的胰岛素治疗及短效、超短效、中效胰岛素特点和应用的人群。最符合生理要求的胰岛素治疗方案为:基础胰岛素联合餐前超短效或短效胰岛素。基础胰岛素的替代作用可持续 12~24 小时,而餐前胰岛素起效快,持续时间短,有利于控制餐后血糖。应根据血糖监测结果,选择个体化的胰岛素治疗方案。①基础胰岛素治疗:选择中效胰岛素睡前皮下注射,适用于空腹血糖高的孕妇;睡前注射中效胰岛素后空腹血糖已经达标但晚餐前血糖控制不佳者,可选择早餐前和睡前 2 次注射,或者睡前注射长效胰岛素。②餐前超短效或短效胰岛素治疗:餐后血糖升高的孕妇,进餐时或餐前 30 分钟注射超短效或短效人胰岛素。③胰岛素联合治疗:中效胰岛素和超短效或短效胰岛素联合,是目前应用最普遍的一种方法,即三餐前注射短效胰岛素,睡前注射中效胰岛素。由于妊娠期餐后血糖升高显著,一般不推荐。

【考点】妊娠糖尿病的治疗☆☆

【难度】中

提问 3:【答案】ABCDF

【解析】妊娠糖尿病孕妇孕晚期监测的内容包括:①孕妇的监测(包括血糖、尿糖、尿酮体);②胎儿监测(包括胎儿生长发育的监测、生长速度的监测以及胎心监护的监测)③妊娠合并症的监测(妊娠期高血压疾病、羊水量、酮症症状、感染等)。

【考点】妊娠糖尿病的孕晚期监测、分娩方式及分娩时机☆☆

【难度】中

提问 1:【答案】ABC

【解析】该病人孕 39 周无产兆入院,应重点评估母儿情况。

【考点】糖尿病合并妊娠的治疗☆☆

【难度】中

提问 2:【答案】ABCDEFG

【解析】此题主要考查糖尿病合并妊娠产时产程中胰岛素的应用及如何监测母儿情况。产程中非正常饮食期间应停用所有皮下注射胰岛素,改用胰岛素静脉滴注,以避免出现高血糖或低血糖。应给孕产妇提供足够的葡萄糖,以满足基础代谢需要和应激状态下的能量消耗;供给胰岛素,防止 DKA 的发生、控制高血糖、利于葡萄糖的利用;保持适当血容量和电解质代谢平衡。产程中必须检测血糖、尿酮体水平。每 1~2 小时测血糖,血糖控制在 5.6mmol/L,产程不宜太长。

【考点】糖尿病合并妊娠的分娩期处理☆☆

【难度】中

提问3:【答案】ACDEF

【解析】此题需了解糖尿病合并妊娠产后及对新生儿的影响。孕妇产后需继续按照糖尿病饮食。新生儿的影响包括:①新生儿出生后易发生低血糖,需严密监测其血糖变化,可及时发现低血糖。建议新生儿出生后30分钟内行末梢血糖检测。②新生儿均按高危儿处理,注意保暖和吸氧等。③提早喂糖水、开奶,必要时以10%葡萄糖液缓慢静脉滴注。④常规检查血红蛋白、血钾、血钙及镁、胆红素。⑤密切注意新生儿呼吸窘迫综合征的发生。

【考点】糖尿病合并妊娠的产后处理☆☆

【难度】中

提问1:【答案】ACEGH

【解析】此题需了解妊娠合并糖尿病酮症酸中毒的辅助检查。妊娠晚期的恶心呕吐要进行肝功能检测,主要是为了鉴别诊断。一旦怀疑病人发生酮症酸中毒除血糖外,应立即检测血、尿常规、电解质、肾功能、血气分析、血酮体。酸中毒时血钾向细胞外转移,体内总血钾水平明显下降,但病人可表现高血钾、正常血钾或低血钾。

【考点】妊娠合并糖尿病酮症酸中毒的辅助检查☆

【难度】中

提问2:【答案】ABCDEF

【解析】治疗具体步骤及注意事项:①血糖过高者(>16.6mmol/L),先予胰岛素0.2~0.4IU/kg一次性静脉注射。②胰岛素持续静脉滴注:0.9%氯化钠注射液+胰岛素,按胰岛素0.1IU/(kg·h)或4~6IU/h的速度输入。③监测血糖:从使用胰岛素开始每小时监测1次血糖,根据血糖下降情况进行调整,要求平均每小时血糖下降3.9~5.6mmol/L或超过静脉滴注前血糖水平的30%。达不到此标准者,可能存在胰岛素抵抗,应将胰岛素用量加倍。④当血糖降至13.9mmol/L时,将0.9%氯化钠注射液改为5%葡萄糖液或葡萄糖盐水,每2.4g葡萄糖加入1U胰岛素,直至血糖降至11.1mmol/L以下、尿酮体阴性、并可平稳过渡到餐前皮下注射治疗时停止补液。⑤注意事项:补液原则先快后慢、先盐后糖;注意出入量平衡。开始静脉胰岛素治疗且病人有尿后要及时补钾,避免出现严重低血钾。当pH<7.1、二氧化碳结合力<10mmol/L、HCO_3^-<10mmol/L时可补碱,一般用5%$NaHCO_3$ 100ml+注射用水400ml,以200ml/h的速度静脉滴注,至pH>7.2或二氧化碳结合力>15mmol/L时停止补碱。

【考点】妊娠合并糖尿病酮症酸中毒的治疗☆☆

【难度】难

提问3:【答案】ABCDF

【解析】此题需了解妊娠合并糖尿病酮症酸中毒终止妊娠的时机,胎心监护的解读和Ⅲ类图形的处理。

【考点】妊娠合并糖尿病酮症酸中毒的治疗☆☆

【难度】难

E. 血糖控制在5.6mmol/L

F. 产程中可应用静脉胰岛素

G. 产程不宜太长

提问3:该病人产后及新生儿应注意

A. 产后继续糖尿病饮食

B. 胰岛素应用原剂量

C. 胰岛素减至孕期胰岛素用量的1/3~1/2

D. 新生儿生后半小时喂糖水

E. 留脐血查血糖

F. 产后仍要继续监测血糖

案例四:女性,32岁,糖尿病病史4年,主因"停经39周,规律下腹痛2小时"收入院。平素月经规律:周期30天,经期4~5天。停经35天查尿hCG(+),孕早期超声胎芽大小与孕周相符。孕期除应用胰岛素控制血糖外,余无异常。目前胰岛素用量为10IU-12IU-12IU-8IU,血糖控制理想。既往:高血压、肝脏、肾脏疾病史;否认手术外伤史;无药物过敏史。查体:生命体征平稳,心肺未及异常,腹膨,宫高34cm,腹围100cm,估计胎儿体重3 500g,宫缩30s/2~3min,胎心140bpm,先露头。内诊宫颈消,宫口开大2cm,先露头,S^{-2},骨盆各径线正常。入产房8小时后病人出现恶心、呕吐,血糖14.1mmol/l,尿酮体3+。

提问1:为明确诊断,该病人还要做的检查有

A. 肾功能

B. 心电图

C. 血气分析

D. 超声

E. 肝功能

F. 颅脑CT

G. 血酮体

H. 电解质

提问2:接下来的治疗措施包括

A. 补液

B. 持续静脉小剂量胰岛素

C. 纠正酸中毒

D. 纠正电解质紊乱

E. 每小时监测尿常规、血糖

F. 加强胎心监护

G. 禁食、禁水

提问3:病人治疗过程中胎心监护提示胎心170bpm,变异消失,反复晚期减速,治疗措施包括

A. 持续胎心监护

B. 持续吸氧

C. 左侧卧位
D. 立即行剖宫产术
E. 行人工破膜术
F. 做好新生儿复苏的准备

第四节　妊娠合并血液系统疾病

【A1 型题】

1. 关于妊娠期缺铁性贫血的发病原因，**不正确**的是
A. 妊娠期铁的需要量增加
B. 妇女体内储备铁不足
C. 食物中铁的摄入不足
D. 维生素 B_{12} 的缺乏
E. 母体合并慢性肠道疾病

2. 以下实验室检查符合妊娠期缺铁性贫血的是
A. 总铁结合力降低，小于 64.44μmol/L
B. 转铁蛋白饱和度升高，大于 0.15
C. 平均红细胞体积（MCV）小于 80fl
D. 平均红细胞血红蛋白量（MCH）大于 27pg
E. 平均红细胞血红蛋白浓度（MCHC）大于 32%

3. 以下实验室检查符合妊娠期巨幼红细胞性贫血的是
A. 平均红细胞体积（MCV）>100fl，红细胞平均血红蛋白含量（MCH）>32pg
B. 平均红细胞体积（MCV）<100fl，红细胞平均血红蛋白含量（MCH）>32pg
C. 血清叶酸 >6.8nmol/L
D. 维生素 B_{12}>90pg
E. 红细胞造血呈轻度或中度增生活跃，以中、晚幼红细胞增生为主

4. 妊娠期容易合并贫血的原因**不包括**
A. 孕妇胃酸分泌减少，影响叶酸吸收
B. 孕期对铁、叶酸、维生素 B_{12} 需要量增加
C. 妊娠期血浆增加多于红细胞增加，使血液稀释
D. 孕晚期饮食中铁剂吸收率降低 20%
E. 孕妇肾血流量增加，肾小球吸收减少，导致叶酸排除增多

5. 妊娠合并再生障碍性贫血对胎儿的影响**不包括**
A. 血红蛋白≤ 60g/L 可导致流产

1.【答案】D
【解析】主要考查对妊娠期贫血病因的掌握情况，本题中维生素 B_{12} 缺乏为巨幼红细胞性贫血的原因。
【考点】妊娠期缺铁性贫血的病因是妊娠期铁的需要量增加☆
【难度】易

2.【答案】C
【解析】主要考查对缺铁性贫血实验室检查指标的掌握情况，缺铁性贫血除了符合贫血的标准，还要符合小细胞低色素贫血的诊断。实验室诊断标准：平均红细胞体积（MCV）低于 80fl，平均红细胞血红蛋白量（MCH）小于 27pg，平均红细胞血红蛋白浓度（MCHC）小于 32%。另外血清铁低于 6.5μmol/L，总铁结合力升高，大于 64.44μmol/L，转铁蛋白饱和度降低，小于 0.15。
【考点】缺铁性贫血的实验室检查指标☆
【难易】中

3.【答案】A
【解析】考查对巨幼细胞性贫血实验室检查指标的掌握情况。实验室诊断标准：平均红细胞体积（MCV）>100fl，红细胞平均血红蛋白含量（MCH）>32pg，血清叶酸 <6.8nmol/L，维生素 B_{12}<90pg；骨髓象：红细胞系统呈巨幼细胞增生，核染色质疏松，可见核分裂。
【考点】妊娠合并巨幼细胞性贫血的实验室检查指标☆
【难易】中

4.【答案】D
【解析】考查对妊娠期贫血原因的掌握情况，孕晚期饮食中铁剂最大吸收率可达 40%，但仍不能满足需要。
【考点】妊娠合并贫血的原因☆
【难易】中

5.【答案】B
【解析】考查妊娠期贫血对胎儿影响的掌握情况。轻中度贫血，血红蛋白大于 60g/L 对胎儿影响不大，若血红蛋白小于 60g/L 者可导致流产、早产、胎儿生长迟缓、死胎及死产。
【考点】妊娠期贫血对胎儿的影响☆
【难易】易

B. 孕妇患重度贫血可导致胎儿畸形
C. 孕妇患重度贫血可发生死胎或死产
D. 孕妇患重度贫血可导致早产
E. 孕妇患重度贫血导致胎儿生长迟缓

6. 妊娠合并特发性血小板减少性紫癜的诊断依据**不包括**
A. 脾脏明显增大
B. 贫血和皮肤黏膜出血
C. 血小板计数小于 100×10^9/L
D. 抗血小板抗体阳性
E. 骨髓检查巨核细胞正常或增多，成熟型血小板减少

6.【答案】A
【解析】妊娠合并特发性血小板减少性紫癜(ITP)诊断依据、临床表现、辅助检查和骨髓检查。临床表现：部分孕前可能已有ITP病史，临床表现为皮肤黏膜出血和贫血，轻者仅有四肢及躯干皮肤的出血点、紫癜及瘀斑，鼻出血、牙龈出血，严重者可出现消化道、生殖道、视网膜及颅内出血；脾脏不大或轻度增大。辅助检查：血小板低于 100×10^9/L，一般低于 50×10^9/L；血小板抗体大部分为阳性。骨髓检查：巨核细胞正常或增多，成熟型血小板减少。
【考点】妊娠合并特发性血小板减少性紫癜的诊断☆
【难易】中

【A2 型题】

1. 32 岁女性，孕 26 周，既往月经过多，实验室检查：Hb 75g/L，RBC 3.1×10^{12}/L，网织红细胞 2.2%，血清铁 6.3μmol/L，总铁结合力 85.24μmol/L，血清总胆红素 10.1μmol/L，最可能的诊断是
A. 巨幼细胞性贫血　　B. 缺铁性贫血
C. 慢性病性贫血　　D. 溶血性贫血
E. 铁粒幼细胞性贫血

1.【答案】B
【考点】妊娠期缺铁性贫血的诊断☆
【难易】易

2. 25 岁女性，孕 24 周，感心悸、乏力 1 个月，血常规 RBC 3.0×10^9/L，Hb 70g/L，白细胞及血小板正常。血涂片见红细胞大小不等，以小细胞为主，中心染色过浅，首选抗贫血制剂是
A. 口服铁剂　　B. 维生素 B_{12}　　C. 叶酸
D. 雄激素　　E. 泼尼松

2.【答案】A
【考点】抗贫血用药的选择☆
【难易】中

3. 30 岁女性，因“停经 28 周，头晕、乏力、手足麻木 1 周”就诊，血常规提示 RBC 2.5×10^9/L，Hb 70g/L，PIL 100×10^9/L，白细胞正常，MCV>100fl，MCH>32pg，大卵圆形红细胞增多，中性粒细胞分叶过多，最可能的诊断为
A. 缺铁性贫血
B. 巨幼细胞性贫血
C. 再生障碍性贫血
D. 溶血性贫血
E. 特发性血小板减少性紫癜

3.【答案】B
【考点】巨幼细胞性贫血的临床特点☆
【难易】中

4. 36 岁女性，孕 30 周，一周前查血常规提示 RBC 3.2×10^9/L，HGB 85g/L，白细胞及血小板正常，给予铁剂治疗 2 周，再次复查血常规提示血红蛋白上升至 95g/L，最可能的诊断为
A. 缺铁性贫血
B. 巨幼细胞性贫血
C. 再生障碍性贫血

4.【答案】A
【解析】考查对缺铁性贫血实验室检查的掌握情况以及妊娠期缺铁性贫血的治疗。缺铁性贫血首选铁剂治疗，一般铁剂治疗 2 周血红蛋白能够增长 10g/L，3~4 周后增加 20g/L。
【考点】妊娠期缺铁性贫血的治疗☆
【难易】中

D. 溶血性贫血
E. 特发性血小板减少性紫癜

5. 30岁女性，孕28周，妊娠合并特发性血小板减少，血小板 20×10^9/L，骨髓增生活跃，巨核细胞200个/片，产板巨核细胞减少，以下治疗不适宜的是
A. 反复输浓缩血小板
B. 肾上腺皮质激素治疗
C. 丙种蛋白治疗
D. 如激素治疗无改善，有严重出血倾向，血小板低于 10×10^9/L，可考虑行脾切除
E. 肾上腺皮质激素联合丙种球蛋白治疗

5.【答案】A
【解析】考查妊娠合并特发性血小板减少的治疗(ITP)，ITP病人自身存在血小板抗体，反复输注浓缩血小板加重抗体的产生。一般只有在血小板低于 10×10^9/L，有出血倾向，为防止重要脏器出血、手术或分娩时应用。
【考点】妊娠合并特发性血小板减少的治疗☆
【难易】中

6. 30岁女性，妊娠20周，牙龈出血1周，查体：轻度贫血貌，四肢皮肤可见瘀斑。血常规：白细胞正常，Hb 90g/L，血小板 45×10^9/L，骨髓巨核细胞增多，成熟型血小板减少。最可能的诊断为
A. 缺铁性贫血
B. 过敏性紫癜
C. 再生障碍性贫血
D. 特发性血小板减少性紫癜
E. 血栓性血小板减少性紫癜

6.【答案】D
【解析】考查对妊娠合并特发性血小板减少的临床表现的掌握情况。ITP主要表现是皮肤黏膜出血及贫血，轻者仅有四肢及躯干皮肤的出血点、紫癜及瘀斑、鼻出血、牙龈出血，严重者可出现消化道、生殖道、视网膜及颅内出血。脾脏不大或轻度增大。实验室检查血小板 $<100\times10^9$/L。骨髓象：巨核细胞正常或增多，成熟型血小板减少。血小板抗体测定大部分为阳性。
【考点】妊娠合并特发性血小板减少的临床特点☆
【难易】中

7. 30岁女性，籍贯广州，孕8周，血常规 RBC 3.0×10^9/L，Hb 80g/L，PIL 150×10^9/L，白细胞正常，MCV<80fl，MCH<27pg，给予补铁治疗2周，血红蛋白无明显升高，最可能诊断为
A. 缺铁性贫血
B. 巨幼细胞性贫血
C. 慢性病性贫血
D. 地中海贫血
E. 溶血性贫血

7.【答案】D
【解析】此题考查缺铁性贫血与地中海贫血的鉴别诊断。地中海贫血多出现于我国南方地区，血常规与缺铁性贫血表现相似，但地中海贫血补铁治疗无效，如MCV<80fl，MCH<27pg，应考虑做地中海贫血的确诊检查。
【考点】缺铁性贫血与地中海贫血的鉴别诊断☆
【难易】难

8. 26岁女性，孕15周，反复低热1月，四肢皮肤可见瘀斑。查体贫血貌，未闻及胎心。血常规：白细胞 3.0×10^{12}/L，血红蛋白60g/L，血小板 45×10^9/L，骨髓象见巨核细胞减少。最可能的诊断为
A. 特发性血小板减少性紫癜
B. 缺铁性贫血
C. 再生障碍性贫血
D. 慢性病性贫血
E. 溶血性贫血

8.【答案】C
【解析】此题考查对再生障碍性贫血临床特点的掌握情况。再生障碍性贫血主要表现为进行性贫血、皮肤及内脏出血及反复感染。贫血为正细胞型、全血细胞减少。骨髓象见多部位增生减低或严重减低，有核细胞甚少，幼粒细胞、巨核细胞均减少，淋巴细胞相对增高。
【考点】再生障碍性贫血的临床特点☆
【难易】中

9.【答案】D

【解析】考查对妊娠合并再生障碍性贫血治疗的掌握情况。再生障碍性贫血在病情缓解前怀孕，应在妊娠早期，在做好输血准备的同时行人工流产；妊娠中、晚期终止妊娠有较大风险，应加强支持治疗，在严密监护下妊娠至足月分娩。

【考点】妊娠合并再生障碍性贫血的治疗☆

【难易】难

10.【答案】D

【解析】对于缺铁性贫血若补充铁剂时间足够后，血红蛋白不提高，应考虑是否存在以下因素：药量不足、吸收不良、药物含铁量不够或者是诊断不正确，继续有失血或者未遵医嘱。缺铁性贫血诊断明确，故不存在诊断失误。

【考点】缺铁性贫血的诊断及治疗☆

【难易】难

1.【答案】B

【考点】缺铁性贫血的临床特点☆

【难易】易

2.【答案】E

【解析】考查对缺铁性贫血实验室检查的掌握情况。缺铁性贫血血清铁降低，总铁结合力升高，转铁蛋白饱和度降低，铁蛋白降低。缺铁性贫血病人的染色体无异常，故不需要检查染色体。

【考点】缺铁性贫血的诊断依据及鉴别诊断☆

【难易】中

3.【答案】D

【解析】缺铁性贫血的一般治疗包括加强营养和食用含铁丰富的食物，对胃肠功能紊乱和消化不良给予对症处理。药物治疗首选铁剂治疗。维生素 C 可促进铁剂的吸收。一般不需要输血治疗，只有当 Hb<60g/L，接近分娩或需要剖宫产手术时，可给予红细胞输入。

【考点】缺铁性贫血的治疗☆

【难易】中

9. 30 岁女性，孕 7 周，头晕、乏力、黑便 2 周，查体重度贫血貌，四肢皮肤可见瘀斑。血常规：白细胞 3.0×10^9/L，血红蛋白 60g/L，血小板 20×10^9/L，首选的治疗方案为

A. 抗生素预防感染

B. 输入血小板及红细胞

C. 肾上腺皮质激素治疗

D. 做好输血准备的同时行人工流产术

E. 丙种球蛋白治疗

10. 30 岁女性，出生地河北省，孕 26 周，头晕、乏力 2 周。血常规：Hb 80g/L，RBC 3.0×10^{12}/L，白细胞及血小板正常，血清铁 7.0μmol/L，铁蛋白：9μg/L，血涂片见红细胞大小不等，以小细胞为主，中心染色过浅，诊断缺铁性贫血，口服铁剂治疗 4 周血红蛋白无明显上升，考虑不可能的情况是

A. 未规律服药　　B. 胃肠道慢性出血

C. 胃肠道吸收不良　　D. 诊断失误

E. 存在干扰利用因素

【A3/A4 型题】

（1~4 题共用题干）

30 岁女性，孕 28 周，头晕、乏力、食欲缺乏一周，月经规律，经量中等。孕早期早孕反应重，孕期不食肉类。既往体健。孕 1 产 0。查体：双眼睑结膜稍苍白；宫高 27cm，腹围 90cm。血常规：血红蛋白 85g/L，白细胞及血小板正常，铁蛋白 7μg/L。

1. 该病人最可能的诊断为

A. 巨幼细胞性贫血　　B. 缺铁性贫血

C. 慢性病性贫血　　D. 溶血性贫血

E. 地中海贫血

2. 下列不是明确诊断的检查是

A. 血清铁、总铁结合力、转铁蛋白饱和度

B. 铁蛋白

C. 外周血涂片

D. 叶酸及维生素 B_{12}

E. 染色体检查

3. 最佳治疗方案是

A. 维生素 B_{12}+ 铁剂　　B. 叶酸 + 铁剂

C. 输悬浮红细胞　　D. 维生素 C+ 铁剂

E. 单纯饮食改善

4. 治疗后最早反应的指标是
A. 白细胞数量上升
B. 网织红细胞计数
C. 血红蛋白升高
D. 叶酸、维生素 B_{12} 含量升高
E. 铁蛋白含量升高

4.【答案】B
【解析】口服铁剂治疗有效者，3~4 天网织红细胞开始上升，2 周左右血红蛋白开始上升。
【考点】缺铁性贫血的治疗☆
【难易】中

（5~7 题共用题干）
27 岁女性，停经 20 周，间断牙龈出血 1 月，查体：双下肢可见散在出血点及瘀斑，肝脾不大，血红蛋白 120g/L，红细胞 4.5×10^{12}/L，白细胞 5.5×10^{9}/L，分类正常，血小板 25×10^{9}/L。

5. 首先要进行的确诊检查是
A. 骨髓象检查
B. 血 vWF 测定
C. PT 测定
D. D- 二聚体测定
E. 血小板相关抗体测定

5.【答案】A
【解析】特发性血小板减少性紫癜（ITP）临床表现是皮肤黏膜出血和贫血。ITP 的确诊检查是骨髓象检查。
【考点】ITP 的临床表现及诊断☆
【难易】中

6. 骨髓穿刺结果显示：骨髓增生活跃，巨核细胞增多，而成熟型血小板减少，最符合的诊断为
A. 脾功能亢进
B. 过敏性紫癜
C. ITP
D. 急性单核细胞白血病
E. 再生障碍性贫血

6.【答案】C
【解析】特发性血小板减少病人骨髓象为：巨核细胞正常或增多，至少不减少，而成熟型血小板减少。白细胞和红细胞系无明显异常。
【考点】特发性血小板减少的骨髓象特点☆
【难易】中

7. 诊断要点**不包括**
A. 紫癜
B. 脾明显增大
C. 骨髓巨核细胞增多
D. 血小板生存时间缩短
E. 血小板计数减少

7.【答案】B
【解析】ITP 病人脾脏不大或者轻度增大。
【考点】ITP 的临床表现和诊断☆
【难易】中

（8~11 题共用题干）
30 岁女性，孕 28 周，头晕、乏力、食欲缺乏一周，月经规律，经量中等。孕早期早孕反应重，孕期不食肉类。既往体健。孕 1 产 0。查体：双眼睑结膜稍苍白；宫高 27cm，腹围 90cm。血常规：Hb 85g/L，白细胞及血小板正常，铁蛋白 7μg/L。

8. 该病人最可能的诊断为
A. 巨幼细胞性贫血
B. 缺铁性贫血
C. 慢性病性贫血
D. 溶血性贫血
E. 地中海贫血

8.【答案】B
【考点】缺铁性贫血的临床特点☆
【难易】易

9. 下列**不是**明确诊断的检查是
A. 血清铁、总铁结合力、转铁蛋白饱和度
B. 铁蛋白

9.【答案】E
【解析】考查对缺铁性贫血实验室检查的掌握情况。缺铁性贫血血清铁降低，总铁结合力升高，转铁蛋白饱和度降低，铁蛋白降低。缺铁性贫血病人的染色体无异常，故不需要检查染色体。
【考点】缺铁性贫血的诊断依据及鉴别诊断☆
【难易】中

10.【答案】D

【解析】缺铁性贫血的一般治疗包括加强营养和食用含铁丰富的食物，对胃肠功能紊乱和消化不良给予对症处理。药物治疗首选铁剂治疗。维生素 C 可促进铁剂的吸收。一般不需要输血治疗，只有当 Hb<60g/L，接近分娩或需要剖宫产手术时，可给予红细胞输入。

【考点】缺铁性贫血的治疗☆

【难易】中

11.【答案】B

【解析】口服铁剂治疗有效者，3~4 天网织红细胞开始上升，2 周左右血红蛋白开始上升。

【考点】缺铁性贫血的治疗☆

【难易】中

提问 1：【答案】ACEF

【解析】考查妊娠期贫血的鉴别诊断。病人早孕反应重，持续时间长，考虑缺铁性贫血或者营养性贫血。血压偏高，近 1 个月有消化道症状，伴有血小板下降，不除外子痫前期的 HELLP 综合征导致的溶血性贫血。特发性血小板减少性紫癜血小板低于 100×10^9/L，一般血小板低于 50×10^9/L 时才有临床症状，该病人有血小板降低，虽无皮肤黏膜的出血表现，但不能除外。

【考点】妊娠期贫血的鉴别诊断☆

【难易】难

提问 2：【答案】ABCDEFGH

【解析】缺铁性贫血的血清铁降低，总铁结合力升高，转铁蛋白饱和度降低，叶酸及维生素 B_{12} 正常，骨髓象红系造血呈轻度或中度增生活跃，以中晚幼红细胞增生为主，骨髓铁染色可见细胞内外铁均减少，尤以细胞外铁减少明显。这些都有助于诊断缺铁性贫血。巨幼细胞性贫血，血清叶酸 <6.8nmol/L，或维生素 B_{12}<90pg；骨髓象：红细胞系统呈巨幼细胞增生，核染色质疏松，可见核分裂。HELLP 综合征导致的溶血性贫血，外周血涂片可见破碎细胞、球形红细胞，胆红素升高，肝酶升高。特发性血小板减少性紫癜，血小板抗体检测阳性，骨髓象巨核细胞正常或增多，而成熟型血小板减少。

【考点】妊娠合并贫血及血小板减少的鉴别要点☆

【难易】中

C. 外周血涂片
D. 叶酸及维生素 B_{12}
E. 染色体检查

10. 最佳治疗方案是
A. 维生素 B_{12}+ 铁剂
B. 叶酸 + 铁剂
C. 输悬浮红细胞
D. 维生素 C+ 铁剂
E. 单纯饮食改善

11. 治疗后最早反应的指标是
A. 白细胞数量上升
B. 网织红细胞计数
C. 血红蛋白升高
D. 叶酸、维生素 B_{12} 含量升高
E. 铁蛋白含量升高

【案例分析题】

案例一：35 岁女性，孕 2 产 0。停经 30 周，头晕、乏力、食欲缺乏 1 月。早孕期反应较重，孕 4 个月才逐渐消失。既往体健。孕前血常规未发现异常。查体：面色稍苍白，睑结膜及甲床苍白，肝脾未及，血压 150/95mmHg，心率 98 次 /min。血常规：血红蛋白 75g/L，红细胞 2.5×10^{12}/L，白细胞 5.5×10^9/L，分类正常，血小板 95×10^9/L。

提问 1：该病人可能的诊断有
A. 缺铁性贫血
B. 慢性病性贫血
C. 巨幼细胞性贫血
D. 地中海贫血
E. 溶血性贫血
F. 特发性血小板减少性紫癜
G. 再生障碍性贫血

提问 2：为进一步明确诊断，还需要做的检查有
A. 血清铁
B. 叶酸及维生素 B_{12}
C. 骨髓象检查
D. 血小板抗体检测
E. 外周血涂片
F. 铁蛋白
G. 尿蛋白
H. 肝肾功能

提问 3：化验回报：铁蛋白 7.4μg/L，叶酸及维生素 B_{12} 正常，血小板抗体阴性，肝肾功能正常，尿蛋白(–)，血涂片见红细胞大小不等，以小细胞为主，中心染色过浅，以下处理**错误**的是

A. 加强营养，食用含铁丰富的食物
B. 口服叶酸 10~20mg 每次，每日三次
C. 输入悬浮红细胞
D. 给予琥珀酸亚铁 100mg，每日三次口服
E. 血红蛋白恢复后，继续口服铁剂 3~6 个月
F. 给予蔗糖铁静脉输入
G. 给予泼尼松 40~100mg/d 治疗

提问 3：【答案】BCG

【解析】根据化验结果该病人诊断缺铁性贫血。缺铁性贫血的治疗包括加强营养和食用含铁丰富的食物，对胃肠功能紊乱和消化不良给予对症处理。药物治疗首选铁剂治疗。一般不需要输血治疗，只有当 Hb<60g/L，接近分娩或剖宫时，可给予红细胞输入。该病人诊断特发性血小板减少性紫癜证据不足，且血小板轻度降低，故可继续观察，不必给予激素治疗。

【考点】妊娠期缺铁性贫血的治疗☆

【难度】中

第五节　妊娠合并外科疾病

【A1 型题】

1. 妊娠期阑尾位置变化**不正确**的是

A. 在妊娠初期与非妊娠期相似，在右髂前上棘至脐线连线中外 1/3 处
B. 在妊娠 3 个月末阑尾位于髂嵴下 2 横指
C. 妊娠 5 个月末在髂嵴水平
D. 妊娠 8 个月末在髂嵴上 2 横指
E. 产后 3 日恢复到非妊娠位置

1.【答案】E

【解析】阑尾在产后 10~12 日恢复到非妊娠位置。

【考点】妊娠期阑尾的特点☆

【难度】中

2. 妊娠合并急性胆囊炎，下列**不属于**其临床表现的是

A. 皮肤巩膜黄染，发热
B. 右上腹有压痛，肌紧张及反跳痛
C. 严重者可出现全腹炎症、感染性休克
D. 下腹部阵发性腹痛
E. 墨菲征阳性

2.【答案】D

【解析】下腹痛与胆囊炎无关。

【考点】胆囊炎的临床表现☆

【难度】易

3. 妊娠期阑尾炎的特点，**不正确**的是

A. 易发生坏死，穿孔及腹膜炎
B. 阑尾炎症不易扩散
C. 妊娠并不诱发阑尾炎
D. 炎症波及子宫可能诱发宫缩
E. 并发局限性腹膜炎时，腹膜刺激征不明显

3.【答案】B

【解析】妊娠期盆腔器官血供及淋巴循环旺盛，毛细血管通透性增强，导致炎症发展迅速，组织蛋白溶解能力增强，更易发生阑尾穿孔，且妊娠中晚期因增大的子宫将大网膜上推，导致其不易将阑尾炎症包裹，炎症不易局限，发生扩散后可造成弥漫性腹膜炎。

【考点】妊娠期阑尾炎的特点☆

【难度】易

4. 妊娠合并急性阑尾炎，术后并发症**不正确**的是

A. 粪瘘　　B. 内出血
C. 粘连性肠梗阻　　D. 盆腔脓肿
E. 腹泻

4.【答案】E

【解析】妊娠合并急性阑尾炎术后常见的并发症包括：①粪瘘。②内出血。多因阑尾系膜止血不完善或血管结扎线松脱所致，应立即输血并再次手术止血。③粘连性肠梗阻。阑尾术后肠粘连的机会较多，与手术损伤、异物刺激有关，应注意监测病人术后排气排便情况。④盆腔脓肿。

【考点】妊娠合并急性阑尾炎术后常见并发症☆

【难度】中

5.【答案】B

【解析】在孕激素的作用下,胆囊排空减弱,雌激素影响胆囊浓缩功能,妊娠期胆汁淤积易致胆固醇沉积形成结石。妊娠期的胆结石不增多,胆石病可发生在妊娠各个时期,但多见于妊娠晚期。

【考点】妊娠对胆囊炎及胆石症的影响☆

【难度】难

6.【答案】A

【解析】妊娠合并急性阑尾炎,除非有产科急诊指征,原则上仅处理阑尾炎而不同时行剖宫产手术。

【考点】妊娠合并急性阑尾炎的处理☆

【难度】中

1.【答案】C

【解析】妊娠期阑尾位置升高,手术切口偏低探查阑尾困难。

【考点】妊娠期阑尾炎的处理☆

【难度】中

2.【答案】E

【解析】妊娠合并急性胰腺炎手术指征:①形成胰腺脓肿,消化道瘘;②胰胆管梗阻;③胰腺脓肿,假性囊肿,需切口引流;④胰腺坏死,大量渗液压迫胰腺;⑤非手术治疗48小时,病情无好转。

【考点】妊娠合并急性胰腺炎手术指征☆

【难度】难

3.【答案】E

【解析】痛经为周期性下腹痛,伴随月经的疼痛,不伴发热,查体腹部无压痛。

【考点】急性阑尾炎的鉴别诊断☆

【难度】中

4.【答案】E

【解析】在妊娠期胰腺炎的诱发因素中,甲亢与急性胰腺炎无明显相关性。妊娠期胰腺炎的诱发因素:饱餐后,常在饱餐12~48小时发病;既往胆囊结石,胆囊炎病史至胆道压力升高,胆汁逆流入胰管不畅,胰管压力增高;孕妇体内胎盘催乳素和脂肪酶可使血清甘油三脂降解,胰腺细胞急性脂肪浸润;甲状旁腺亢进、高钙血症、高血压、噻嗪类利尿药的应用等。

【考点】妊娠合并胰腺炎的诱发因素☆

【难度】难

5. 妊娠与急性胆囊炎及胆石病的互相影响是

A. 妊娠期胆汁中胆固醇成分减少

B. 胆石病多见于妊娠晚期

C. 在雌激素的作用下,胆囊及胆管内的平滑肌松弛使胆囊排空减慢

D. 孕激素影响胆囊浓缩功能

E. 妊娠期胆石症发病率明显升高

6. 妊娠期阑尾炎的处理,下列正确的是

A. 除非有产科急诊指征,原则上仅处理阑尾炎而不同时行剖宫产手术

B. 急症阑尾切除术,同时行剖宫产手术

C. 抗炎治疗1周后不缓解行手术治疗

D. 尽快阴道分娩或人工流产

E. 以上均不正确

【A2型题】

1. 25岁女性,孕22周,因“转移性右下腹痛2小时”就诊,诊断为急性阑尾炎,**不宜**采用的措施是

A. 行阑尾切除术　　B. 围术期加用黄体酮

C. 手术切口应偏低　　D. 尽量不用腹腔引流

E. 可应用广谱抗生素

2. 25岁女性,孕24周,上腹痛10小时就诊,诊断为急性胰腺炎,以下手术指征**不正确**的是

A. 形成胰腺脓肿,消化道瘘

B. 胰胆管梗阻

C. 胰腺脓肿,假性囊肿,需切口引流

D. 胰腺坏死,大量渗液压迫胰腺

E. 非手术治疗12小时,病情缓解不明显

3. 25岁女性,孕8周,因“转移性右下腹痛2小时”就诊于外科,请妇产科会诊,**不需要**鉴别的疾病是

A. 异位妊娠　　B. 卵巢囊肿蒂扭转

C. 黄体破裂　　D. 妊娠合并急性阑尾炎

E. 痛经

4. 29岁女性,孕2产0,孕30周,发热伴上腹痛2小时入院。查体:上腹部压痛,无反跳痛,血尿淀粉酶升高,考虑妊娠合并胰腺炎,其诱发因素**不正确**的是

A. 1天前进食油腻食物

B. 既往胆囊结石,胆囊炎病史

C. 孕妇体内胎盘催乳素和脂肪酶可使血清甘油三脂降解，胰腺细胞急性脂肪浸润
D. 甲状旁腺亢进
E. 甲状腺功能亢进

5. 25岁女性，孕30周，孕2产1，"发热伴恶心呕吐2小时"入院。查体T 38.5℃，P 110次/min，全腹部压痛，反跳痛明显，体温持续发热，考虑妊娠合并急性阑尾炎，以下不支持该诊断的是
A. 白细胞计数、中性粒细胞计数及百分比、C反应蛋白均明显升高
B. 腹部彩超见右下腹阑尾肿胀
C. 盆腔MRI见阑尾区包块
D. 降钙素原升高
E. 可见泌尿系结石

5.【答案】E
【解析】病人出现发热、腹痛等炎症反应症状，辅助检查结果显示白细胞计数、中性粒细胞计数及百分比、C反应蛋白、降钙素原均明显升高，符合急性炎症表现。彩超及盆腔MR见肿胀阑尾。
【考点】急性阑尾炎的诊断标准☆
【难度】易

6. 36岁女性，因"停经35周，恶心、呕吐伴上腹痛4小时"入院。入院1天前进食海蟹，4小时前出现恶心、呕吐，呕吐物为胃内容物，共呕吐3次，每次量为150~200ml，伴上腹剧痛，可放射至腰背部。无排气，无腹泻，小便正常。彩超：胆囊壁增厚，胆囊腔内胆汁淤积。以下诊断不正确的是
A. 急性胆囊炎
B. 急性胰腺炎
C. 肝内胆汁淤积症
D. 宫内孕35周
E. 妊娠剧吐

6.【答案】E
【解析】病人妊娠35周，有明显的进食油腻食物的诱因。腹痛症状明显，与妊娠剧吐病情不符。急性胆囊炎等可有进食油腻食物等诱因，既往可有"胆结石"病史，多数病人腹痛表现为上腹部阵发性绞痛，向右肩部放射，可伴有恶心、呕吐、发热、皮肤巩膜黄染等。
【考点】妊娠合并外科急腹症的鉴别诊断☆
【难度】难

7. 27岁女性，孕33周，孕3产0，"发热伴不规律下腹坠痛10小时"入院。查体：T 39℃，P 120次/min，全腹部压痛，反跳痛明显，体温持续高热，诊断为妊娠合并急性阑尾炎，急性腹膜炎。妊娠期阑尾炎合并腹膜炎，病情进展迅速原因不正确的为
A. 盆腔器官血供及淋巴循环旺盛
B. 组织蛋白溶解能力增强，更易发生阑尾穿孔
C. 妊娠中晚期因增大的子宫将大网膜上推，导致其不易将阑尾炎症包裹，炎症不易局限
D. 毛细血管通透性增强
E. 妊娠期增大的子宫易将阑尾炎症局限在局部，所以不易发生腹膜炎

7.【答案】E
【解析】盆腔器官血供及淋巴循环旺盛，毛细血管通透性增强，导致炎症发展迅速，组织蛋白溶解能力增强，更易发生阑尾穿孔，且妊娠中晚期因增大的子宫将大网膜上推，导致其不易将阑尾炎症包裹，炎症不易局限，发生扩散后可造成弥漫性腹膜炎。妊娠合并阑尾炎发生穿孔率为非妊娠期的1.5~3.5倍。
【考点】妊娠期阑尾炎特点☆
【难度】易

8. 25岁女性，因"孕38周，下腹痛3小时"入院，孕30周时因急性胰腺炎住院治疗，当时彩超提示胆囊充满了大量泥沙样结石，保守治疗成功出院，现先兆临产，下一步治疗正确的是
A. 既往胰腺炎保守治疗成功，本次住院尽量经阴道分娩，根据产科指征决定是否需行剖宫产
B. 急性胰腺炎病史，高危孕妇，建议剖宫产

8.【答案】A
【解析】高达10%的孕妇在每次妊娠中都会发生胆道淤泥和结石，肥胖、高瘦素血症者更是高危人群。但分娩后，胆囊运动恢复正常，胆道淤泥和胆结石均可消失。
【考点】妊娠合并急性胰腺炎的处理☆
【难度】难

C. 产后多进食鸡汤鱼汤以增加乳汁分泌
D. 产后立即行胆囊切除术,避免胰腺炎再发
E. 以上均正确

9. 33 岁女性,因“孕 25 周,上腹痛 4 天,加重 4 小时”入院。既往胆囊结石病史。查体:腹膨隆,中上腹压痛,墨菲征阴性,腹部无反跳痛及肌紧张。淀粉酶 579IU/L;脂肪酶 900IU/L。考虑可能的诊断是
A. 妊娠合并胆囊炎　B. 妊娠合并急性胰腺炎
C. 先兆流产　D. 卵巢囊肿蒂扭转
E. 肾结石

9.【答案】B
【解析】血淀粉酶脂肪酶升高是诊断胰腺炎的重要依据,既往胆囊结石病史提示可能是胆源性胰腺炎。
【考点】妊娠合并急性胰腺炎的诊断☆
【难度】易

10. 女性 27 岁,孕 33 周,孕 3 产 0,因“发热伴不规律下腹坠痛 10 小时”入院。诊断为妊娠合并急性阑尾炎,下一步治疗**不正确**的是
A. 积极抗感染治疗
B. 采取手术治疗,同时行剖宫产
C. 尽快行手术治疗
D. 术后双联抗生素抗感染治疗
E. 以上均不正确

10.【答案】B
【解析】阑尾切除会污染手术,尽量不与剖宫产同时。尚未足月,感染可诱发宫缩,术后可用宫缩抑制剂保胎治疗。
【考点】阑尾炎的围术期处理☆
【难度】难

【A3/A4 型题】

(1~3 题共用题干)
27 岁女性,孕 31 周,孕 3 产 0,恶心,呕吐伴不规律下腹坠痛 10 小时入院。T 37.2℃,BP 120/80mmHg,P 90 次 /min,R 20 次 /min。剑突下右侧轻压痛,无反跳痛,麦氏点无压痛。有不规律宫缩,宫缩间歇期子宫放松好。宫高 29cm,腹围 88cm,LOA,胎心率 150 次 /min。骨盆正常。阴道检查:宫颈未消,先露高浮。入院后完善相关化验检查,诊断为妊娠合并急性阑尾炎。

1. 该病人的病情发展趋势和处理有
A. 更易发生阑尾穿孔
B. 急性阑尾炎,紧急剖宫产
C. 妊娠期阑尾炎容易局限,更不容易扩散
D. 妊娠期阑尾炎疼痛程度更重
E. 妊娠期阑尾炎建议保守治疗,保守治疗失败再行手术

1.【答案】A
【解析】妊娠期盆腔器官血供及淋巴循环旺盛,毛细血管通透性增强,导致炎症发展迅速,组织蛋白溶解能力增强,更易发生阑尾穿孔,且妊娠中晚期因增大的子宫将大网膜上推,导致其不易将阑尾炎症包裹,炎症不易局限,发生扩散后可造成弥漫性腹膜炎。妊娠期阑尾位置上移及增大子宫的掩盖,急性阑尾炎并发局限性腹膜炎时,腹肌紧张等刺激征不明显,体征与实际病变程度不符。急性阑尾炎的治疗原则:一旦明确诊断,应在积极抗感染治疗的同时,尽快行手术治疗。
【考点】妊娠期阑尾炎的特点及处理原则☆
【难度】难

2. 该病人的病情**不需要**鉴别的是
A. 急性胰腺炎　B. 急性胆囊炎
C. 急性脂肪肝　D. 肠梗阻
E. 妊娠剧吐

2.【答案】E
【解析】孕早孕妊娠合并阑尾炎需与妊娠剧吐鉴别,病人现已孕 31 周,早孕反应大多已消失或减轻。
【考点】妊娠合并阑尾炎的鉴别诊断☆
【难度】难

3. 该病人的治疗恰当的是
A. 尽快阴道分娩
B. 急诊阑尾切除术同时行剖宫产手术
C. 抗炎治疗 1 周后不缓解行手术治疗
D. 一旦明确诊断,应在积极抗感染治疗的同时,尽快行手术治疗
E. 术后下腹部阵发性疼痛,应予哌替啶止痛

(4~7 题共用题干)
32 岁女性,孕 25 周,孕 3 产 0,腹坠痛伴发热 5 小时入院。查体:T 37.5℃,BP 120/80mmHg,P 95 次 /min,R 20 次 /min。脐周和麦氏点轻压痛,无反跳痛。未及宫缩。宫高 25cm,腹围 80cm,胎心率 150 次 /min。阴道检查:宫颈未消,先露高浮。

4. 入院后应完善的检查**不必要**的是
A. 腹部彩超
B. 泌尿系彩超
C. 血常规、CRP、降钙素原
D. 胎心监护
E. 血尿淀粉酶,血脂肪酶

5. 支持急性阑尾炎的辅助检查有
A. WBC、CRP、降钙素原升高
B. 血尿淀粉酶升高
C. 血脂肪酶升高
D. 彩超输尿管扩张、肾积水
E. 彩超超声胎儿孕 25 周,头位

6. 病人确诊急性阑尾炎,外院予以抗感染治疗后腹痛加重,准备行阑尾切除术,围术期注意事项**不正确**的是
A. 术后应卧床休息,避免刺激腹部
B. 注意维持水电解质平衡及营养物质的补充,饮食清淡
C. 继续抗感染治疗,药物应选择对胎儿影响小的广谱抗生素,如 β- 内酰胺类药物 + 甲硝唑
D. 术后 3~4 日应予以宫缩抑制剂
E. 有早产风险,给予地塞米松促肺成熟

7. 手术麻醉应选择
A. 全麻
B. 连续硬膜外麻醉或硬膜外阻滞麻醉
C. 局部利多卡因浸润麻醉
D. 局部麻醉进腹腔,之后改为全麻
E. 以上均不正确

3.【答案】D
【解析】急性阑尾炎阑尾切除术后,警惕因炎症及手术诱发的宫缩,病人 31 周,尽量予抑制宫缩,保胎治疗。
【考点】急性阑尾炎的治疗☆
【难度】难

4.【答案】D
【解析】考查鉴别诊断的必要检查,与妊娠合并内外疾病相关的常见急腹症有急性胆囊炎、急性阑尾炎、妊娠合并肠梗阻以及肾盂肾炎、输尿管结石、肾盂积水等泌尿系统并发症。病人孕周小,不必要行胎心监护,可听胎心观察胎儿情况。
【考点】妊娠合并外科疾病的鉴别诊断☆
【难度】难

5.【答案】A
【解析】急性阑尾炎,可表现为发热、转移性右下腹痛,肛门停止排气排便等,辅助检查示白细胞计数、中性粒细胞计数及百分比、CRP 均明显升高等急性炎症表现。彩超可见肿胀阑尾,因妊娠胎儿遮挡,可能会出现肿胀阑尾未被发现的情况。完善肝功能、生化、凝血常规以及腹部 B 超等排除肝、胆疾病。
【考点】急性阑尾炎的诊断☆
【难度】易

6.【答案】E
【解析】病人术后应卧床休息,避免刺激腹部,注意维持水电解质平衡及营养物质的补充,饮食清淡。继续抗感染治疗,药物应选择对胎儿影响小的、广谱抗生素,如 β- 内酰胺类药物。急性阑尾炎时,厌氧菌感染占 75%~90%,需选择针对厌氧菌的抗生素,如甲硝唑。继续妊娠时,术后 3~4 日应予以宫缩抑制剂,如黄体酮、硫酸镁、利托君等,避免流产或早产的发生。因病人孕周小,地塞米松促肺意义不大,并且合并感染,激素可导致感染扩散,术后若有宫缩可予抑制宫缩剂对症治疗。
【考点】妊娠合并阑尾炎术后的处理
【难度】难

7.【答案】B
【解析】手术麻醉方式应选择连续硬膜外麻醉或硬膜外阻滞麻醉。
【考点】妊娠期阑尾炎手术麻醉的选择☆
【难度】难

【案例分析题】

案例一：33岁女性，因"孕32周，上腹痛4天，加重4小时"入院。孕期定期产检，血压正常。孕25周OGTT 5.6mmol/L-9.0mmol/L-8.0mmol/L诊断为妊娠糖尿病。4天前进食油腻食物后出现上腹痛，1小时后缓解，12小时前病人进食火锅，4小时前再次出现上腹痛，位于中上腹，持续隐痛，无明显放射，之后进行性加重，感平卧时憋气，疼痛加重，无恶心呕吐。大小便正常。查体：一般情况好中上腹压痛，无反跳痛及肌紧张，麦氏点无压痛，墨菲征阴性，肠鸣音正常。腹部彩超：胰腺体积增大，头、体、尾前后径分别为2.1cm、2.1cm、2.3cm，形态饱满，实质回声尚均，胰管未见扩张。产科彩超：单活胎，头位，孕34周，AFI 19.6cm。宫口未开，宫颈管长2.65cm。血气分析：pH 7.39，PCO_2 30mmHg，PO_2 131mmHg，Cl^- 109.1mmol/L，Ca^{2+} 1.88mmol/L。血常规：白细胞 11.12×10^9/L，血红蛋白102g/L，血小板 142×10^9/L。血CRP 39.18mg/L，淀粉酶549IU/L，脂肪酶995IU/L。心电图：窦性心动过速。

提问1：目前的诊断包括

A. 高钙血症
B. 宫内孕32周6天，妊2产0，头位
C. 妊娠糖尿病
D. 妊娠合并急性胰腺炎
E. 贫血
F. 妊娠合并阑尾炎

提问2：该病人发病的诱发因素可能为

A. 高钙血症　B. 油腻食物进食史
C. 妊娠糖尿病　D. 贫血
E. 羊水偏多　F. 妊娠期高血压

提问3：对该病人正确的处理措施有

A. 心肌酶测定
B. 甲状旁腺彩超
C. 静脉补液，调节电解质平衡
D. 泮托拉唑钠抑酸治疗
E. 保守治疗，病情不缓解，行急诊剖宫产
F. 醋酸奥曲肽注射液抑制消化液分泌

提问1：【答案】ABCDE
【考点】对上述疾病诊断的掌握情况☆
【难度】易

提问2：【答案】ABC
【解析】妊娠期胰腺炎的诱发因素：常在饱餐12~48小时发病；既往胆囊结石，胆囊炎病史至胆道压力升高，胆汁逆流入胰管不畅，胰管压力增高；孕妇体内胎盘催乳素和脂肪酶可使血清甘油三酯降解，胰腺细胞急性脂肪浸润；甲状旁腺亢进高钙血症、高血压、噻嗪类利尿药的应用等。糖尿病也是胰腺炎的高危因素。
【考点】胰腺炎的诱发因素☆
【难度】中

提问3：【答案】BCDEF
【解析】考查对妊娠合并急性胰腺炎治疗的掌握情况。妊娠合并急性胰腺炎需禁食、胃肠减压、解痉止痛；静脉营养、补充电解质，维持有效血容量；应用生长抑素、抑肽酶、H_2受体拮抗剂或质子泵抑制剂减少胰液分泌；胆源性胰腺炎常规使用抗生素。
【考点】妊娠合并急性胰腺炎的处理☆
【难度】难

第六节　妊娠合并感染性疾病

【A1型题】

1. 妊娠合并沙眼衣原体感染，主要受侵袭的部位是

A. 性交易受损的部位　B. 阴道壁
C. 宫颈及尿道　D. 子宫内膜

1.【答案】C
【考点】妊娠合并CT感染的流行病学☆
【难度】易

E. 输卵管黏膜

2. 妊娠合并沙眼衣原体感染的临床表现特点，下列描述**不恰当**的是
A. 多无症状或症状轻微
B. 外阴痒，脓性分泌物多
C. 宫颈管炎及尿路炎多见
D. 巴氏腺感染多见
E. 子宫内膜炎及输卵管炎少见

2.【答案】B
【考点】妊娠合并 CT 感染的临床表现☆
【难度】易

3. 未经治疗的沙眼衣原体感染孕妇所分娩的新生儿，患肺炎的比例是
A. 1%~2%　　B. 4%~5%　　C. 10%~20%
D. 40%~50%　　E. 80%~90%

3.【答案】C
【考点】妊娠合并 CT 感染的流行病学☆
【难度】易

4. 妊娠期免疫功能下降，易受病原体感染。下列病原体感染中属于机会性感染的是
A. 奈瑟淋球菌　　B. 衣原体　　C. 支原体
D. 梅毒螺旋体　　E. 单纯疱疹病毒

4.【答案】C
【考点】妊娠合并支原体感染的临床特点☆
【难度】易

5. 孕产妇感染下列哪种病原体，可通过哺乳等接触或空气传播感染新生儿而引起肺炎
A. 淋病奈瑟菌　　B. 衣原体
C. 支原体　　D. 梅毒螺旋体
E. 单纯疱疹病毒

5.【答案】C
【考点】妊娠合并支原体的母儿危害☆
【难度】易

6. 导致先天梅毒的传播途径是
A. 输血　　B. 胎盘　　C. 软产道
D. 遗传　　E. 哺乳

6.【答案】B
【考点】妊娠合并梅毒的传播途径☆
【难度】易

7. 妊娠合并淋病，病原体最易侵袭的部位是
A. 前庭大腺　　B. 宫颈及尿道
C. 阴道壁　　D. 子宫内膜
E. 输卵管

7.【答案】B
【考点】妊娠合并淋病的临床表现☆
【难度】易

8. 关于妊娠合并淋病对母儿的影响，下列描述**不恰当**的是
A. 妊娠期可使播散型淋病增加
B. 多数经胎盘传染胎儿
C. 主要经软产道传染新生儿
D. 易发生绒毛膜羊膜炎及胎膜早破
E. 胎儿可发生宫内感染和早产

8.【答案】B
【考点】妊娠合并淋病的母儿危害☆
【难度】易

9. 下列关于先天性风疹综合征临床表现描述，**错误**的是
A. 眼疾如先天性白内障、青光眼、小眼等
B. 心血管系统如动脉导管未闭、房室间隔缺损、肺动脉狭窄等
C. 中枢神经系统如感觉性耳聋、小脑畸形、发育迟缓等
D. 肝脾肿大、黄疸等
E. 远期后遗症如糖尿病、性早熟等

9.【答案】D
【考点】先天性风疹综合征的临床表现☆
【难度】易

10. 妊娠合并尖锐湿疣的临床处理，下列描述**不恰当**的是
A. 病灶较大且有蒂，可行物理治疗如激光、冷冻等
B. 巨大尖锐湿疣可直接手术切除疣体
C. 巨大尖锐湿疣堵塞软产道，应剖宫产终止妊娠
D. 如病灶广泛存在于外阴、阴道及宫颈，应剖宫产终止妊娠
E. 足月后在胎膜破裂前剖宫产终止妊娠，以预防新生儿感染

10.【答案】E
【考点】妊娠合并尖锐湿疣的处理原则☆
【难度】易

【A2 型题】

1. 32 岁女性，主因停经 45 天就诊。查体发现分泌物不多，宫颈潮红，超声提示早孕。诊断可疑沙眼衣原体感染，为明确诊断，下一步应做的检查是
A. 分泌物涂片　　B. 特异性培养
C. 抗原检测　　D. 核酸扩增试验
E. 血清学检测

1.【答案】B
【考点】妊娠合并沙眼衣原体感染的诊断☆
【难度】易

2. 22 岁女性，停经 50 天，诊断衣原体感染 2 天，要求终止妊娠来我院，理由是担心胚胎被感染。衣原体在母胎间的主要传播途径是
A. 胎盘　　B. 软产道　　C. 亲密接触
D. 哺乳　　E. 输血

2.【答案】B
【考点】妊娠合并 CT 感染的传播途径☆
【难度】易

3. 23 岁女性，孕前查体支原体阳性，无症状未治疗，现因停经 45 天，超声诊断早孕，要求复查来院。检测方法**错误**的是
A. 阴道分泌物支原体培养
B. 尿道分泌物支原体培养
C. 血清学检测
D. 阴道分泌物涂片
E. PCR 技术

3.【答案】D
【考点】妊娠合并支原体感染的诊断☆
【难度】易

4. 25 岁女性，主因“孕 38 周，乏力 5 天，外阴疼痛 1 天”来院。查体：体温 37.7℃，外阴后联合处见簇集小水泡。处理恰当的是
A. 口服阿昔洛韦减轻症状，择期剖宫产终止妊娠
B. 口服阿昔洛韦减轻症状，可等待自然临产

4.【答案】A
【考点】妊娠合并生殖器疱疹的处理原则☆
【难度】易

C. 局部涂抹阿昔洛韦软膏,可等待自然临产
D. 局部涂抹阿昔洛韦软膏,择期剖宫产终止妊娠
E. 生殖器疱疹不是剖宫产的指征

5. 26岁女性,宫内孕10周,既往体健,血清学检查发现快速血浆反应素试验(RPR)阳性,为明确诊断,下一步应做的检查是
A. 复查RPR
B. RPR定量检测
C. 性病研究实验室试验(VDRL)
D. 梅毒螺旋体试验
E. 血清病原体检查

5.【答案】D
【考点】妊娠合并梅毒的诊断☆
【难度】易

6. 26岁女性,宫内孕10周,既往体健,血清学检查发现梅毒螺旋体被动颗粒凝集实验(TP-PA)阳性,为明确诊断,下一步应做的检查是
A. 阴道分泌物涂片
B. 快速血浆反应素试验(RPR)检测
C. 阴道分泌物送病理
D. 荧光螺旋体抗体吸附试验
E. 血清病原体检查

6.【答案】B
【考点】妊娠合并梅毒的诊断☆
【难度】易

7. 24岁女性,已婚,主因停经40天,阴道脓性分泌物多,外阴瘙痒就诊。妇科检查:已婚外阴,宫颈脓性分泌物覆盖,宫颈充血水肿,妇科超声提示早孕。最可能的诊断是
A. 阴道假丝酵母菌病
B. 细菌性阴道病
C. 淋病奈瑟菌感染
D. 单纯疱疹感染
E. 支原体感染

7.【答案】C
【考点】妊娠合并淋病的诊断☆
【难度】易

8. 24岁女性,已婚,主因"停经两月,阴道分泌物稍多,外阴痒"就诊。妇科检查:已婚外阴,见脓性分泌物覆盖宫颈(拭取分泌物拟做检测),宫颈水肿,妇科超声提示早孕。确定诊断的金标准是
A. 分泌物涂片
B. 淋病奈瑟菌培养
C. 核酸扩增实验
D. 血清学检测
E. 送病理

8.【答案】B
【考点】妊娠合并淋病的诊断☆
【难度】易

9. 28岁女性,主因"孕34^{+5}周,规律腹痛3小时"入院,3年前足月阴道分娩,两年前尖锐湿疣病史。查体发现右侧小阴唇下端处大小约2cm、灰白色、呈簇状增生的赘生物,下列处理恰当的是
A. 剖宫产终止妊娠,以预防新生儿呼吸道乳头状瘤的发生
B. 胎儿状况良好则阴道试产

9.【答案】B
【考点】妊娠合并尖锐湿疣的处置☆
【难度】易

C. 病灶活检送病理
D. 切除病灶以防感染新生儿，预防新生儿呼吸道乳头状瘤的发生
E. 产钳助产缩短产程，减少新生儿感染机会

10.【答案】B
【考点】妊娠合并尖锐湿疣的诊断☆
【难度】易

10. 23岁女性，孕16周，第一胎，因“外阴痒并发现外阴赘生物”来院，妇科检查发现阴唇后联合处一米粒大小、呈簇状增生的白色小乳头状疣。诊断倾向最恰当的是
A. 外阴肿瘤　B. 尖锐湿疣
C. 单纯疱疹　D. 硬下疳
E. 白色病变

11.【答案】B
【考点】妊娠合并尖锐湿疣的诊断☆
【难度】易

11. 29岁女性，孕34^{+5}周，3年前阴道足月分娩，两年前尖锐湿疣史。查体发现左侧小阴唇下端处大小约1cm、灰白色、呈簇状增生的赘生物，阴道宫颈光滑，下列描述**不支持**其诊断的是
A. 组织学检查见挖空细胞
B. 标本检查到高危型HPV16和18型阳性
C. 标本检查到低危型HPV6和11型阳性
D. 病变易发生在性交易受损部位
E. 典型的临床表现如外阴部簇状增生的灰白色乳头状疣

12.【答案】B
【考点】TORCH感染血清学特点☆☆
【难度】中

12. 27岁女性，孕3个月，家中养猫3年，担心胚胎被感染来院咨询。下列哪项特异性抗体阳性可诊断为宫内感染
A. 脐血IgG阳性　B. 脐血IgM阳性
C. 母血IgG阳性　D. 母血IgM阳性
E. 羊水IgM阳性

13.【答案】D
【考点】弓形虫感染的临床特点☆
【难度】中

13. 26岁女性，孕10周，TORCH筛查提示TOX-IgM阳性，TOX-IgG阴性，来院咨询，有关说法**错误**的是
A. 给予乙酰螺旋霉素治疗，但不能防止宫内感染
B. 询问孕前或孕期有无宠物接触史
C. 可通过胎盘垂直传播给胎儿
D. 提示既往感染，已经自然获得免疫力
E. 新生儿出生后2周内检测到血清TOX-IgM抗体可确诊TOX先天性感染

14.【答案】B
【考点】妊娠合并梅毒的实验室诊断☆
【难度】中

14. 24岁女性，孕15周第一胎，因“外阴疼痛”就诊，妇科检查发现外阴1cm圆形浅在性溃疡，边缘清楚，边缘略隆起。腹股沟淋巴结肿大。多个性伴侣。下列检查最可能的是
A. 病理：表皮浅层可见片状空泡化细胞，角质形成细胞内可见病毒包涵体

B. 非梅毒螺旋体血清学试验阳性
C. 帕氏染色镜检发现沙眼衣原体包涵体
D. HSV 抗原阳性
E. RV-IgM 抗体阳性

15. 23 岁女性，孕 16 周，第一胎，因“外阴痒”就诊，妇科检查发现外阴及肛周可见湿丘疹，掌跖部见暗红斑。1 年前有输血史。诊断倾向最恰当的是
A. 外阴癌　B. 尖锐湿疣　C. 单纯疱疹
D. 梅毒　E. 外阴白色病变

15.【答案】D
【考点】妊娠合并二期梅毒的诊断☆
【难度】中

16. 29 岁女性，主因“孕 5 月，外阴痒并发现外阴赘生物”就诊。查体发现双侧大小阴唇多个大小约 1cm、粉红色、呈簇状增生的赘生物，醋酸白试验(+)，下列处理**不恰当**的是
A. 活检送病理　B. 液氮冷冻
C. 二氧化碳激光治疗　D. 外科手术切除
E. 0.5% 鬼臼毒素酊外用

16.【答案】E
【解析】妊娠期尖锐湿疣禁用鬼臼毒素酊和咪喹莫特，应尽早使用物理方法或手术治疗。
【考点】妊娠期尖锐湿疣的处理☆
【难度】中

【A3/A4 型题】

(1~3 题共用题干)
25 岁女性，主因发现梅毒 1 年，自述接受过正规治疗和随访，现超声诊断早孕，遂来院咨询。

1. 梅毒对胎儿的危害，**不正确**的是
A. 流产　B. 死胎
C. 早产　D. 先天梅毒
E. 染色体异常

1.【答案】E
【考点】妊娠合并梅毒的胎儿危害☆
【难度】易

2. 下列治疗方案，**不正确**的是
A. 如果已经接受正规治疗和随访，孕早期需再接受一个疗程的治疗
B. 如果对上次治疗和随诊有疑问，应再接受一个疗程的治疗
C. 此次检查发现有梅毒活动征象，应再接受一个疗程的治疗
D. 如复查孕妇梅毒血清学阳性，又不能排除梅毒时，尽管曾接受过抗梅毒治疗，为保护胎儿，应再次接受抗梅毒治疗
E. 孕期治疗具有双重目的，一方面治疗孕妇梅毒，另一方面预防或减少婴儿患先天性梅毒

2.【答案】A
【考点】妊娠合并梅毒的治疗☆
【难度】易

3. 如果需要治疗，首选的药物是
A. 苄星青霉素　B. 青霉素 G
C. 普鲁卡因青霉素　D. 红霉素
E. 头孢菌素

3.【答案】A
【考点】妊娠合并梅毒的治疗☆
【难度】易

(4~6 题共用题干)

25 岁女性,已婚,现停经 56 天,阴道分泌物多,外阴痒就诊。妇科检查:已婚外阴,宫颈脓性分泌物覆盖(拭去分泌物拟做检测),宫颈水肿、充血。妇科超声提示早孕。

4. 初步诊断为

A. 阴道假丝酵母菌病　B. 细菌性阴道病

C. 淋病　D. 生殖道沙眼衣原体感染

E. 支原体感染

4.【答案】C
【考点】妊娠合并淋病的诊断☆
【难度】易

5. 为明确诊断,下一步应做的检测是

A. 分泌物涂片　B. 特异性培养

C. 核酸扩增实验　D. 血清学检测

E. 送病理

5.【答案】B
【考点】妊娠合并淋病的诊断☆
【难度】易

6. 治疗该病的药物首选

A. 氟喹诺酮类　B. 青霉素类

C. 头孢曲松　D. 甲硝唑

E. 红霉素类

6.【答案】C
【考点】妊娠合并淋病的治疗☆
【难度】易

(7~9 题共用题干)

23 岁女性,孕 26 周第一胎,因“外阴痒并发现外阴赘生物”来院,妇科检查发现阴唇后联合处一米粒大小、呈簇状增生的白色小乳头状疣,检测 HPV6 和 HPV11 型阳性。

7. 最可能的诊断是

A. 外阴肿瘤　B. 尖锐湿疣

C. 单纯疱疹　D. 硬下疳

E. 白色病变

7.【答案】B
【考点】妊娠合并尖锐湿疣的诊断☆
【难度】易

8. 局部药物治疗最好选用

A. 足叶草碱　B. 咪喹莫特乳膏

C. 三氯醋酸　D. 干扰素

E. 环丙沙星软膏

8.【答案】C
【考点】妊娠合并尖锐湿疣的药物治疗☆
【难度】易

9. 该疾病临床特点,描述**不恰当**的是

A. 妊娠期细胞免疫功能降低,易患该病

B. 妊娠期局部血循环丰富,病灶生长快

C. 产后部分疣迅速缩小,甚至可自然消退

D. 妊娠期易发生软产道裂伤

E. 常常表现为外阴瘙痒,脓性分泌物多

9.【答案】E
【考点】妊娠合并尖锐湿疣的临床表现☆
【难度】易

(10~12 题共用题干)

27 岁女性,现宫内孕 11 周。既往体健,胚胎停育两次。辅助检查:超声提示宫内孕活胎;TORCH 检测示 TOX-IgG 阳性,余 IgM、IgG 均为阴性。

10. TORCH 是一组病原微生物的缩写,下述**错误**的是
   A. T(Toxoplasma,Toxo)指弓形虫
   B. O(Others)指其他病原微生物,如乙肝病毒等
   C. R(Rubella virus,RV)是风疹病毒
   D. C(Cytomegalovirus,CMV)指巨细胞病毒
   E. H(Herpes simplex virus)主要指单纯疱疹病毒

10.【答案】B
【考点】TORCH 综合征☆
【难度】易

11. 采集该病人病史时,应特别注意询问
   A. 喜食熟肉蛋类等
   B. 生食蔬菜等
   C. 接触如猫等动物排泄物
   D. 不洁的亲密性接触史
   E. 输血史

11.【答案】C
【考点】弓形虫传播的方式☆
【难度】易

12. 有关 TORCH 血清学检测结果判读**错误**的是
   A. IgG 阳性 IgM 阳性:根据 IgG 亲和力指数高低,可区分近期感染与远期感染
   B. IgG 阳性 IgM 阴性:既往感染
   C. 脐血 IgG 阳性:宫内感染
   D. IgG 抗体滴度持续升高:提示再次感染
   E. IgG 阴性 IgM 阴性:孕妇为易感人群

12.【答案】C
【解析】脐血 IgM 阳性提示宫内感染
【考点】TORCH 血清学特点☆☆
【难度】中

【案例分析题】

案例一:25 岁女性,再婚,孕 4 产 0。现停经 38^{+2} 周,偶有下腹痛,因诊断无症状 HIV 感染转入院。入院查体:体重 54kg,宫高 33cm,腹围 90cm,骨盆出口下横径 8.5cm,宫颈软,消退 20%。

提问 1:下一步处理方案恰当的是
   A. 若入院后很快进入产程,尽量避免使胎儿暴露于血液和体液危险增加的操作
   B. 阴道分娩时,尽量缩短破膜距分娩的时间
   C. 尽量阴道分娩以降低水平传播
   D. 选择剖宫产终止妊娠,以降低母婴垂直传播
   E. 产后不推荐母乳喂养
   F. 尽量避免会阴侧切
   G. 尽量避免人工破膜

提问 1:【答案】ABDEFG
【考点】妊娠合并 HIV 感染的处理原则☆
【难度】中

提问 2:产后为促进子宫收缩预防产后出血,可以选用的宫缩剂是

提问 2:【答案】ACDE
【考点】妊娠合并 HIV 感染的促进子宫收缩的药物选择☆
【难度】中

A. 缩宫素注射液
B. 麦角新碱注射液
C. 卡前列素氨丁三醇注射液
D. 卡前列甲酯栓
E. 益母草注射液
F. 米索前列醇
G. 米非司酮

案例二:32岁女性,因“停经43天,下腹持续性疼痛伴发热3天”就诊。3天前出现右下腹持续性酸痛,并向右侧大腿腹股沟区放射,体温37.8~38.5℃,无寒战,无腹泻,无恶心呕吐。无阴道出血,白带增多,无里急后重,无尿频、尿急、尿痛,二便、饮食尚正常。一般检查:T 38.5℃,P 102次/min,R 20次/min,BP 125/78mmHg,无明显贫血貌。心肺未闻及异常,腹肌稍紧张,右下腹压痛明显,麦氏点无压痛及反跳痛,无肌紧张,无板状腹,双侧肾区无叩痛,墨菲征(-)。妇科检查:外阴未产式,阴道畅,见少量脓性分泌物,宫颈光,充血,举痛(+),宫体前位,饱满,无压痛,活动受限,右附件区可及一直径约4cm包块,质地中等,压痛明显,边界不清,活动受限,位于直肠的右前方,没有压迫直肠。左附件区未及明显异常,轻度压痛。妇科超声:子宫前位,大小57mm×48mm×52mm,内见不规则孕囊回声。左侧附件区见迂曲管状无回声区,最宽处12mm,局部内壁厚薄不均。右侧附件区见迂曲管状无回声区,最宽处26mm。右卵巢大小27mm×24mm×10mm,内探及黄体回声。盆腔局部积液,范围8mm×10mm。

提问1:该病人的诊断需要相鉴别的疾病包括
A. 异位妊娠
B. 先兆流产
C. 阑尾炎
D. 输尿管结石
E. 卵巢黄体破裂
F. 子宫肌瘤变性
G. 输卵管卵巢囊肿蒂扭转
H. 急性肠炎
I. 胆囊炎

提问1:【答案】ABCDEFGH

【解析】此题需首先判断该病人诊断妊娠合并盆腔炎性疾病(PID)并了解PID的鉴别诊断,包括异位妊娠、先兆流产、阑尾炎、输尿管结石、卵巢黄体破裂、子宫肌瘤变性、输卵管卵巢囊肿蒂扭转、急性肠炎。胆囊炎多为上腹不适,可能性小。

【考点】妊娠合并PID的鉴别诊断☆☆

【难度】难

提问2:关于该病人的治疗下列说法正确的是
A. 立即给予广谱抗生素治疗
B. 使用B级的抗生素
C. 可以使用多西环素
D. 禁用左氧氟沙星
E. 可以使用头孢西丁
F. 需等待药敏结果选用敏感抗生素避免抗生素滥用

提问2:【答案】ABDEGH

【解析】该病人妊娠合并PID,需收治住院并给予静脉抗生素治疗,妊娠期和哺乳期妇女禁用盐酸四环素、多西环素、米诺环素及氟喹诺酮类药物。治疗原则:以抗生素抗感染治疗为主,必要时行手术治疗。

【考点】妊娠合并PID的治疗原则☆☆

【难度】难

G. 选择治疗方案应综合考虑药物有效性、敏感性、费用及病人依从性
H. 需要住院治疗
I. 应立即手术治疗

提问 3:病人出现下列哪些症状时需要手术治疗
A. 给予抗生素治疗 48 小时后体温 38.8℃
B. 突发腹痛加剧
C. 出现深大呼吸
D. 恶心呕吐
E. 复查超声包块增大
F. 进食增加
G. 查体腹部拒按
H. 寒战
I. 腹痛减轻

提问 3:【答案】ABCDEGH

【解析】盆腔炎手术指征:①药物治疗无效:盆腔脓肿形成经药物治疗 48~72 小时,体温持续不降,病人中毒症状加重或包块增大者;②输卵管积脓或输卵管卵巢脓肿:经药物治疗病情有好转,继续控制炎症数日,肿块仍未消失但已局限化,应行手术切除,以免日后再次急性发作仍需手术;③脓肿破裂:突然腹痛加剧,寒战、高热、恶心、呕吐、腹胀,检查腹部拒按或有中毒性休克表现,均应怀疑为脓肿破裂,需立即剖腹探查。

【考点】PID 的手术指征☆☆

【难度】难

第十二章 胎儿及附属物异常

第一节 胎儿先天畸形

【A1 型题】

1. 关于胎儿先天畸形，下列说法正确的是
   A. 先天畸形是围产儿死亡的第二位原因
   B. 先天畸形均能通过超声检查获得诊断
   C. 先天畸形的原因是遗传因素
   D. 孕期需及时检测出严重畸形儿并进行引产
   E. 羊水穿刺是诊断先天畸形儿的主要手段

2. 关于唐氏儿，下列描述正确的是
   A. 也叫 18 三体综合征
   B. 唐氏儿超声下无特殊表现
   C. 唐氏儿出生后智力轻度低下
   D. 该病发病率随父亲年龄增加而显著增加
   E. 唐氏儿是产前筛查的主要目标疾病

3. 导致母体血清 AFP 异常升高的原因**不包括**
   A. 胎儿闭合性神经管畸形 B. 无脑儿
   C. 胎儿脊柱裂 D. 母体肝病
   E. 双胎妊娠

4. 双胎特有的畸形为
   A. 唐氏儿 B. 脊柱裂 C. 无脑儿
   D. 特纳综合征 E. 联体儿

5. 与孕妇年龄关系最密切的先天畸形为
   A. 先心病 B. 无脑儿 C. 脊柱裂
   D. 唐氏儿 E. 唇腭裂

1.【答案】D
【解析】先天畸形是出生缺陷的一种，是指在宫内发生的结构异常，其发病原因主要包括遗传、环境、食品、药物、病毒感染等，是围产儿死亡的的首位原因。
【考点】先天畸形的基本情况☆☆
【难度】中

2.【答案】E
【解析】唐氏儿是 21 三体综合征，随母体年龄升高发病率增加，可导致智力严重低下和各种脏器畸形，是产前筛查的主要目标疾病。
【考点】唐氏儿的基本知识☆☆
【难度】中

3.【答案】A
【解析】母体血清 AFP 升高的原因除了开放性神经管畸形（胎儿脑脊液外流，主要包括无脑儿和开放性脊柱裂）外，还包括多胎妊娠、母体肝病，但闭合性神经管畸形者 AFP 不升高。
【考点】开放性神经管畸形的诊断方法及鉴别诊断☆
【难度】中

4.【答案】E
【解析】双胎可发生联体儿，是单卵双胎在孕早期发育过程中未能分离，或分离不完全所致。通过超声可以诊断。
【考点】双胎畸形☆☆
【难度】易

5.【答案】D
【解析】唐氏儿随母体年龄升高发病率增加，35 岁以后发病率显著上升。
【考点】畸形与年龄的关系☆☆
【难度】易

【A2 型题】

1. 孕妇,26 岁,孕 16 周行中孕期唐氏筛查,AFP 为 3.0MoM,下一步最恰当的处理措施为
A. 2 周后复查
B. 超声检查除外神经管畸形
C. 羊水穿刺染色体核型分析
D. 无创胎儿 DNA 检测
E. 建议引产

1.【答案】B
【解析】AFP 升高,是开放性神经管畸形高风险,需通过超声确诊。核型分析用于染色体疾病。
【考点】NTD 高风险的处理☆
【难度】难

2. 36 岁经产妇,12 周超声检查,CRL 5.9cm,NT 1.5mm,下一步处理**错误**的是
A. 中孕期唐氏筛查　B. 早孕期唐氏筛查
C. 无创胎儿 DNA 筛查　D. 羊水穿刺染色体核型分析
E. 无需进一步检查

2.【答案】E
【解析】高龄孕妇,应行产前筛查产前诊断,除外染色体疾病。
【考点】高龄孕妇的产前筛查产前诊断方法☆☆
【难度】中

3. 孕妇,30 岁,孕 1 产 0,妊娠 19 周。因唐氏筛查高风险,行羊水穿刺,同时测定羊水 AFP。羊水中 AFP 高提示胎儿可能为
A. 脑积水　B. 无脑儿　C. 先天愚型
D. 隐性脊柱裂　E. 先天性心脏病

3.【答案】B
【解析】羊水 AFP 升高提示胎儿为开放性神经管畸形,主要包括:无脑儿、开放性脊柱裂。
【考点】羊水 AFP 升高与开放性神经管畸形的关系☆☆
【难度】中

4. 初产妇,27 岁,孕 28 周,B 型超声检查见胎儿颅内大部分被液性暗区占据,中线漂动,脑组织受压变薄,胎头周径明显大于腹周径,羊水池深度 7cm。胎儿诊断为
A. 脑积水　B. 无脑儿　C. 先天愚型
D. 脊柱裂　E. 脑室扩张

4.【答案】A
【解析】脑积水是脑脊液过多积蓄于脑室系统内,导致脑室扩张和压力升高,压迫正常脑组织,超声可见胎儿颅内大部分被液性暗区占据,中线漂动,脑组织受压变薄,胎头周径明显大于腹周径。超声可诊断。
【考点】脑积水的超声表现☆
【难度】易

5. 36 岁孕妇,既往唐氏儿引产史。现备孕,建议补充叶酸 0.4mg 至早孕期末。其主要目的是
A. 预防唐氏儿
B. 预防先天性心脏病
C. 预防无脑儿和开放性脊柱裂
D. 预防脑积水
E. 预防贫血

5.【答案】C
【解析】围受孕期补充小剂量叶酸至早孕期末期,主要目的是为了预防胎儿神经管畸形。
【考点】围受孕期补充叶酸的目的☆☆
【难度】中

6. 初产妇,25 岁,孕 1 产 0,23 周时超声显示:股骨长相当于 18 周,且弯曲,呈电话听筒样表现,头围相当于 25 周,胸腔狭小,羊水池最大深度 10cm。该病人的诊断为
A. 成骨发育不全　B. 致死性侏儒
C. 脑积水　D. 胎儿宫内发育迟缓
E. 胸腔发育不良

6.【答案】B
【解析】致死性侏儒是一种致死性的骨骼畸形,表现为长骨极短且弯曲、窄胸、头颅相对较大,多伴有羊水过多,超声可见胎儿长骨呈电话听筒样表现。一旦发现,应尽早终止妊娠。
【考点】致死性侏儒的超声表现☆
【难度】中

7. 孕妇，38 岁，辅助生殖受孕，双胎，胎儿性别不同，下列畸形**不可能**发生的是

A. 唐氏儿　B. 先心病　C. 唇腭裂

D. 一胎无心畸形　E. 脑积水

7.【答案】D

【解析】无心畸形仅发生于单绒毛膜双胎。

【考点】双胎特有畸形☆☆

【难度】难

【A3/A4 型题】

(1~2 题共用题干)

孕妇，34 岁，停经 12 周超声检查提示：胎儿 CRL 6.0cm，NT 5mm。

1. 导致胎儿 NT 增厚的原因**不包括**

A. 21 三体综合征　B. 18 三体综合征

C. 特纳综合征　D. 先心病

E. 无脑儿

1.【答案】E

【解析】NT 增厚的主要原因为：染色体非整倍体、先天性心脏病、骨发育异常及其他罕见的遗传综合征。

【考点】NT 增厚的主要原因☆☆

【难度】难

2. 下一步最合适的检查为

A. 中孕期血清学筛查

B. 早孕期唐氏筛查

C. 无创胎儿 DNA 筛查

D. 绒毛活检，染色体核型分析

E. 定期复查超声

2.【答案】D

【解析】NT 增厚者，应首先行产前诊断除外染色体非整倍体。核型正常者，定期复查超声，除外其他结构异常。

【考点】NT 增厚的处理☆☆

【难度】中

(3~4 题共用题干)

初产妇，36 岁，停经 24 周，月经周期正常。腹胀、胸闷 2 天，时感气急。检查：腹壁皮肤发亮，腹围、子宫长度大于孕龄。B 型超声检查可见胎儿胸腰段脊柱两行强回声间距变宽，羊水深度 12cm。

3. 病人腹胀、胸闷的原因最可能为

A. 葡萄胎　B. 双胎妊娠

C. 巨大胎儿　D. 羊水过多

E. 孕妇合并心肺功能异常

3.【答案】D

【考点】羊水过多的症状☆☆

【难度】易☆☆

4. 引起本例病变的原因最可能为

A. 多胎妊娠　B. 胎儿神经管畸形

C. 母儿血型不合　D. 妊娠糖尿病

E. 脐带帆状附着

4.【答案】B

【解析】羊水池深度≥8cm 或 AFI≥25cm 可诊断羊水过多。急性羊水过多时，数日内子宫明显增大，产生一系列压迫症状。导致羊水过多的原因主要包括：胎儿畸形（神经及消化道畸形为主）、多胎妊娠、脐带胎盘病变及妊娠合并症（妊娠糖尿病、胎儿免疫性水肿和非免疫性水肿等）。本例超声提示为神经管畸形。

【考点】羊水过多的临床表现、病因和诊断☆☆

【难度】中

(5~6 题共用题干)

经产妇，40 岁，孕 2 产 1。既往：5 年前分娩一女，先天性室缺，智力正常。现孕 12 周。

5. 此时应行的检查为
   A. 夫妻双方染色体检查
   B. 羊水穿刺，染色体核型分析
   C. 胎儿心脏超声检查
   D. 胎儿超声检查 NT
   E. 甲状腺功能检查

6. 该孕妇行无创胎儿 DNA 检查（NIPT），结果显示 21 三体综合征高风险。下一步最恰当的诊疗措施为
   A. 羊水穿刺，染色体核型分析
   B. 唐氏筛查
   C. 复查 NIPT
   D. 胎儿系统超声检查
   E. 建议引产

5.【答案】D
【解析】先天性心脏病有再发的风险，需要评估。11~13^{+6} 周应行超声 NT 检查胎儿染色体核型、系统超声检查和心脏超声均需要到中孕期后实施。
【考点】NT、心脏超声、羊水穿刺检查的最佳时间和适应症☆
【难度】中

6.【答案】A
【解析】无创胎儿 DNA 检查是筛查手段，阳性者需要进一步行胎儿染色体核型分析。
【考点】NIPT 是一种筛查手段，而非诊断性☆☆
【难度】中

第二节　胎儿生长受限

【A1 型题】

1. 关于胎儿生长受限，下列描述正确是
   A. 为低出生体重儿
   B. 为极低体重儿
   C. 出生体重低于同胎龄应有体重第 10 百分位或平均体重 2 个标准差的新生儿
   D. 生长潜力低下的小于孕龄儿
   E. 出生体重小于第 3 百分位，同时伴有多普勒血流异常

2. 影响胎儿生长的因素**不包括**
   A. 胎儿因素　　B. 母体疾病　　C. 胎盘发育
   D. 营养状况　　E. 羊水量

3. 胎儿基因或染色体异常导致的胎儿生长受限，其超声特点为
   A. 超声仅表现为体重降低
   B. 常常为不匀称性 FGR
   C. 常表现为匀称性 FGR
   D. 多伴有羊水过少
   E. 多数在晚孕期出现胎儿生长异常

【A2 型题】

1. 初产妇，32 岁，中孕期唐氏筛查低风险，孕 21 周超声提示：胎儿相当于孕 19 周，孕 25 周复查超声显示胎儿相当于 21 周，羊水池深度 6cm。下列检查**不恰当**的是

1.【答案】D
【解析】胎儿生长受限（FGR）为生长潜力低下的小于胎龄儿（SGA），严重的 FGR 定义为胎儿体重小于第 3 百分位同时伴有多普勒血流的异常。SGA 指出生体重小于同胎龄应有体重的第 10 百分位数以下或低于其平均体重 2 个标准差的新生儿。低出生体重儿是指出生体重小于 2 500g 的新生儿。极低体重儿指出生体重小于 1 500g 的新生儿。
【考点】FGR 的定义☆☆
【难度】中

2.【答案】E
【解析】影响胎儿生长受限的因素包括：母体营养、胎盘转运和胎儿遗传潜能，其病因复杂，约 40% 不明原因。FGR 儿可有羊水量的异常，但非 FGR 的原因。
【考点】FGR 的原因☆☆
【难度】中

3.【答案】C
【解析】基因或染色体异常属于原发性 FGR，导致的 FGR 多为内因性匀称性 FGR。因高血压等胎盘功能不全导致的 FGR，多为外因性不匀称性，发病时间较晚，可伴有羊水过少和多普勒血流异常。
【考点】FGR 的分类及病因☆☆
【难度】中

1.【答案】E
【解析】对 FGR 的胎儿，应尽可能寻找致病原因。包括：母体疾病、抗磷

脂抗体检查、TORCH感染检查、超声排查胎儿畸形，必要时介入性穿刺行核型分析及基因检测。胎儿核磁不是常规检查项目。

【考点】FGR病因的排查☆

【难度】中

2.【答案】B

【解析】胎儿宫内感染除导致FGR外，还可表现为特有的多发强回声（钙化）。

【考点】胎儿宫内感染的特有超声表现☆

【难度】难

3.【答案】C

【解析】该体重在相应孕周的第10百分位以上，为适于胎龄儿。体重小于2 500g即为低出生体重儿。

【考点】FGR、低出生体重儿的诊断标准☆☆

【难度】易

4.【答案】D

【解析】月经周期及早期超声提示，胎儿的实际孕龄要小1~2周，故停经24周时实际胎龄为22~23周，故该胎儿体重正常，左心室强回声如果不合并其他异常，不增加染色体非整倍体的风险。

【考点】孕周核对在诊断FGR中的作用☆☆

【难度】中

5.【答案】A

【解析】子痫前期与SLE活动有时难以鉴别，临床表现相似，但SLE活动多有补体的下降。

【考点】FGR的病因，子痫前期与SLE的鉴别诊断☆

【难度】中

A. 胎儿心脏超声
B. 羊水穿刺，染色体核型分析
C. 筛查TORCH感染
D. 检查抗磷脂抗体
E. 胎儿核磁检查

2. 初产妇，38岁，无创胎儿DNA低风险，孕26周时，宫高22cm，胎儿超声显示：胎儿相当于孕22周，羊水池深度5cm，胎儿颅内及肝脏多发强回声。最可能的诊断是
A. 胎儿染色体异常　　B. 胎儿宫内感染
C. 胎儿先天性心脏病　　D. 小样儿
E. 胎盘功能不良

3. 28岁产妇，孕34周早产，分娩一男婴，出生体重2 200g，Apgar评分均为10分。下列诊断**错误**的是
A. 小于胎龄儿　　B. 健康小样儿
C. 低出生体重儿　　D. 极低出生体重儿
E. 胎儿生长受限

4. 初产妇，29岁，月经周期35~40天，停经8^{+}周，胎芽0.5cm，见胎心，13周超声CRL 4.6cm，NT 2mm。24周时超声提示：胎儿相当于22周，左心室强回声3mm。下一步检查适当的是
A. 羊水穿刺，染色体核型分析
B. 脐静脉穿刺，染色体核型分析
C. 羊水穿刺，行CMV-DNA检测
D. 4周后复查超声
E. 无创胎儿DNA检测

5. 女性，29岁，系统性红斑狼疮5年，3年前孕28周胎死宫内，引产一女婴，1 000g，外观正常。此次妊娠后，继续服用泼尼松10mg/d，羟氯喹0.2g b.i.d.。现妊娠33周，查体：BP 150/90mmHg，尿蛋白（++），PLT 50×10^{9}/L，ALT 100IU/L，补体轻度升高，宫高29cm，腹围85cm，胎心率不可靠。下列诊断**不正确**的是
A. 系统性红斑狼疮活动　　B. 子痫前期
C. 胎儿生长受限　　D. 不除外抗磷脂抗体综合征
E. HELLP综合征

【A3/A4型题】

（1~4题共用题干）

初孕妇，32岁，孕1产0，孕32周出现血压140/95mmHg，尿蛋白（+），1周后血压150/100mmHg，尿蛋白（++），超声提示：胎儿体重

1 700g，羊水指数 6cm。

1. 以下诊断正确的是
   A. 胎儿生长受限　　B. 羊水过少
   C. 急性胎儿宫内窘迫　　D. 妊娠期高血压疾病
   E. 以上都对

1.【答案】A
【解析】子痫前期是导致 FGR 的重要原因之一。
【考点】FGR 的诊断及病因☆
【难度】中

2. 为评估胎儿宫内安危，应行的检查是
   A. 胎心听诊
   B. 无应激实验（NST）
   C. 眼底检查
   D. 胎肺成熟度检查
   E. 动态超声监测胎儿生长发育

2.【答案】B
【解析】胎心健康状况的监测方法包括：无应激实验（NST）、胎儿生物物理评分（BPP）、胎儿血流监测等。
【考点】FGR 胎儿健康状况的检测方法☆☆
【难度】中

3. 超声胎儿血流多普勒检查，结果提示：脐动脉舒张期血流倒置，NST 正常，下列措施最为恰当的是
   A. 加强胎儿监护
   B. 加强胎儿监护，地塞米松促胎肺成熟后终止妊娠
   C. 立即引产
   D. 吸氧，左侧卧位
   E. 静脉营养

3.【答案】B
【解析】胎儿多普勒血流改变往往早于胎心电子监护或生物物理评分，如脐动脉舒张期血流倒置和静脉导管反向 A 波，提示有较高的围产儿患病率和死亡率，34 周前者应先促胎肺成熟后终止妊娠。
【考点】FGR 终止妊娠的时机，促胎儿成熟的时机☆
【难度】难

4. 次日 NST 提示：胎心变异 <5 次 /min，有自发减速，下列处理恰当的是
   A. 左侧卧位，吸氧　　B. OCT 试验
   C. 立即剖宫产　　D. 硫酸镁静脉滴注
   E. 人工破膜，观察羊水性状

4.【答案】C
【解析】NST 异常提示胎儿缺氧，即将发生胎死宫内，应立即终止妊娠。
【考点】胎心监护的解读及处理原则☆
【难度】中

（5~6 题共用题干）
初产妇，35 岁，身高 150cm，无创胎儿 DNA 筛查低风险。孕 36 周超声提示胎儿体重 2 230g，羊水指数 10cm，脐带绕颈一周，超声多普勒提示：脐动脉及大脑中动脉多普勒正常，NST 正常。既往有孕前吸烟史 1 年。

5. 导致该孕妇胎儿体重低的原因最有可能是
   A. 脐带因素　　B. 吸烟　　C. 胎儿畸形
   D. 宫内感染　　E. 健康小样儿

5.【答案】E
【解析】小于胎龄儿（SGA）分为三种情况：①正常的 SGA：即结构及多普勒血流评估均未见异常；②异常的 SGA：存在结构异常或遗传性疾病的胎儿；③ FGR：无法达到其应有生长潜力的 SGA。本例孕妇身材矮小，超声结构及血流多普勒正常，基本排除了胎儿染色体异常，故属于第一种情况。孕期吸烟也可导致 SGA。
【考点】SGA 的分类☆
【难度】中

6. 下一步最佳处理措施是
   A. 立即引产
   B. 剖宫产终止妊娠
   C. 羊水穿刺胎儿染色体核型分析

6.【答案】D
【解析】健康小样儿（即正常的 SGA）无需特殊处理。
【考点】根据 SGA 的分类进行的相应临床处理原则☆
【难度】中

D. 继续观察
E. 吸氧,静脉营养

【案例分析题】

案例:女性,36岁,孕3产0,自然流产2次,现妊娠30周,产前检查发现宫高24cm,腹围85cm,均小于相应孕周,以胎儿生长受限收入院进一步诊治。

提问1:胎儿生长受限与以下因素**无关**的是
A. 孕妇年龄及营养状况
B. 孕妇慢性高血压或肾炎等疾病
C. 孕妇骨盆狭小或胎先露异常
D. 胎儿可能有先天性畸形
E. 胎儿可能代谢功能不良

提问2:该孕妇住院后,以下处理**不恰当**的是
A. 详细检查孕妇,除外内科疾病
B. 胎儿系统超声,除外胎儿畸形
C. 左侧卧位休息、加强营养
D. 静脉滴注氨基酸、维生素C等
E. 应维持到足月再终止妊娠

提问1:【答案】C
【解析】胎儿生长受限的原因包括:孕妇因素、胎儿因素、胎盘脐带因素。骨盆大小和胎先露异常不是FGR的原因。
【考点】FGR的病因☆☆
【难度】易

提问2:【答案】E
【解析】对临床怀疑FGR的孕妇,其治疗原则是:积极寻找原因、补充营养、改善胎盘循环、加强胎儿监测,适时终止妊娠。
【考点】FGR的处理☆
【难度】中

第三节 巨大胎儿

【A1型题】

1. 下列关于巨大儿的定义,正确的是
A. 超声检查估计胎儿体重达到或超过4 000g
B. 新生儿出生体重达到或超过4 000g
C. 新生儿出生体重达到或超过相同胎龄儿的第90百分位
D. 足月儿出生体重达到或超过4 000g
E. 以上都对

2. 巨大儿的高危因素**不包括**
A. 孕妇肥胖,孕期体重增长多
B. 妊娠糖尿病
C. 经产妇
D. 合并高血压
E. 过期妊娠

3. 巨大儿的分娩方式,下列说法正确的是
A. 巨大儿均应剖宫产分娩
B. 巨大儿合并糖尿病者,建议剖宫产分娩
C. 对胎儿可疑巨大者,应预防性引产

1.【答案】B
【解析】巨大儿指胎儿体重达到或超过4 000g。达到或超过相同胎龄儿的第90百分位为大于胎龄儿。
【考点】巨大儿的定义☆☆
【难度】易

2.【答案】D
【解析】巨大儿的高危因素包括:肥胖、合并糖尿病、过期妊娠、经产妇、父母身材高大、高龄、巨大儿分娩史、种族民族等。高血压易于导致小于胎龄儿。
【考点】巨大儿的高危因素☆☆
【难度】易

3.【答案】B
【解析】估计胎儿体重≥4 000g且合并糖尿病者,建议剖宫产终止妊娠;无糖尿病者可阴道试产但放宽剖宫产指征;不建议预防性引产,因不能改善围产儿结局。
【考点】巨大儿分娩方式的选择☆☆
【难度】易

D. 巨大儿血糖正常者，可阴道试产，不宜剖宫产
E. 超声对巨大儿的预测有一定难度，不应根据超声体重决定分娩方式

【A2 型题】

1. 经产妇，32 岁，孕 2 产 1，3 年前足月阴道顺产一男婴，3 900g。此次孕期平顺，现孕 40 周，超声估计胎儿体重 4 000g，羊水指数 10cm，胎心率正常。最恰当的处理为
A. 立即剖宫产终止妊娠
B. 期待治疗，41 周不临产，剖宫产终止妊娠
C. 期待治疗，41 周不临产，可考虑引产
D. 立即引产
E. OCT 实验

1.【答案】C
【解析】估计胎儿体重≥4 000g 且合并糖尿病者，建议剖宫产终止妊娠；无糖尿病者可阴道试产但放宽剖宫产指征；不建议预防性引产，因不能改善围产儿结局。
【考点】巨大儿分娩方式☆☆
【难度】中

2. 孕妇，25 岁，孕 3 产 1，曾足月分娩 1 次，现孕 39 周，有规律宫缩入院。入院检查：胎心正常，宫高 37cm，腹围 110cm，胎先露头，高浮。B 型超声检查结果提示：双顶径 10.1cm，腹围 36.5cm，股骨长 7.8cm，羊水指数 18.8cm。该孕妇最**不可能**的诊断为
A. 妊娠糖尿病
B. 巨大儿
C. 胎儿宫内发育迟缓
D. 经产妇，临产
E. 足月妊娠

2.【答案】C
【解析】巨大儿腹部检查显示腹部明显膨隆，可表现为：宫高 >35cm、宫高 + 腹围 >140cm，先露高浮、跨耻征阳性等。超声指标可计算胎儿体重。
【考点】胎儿体重的估计☆☆
【难度】易

3. 经产妇，38 岁，孕 39 周自然临产，5 小时后娩出一新生儿，体重 4 200g，胎盘娩出后，阴道大量出血约 800ml，其产后出血最可能的原因是
A. 宫缩乏力
B. 产道裂伤
C. 胎盘残留
D. 凝血功能异常
E. 羊水栓塞

3.【答案】A
【解析】巨大儿子宫高度膨隆，易于发生宫缩乏力性产后出血。
【考点】巨大儿是发生宫缩乏力性产后出血的高危因素☆☆
【难度】易

4. 经产妇，37 岁，妊娠糖尿病，饮食控制。孕 39 周超声提示：胎儿体重 4 000g，羊水指数 20cm。既往：4 年前足月剖宫产一男婴 4 200g。2 年前甲状腺癌手术，术后甲状腺功能减退症(甲减)，左甲状腺素片治疗。导致该胎儿巨大的高危因素**不包括**
A. 高龄
B. 经产妇
C. 妊娠糖尿病
D. 巨大儿分娩史
E. 甲减

4.【答案】E
【解析】巨大儿的高危因素包括：肥胖、合并糖尿病、过期妊娠、经产妇、父母身材高大、高龄、巨大儿分娩史、种族民族等。甲减治疗后不增加巨大儿风险。
【考点】巨大儿的高危因素☆☆
【难度】易

5. 初产妇，27 岁，身高 155cm，孕前体重 73kg，孕 25 周 75g OGTT 血糖为：5.1mmol/L –10.7mmol/L –8.4mmol/L，孕 39 周产检：体重 93kg，宫高 41cm，腹围 120cm，头位，胎头浮动。宫颈 Bishop 评分 3 分。下一步病人的处理最合理的是
A. 复查 75g OGTT

5.【答案】B
【解析】肥胖、GDM，孕期体重控制不佳，胎儿大，需超声评估胎儿大小，如巨大儿，建议剖宫产。
【考点】GDM 的诊断标准、胎儿体重的估计及巨大儿的分娩方式☆☆
【难度】难

B. 超声检查胎儿大小和羊水量，评估分娩方式
C. 缩宫素点滴引产
D. 人工破水观察羊水量及性状
E. 前列腺素制剂促宫颈成熟

6. 经产妇，40 周分娩，LOA 胎头娩出后，娩肩困难，新生儿体检：体重 3 800g，Apgar 评分 1 分钟 6 分，5 分钟、10 分钟 10 分，右侧锁骨处有骨摩擦音，右上肢无力。此时新生儿诊断考虑
A. 新生儿重度窒息
B. 新生儿缺血缺氧性脑病
C. 新生儿右上肢骨折
D. 新生儿右侧锁骨骨折，臂丛神经损伤
E. 正常足月新生儿

6.【答案】D
【解析】胎肩娩出受阻，可诊断肩难产。肩难产新生儿并发症为产伤，包括：臂丛神经损伤、锁骨骨折、胎儿窘迫、新生儿窒息等。严重者导致颅内出血、神经系统异常，甚至死亡。
【考点】肩难产并发症☆☆
【难度】中

【A3/A4 型题】

(1~4 题共用题干)
孕妇，35 岁，孕 2 产 0，妊娠 40 周。估计胎儿体重 4 000g，已临产，第一产程顺利，第二产程 3 小时。阴道检查：胎先露头、S^{+2}，胎头小囟门位于 3 点处，行会阴侧切胎吸助娩。胎头娩出后，常规手法不能娩出胎肩，此时诊断考虑肩难产。

1. 关于肩难产，下列说法正确的是
A. 是胎儿前肩嵌顿于耻骨联合后方
B. 肩难产是巨大儿特有的并发症
C. 妊娠糖尿病胎儿易于发生
D. 助产不是肩难产发生的高危因素
E. 肩难产与产程延长无关

1.【答案】C
【解析】肩难产的高危因素包括：巨大儿、产程延长、助产、妊娠糖尿病等，但不是巨大儿特有的并发症，是胎儿前肩嵌顿于耻骨联合上方，可导致新生儿产伤、窒息和死亡。
【考点】肩难产的高危因素☆
【难度】中

2. 肩难产可导致的并发症包括
A. 新生儿锁骨骨折及新生儿臂丛神经损伤
B. 新生儿窒息甚至死亡
C. 新生儿颅内出血
D. 产后出血和产道裂伤
E. 以上都是

2.【答案】E
【解析】肩难产的胎儿并发症包括：臂丛神经损伤、锁骨骨折、胎儿窘迫、新生儿窒息等。严重者导致颅内出血、神经系统异常，甚至死亡。母体并发症为：产道损伤、产后出血等。
【考点】肩难产母儿并发症☆☆
【难度】中

3. 下一步最恰当的处理为
A. 缩宫素加强宫缩
B. 宫底加压促使胎肩娩出
C. 指导孕妇向下用力
D. 屈曲大腿，助手于耻骨联合上方加压，协助胎肩娩出
E. 用力向下压胎头，协助胎肩娩出

3.【答案】D
【解析】肩难产是胎儿前肩嵌顿于耻骨联合上方，不宜采用加强宫缩、用力下压胎头及宫底加压的方法，以免加重嵌顿，甚至加重产伤的发生。
【考点】肩难产的处理☆☆
【难度】中

4. 胎儿娩出后胎盘娩出前阴道流出约500ml鲜红色血液，伴有血凝块。此时最可能发生
   A. 宫缩乏力　　B. 产道裂伤
   C. 胎盘残留　　D. 凝血功能障碍
   E. 羊水栓塞

4.【答案】B
【解析】胎儿娩出后发生阴道流血，色鲜红，应考虑产道裂伤。有血凝块，不能诊断凝血功能障碍。
【考点】肩难产与产后出血☆☆
【难度】中

第四节　胎儿窘迫

【A1型题】

1. 下列关于胎儿窘迫的说法正确的是
   A. 单纯羊水粪染证明存在胎儿窘迫
   B. 母体急性缺氧可导致胎儿窘迫
   C. 前置胎盘出血不会导致胎儿窘迫
   D. 急性胎儿窘迫均发生在分娩期
   E. 母体轻度贫血可导致慢性胎儿窘迫

2. 关于急性胎儿窘迫，下列说法正确的是
   A. 急性胎儿窘迫主要发生在第一产程
   B. 急性胎儿窘迫时，需要立即剖宫产终止妊娠
   C. 脐带脱垂导致的急性胎儿窘迫，需要行脐带还纳，以解除脐带受压
   D. 胎盘早剥时常出现急性胎儿窘迫
   E. 慢性胎儿窘迫者，临产后不会表现为急性胎儿窘迫

3. 关于慢性胎儿窘迫，下列说法正确的是
   A. 慢性胎儿窘迫多发生在妊娠中期
   B. 慢性胎儿窘迫是因为胎儿在子宫内急性缺氧所导致
   C. 慢性胎儿窘迫是因妊娠期高血压疾病、糖尿病、慢性肾炎等母体内科疾病所致
   D. 胎儿生物物理评分是临床上最常用的慢性胎儿窘迫的评估方法
   E. 胎动减少是胎儿缺氧的重要表现

4. 下列情况**不是**慢性胎儿窘迫表现的是
   A. 脐动脉血流 S/D<3
   B. 胎动减少或消失
   C. 产前胎心监护异常
   D. 胎儿生物物理评分≤4分
   E. 胎儿脐动脉舒张期血流消失或倒置

5. 下列情况**不是**急性胎儿窘迫表现的是

1.【答案】B
【解析】急性窘迫多发生在分娩期，前置胎盘出血可导致急性胎儿窘迫，重度贫血可导致慢性胎儿窘迫。单纯羊水粪染需要结合胎儿监护进行评估。
【考点】胎儿窘迫的原因☆☆
【难度】中

2.【答案】D
【解析】急性胎儿窘迫多发生在分娩期，多因脐带异常、胎盘早剥、宫缩过强、产程延长及休克等引起。应采取果断措施，改善胎儿缺氧状态，根据病因和产程进展程度进行相应的处理，一般需尽快终止妊娠。慢性胎儿窘迫的胎儿，常延续到临产并加重。
【考点】急性胎儿窘迫的病因及处理原则☆☆
【难度】中

3.【答案】E
【解析】慢性胎儿窘迫多发生于妊娠晚期，常延续至临产并加重。其病因包括：母体血氧含量不足；子宫胎盘血管硬化、狭窄、梗死，使绒毛间隙血液灌注不足（妊娠期高血压疾病、慢性肾炎、糖尿病等）；胎儿严重疾病等。可表现为胎动减少消失、胎心监护异常、生物物理评分降低、脐血流多普勒超声血流异常。其中，胎动减少为胎儿缺氧的重要表现。
【考点】慢性胎儿窘迫的病因和监护方法☆
【难度】难

4.【答案】A
【解析】慢性胎儿窘迫可表现为胎动减少消失、胎心监护异常、生物物理评分降低、脐血流多普勒超声血流异常。其中，脐动脉血流S/D表现为异常升高。
【考点】慢性胎儿窘迫的表现☆☆
【难度】中

5.【答案】C
【解析】急性胎儿宫内窘迫可表现为：产时胎心率异常、胎动异常、酸中

毒、羊水胎粪污染等。胎心率Ⅰ类为正常胎心率。

【考点】急性胎儿宫内窘迫的临床表现☆☆

【难度】中

1.【答案】B

【解析】宫缩过频(>5 次 /min)可导致胎心率异常,需要停止缩宫素点滴,并左侧卧位、吸氧、评估产程进展,并继续持续胎心监护,根据胎儿恢复情况及产程进展,决定分娩方式。

【考点】急性胎儿窘迫的处理☆☆

【难度】中

2.【答案】C

【解析】过期妊娠,OCT 阳性,存在胎儿宫内窘迫,需要尽快终止妊娠,不宜阴道分娩。

【考点】过期妊娠及 OCT 阳性的处理☆☆

【难度】中

3.【答案】D

【解析】FGR 胎儿,脐动脉多普勒显示舒张期血流消失,存在慢性胎儿宫内窘迫,随时有胎儿死亡的风险,已近足月,应考虑终止妊娠。

【考点】FGR 及慢性胎儿宫内窘迫终止妊娠的时机☆☆

【难度】中

4.【答案】B

【解析】外伤后可导致胎盘早剥、胎膜破裂、子宫破裂、胎母输血和母体休克,除胎膜早破外,均可导致急性胎儿窘迫。

【考点】外伤对胎儿的影响☆☆

【难度】难

5.【答案】C

【解析】中晚孕期突发下腹痛、阴道出血伴胎心率异常,首先要除外胎盘早剥。胎盘早剥是导致急性胎儿窘迫的主要原因之一。

【考点】胎盘早破的典型临床表现☆☆

【难度】中

A. 胎动异常　　B. 胎心率异常

C. Ⅰ类胎心率　　D. 羊水胎粪污染

E. 胎儿头皮血气 pH<7.20

【A2 型题】

1. 初产妇,32 岁,孕 41 周,自然临产,宫口开 6cm,S^0,2 小时产程不进展,给予人工破膜,羊水清,并给予缩宫素点滴加强宫缩。胎心监护提示:宫缩 10 分钟 6 次,出现胎心减速持续 3 分钟后恢复。下一步处理措施**不正确**的是

A. 停止缩宫素点滴　　B. 立即剖宫产

C. 左侧卧位,吸氧　　D. 阴道检查

E. 持续胎心监护

2. 经产妇,32 岁,孕 2 产 1,妊娠 42 周。胎膜自然破裂,羊水浅绿色,OCT 试验阳性,宫口未开。最好的处理是

A. 促宫颈成熟

B. 缩宫素点滴引产

C. 立即剖宫产

D. 密切监护

E. 根据胎位情况决定分娩方式

3. 初产妇,30 岁,孕 2 产 0,妊娠 36 周,子痫前期,胎儿宫内生长受限。超声多普勒提示:脐动脉舒张期血流消失。下一步处理

A. 继续解痉降压治疗

B. 吸氧,左侧卧位

C. 2 天后复查胎儿超声多普勒

D. 终止妊娠

E. 胎心监护

4. 初产妇,29 岁,孕 1 产 0,孕期检查正常。孕 32 周时坐车时被追尾,现下腹疼痛,伴少量阴道出血。外伤后出现急性胎儿窘迫的原因**不包括**

A. 胎盘早剥　　B. 胎膜早破　　C. 胎母输血

D. 子宫破裂　　E. 母体休克

5. 女性,38 岁,孕 2 产 0,宫内孕 30 周,头痛 3 天,下腹痛伴少量阴道出血 2 小时。胎心监护提示基线平直。导致该胎儿窘迫的原因最可能是

A. 子痫前期　　B. 早产

C. 胎盘早剥　　D. 前置胎盘出血

E. 胎儿宫内发育迟缓

6. 初产妇,32 岁,孕 1 产 0,宫内孕 41 周,胎膜早破,缩宫素点滴引产,宫口开全后,出现胎心重度可变减速及延长减速,导致胎儿急性窘迫的原因**不包括**

A. 宫缩过频过强　　B. 脐带受压
C. 羊水胎粪污染　　D. 产程延长
E. 子宫破裂

6.【答案】C

【解析】急性胎儿窘迫的胎儿可在宫内排出胎粪,但约 10%~20% 的分娩中会出现羊水胎粪污染,胎粪污染本身不是胎儿窘迫的征象,当合并胎心监护异常时,会引起胎粪吸入综合征,造成不良胎儿结局。

【考点】胎粪污染与急性胎儿窘迫的关系☆☆

【难度】中

7. 孕妇,28 岁,孕 2 产 0,宫内孕 37 周,头位,胎头入盆,夜间突发阴道流水伴少许鲜血流出,后觉胎动减少,无腹痛,此时诊断应考虑

A. 前置血管出血,急性胎儿窘迫
B. 前置胎盘出血,急性胎儿窘迫
C. 胎盘早剥,急性胎儿窘迫
D. 脐带脱垂,急性胎儿窘迫
E. 胎膜早破,急性胎儿窘迫

7.【答案】A

【解析】若胎膜上的脐血管跨过宫颈内口时,称为前置血管。当胎膜破裂时,前置血管发生破裂,可导致胎儿急性失血,发生急性胎儿窘迫,死亡高。

【考点】前置血管破裂出血导致急性胎儿窘迫☆

【难度】难

8. 女性,30 岁,孕 1 产 0,妊娠 41 周,自觉胎动减慢,无激惹试验(NST)为无反应型。进一步缩宫素激惹试验(OCT)可见晚期减速,可能为

A. 胎头受压　　B. 脐带受压
C. 胎盘功能减退　　D. 胎儿有先天心脏异常
E. 胎儿正常

8.【答案】C

【解析】缩宫素激惹试验(OCT)通过诱发宫缩,了解胎盘于宫缩时一过性缺氧的负荷变化,测定胎儿的储备能力。晚期减速是胎盘功能不良、胎儿缺氧的表现。脐带受压表现为变异减速,胎头受压表现为早期减速。

【考点】OCT 实验的临床意义☆☆

【难度】中

9. 孕妇,28 岁,孕 1 产 0,妊娠 39 周。阴道流水 12 小时,无宫缩,胎头浮,羊水有臭味。体温 38℃,无上呼吸道感染症状,无腹泻。白细胞计数为 20×10^9/L。此时确定胎儿安危的最佳方法是

A. 血培养　　B. 羊水检查　　C. B 型超声检查
D. 电子胎心监护　　E. 胎心听诊

9.【答案】D

【解析】绒毛膜羊膜炎可导致胎儿宫内窘迫,需要行胎心监护,了解胎儿宫内安危。胎心听诊的敏感度低,感染指标的评估不能直接对胎儿安危进行快速评估。

【考点】绒毛膜羊膜炎导致的胎儿窘迫☆☆

【难度】中

10. 孕妇,31 岁,孕 2 产 0,妊娠 39 周,自然临产,宫口开 4cm,胎心监护显示正弦波,20 分钟不缓解。关于正弦波,下列说法正确的是

A. 提示胎儿窘迫,应加强监护
B. 提示胎儿窘迫,多见于胎儿贫血
C. 为Ⅱ类胎心率,可疑胎儿窘迫
D. 为Ⅲ类胎心率,多见于过期妊娠
E. 为Ⅲ类胎心率,提示脐带重度受压

10.【答案】B

【解析】正弦波是Ⅲ类胎心率,提示胎儿宫内窘迫,多见于胎儿贫血。

【考点】胎心监护的判读☆

【难度】难

【A3/A4 型题】

(1~2 题共用题干)

经产妇,孕 32 周早产,产程中破水。

1. 此时最需要进行的检查是
A. 检查宫缩情况
B. 阴道检查，并听胎心或胎心监护
C. 转入产房准备接生
D. 胎儿血流超声多普勒检查
E. 胎儿心电图

2. 进行该检查的目的是
A. 了解宫缩强度及频率
B. 检查宫口开大情况及检查胎先露位置，并除外脐带脱垂
C. 检查有无慢性胎儿窘迫
D. 加强产程监测
E. 以上都对

(3~5 题共用题干)
初产妇，33 岁，孕 2 产 1，宫内孕 33 周，Ⅰ型糖尿病合并妊娠，呕吐 2 天，自觉胎动减少 1 天，血压 90/60mmHg，听胎心 130 次 /min。

3. 下一步最需要做的检查是
A. 超声检查羊水量及胎儿大小
B. 超声检查胎盘成熟度
C. 超声检查胎儿有无脐带绕颈
D. 电子胎心监护
E. 胎动计数

4. 该病人最**不可能**的诊断是
A. 糖尿病酮症酸中毒
B. 妊娠期急性脂肪肝
C. 低血糖
D. 子痫前期
E. 电解质紊乱

5. 经积极治疗后，胎心监护提示，胎心基线变异消失，无加速，伴自发减速，此时应采取的措施是
A. OCT 试验
B. 羊水灌注
C. 立即剖宫产终止妊娠
D. 积极引产
E. 吸氧，左侧卧位

【案例分析题】

案例：初产妇，孕 2 产 0，既往自然流产一次。现孕 31 周，出现血压升高(150/90mmHg)，24 小时尿蛋白 0.5g，血常规及肝肾功能正常。超声提示：胎儿相当于孕 30 周，羊水指数 9cm，脐动脉 S/D 3.0。
提问 1：下一步正确的处理是
A. 静脉降压

1.【答案】B
【解析】胎膜破裂后，要立即行阴道检查，除外脐带脱垂，并检查产程进展情况和胎心率情况。
【考点】胎膜早破的处理，脐带脱垂的高危因素☆☆
【难度】中

2.【答案】B
【解析】胎膜破裂后，要立即行阴道检查，除外脐带脱垂，并检查产程进展情况和胎心率情况。
【考点】胎膜早破的处理，脐带脱垂的高危因素☆☆
【难度】中

3.【答案】D
【解析】胎动减少时应立即行电子胎心监护，了解有无急性胎儿窘迫。
【考点】胎儿窘迫的表现☆☆
【难度】中

4.【答案】D
【解析】糖尿病未及时治疗或血糖控制不满意时，胰岛素相对不足，脂肪代谢加速易于发生酸中毒；呕吐、进食差，也可能发生低血糖、电解质紊乱等代谢紊乱。急性脂肪肝的早期表现为恶心呕吐和胎动减少，需要鉴别。血压不高，不符合子痫前期表现。
【考点】糖尿病并发症☆
【难度】难

5.【答案】C
【解析】急性胎儿窘迫不缓解，应及时终止妊娠。
【考点】急性胎儿窘迫的处理☆☆
【难度】中

B. 立即剖宫产终止妊娠
C. 地塞米松促胎肺成熟后,剖宫产终止妊娠
D. 地塞米松促胎肺成熟后,准备引产
E. 加强监护,密切观察
F. 人工破膜

提问 1:【答案】E
【解析】子痫前期,无重度表现,可密切观察。
【考点】子痫前期的处理☆☆
【难度】中

提问 2:二周后,孕妇血压 160/95mmHg,24 小时尿蛋白 2g。超声提示:胎儿体重相当于孕 30 周,羊水指数 4cm,脐动脉舒张期血流消失。下一步处理正确的是
A. 脐血穿刺,胎儿染色体核型分析
B. 羊膜腔灌注
C. 如胎心监护正常,地塞米松促胎肺成熟后,剖宫产终止妊娠
D. 吸氧,静脉营养
E. 完善化验,密切观察
F. 如胎心监护异常,立即剖宫产终止妊娠

提问 2:【答案】CF
【解析】重度子痫前期合并 FGR,胎儿体重不增,脐动脉舒张期血流消失,胎儿死亡风险增高,应尽快终止妊娠,未满 34 周,在胎心监护正常的前提下,可先促肺成熟。如胎心监护异常,应立即终止妊娠。
【考点】重度子痫前期 FGR 终止妊娠的时机☆
【难度】中

第五节 死 胎

【A1 型题】

导致胎儿死亡常见原因**不包括**
A. 孕妇严重合并症
B. 脐带缠绕
C. 前置胎盘、胎盘早剥、帆状胎盘等胎盘因素
D. 急性绒毛膜羊膜炎
E. 早产

【答案】E
【解析】导致胎儿死亡的常见原因包括:胎盘及脐带因素、胎儿因素(畸形及遗传病、FGR、感染、溶血贫血、双胎输血综合征、窘迫等)、孕妇严重合并症并发症等。早产是导致新生儿死亡的常见原因。
【考点】死胎的病因☆☆
【难度】中

【A2 型题】

1. 女性,35 岁,孕 2 产 1,孕 34 周,下腹痛 2 天伴少许阴道出血,查体:T 38.5℃,子宫压痛,阴道分泌物臭味,胎心听诊不清。下列诊断最恰当的是
A. 阴道炎
B. 绒毛膜羊膜炎,胎死宫内可能
C. 胎盘早剥
D. 先兆早产
E. 胎死宫内

1.【答案】B
【解析】发热、子宫压痛、阴道分泌物异味、胎心异常、炎性指标升高,是绒毛膜羊膜炎的重要症状和体征。可导致胎儿死亡。
【考点】绒毛膜羊膜炎的临床表现及后果☆☆
【难度】中

2. 女性,停经 30 周,无腹痛出血,宫高 24cm,超声检查提示:胎儿变形,颅骨重叠,股骨长相当于 25 周,羊水极少。下列处理正确的是
A. 胎儿近期死亡,等待宫缩发动
B. 胎儿宫内发育迟缓,给予加强营养治疗

2.【答案】D
【解析】从超声表现胎儿变形、颅骨重叠,胎儿非近期死亡,死亡孕周约 25 周。无感染症状及体征。胎儿死亡 4 周未排出者,应行凝血功能检查,警惕 DIC。
【考点】胎死宫内时间长存在凝血异常可能☆☆
【难度】中

C. 羊水过少,胎儿泌尿系统畸形可能,检查羊水染色体
D. 需检查凝血功能,警惕弥散性血管内凝血的发生
E. 绒毛膜羊膜炎,抗炎治疗

3. 孕妇,既往足月因臀位行剖宫产,顺利。现孕24周,超声发现胎儿单心室畸形,下一步处理恰当的是
A. 继续妊娠
B. 立即剖宫产分娩
C. 羊水穿刺检查胎儿染色体,同时羊膜腔内注射依沙吖啶引产
D. 羊水穿刺检查胎儿染色体,再决定是否继续妊娠
E. 检查凝血功能,注意弥散性血管内凝血的发生

3.【答案】C
【解析】胎儿严重畸形,排查染色体异常,并行引产。
【考点】胎儿严重畸形的处理☆☆
【难度】中

【案例分析题】

案例:女性,32岁,孕2产0,合并系统性红斑狼疮,孕28周时自觉胎动消失1天。

提问1:最需要做的检查是
A. 胎心监护
B. 复查免疫指标
C. 超声检查
D. 量血压
E. 凝血功能检查
F. 听胎心

提问1:【答案】C
【解析】胎动消失,考虑胎儿死亡,需超声检查确认。
【考点】死胎的诊断☆☆
【难度】中

提问2:超声提示:胎儿相当于24周,羊水极少,未见胎心,考虑胎儿死亡的主要原因是
A. 胎儿生长受限
B. 胎儿畸形
C. 羊水过少
D. 脐带因素
E. 狼疮活动
F. 胎儿染色体异常

提问2:【答案】A
【解析】有高危因素(SLE),胎动消失1天,胎儿发育小4周,诊断FGR,胎儿死亡
【考点】死胎的原因☆☆
【难度】难

第六节 多胎妊娠

【A1型题】

1. 单卵双胎中根据胚胎分裂的时间分成不同类型,单绒毛膜双羊膜囊双胎的形成发生在
A. 分裂发生在受精后3日内(桑葚期)
B. 分裂发生在受精后4~8日(胚泡期)
C. 分裂发生在受精后3~8日(桑葚期及胚泡期)
D. 分裂发生在受精后9~13日(羊膜囊形成后)
E. 分裂发生在受精13日后(原始胎盘形成后)

1.【答案】B
【解析】根据胚胎分裂时间不同,依次产生:双绒双羊、单绒双羊、单绒单羊和联体双胎。
【考点】双胎形成的时间☆
【难度】中

2. 关于双胎,下列说法正确的是
A. 双绒毛膜双羊膜囊双胎都是双卵双胎
B. 双绒毛膜双羊膜囊双胎胎儿性别不同
C. 单绒毛膜双羊膜囊双胎不一定是单卵双胎

2.【答案】D
【解析】双卵双胎都是双绒毛膜双羊膜囊(DCDA)双胎,胎儿性别相同或不同;单卵双胎根据胚胎分裂时间不同,依次产生:双绒双羊、单绒双羊、单绒单羊和联体双胎,胎儿性别相同。
【考点】双胎的分类☆☆
【难度】中

D. 单绒毛膜双羊膜囊双胎胎儿性别一定相同
E. 双绒毛膜双羊膜囊双胎也可发生双胎输血综合征

3. 关于双胎输血综合征,下列描述正确的是
A. 是单绒毛膜单羊膜囊双胎特有的严重并发症
B. 主要是由于双胎胎盘间存在动脉间吻合导致了双胎血流动力学不平衡
C. 主要是由于双胎胎盘间存在静脉间吻合导致了双胎血流动力学不平衡
D. 主要是由于双胎胎盘间存在毛细血管间吻合导致了双胎血流动力学不平衡
E. 主要是由于双胎胎盘间存在动静脉间吻合导致了双胎血流动力学不平衡

3.【答案】E
【解析】双胎输血综合征是双羊膜囊单绒毛膜双胎的严重并发症,通过胎盘间的动静脉吻合支,血液从动脉向静脉单向分流,使一个胎儿成为供血儿,一个胎儿成为受血儿,造成供血儿贫血、血容量减少、生长受限、肾灌注不足、羊水过少,受血儿血容量增多、动脉压增高、各器官体积增大、胎儿体重增加,可发生充血性心力衰竭、胎儿水肿、羊水过多。
【考点】双胎输血综合征的病因☆☆
【难度】中

4. 关于多胎妊娠,下列说法**错误**的是
A. 双胎是最常见的多胎妊娠
B. 多胎的发生率随地区、种族不同而有所差别
C. 辅助生育技术的广泛开展,增加了多胎的发生率
D. 多胎的妊娠过程属于正常的妊娠过程
E. 双胎的早产率高达 50%

4.【答案】D
【解析】多胎妊娠是一种异常的妊娠过程,易于发生多种产科并发症,早产及围产儿死亡率高。
【考点】多胎妊娠并发症☆
【难度】中

5. 单绒毛膜双羊膜囊(单绒双羊)双胎和双绒毛膜双羊膜囊(双绒双羊)双胎的区别为
A. 单绒双羊的胎儿性别相同,双绒双羊的胎儿性别不同
B. 单绒双羊为一个胎盘,双绒双羊为两个胎盘
C. 单绒双羊为单卵双胎,双绒双羊为双卵双胎
D. 单绒双羊有两个羊膜腔,中间隔只有两层羊膜;双绒双羊有两个羊膜腔,中间隔有两层羊膜和两层绒毛膜
E. 单绒双羊易于发生双胎输血综合征,双绒双羊易于发生选择性胎儿宫内生长受限

5.【答案】D
【解析】两个卵子分别受精,为双卵双胎;一个受精卵分裂形成单卵双胎。单卵双胎包括:双绒双羊、单绒双羊、单绒单羊和联体双胎。双绒双羊有两个胎盘或融合成一个,胎儿性别可相同或不同,有两个羊膜腔,中间隔有两层羊膜和两层绒毛膜;单绒双羊有一个胎盘,胎儿性别相同,有两个羊膜腔,中间隔只有两层羊膜,易于发生复杂双胎,包括:双胎输血综合征、双胎贫血多血质序列、双胎动脉反向灌注序列、选择性宫内生长受限。
【考点】对双胎的分类及并发症的掌握☆
【难度】难

6. 采用超声诊断双胎的种类,下列说法正确的是
A. 孕 6~10 周超声发现宫腔内仅有一个孕囊,则为单绒毛膜单羊膜囊双胎
B. 孕 11~13 周超声观察胎膜与胎盘插入点呈"λ"征,则为单绒毛膜双羊膜囊双胎
C. 孕 11~13 周观察胎膜与胎盘插入点呈"T"征,则考虑为单绒毛双羊膜囊双胎
D. 早孕期及中孕期超声发现为一个胎盘,则诊断为单绒毛膜单羊膜囊双胎
E. 中孕期双胎胎儿性别相同,则考虑为单绒毛膜单羊膜囊双胎

6.【答案】C
【解析】早孕期 6~10 周宫腔内一个孕囊,可能是单绒双羊,11~13 周超声如果胎膜与胎盘插入点呈"双胎峰"或"λ"征,则诊断双绒双羊,"T"征则为单绒双羊。胎儿性别及胎盘个数,不能作为诊断双绒双羊的标准。
【考点】双胎种类的超声表现☆
【难度】中

7. 双胎妊娠易于发生的产科并发症不包括
A. 妊娠期高血压疾病 B. 贫血
C. 早产 D. 过期妊娠
E. 胎儿宫内发育迟缓

8. 双胎妊娠终止妊娠的指征中不恰当的是
A. 胎儿畸形
B. 合并急性羊水过多,有压迫症状
C. 孕妇有严重并发症
D. 预产期已到尚未临产者
E. 一胎死亡,一胎存活

【A2 型题】

1. 初产妇,25 岁,孕 28 周,产前检查发现子宫比孕周大,羊水量较多。近几周孕妇体重增加过快,但无水肿,腹壁可触及肢体较多。应首选的辅助检查是
A. 腹部 X 线射片 B. 多普勒胎心仪
C. B 型超声波检查 D. 血甲胎蛋白
E. MRI

2. 孕妇,29 岁,孕 2 产 0,通过体外受精胚胎移植术受孕,双胎,孕期经过顺利。孕 36 周时出现阵发性腹痛,检查已发现出现规律性宫缩,宫口未开,胎儿一臀位,胎儿二头位。下一步处理正确的是
A. 观察产程进展,争取阴道分娩
B. 立即剖宫产
C. 保胎治疗
D. 立即建立静脉通道
E. 缩宫素点滴加强宫缩

3. 孕妇,32 岁,辅助生殖受孕,移植 2 个受精卵,现孕 12 周,超声提示,宫内双活胎,双胎之间可见胎膜分隔,可见一个胎盘,位于后壁,胎膜与胎盘插入点呈“T”征,下列诊断最为准确的是
A. 宫内孕 12 周
B. 宫内孕 12 周,双胎妊娠
C. 宫内孕 12 周,双胎妊娠(单绒双羊)
D. 宫内孕 12 周,双胎妊娠(双绒双羊)
E. 宫内孕 12 周,双胎妊娠(单绒单羊)

4. 孕妇,29 岁,孕 2 产 0,停经 32 周,单绒毛膜双羊膜囊双胎。超声检查:宫内一活胎,胎儿相当于 32 周大小,各脏器未见异常,脐动脉 S/D3.0,羊水最大深度 6cm,另在宫腔内见一胎儿,

7.【答案】D
【解析】双胎妊娠的各种并发症均增加,但不增加过期妊娠的风险。
【考点】双胎的并发症☆☆
【难度】中

8.【答案】E
【解析】多胎妊娠终止妊娠的指征为:压迫症状明显、胎儿畸形、母体严重并发症、已到预产期尚未临产、胎盘功能减退等。双胎之一胎儿死亡,不是终止妊娠的指征。
【考点】多胎妊娠终止妊娠的指征☆☆
【难度】中

1.【答案】C
【考点】多胎妊娠的体征☆
【难度】中

2.【答案】B
【解析】双胎妊娠,近足月,自然临产。双胎妊娠有下列情况时,应考虑剖宫产:①第一胎儿为肩先露、臀先露;②宫缩乏力产程延长;③胎儿宫内窘迫,短时间内不能经阴道结束分娩;④联体双胎孕周 >26 周;⑤严重妊娠并发症需要尽快终止妊娠等。
【考点】双胎分娩方式☆☆
【难度】中

3.【答案】C
【解析】辅助生育双胎,也可为单绒双羊。
【考点】超声诊断双胎绒毛膜性的方法☆
【难度】中

4.【答案】B
【解析】双胎输血综合征(TTTS)与选择性胎儿生长受限(sIMGR)均为单绒毛膜双胎特有的严重并发症。TTTS 的发病原因是胎盘间动静脉吻合支导致的单向分流所致,其诊断的必要条件为双胎羊水量的异常(一胎羊水过多一胎羊水过少)。sFGR 的发病原因为胎盘分配不均,其诊断主要根据其中一胎为 FGR,双胎体重相差 25% 以上。
【考点】选择性胎儿生长受限的定义☆☆
【难度】难

相当于 28 周大小,各脏器未见异常,脐动脉舒张期血流消失,羊水最大深度 3cm。子宫后壁可见一个胎盘。下列诊断最为恰当的是

A. 双胎输血综合征
B. 选择性胎儿生长受限
C. 双胎之一胎儿宫内窘迫
D. 动脉反向灌注序列
E. 以上都不对

5. 孕妇,30 岁,孕 2 产 1,宫内孕 36^{+3} 周,规律宫缩半小时入院。血压 130/80mmHg,超声提示:双胎,胎儿一头位,估重 2 300g,羊水池深度 3cm,胎儿二臀位,估重 2 100g,羊水池深度 5cm,胎盘两个,分别位于后壁及前壁。胎心监护正常。既往:2 年前足月顺产史。下一步处理措施准确的是

A. 立即肌内注射地塞米松促胎肺成熟
B. 硫酸镁抑制宫缩
C. 肌内注射地塞米松,硫酸镁抑制宫缩
D. 立即剖宫产
E. 顺其自然,期待自然分娩

5.【答案】E
【解析】双胎不是绝对的剖宫产指征,对于无合并症的双胎,可根据胎位决定分娩方式,如第一胎为头位,可经阴道试产。
【考点】双胎分娩方式的选择☆
【难度】中

6. 孕妇,33 岁,孕 1 产 0,自然受孕,停经 13 周,拟行超声检查,其目的**不包括**

A. 了解是否宫内活胎
B. 了解是单胎或多胎
C. 如果为双胎,评估绒毛膜性
D. 评估有无合并子宫肌瘤或卵巢肿瘤
E. 评估早产的风险

6.【答案】E
【解析】早孕期超声的目的是为了了解胎儿数量、存活状况、是否宫内或宫外以及有无子宫肌瘤或卵巢肿瘤。早产风险的评估不是此时超声的目的。
【考点】早孕期超声的目的☆
【难度】中

7. 孕妇,38 岁,辅助生殖受孕,移植 2 个受精卵,孕 13 周时超声提示,宫内双活胎,双胎之间可见胎膜分隔,可见两个胎盘,分别位于前壁和后壁,胎膜与胎盘插入点呈"λ"征。孕 16 周超声显示:双胎之一无脑儿,羊水过多,另一胎未见异常。下列处理正确的是

A. 交代风险,继续妊娠
B. 交代风险,建议终止妊娠
C. 交代风险,选择性减胎
D. 交代风险,查胎儿染色体,并选择性减胎
E. 以上都不对

7.【答案】D
【解析】双胎之一无脑儿,可导致羊水过多诱发早产,在另一胎正常的情况下,应减胎。
【考点】双胎之一畸形的处理☆
【难度】难

8. 初产妇,孕 3 产 0,自然受孕,现宫内孕 38 周,双绒毛膜双羊膜囊双胎,无产兆,超声提示:胎儿一体重 2 400g,横位,胎儿二 2 350g,头位。下列处理恰当的是

8.【答案】C
【解析】双胎妊娠有下列情况时,应考虑剖宫产:①第一胎儿为肩先露、臀先露;②宫缩乏力产程延长;③胎儿宫内窘迫,短时间内不能经阴道结束分娩;④联体双胎孕周 >26 周;⑤严重妊娠并发症需要尽快终止妊娠等。
【考点】双胎分娩方式的选择☆
【难度】中

A. 顺其自然
B. 缩宫素点滴引产
C. 剖宫产
D. 外倒转纠正胎位
E. 以上都不对

9. 初产妇,孕3产1,孕37周,双胎,自然临产,第一胎娩出后,下列处理正确的是
A. 助手在腹部固定胎儿为头位
B. 密切监测胎心和宫缩,检查胎位,如果为臀位,行内倒转术
C. 如无异常,可等待1小时后处理
D. 等待15分钟,如无宫缩,可人工破膜并静脉滴注缩宫素加强宫缩
E. 如发现脐带脱出或胎盘早剥,立即剖宫产

10. 孕妇,33岁,孕1产0,自然受孕,超声提示为单绒毛膜单羊膜囊双胎。孕32周时觉胎动消失,超声提示双胎儿相当于29周大小,未见胎心,羊水指数10cm。导致其胎儿宫内死亡的原因最可能是
A. 脐带缠绕
B. 双胎输血综合征
C. 胎头交锁碰撞
D. 胎儿畸形
E. 脐带脱垂

11. 38岁女性,辅助生殖受孕,移植2枚冻胚,孕8周时提示宫内2个孕囊,一个胎芽2.0cm,胎心正常,另一个胎芽0.6cm,未见胎心搏动。下一步处理正确的是
A. 建议人工流产
B. 黄体酮注射保胎治疗
C. 观察期待治疗
D. 立即行绒毛活检除外胎儿染色体异常
E. 无创DNA检查排查胎儿染色体异常

12. 37岁女性,自然受孕,双绒毛膜双羊膜囊双胎,30周时发现胎儿之一胎死宫内,另一胎发育正常。下一步处理正确的是
A. 地塞米松促胎肺成熟后,剖宫产终止妊娠
B. 交代风险,继续观察,并监测凝血功能
C. 交代风险,建议引产
D. 立即行核磁共振检查存活胎儿的神经系统发育情况
E. 以上都不对

【A3/A4型题】

(1~5题共用题干)

孕妇,28岁,孕1产0,自然受孕,12周的超声结果显示,宫内双活胎,双胎之间可见胎膜分隔,可见一个胎盘,位于后壁,胎膜与

9.【答案】D

【解析】双胎分娩第二胎的处理包括:助手在腹部固定胎位为纵产式、密切观察胎心、宫缩及阴道流血情况、及时阴道检查了解胎位并排除脐带脱垂,若无异常等待自然分娩。如等待15分钟仍无宫缩,可行人工破膜并低浓度缩宫素点滴。若发现脐带脱垂、胎盘早剥、第二胎横位,立即采用产钳助产、内倒转术、臀牵引术等阴道助产术,甚至剖宫产术,迅速娩出胎儿。

【考点】双胎分娩时第二胎的处理☆

【难度】难

10.【答案】A

【解析】单绒毛膜单羊膜囊双胎为极高危的双胎妊娠,脐带缠绕和打结而发生宫内意外死亡的风险较大。胎头交锁双胎分娩时第一胎为臀第二胎为头位,两者颈部交锁早产难产,胎头碰撞是双胎均头位,分娩时同时入盆,胎头碰撞导致难产。

【考点】单绒毛膜单羊膜囊双胎的并发症☆

【难度】难

11.【答案】C

【解析】双胎之一发生胎停育,如另一胎正常,可继续妊娠,无先兆流产迹象者一般无需保胎治疗。高龄孕妇,将来可行产前筛查或产前诊断。NIPT对双胎之一停育者准确性下降。

【考点】双胎一胎胎停育的处理☆

【难度】难

12.【答案】B

【解析】双绒双羊一胎胎死宫内,如果存活胎儿正常,无其他合并症,可继续观察。如果为单绒双羊,则要注意存活胎儿有无神经神经系统受累的情况,需要定期复查超声,必要时MRI检查。胎儿脑损伤需要数周才会在核磁中有所发现,但核磁正常也不能除外风险。

【考点】双胎之一胎死宫内的处理☆

【难度】难

胎盘插入点呈"T"征，左卵巢可见 5cm×6cm 无回声。

1. 下列处理正确的是
   A. 每 2~3 周复查超声
   B. 建议减胎
   C. 建议行羊水穿刺，除外胎儿染色体异常
   D. 建议行腹腔镜囊肿切除
   E. 无特殊处理

1.【答案】A
【解析】此例超声显示为单绒双羊，易于发生复杂双胎，如双胎输血综合征，需 2~3 周定期复查超声，及时发现异常并处理。
【考点】单绒双羊的超声检查随诊☆
【难度】难

2. 该孕妇于孕 22 周行胎儿系统超声检查，超声显示，宫内双活胎，双胎之间可见胎膜分隔，一个胎盘，位于后壁。胎儿一如孕 22 周大小，头颅四肢及各脏器未见异常，羊水池最大深度 7cm，胎儿二如孕 21 周大小，头颅四肢及各脏器未见异常，羊水池最大深度 3cm。此时诊断考虑
   A. 复杂性双胎　　B. 双胎输血综合征
   C. 双胎生长发育不一致　　D. 单绒毛膜双羊膜囊双胎
   E. 双胎动脉反向灌注序列

2.【答案】D
【解析】单绒双胎可发生复杂双胎，包括 TTTS、sFGR 和一胎无心畸形（动脉反向灌注序列，TRAPS）。TTTS 的发病原因是胎盘间动静脉吻合支导致的单向分流所致，其诊断的必要条件为单绒双羊双胎羊水量的异常（一胎羊水过多一胎羊水过少）。此例单绒双羊双胎，胎儿发育正常，羊水正常。
【考点】复杂双胎、双胎输血综合征的诊断要点☆
【难度】中

3. 下一步最佳处理措施为
   A. 4 周后复查超声
   B. 2 周后复查超声
   C. 立即转诊到地区性胎儿医学中心进行诊治
   D. 与病人及家属沟通，交代胎儿风险，建议终止妊娠
   E. 行激光消融术，阻断双胎间的血管交通支

3.【答案】B
【解析】超声表现正常的单绒双羊双胎，每 2 周复查超声。
【考点】单绒双羊的超声检查随诊☆
【难度】中

4. 该孕妇孕 30 周时，劳累后出现 20 分钟一次宫缩，伴少许阴道流血，急诊就诊。既往：体健，3 年前足月顺产史。下列检查**不恰当**的是
   A. 阴道检查宫口扩张情况
   B. 胎心监护
   C. 腹部超声检查
   D. 完善常规化验
   E. 阴道超声检查宫颈长度及胎盘位置

4.【答案】A
【解析】产前出血，需要先除外前置胎盘，不能贸然做阴道检查，以免加重出血。阴道超声是安全的，可准确评估宫颈长度及胎盘位置。
【考点】双胎是前置胎盘的高危人群，发生产前出血的处理☆
【难度】中

5. 超声提示：宫内双活胎，胎心正常，羊水量正常，胎盘位于子宫后壁，部分覆盖宫颈内口，宫颈长度 30mm，下一步处理正确的是
   A. 立即剖宫产终止妊娠
   B. 肌内注射地塞米松促胎肺成熟后剖宫产终止妊娠
   C. 地塞米松促胎肺成熟，密切观察出血情况、宫缩及宫颈管变化，可适当使用抑制宫缩药物，如出血多或胎心异常，则剖宫产终止妊娠

5.【答案】C
【解析】病人诊断前置胎盘出血，宫颈长度正常，出血不活跃，孕周小，可继续密切观察下妊娠，不急于终止妊娠，一旦发生大出血或胎心异常，则急诊剖宫产。适当抑制宫缩可减少出血。
【考点】前置胎盘出血的处理☆
【难度】中

D. 回家观察

E. 静脉滴注抗生素预防感染

(6~8 题共用题干)

孕妇，32 岁，孕 3 产 1，自然受孕，孕 13 周超声提示：宫内双活胎，双胎之间可见胎膜分隔，可见一个胎盘，位于后壁，胎膜与胎盘插入点呈“T”征，一胎 CRL 7.1cm，NT 2.7mm，另一胎 CRL 6.8cm，NT 1.5mm。既往：2 年前分娩一子，为唐氏儿。

6. 下一步处理**错误**的是

A. 建议羊水穿刺，除外胎儿染色体异常

B. 每 2 周复查超声

C. 建议对 NT2.7mm 的胎儿进行减胎

D. 可行无创 DNA 筛查

E. 可行唐氏筛查

7. 该孕妇于 20 周超声检查，结果显示：宫内双活胎，一胎大小相当于 21 周，羊水池深度 9cm，膀胱可见，另一胎大小相当于 18 周，羊水池深度 1cm，胎儿被挤压到子宫的一侧，膀胱未显示。此时诊断考虑

A. 双胎之一胎儿宫内发育迟缓

B. 双胎之一畸形可能

C. 选择性胎儿宫内生长受限

D. 双胎输血综合征

E. 双胎生长不一致

8. 下列处理首选

A. 选择性减胎

B. 羊水减量

C. 胎儿镜下行血管交通支激光消融术

D. 羊膜腔开窗术

E. 期待治疗

(9~10 题共用题干)

初产妇，停经 27 周，查体：宫高 32cm，胎位触摸不清，无腹痛。

9. 下一步要做的检查为

A. 抽血查甲胎蛋白　　B. 超声检查

C. 胎心监护　　D. 核磁

E. 阴道检查宫颈情况

6.【答案】C

【解析】此例为单绒双羊，一胎 NT 略厚，需要警惕将来发生双胎输血综合征的可能，故 2 周复查超声；既往唐氏儿分娩史，可建议直接羊水穿刺产前诊断，也可行唐氏筛查或无创 DNA 筛查。

【考点】双胎的绒毛膜性超声特点、双胎的产前筛查和诊断☆

【难度】难

7.【答案】D

【解析】双胎输血综合征是双羊膜囊单绒毛膜双胎的严重并发症，通过胎盘间的动静脉吻合支，血液从动脉向静脉单向分流，使一个胎儿成为供血儿，一个胎儿成为受血儿，造成供血儿贫血、血容量减少、生长受限、肾灌注不足、羊水过少，受血儿血容量增多、动脉压增高、各器官体积增大、胎儿体重增加，可发生充血性心力衰竭、胎儿水肿、羊水过多。超声发现双胎出现羊水量改变，一胎羊水过多（羊水池深度大于 8cm）一胎羊水过少（羊水池深度小于 2cm）即可诊断。有时供血儿严重羊水过少，被挤压到子宫的一侧，成为贴附儿。如不经治疗，死亡率高达 90% 以上。

【考点】双胎输血综合征的诊断要点☆

【难度】中

8.【答案】C

【解析】上述治疗都曾经用于 TTTS 的治疗，根据孕周、胎儿状况及经验，效果不一。如果在 26 周之前确诊，可在胎儿镜下激光凝固胎盘表面的血管吻合支，胎儿存活率可得到极大的提高。对于较晚发现者合并羊水过多，可行快速羊水减量术。

【考点】TTTS 的治疗☆

【难度】难

9.【答案】B

【解析】子宫过度膨隆，要考虑：羊水过多、多胎妊娠、胎儿过大、胎儿畸形及母体肿瘤（如子宫肌瘤等）等。可行超声检查确诊。

【考点】子宫过度膨隆的原因☆

【难度】中

10. 下列诊断不考虑
A. 羊水过多　　B. 胎儿畸形
C. 多胎妊娠　　D. 胎儿宫内发育迟缓
E. 子宫肌瘤

10.【答案】D
【考点】子宫过度膨隆的原因☆
【难度】易

【案例分析题】

案例：孕妇，30岁，孕2产0，通过体外受精胚胎移植术受孕，双胎，孕期经过顺利。孕36周时出现阵发性腹痛，检查已发现出现规律性宫缩。

提问1：下一步检查处理最恰当的是
A. 立即剖宫产
B. 超声检查，根据胎位、胎儿大小及产道情况确定分娩方式
C. 超声检查，地塞米松促胎肺成熟，硫酸镁抑制宫缩
D. 阴道检查宫颈情况，如宫口未开，则剖宫产
E. 建立静脉通路并输液
F. 抑制宫缩

提问1：【答案】B
【解析】双胎妊娠多数能经阴道分娩，需根据并发症、胎位、胎儿大小、产道情况等确定分娩方式。孕周已近足月，无需保胎或促肺成熟治疗。
【考点】双胎分娩方式的选择☆
【难度】中

提问2：超声检查显示：胎儿一头位，估计体重2 500g，胎儿二臀位，估计体重2 350g，胎盘位于前壁。产科阴道检查：宫口开2cm，先露S^{-2}。宫缩间隔3~4分钟，持续30秒。下一步处理正确的是
A. 人工破水，观察羊水性状，如羊水浑浊，立即剖宫产
B. 缩宫素点滴加强，促进产程进展
C. 立即剖宫产终止妊娠
D. 观察产程进展，加强胎心监护
E. 哌替啶肌内注射
F. 产钳助产

提问2：【答案】D
【解析】双胎分娩时，要保证产妇良好体力、严密观察胎心变化、注意宫缩及产程进展，适当采取措施加速产程。
【考点】双胎分娩处理要点☆
【难度】中

提问3：6小时后宫口开全，第一个胎儿顺利娩出，此时听胎心80次/min，持续2分钟，最恰当的处理为
A. 立即阴道检查，人工破水，并臀位牵引，迅速娩出第二个胎儿
B. 缩宫素加强宫缩
C. 立即人工破水，观察羊水性状
D. 立即内倒转为头位分娩
E. 吸氧，等待自然分娩
F. 如评估短时间内不能阴道分娩，应剖宫产

提问3：【答案】AF
【解析】双胎分娩第二胎时，如出现胎心异常胎儿宫内窘迫，需立即阴道检查，臀位者立即臀牵引术迅速娩出胎儿。如胎心持续异常，短时间内不能阴道分娩，应剖宫产。
【考点】双胎分娩第二胎的处理☆
【难度】中

第七节　前置胎盘和胎盘早剥

【A1型题】

1. 与前置胎盘无关的是
A. 子宫内膜炎　　B. 子痫前期

1.【答案】B
【解析】妊娠、流产、宫腔手术等均可以引起子宫内膜受损；滋养层发育迟缓；多胎妊娠和副胎盘都可以使胎盘面积增大。
【考点】前置胎盘☆
【难度】中

C. 多胎　　D. 受精卵滋养层发育迟缓
E. 副胎盘

2. 前置胎盘指胎盘部分或全部附着于
A. 子宫体的前壁
B. 子宫下段或宫颈内口处
C. 子宫体侧壁
D. 子宫体后壁
E. 子宫底部

3. 前置胎盘时阴道出血的特点是
A. 发生于妊娠晚期,无痛性反复出血
B. 其贫血程度与出血量不成比例
C. 胎心消失,腹部呈板状硬
D. 初次出血量常较多
E. 多伴有外伤史

4. 胎盘早剥的病因,以下**不多见**的是
A. 子痫前期或慢性高血压
B. 孕妇腹部受撞击
C. 孕妇长期右侧卧位
D. 羊水过多破膜时羊水流出过快
E. 双胎妊娠第一胎儿娩出过快

5. 前置胎盘腹部检查所见的特征是
A. 枕先露者胎头高浮
B. 胎位不易摸清
C. 子宫大于妊娠月份
D. 不易发生胎位异常
E. 胎头入盆

6. 妊娠晚期无痛性阴道流血是哪一种疾病的典型症状
A. 胎盘早剥　　B. 羊水栓塞
C. 前置胎盘　　D. 子宫破裂
E. 早产

7. 前置胎盘最主要的症状是
A. 多在妊娠早期出现阴道间断性出血
B. 妊娠晚期无痛性反复阴道出血
C. 完全性前置胎盘通常出血量不多
D. 出血量与前置胎盘类型无关
E. 常易造成胎膜早破

2.【答案】B
【解析】妊娠28周之后,胎盘附着于子宫下段,甚至胎盘下缘达到或者覆盖宫颈内口,低于胎儿的先露部,称为前置胎盘。
【考点】前置胎盘☆
【难度】易

3.【答案】A
【解析】此题主要考查前置胎盘的临床特点,以及与胎盘早剥相区别。妊娠晚期发生无诱因无痛性阴道出血是前置胎盘典型的临床表现。阴道流血发生时间的早晚、反复发生的次数、出血量的多少与前置胎盘的类型有很大关系。大量出血时可有贫血貌、脉搏微弱增快、血压下降等出血性休克表现。
【考点】前置胎盘☆
【难度】易

4.【答案】C
【解析】妊娠期高血压疾病小动脉痉挛或硬化,远端毛细血管缺血坏死以致破裂出血,血液流至底蜕膜层形成血肿,导致胎盘自子宫壁剥离。外伤,双胎妊娠第一胎儿娩出过快,子宫内压骤然降低;仰卧位低血压综合征时由于妊娠子宫压迫下腔静脉,回心血量减少,血压下降,而子宫静脉却瘀血,静脉压升高,导致蜕膜静脉床淤血或破裂,导致部分或全部胎盘自子宫壁剥离。
【考点】胎盘早剥☆
【难度】中

5.【答案】A
【解析】此题主要考查前置胎盘的临床查体的特点,尤其在妊娠晚期与正常妊娠不同,协助进行前置胎盘的临床诊断。腹部检查:子宫大小与停经月份相符,由于胎盘覆盖宫颈内口影响胎先露入盆,胎先露部多高浮。可在耻骨联合上方听到胎盘血管杂音。
【考点】前置胎盘☆
【难度】易

6.【答案】C
【考点】前置胎盘☆
【难度】易

7.【答案】B
【解析】此题主要考查前置胎盘的临床特点,以及与胎盘早剥相区别。妊娠晚期发生无诱因无痛性阴道出血是前置胎盘典型的临床表现。阴道流血发生时间的早晚、反复发生的次数、出血量的多少与前置胎盘的类型有很大关系。
【考点】前置胎盘☆
【难度】易

8. 下述胎盘早剥与前置胎盘的鉴别诊断,**错误**的是
A. 前置胎盘出血于子宫收缩时增多
B. 胎盘早剥的出血可伴疼痛
C. 重度胎盘早剥时胎心消失
D. 胎盘早剥的出血在破膜后即停止
E. 胎盘早剥内出血和外出血不成比例

9. 前置胎盘的典型症状是
A. 妊娠早期腹痛性阴道流血
B. 妊娠晚期腹痛性阴道流血
C. 妊娠早期无痛性阴道流血
D. 妊娠晚期无痛性阴道流血
E. 分娩开始的有痛性阴道流血

10. 前置胎盘时阴道流血特征是
A. 无痛性阴道流血
B. 有痛性阴道流血
C. 阴道流血常与外伤有关
D. 宫缩时阴道流血停止
E. 阴道流血量与贫血程度不成正比

11. 最易发生 DIC 的疾病是
A. 妊娠高血压综合征
B. 前置胎盘
C. 胎盘早剥
D. 死胎
E. 羊水过多症

12. 胎盘早期剥离是指
A. 胎盘附着在子宫下段,在胎儿未娩出前发生剥离
B. 胎盘附着在子宫颈内口,在胎儿未娩出前发生剥离
C. 正常位置胎盘在胎儿未娩出前部分或全部从子宫壁剥离
D. 妊娠 28 周前胎盘从子宫壁剥离
E. 妊娠 37 周前胎盘从子宫壁剥离

13. 胎盘早剥的主要病理变化是
A. 底蜕膜出血
B. 真蜕膜出血
C. 包蜕膜出血
D. 胎盘边缘血窦破裂出血
E. 以上都不是

14. 前置胎盘的正确处理是
A. 有阴道流血,即终止妊娠

8.【答案】D
【解析】此题主要考查胎盘早剥的临床表现,并与前置胎盘进行鉴别,症状为突然发生的持续性腹痛和/或腰酸、腰痛,积血越多疼痛越剧烈。贫血程度与外出血量不相符。若胎盘剥离面超过胎盘的 1/2 或以上,胎儿多因严重缺氧而死亡,故重型病人的胎心多已消失。
【考点】前置胎盘、胎盘早剥☆
【难度】中

9.【答案】D
【解析】此题主要考查前置胎盘的临床特点,以及与胎盘早剥相区别。妊娠晚期发生无诱因无痛性阴道出血是前置胎盘典型的临床表现。阴道流血发生时间的早晚、反复发生的次数、出血量的多少与前置胎盘的类型有很大关系。
【考点】前置胎盘☆
【难度】易

10.【答案】A
【解析】妊娠晚期发生无诱因无痛性阴道出血是前置胎盘典型的临床表现。阴道流血发生时间的早晚、反复发生的次数、出血量的多少与前置胎盘的类型有很大关系。
【考点】前置胎盘☆
【难度】中

11.【答案】C
【解析】严重的胎盘早剥可能会发生凝血功能障碍,主要是由于从剥离处的胎盘绒毛和蜕膜中释放大量的组织凝血活酶,进入母体血液循环,激活凝血系统而发生弥散性血管内凝血(DIC)。
【考点】胎盘早剥☆
【难度】中

12.【答案】C
【解析】妊娠 20 周后或分娩期,正常位置的胎盘在胎儿娩出前,部分或全部从子宫壁剥离,称为胎盘早剥。
【考点】胎盘早剥☆
【难度】中

13.【答案】A
【解析】胎盘早剥的病理变化为胎盘后底蜕膜出血,形成血肿,使胎盘自附着处剥离。
【考点】胎盘早剥☆
【难度】中

14.【答案】E
【解析】剖宫产术是前置胎盘终止妊娠主要方式。术前应积极纠正休克,输液、输血补充血容量;阴道分娩是利用胎先露部压迫胎盘达到止血目的,此法仅适用于头位,边缘性前置胎盘,

B. 目前处理前置胎盘的主要手段是期待疗法
C. 部分性前置胎盘可行阴道分娩
D. 疑有前置胎盘，直肠指诊时应轻柔
E. 大出血时，可建议阴道分娩或剖宫产终止妊娠

15. 下列**不是**重度胎盘早剥的临床表现的是
A. 阴道流血、剧烈腹痛
B. 出血量与全身症状不成正比
C. 宫底升高
D. 子宫板状硬
E. 胎位，胎心清楚

16. 下列**不属于**胎盘早期剥离的症状的是
A. 血性羊水
B. 耻骨联合上闻及吹风样杂音
C. 腹痛
D. 贫血
E. 子宫胎盘卒中

17. 诊断重症胎盘早剥的依据，下列**错误**的是
A. 胎盘异常　B. 剧烈腹痛
C. 胎心听不到　D. 宫底不断升高
E. 血红蛋白降低

18. 以下**不是**胎盘早剥并发症的是
A. 产后出血　B. 肝功异常
C. 急性肾衰竭　D. 席汉综合征
E. DIC 与凝血功能障碍

19. 前置胎盘时进行腹部检查，下列正确的是
A. 妊娠末期胎头多数已衔接
B. 不易发生胎位异常
C. 胎位不易扪清
D. 耻骨联合上方听到胎盘杂音
E. 子宫大小与停经周数不相等

20. 关于前置胎盘腹部检查所见，正确的是
A. 子宫大于妊娠月份
B. 宫体硬如板状
C. 胎位不易摸清
D. 不易发生胎位异常
E. 枕先露者头高浮

产妇一般情况好，能尽快分娩者。
【考点】前置胎盘☆
【难度】中

15.【答案】E
【解析】症状为突然发生的持续性腹痛和/或腰酸、腰痛，积血越多疼痛越剧烈。贫血程度与外出血量不相符。若胎盘剥离面超过胎盘的1/2或以上，胎儿多因严重缺氧而死亡，故重型病人的胎心多已消失。
【考点】胎盘早剥☆
【难度】中

16.【答案】B
【考点】胎盘早剥☆
【难度】中

17.【答案】A
【考点】胎盘早剥☆
【难度】中

18.【答案】B
【解析】胎盘早剥往往容易伴发产后出血，故在分娩后应及时应用子宫收缩剂如缩宫素、麦角新碱等，并按摩子宫。若大量出血且无凝血块，应考虑为凝血功能障碍，并按凝血功能障碍处理。处理产后出血的过程中，需要警惕肾衰竭。严重产后出血会导致席汉综合征。
【考点】胎盘早剥☆
【难度】中

19.【答案】D
【解析】腹部检查：子宫大小与停经月份相符，由于胎盘覆盖宫颈内口影响胎先露入盆，胎先露部多高浮。可在耻骨联合上方听到胎盘血管杂音。
【考点】前置胎盘☆
【难度】中

20.【答案】E
【解析】腹部检查：子宫大小与停经月份相符，由于胎盘覆盖宫颈内口影响胎先露入盆，胎先露部多高浮。可在耻骨联合上方听到胎盘血管杂音。
【考点】前置胎盘☆
【难度】中

21. 重型胎盘早剥与先兆子宫破裂共有的表现是
A. 剧烈腹痛
B. 合并重度子痫
C. 跨耻征阳性
D. 子宫板状硬
E. 出现病理缩复环

22. 前置胎盘进行阴道检查时应具备的条件中，**不正确**的是
A. 有输血输液的条件
B. 有即刻手术结束分娩的条件
C. 病人一般情况好，阴道无活动性出血
D. 完全性前置胎盘必须在内诊后决定分娩方式
E. 内诊操作必须轻柔

23. 前置胎盘的处理，以下**错误**的是
A. 期待疗法适于妊娠37周以前
B. 期待疗法适于阴道出血量不多
C. 完全性前置胎盘应剖宫产
D. 边缘性前置胎盘临产后出血不多者可阴道分娩
E. 产后均应纠正贫血及预防感染

24. 前置胎盘最安全、较可靠的诊断方法是
A. 阴道内诊检查
B. X线腹部平片
C. 下腹部听诊胎盘杂音
D. 超声检查
E. 放射性同位素扫描

25. 重型胎盘早剥的处理中**错误**的是
A. 密切观察血压、脉搏、子宫底高度等病情变化
B. 输液、输血、纠正休克
C. 用止血药物止血
D. 人工破膜
E. 积极终止妊娠

【A2型题】

1. 初产妇，30岁，宫内孕34周。有原发性高血压，合并子痫前期。3小时前突然腹痛，阴道流血，色鲜红如月经量。检查血压70/40mmHg，脉搏110次/min，宫底在剑突下2指，子宫硬，张力大，胎位不清，胎心音消失。肛查：颈管未消失，宫口未开。最可能的诊断是
A. 前置胎盘　　B. 子宫破裂

21.【答案】A
【解析】胎盘早剥需要和先兆子宫破裂相鉴别，先兆子宫破裂常发生于分娩过程中，出现强烈宫缩、下腹疼痛拒按、烦躁不安、少量阴道流血、有胎儿窘迫征象等。以上临床表现与重型胎盘早剥较难区别。但先兆子宫破裂多有头盆不称、分娩梗阻或剖宫产史，检查可发现子宫病理缩复环，导尿有肉眼血尿等，而胎盘早剥时检查子宫呈板样硬。
【考点】胎盘早剥☆
【难度】中

22.【答案】D
【解析】诊断前置胎盘禁止行阴道检查或肛查，尤其不应行宫颈管内指诊，以免使附着该处的胎盘剥离引起大出血。如果必须进行阴道或肛指检查需要在输液、备血或输血条件下小心进行。
【考点】前置胎盘☆
【难度】中

23.【答案】A
【解析】前置胎盘的临床处理原则，绝对卧床休息，纠正贫血并使用抗生素预防感染。如果孕周小于34周，抑制宫缩并给予促胎肺成熟。同时严密观察病情并进行相关辅助检查。如反复大量出血，需酌情终止妊娠。
【考点】前置胎盘☆
【难度】中

24.【答案】D
【解析】超声是目前胎盘定位的首选方法。前置胎盘的典型声像表现是胎盘位于胎儿先露与子宫颈管内口之间。在妊娠中期，尤其在妊娠20周以前超声观察胎盘贴近或覆盖宫颈内口，不宜诊断为前置胎盘，而应称之为胎盘前置状态。
【考点】前置胎盘☆
【难度】中

25.【答案】C
【解析】重型胎盘早剥需要及时纠正休克，应积极补充血容量，输血必须及时，尽量输新鲜血，既能补充血容量，又可补充凝血因子；及时终止妊娠，胎盘早剥危及母儿的生命安全，母儿的预后与处理是否及时有密切关系。胎儿未娩出前，胎盘可能继续剥离，难以控制出血，持续时间越长，病情越严重，并发凝血功能障碍等合并症的可能性也越大。因此，一旦确诊，必须及时终止妊娠。终止妊娠的方法根据胎次、早剥的严重程度，胎儿宫内状况及宫口开大等情况而定。
【考点】胎盘早剥☆
【难度】中

1.【答案】C
【解析】本题考的知识点是晚期产前出血的鉴别，胎盘早剥的高危因素是

子痫前期,其余三个选项是在晚期产后出血相对常见的病因,前置胎盘往往通过超声诊断,而出血为典型的无痛性出血,子宫破裂多在临产后发生,在瘢痕子宫妊娠时也会发生,但发病率较低。前置血管破裂往往出血量很少,但是胎死宫内的概率很高,各有特点,也是临床需要掌握的基本知识点,也是难点。

【考点】胎盘早剥☆

【难度】中

2.【答案】E

【解析】本题考的知识点有2个,一是完全性前置胎盘的临床特点是反复多次的晚期产前出血,无痛性。因此,需要对于此类疾病进行早期识别。第二个知识点是早期完全性前置胎盘的临床处理原则,孕妇在卫生院的处理是短时间的应急处理,病情平稳后应该转院评估和治疗。

【考点】前置胎盘☆

【难度】中

3.【答案】D

【解析】本题考的知识点是边缘性前置胎盘产时出血的紧急处理原则,即孕妇大量出血危及生命安全时,终止妊娠的方式选择剖宫产术,可以在短时间内迅速结束分娩,对于母儿相对安全。剖宫产的指征包括:完全性前置胎盘,持续性大量阴道出血,部分性和边缘性前置胎盘出血较多,先露高浮,短时间内不能分娩者,以及胎心异常者。

【考点】前置胎盘☆

【难度】中

4.【答案】B

【解析】早产临产的临床表现,最初为不规律宫缩,常伴少量的阴道出血或者血性分泌物,逐渐会发展为规律宫缩,一般来讲至少是间隔10分钟一次的规律宫缩后进行检查宫颈管逐渐缩短,宫颈口逐渐开大。早产临产的定义是规律宫缩,伴宫颈缩短>80%,宫颈扩张2cm以上,方可诊断早产临产。但需要在临床中与胎盘早剥进行鉴别。

【考点】先兆早产☆

【难度】中

5.【答案】E

【解析】本题考的知识点是前置胎盘产时出血的紧急处理原则,即孕妇大量出血危及生命安全时,终止妊娠的方式选择剖宫产术,可以在短时间内迅速结束分娩,对于母儿相对安全。剖宫产的指征包括:完全性前置胎盘,持续性大量阴道出血,部分性和边缘性前置胎盘出血较多,先露高浮,短时间内不能分娩者,以及胎心异常者。

【考点】前置胎盘☆

【难度】中

6.【答案】A

【解析】早产的临床处理原则,即胎膜未破,胎儿存活,无严重妊娠并发症和

C. 胎盘早剥 D. 早产

E. 前置血管破裂

2. 孕妇,28岁,孕4产2,孕30周,不规律产检,从妊28周开始,阴道反复出血4次,量多,无宫缩,检查:血压120/90mmHg,脉搏90次/min,子宫软,无明显宫缩,胎儿头位,高浮,胎心144次/min,阴道出血大于月经量,初步诊为完全性前置胎盘,就诊于乡卫生院,以下处理**错误**的是

A. 立即卧床休息,密切观察血压及阴道出血情况

B. 行B超明确确定胎盘位置

C. 予抗生素预防感染

D. 给予地塞米松促胎肺成熟

E. 如抑制宫缩后出血减少,可以出院观察

3. 初产妇,部分性前置胎盘,阴道出血大于月经量,查体:血压70/50mmHg,宫口开大2cm,胎头在坐骨棘水平,胎心监护反应型,应在输血同时行

A. 人工破膜

B. 头皮钳

C. 胎头吸引

D. 剖宫产

E. 产钳助娩

4. 初产妇,26岁,妊娠34周,因腹部直接受撞击出现轻微腹痛,伴少量阴道流血,查体:弱宫缩持续10秒,间隔10~15分钟,宫缩间歇松弛好,胎心142次/min。恰当的处理应是

A. 静脉滴注止血药物

B. 卧床休息,观察宫缩和胎心情况

C. 立即肛查,了解宫口扩张情况

D. 立即阴道检查,根据宫口扩张程度决定分娩方式

E. 立即行剖宫产结束妊娠

5. 初产妇,孕33周,瘢痕子宫,孕期不规律产检,近半个月反复阴道出血,突然大出血一小时入院,入院时休克,胎心未闻及,宫缩不规则,弱,阴道仍有活动出血,应立即

A. 行阴道检查,决定分娩方式

B. 进行人工破膜

C. 应用头皮钳牵引

D. 作B型超声波检查,确定胎盘位置

E. 抢救休克,立即剖宫产

6. 初产妇,24岁,妊娠32周,阴道少量流血及规律腹痛2小时,

肛查:宫颈管消失,宫口开大 1.5cm。该病人**不恰当**的处理措施是
A. 使用缩宫素引产
B. 静脉滴注硫酸镁
C. 行胎心监护
D. 地塞米松促胎肺成熟
E. 行宫颈分泌物培养

合并症时,应抑制宫缩,尽可能延长孕周,改善新生儿预后。因此,需要给予地塞米松促胎肺成熟,因感染因素与早产密切相关,可以行宫颈分泌物培养进一步鉴别。同时也需要关注胎心监护情况。
【考点】产前出血☆
【难度】中

7. 初孕妇,24 岁,孕 28 周,在急诊室主诉夜间突然阴道流血 1 小时,无腹痛。检查:BP 105/68mmHg,胎心 140 次 /min,胎位 LOA,头浮,子宫有不规则收缩,无压痛。最可能诊断是
A. 先兆流产
B. 胎盘早剥
C. 宫颈息肉
D. 前置胎盘
E. 子宫破裂

7.【答案】D
【解析】此题主要考查前置胎盘出血的的临床特点,并需要与胎盘早剥相区别。妊娠晚期发生无诱因无痛性阴道出血是前置胎盘典型的临床表现。阴道流血发生时间的早晚、反复发生的次数、出血量的多少与前置胎盘的类型有很大关系。
【考点】前置胎盘☆
【难度】易

8. 初产妇,孕 28 周,半夜醒来发现阴道大量出血,入院呈休克状态,阴道出血稍减少。最可能的诊断是
A. 完全性前置胎盘
B. 脐带帆状附着前置血管破裂
C. 子宫破裂
D. 胎盘早剥
E. 胎盘边缘血窦破裂

8.【答案】A
【解析】此题主要考查前置胎盘出血的临床特点,完全性前置胎盘往往初次出血的时间早,约在妊娠 28 周左右,反复出血的次数频繁,量较多,有时一次大量出血即可使病人陷入休克状态;边缘性前置胎盘初次出血发生较晚,多在妊娠 37~40 周或临产后,量也较少;部分性前置胎盘初次出血时间和出血量介于上述两者之间。
【考点】前置胎盘☆
【难度】易

9. 初产妇,36 岁,孕 37 周,因"头痛、眼花及双下肢水肿 3 天,突起持续性腹痛 3 小时"入院。查体:贫血貌,血压 150/100mmHg,脉搏 112 次 /min,宫高 30cm,腹围 104cm,子宫体硬,压痛,胎位不清,未听到胎心音,阴道少量流血,宫口未开。诊断**错误**的是
A. 宫内孕 37 周,死胎
B. 重度子痫前期
C. 高龄初产妇
D. 胎盘早剥
E. 高张性宫缩乏力

9.【答案】E
【解析】对于重型胎盘早剥的高危因素和临床症状特点,症状为突然发生的持续性腹痛和 / 或腰酸、腰痛,积血越多疼痛越剧烈。贫血程度与外出血量不相符。若胎盘剥离面超过胎盘的 1/2 或以上,胎儿多因严重缺氧而死亡,故重型病人的胎心多已消失。
【考点】胎盘早剥☆
【难度】易

10. 初产妇重度胎盘早剥,宫口开大 4cm,最佳的处理方法是
A. 人工破膜加产钳牵引
B. 剖宫产
C. 静脉滴注缩宫素
D. 抗休克同时给予抗凝药
E. 人工破膜加静脉滴注缩宫素

10.【答案】B
【解析】重型胎盘早剥短时间难以阴道分娩,应行剖宫产终止妊娠。
【考点】胎盘早剥☆
【难度】易

11. 孕 37 周突发持续性腹痛,伴少量阴道流血,贫血程度与外出血不相符。最可能发生的病症为

11.【答案】C
【解析】妊娠晚期出血伴随腹痛,贫血与外出血不符合。
【考点】胎盘早剥☆
【难度】易

A. 先兆子宫破裂　　B. 前置胎盘
C. 胎盘早剥　　D. 羊水栓塞
E. 胎盘滞留

12. 初产妇,25岁,多次人流清宫史,孕31周,无痛性阴道出血2小时入院,估计出血量约1 000ml,正确处理是
A. 有阴道出血即终止妊娠
B. 肛查了解官口开大情况以决定分娩方式
C. 凡胎儿死亡均从阴道分娩
D. 疑前置胎盘,肛查应轻柔
E. 立即行剖宫产

13. 初产妇,25岁,孕34周,3小时前突然腹痛,阴道出血少量。BP 70/40mmHg,P 110次/min,查:子宫硬,胎位不清,胎心音消失,首先应考虑为
A. 完全性前置胎盘　　B. 胎盘早期剥离
C. 妊娠期高血压疾病　　D. 部分性前置胎盘
E. 早产临产

14. 初孕妇,孕35周,一觉醒来发现阴道流血量较多。最可能的病症为
A. 先兆子宫破裂　　B. 前置胎盘
C. 胎盘早剥　　D. 羊水栓塞
E. 胎盘滞留

15. 初孕妇,23岁,孕36周,突感剧烈腹痛伴阴道中量流血,检查:BP 160/110mmHg,下肢水肿(++),尿蛋白(++),子宫如足月妊娠大,硬,压痛,胎心率110次/min,应首先考虑的疾病是
A. 完全性前置胎盘　　B. 胎盘早剥
C. 先兆早产　　D. 子宫先兆破裂
E. 前置血管破裂

16. 初产妇,28岁,孕37周,清晨醒来发现阴道流血约200mL,鲜红色,查血压115/70mmHg,胎心140次/min,LOA,无宫缩,超声示中央性前置胎盘,**错误**的处理是
A. 查血常规、血型,备血　　B. 预防产后出血及感染
C. 静脉滴注缩宫素　　D. 立即行剖宫产
E. 持续胎心监护

17. 经产妇,28岁,孕4产1,孕36周,夜间睡眠中突然发生大量阴道流血,湿透床褥,不伴腹痛。病人之前无产前检查,来院后急诊处理中**错误**的行为是

12.【答案】E
【解析】此题主要考查前置胎盘出血的临床处理,出血量多时,不论孕周大小,尽快剖宫产终止妊娠。
【考点】前置胎盘☆
【难度】易

13.【答案】B
【解析】此题主要考查胎盘早剥的临床特点。对于重型胎盘早剥的高危因素和临床症状特点,症状为突然发生的持续性腹痛和/或腰酸、腰痛,积血越多疼痛越剧烈。贫血程度与外出血量不相符。
【考点】胎盘早剥☆
【难度】易

14.【答案】B
【解析】此题主要考查前置胎盘出血的临床特点,完全性前置胎盘往往初次出血的时间早,约在妊娠28周左右,反复出血的次数频繁,量较多,有时一次大量出血即可使病人陷入休克状态;边缘性前置胎盘初次出血发生较晚,多在妊娠37~40周或临产后,量也较少;部分性前置胎盘初次出血时间和出血量介于上述两者之间。
【考点】前置胎盘☆
【难度】易

15.【答案】B
【解析】本题考的知识点是晚期产前出血的鉴别,胎盘早剥的高危因素是子痫前期,其余三个选项是在晚期产后出血相对常见的病因,前置胎盘往往通过超声诊断,而出血为典型的无痛性出血,子宫破裂多在临产后发生,在瘢痕子宫妊娠时也会发生,但发病率较低。前置血管破裂往往出血量很少,但是胎死宫内的概率很高,各有特点,也是临床需要掌握的基本知识点,也是难点。
【考点】胎盘早剥☆
【难度】中

16.【答案】C
【解析】此题主要考查前置胎盘出血的处理
【考点】前置胎盘☆
【难度】易

17.【答案】C
【解析】妊娠晚期无痛性出血,前置胎盘可能性大,不应肛查。
【考点】前置胎盘☆
【难度】易

A. 开放静脉、输液输血、行剖宫产术前准备
B. 监测生命体征
C. 肛查了解宫口大小
D. 胎心监护
E. 使用硫酸镁抑制宫缩

18. 初产妇,27岁,孕29周,持续下腹痛伴有少量出血入院,超声检查发现胎死宫内,经人工破膜及缩宫素点滴娩出一死婴和胎盘,宫腔内大量血块随之涌出,后开始持续不断的阴道出血,出血不止,无凝血块,此例产后出血的原因可能是
A. 产后宫缩乏力
B. 软产道损伤
C. 子宫破裂
D. 子宫腔内感染
E. 凝血功能障碍

18.【答案】E
【解析】此题主要考查胎盘早剥的并发症,严重的胎盘早剥可能会发生凝血功能障碍,主要是由于从剥离处的胎盘绒毛和蜕膜中释放大量的组织凝血活酶,进入母体血液循环,激活凝血系统而发生DIC。
【考点】胎盘早剥☆
【难度】中

19. 初产妇,30岁,孕2产0,孕33周,1天前挤车时腹部被撞,偶有腹坠,3小时前突发下腹疼阵发加剧,伴头晕、恶心、阴道少量出血,体检血压90/60mmhg,脉搏108次/min,宫高35cm子宫不放松,胎位不清,胎心100次/min,阴道少量血性分泌物,暗红色,血红蛋白75g/L,最恰当的处理是
A. 即输新鲜血纠正贫血
B. 密切观察病情变化,出血多随时终止妊娠
C. 人工破膜及缩宫素静脉滴注
D. 即剖宫产术,并做好子宫切除准备
E. 期待疗法,积极保胎治疗

19.【答案】A
【解析】胎盘早剥诊断后应积极处理,输血纠正贫血。终止妊娠应考虑胎儿情况,不完全取决于外出血。
【考点】胎盘早剥☆
【难度】中

20. 初产妇,35岁,孕37周,重度子痫前期,血压170/110mmHg,宫缩强有力,无明显间歇,子宫硬如板样,胎心听不到,病人烦躁不安,严重贫血。最可能的诊断是
A. 先兆子宫破裂
B. 子宫破裂
C. 子宫痉挛性收缩
D. 胎盘早剥
E. 前置胎盘

20.【答案】D
【解析】高血压病史,宫缩强无间歇,子宫板状,病人烦躁不安,胎盘早剥可能性大。
【考点】胎盘早剥☆
【难度】中

21. 初产妇,23岁,孕31周,外伤后突然剧烈腹痛,少量阴道流血,急症入院。查体:血压75/60mmHg,脉搏120次/min,面色苍白,大汗淋漓,下肢水肿,宫底剑突下3横指,胎位不清,胎心听不到,宫体左前壁轻压痛。最可能的诊断是
A. 子宫破裂
B. 前置胎盘
C. 先兆早产
D. 重度胎盘早剥
E. 边缘血窦破裂

21.【答案】D
【解析】此题主要考查胎盘早剥的临床特点。对于重型胎盘早剥的高危因素和临床症状特点,症状为突然发生的持续性腹痛和/或腰酸、腰痛,积血越多疼痛越剧烈。贫血程度与外出血量不相符。
【考点】胎盘早剥☆
【难度】易

22. 初产妇,34岁,妊娠40周,来诊前4小时感阵发性腹痛,2小时前开始持续性腹痛,伴阴道少量流血。产妇烦躁不安,面

22.【答案】E
【解析】腹痛伴出血,病人烦躁不安、血压升高、板状腹、未闻及胎心,考虑胎盘早剥。
【考点】胎盘早剥☆
【难度】中

色苍白，心率120次/min，血压170/110mmHg，宫高33cm，板状腹，压痛，未闻及胎心。最可能的诊断是

A. 前置胎盘
B. 子宫破裂
C. 临产宫缩痛
D. 先兆子宫破裂
E. 胎盘早期剥离

23. 初产妇，35岁，孕39周，无痛性阴道出血5小时，1小时前出现规律宫缩，阴道出血量约500ml，腹部检查ROA，胎头高浮，胎心160次/min，耻骨联合上可闻及与母体脉搏一致的吹风样杂音，阴道检查宫口开大1cm。该病人最恰当的处理是

A. 止血药
B. 剖宫产
C. 等待自然分娩
D. 静脉滴注缩宫素
E. 人工破膜后头皮牵引术

24. 初产妇，妊娠28周，半夜睡醒发现自己卧在血泊之中。入院呈休克状态，阴道出血稍减少。最有可能的诊断是

A. 胎盘早剥
B. 子宫破裂
C. 边缘性前置胎盘
D. 部分性前置胎盘
E. 完全性前置胎盘

25. 初产妇，34周妊娠，确诊为前置胎盘，出血多，血压70/50mmHg，宫口开大4cm，S^{-2}，胎心尚好。正确的处理应是

A. 剖宫产
B. 产钳术
C. 人工破膜
D. 头皮钳引术
E. 胎头吸引术

26. 初产妇，妊娠37周，双胎妊娠（头/臀），伴阵发性腹痛3小时，阴道持续出血2小时，如月经量，半小时前阴道流水，色清。查体：ROA/LSA，胎心128~132次/min，先露浅入，与耻骨联合上可闻及与母体脉搏一致的吹风样杂音，宫缩30s/4min。最可能的诊断是

A. 胎盘早剥
B. 完全性前置胎盘
C. 边缘性前置胎盘
D. 产程中正常现象
E. 帆状胎盘前置血管破裂

27. 孕妇，35岁，孕3产0，妊娠34周，夜间醒后发现阴道流血多量，无腹痛，妊娠28周后反复出血4次，曾予保胎治疗，子宫

23.【答案】B

【解析】本题考查前置胎盘产时出血的紧急处理原则，即孕妇大量出血危及生命安全时，终止妊娠的方式选择剖宫产术，可以在短时间内迅速结束分娩，对于母儿相对安全。剖宫产的指征包括：完全性前置胎盘，持续性大量阴道出血，部分性和边缘性前置胎盘出血较多，先露高浮，短时间内不能分娩者，以及胎心异常者。

【考点】前置胎盘☆

【难度】中

24.【答案】E

【解析】此题主要考查前置胎盘的临床特点。阴道流血发生时间的早晚、反复发生的次数、出血量的多少与前置胎盘的类型有很大关系。

【考点】前置胎盘☆

【难度】中

25.【答案】A

【解析】剖宫产术是前置胎盘终止妊娠主要方式。术前应积极纠正休克，输液、输血补充血容量；阴道分娩是利用胎先露部压迫胎盘达到止血目的，此法仅适用于头位，边缘性前置胎盘，产妇一般情况好，能尽快分娩者。

【考点】前置胎盘☆

【难度】中

26.【答案】C

【解析】前置胎盘的腹部检查：子宫大小与停经月份相符，由于胎盘覆盖宫颈内口影响胎先露入盆，胎先露部多高浮。可在耻骨联合上方听到胎盘血管杂音。不同类型的前置胎盘临床表现有所不同。

【考点】前置胎盘☆

【难度】中

27.【答案】C

【解析】前置胎盘的腹部检查特点：子宫大小与停经月份相符，由于胎盘覆盖宫颈内口影响胎先露入盆，胎先露部多高浮。可在耻骨联合上方听到胎盘血管杂音。不同类型的前置胎盘临床表现有所不同。

【考点】前置胎盘☆

【难度】中

软，无宫缩，无压痛，胎位 LSA，臀高浮，胎心音 140 次 /min。最可能的诊断是
A. 低置胎盘　B. 轻度胎盘早剥
C. 中央性前置胎盘　D. 部分性前置胎盘
E. 边缘性前置胎盘

28. 初孕妇，27 岁，孕 33 周，ROA 位，无痛性少量阴道出血 3 天，胎心消失，无明显宫缩，超声示前置胎盘。最恰当的处理是
A. 住院期待疗法
B. 立刻剖宫产术
C. 高危门诊继续随诊观察
D. 立即内诊同时行人工破膜
E. 立即静脉滴注缩宫素引产

28.【答案】D
【考点】前置胎盘☆
【难度】难

29. 初孕妇，27 岁，孕 32 周，头位，阴道出血 3 天，量少，无腹痛，胎心正常，无明显宫缩，诊断为前置胎盘，恰当的处理是
A. 住院观察
B. 人工破膜
C. 立即剖宫产
D. 人工破膜及缩宫素引产
E. 缩宫素引产，宫口开大后行碎胎术

29.【答案】A
【解析】前置胎盘的临床处理原则是绝对卧床休息，纠正贫血并使用抗生素预防感染。如果孕周小于 34 周，抑制宫缩并给予促胎肺成熟。同时严密观察病情并进行相关辅助检查。如反复大量出血、需酌情终止妊娠。
【考点】前置胎盘☆
【难度】中

30. 经产妇，27 岁，剖宫产史，孕 32 周，头位，阴道出血 3 天，量少，无腹痛，胎心正常，无明显宫缩，以下检查最合适的是
A. 阴道检查，了解宫口开大情况
B. 腹部正位片
C. 窥器检查宫颈病变情况
D. B 型超声检查了解胎盘情况
E. 胎心监护

30.【答案】D
【解析】前置胎盘的临床诊断，除了典型症状以外，辅助检查中超声的诊断率很高，必要时可以进行核磁检查。
【考点】前置胎盘☆
【难度】中

31. 初产妇，28 岁，剖宫产史，孕 31 周，阴道出血量同月经量，怀疑前置胎盘时，**不应**进行的检查是
A. 核磁检查
B. 输血、输液及准备手术的条件下进行阴道检查
C. B 型超声检查
D. 查血型、血常规
E. 腹部平片检查

31.【答案】E
【考点】前置胎盘☆
【难度】中

32. 初产妇，28 岁，妊娠 34 周，自觉头痛眼花一周急诊收入院。入院后突然出现持续腹痛并逐渐加重，腹部检查发现子宫板状硬。本例最可能的诊断是
A. 重度胎盘早剥　B. 胎膜早破

32.【答案】A
【考点】胎盘早剥☆
【难度】中

C. 先兆早产　　D. 前置胎盘
E. 先兆子宫破裂

33. 初产妇，25岁，妊娠37周，重度子痫前期，突然出现持续性剧烈下腹痛，并有阴道出血，检查子宫张力大，胎位、胎心不清，本例最可能的诊断为
A. 前置胎盘　　B. 子宫破裂
C. 羊水栓塞　　D. 先兆子宫破裂
E. 胎盘早剥

33.【答案】E
【解析】37周初产妇，有重度子痫前期病史，腹痛伴随出血，子宫张力大，胎心不清，胎盘早剥符合诊断。
【考点】胎盘早剥☆
【难度】中

34. 初产妇，26岁，因妊娠36周，无痛性阴道少量流血3天来院就诊，检查：LOA位，胎心140次/min，无明显宫缩，诊断为低置胎盘入院，恰当的处理是
A. 绝对卧床休息
B. 立即人工破膜
C. 静脉滴注缩宫素引产
D. 行剖宫产术
E. 行阴道检查，了解宫口开大情况

34.【答案】A
【解析】前置胎盘的临床处理原则是绝对卧床休息，纠正贫血并使用抗生素预防感染。如果孕周小于34周，抑制宫缩并给予促胎肺成熟。同时严密观察病情并进行相关辅助检查。如反复大量出血、需酌情终止妊娠。
【考点】前置胎盘☆
【难度】中

35. 经产妇，39岁，孕31周，轻微下腹痛，伴有阴道出血就诊，观察2小时，出血量没有增加，既往超声提示前置胎盘，以下处理**错误**的是
A. 住院卧床休息　　B. 配血、备血
C. 抑制子宫收缩　　D. 促胎肺成熟
E. 终止妊娠

35.【答案】E
【考点】前置胎盘☆
【难度】中

36. 孕妇，28岁，孕35周，双绒毛膜双羊膜囊（DCDA）双胎妊娠，无明显诱因腹痛伴有腹泻，腹痛为持续性，此时胎心监护一胎儿重度变异减速，可能的诊断是
A. 子宫破裂　　B. 前置胎盘
C. 先兆早产　　D. 胎盘早剥
E. 边缘血窦破裂

36.【答案】D
【解析】胎盘早剥的高危因素和临床表现，胎盘早剥剥离位置接近脐带时可能会导致胎儿宫内窘迫甚至胎死宫内。
【考点】胎盘早剥☆
【难度】中

37. 孕妇，40岁，孕34周，双胎妊娠，腹痛伴有阴道出血2小时入院，此时胎心监护一胎儿重度变异减速，可能的诊断是
A. 胎盘早剥　　B. 前置胎盘
C. 先兆早产　　D. 子宫破裂
E. 边缘血窦破裂

37.【答案】A
【考点】胎盘早剥☆
【难度】中

38. 孕妇，25岁，孕2产0，孕32周，“意外摔倒后，出现持续性腹痛伴有阴道出血2小时”入院，心率110次/min，行胎心监护为重度变异减速，合适的处理是

38.【答案】C
【考点】胎盘早剥☆
【难度】中

A. 纠正休克，足量补液
B. 确诊为轻型早剥者可期待疗法
C. 应及时行剖宫产术
D. 行阴道检查，不宜行人工破膜
E. 应及早使用肝素预防凝血功能障碍

39. 初孕妇，32 岁，妊娠 39 周，剧烈持续腹痛 4 小时入院。贫血貌，血压 130/80mmHg，脉搏 120 次 /min，子宫硬，不松弛，有局限性压痛，胎位不清，胎心 110 次 /min，阴道少量流血，阴道检查宫口未开。可以帮助诊断的最有价值的辅助检查是
A. 胎心监护
B. 阴道检查
C. 超声
D. 血红细胞计数及血红蛋白值
E. 血气分析

39.【答案】C
【解析】孕 39 周腹痛伴出血，胎心 110 次 /min，体征符合胎盘早剥。
【考点】胎盘早剥☆
【难度】中

40. 孕妇，28 岁，孕 2 产 0，孕 36 周，重度子痫前期入院，自觉下腹不适，有少量阴道流血入院。检查宫缩 30s/min，强度弱，子宫底高度 33cm，软，子宫右侧有轻度局限性压痛，估计胎儿体重 3 000g，胎心 140 次 /min。最可能的诊断是
A. 外伤　B. 前置胎盘　C. 胎盘早剥
D. 先兆早产　E. 急性阑尾炎

40.【答案】C
【解析】重度子痫前期，腹痛伴出血，子宫有压痛，胎盘早剥可能性最大。
【考点】胎盘早剥☆
【难度】中

【A3/A4 型题】

(1~3 题共用题干)
孕妇，31 岁，孕 3 产 0，孕 32 周，双胎妊娠，曾人工流产 2 次，因无痛性阴道间断出血 1 个月就诊。

1. 最可能的诊断为
A. 先兆早产　B. 前置胎盘
C. 胎盘早剥　D. 边缘性血窦破裂
E. 前置血管破裂

1.【答案】B
【解析】双胎妊娠，人工流产 2 次的病史，无痛性阴道出血症状，符合前置胎盘诊断。其他诊断有待排除，但最可能诊断为前置胎盘。
【考点】前置胎盘诊断☆
【难度】中

2. 为明确诊断，应首选的检查是
A. 肛门检查　B. X 线腹部平片
C. 超声检查　D. 阴道内诊检查
E. 产后检查胎膜破口

2.【答案】C
【解析】超声检查为诊断前置胎盘最为准确的措施。
【考点】前置胎盘诊断☆
【难度】中

3. 入院后 1 天，阵发腹痛 1 小时，阴道突然多量出血 400ml，血压 105/75mmHg，脉搏 110 次 /min，两胎心率正常，头高浮。最恰当的处理是

3.【答案】B
【解析】前置胎盘活动性出血时处理措施，本例病人出血增多 400ml，伴随脉搏增快，应及时手术终止妊娠。
【考点】前置胎盘的高危因素、诊断和治疗原则☆
【难度】中

A. 抑制宫缩
B. 即刻行剖宫产术
C. 阴道检查,明确胎盘位置
D. 肛门检查,依宫口情况处理
E. 绝对卧床,抑制宫缩,严密观察

(4~6 题共用题干)

孕妇,28 岁,孕 1 产 0,孕 31^{+4} 周,有 2 次人工流产史。突然阴道流血约 200ml。查体:血压 105/60mmHg,腹软,无压痛。子宫底高度 31cm,胎先露浮动,胎心率 136 次 /min。

4. 首先考虑的诊断是
A. 前置胎盘
B. 胎盘早剥
C. 帆状胎盘
D. 宫颈息肉
E. 先兆子宫破裂

4.【答案】A
【解析】人工流产 2 次的病史,无痛性阴道出血症状,头浮,符合前置胎盘诊断。
【考点】前置胎盘诊断☆
【难度】中

5. 为明确诊断,首选的检查是
A. 宫颈指检
B. 阴道窥器检查
C. 阴道穹窿扪诊
D. B 型超声检查
E. 腹部 X 线检查

5.【答案】D
【解析】超声诊断是前置胎盘最为准确且无创的检查。
【考点】前置胎盘诊断☆
【难度】中

6. 该病的合适的治疗方法是
A. 抑制宫缩,促胎肺成熟
B. 经阴道试产
C. 立即行剖宫产
D. 测定 L/S 比值
E. 人工破膜 + 缩宫素引产

6.【答案】C
【解析】活动性出血时处理措施,应及时手术终止妊娠。
【考点】前置胎盘☆
【难度】中

(7~9 题共用题干)

孕妇,24 岁,孕 2 产 0,孕 24 周时超声检查提示:胎盘位于子宫前壁下段,部分覆盖宫颈内口,胎心 145 次 /min。

7. 该病例应诊断为
A. 正常胎盘位置
B. 部分性前置胎盘
C. 中央性前置胎盘
D. 边缘性前置胎盘
E. 目前不作前置胎盘的诊断

7.【答案】E
【解析】28 周后胎盘位置位于下段,部分或全部覆盖内口是前置胎盘,24 周胎盘位置随着孕周增大可能变化。
【考点】前置胎盘☆
【难度】易

8. 37 周时突然阴道多量出血,无腹痛,急症入院。查体:血压 90/60mmHg,脉搏 120 次 /min,宫高 33cm,胎心 140 次 /min,ROA 位,头浮,无宫缩,阴道出血量估计 600ml。此时恰当的

8.【答案】D
【解析】足月妊娠阴道活动性出血,脉搏增快 120 次 /min,血压 90/60mmhg,头浮,应积极剖宫产,子宫下段剖宫产损伤小,优于体部剖宫产。
【考点】前置胎盘☆
【难度】易

处理是

A. 人工破膜　　B. 给予宫缩抑制剂

C. 子宫体部剖宫产　　D. 子宫下段剖宫产

E. 静脉滴注缩宫素引产

9. 术中发生大出血时，处理**不恰当**的是

A. 应用宫缩剂

B. 髂内动脉结扎

C. 局部注射凝血酶

D. 局部注射麦角新碱

E. 胎盘附着面“8”字缝扎

9.【答案】C

【解析】前置胎盘手术中止血方式及处理措施，局部注射凝血酶无效，其他措施均可用于术中止血。

【考点】前置胎盘☆

【难度】中

（10~12 题共用题干）

孕妇，28 岁，孕 2 产 0，36 周妊娠，意外摔倒后自觉开始下腹不适，有少量阴道流血而入院。查体：宫缩 30s/min，强度弱，子宫底高度 33cm，软，子宫右侧有轻度局限性压痛，估计胎儿体重 3 000g，胎心 140 次 /min。

10. 首选的诊断是

A. 外伤　　B. 前置胎盘　　C. 胎盘早剥

D. 先兆早产　　E. 急性阑尾炎

10.【答案】C

【解析】外伤后阴道出血，伴下腹部症状，宫体压痛阳性。

【考点】胎盘早剥☆

【难度】易

11. 为确诊，应首选的检查是

A. 胎心监护及超声检查　　B. 阴道检查

C. 肛门检查　　D. 放射性核素扫描

E. 腹部 X 线检查

11.【答案】A

【解析】胎心监护评估有无胎儿宫内窘迫，超声检查可见胎盘后血肿可以诊断。

【考点】胎盘早剥☆

【难度】易

12. 正确的处理是

A. 期待疗法

B. 立即行剖宫产

C. 硫酸镁抑制宫缩

D. 缩宫素静脉滴注引产

E. 治疗妊娠高血压综合征

12.【答案】B

【解析】胎盘早剥诊断明确，应积极终止妊娠，病人未进入产程，短时间无法阴道分娩，应行剖宫产终止妊娠。

【考点】胎盘早剥☆

【难度】中

（13~15 题共用题干）

初产妇，36 岁，孕 37 周，头胀头痛，下肢水肿 2 天，突发持续性剧烈腹痛 3 小时入院。查体：贫血貌，血压 160/100mmHg，脉搏 110 次 /min，宫高 37cm，腹围 102cm，子宫高度紧张，压痛，胎位不清，胎心音听不清。肛查时发现阴道少量流血，宫颈管未消失，宫口未开。

13. 下列诊断可**排除**

A. 子痫前期　　B. 胎盘早剥

13.【答案】E

【解析】血压升高伴随头痛症状，子痫前期诊断明确。腹痛剧烈、子宫高度紧张及压痛、胎位不清、胎心不清，胎盘早剥诊断成立。高龄初产及孕 37 周死胎可以明确。仅仅高张性宫缩乏力为产程中宫缩异常诊断，与病人情况不符合。

【考点】胎盘早剥☆

【难度】易

C. 高龄初产妇　　D. 孕 37 周，死胎
E. 高张性宫缩乏力

14. 为明确诊断应首选的检查是
A. 超声　　B. 血常规　　C. 阴道检查
D. 胎心监护　　E. 肛诊检查

14.【答案】A
【解析】超声可见胎盘后血肿，可以明确诊断。
【考点】胎盘早剥☆
【难度】易

15. 首选的处理措施是
A. 剖宫产　　B. 人工破膜
C. 期待治疗　　D. 依沙吖啶引产
E. 缩宫素静脉滴注引产

15.【答案】B
【解析】胎盘早剥，胎死宫内可行人工破膜减张并促产程进展，争取阴道分娩的机会，但如短时间无法阴道分娩，凝血异常或活动性出血，可以剖宫产终止。
【考点】胎盘早剥☆
【难度】中

(16~18 题共用题干)
经产妇，40 岁，妊娠 31 周，未行产检，腹痛伴有阴道有少量出血来诊，查体：血压 170/100mmHg，胎心监护显示频发重度减速。

16. 最可能的诊断
A. 先兆流产　　B. 胎盘早剥　　C. 宫颈息肉
D. 前置胎盘　　E. 前置血管破裂

16.【答案】B
【解析】腹痛伴出血，血压升高，胎心减速，胎盘早剥可能性大。
【考点】胎盘早剥☆
【难度】中

17. 下一步的处理是
A. 密切观察血压、脉搏、子宫底高度等病情变化
B. 输血、纠正休克
C. 用止血药物止血
D. 人工破膜
E. 积极终止妊娠

17.【答案】E
【解析】胎盘早剥伴随胎儿宫内窘迫，应尽快终止妊娠。
【考点】胎盘早剥☆
【难度】中

18. 恰当的终止妊娠的方式是
A. 保胎治疗
B. 剖宫产
C. 采取引产措施经阴道分娩
D. 羊膜腔输液后争取阴道分娩
E. 应用促胎肺成熟后再终止妊娠

18.【答案】B
【解析】31 周未临产，无短时间阴道分娩的条件，应剖宫产终止。
【考点】胎盘早剥☆
【难度】难

(19~21 题共用题干)
经产妇，妊娠 35 周，今晨出现无原因、无痛性阴道流血。

19. 本例应注意的情况是
A. 新生儿颅内出血　　B. 前置胎盘
C. 胎盘滞留　　D. 胎盘早期剥离
E. 胎儿窘迫

19.【答案】B
【解析】妊娠晚期无痛性阴道出血，前置胎盘可能性大。
【考点】前置胎盘☆
【难度】易

20. 为明确诊断,需做的检查项目是
A. 阴道检查
B. 肛门检查
C. 血小板计数
D. B 型超声检查
E. 凝血功能检查

20.【答案】D
【解析】超声检查明确胎盘位置,辅助诊断前置胎盘。
【考点】前置胎盘☆
【难度】易

21. 本例首先考虑的诊断是
A. 胎盘早期剥离
B. 先兆早产
C. 前置胎盘
D. 血小板减少性紫癜
E. 凝血功能障碍

21.【答案】C
【解析】前置胎盘的临床表现符合上述描述。首先考虑前置胎盘。
【考点】前置胎盘☆
【难度】中

(22~24 题共用题干)
孕妇,35 岁,孕 3 产 0,孕 32 周,阴道少量出血 3 天,无腹痛。曾自然流产 3 次。入院检查,枕左前位,胎头浮、胎心好,耻骨联合上方可闻及胎盘杂音。

22. 为明确诊断,首选的检查方法是
A. X 线腹部平片
B. 阴道内诊检查
C. 腹部超声检查
D. 血常规及凝血功能检查
E. 肛门检查

22.【答案】C
【解析】超声检查可以明确胎盘位置,诊断前置胎盘。
【考点】前置胎盘☆
【难度】易

23. 该病例最可能的诊断是
A. 胎盘早期剥离
B. 前置胎盘
C. 先兆流产
D. 先兆子宫破裂
E. 胎盘边缘血窦破裂

23.【答案】B
【解析】妊娠晚期少量出血,耻骨上胎盘杂音,符合前置胎盘。
【考点】前置胎盘☆
【难度】易

24. 最恰当的处理是
A. 确诊后即行人工破膜
B. 人工破膜及静脉滴注缩宫素
C. 期待疗法
D. 尽快剖宫产术
E. 卧床休息、吸氧

24.【答案】C
【解析】孕 32 周,出血量少,应期待治疗延长孕周。
【考点】前置胎盘☆
【难度】中

(25~27 题共用题干)
初产妇,妊娠 39 周,剧烈持续腹痛 4 小时入院。贫血貌,血压 130/80mmHg,脉搏 120 次 /min,子宫硬,不松弛,有局限性压痛,胎位不清,胎心 110 次 /min,阴道少量流血。

25. 为明确诊断,最有价值的辅助检查是
A. 胎心监护
B. 阴道检查
C. 超声
D. 血红细胞计数及血红蛋白值

25.【答案】B
【解析】腹痛激烈,脉搏增快,子宫不松弛,胎位不清,胎心减速,符合胎盘早剥,超声可辅助检查。
【考点】胎盘早剥☆
【难度】易

E. 血白细胞计数及分类

26. 此时最恰当的处理应是
A. 输血输液
B. 静脉滴注缩宫素引产
C. 给予镇静药等待产程发动
D. 剖宫产结束分娩
E. 以上都不是

26.【答案】D
【解析】胎盘早剥应尽快终止妊娠,无短时间阴道分娩的条件,需剖宫产终止妊娠。
【考点】胎盘早剥☆
【难度】易

27. 可能的诊断是
A. 前置胎盘　　B. 先兆子痫
C. 继发性贫血　　D. 低张性子宫收缩乏力
E. 胎盘早剥

27.【答案】E
【解析】腹痛激烈,脉搏增快,子宫不松弛,胎位不清,胎心减速,符合胎盘早剥。
【考点】胎盘早剥☆
【难度】难

(28~30 题共用题干)
经产妇,38 岁,在家中经阴道自然分娩,当胎儿及胎盘娩出后,出现时多时少的阴道持续流血已 1 小时,急诊就诊。

28. 检查血压 90/60mmHg,心率 120 次 /min,阴道出血有凝血块,此时首选处置是
A. 输液、输血,补充血容量
B. 迅速补给纤维蛋白
C. 静脉滴注缩宫素
D. 静脉推注麦角新碱
E. 消毒纱条填塞宫腔

28.【答案】A
【解析】血压 90/60mmHg,心率 120 次 /min 需尽快容量复苏。同时追问病史,完善检查。
【考点】前置胎盘☆
【难度】易

29. 为确定诊断,需追问对本例有价值的病史是
A. 孕 30 周有阴道出血住院保胎治疗
B. 高龄产妇
C. 有慢性高血压病史
D. 臀先露经阴道分娩
E. 新生儿体重 3 200g

29.【答案】A
【解析】孕 30 周出血保胎,胎盘低置可能性大,为出血高危因素。
【考点】前置胎盘☆
【难度】易

30. 考虑的诊断可能是
A. 低置胎盘剥离后出血　　B. 胎盘嵌顿
C. 胎盘粘连　　D. 胎盘剥离不全
E. 凝血功能障碍

30.【答案】A
【解析】胎盘低置,胎盘附着在下段的位置上,阴道分娩后胎盘创面宫缩不良发生出血。
【考点】前置胎盘☆
【难度】难

【案例分析题】

案例一:经产妇,37 岁,孕 35 周,头位,规律产检,无内外科合并症,外出摔倒后持续性下腹痛,伴有少量阴道出血。查体:血压 120/70mmHg,心率 100 次 /min,宫底 34/103cm,宫缩间歇放松不

满意。胎心 150 次 /min。

提问 1：目前考虑最可能的诊断是

A. 仰卧位低血压　　B. 子宫破裂
C. 胎盘早剥　　D. 早产
E. 前置胎盘　　F. 胎盘血窦破裂

提问 2：行阴道检查宫口开大 4cm，胎心监护反应型，仍有持续性出血，以下最佳的处理是

A. 静脉滴注缩宫素
B. 剖宫产终止妊娠
C. 人工破膜
D. 应用宫缩抑制剂
E. 监测阴道出血和胎心监护
F. 促胎肺成熟

提问 3：若治疗过程中出血进行性加重，伴有低血压表现，病人烦躁，以下处理正确的是

A. 纠正休克，大量输液等待阴道分娩
B. 期待疗法
C. 经阴道分娩者不宜破膜
D. 不论胎儿是否存活，均应及时行剖宫产术
E. 应用肝素治疗凝血功能障碍
F. 给予升压药物

案例二：孕妇，26 岁，妊娠 28 周后，不规则阴道流血，无痛性，出血量逐渐增多，无下腹痛，既往无内科外科合并症，查体：血压 120/70mmhg，脉搏 80 次 /min，无明显贫血貌，宫底 27/90cm，头位，浮，胎心 150 次 /min。

提问 1：以下最可能的诊断是

A. 前置胎盘　　B. 早产
C. 胎盘早剥　　D. 子宫破裂
E. 绒毛膜下血肿　　F. 宫颈息肉

提问 2：入院后出血量持续增加，但小于月经量，此时合理的治疗是

A. 紧急转运到上级医院就诊
B. 应用宫缩抑制剂
C. 行剖宫产终止妊娠
D. 终止妊娠同时联系新生儿科进行新生儿窒息复苏准备
E. 配同型血液，输血，支持治疗
F. 点滴缩宫素终止妊娠

提问 3：住院 3 天后出血量骤然增加，湿透内裤，伴有大血块，同时伴有心慌憋气等不适，胎心率正常，此时的治疗措施为

A. 静脉补充铁剂
B. 应用宫缩抑制剂，抑制宫缩，期待治疗

提问 1：【答案】C

【解析】了解胎盘早剥的典型高危因素，即外伤等机械性因素可以导致底蜕膜下出血并形成血肿，最终导致胎盘与子宫壁发生剥离。亦需要明确不同的晚期产前出血的发病机制不同，前置胎盘是胎盘与子宫壁之间的错位性出血，而早产是胎膜的小血管破裂所致，而疾病的预后也可以截然不同。

【考点】胎盘早剥☆

【难度】中

提问 2：【答案】C

【解析】胎盘早剥的处理原则，Ⅰ型早剥的病人一般情况良好，可以选择经阴道分娩，可以采取人工破膜使羊水缓慢流出，缩小子宫的体积，如果产程进展缓慢，再加用缩宫素。本例经产妇，可以破膜后观察宫缩和胎心情况，以阴道分娩为宜，如早剥情况加重伴有胎心异常则可以考虑剖宫产分娩。

【考点】胎盘早剥☆

【难度】中

提问 3：【答案】D

【解析】胎盘早剥的剖宫产分娩指征包括Ⅱ度胎盘早剥，特别是初产妇不能在短时间内分娩，Ⅰ度胎盘早剥出现胎儿宫内窘迫征象需抢救胎儿者或者Ⅲ型早剥病人病情恶化，胎儿已经死亡，不能立即分娩者；破膜后产程无进展者。因此，本例在期待过程中出现病情恶化，为挽救母胎生命需要进行剖宫产终止妊娠。

【考点】胎盘早剥☆

【难度】中

提问 1：【答案】A

【解析】前置胎盘出血的特点是无痛性，随着孕周的增大，胎盘与子宫壁间的错位性出血会愈加严重。完全性前置胎盘的出血一般初次出血时间在妊娠 28 周左右，称为“警戒性出血”；出血时间越早，其胎盘位置更接近宫颈内口。晚期产后出血的风险也越大。

【考点】前置胎盘☆

【难度】易

提问 2：【答案】B

【解析】对于妊娠小于 34 周、胎儿存活、阴道出血量不多、一般情况好的孕妇，应该进行期待治疗，依据病人的具体情况给予抑制宫缩、促胎肺成熟等治疗，如果病情加重则需要积极终止妊娠，目前病人的情况较为平稳，可以在严密监测的情况下期待治疗。

【考点】前置胎盘☆

【难度】中

提问 3：【答案】C

【解析】前置胎盘出血量大，甚至休克者，无论胎儿是否成熟，为孕

妇安全需要立即终止妊娠。该孕妇在此过程中出现了严重的产前出血，同时伴有心慌等不适，表明失血量多，处于失血性休克的早期，应该积极抗休克的同时进行剖宫产终止妊娠。

【考点】前置胎盘☆

【难度】中

提问1:【答案】C

【解析】本题考查胎盘早剥的高危因素，即血管病变最为常见因素，其中子痫前期为全身的小血管痉挛，尤其在分娩期，孕妇长时间处于仰卧位，同时伴有子痫前期的基础疾病，更容易发生胎盘早剥，因此对于此类病人需要进行严密的监测，适当给予硫酸镁进行解痉治疗，预防子痫同时适当加速产程，尽早结束分娩。

【考点】胎盘早剥☆

【难度】中

提问2:【答案】A

【解析】本题考查胎盘早剥的处理原则，即产程中的胎盘早剥，出现了胎心的异常，需要尽早结束分娩，可以进行阴道助产，如果短期内不能经阴道分娩，则需要剖宫产终止妊娠。该病人宫口开全，胎先露下降至骨盆出口位置，可以经选择经阴道分娩，出口产钳损伤小，应该积极采用产钳助娩，同时请新生儿科医生做好新生儿复苏准备。

【考点】胎盘早剥☆

【难度】易

提问3:【答案】E

【解析】重型胎盘早剥可致产后出血和凝血功能障碍，在处理产后出血同时需要严密监测凝血功能，及时补充凝血物质，而严重的失血可以导致肾前性的肾衰竭，因此在补充血容量的同时需要关注肾功能的情况，及时采取肾功能保护措施，如血滤等。本例病人需要补充血容量而不是通过升压药物维持血压。

【考点】胎盘早剥☆

【难度】中

提问1:【答案】F

【解析】剧烈腹痛，子宫硬，不松弛，子宫压痛，胎位不清，胎心未闻及，符合胎盘早剥诊断。

【考点】胎盘早剥☆

【难度】易

C. 紧急行剖宫产终止妊娠
D. 促胎肺成熟后终止妊娠
E. 配同型血液，输血，支持治疗
F. 点滴缩宫素促分娩

案例三:经产妇，40岁，第一胎因“高血压”足月于外院行选择性剖宫产。现37周，头位，血压140/90mmHg，尿蛋白(+)，胎儿估计体重3 000g，未治疗。自然临产，宫口开全，先露$S^{+2.5}$，突然出现胎心减速。

提问1:孕妇持续性腹痛，伴有头痛，血压160/90mmHg，心率110次/min，胎心减速最低至80次/min，持续3分钟未恢复，此时考虑导致胎心减速最可能诊断

A. 仰卧位低血压
B. 子宫破裂
C. 胎盘早剥
D. 羊水栓塞
E. 脐带脱垂
F. 仰卧位综合征

提问2:对于该病人的适当处理是

A. 产钳助娩
B. 吸氧
C. 剖宫产
D. 持续胎心监护
E. 改变体位并观察
F. 给予静脉安定镇静

提问3:产后病人出血共计3 000ml，血压90/60mmHg以下处理**不正确**的是

A. 监测出入量，记录每小时的尿量
B. 输血，监测血常规
C. 监测凝血功能，必要时给予凝血物质
D. 吸氧，监测血压和心率
E. 给予升压药物
F. 寻找出血原因并采取止血措施

案例四:初产妇，27岁，孕40周，持续剧烈腹痛5小时入院。血压110/80mmHg，脉搏120次/min，子宫硬，不松弛，有局限性压痛，胎位不清，胎心未闻及，阴道少量流血。

提问1:本例高度可疑的诊断是

A. 前置胎盘
B. 先兆子宫破裂
C. 高张性子宫收缩过强
D. 贫血

E. 重度子痫前期
F. 胎盘早剥

提问 2：入院后，血压 90/60mmHg，心率 130 次 /min，本例最正确处理是
A. 滴注缩宫素引产
B. 抢救休克，人工破膜
C. 立即剖宫产终止妊娠
D. 抢救休克，因胎死宫内不急于引产
E. 抢救休克，同时准备剖宫产终止妊娠
F. 阴道检查，压迫止血

提问 2：【答案】B
【解析】血压 90/60mmhg，心率 130 次 /min，处于休克状态，积极给予抗休克治疗，并人工破膜减张，减少胎盘剥离的速度，加速产程进展。
【考点】胎盘早剥☆
【难度】中

提问 3：终止妊娠后，病人阴道出血无凝血块，考虑下一步的处理是
A. 应用子宫收缩剂如缩宫素、麦角新碱等，并按摩子宫
B. 输纤维蛋白原
C. 输新鲜血浆
D. 使用肝素
E. 预防肾衰竭
F. 必要时行子宫缝合术止血

提问 3：【答案】D
【解析】重型胎盘早剥可致产后出血和凝血功能障碍，在处理产后出血同时需要严密监测凝血功能，及时补充凝血物质，而严重的失血可以导致肾前性的肾衰竭，因此在补充血容量的同时需要关注肾功能的情况，及时采取肾功能保护措施，如血滤等。
【考点】胎盘早剥☆
【难度】难

案例五：经产妇，30 岁，孕 34 周，产前检查血压 180/112mmHg，拒绝住院治疗，3 小时前突然腹痛伴阴道流血来院就诊。

提问 1：本例最可能的诊断是
A. 前置胎盘　　B. 胎盘早剥　　C. 子宫破裂
D. 先兆子宫破裂　　E. 羊水栓塞　　F. 胎膜早破

提问 1：【答案】B
【解析】高血压病史，腹部伴出血，应首先考虑胎盘早剥诊断。
【考点】胎盘早剥☆
【难度】易

提问 2：
入院后查体：血压 75/30mmHg，脉搏 120 次 /min，宫底剑突下 2 指，板状腹，胎位不清，胎心音消失，为进一步明确诊断，最需要的检查是
A. B 型超声检查
B. 阴道检查
C. 血红细胞计数及血红蛋白值
D. 胎心监护
E. 血白细胞计数及分类
F. 凝血功能检查

提问 2：【答案】A
【解析】超声检查发现胎盘后方血肿存在，可以明确胎盘早剥诊断。
【考点】胎盘早剥☆
【难度】易

提问 3：行阴道检查，宫口开大 2cm，此时最恰当的处理是
A. 输血输液
B. 抗休克治疗同时静脉滴注缩宫素引产
C. 剖宫产结束分娩
D. 输注硫酸镁，等待产程发动
E. 穿颅术结束分娩
F. 镇静治疗

提问 3：【答案】B
【解析】胎盘早剥胎死宫内，已经开大 2cm 临产，抗休克同时加速产程，尽快阴道分娩。
【考点】胎盘早剥☆
【难度】中

第八节 羊水量异常和脐带异常

【A1 型题】

1. 关于羊水过多,下列各项错误的是
   A. 妊娠任何时期内,羊水量超过 2 000ml 为羊水过多
   B. 羊水最大暗区(AFD)>8cm 为羊水过多
   C. 羊水指数 >25cm 为羊水过多
   D. 羊水过多合并神经管缺陷时,羊水中 AFP 值明显升高
   E. 羊水过多不易引起产后出血

1.【答案】E
【解析】妊娠任何时期内,羊水量超过 2 000ml 为羊水过多;羊水指数 >25cm 为羊水过多;羊水最大暗区(AFD)>8cm 为羊水过多。羊水多子宫肌纤维伸展过度,宫缩乏力易导致产后出血。
【考点】羊水过多的诊断标准☆☆
【难度】中

2. 下列不属于羊水过多临床表现的是
   A. 羊水量超过 2 000ml
   B. 单胎妊娠多于双胎妊娠
   C. 常合并胎儿畸形
   D. 多发生在妊娠 20~24 周
   E. 糖尿病病人多见

2.【答案】B
【解析】妊娠任何时期内,羊水量超过 2 000ml 为羊水过多;多发生在妊娠 20~24 周。
【考点】羊水过多的临床表现☆☆
【难度】中

3. 关于羊水过多的叙述,正确的是
   A. 容易合并子痫前期
   B. 畸形胎儿多为男婴
   C. 容易感觉到胎动
   D. B 型超声检查价值不大
   E. 常发生在患心脏病的孕妇

3.【答案】A
【解析】羊水过多子宫张力增高,并发妊娠期高血压疾病的风险增加。超声是诊断羊水过多重要的辅助检查。
【考点】羊水过多的对母儿的影响☆☆
【难度】难

4. 羊水过多孕妇娩出的新生儿,容易发生
   A. 先天性肾缺如　　B. 肺不张
   C. 先天性食管闭锁　　D. 法洛氏四联征
   E. 先天性尿道下裂

4.【答案】C
【解析】羊水过多的畸形中,神经管缺陷最常见,约 50%。消化道畸形 25%,主要是胎儿食管、十二指肠闭锁等。
【考点】羊水过多的常见畸形☆
【难度】中

5. 以最大羊水暗区垂直深度测定表示法规定羊水过少的界值为
   A. 1cm　　B. 2cm　　C. 3cm
   D. 4cm　　E. 5cm

5.【答案】B
【解析】羊水最大暗区(AFD)≤2cm 为羊水过少。
【考点】羊水过少的诊断标准☆☆
【难度】易

6. 有关脐带先露和脐带脱垂,下述错误的是
   A. 脐带位于先露之前方或一侧,胎膜多未破,为脐带先露
   B. 脐带先露又称隐性脐带脱垂
   C. 胎膜已破,脐带脱出于先露之下,为脐带脱垂
   D. 脐带脱垂的原因有头盆不称、胎位异常
   E. 胎头衔接不良,不易发生脐带脱垂

6.【答案】E
【解析】脐带位于先露之前方或一侧,胎膜多未破为脐带先露;脐带先露又称隐性脐带脱垂;胎膜已破,脐带脱出于先露之下,为脐带脱垂;脐带脱垂的原因有头盆不称、胎位异常。胎头衔接不良,易发生脐带脱垂。
【考点】脐带脱垂的原因☆☆
【难度】中

7. 脐带先露或脱垂引起胎儿缺氧，哪种胎先露导致后果最严重
A. 肩先露　B. 足先露　C. 单臀先露
D. 头先露　E. 混合臀先露

7.【答案】D
【解析】头先露发生脐带脱垂后，脐带会挤压在骨盆和颅骨之间，受压严重。
【考点】脐带脱垂的后果☆☆
【难度】中

8. 关于脐带脱垂和脐带先露的叙述正确的是
A. 胎膜未破，脐带脱出于阴道或外阴部为脐带脱垂
B. 胎膜已破，脐带脱出于阴道或外阴部为脐带脱垂
C. 胎膜未破，脐带脱出于宫颈口外为脐带先露
D. 胎膜已破，脐带脱出于宫颈口外为脐带先露
E. 以上叙述都不正确

8.【答案】B
【解析】脐带位于先露之前方或一侧，胎膜多未破为脐带先露；脐带先露又称隐性脐带脱垂；胎膜已破，脐带脱出于先露之下，为脐带脱垂；脐带脱垂的原因有头盆不称、胎位异常。
【考点】脐带脱垂和脐带先露的概念☆☆
【难度】中

9. 以下易发生脐带脱垂情况的是
A. 部分性前置胎盘　B. 足先露并有胎膜早破
C. 脐带过长　D. 双胎
E. 枕后位

9.【答案】B
【解析】足先露胎膜已破，先露和骨盆之间缝隙大，易脐带脱垂。
【考点】易脐带脱垂的胎位☆☆
【难度】中

10. 下列脐带异常最易引起分娩时胎儿发生宫内窘迫的是
A. 脐带过长　B. 脐带先露　C. 脐带过短
D. 脐带假结　E. 脐带扭转

10.【答案】B
【解析】脐带先露时，脐带易受压，从而发生胎儿宫内窘迫。
【考点】脐带异常与胎儿宫内窘迫的关系☆☆
【难度】中

【A2 型题】

1. 27 岁孕妇，近一周来腹部迅速增大，心悸气促，不能平卧。查体：宫高 37cm，腹围 105cm，胎心遥远，胎位不清。为明确诊断，首选的辅助检查是
A. 超声　B. 腹部 X 线检查
C. 彩色多普勒　D. 羊膜镜检查
E. 腹腔镜检查

1.【答案】A
【解析】超声是孕期最常用了解胎儿宫内状况的手段。羊膜镜适用于观察羊水性状，有无前置血管等。
【考点】孕期常用的了解胎儿宫内状况的辅助检查☆☆
【难度】易

2. 40 岁经产妇，妊娠 39 周，近 1 周来自觉胎动后腹痛难忍，来院就诊。查体：超声示羊水指数 5cm，胎儿先天性肾缺如，下一步的处理是
A. 保胎治疗
B. 剖宫产
C. 采取引产措施经阴道分娩
D. 羊膜腔输液
E. 观察

2.【答案】C
【解析】经产妇孕足月羊水少，胎儿合并肾缺如，建议尽量阴道分娩。
【考点】经产妇合并羊水少、胎儿肾缺如的处理☆☆
【难度】中

3. 25 岁初产妇，妊娠 23 周，近 1 周来腹部迅速增大，腹胀明显，呼吸困难，不能平卧入院。查体：血压 120/80mmHg，心率 102 次 /min，律齐，无杂音，双下肢水肿，外阴部静脉曲张，呼吸 25 次 /min，宫高 37cm，腹围 100cm，胎心音遥远，胎位不清，首先应考虑的诊断是

3.【答案】C
【解析】近 1 周来腹部迅速增大、腹胀明显、呼吸困难、不能平卧、宫高远大于同孕周宫高、心音遥远等都是急性羊水过多的表现。
【考点】急性羊水过多的表现☆☆
【难度】中

A. 双胎　　B. 急性心衰
C. 急性羊水过多　　D. 胎盘早剥
E. 子宫破裂

4. 25岁初产妇，妊娠39周，近2周来胎动时感腹痛，入院时查体：宫高33cm，腹围90cm，子宫敏感性高，胎位LSA，胎心138次/min，超声检查提示胎儿发育正常，羊水指数5cm，足先露。诊断为羊水过少。首选的处理方案是
A. 尽快破膜引产　　B. 期待疗法
C. 羊膜腔输液　　D. 立即剖宫产
E. 观察

4.【答案】D
【解析】初产臀位，孕足月羊水少，建议剖宫产。
【考点】初产妇合并足先露、羊水少的处理☆
【难度】中

5. 30岁初产妇，孕40周，女性型骨盆，胎心158次/min，足先露宫口开全，破水后脐带脱垂，最恰当处理是
A. 宫内复苏，继续观察　　B. 臀位助产
C. 立即行臀牵引术　　D. 稀释缩宫素静脉滴注
E. 剖宫产

5.【答案】C
【解析】初产臀位足先露，脐带脱垂，宫口开全，应最快方法娩出胎儿。
【考点】初产妇合并足先露、脐带脱垂的处理☆☆
【难度】难

6. 26岁孕妇，孕38周，孕1产0，阴道流水4小时，急诊检查：血压110/75mmHg，胎头高浮，胎心80~100次/min，最适宜的处理是
A. 立即行超声检查
B. 平车推进手术室，立即剖宫产
C. 吸氧，左侧卧位
D. 用平车推送病人到病房住院观察
E. 用平车推送病人积极准备剖宫产，同时行阴道检查

6.【答案】E
【解析】初产儿头高浮，已破水，胎心有减速，不能除外是否有脐带因素，故阴道检查同时备剖宫产。胎先露高浮时，胎心减速需考虑脐带因素。
【考点】胎心减速的原因☆☆
【难度】难

7. 30岁经产妇，妊娠40周，头先露浮，胎膜早破，未临产，阴道检查在胎儿先露前方触及条索状物，有搏动感，胎心60次/min，此时不适合的处理为
A. 吸氧＋平卧抬高臀部
B. 检查者于阴道内上推胎儿头部
C. 立即行剖宫产
D. 立即行产钳助产术
E. 告知家属需紧急剖宫产

7.【答案】D
【解析】经产妇未临产，可疑脐带脱垂，胎心60次/min，尽快剖宫产娩出胎儿。同时上推儿头，避免脐带受压严重，抬高臀部，需告知家属。未临产不可能行产钳助产。
【考点】脐带脱垂的紧急处理☆
【难度】难

8. 初产妇，孕40周，头浮，试产4小时，宫缩50s/2~3min，胎心132次/min，突然阴道流水量多，儿头仍高浮，胎心90次/min，考虑可能为
A. 胎头受压　　B. 脐带脱垂　　C. 脐带绕颈
D. 脐带缠绕　　E. 胎盘功能减退

8.【答案】B
【解析】初产妇临产破水后，儿头高浮，胎心90次/min，最有可能为脐带脱垂。
【考点】脐带脱垂的原因☆
【难度】难

9. 28 岁孕妇，孕 1 产 0，妊娠 29 周，超声检查羊水指数 25cm，孕妇无不适，三维彩超筛查胎儿正常，羊水 AFP 正常，正确的处理是

A. 缩宫素引产

B. 立即剖宫产

C. 米索前列醇引产

D. 顺其自然同时积极寻找原因，必要时重复糖耐量检查

E. 以上都不对

9.【答案】D

【解析】羊水多需先除外胎儿有无异常、有无糖尿病等。孕妇 29 周无自觉症状，不应剖宫产或引产。超声提示胎儿未发现异常。

【考点】不同孕周羊水多的处理☆

【难度】难

10. 孕妇，孕 37 周，因见红来诊，检查血压 120/80mmHg，宫高 39cm，腹围 105cm，头先露，未衔接，骨盆外测量正常，超声提示胎头双顶径 9cm，最大羊水直径 8cm，下列不易发生的是

A. 胎膜早破　B. 宫缩乏力　C. 胎盘早剥

D. 子宫破裂　E. 产后出血

10.【答案】D

【解析】羊水过多的并发症。羊水过多宫腔压力较大，易导致胎膜早破、胎盘早剥，因子宫过度扩张，易发生宫缩乏力及产后出血。

【考点】羊水过多的并发症☆☆

【难度】难

11. 初产妇，产程活跃期，胎心监护出现变异减速，提示

A. 脐带受压　B. 胎儿宫内窘迫　C. 胎盘功能不良

D. 宫缩过强　E. 以上都不是

11.【答案】A

【解析】变异减速一般认为是脐带受压兴奋迷走神经引起的。

【考点】脐带受压的减速特点☆☆

【难度】难

12. 28 岁孕妇，孕 1 产 0，产前超声检查胎儿双顶径 9.2cm，股骨长度 7.3cm，羊水指数 25cm，胎心 132 次 /min，头位，于临产前自然破膜，破膜后自发宫缩，分娩一男活婴 3 200g，胎盘胎膜娩出完整。总产程 20 个小时，产后突然出现阴道流血约 1 000ml，子宫轮廓不清，考虑产后出血的原因可能为

A. 胎膜早破　B. 宫内感染　C. 宫缩乏力

D. 急产　E. 以上都不是

12.【答案】C

【解析】产后出血，子宫轮廓不清，符合宫缩乏力，且羊水过多为宫缩乏力的高危因素。

【考点】羊水过多的并发症☆☆

【难度】难

13. 初产妇，妊娠 42 周，平素月经规律，超声检查胎儿双顶径 9.6cm，股骨长度 7.7cm，羊水指数 5 cm，胎心 132 次 /min，头位，此孕妇羊水过少的原因考虑为

A. 胎儿畸形　B. 胎盘功能不良　C. 羊膜病变

D. 糖尿病　E. 宫内发育迟缓

13.【答案】B

【解析】过期妊娠，胎盘功能下降，易发生羊水少。

【考点】羊水少的原因☆☆

【难度】中

14. 28 岁孕妇，妊娠 36 周，突感大量液体从阴道流出，无产兆，内诊检查胎儿先露部未固定，液体从阴道流出，胎心 100 次 /min，胎先露前方可及条索状物，有搏动感，此时应立即

A. 超声检查

B. 胎心监护

C. 孕妇头低臀高位，阴道内手上推胎先露部，急诊剖宫产

D. 脐血流检查

E. 立即引产

14.【答案】C

【解析】破水后无产兆，发现胎先露前方可及条索状物，有搏动感，胎心 100 次 /min，可疑脐带脱垂，应尽快剖宫产娩出胎儿。同时上推儿头，抬高臀部，避免脐带受压严重。

【考点】脐带脱垂的紧急处理☆☆

【难度】难

15. 30岁初产妇。孕37周，规律宫缩3小时，产科检查：宫口开大2cm，臀先露，S^{-2}。2分钟前胎膜自然破裂，胎心监护显示胎心率90次/min，阴道内诊触及搏动条索状物。最恰当的处理措施是

A. 采取头低臀高位，立即行剖宫产术
B. 吸氧，胎心恢复后立即行剖宫产术
C. 静脉滴注缩宫素，宫口开全行臀牵引
D. 行外倒转后等待自然分娩
E. 行内倒转术后待自然分娩

15.【答案】A
【解析】初产臀位，破水时宫口开大2cm，发现胎先露前方可及条索状物，有搏动，胎心90次/min，可疑脐带脱垂，应尽快剖宫产娩出胎儿。同时避免脐带受压严重，抬高臀部。
【考点】脐带脱垂的紧急处理☆☆
【难度】难

16. 35岁初产妇，孕36周，超声检查提示FGR，羊水指数4.5cm，宫颈BISHOP评分3分，NST无反应，进一步处理正确的是

A. 继续观察至39周妊娠
B. 羊膜腔内输液治疗
C. 促宫颈成熟引产
D. 尽快剖宫产
E. 羊水穿刺行染色体核型分析

16.【答案】D
【解析】FGR羊水少，高度可疑胎盘功能不良，高龄，宫颈不成熟，NST无反应。胎儿宫内状况不良，短期内无阴道分娩条件，尽快剖宫产终止妊娠。
【考点】FGR合并羊水少的处理☆☆
【难度】难

【A3/A4型题】

(1~4题共用题干)

28岁初产妇，现妊娠31周，近1周腹部迅速增大，自觉腹胀痛，心悸气促，不能平卧入院。查体：血压110/70mmHg，心率102次/min，律齐，呼吸24次/min，双肺呼吸音清晰，宫高40cm，腹围108cm，胎心135次/min，胎心音遥远，胎位不清。

1. 最可能的诊断是

A. 子宫破裂
B. 急性羊水过多
C. 慢性羊水过多
D. 急性心衰
E. 胎盘早剥

1.【答案】B
【解析】近1周来腹部迅速增大、腹胀明显、呼吸困难、不能平卧、宫高远大于同孕周宫高、心音遥远、胎位不清等都是急性羊水过多的表现。
【考点】急性羊水过多的表现☆☆
【难度】中

2. 应采取的治疗方法是

A. 毛花苷C静脉注射
B. 继续观察
C. 人工破膜
D. 羊膜腔穿刺放羊水
E. 静脉滴注缩宫素引产

2.【答案】D
【解析】压迫症状严重而胎肺不成熟者可羊膜腔穿刺放羊水，以缓解症状。
【考点】急性羊水过多的处理☆☆
【难度】难

3. 为明确诊断首选的辅助检查是

A. 超声
B. 腹部X线检查
C. 彩色多普勒
D. 羊膜镜检查
E. 腹腔镜检查

3.【答案】A
【解析】超声是孕期最常用的了解胎儿宫内状况的手段。羊膜镜适用于观察羊水性状，有无前置血管等。
【考点】孕期常用的了解胎儿宫内状况的辅助检查☆☆
【难度】易

4. 需首先**排除**
A. 胎儿畸形　　B. 母儿血型不合
C. 贫血　　D. 巨大胎儿
E. 前置胎盘

4.【答案】A
【解析】羊水过多需首先除外胎儿畸形,包括神经管缺陷、消化道畸形等。
【考点】羊水过多常合并胎儿畸形☆
【难度】难

(5~8题共用题干)
25岁孕妇,停经32周,腹胀、行动稍困难2周。孕妇平卧位检查,见腹部膨隆,宫底剑突下2指,宫高37cm,腹围100cm,胎心140次/min,遥远,胎位不清。

5. 本例最可能的诊断是
A. 羊水过少　　B. 正常妊娠　　C. 羊水过多
D. 双胎　　E. 巨大儿

5.【答案】C
【解析】近1周来腹部迅速增大、腹胀明显、呼吸困难、不能平卧、宫高远大于同孕周宫高、心音遥远、胎位不清等都是急性羊水过多的表现。
【考点】急性羊水过多的表现☆☆
【难度】中

6. 为明确诊断,最重要的辅助诊断方法是
A. 胎心电子监护　　B. 胎动计数
C. 血AFP检查　　D. 人工破膜
E. B型超声检查

6.【答案】E
【解析】超声是孕期最常用的、直观了解羊水多少的辅助检查。
【考点】孕期常用的了解羊水量的辅助检查☆☆
【难度】易

7. 若诊断为羊水过多,对孕妇的影响有
A. 产后出血发生率增加　　B. 易发生心脏病
C. 易发生糖尿病　　D. 急产发生率增加
E. 没有影响

7.【答案】A
【解析】羊水多子宫肌纤维伸展过度,宫缩乏力易导致产后出血。
【考点】羊水过多对母儿的影响☆
【难度】中

8. 若超声检查胎儿正常,本例最恰当的治疗方法是
A. 立即人工破膜
B. 尽量延长孕周,必要时羊膜腔穿刺减压
C. 剖宫产
D. 胎儿宫内输血
E. 缩宫素静脉滴注引产

8.【答案】B
【解析】压迫症状严重而胎肺不成熟者可羊穿放液,以缓解症状。
【考点】未足月急性羊水过多的处理☆
【难度】中

(9~10题共用题干)
30岁孕妇,妊娠35周,突感有较多液体从阴道流出,继而又少量间断性排出,无腹痛等其他产兆,检查见胎儿先露部未固定,液体从阴道流出。

9. 此时应为孕妇采取的体位是
A. 头低脚高位　　B. 头高脚低位　　C. 胸膝卧位
D. 截石位　　E. 俯卧位

9.【答案】A
【解析】为防止脐带脱垂应平卧抬高臀部。
【考点】防止脐带脱垂采取的体位☆☆
【难度】易

10. 采取此体位的目的是为了防止发生
A. 感染　　B. 羊水流出　　C. 脐带脱垂

10.【答案】C
【解析】头低脚高是为了防止脐带脱垂。
【考点】为防止脐带脱垂采取的体位☆☆
【难度】易

D. 出血　　E. 早产

(11~12 题共用题干)

孕妇 26 岁，产程活跃期，突然破膜，胎心迅速减慢至 110 次 /min，并持续下降。

11. 需除外的诊断是
A. 脐带先露　　B. 脐带脱垂　　C. 脐带打结
D. 脐带缠绕　　E. 以上都不是

12. 为明确诊断首选的辅助检查是
A. 超声检查　　B. 肛诊检查　　C. 阴道内诊检查
D. 胎心监护　　E. 以上都不是

11.【答案】B
【解析】突然破水后的胎心减速，并持续下降，需除外脐带脱垂。
【考点】脐带脱垂的时机和表现 ☆☆
【难度】中

12.【答案】C
【解析】此种情况下行阴道检查，即能明确是否有脐带脱垂。
【考点】除外脐带脱垂的检查方法 ☆☆
【难度】中

第十三章 分娩期并发症

第一节 产后出血

【A1 型题】

1. 产后出血是指阴道流血量在胎儿阴道分娩娩出后 24 小时内超过

A. 300ml　　B. 400ml　　C. 500ml
D. 600ml　　E. 700ml

1.【答案】C
【解析】胎儿娩出后 24 小时阴道流血量阴道分娩超过 500m 称产后出血。
【考点】产后出血定义☆
【难度】易

2. 引起产后出血最常见的原因是

A. 子宫收缩乏力　　B. 软产道裂伤
C. 胎盘滞留　　D. 凝血功能障碍
E. 急产

2.【答案】A
【解析】产后出血病因分为宫缩乏力、软产道裂伤、胎盘因素和凝血功能障碍 4 种,常见原因是宫缩乏力。
【考点】产后出血最常见的原因☆
【难度】易

3. 胎儿娩出后 4 分钟,产妇出现多量阴道流血。最可能的诊断应是

A. 宫缩乏力　　B. 阴道静脉破裂
C. 宫颈裂伤　　D. 胎盘部分剥离
E. 凝血功能障碍

3.【答案】D
【解析】胎儿娩出后,胎盘未娩出考虑胎盘部分剥离,导致出血增多。
【考点】产后出血病因☆
【难度】易

4. 应首先考虑切除子宫以止血的是

A. 宫缩乏力　　B. 胎盘粘连
C. 胎盘大部植入　　D. 凝血功能障碍
E. 子宫胎盘卒中

4.【答案】C
【解析】胎盘大部分植入应切除子宫止血。
【考点】胎盘植入引起产后出血的处理☆
【难度】易

5. 双胎妊娠最常见的并发症为

A. 脐带晚垂　　B. 产程延长,产后出血
C. 产褥感染　　D. 胎头交锁
E. 胎膜早破

5.【答案】B
【解析】子宫过度膨胀如双胎妊娠、巨大胎儿、羊水过多、妊娠合并子宫肌瘤等,均可使宫缩乏力。
【考点】产后出血的病因☆
【难度】易

6. 心脏病孕妇产后出血时禁用
A. 硫酸镁　B. 缩宫素　C. 麦角新碱
D. 前列腺素　E. 甘露醇

6.【答案】C
【解析】心脏病病人产后出血禁用麦角新碱。
【考点】产后出血用药禁忌☆☆
【难度】难

7. 病毒性肝炎孕妇,凝血酶原时间延长,在妊娠中,晚期预防产后出血的主要措施是
A. 立即剖宫产
B. 引产终止妊娠
C. 高蛋白饮食增加营养
D. 用维生素 K 和维生素 C
E. 用对羧基苄胺

7.【答案】D
【解析】病毒性肝炎凝血功能障碍,预防产后出血应补充维生素 K 和维生素 C,改善凝血功能。
【考点】产后出血用药☆☆
【难度】难

8. 关于产后出血的预防,下列错误的是
A. 对具有较高产后出血危险的产妇做好及早处理的准备工作如配血
B. 第一产程要避免产妇过度疲劳
C. 第二产程时要指导产妇适时及正确使用腹压
D. 双胎妊娠,在第一胎肩部娩出后应肌内注射麦角新碱 0.2mg
E. 产后 2 小时内在产房内观察宫缩及阴道流血情况

8.【答案】D
【解析】产后出血的预防,有高危因素病人应提前配血,避免过度疲劳,正确加腹压均正确,但双胎妊娠第一胎娩出时不应给予麦角新碱,因第二个胎儿尚未娩出。
【考点】产后出血☆☆
【难度】难

9. 下列疾病中不易发生因 DIC 导致产后出血的是
A. 死胎　B. 重度子痫前期
C. 羊水栓塞　D. 过期妊娠
E. 妊娠合并肝炎

9.【答案】D
【解析】过期妊娠和 DIC 发生无关,但死胎、子痫前期、羊水栓塞、肝炎均有可能发生凝血功能异常。
【考点】产后出血☆
【难度】易

10. 胎儿娩出后,随即阴道大量出血,最佳的处理方法是
A. 立即人工剥离胎盘,并注射宫缩剂
B. 抽血做交叉配血
C. 阴道检查有无软产道裂伤
D. 检查凝血功能
E. 立即静脉输入生理盐水

10.【答案】A
【解析】胎儿娩出后大量出血,应及时手取胎盘,以减少出血。
【考点】产后出血☆☆
【难度】难

11. 低位产钳分娩,胎儿娩出后即出现阴道持续流血,色鲜红,血压正常,子宫硬,最适宜的处理是
A. 注射缩宫素
B. 注射麦角新碱
C. 输液,配血
D. 开放静脉输液,手取胎盘,检查阴道及宫颈,如有裂伤则缝合
E. 仔细检查阴道及宫颈,有裂伤即缝合

11.【答案】D
【解析】胎儿娩出后出血多,应考虑有产道裂伤因素和胎盘部分剥离因素,应及时手取胎盘并检查缝合产道。
【考点】产后出血☆☆
【难度】难

12. 下列**不是**造成产后出血原因的是
A. 子宫肌瘤　B. 宫缩乏力　C. 双胎
D. 早产　E. 死胎

12.【答案】D
【解析】单独早产不是产后出血的高危因素。
【考点】产后出血的病因☆
【难度】易

13. 若胎盘剥离后滞留,应首先给予的处理是
A. 清宫　B. 给予子宫收缩药
C. 牵拉脐带　D. 排空膀胱
E. 按摩子宫

13.【答案】D
【解析】膀胱充盈,可使已剥离的胎盘滞留宫腔。
【考点】胎盘因素引起产后出血☆☆
【难度】难

14. 席汉氏综合征(Sheehan 综合征)的病因可能是由于
A. 宫腔粘连　B. 产后出血休克
C. 39 岁绝经　D. 性染色体异常
E. 闭经及乳汁分泌

14.【答案】B
【解析】sheehan 综合征是由于产后出血休克导致垂体前叶缺血坏死,从而导致的内分泌异常疾病。
【考点】Sheehan 综合征☆
【难度】易

15. 有关晚期产后出血的时间规定,正确的是
A. 胎儿娩出后至产褥期内
B. 分娩 24 小时内
C. 分娩 24 小时后
D. 分娩 24 小时后至产褥 10 日内
E. 分娩 24 小时后至产褥期内

15.【答案】E
【解析】此题主要考查晚期产后出血的定义:晚期产后出血指分娩 24 小时后,在产褥期内发生的子宫大量出血,出血量超过 500ml。产后 1~2 周发病最常见。
【考点】晚期产后出血☆
【难度】易

16. 子宫乏力性产后出血,首选的处理是
A. 压迫腹主动脉
B. 按摩子宫并注射子宫收缩药
C. 乙醚刺激阴道黏膜
D. 双手压迫腹部,按摩子宫
E. 子宫填塞纱布

16.【答案】B
【解析】宫缩乏力性产后出血,首选处理是按摩子宫及应用宫缩剂。
【考点】子宫乏力性产后出血☆
【难度】易

17. 产后出血采用结扎盆腔血管止血时,应首先
A. 结扎卵巢动脉　B. 结扎髂内动脉
C. 结扎子宫动脉上行支　D. 结扎阴道动脉
E. 结扎子宫动脉下行支

17.【答案】C
【解析】产后出血血管结扎手术,首选子宫动脉上行支。
【考点】产后出血☆☆
【难度】难

18. 产后出血约 80%发生在
A. 产后 3 小时　B. 产后 4 小时　C. 产后 1 小时
D. 产后 2 小时　E. 产后 5 小时

18.【答案】D
【解析】产后出血大多数发生在产后 2 小时以内。
【考点】产后出血☆
【难度】易

19. 关于产后出血的预防,正确的是
A. 宫口开全时肌内注射缩宫素 10IU
B. 应在宫缩较强时娩出胎头
C. 双胎妊娠,在第一胎肩部娩出后肌内注射缩宫素
D. 胎儿娩出后,应用手按摩子宫帮助胎盘娩出

19.【答案】E
【解析】胎儿娩出前不能肌内注射缩宫素。A 错误,娩出胎头应在宫缩间期慢慢娩出。B 错误。双胎妊娠第二胎儿未娩出,不应肌内注射缩宫素,C 错误。助娩胎盘不应手按摩子宫,D 错误。E 正确
【考点】预防产后出血☆
【难度】易

E. 产后在产房密切观察宫缩及阴道流血情况 2 小时

20. 产后出血最常见的原因是
A. 宫缩乏力
B. 胎盘因素
C. 软产道裂伤
D. 凝血功能障碍
E. 助产士接生手法不熟练

20.【答案】A
【考点】产后出血☆
【难度】易

21. 产后出血应用无菌纱条止血,取出时应注意
A. 给予静脉抗炎药物　B. 肌内注射子宫收缩药
C. 先按摩子宫　D. 给予止血药物
E. 结扎血管

21.【答案】B
【解析】取出宫腔纱条时应给予宫缩药物,促使子宫收缩。
【考点】宫腔填纱治疗产后出血☆☆
【难度】难

22. 出现产后出血不易被立即发现的是
A. 胎盘嵌顿　B. 胎盘滞留
C. 胎盘植入　D. 胎盘粘连
E. 胎盘剥离不全

22.【答案】A
【解析】胎盘嵌顿,阻塞宫口,出血积累在宫腔,不易发现。
【考点】胎盘因素导致产后出血☆☆
【难度】难

23. 第三产程在子宫下段发生狭窄环可造成
A. 胎盘粘连　B. 胎盘剥离不全
C. 胎盘植入　D. 胎盘嵌顿
E. 胎盘残留

23.【答案】D
【解析】子宫下段形成狭窄环,可导致胎盘剥离后未娩出,嵌顿在宫颈上方。
【考点】胎盘因素导致产后出血☆☆
【难度】难

24. 关于难以控制并危及产妇生命的产后出血需行子宫全切术的指征为
A. 严重的子宫收缩乏力
B. 大面积胎盘植入
C. 胎盘粘连
D. 合并中央性或部分性前置胎盘
E. DIC

24.【答案】B
【解析】大面积胎盘植入,导致难以控制的产后出血需行子宫全切术。
【考点】产后出血处理☆
【难度】易

25. 吸收性明胶海绵颗粒在髂内动脉栓塞后多少周可以被吸收
A. 3~4 周　B. 2~3 周　C. 1~2 周
D. 4~5 周　E. 3~6 周

25.【答案】B
【解析】此题主要考查对双侧子宫动脉栓塞治疗产后出血的了解情况,2~3 周吸收性明胶海绵颗粒被吸收。
【考点】子宫动脉栓塞☆
【难度】易

【A2 型题】

1. 初产妇,足月临产分娩,产前曾有 3 次阴道出血,胎盘娩出后阴道流血 500ml,检查胎盘胎膜完整,胎膜破口距胎盘边缘 4cm,此产妇阴道出血的原因可能为
A. 胎盘早剥　B. 低置胎盘　C. 胎盘部分粘连
D. 子宫收缩乏力　E. 产道裂伤

1.【答案】B
【解析】前置胎盘孕晚期无痛性阴道出血,娩出后检查胎盘提示胎膜破口距胎盘边缘小于 7cm,该病人产前有 3 次阴道出血,分娩后检查胎盘,胎膜破口距胎盘边缘 4cm。
【考点】前置胎盘的出血特点☆☆
【难度】中

2. 产妇,孕 38 周,胎膜早破,行缩宫素引产宫缩强,产程 3 小时,经查胎盘完整,宫颈裂伤予以缝合,缝后阴道仍出血不止,抽血做凝血试验(试管法)6 分钟见凝血块,子宫时软时硬,此产妇产后出血的原因可能为

A. 子宫收缩乏力　　B. 子宫下段裂伤
C. 凝血功能障碍　　D. 产道损伤
E. 子宫复旧不良

3. 初产妇,第二产程延长行胎头吸引助产后 8 小时,阴道出血似月经量,未解小便,自感头晕,乏力,心慌。查血压 80/60mmHg,脉搏 108 次 /min,面色稍苍白。子宫轮廓欠清,脐下 2 指触及一囊性包块,目前**不考虑**的诊断为

A. 产后虚脱　　B. 产后尿潴留　　C. 宫缩乏力
D. 子宫不完全破裂　　E. 产后出血

4. 初产妇,宫缩强,胎儿娩出迅速,体重 4 000g,胎儿娩出后有较多持续性阴道出血,色红,出血原因可能是

A. 产后宫缩乏力　　B. 胎盘部分剥离
C. 软产道裂伤　　D. 凝血功能障碍
E. 胎盘破裂

5. 初产妇,产钳助娩后 4 小时,自觉会阴伤口疼痛,肛门坠胀,解大便 1 次,黄稀便,镜下白细胞 0~1/HP,少许黏液。查体:血压 90/60mmHg,脉搏 102 次 /min,阴道出血不多,贫血貌。下列诊断可能性最大的是

A. 肠炎　　B. 产后虚脱
C. 产后宫缩乏力　　D. 宫腔积血
E. 阴道壁血肿

6. 初产妇,35 岁,因第二产程延长行会阴后斜切开及产钳助产。产后检查:宫底脐下 2 指,血压 115/80mmHg。产后 1 小时产妇感心悸、恶心、口渴、出冷汗,检查阴道流血不多,色暗红,有凝血块,宫底脐上 1 横指、软;血压 80/50mmHg,应首先考虑

A. 产后虚脱　　B. 低血糖休克
C. 羊水栓塞　　D. 宫腔内有隐性出血
E. 仰卧位低血压综合征

7. 某女,28 岁,曾经做过 3 次人工流产,本次足月妊娠顺产,胎儿娩出后 30 分钟,胎盘尚未娩出,产程中未使用子宫收缩剂,子宫轮廓清楚,阴道有间歇性出血约 200ml。应考虑

A. 完全性植入胎盘　　B. 胎盘部分粘连
C. 胎盘全部粘连　　D. 帆状胎盘

2.【答案】A
【解析】产后出血的四大原因有子宫收缩乏力、胎盘因素、软产道裂伤、凝血功能障碍。此病人产后查胎盘完整,软产道裂伤已缝合,试管法提示凝血功能正常,查体子宫收缩时软时硬,产程较快,有子宫收缩乏力高危因素,所以考虑子宫收缩乏力。
【考点】产后出血的原因☆☆
【难度】中

3.【答案】A
【解析】有产后出血高危因素,未排尿,子宫轮廓欠清,脐下 2 指可触及一囊性包块。尿潴留、宫缩乏力、产后出血、助产后不除外子宫不全破裂,诊断均有可能,但产后虚脱没有依据。
【考点】产后出血鉴别诊断☆
【难度】难

4.【答案】C
【解析】巨大胎儿分娩、急产均可能导致软产道裂伤,胎儿娩出后立即发现阴道出血,色鲜红,考虑软产道裂伤可能。该产妇宫缩强,巨大儿,产程较快,胎儿娩出会出现阴道出血,色鲜红。
【考点】软产道裂伤出血的特点☆
【难度】中

5.【答案】E
【解析】产钳助产是软产道裂伤高危因素,失血表现明显,伴阴道疼痛而阴道流血不多,应考虑隐匿性软产道裂伤、阴道血肿等。该病人休克指数大于 1,贫血貌,阴道出血不多,诉会阴伤口胀痛,肛门坠胀感。
【考点】处理隐匿性软产道裂伤特点☆
【难度】中

6.【答案】D
【解析】病人产程较长,有产后出血高危因素,分娩后子宫收缩脐下 2 指,宫缩好,1 小时出现宫底脐上 1 指,阴道出血不多,考虑子宫收缩差致宫腔积血。
【考点】子宫收缩乏力致产后出血特点☆
【难度】中

7.【答案】B
【解析】胎盘因素致产后出血的原因有胎盘滞留和胎盘植入。胎盘嵌顿多由于不恰当使用缩宫素造成,多次人流手术史有胎盘粘连或植入高危因素,部分胎盘粘连部分胎盘剥离,血窦开放,子宫收缩不好,阴道出血较多,胎盘完全粘连阴道不出血。
【考点】胎盘因素致产后出血的特点☆
【难度】中

E. 胎盘嵌顿

8. 孕妇,31 岁,孕 38 周,重度子痫前期,剖宫产术后 1 小时,阴道流血持续不断,无凝血块,失血约 800ml,应用宫缩剂无效。需要进一步做的检查是
A. 胸部 X 线拍片
B. 查血小板、凝血酶原时间、3P 试验
C. 心电图检查
D. 眼底检查
E. 肝功能检查

8.【答案】B
【解析】重度子痫前期可引起弥散性血管内凝血,导致凝血功能障碍,从而出现胎儿娩出后阴道持续出血,血不凝。
【考点】DIC 的诊断☆☆
【难度】中

9. 双胎妊娠,足月分娩,产后 1 个多小时,阴道出血 200ml,挤压宫底排出血块约 300ml 后,子宫可扪及,测血压 110/70mmHg。首先需给的处理是
A. 输血补液
B. 检查软产道
C. 查血小板、凝血酶原时间、3P 试验
D. 阴道填塞纱布条
E. 选用子宫收缩剂

9.【答案】E
【解析】双胎妊娠,足月分娩,有产后出血高危因素,产后 1 小时,按压宫底阴道出血较多,宫腔有血凝块,子宫可扪及,血压 110/70mmHg,生命体征平稳,子宫收缩差,予以宫缩剂纠正出血原因。
【考点】子宫收缩乏力的处理☆☆
【难度】中

10. 初产妇,25 岁,妊娠足月,规律宫缩 1 小时来诊,当时宫口开大 4cm,由于宫缩过强,在产妇用力下,胎儿顺利娩出,当即有鲜血流出,5 分钟后胎盘自然娩出,检查胎盘完整,子宫收缩良好,但有持续性阴道出血(鲜红色伴有血块)达 400ml,检查会阴无裂伤。最可能的出血原因为
A. 乏力性子宫出血
B. 羊水栓塞
C. 胎膜残留
D. 宫颈裂伤
E. 凝血功能障碍

10.【答案】D
【解析】宫缩过强、急产均可能导致软产道裂伤,胎儿娩出后立即出现阴道出血,色鲜红,考虑软产道裂伤可能。该产妇宫缩强,产程快,胎儿娩出会出现阴道出血,色鲜红,查子宫收缩好,胎盘完整,有血凝块,检查会阴无裂伤,未查宫颈,宫颈裂伤可能性大。
【考点】软产道裂伤的特点☆
【难度】中

11. 孕足月初产妇,第二产程 2.5 小时,胎盘娩出后有间歇性阴道流血量多、宫底增高,应考虑
A. 阴道静脉破裂
B. 凝血机制障碍
C. 胎盘残留
D. 宫颈裂伤
E. 宫缩乏力

11.【答案】E
【解析】产程较长,易致子宫收缩乏力,有产后出血高危因素,胎盘娩出后间歇阴道出血较多,宫底增高,提示子宫收缩差。
【考点】子宫收缩乏力出血特点☆
【难度】中

12. 初产妇,产程仅 3 小时,胎儿娩出 2 分钟后胎盘娩出,检查完整,宫颈撕裂,修补后阴道出血仍不止,抽血行试管法 6 分钟见凝血块,子宫时软时硬。此时发生产后出血原因可能是
A. 宫缩乏力
B. 胎盘滞留
C. 产道损伤
D. 凝血功能障碍
E. 子宫复旧不良

12.【答案】A
【解析】急产易致子宫收缩乏力,该病人产程较快,胎盘完整,宫颈裂伤已缝合,出血可见凝血块,除外软产道裂伤、胎盘因素及凝血功能障碍致贫血,查体子宫时软时硬,提示子宫收缩欠佳。
【考点】子宫收缩乏力出血特点☆
【难度】中

13. 产妇于胎儿娩出后 20 分钟，胎盘胎膜尚未排出，阴道活动性出血量多，应立即给予的处理是
A. 用手剥离胎盘后取出
B. 牵拉脐带使胎盘娩出
C. 用胎盘钳夹取胎盘
D. 以纱布条填塞子宫后行子宫全切术
E. 注射宫缩剂，刺激子宫收缩以止血并娩出胎盘

13.【答案】A
【解析】胎盘滞留常见原因有膀胱充盈、胎盘嵌顿、胎盘剥离不全，该病人胎儿娩出后胎盘、胎膜未排出，阴道有活动性出血，提示胎盘部分剥离，立即行宫腔检查胎盘剥离情况，取出胎盘。
【考点】胎盘滞留引起的产后出血处理☆
【难度】中

14. 经产妇，给予米索促宫颈成熟，总产程仅 3 小时，胎儿出生体重 4 100g，胎儿娩出后 2 分钟后胎盘娩出，检查完整，此时阴道出血汹涌，即刻 600ml，此时发生产后出血最可能的原因是
A. 宫缩乏力　B. 胎盘滞留
C. 产道损伤　D. 凝血功能障碍
E. 子宫复旧不良

14.【答案】C
【解析】经产妇、巨大儿、宫缩过强、急产均可能导致软产道裂伤，胎儿娩出后立即出现阴道出血，色鲜红，考虑软产道裂伤可能。
【考点】处理软产道裂伤☆
【难度】中

15. 产妇于胎儿娩出后 2 分钟阴道有少量活动性出血，子宫轮廓清楚，宫底脐下 1 指，应首先给予的处理是
A. 用手剥离胎盘后取出
B. 牵拉脐带协助胎盘娩出
C. 用胎盘钳夹取胎盘
D. 以纱布条填塞阴道进行压迫
E. 宫颈注射宫缩剂，刺激子宫收缩

15.【答案】B
【解析】胎盘滞留常见原因有膀胱充盈、胎盘嵌顿、胎盘剥离不全，该病人胎儿娩出后胎盘、胎膜未排出，阴道少量出血，提示胎盘剥离征象，可有控制的牵拉脐带协助胎盘娩出。
【考点】处理胎盘剥离征象☆
【难度】中

16. 产妇产前血常规提示 WBC 7.2×10^9/L，Hb 130g/L，产后复查血常规 WBC 11.2×10^9/L，Hb 110g/L，据此推断该产妇的产后出血量约为
A. 500ml~800ml　B. 800~1 000ml
C. 1 000~1 200ml　D. 1 200~1 500ml
E. 1 500~2 000ml

16.【答案】B
【解析】血红蛋白下降 10g/L，出血 400ml 左右。
【考点】出血量的估计方法☆☆
【难度】中

17. 产妇产前血常规提示 WBC 7.2×10^9/L，Hb 110g/L，产后复查血常规 WBC 11.2×10^9/L，Hb 80g/L，据此推断该产妇的产后出血量约为
A. 200ml~500ml　B. 500~800ml
C. 800~1 000ml　D. 1 000~1 200ml
E. 1 200~1 500ml

17.【答案】D
【考点】出血量的估计方法☆☆
【难度】中

18. 产妇经阴道分娩后 24 小时复查血常规 Hb 62g/L，欲使该病人 Hb 达到 80g/L，给此产妇进行输血的方案是
A. 全血 500ml　B. 全血 1 000ml
C. 同型红细胞悬液 1IU　D. 同型红细胞悬液 2IU
E. 同型红细胞悬液 3IU

18.【答案】E
【解析】输红细胞 2IU 可提升血红蛋白 1g/dL 左右。
【考点】输血方案☆
【难度】中

19. 产妇阴道分娩后 2 小时，心率 110 次 /min，血压 110/70mmHg，据此估计产后出血量约为
A. 500~1 000ml B. 1 000~1 500ml
C. 1 500~2 000ml D. 2 500~3 000ml
E. 3 000~3 500ml

19.【答案】B
【解析】休克指数 = 脉率 / 收缩压，休克指数 =1，估计出血 1 000~1 500ml
【考点】根据休克指数测算出血量☆☆
【难度】中

20. 产妇阴道分娩后 1 小时，心率 110 次 /min，血压 110/55mmHg，据此估计产后出血量约为
A. 500~700ml B. 1 000~1 500ml
C. 1 500~2 000ml D. 2 000~2 500ml
E. 2 500~3 000ml

20.【答案】B
【考点】根据休克指数测算出血量☆☆
【难度】中

21. 产妇阴道分娩后 4 小时，心率 126 次 /min，血压 83/42mmHg，据此推算该产妇产后出血量约为总血容量的
A. 15% B. 20% C. 30%
D. 40% E. 50%

21.【答案】C
【考点】根据休克指数测算出血量☆☆
【难度】中

22. 产妇阴道分娩后 4 小时，心率 130 次 /min，血压 60/42mmHg，据此推算该产妇产后出血量约为总血容量的
A. 15% B. 20% C. 30%
D. 40% E. 50%

22.【答案】E
【考点】休克指数估计失血量☆☆
【难度】中

23. 孕妇孕前体重 55kg，孕期体重增加 20kg，该孕妇妊娠末期总血容量大约为
A. 6 000~6 200ml B. 5 800~6 000ml
C. 5 500~5 600ml D. 5 000~5 200ml
E. 4 000~4 500ml

23.【答案】C
【解析】妊娠末期总血容量(L)的简易计算方法为非孕期体重(kg)×7%×(1+40%)，或非孕期体重(kg)×10%。
【考点】孕妇血容量计算方法☆☆
【难度】中

24. 初产妇，30 岁，妊娠 39 周，胎膜早破阴道分娩一巨大儿，产后阴道流血，色暗红，量约 200ml，查体：心率 90 次 /min，血压 100/78mmHg，宫底脐上 2 指，此时的首要处理应该是
A. 吸氧
B. 配血
C. 静脉输入 5% 葡萄糖注射液 1 000ml
D. 手取胎盘
E. 肌内注射卡前列素氨丁三醇注射液

24.【答案】E
【解析】巨大儿致子宫收缩乏力，引起产后出血，应加强宫缩。
【考点】子宫收缩乏力的处理☆
【难度】中

25. 经产妇，35 岁，妊娠足月，在家土法接生，因产后持续阴道流血送至急诊室，下列处理中最为紧要的是
A. 开放静脉
B. 给予卡前列素氨丁三醇注射液推注
C. 了解孕期经过

25.【答案】A
【解析】开放静脉补充容量，赢得时间进一步了解孕期情况及分娩时情况，查找出血原因，对症处理。
【考点】失血性休克处理☆
【难度】中

D. 肌内注射破伤风
E. 超声

26. 产妇胎儿娩出后5分钟,阴道流血200ml,暗红色,宫底平脐,子宫收缩好,此时的正确处理是
A. 等待胎盘自行剥离
B. 持续按摩子宫
C. 手取胎盘
D. 给予缩宫素静脉滴注
E. 开放2条静脉通路

27. 经产妇,胎儿胎盘娩出后30分钟,阴道流血鲜红色,量约300ml,有凝血块,子宫轮廓不清,此时采取的下列处理**错误**的是
A. 持续在腹部按摩子宫
B. 一手在腹部按压宫底,另一手进入阴道在后穹窿顶住子宫后壁
C. 给予缩宫素10IU静脉滴注
D. 助手协助检查胎盘胎膜的完整性
E. 开放第2条静脉通路

28. 产妇,规律宫缩20小时后宫口开全,1小时后胎儿娩出,20分钟后胎盘娩出,突然出现阴道大量流血,测血压100/70mmHg。考虑此时诊断为
A. 子宫收缩乏力性产后出血
B. 胎盘残留性产后出血
C. 软产道损伤性产后出血
D. 凝血障碍性产后出血
E. 羊水栓塞性产后出血

29. 经产妇,胎儿出生体重4 000g,胎盘娩出后阴道流血多,首先考虑
A. 子宫收缩乏力
B. 胎盘残留
C. 产道裂伤
D. 凝血功能障碍
E. 羊水栓塞

30. 产妇,产后阴道流血较多,查子宫轮廓不清,按压宫底后见大量血块及暗红色血液流出。此时考虑该产妇产后出血最可能的原因为
A. 胎盘残留
B. 产道损伤
C. 子宫收缩乏力
D. 凝血功能障碍
E. 羊水栓塞

31. 初产妇,因双胎妊娠行剖宫产,胎儿娩出后子宫收缩差,出血

26.【答案】C
【解析】胎儿娩出后胎盘未剥离,阴道大量出血,可行人工剥离胎盘术。
【考点】胎盘因素致产后出血临床处理☆☆
【难度】中

27.【答案】B
【解析】子宫按摩双手按摩,应在前穹窿压迫子宫。
【考点】产后子宫收缩乏力的临床处理☆☆
【难度】中

28.【答案】A
【解析】产程较长易致子宫收缩乏力,胎盘娩出后阴道出血主要为子宫收缩乏力或胎盘、胎膜残留。
【考点】子宫收缩乏力的临床表现☆
【难度】中

29.【答案】A
【解析】巨大儿易致子宫收缩乏力,胎盘娩出后阴道出血主要为子宫收缩乏力或胎盘、胎膜残留。
【考点】子宫收缩乏力产后出血临床表现☆
【难度】中

30.【答案】C
【解析】查体子宫轮廓不清,按压宫底大量血块及暗红色血液流出,均提示子宫收缩乏力。
【考点】产后出血☆☆
【难度】中

31.【答案】D
【解析】双胎妊娠易致子宫收缩乏力,有产后出血高危因素,术中出血后予以宫缩剂效果不佳,B-Lynch缝合适于子宫收缩乏力等产后出血治疗,具有止血快、易于操作、手术时间短、安全性大的优点。
【考点】剖宫产术中因宫缩乏力产后出血的处理☆☆
【难度】中

约 1 000ml，给予前列腺素类药物后宫缩仍无好转，下一步处理是

A. 继续给予促宫缩药物
B. 冰盐水纱垫覆盖子宫刺激宫缩
C. 宫腔纱条填塞
D. B-Lynch 缝合
E. 切除子宫

32. 产妇，30 岁，孕 5 产 0，在Ⅱ级医疗机构分娩，胎儿娩出后 30 分钟胎盘尚未娩出，宫缩好，阴道流血不多，医师手取胎盘过程中发现胎盘与子宫肌层粘连紧密，出血不多，下一步处理是

A. 缩宫素加强宫缩　　B. 继续手取胎盘
C. 超声引导下钳夹胎盘　　D. 切除子宫
E. 转诊上级医疗机构

32.【答案】E
【解析】Ⅱ级医疗机构处理胎盘严重粘连情况存在困难，现出血不多，应积极转诊上级机构处理。
【考点】胎盘因素引起的产后出血的处理原则☆☆
【难度】中

33. 孕妇因前置胎盘于孕 38 周行剖宫产，术中出血 1 000ml，下列处理中**错误**的是

A. 给予缩宫素　　B. 给予前列腺素类药物
C. 局部缝合　　D. B-Lynch 缝合
E. 子宫动脉结扎

33.【答案】D
【解析】常规 B-Lyn 缝合术缝合位点可能位于出血点之上，非前置胎盘止血措施的首要选择。
【考点】前置胎盘产后出血的处理☆☆
【难度】中

34. 产妇 38 岁，孕 4 产 1，5 年前因“臀位”行剖宫产，此次孕 25 周超声提示：单活胎，头位，胎盘植入。孕 35 周行剖宫产手术，术中出血汹涌，量达 2 500ml，下列处理正确的是

A. 宫腔填纱　　B. 持续子宫按摩
C. 给予前列腺素制剂　　D. 子宫动脉栓塞
E. 切除子宫

34.【答案】E
【解析】胎盘植入情况下出血汹涌，量达 2 500ml，应果断切除子宫。
【考点】凶险性前置胎盘产后出血的处理☆☆
【难度】中

35. 产妇 35 岁，2 年前因“持续性枕后位”剖宫产一女活婴，此次孕期顺利，定期检查，因“妊娠 39 周规律性腹痛 5 小时”入院，行阴道检查：宫颈消平，宫口开大 6cm，先露头，S^{+1}，羊水清。1 小时后宫口开全，因胎儿宫内窘迫行产钳助产，胎盘自娩，产后阴道流血量约 300ml，产妇烦躁诉乏力、口渴、心慌。查体：宫底脐下 1 指，收缩好，心率 110 次 /min，血压 80/65mmHg，最有可能的原因是

A. 子宫收缩乏力　　B. 胎盘、胎膜残留
C. 盆腔血肿　　D. 羊水栓塞
E. 产后虚脱

35.【答案】C
【解析】产钳助产、剖宫产后阴道分娩是软产道裂伤高危因素，失血表现明显，而阴道流血不多，应考虑隐匿性软产道裂伤、阴道血肿、盆腔血肿等。
【考点】产后出血原因☆☆
【难度】中

36. 初产妇 26 岁，急产，胎儿娩出后无阴道流血，但胎盘娩出后阴道流血不断，时多时少，未见血凝块，1 小时内阴道流血量

36.【答案】C
【解析】胎盘娩出后出血未见血凝块，休克情况不能用出血量解释，应警惕羊水栓塞发生，凝血功能检查及纠正凝血功能异常十分重要。
【考点】产后出血原因处理☆☆
【难度】中

超过 600ml，血压 70/50mmHg，脉搏 126 次 /min。此时首先要采取的措施应是

A. 查找软产道是否有裂伤
B. 静脉注射麦角新碱加强宫缩
C. 查凝血功能，输纤维蛋白原
D. 超声排查是否有内出血
E. 搔刮宫腔

37. 初产妇，因第二产程延长，行会阴后 - 侧切开术及低位产钳助产，娩出 3 900g 活婴。产后 2 小时诉会阴伤口疼痛，肛门坠胀并有便意，阴道流血量不多。体检：贫血貌，血压 96/66mmHg，最可能的诊断可能是

A. 肠炎
B. 宫颈撕裂
C. 阴道后壁血肿
D. 会阴Ⅳ度裂伤
E. 子宫收缩乏力致宫腔积血

37.【答案】C

【解析】产钳助产是软产道裂伤的高危因素，失血表现明显，会阴伤口疼痛而阴道流血不多，应考虑隐匿性软产道裂伤，阴道血肿、盆腔血肿等。

【考点】产后出血处理☆☆

【难度】中

38. 孕妇因合并风湿性心脏病，心功能Ⅱ级行剖宫产手术，术中出血 600ml，下列处理中**错误**的是

A. 麦角新碱肌内注射
B. 小剂量缩宫素静脉缓慢滴注
C. 按摩子宫
D. 血常规及凝血检查，必要时输血
E. 宫腔填塞纱布止血

38.【答案】A

【解析】风湿性心脏病，心功能Ⅱ级，是麦角新碱应用的禁忌证。

【考点】麦角新碱的禁忌证☆☆

【难度】中

39. 产妇孕前体重 60kg，剖宫产术中发生产后出血，此时监护提示产妇心率 110 次 /min，血压 75/50mmHg，至少应输入的血量为

A. 全血 2 000ml
B. 压积红细胞 2IU
C. 压积红细胞 5IU
D. 压积红细胞 5IU，血浆 200ml
E. 压积红细胞 5IU，血浆 400ml，1 单位血小板

39.【答案】E

【解析】休克指数 1.5，估计出血量 1 500~2 000ml 左右，输红细胞、血浆及血小板配比 10 : 1 : 1。

【考点】产后出血处理☆☆

【难度】中

40. 产妇产钳助产后发生产后出血，以下方式中最为准确且便捷的估计产后出血量的方法是

A. 目测法
B. 容积法
C. 面积法
D. 根据血色素下降进行估计
E. 休克指数法

40.【答案】E

【解析】休克指数法根据心率和收缩压估计产后出血，可以迅速作出判断也较为准确，是常用的估计出血的方法。

【考点】产后出血量的估计方法☆☆

【难度】易

【A3/A4 型题】

(1~5 题共用题干)

31 岁初产妇,孕 1 产 0,足月临产,产程进展顺利,宫口开全 1 小时后,突发晚期减速,胎心 70~90 次 /min,儿头 S^{+3},LOT,羊水粪染,考虑胎儿宫内窘迫,立即行低位产钳,娩出女婴 3 800g,Apgar 评分 7-9-10,胎儿娩出后随之阴道有活动性出血约 300ml。

1. 最可能的诊断为
   A. 宫缩乏力　B. 软产道损伤
   C. 凝血功能障碍　D. 产程延长
   E. 子宫外翻

1.【答案】B
【解析】本产妇因胎儿宫内窘迫行产钳助产,且新生儿体重偏大,应首先考虑软产道损伤可能。
【考点】产后出血☆☆
【难度】易

2. 应立即采取的措施是
   A. 导尿,排空膀胱以保证宫缩好
   B. 立即手取胎盘,检查软产道有无裂伤
   C. 输血
   D. 静脉滴注缩宫素促进宫缩
   E. 测血压、脉搏及查凝血功能

2.【答案】B
【解析】胎儿娩出后立即出现阴道出血,应先行手取胎盘,检查软产道有无裂伤,同时开放静脉补液,观察宫缩及出血情况,酌情查血常规、凝血,必要时输血。
【考点】产后出血的处理☆☆
【难度】易

3. 以下情况不需处理
   A. 宫颈裂伤 <1cm,有活动性出血
   B. 宫颈息肉出血
   C. 宫颈糜烂出血压迫后无好转
   D. 宫颈裂伤 <1cm,无活动性出血
   E. 宫颈裂伤 2cm

3.【答案】D
【解析】宫颈裂伤小,无明显活动性出血,可不进行常规缝合,若有持续性出血或裂伤较大,超过 2cm,均应进行缝合止血。
【考点】宫颈裂伤的处理☆☆
【难度】易

4. 以下正确的是
   A. 黏膜和肌肉裂伤为会阴Ⅰ度裂伤
   B. 裂伤至肛门括约肌者为会阴Ⅱ度裂伤
   C. 裂伤至阴道侧穹窿者为会阴Ⅲ度裂伤
   D. 会阴Ⅱ度裂伤即可造成大便失禁
   E. 会阴侧切可损伤部分肛提肌

4.【答案】E
【解析】Ⅰ度指皮肤及阴道入口黏膜撕裂,未累及肌层;Ⅱ度是指裂伤已达会阴体肌层,累及阴道后壁黏膜;Ⅲ度只指肛门外括约肌已断裂,甚至阴道直肠隔及部分直肠前壁有裂伤。
【考点】会阴裂伤分度☆☆
【难度】易

5. 软产道裂伤不包括
   A. 宫颈裂伤　B. 阴道裂伤
   C. 侧切口延裂　D. 子宫下段破裂
   E. 会阴体裂伤

5.【答案】D
【解析】子宫下段破裂属于分娩期并发症,但不属于软产道裂伤。
【考点】软产道裂伤分类☆☆
【难度】易

(6~10 题共用题干)

30 岁,孕 1 产 0,孕 37 周,因双胎妊娠行剖宫产术,手术过程顺利,胎儿娩出后 5 分钟突然阴道出血 200ml。

6. 最可能的诊断为
   A. 宫缩乏力　　B. 软产道损伤
   C. 凝血功能障碍　　D. 产程延长
   E. 子宫外翻

6.【答案】A
【解析】双胎妊娠因子宫张力较大，胎儿娩出后子宫未能充分收缩易出现产后出血。
【考点】产后出血☆☆
【难度】易

7. 预防产后出血的常用措施有
   A. 按摩宫底
   B. 双手按摩子宫
   C. 腹部放置沙袋
   D. 胎儿娩出后预防性使用缩宫素
   E. 以上各项

7.【答案】E
【解析】以上各项均可预防产后出血的发生。
【考点】产后出血☆☆
【难度】易

8. 本产妇下一步处理**不正确**的有
   A. 立即检查胎盘有无残留
   B. 给予缩宫素制剂促进子宫收缩
   C. 按摩子宫
   D. 开放静脉，快速补液
   E. 立即输血

8.【答案】E
【解析】产时阴道出血200ml，目前暂不需输血，应严密观察病情，若出血速度快，积极治疗后出血量仍很大，可酌情输血。
【考点】产后出血的处理☆☆
【难度】中

9. 积极促宫缩治疗后，产妇仍持续出血超过1 000ml，此时最有效的治疗是
   A. 输血
   B. 卡孕栓
   C. 卡前列素氨丁三醇注射液
   D. 缩宫素
   E. 卡贝缩宫素

9.【答案】A
【解析】如产后出血超过1 000ml，会影响产妇血循环，严重时导致肾衰、心衰，此时应积极输血纠正休克。
【考点】产后出血☆☆
【难度】中

10. 本病人最可能出现的远期并发症是
   A. 闭经泌乳综合征　　B. 席汉综合征
   C. 西蒙综合征　　D. 库欣综合征
   E. 多囊卵巢综合征

10.【答案】B
【解析】席汉综合征由于产后大出血，尤其是伴有长时间的失血性休克，使垂体前叶组织缺氧、变性坏死，继而纤维化，最终导致垂体前叶功能减退的综合征。
【考点】产后出血并发症☆☆
【难度】中

(11~15题共用题干)

34岁，孕1产0，孕39周，产程进展顺利，自娩一足月活女婴，重3 200g，评分好，胎儿娩出后10分钟突然阴道出血200ml，即行人工剥离胎盘，手入宫腔感胎盘与宫壁界限不清，无法剥离。

11. 最可能的诊断为
   A. 胎盘残留　　B. 胎盘植入
   C. 胎盘嵌顿　　D. 宫缩乏力
   E. 软产道裂伤

11.【答案】B
【解析】人工剥离胎盘困难，感胎盘与宫壁界限不清，无法剥离者，应考虑胎盘植入可能。
【考点】产后出血☆☆
【难度】易

12.【答案】A

【解析】胎盘植入病情比较凶险、出血量大，严重威胁母体生命者需行子宫全切术，但对于那些出血不多、无感染迹象、生命体征平稳、植入面积小、有保留子宫愿望的产妇，亦可行保守性治疗。

【考点】产后出血☆☆

【难度】易

13.【答案】E

【解析】超声检查可见胎盘与子宫附着面无清晰的界线，有异常的血流进入子宫肌层。MRI 对于了解胎盘植入程度，是否侵犯邻近脏器有一定的价值。较深的胎盘植入可以穿通子宫到浆膜外向前累及膀胱向后可累及乙状结肠，对可疑病例可行腹腔镜、膀胱镜和乙状结肠检查。

【考点】胎盘植入的诊断☆☆

【难度】易

14.【答案】E

【解析】不应常规联合使用多种缩宫素制剂，应掌握适应证。产后出血首先应明确出血原因，对因处理。

【考点】产后出血☆☆

【难度】易

15.【答案】B

【解析】胎盘植入伴持续性阴道出血导致休克，应抗休克治疗同时立即准备手术。

【考点】产后出血处理☆☆

【难度】中

16.【答案】A

【解析】胎盘胎膜残留容易引发晚期产后出血。

【考点】晚期产后出血☆☆

【难度】易

17.【答案】D

【解析】妇科超声可发现胎盘胎膜残留。

【考点】晚期产后出血☆☆

【难度】易

12. 下一步的处理是

A. 如阴道持续出血量大，危及产妇生命，可考虑子宫切除

B. 阴道填纱止血

C. 若生命体征平稳，出血量减少，可强行剥离胎盘

D. 按摩子宫促进胎盘剥离

E. 静脉滴注缩宫素

13. 为明确诊断，需做的检查有

A. 超声　　B. MRI　　C. 腹腔镜

D. 膀胱镜　　E. 以上均是

14. 为预防产后出血，下列**不宜**的是

A. 对于具有产后出血高危因素的产妇，做好准备工作

B. 第一产程密切观察，避免产妇过度疲劳

C. 重视第二产程，避免加腹压

D. 第三产程准确估计出血量

E. 联合使用多种促宫缩制剂预防出血，比如卡贝、卡前列素氨丁三醇注射液、卡孕栓等

15. 如积极处理后，仍有大量活动性阴道出血，血压下降至70/30mmHg，心率 120 次 /min，产妇烦躁，诉口渴，下一步处理是

A. 嘱产妇多饮水

B. 立即开放静脉，纠正休克同时准备手术

C. 联系外科行子宫动脉栓塞术

D. 宫腔填砂止血

E. 双手按摩子宫止血

(16~20 题共用题干)

28 岁，孕 1 产 1，产后 2 周，突然持续性阴道出血大于月经量 1 小时来院，查体：BP 84/45mmHg，HR 123 次 /min，急查血气提示 Hb 75g/L。

16. 最可能的诊断为

A. 胎盘胎膜残留　　B. 胎盘附着部位血栓脱落

C. 胎盘附着面复旧不全　　D. 子宫破裂

E. 宫缩乏力

17. 为明确诊断，最有意义的检查是

A. 血气分析　　B. MRI　　C. 盆腔 CT

D. 妇科超声　　E. 腹腔镜探查

18. 下一步处理是
A. 剖腹探查　　B. 宫腔镜检查并止血
C. 清宫术　　D. 腹腔镜探查
E. 输注止血药物

18.【答案】C
【解析】如有胎盘胎膜残留，继发晚期产后出血，明确诊断后应立即行清宫手术止血。
【考点】晚期产后出血的处理☆☆
【难度】易

19. 以下**不属于**晚期产后出血常见的原因
A. 胎盘、胎膜残留
B. 蜕膜残留
C. 子宫胎盘部位复旧不全
D. 感染
E. 宫缩乏力

19.【答案】E
【解析】宫缩乏力容易继发产时或产后24小时内阴道大量出血，一般与晚期产后出血关系不大。
【考点】晚期产后出血的原因☆☆
【难度】中

20. 为预防晚期产后出血，可行的有
A. 做好产前保健及产时、产后监护
B. 产后严密监测宫缩及阴道出血
C. 严格控制剖宫产指征
D. 有剖宫产指征时术中止血应仔细彻底，手术常规使用抗生素预防感染
E. 以上均是

20.【答案】E
【解析】以上措施对于预防晚期产后出血均有利。
【考点】晚期产后出血的预防☆☆
【难度】中

(21~25题共用题干)
28岁，孕1产0，宫内孕38^{+6}周，因阴道流液2小时来院，考虑胎膜早破，因破水后12小时无明显自发宫缩，予缩宫素点滴引产，产程顺利，会阴侧切下顺娩一活女婴，体重4 100g，评分好。胎盘自行剥离，检查胎盘胎膜完整。随后突然出现阴道大量出血，鲜红色，伴血块。

21. 最可能的诊断为
A. 胎盘胎膜残留　　B. 凝血功能障碍
C. 宫颈裂伤　　D. 子宫破裂
E. 宫缩乏力

21.【答案】E
【解析】胎盘胎膜娩出后随即出现阴道出血，多与子宫收缩乏力有关。
【考点】产后出血☆☆
【难度】易

22. 下一步处理是
A. 剖腹探查
B. 宫腔镜检查并止血
C. 清宫术
D. 使用缩宫素制剂，同时双手按摩子宫
E. 输注止血药物

22.【答案】D
【解析】产后宫缩乏力，应立即双手按摩子宫，同时应用缩宫素制剂加强宫缩，预防出血。
【考点】产后出血的处理☆☆
【难度】易

23. 给予缩宫素制剂后，手摸宫缩好，宫底脐下一指，质硬如球状，此时仍有阴道活动性出血，应考虑
A. 胎盘胎膜残留　　B. 凝血功能障碍

23.【答案】C
【解析】胎儿娩出后阴道出血，排除子宫收缩乏力后，应考虑软产道裂伤可能，积极寻找出血原因，对症止血。
【考点】产后出血☆☆
【难度】易

C. 软产道裂伤　　D. 子宫破裂
E. 宫缩乏力

24. 针对产后出血的处理,以下**不正确**的是
A. 开放静脉通路,快速补液
B. 备新鲜血,必要时输血纠正贫血
C. 术后常规应用抗生素预防感染
D. 立即使用止血药物,治疗出血
E. 急查血常规、凝血功能,必要时补充血制品及凝血物质等

24.【答案】D
【解析】针对产后出血应首先寻找原因,对症处理,不应盲目给予止血药物,对病情可能无明显帮助。
【考点】产后出血的处理☆☆
【难度】易

25. 产后出血,临床中最常见的并发症**不包括**
A. 心衰　　B. 肾衰
C. DIC　　D. 席汉综合征
E. 闭经泌乳综合征

25.【答案】E
【解析】产后大出血,可能会出现心衰、肾衰、DIC,远期并发症有席汉综合征、卵巢早衰、不孕症等。
【考点】产后出血的并发症☆☆
【难度】中

(26~30 题共用题干)
30 岁,孕 2 产 0,2 年前孕 27 周引产一次,目前孕 37 周,阴道流液 2 小时入院,入院查体:血压 100/70mmHg,心率 90 次 /min,宫高 32cm,腹围 102cm,胎心好,宫口开大 1cm,先露头,S^{-2}。6 小时后宫口开全,会阴侧切下顺产一男活婴,评分好。20 分钟胎盘未剥离,可见阴道活动性出血,予手取胎盘,胎盘娩出后查胎盘胎膜不完整,阴道内可触及一球形物,未脱出阴道。腹部触不到宫底。此时阴道出血总计 600ml,孕妇血压 90/40mmHg。

26. 该病例目前的诊断是
A. 宫缩乏力　　B. 子宫内翻　　C. 宫颈裂伤
D. 胎盘植入　　E. 胎盘嵌顿

26.【答案】B
【解析】本产妇在手取胎盘过程中,可触及阴道内球形肿物,腹部不可扪及宫底,应考虑子宫内翻可能。
【考点】子宫内翻☆☆
【难度】中

27. 本病人查体可能出现的体征有
A. 子宫轮廓不清,宫底经腹不可触及
B. 阴道出血多,疼痛可自行缓解
C. 阴道口子宫脱垂,可见宫颈外露出阴道口
D. 板状腹,移动性浊音阳性
E. 双下肢水肿

27.【答案】A
【解析】子宫内翻时可有剧烈下腹痛,阴道出血时多时少,子宫轮廓不清,经腹无法明确触及宫底。
【考点】子宫内翻☆☆
【难度】中

28. 本病最容易出现的合并症有
A. 疼痛　　B. 出血　　C. 感染
D. 休克　　E. 以上都是

28.【答案】E
【解析】本病的主要合并症包括严重的疼痛、出血、感染和休克。
【考点】子宫内翻☆☆
【难度】中

29. 关于本病的治疗,**错误**的是
A. 积极止痛
B. 控制出血,抗休克治疗

29.【答案】C
【解析】子宫内翻应积极止痛、抗感染、纠正休克症状,同时行手法复位,必要时手术治疗(子宫全切或次全切)。
【考点】子宫内翻的治疗☆☆
【难度】中

C. 输注硫酸镁缓解宫缩
D. 立即行经阴道手法复位
E. 经阴道复位困难时可考虑子宫切除

30. 为预防本病发生，可行的措施有
A. 加强接生人员锻炼，正确处理第三产程
B. 胎儿娩出后不要用力挤压宫底
C. 不应用力牵拉脐带促进胎盘娩出
D. 人工剥离胎盘时，避免牵动子宫壁
E. 以上均对

30.【答案】E
【解析】以上各点均为预防子宫内翻的关键措施。
【考点】子宫内翻☆☆
【难度】中

【案例分析题】

案例一：经产妇，39岁，孕38周，孕4产2，头位，合并子宫肌瘤直径5cm，自然临产入院，入院查体：宫底33/102cm，头位，胎心150次/min。估计胎儿3 400g，骨盆正常，产程进展顺利，经阴道娩出胎儿，10分钟后胎盘娩出，阴道出血600ml，可见血凝块。

提问1：目前考虑诊断为
A. 产后出血　　B. 胎盘粘连
C. 胎盘早剥　　D. 羊水栓塞
E. 子宫破裂　　F. 胎盘植入

提问2：目前该病人诊断为产后出血，其最可能的原因为
A. 子宫收缩乏力　　B. 软产道裂伤
C. 胎盘胎膜残留　　D. 凝血功能障碍
E. 羊水栓塞　　F. 以上均不是

提问3：查体发现子宫轮廓不清，可采取以下哪些措施
A. 按摩子宫　　B. 应用缩宫素
C. 排空膀胱　　D. 开放静脉通路
E. 配血输血　　F. 宫腔球囊填塞

提问1：【答案】A
【解析】产后出血是指胎儿娩出后24小时内阴道流血量超过500ml，属于分娩期严重并发症。
【考点】产后出血☆☆
【难度】中

提问2：【答案】A
【解析】子宫收缩乏力所致产后出血的特点为胎儿胎盘娩出后阴道出血多，血液可凝固；且病人存在子宫肌瘤、经产妇，这些均是子宫收缩乏力的危险因素。
【考点】产后出血☆☆
【难度】中

提问3：【答案】ABCDEF
【解析】产后出血可疑宫缩乏力所致时，可按摩子宫、应用缩宫素，注意去除引起宫缩乏力的因素，比如膀胱过度充盈；同时注意开放静脉通路，加快补液速度。
【考点】产后出血☆☆
【难度】中

案例二：初产妇，31岁，妊娠期高血压，足月经阴道分娩，胎儿4 300g，胎盘娩出后阴道出血多，色较暗，有血块，子宫软、轮廓不清，按摩子宫并肌内注射缩宫素后出血减少。

提问1：目前考虑为何种原因所致产后出血
A. 胎盘残留　　B. 宫缩乏力
C. 会阴裂伤　　D. 凝血功能异常
E. 阴道血肿　　F. 宫颈裂伤

提问2：5分钟、10分钟后，阴道出血再次增多，总量合计约1 200ml，腹壁按摩宫底无效，此时已开放两条静脉通路、吸氧、心电监护、完善化验，进一步措施**不合适**的有
A. 腹部-阴道双手按摩子宫
B. 卡贝缩宫素加强宫缩
C. 麦角新碱加强宫缩

提问1：【答案】B
【解析】巨大儿为产后出血高危因素，宫缩乏力所致产后出血表现为胎儿胎盘娩出后阴道多量出血，血液可凝固，查体可发现宫底升高，子宫质软成水袋状。按摩子宫或用缩宫素后子宫变硬、阴道流血量减少，是子宫收缩乏力与其他原因所致出血的重要鉴别方法。
【考点】产后出血☆☆
【难度】中

提问2：【答案】C
【解析】麦角新碱可用于宫缩乏力所致产后出血，心脏病、妊娠期高血压疾病及高血压者慎用。
【考点】产后出血☆☆
【难度】中

D. 留置导尿管
E. 配同型血液，输血，支持治疗
F. 宫腔填塞止血

提问3：经上述处理后，阴道出血仍多，可考虑以下哪些治疗措施
A. 宫腔纱布填塞
B. 髂内动脉栓塞
C. 球囊压迫止血
D. B-Lynch 缝合子宫
E. 再次使用宫缩剂
F. 使用止血药

提问3：【答案】ABCD
【解析】经以上积极治疗仍无效，出血可能危及产妇生命时，应行子宫次全切或子宫全切术，以挽救产妇生命。
【考点】宫缩乏力所致产后出血☆
【难度】中

案例三：经产妇，40岁，孕6产1，孕39周，自然临产12小时后胎儿娩出，新生儿重3 200g。常规产后促宫缩治疗，子宫收缩好，胎儿娩出15分钟后，阴道开始多量出血，有血块，量约400ml。

提问1：此时考虑导致阴道出血多最可能的原因是
A. 宫缩乏力
B. 胎盘因素
C. 凝血功能障碍
D. 软产道损伤
E. 正常胎盘剥离出血
F. 阴道血肿

提问1：【答案】B
【解析】胎盘在胎儿娩出后10分钟内未娩出，并伴有大量阴道出血，应考虑胎盘因素，如胎盘部分剥离、胎盘粘连、胎盘嵌顿等。
【考点】产后出血☆☆
【难度】中

提问2：对于该病人的适当处理是
A. 手取胎盘
B. 等待30分钟待胎盘自行排出
C. 补充纤维蛋白原、凝血因子
D. 应用止血药物，减少出血
E. 检查软产道有无裂伤
F. 按摩子宫

提问2：【答案】A
【解析】胎盘在胎儿娩出后10分钟内未娩出，并伴有大量阴道出血，应考虑胎盘因素，如胎盘部分剥离、胎盘粘连、胎盘嵌顿等。应及时手取胎盘娩出。
【考点】产后出血☆☆
【难度】中

提问3：关于胎盘因素所致产后出血，以下说法**错误**的是
A. 确认胎盘完全剥离后可协助娩出胎盘
B. 胎盘娩出后仔细检查胎盘母体面有无血管断裂，及时发现副胎盘
C. 胎儿娩出后应注意排空膀胱，以防胎盘滞留
D. 胎盘未全剥离而出血多时，应行手取胎盘术
E. 对残留胎盘或胎膜者，可行钳刮术或刮宫术
F. 手取胎盘困难时应警惕胎盘植入可能性

提问3：【答案】B
【解析】胎盘娩出后仔细检查胎盘胎儿面有无血管断裂，及时发现副胎盘。
【考点】胎盘因素所致产后出血☆
【难度】难

案例四：初产妇，27岁，孕41周，阵发性腹痛2小时入院，入院后查宫口开大8cm，20分钟后顺利娩出一活女婴，体重3 800g。胎儿娩出后即出现阴道大量鲜红色出血，出血活跃，量约1 200ml，可见大块凝血块。

提问1：本例产后出血最可能的因素是

提问1：【答案】C
【解析】产程快，软产道裂伤可能性大。软产道裂伤所致产后出血表现为胎儿娩出后阴道鲜红色活跃出血。
【考点】软产道裂伤所致产后出血☆
【难度】难

A. 宫缩乏力　　B. 胎盘因素
C. 软产道裂伤　　D. 凝血功能障碍
E. 羊水栓塞　　F. 宫腔积血

提问 2:心电监护显示血压 85/55mmHg,心率 120 次 /min,目前处理欠妥的是

A. 建立静脉通道
B. 输血、补液等抗休克治疗
C. 立即设法娩出胎盘
D. 检查并修补软产道裂伤
E. 立即使用静脉抗生素
F. 应用镇静药物

提问 2:【答案】EF
【解析】软产道裂伤所致产后出血表现为胎儿娩出后阴道鲜红色活跃出血,促宫缩治疗无效,一旦发现软产道裂伤,则需设法尽快娩出胎盘后迅速按解剖层次缝合止血。出血多者同时抗休克治疗。
【考点】软产道裂伤所致产后出血☆
【难度】难

提问 3:病人胎盘娩出、产道裂伤修补术后,阴道出血明显减少,但按摩子宫时仍有多量暗红色血液流出,以下处理**不正确**的是

A. 检查胎盘胎膜是否完整
B. 如有胎盘或胎膜残留,可加大缩宫素使用剂量,等待残留胎盘或胎膜自行排出,减少感染风险
C. 如有胎盘或胎膜残留,可行钳刮术或刮宫术
D. 检查软产道缝合止血是否彻底,有无血肿或渗血
E. 如软产道血肿较小且未进一步增大,可以期待治疗
F. 加强宫缩剂应用

提问 3:【答案】B
【解析】软产道裂伤所致产后出血表现为胎儿娩出后阴道鲜红色活跃出血,促宫缩治疗无效,一旦发现软产道裂伤,则需设法尽快娩出胎盘后迅速按解剖层次缝合止血。
【考点】软产道裂伤所致产后出血☆
【难度】难

案例五:28 岁初产妇,孕 33 周,肥胖,因胎动消失 2 天入院,入院后检查胎心已消失,完善检查后予依沙吖啶羊膜腔内注射引产,2 天后经阴道娩出一死女婴,死婴娩出后阴道开始多量活跃出血,出血无血凝块,量约 800ml。

提问 1:目前考虑产后出血的原因是

A. 宫缩乏力　　B. 胎盘因素
C. 软产道裂伤　　D. 凝血功能障碍
E. 子宫破裂　　F. 尿潴留

提问 1:【答案】D
【解析】有死胎高危因素,出血 800ml,无凝血块,均符合凝血功能障碍致产后出血表现。
【考点】凝血功能障碍所致产后出血☆
【难度】中

提问 2:胎盘娩出后,阴道出血总计 1 500ml,病人血压 80/45mmHg,心率 130 次 /min,血氧饱和度 98%,此时已开放多条静脉通道、吸氧、心电监护,下一步处理正确的是

A. 留置尿管,记录每小时的尿量
B. 配同型血,输新鲜血及新鲜冰冻血浆
C. 监测血常规、生化、凝血功能,根据结果给予凝血物质
D. 积极促宫缩治疗
E. 按摩子宫
F. 宫腔填塞压迫

提问 2:【答案】ABCDEF
【解析】凝血功能障碍致产后出血,应积极补充凝血因子,包括冰冻血浆。同时加强宫缩。
【考点】凝血功能障碍所致产后出血☆
【难度】中

提问 3:病人产后无乳汁分泌,随访产后一年无月经复潮,经常感觉乏力、畏寒,且有毛发脱落症状,考虑原因为

A. 产后大出血所致垂体性闭经
B. 产后抑郁

提问 3:【答案】AC
【解析】产后大出血后垂体前叶缺血后引起垂体性闭经,甲状腺功能减退。
【考点】产后出血☆
【难度】中

1.【答案】C
【解析】此题主要考查羊水栓塞的病理生理：羊水含毳毛、角化上皮细胞及胎粪直接形成栓子，羊水本身为强凝物质，能促使血液凝固阻塞肺毛细血管。反射性迷走神经兴奋引起肺血管及冠状血管痉挛。肺动脉压升高引起急性肺水肿及右心衰竭。全身各组织及重要器官如脑、肾严重缺氧，病人迅速死亡。
【考点】羊水栓塞的病理生理☆
【难度】易

2.【答案】E
【解析】此题主要考查羊水栓塞的确诊依据：根据临床典型表现，即可初步诊断并立即进行抢救。X线床边摄片见肺部双侧弥漫性点状片状浸润影，沿肺门周围分布，伴右心扩大及轻度肺不张。心电图提示右侧房室扩大。痰液涂片可查到羊水内容物（尼罗蓝染色）。确诊为自腔静脉血中查出羊水中的有形物质，并有DIC血液检查阳性。尸检证实在肺小动脉有羊水成分栓塞。
【考点】羊水栓塞☆☆
【难度】难

3.【答案】B
【解析】此题主要考查羊水栓塞的处理原则，首先需要纠正呼吸循环衰竭。
【考点】羊水栓塞☆
【难度】易

4.【答案】A
【解析】此题主要考查导致DIC的常见产科急重症。羊水内含有丰富的凝血活酶，进入母血后引起DIC，消耗大量凝血因子，血中纤维蛋白原减少；羊水中还含有纤溶激活酶，激活纤溶系统，使血液不凝，发生严重的产后出血。
【考点】羊水栓塞☆
【难度】易

5.【答案】D
【解析】此题主要考查羊水栓塞的抢救措施，包括：①纠正呼吸循环衰竭；②防止心力衰竭；③抗过敏；④抗休克；⑤防治DIC；⑥防止肾功能衰竭。
【考点】羊水栓塞☆☆
【难度】难

6.【答案】D
【解析】此题主要考查羊水栓塞临床表现：发病突然，病情凶险。产妇破膜后突然发生烦躁不安、呛咳、呼吸困

C. 产后大出血所致甲状腺功能减退
D. 贫血
E. 多囊卵巢综合征
F. 卵巢早衰

第二节 羊水栓塞

【A1型题】

1. 以下疾病，孕产妇最易发生右心衰竭的是
A. 妊娠合并二尖瓣狭窄　B. 子痫
C. 羊水栓塞　D. 重型胎盘早剥
E. 产褥感染

2. 羊水栓塞的确诊依据是
A. 突发呼吸困难
B. 查到胎儿有核红细胞
C. 休克及昏迷
D. 出血不止
E. 腔静脉中查到胎脂、胎粪

3. 抢救羊水栓塞的首要措施是
A. 纠正DIC及继发纤溶　B. 纠正呼吸循环衰竭
C. 纠正肾功衰竭　D. 立即终止妊娠
E. 切除子宫

4. 产科领域容易导致DIC的疾病是
A. 胎盘早期剥离和羊水栓塞
B. 双胎
C. 妊娠合并心脏病
D. 前置胎盘
E. 羊水过多

5. 下述**不是**抢救羊水栓塞措施的有
A. 抗循环衰竭
B. 抗呼吸衰竭
C. 纠正DIC及继发纤溶
D. 在第一产程者应加强缩宫素应用，促使其尽早分娩
E. 在第二产程发生者可根据情况经阴道助产

6. 羊水栓塞早期的症状是
A. 有妊高征病史

B. 突然剧烈腹痛
C. 阴道出血与休克成反比
D. 呼吸困难、咳嗽、发绀等呼吸衰竭状态
E. 子宫呈板状,胎心消失

7. 羊水栓塞的正确处理应为
A. 慎用肾上腺皮质激素
B. 休克早期禁用右旋糖酐
C. 出血不止时立即应用肝素
D. 解除肺动脉高压,纠正缺氧
E. 立即终止妊娠,可提高治愈率

8. 发生羊水栓塞时紧急处理,进行腔静脉保留插管,其目的是
A. 抽血检测羊水成分
B. 既可测量静脉压,又可抽血检测羊水成分
C. 测量静脉压
D. 测量静脉压及补液
E. 经静脉补充营养

9. 下列不是羊水栓塞最初阶段紧急处理的是
A. 解除肺动脉高压
B. 立即静脉注射地塞米松 20mg
C. 正压供氧
D. 应用低分子右旋糖酐补充血容量
E. 应用利尿药

10. 羊水栓塞第一个阶段休克一般发生于
A. 活跃期开始
B. 潜伏期结束
C. 临床开始
D. 第一产程末、第二产程宫缩较强时
E. 第一产程末

【A2 型题】

1. 初产妇,24 岁,26 周妊娠,行雷夫诺尔羊膜腔注射引产过程中,产妇突然气急,呼吸困难,神志不清,血压 40/0mmHg。最大可能是
A. 过敏性休克　B. 胎盘早剥　C. 脑血管意外
D. 羊水栓塞　E. 心力衰竭

2. 孕妇,27 岁,妊娠 39 周,孕期检查正常,自然临产,宫缩强,胎膜刚破,突然出现烦躁、呛咳、呼吸困难、发绀、休克,数分钟即

难、发绀、心率快而弱,肺部有湿啰音,迅速出现循环衰竭、休克及昏迷。不在短期内死亡者,出现出血不止、血不凝,皮肤、黏膜、胃肠道或肾出血,继之出现少尿、无尿及尿毒症。临床经过通常分为急性休克期、出血期和肾衰竭期 3 个阶段。
【考点】羊水栓塞临床表现☆
【难度】易

7.【答案】D
【解析】羊水栓塞急性呼吸循环衰竭危及生命,立即接触肺动脉高压和纠正缺氧是首要的处理。
【考点】羊水栓塞☆☆
【难度】难

8.【答案】D
【解析】羊水栓塞时,进行腔静脉插管的目的是测量静脉压,指导补液,查羊水成分非必要目的。
【考点】羊水栓塞☆
【难度】易

9.【答案】E
【解析】详见 A1 型题第 5 题的解析。
【考点】羊水栓塞☆☆
【难度】难

10.【答案】D
【解析】此题主要考查羊水栓塞的高危因素,一般发生在急产或宫缩过强、过密的产程中。
【考点】羊水栓塞的高危因素☆☆
【难度】难

1.【答案】D
【解析】孕中期羊水较多,依沙吖啶引产过程中出现气急、呼吸困难、神志不清、休克等典型心肺功能衰竭和休克表现。
【考点】典型羊水栓塞的临床表现☆☆
【难度】中

2.【答案】B
【解析】破膜时易发生羊水栓塞,破膜后立即出现烦躁、呛咳、呼吸困难、发绀、休克,数分钟即死亡等一系列典型羊水栓塞表现。
【考点】典型羊水栓塞的临床表现☆☆
【难度】中

死亡。最可能的诊断是

A. 子痫 B. 羊水栓塞 C. 子宫破裂

D. 胎盘早剥 E. 前置胎盘

3. 孕妇,妊娠14周,行钳刮术,破膜后,突然烦躁、寒战、咳嗽、呼吸及心率加快,血压轻度下降,应及早采取的急救措施为

A. 阿托品静脉注射

B. 输鲜血

C. 快速地塞米松静脉注射

D. 立即剖腹探查

E. 注射升压药间羟胺(阿拉明)

3.【答案】C

【解析】孕中期破膜后出现烦躁、寒战、咳嗽等典型羊水栓塞表现,立即抗过敏,解除肺动脉高压,启动羊水栓塞抢救。

【考点】羊水栓塞的急救☆☆

【难度】中

4. 初孕妇,妊娠30周,宫缩10s/1~2min,宫口开大7cm,先露S^{-1},于宫缩时行人工破膜后,产妇烦躁不安,呼吸困难,惊叫,测血压为0kPa,脉搏不清,数分钟内即死亡。最可能的诊断是

A. 急性心力衰竭

B. 先兆子痫,脑出血

C. 重型胎盘早剥隐性出血,失血性休克

D. 羊水栓塞

E. 子宫破裂,失血性休克

4.【答案】D

【解析】宫缩时破膜是羊水栓塞高危,出现烦躁不安、呼吸困难等典型羊水栓塞表现。

【考点】典型羊水栓塞的临床表现☆☆

【难度】中

5. 经产妇,36岁,孕40周,3AM少量阴道出血伴下腹痛,急诊来院,体检:血压120/75mmHg,尿蛋白(-)。腹部检查:子宫高35cm,胎头高浮,子宫前壁无压痛,有规律宫缩,强度强。阴道检查:阴道内有少量凝血块,宫颈软,宫口开大1cm,先露部未及胎盘组织。2小时后该产妇阴道分娩,胎儿娩出后5分钟突然发生烦躁不安、寒战、呕吐、咳嗽、呼吸困难、发绀,血压60/30mmHg,脉细弱,首先应考虑

A. 失血性休克 B. 脑血管意外 C. 羊水栓塞

D. 感染与休克 E. 子宫破裂

5.【答案】C

【解析】宫缩强,产程进展快,有羊水栓塞高危因素,胎儿娩出后产妇出现烦躁不安、寒战、呕吐、咳嗽、呼吸困难、发绀、休克等典型羊水栓塞表现。

【考点】典型羊水栓塞的临床表现☆☆

【难度】中

6. 初产妇,孕39周,双胎妊娠,剖宫产术中第二胎儿娩出后,产妇突然出现烦躁不安、呼吸困难、皮肤发绀,血压60/30mmHg,脉细弱,血氧饱和度下降,首先应考虑

A. 失血性休克 B. 脑血管意外 C. 羊水栓塞

D. 心衰 E. 子宫破裂

6.【答案】C

【解析】双胎妊娠、剖宫产有羊水栓塞高危因素,伴烦躁不安、呼吸困难、皮肤发绀、休克、低氧血症等典型羊水栓塞表现。

【考点】典型羊水栓塞的临床表现☆☆

【难度】中

7. 初孕妇,妊娠30周,诊断胎儿"21三体综合征"进行雷夫诺尔羊膜腔引产,因自发破水后宫缩仍不规律,给予缩宫素点滴加强宫缩,宫缩10s/1~2min,排胎后胎盘胎膜自行娩出完整,查宫底脐下2指,会阴Ⅱ度裂伤,医师在缝合过程中阴道流血不凝,伤口反复渗血,估计出血量300ml,测血压70/35mmHg,心

7.【答案】E

【解析】孕晚期依沙吖啶引产排胎后,出现阴道持续性出血、无血凝块、伤口反复渗血等是不典型羊水栓塞的临床表现。

【考点】不典型羊水栓塞的临床表现☆☆

【难度】中

率 110 次 /min。最可能的诊断是

A. 急性心力衰竭　B. 产后出血　C. 失血性休克
D. 子宫破裂　E. 羊水栓塞

8. 初产妇，孕 38 周，双胎妊娠，臀头位，行剖宫产术，术中第二胎儿娩出后给予卡前列素氨丁三醇注射液子宫体注射，产妇出现一过性血压 60/30mmHg，经麻醉师给予升压药物后血压上升。术后 2 小时，查宫底平脐，阴道有大量活动性出血，腹部伤口渗血多，尿色呈酱油色，首先应考虑

A. 失血性休克　B. 入量不足　C. 产后出血
D. 羊水栓塞　E. 子宫破裂

8.【答案】D

【解析】剖宫产过程中出现一过性血压降低，后出现大量阴道出血，无凝血块，伤口渗血，酱油色血尿，并出现休克症状等不典型羊水栓塞临床表现。

【考点】不典型羊水栓塞的临床表现☆☆

【难度】中

9. 孕妇，39 岁，孕 39 周，因瘢痕子宫行剖宫产术，术中突然出现烦躁不安，呼吸困难，皮肤发绀，血压 60/30mmHg，脉细弱，血氧饱和度下降，下列抢救措施**错误**的是

A. 鼻导管给氧
B. 地塞米松 20mg
C. 盐酸罂粟碱 60mg+10% 葡萄糖注射液 20ml 缓慢静脉推注
D. 补充血容量
E. 使用升压药物

9.【答案】A

【解析】一旦怀疑羊水栓塞，立刻抢救，抗过敏，纠正呼吸循环衰竭和改善低氧血症，抗休克，防止 DIC 及肾衰竭的发生，供养应保持呼吸道通畅，立即面罩吸氧，或气管插管正压给氧。

【考点】羊水栓塞的紧急处理☆☆

【难度】中

10. 初产妇，26 岁，妊娠 40 周。临产后宫缩强，宫口开大 9cm 时自然破膜。破膜后不久突然发生呛咳、呼吸困难、发绀，血压 70/30mmHg。此时首选的应急措施是

A. 气管插管，正压给氧
B. 静脉注射地塞米松 40mg
C. 静脉缓注罂粟碱 100mg
D. 肝素 50mg 静脉滴注
E. 立即结束分娩

10.【答案】A

【解析】胎儿娩出前发生羊水栓塞，应积极改善呼吸循环功能，防止 DIC，抢救休克，待好转后迅速结束分娩，第一产程发病者剖宫产终止妊娠。

【考点】羊水栓塞的紧急处理☆☆

【难度】中

11. 初产妇，28 岁，临产后静脉滴注缩宫素，破膜后不久突然出现烦躁不安、呛咳、呼吸困难、发绀，数分钟后死亡。本例最可能的诊断是

A. 重度子痫前期　B. 低纤维蛋白原血症
C. 羊水栓塞　D. 重度胎盘早剥
E. 子宫破裂

11.【答案】C

【解析】破膜后出现烦躁不安、呛咳、呼吸困难、发绀等典型羊水栓塞表现。

【考点】典型羊水栓塞表现☆☆

【难度】中

12. 初产妇，34 岁，孕 4 产 0。因停经 39 周，阵发性腹痛 2 小时入院待产。入院后，因宫缩不强应用小剂量缩宫素引产。产程 1 小时 15 分钟。胎头娩出后，产妇忽感胸闷、呼吸困难、口唇发绀、心慌气短，血压降至 80/50mmHg，心率 98 次 /min，律整，此时首先应实施的处理是

12.【答案】E

【解析】胎儿娩出后胸闷、呼吸困难、口唇发绀、心慌气短等典型羊水栓塞表现，应立即抗过敏、纠正呼吸循环衰竭和改善低氧血症，抗休克，防止 DIC 及肾衰竭的发生，供养应保持呼吸道通畅，立即面罩吸氧，或气管插管正压给氧。

【考点】羊水栓塞紧急抢救处理☆☆

【难度】中

A. 立刻抽取静脉血查胎儿有形成分
B. 立刻作胸部透视
C. 立刻给予毒毛花苷K纠正心力衰竭
D. 肝素静脉滴注
E. 立即给予面罩吸氧，地塞米松静脉推注

13. 为抢救羊水栓塞的孕妇，在防治DIC的过程中，以下注意点**错误**的是
A. 在发病后的10分钟内尽早使用肝素
B. 及时补充新鲜血浆
C. 当纤维蛋白原浓度低于1.5g/L时补充纤维蛋白原
D. 临床上可以用试管法估测纤维蛋白原含量
E. 1mg鱼精蛋白对抗肝素1 000IU

13.【答案】E
【解析】防治DIC有肝素、补充凝血因子及抗纤溶药物，早期可予以肝素解除高凝状态，肝素过量有出血倾向，可予以鱼精蛋白对抗。
【考点】羊水栓塞中的DIC防治☆☆
【难度】中

14. 在抢救羊水栓塞孕妇过程中经用缩宫素、氨甲苯酸、地塞米松，输新鲜血、和冻干健康人血浆及注射肝素和多巴胺等治疗，产妇仍处于昏睡状态，阴道流血不止，血不凝，血压降至30/0mmHg，心率150次/min。为了挽救产妇生命，应立即采取
A. 结扎髂总动脉
B. 继续应用缩宫素和输新鲜血
C. 子宫纱布条填塞
D. 输新鲜血同时切除子宫
E. 按摩子宫

14.【答案】D
【解析】若发生产后出血，经积极处理出血仍不能止者，应抗休克同时行子宫全切术。
【考点】羊水栓塞中产后出血抢救处理☆☆
【难度】中

【A3/A4型题】

(1~4题共用题干)
孕妇，孕2产0，既往胚胎停育清宫一次。目前孕38周，宫口开全45分钟后娩出胎儿，产妇突感呼吸困难、烦躁不安、呛咳、发绀，双下肢及腹部广泛红色皮疹，血压60/30mmHg，呼吸50次/min，血氧60%~75%双肺听诊有湿啰音。

1. 最可能的诊断为
A. 子痫　B. 休克　C. 羊水栓塞
D. 心力衰竭　E. 急性肺炎

1.【答案】C
【解析】胎儿娩出后突发呼吸困难，伴血氧下降、全身皮疹，应考虑羊水栓塞可能。
【考点】羊水栓塞的临床表现☆☆
【难度】易

2. 需立即进行处理，**不正确**的是
A. 正压给氧
B. 静推氨茶碱，缓解肺动脉高压
C. 静推呋塞米，消除肺水肿
D. 静脉推注地塞米松，抗休克
E. 缩宫素静脉滴注以加强宫缩

2.【答案】E
【解析】羊水栓塞时如继续使用缩宫素可进一步促进过敏原进入血循环，加重过敏反应。
【考点】羊水栓塞的处理☆☆
【难度】易

3. 预防本病应注意
   A. 使用缩宫素引产要有适应证
   B. 避免宫缩过强、过频
   C. 避免在强宫缩时人工破膜
   D. 避免产程中子宫存在开放血管，如宫颈裂伤
   E. 以上各项

3.【答案】E
【解析】以上各项均为羊水栓塞的危险因素。
【考点】羊水栓塞的危险因素☆☆
【难度】易

4. 本病的处理要点包括
   A. 吸氧　B. 纠正肺动脉高压，抗心衰
   C. 抗过敏，纠正休克　D. 纠正 DIC，预防产后出血
   E. 以上均是

4.【答案】E
【解析】以上各项均为羊水栓塞的处理要点。
【考点】羊水栓塞的处理☆☆
【难度】易

（5~8 题共用题干）
孕妇，28 岁，孕 1 产 0，孕 38 周，头位，自然临产，产程顺利，宫口开大 8cm 时自然破水，羊水清，S^{+2}。破水 5 分钟后病人自觉呼吸困难，口唇青紫，烦躁，急查 BP 70/40mmHg，心率 125 次 /min，呼吸 40 次 /min，胎心 130~160 次 /min。

5. 下列处理**错误**的是
   A. 加压给氧　B. 头低脚高位
   C. 罂粟碱静脉推注　D. 毛花苷 C 静脉推注
   E. 输血补充血容量

5.【答案】B
【解析】本产妇破水后突发呼吸困难，应首先考虑羊水栓塞可能，立即正压给氧，抗过敏抗休克治疗，纠正肺动脉高压，纠正心衰及凝血功能障碍。
【考点】羊水栓塞的处理☆☆
【难度】易

6. 以下终止妊娠的方法，正确的是
   A. 立即剖宫产
   B. 等待自然分娩
   C. 再次阴道检查，如宫口已开全，胎位正常，立即产钳助产
   D. 缩宫素点滴
   E. 加缩宫素促进产程进展

6.【答案】C
【解析】本产妇破水时宫口近开全，破水 5 分钟出现羊水栓塞，应立即再次阴道检查，若宫口开全，有阴道分娩条件，立即产钳助产终止妊娠，如宫口未开全，可行剖宫产。
【考点】羊水栓塞的处理☆☆
【难度】易

7. 该产妇可能的诊断是
   A. 肺心病　B. 子痫
   C. 仰卧位综合征　D. 羊水栓塞
   E. 子宫破裂

7.【答案】D
【解析】本产妇破水后突发呼吸困难，应首先考虑羊水栓塞可能。
【考点】羊水栓塞的处理☆☆
【难度】中

8. 可出现的情况中，**不包括**
   A. 子宫破裂　B. 新生儿窒息
   C. 阴道出血不止　D. 呼吸循环衰竭
   E. 产妇死亡

8.【答案】A
【解析】羊水栓塞可能会导致凝血功能异常、产后大出血、心衰、肾衰等，突然缺氧也会导致胎儿宫内窘迫，严重时危及母儿生命。但一般不会出现子宫破裂。
【考点】羊水栓塞的并发症☆☆
【难度】中

（9~12 题共用题干）
初产妇，孕 37 周，30 岁，既往人工流产 3 次，本次妊娠未建档、

未规律产检，因无痛性阴道少量出血15分钟入院，查体：生命体征平稳，血压120/70mmHg，心率100次/min，胎心120~130次/min，腹软，偶有宫缩，强度弱。超声提示：胎盘位于前壁，因胎头遮挡，下缘位置显示不清。入院半小时后，突然自然破水，羊水血性，主诉胸闷、憋气、呼吸急促、嘴唇发绀，胎心70~90次/min。

9. 此病人最可能诊断为

A. 子痫　　B. 重度先兆子痫并DIC

C. 胎盘早剥　　D. 前置胎盘伴羊水栓塞

E. 急性心衰

9.【答案】D

【解析】本产妇足月后突然出现无痛性阴道出血，应考虑前置胎盘出血。子宫存在开放性血管，破水后羊水进入血循环，出现胸闷、憋气症状，考虑羊水栓塞可能。

【考点】羊水栓塞的临床特点☆☆

【难度】中

10. 需要立即进行处理，不包括

A. 正压吸氧

B. 静推罂粟碱以解除肺动脉高压

C. 开放静脉，并静脉注射地塞米松

D. 完善肺部CT检查

E. 大量输血，纠正休克

10.【答案】D

【解析】如临床考虑羊水栓塞可能，应立即进行抗休克抗过敏纠正肺动脉高压的治疗，不需等待检查确诊后再处理，否则会耽误救治时机。

【考点】羊水栓塞的处理☆☆

【难度】中

11. 该病人的诊断中不包括的是

A. 胎盘早剥　　B. 羊水栓塞

C. 前置胎盘出血　　D. 胎儿宫内窘迫

E. DIC

11.【答案】A

【解析】本产妇有阴道无痛性出血，破水后突发呼吸困难，应考虑前置胎盘、羊水栓塞诊断，容易继发DIC、心衰、肾衰，同时合并胎儿宫内窘迫，危及母儿生命。

【考点】羊水栓塞☆☆

【难度】易

12. 本疾病的临床处理，以下不正确的是

A. 先改善呼吸循环，再处理分娩

B. 必要时行子宫切除，预防产后大出血

C. 积极抗休克治疗，必要时输血或血浆，纠正凝血功能

D. 纠正心衰、肾衰

E. 应立即剖宫产，抢救胎儿

12.【答案】E

【解析】羊水栓塞应立即抢救，包括抗休克抗过敏纠正肺动脉高压纠正凝血功能，待病情稳定后再处理分娩，如处于第一产程应立即剖宫产，若已进入第二产程可酌情阴道分娩。

【考点】羊水栓塞的处理☆☆

【难度】难

【案例分析题】

案例一：24岁初产妇，孕39周，因胎膜早破2小时就诊入院，入院后即刻开始缩宫素点滴引产，之后2小时宫口开全，羊水Ⅲ度，胎心好，20分钟后胎儿经阴道分娩，胎盘娩出顺利，出血不多，检查软产道Ⅱ度裂伤，缝合伤口过程中阴道突然大量出血，客观评估阴道出血量1 000ml。

提问1：本例最可能的诊断是

A. 急产　　B. 胎膜早破

C. 产后出血　　D. 软产道裂伤

E. 胎儿宫内窘迫　　F. 产道血肿

提问1：【答案】ABCD

【解析】胎膜早破入院，诊断明确，给予缩宫素点滴后产程快，时限急产诊断成立，出血1 000ml，产后出血明确，会阴Ⅱ度裂伤诊断明确。羊水Ⅲ度，但胎心好，不诊断胎儿宫内窘迫，产道血肿未提示。

【考点】羊水栓塞鉴别诊断☆

【难度】中

提问 2:按摩子宫、应用缩宫剂后,子宫收缩好、轮廓清晰,同时快速缝合会阴伤口,阴道出血仍未见减少,孕妇突然出现胸闷、呼吸困难、烦躁症状,血压骤降,目前考虑诊断

A. 羊水栓塞　　B. 子宫破裂
C. 哮喘发作　　D. 产后虚脱
E. 心力衰竭　　F. 脑梗死

提问 2:【答案】A
【解析】产后出现胸闷、呼吸困难、烦躁症状,血压骤降症状应诊断羊水栓塞。
【考点】羊水栓塞诊断☆
【难度】中

提问 3:目前考虑羊水栓塞,首选的治疗措施是

A. 立刻静脉滴注肝素
B. 立即抽取下腔静脉血查找羊水中有形物质
C. 立即面罩给氧,静脉推注罂粟碱、地塞米松或氢化可的松
D. 立刻做胸部 X 片检查
E. 立刻切除子宫
F. 进行心电图检查

提问 3:【答案】C
【解析】羊水栓塞发生后,首选的治疗是支持呼吸及循环,同时应用激素。
【考点】羊水栓塞☆
【难度】中

案例二:32 岁经产妇,孕 41 周,阵发性腹痛 4 小时就诊入院,入院后查体宫口开大 1cm,因宫缩欠佳予缩宫素点滴加强宫缩,30 分钟后自然破膜,羊水色清亮,胎心好,1 小时后宫口开全,10 分钟后胎儿经阴道分娩,5 分钟后因阴道大量出血,在应用缩宫剂加强宫缩的同时行手取胎盘顺利,检查软产道无裂伤。病人在胎盘娩出后突发寒战、呛咳、呼之不能应答。

提问 1:即刻查体可能发现

A. 血压下降　　B. 心率加快
C. 阴道出血不凝　　D. 肺部听诊湿啰音明显
E. 下肢水肿　　F. 血氧下降

提问 1:【答案】ABCDF
【解析】羊水栓塞体征为血氧血压下降心率增快,出血不凝,肺部啰音。
【考点】羊水栓塞☆
【难度】中

提问 2:目前考虑羊水栓塞可能性大,立刻面罩吸氧、静脉推注地塞米松 20mg,同时静推罂粟碱与阿托品,病人病情逐渐缓解,可以进一步采取的措施是

A. 等待血压自行上升
B. 考虑病人过敏体质,尽量减少抗生素使用
C. 马上应用甘露醇利尿
D. 积极止血,促宫缩,补充血容量,尽快大量输新鲜血、血浆、纤维蛋白原
E. 不能使用肝素
F. 去甲肾上腺素升高血压

提问 2:【答案】DF
【解析】羊水栓塞发生后维持循环稳定,积极止血,输入凝血物质纠正 DIC。
【考点】羊水栓塞☆
【难度】中

提问 3:经上述处理后,阴道出血仍活跃、出血不凝,血压测不到,为了抢救生命此时应考虑

A. 宫腔填塞止血
B. 按摩子宫减少出血
C. 子宫动脉栓塞
D. 大量输新鲜血、血浆等的同时,行子宫全切术
E. 大量输新鲜血、血浆等的同时,行子宫动脉栓塞术

提问 3:【答案】D
【解析】羊水栓塞发生时有产后大出血,应积极采取措施,短时间内无法止血可行子宫全切术,以减少胎盘剥离大面积血窦开放出血。
【考点】羊水栓塞☆
【难度】难

F. 继续应用宫缩剂

第三节　子宫破裂

【A1 型题】

1. 产程中，产妇子宫出现病理性缩复环提示
   A. 子宫发育畸形　B. 子宫不协调收缩
   C. 先兆子宫破裂　D. 子宫破裂
   E. 软产道异常

2. 重型胎盘早剥与先兆子宫破裂共有的临床表现是
   A. 合并妊娠高血压综合征
   B. 剧烈腹痛
   C. 跨耻征阳性
   D. 子宫不规律宫缩
   E. 出现病理缩复环

3. 不是先兆子宫破裂临床表现的是
   A. 迅速出现贫血　B. 呼吸短促
   C. 脉搏加快　D. 子宫收缩过强
   E. 出现病理缩复环

4. 如有下列体征，则应怀疑为先兆子宫破裂
   A. 休克　B. 胎头未入盆
   C. 子宫强直性收缩　D. 子宫病理缩复环
   E. 胎心率变慢

5. 产程中最易发生子宫破裂的情况是
   A. 软产道阻塞　B. 胎儿脑积水
   C. 横位　D. 额先露
   E. 高张性宫缩乏力

【A2 型题】

1. 初产妇，宫内孕 40^{+5} 周，估计胎儿体重 3 900g，临产 12 小时宫口开大 1cm，以 5% 葡萄糖液加缩宫素 5IU 静脉滴注，宫缩强，4 小时后宫口开大 9cm，产妇感腹痛难忍，烦躁不安。检查见脐下一指处呈环状凹陷，下腹压痛，胎心率 100~105 次 /min，导尿呈淡红色。最恰当的处理方法为
   A. 继续点滴缩宫素，待宫口开全行阴道助产
   B. 立即作阴道助产
   C. 立即肌内注射哌替啶或地西泮

1.【答案】C
【解析】此题主要考查病理性缩复环的意义。当胎儿先露部下降受阻时，强烈阵缩使子宫下段变薄，出现病理缩复环。此时，下段压痛明显，产妇下腹疼痛难忍、烦躁不安、呼叫，脉搏、呼吸加快。血尿形成。胎心改变或听不清，若不立即解除，子宫将很快在病理缩复环处及其下方发生破裂。
【考点】先兆子宫破裂☆
【难度】易

2.【答案】B
【解析】剧烈腹痛是两者的共有临床表现。先兆子宫破裂不一定有妊娠期高血压疾病，重型胎盘早剥的表现不是跨耻征，病理性缩复环。
【考点】先兆子宫破裂☆
【难度】易

3.【答案】A
【解析】此题主要考查先兆子宫破裂临床表现：当胎儿先露部下降受阻时，强烈阵缩使子宫下段变薄，出现病理缩复环。此时，下段压痛明显，产妇下腹疼痛难忍、烦躁不安、呼叫，脉搏、呼吸加快。血尿形成。胎心改变或听不清，若不立即解除，子宫将很快在病理缩复环处及其下方发生破裂。
【考点】先兆子宫破裂☆
【难度】易

4.【答案】D
【考点】子宫病理缩复环☆
【难度】易

5.【答案】C
【解析】此题主要考查子宫破裂的高危因素：①梗阻性难产；②子宫瘢痕破裂；③滥用宫缩剂；④阴道助产手术损伤；⑤子宫畸形和子宫壁发育不良；⑥子宫本身病变。
【考点】子宫破裂☆☆
【难度】难

1.【答案】E
【解析】缩宫素点滴过程出现产妇腹痛难忍，查体可见脐下有病理性缩复环，并有下腹压痛，伴有胎心监护异常，有肉眼血尿，以上均是先兆子宫破裂的表现，先兆子宫破裂的处理即为剖宫产终止妊娠。
【考点】先兆子宫破裂的表现及处理☆☆
【难度】中

D. 立即静脉滴注硫酸镁抑制宫缩
E. 立即停滴缩宫素，急诊行剖宫产

2. 初产妇，妊娠 40 周，头位，宫口已开全 2 小时，S^{-2}，胎心音正常。骨盆外测量正常，估计胎儿体重 3 800g。产妇诉下腹痛，平卧脐处有一环状凹陷，子宫下段有压痛，导尿有红细胞。正确的处理是
A. 立即行吸引器助产
B. 立即产钳助产
C. 静脉注射小剂量缩宫素
D. 继续观察 1 小时
E. 立即剖宫产

2.【答案】E
【解析】常见于产程长、有梗阻性难产因素的孕妇，产程中出现明显腹痛，查体有病理性缩复环、下段有压痛，伴血尿，提示先兆子宫破裂，应立即抑制宫缩，紧急剖宫产终止妊娠。
【考点】先兆子宫破裂的表现及处理☆☆
【难度】中

3. 孕妇，足月妊娠，胎膜已破 24 小时，手脱出于阴道口，胎心率 150 次 /min，宫口开全，宫缩 30s/2min，下腹脐耻之间出现一凹陷，子宫下段压痛，导尿为血尿。最可能的诊断是
A. 子宫痉挛性狭窄环
B. 子宫破裂
C. 先兆子宫破裂
D. 胎盘早剥
E. 子宫收缩过强

3.【答案】C
【解析】常见于产程长、有梗阻性难产因素的孕妇，表现为子宫强直性收缩或痉挛性收缩，伴病理性缩复环、血尿、胎心异常。该病人胎膜破裂后出现手脱出于阴道口，宫口开全后出现病理性缩复环、下段压痛及血尿，考虑先兆子宫破裂。
【考点】先兆子宫破裂表现☆☆
【难度】中

4. 孕妇 34 岁，妊娠 39 周，孕 3 产 2，阴道流水 3 天，阵发性下腹痛 10 小时，加剧 2 小时，并见儿手达阴道口处，于 1 小时前下腹剧痛突然缓解，产妇面色苍白，出冷汗，意识丧失，T 37.8℃，BP 60/20mmHg，全腹压痛、反跳痛，腹肌紧张，胎位不清，胎心未闻及。最恰当的处理是
A. 剖腹取胎，子宫次全切除
B. 剖腹取胎，子宫修补
C. 立即给予镇静剂
D. 立即全麻，行内倒转术
E. 立即行碎胎术

4.【答案】B
【解析】子宫破裂时可出现剧烈腹痛，失血性休克表现，同时可出现胎心、胎动异常。一旦发现子宫破裂，在输液、输血、吸氧、抢救休克的同时，无论胎儿是否存活，均应尽快手术治疗。据破裂口情况行剖宫产的同时行子宫破口修补术或子宫次全切除术或子宫全切术。
【考点】子宫破裂的表现和处理☆☆
【难度】中

5. 初产妇，孕 40 周，临产 24 小时宫口开大 4cm，予肌内注射缩宫素 10IU 宫缩持续不缓解，胎心 100 次 /min，耻骨上有压痛。应考虑
A. 胎盘早剥
B. 先兆子宫破裂
C. 高张性宫缩乏力
D. 子宫收缩过强
E. 痉挛性子宫收缩

5.【答案】B
【解析】缩宫素使用不当后出现强直宫缩，伴胎心减慢，耻骨上压痛，考虑先兆子宫破裂可能。
【考点】先兆子宫破裂原因及表现☆☆
【难度】中

6. 孕妇，28 岁，现妊娠 39 周，下腹阵发性坠痛，烦躁不安。3 年前曾有剖宫产史。宫缩 40~50s/2min，下腹部有压痛，胎心基线变异消失，肛查先露浮，宫口开 4cm，人工破膜见羊水淡绿色，导尿后镜检红细胞(+)。首先应考虑为

6.【答案】D
【解析】瘢痕子宫分娩时宫腔压力增加、或瘢痕愈合不良有子宫破裂高危因素，病人宫缩后腹痛明显，有下腹压痛、胎心异常、先露高浮、休克等子宫破裂临床表现。
【考点】子宫破裂表现☆☆
【难度】中

A. 前置胎盘　　B. 胎盘早剥
C. 先兆子宫破裂　　D. 子宫破裂
E. 妊娠合并肾盂肾炎

7. 初产妇26岁，孕期检查：头位，胎头浮。骨盆外测量为：髂棘间径23cm，髂嵴间径26cm，骶耻外径17.5cm，出口横径7.5cm。妊39周临产，规律宫缩4小时后自然破水。宫缩频、强，产妇呻吟腹痛。破水8小时后检查：血压130/80mmHg，脉搏120次/min，宫缩频，宫缩时子宫呈葫芦状，在脐上方有上下段分界凹陷，下段长，压痛明显，胎心132次/min，胎儿头位，阴道检查宫口近开全，胎膜破，胎头S^{-1}。诊断为先兆子宫破裂，处理应是
A. 吸氧，给镇静剂，观察进展
B. 立即行剖宫产
C. 试行产钳助产
D. 给稀释缩宫素待胎头拨露
E. 胎头吸引器助产

7.【答案】B
【解析】常见于产程长、有梗阻性难产因素的孕妇，表现为子宫强直性收缩或痉挛性收缩，伴病理性缩复环、血尿、胎心异常。病人骨盆偏小，产程中出现宫缩比较强，腹痛难忍，查体示病理性缩复环、下段压痛、伴胎心异常，提示先兆子宫破裂，应立即剖宫产终止妊娠。
【考点】先兆子宫破裂表现及处理☆☆
【难度】中

8. 经产妇37岁，孕4产2，妊娠近足月产妇烦躁不安，下腹疼痛拒按，考虑肩先露。产科检查时可发现
A. 子宫呈纵椭圆形　　B. 子宫呈板状硬
C. 胎心率正常　　D. 子宫病理缩复环
E. 呈悬垂腹

8.【答案】D
【解析】常见于产程长、有梗阻性难产因素的孕妇，表现为子宫强直性收缩或痉挛性收缩，伴病理性缩复环、血尿、胎心异常。该病人肩先露，有梗阻性难产因素，出现烦躁、下腹拒按等先兆子宫破裂表现，查体可见病理性缩复环。
【考点】先兆子宫破裂表现☆☆
【难度】中

9. 初产妇28岁，妊娠40周，规律宫缩12小时。近2小时产程无进展，产妇呼喊疼痛，腹部拒按，子宫呈痉挛性收缩，胎位触不清，胎心听不清。肛查宫口开大3cm，胎头S^{+1}。本例正确处理应是
A. 阴道检查后再决定分娩方式
B. 静脉滴注缩宫素
C. 肌内注射哌替啶100mg
D. 人工破膜后静脉滴注缩宫素
E. 立即行剖宫产术

9.【答案】E
【解析】常见于产程长、有梗阻性难产因素的孕妇，表现为子宫强直性收缩或痉挛性收缩，伴病理性缩复环、血尿、胎心异常。一旦发现先兆子宫破裂，应立即抑制宫缩，紧急剖宫产终止妊娠。
【考点】先兆子宫破裂的表现及处理☆☆
【难度】中

10. 产妇36岁，孕3产1，第一胎为剖宫产分娩，孕期规律检查，在制定分娩方式时最需要参考的指标是
A. 孕妇及家属对于分娩的意愿
B. 前次剖宫产的时间
C. 此次胎儿的大小
D. 此次胎儿的胎位
E. 子宫瘢痕的厚度

10.【答案】A
【解析】剖宫产后是否选择经阴道分娩的前提是孕妇及家属要求经阴道试产。
【考点】剖宫产后阴道分娩的指征☆☆
【难度】难

【A3/A4型题】

(1~3题共用题干)

35岁孕妇,孕3产1,5年前因胎儿宫内窘迫剖宫产一次,本次妊娠过程顺利,否认血压、血糖异常,现39^{+5}周,因“下腹疼痛5小时”来院,待产期间产妇突然诉下腹剧烈疼痛,持续不缓解。查体见:BP 70/50mmHg,P 110次/min,贫血貌,腹部膨隆,移动性浊音(+),子宫轮廓不清楚,腹部可清楚触及胎体。

1. 最可能的诊断是
   A. 子宫破裂
   B. 先兆早产
   C. 胎盘早剥
   D. 自发性脾破裂
   E. 妊娠合并卵巢肿物破裂

1.【答案】A
【解析】本产妇既往有过剖宫产史,属于瘢痕子宫,目前已足月,下腹疼痛5小时可能先兆临产,突然性下腹痛伴血压下降,查体子宫轮廓不清,可触及胎体,应考虑子宫破裂。
【考点】子宫破裂☆☆
【难度】易

2. 下一步应立即做的处理是
   A. 开放静脉　　B. 输新鲜血
   C. 开腹探查　　D. 纠正休克
   E. 联系超声明确诊断

2.【答案】A
【解析】本产妇目前症状考虑先兆子宫破裂可能,应立即开放静脉,积极抗休克的同时联系手术。
【考点】先兆子宫破裂的处理☆☆
【难度】中

3. 本病人**不可能**出现的并发症为
   A. 产后出血　　B. DIC　　C. 席汉综合征
   D. 先兆子痫　　E. 卵巢早衰

3.【答案】D
【解析】先兆子宫破裂可能导致产后大出血、出血性休克,继而出现DIC、肾衰、心衰,垂体缺血也可能会导致内分泌情况改变,继发席汉综合征和卵巢早衰等。
【考点】先兆子宫破裂的并发症☆☆
【难度】中

(4~6题共用题干)

经产妇,既往足月顺产一次,本次妊娠孕38周,因胎儿宫内发育迟缓行前列腺素引产,用药1小时后,产妇突然面色苍白,诉胸闷憋气,腹部疼痛难忍,查体:BP 60/30mmHg,P 120次/min,腹部膨隆,拒按,子宫形状不清,未明确探及胎心。

4. 最主要的诊断是什么
   A. 自发性脾破裂　　B. 胎盘早剥
   C. 前置胎盘　　D. 子宫破裂
   E. 羊水栓塞

4.【答案】D
【解析】药物引产过程中应严密监测宫缩、胎心、胎动及孕妇其他不适症状,如宫缩过强,亦可能出现胎儿宫内窘迫、子宫破裂等风险,本产妇目前的临床表现,结合查体情况,应考虑子宫破裂可能。
【考点】子宫破裂☆☆
【难度】中

5. 体检中发现最可靠的诊断依据是
   A. 产妇疼痛难忍、呼叫、烦躁不安
   B. 阴道出血大于月经量
   C. 脐下病理缩复环随宫缩上升
   D. 子宫轮廓不清,胎体可清楚扪及
   E. 胎心胎动消失

5.【答案】D
【解析】先兆子宫破裂时腹部查体子宫轮廓不清,不可明确触及宫底,但可扪及胎体,其余特点不是子宫破裂的特异性临床表现。
【考点】子宫破裂查体特点☆☆
【难度】中

6.【答案】C

【解析】如子宫破裂可能，应立即行开腹探查，抢救胎儿，同时积极抗休克治疗，行子宫修补术。

【考点】子宫破裂的处理☆☆

【难度】中

提问1:【答案】A

【解析】子宫破裂常见于妊娠晚期和分娩期，多见于分娩过程中，与子宫手术史、胎先露下降受阻、缩宫素或引产药物使用监测不当、产科手术损伤有关。病人可出现腹痛、血尿、面色苍白等休克症状。

【考点】子宫破裂的高危因素☆☆

【难度】难

提问2:【答案】CF

【解析】子宫破裂常见于妊娠晚期和分娩期，多见于分娩过程中，与子宫手术史、胎先露下降受阻、缩宫素或引产药物使用监测不当、产科手术损伤有关。病人可出现腹痛、血尿、面色苍白等休克症状。可疑子宫破裂应即刻在抗休克的同时行剖腹探查，同时请新生儿医生到场准备新生儿复苏。

【考点】子宫破裂☆

【难度】难

提问3:【答案】C

【解析】子宫破裂常见于妊娠晚期和分娩期，多见于分娩过程中，与子宫手术史、胎先露下降受阻、缩宫素或引产药物使用监测不当、产科手术损伤有关。病人可出现腹痛、血尿、面色苍白等休克症状。可疑子宫破裂应即刻在抗休克的同时行剖腹探查，若裂口边缘整齐，无明显感染征象，可做破裂口修补术；若破口大且边缘不整齐或是有明显感染征象，可行子宫次全切除术；若子宫破裂口累及宫颈，应做全子宫切除。

【考点】子宫破裂☆

【难度】难

6. 处理应为

A. 输血　　B. 阴道检查　　C. 开腹探查

D. 超声　　E. 吸氧

【案例分析题】

案例:31岁经产妇，孕37周，合并子宫肌瘤，重度子痫前期，病情控制稳定，宫颈Bishop评分2分，给予控释前列腺素E_2栓剂阴道后穹窿放置引产，2小时候产妇大呼疼痛难忍，随即面色苍白，大汗淋漓，血压70/30mmHg。

提问1:目前考虑为

A. 子宫破裂　　B. 胎盘早剥

C. 羊水栓塞　　D. 肌瘤红色变性

E. 严重宫内感染　　F. 羊水栓塞

提问2:即刻取出阴道栓剂，同时查体发现阴道少量流血，宫口开全，胎头高浮，胎心70次/min，应该尽快采取的措施是

A. 宫口已开全，可产钳助产结束分娩

B. 硫酸镁抑宫缩治疗，等待胎心恢复

C. 急诊剖腹探查

D. 肌内注射哌替啶，缓解疼痛

E. 多巴胺升压治疗，抢救休克

F. 请新生儿科医师到场准备新生儿窒息复苏

提问3:剖腹探查后尽快剖宫取子，此时发现子宫破口整齐，未累及宫颈，生命体征平稳，应如何处理

A. 子宫次全切除术

B. 子宫全切术

C. 子宫破裂口修补术

D. 仅缝合剖宫产切口

E. 动脉栓塞止血

F. 子宫背带式缝合止血

第十四章　新生儿常见疾病

第一节　新生儿黄疸

【A1 型题】

1. 足月新生儿生后 3 天，生理性黄疸的特点是血清胆红素不超过
   A. 1.5mg/dL（26μmol/L）
   B. 2.5mg/dL（43μmol/L）
   C. 3.5mg/dL（60μmol/L）
   D. 5mg/dL（85μmol/L）
   E. 12mg/dL（205.2μmol/L）

2. 新生儿胆红素代谢特点是
   A. 胆红素生成过少
   B. 肠道吸收胆红素较少
   C. 肝脏酶系统发育不完善
   D. 肝细胞 Y、Z 蛋白含量多
   E. 肝细胞摄取胆红素能力强

3. 病理性黄疸采用光照疗法时选用
   A. 红光　　B. 黄光
   C. 蓝光　　D. 绿光
   E. 白光

4. 病理性黄疸的表现是
   A. 胆红素每日上升不超过 85μmol/L
   B. 血清结合胆红素低于 24μmol/L
   C. 新生儿生后 2 天出现黄疸
   D. 足月儿生后 2 周黄疸明显
   E. 早产儿生后 4 周黄疸消退

1.【答案】E
【解析】生理性黄疸是新生儿出生 24 小时后血清胆红素由出生时的 1~3mg/dL 逐步上升到 5mg/dL 或以上，临床上出现黄疸而无其他症状，1~2 周内消退。生理性黄疸足月儿一般不超过 12mg/dL，早产儿不超过 15mg/dL。
【考点】新生儿生理性黄疸的诊断标准☆
【难度】易

2.【答案】C
【解析】胎儿由于溶血产生的胆红素由母体肝脏代为处理，故生后新生儿无黄疸。但出生后胆红素全由新生儿自身进行代谢，新生儿肝功能不够健全，肝酶系统发育不完善，就会出现新生儿黄疸。
【考点】新生儿胆红素代谢的特点☆
【难度】易

3.【答案】C
【解析】光照疗法目的是降低血清中未结合胆红素。经过蓝光照射后，使存在于皮肤的非结合胆红素发生光分解作用，产生无毒的水溶性单吡咯和双吡咯，从肾脏排出，从而降低血液中的胆红素含量。光照波长为 425~475μmol/L，蓝色荧光最适合做光源。
【考点】新生儿黄疸的治疗☆
【难度】易

4.【答案】D
【解析】新生儿黄疸在新生儿非常常见，是由于胆红素代谢异常引起的血中胆红素水平升高，从而出现以皮肤、黏膜及巩膜黄疸为特征的病症，可分为生理性黄疸和病理性黄疸两种类型。新生儿生理性黄疸是足月儿出生后 2~3 天出现的一种正常现象，而病理性黄疸则会对患儿的健康造成很大的影响。新生儿黄疸的类型不同，患儿的症状也有所不同。生理性黄疸常在足月儿出生后 2~3 天出现，4~5 天即可达高峰，5~7 天后消退。患儿表现为皮肤、白眼球和口腔黏膜发黄，有轻有重。一般在脸部和前胸较明显，但手心和脚心不黄。第 4~6 天最明显，足月儿在出生后 10~14 天消退，早产儿可持续到第 3 周。在此期间，小儿一般情况良好，无其他不适表现。病理性黄疸常见的原因有新生儿溶血、病毒或细菌感染、胆道阻塞等。病理性黄疸可发生在新生儿生后 24 小时以内，黄疸症状持久不退或消退后又出现黄疸，或黄疸呈进行性加重。
【考点】病理性黄疸的临床表现☆☆
【难度】中

5.【答案】B
【解析】光照疗法的副作用:一般可出现:①发热。最常见,应保持患儿体温不致过高或过低。②腹泻。大便为墨绿色稀便,光疗结束即可停止,一般不需处理,但应注意补充适量水分,防止脱水。③皮疹。可为斑丘疹或瘀点,绿光较蓝光光疗皮疹少见,可自行消退。④青铜症。当血中结合胆红素超过 4mg/L,光疗使皮肤呈青铜色,停止后可缓慢恢复。⑤低钙血症。在光疗停止后即可恢复。⑥核黄素缺乏症。光疗使胆红素和核黄素同时分解,应及时补充。
【考点】黄疸光照疗法的副作用☆
【难度】易

6.【答案】D
【解析】光照疗法时将新生儿置于辐射保温处理台上或保温箱内。通常用特制的双面光疗治疗箱。注意光照时需全身裸露,用黑色眼罩,男性保护好睾丸,以免性腺受照射。每小时变更体位,以增加光照面积。可以连续照射 24~72 小时。
【考点】光照疗法☆☆
【难度】易

7.【答案】B
【解析】生理性黄疸的血清胆红素浓度足月儿不超过 205μmol/L,早产儿不超过 256μmol/L。
【考点】生理性黄疸的血清胆红素浓度☆
【难度】易

8.【答案】A
【解析】根据不同的胆红素水平升高程度,胎龄≥35 周的新生儿高胆红素血症还可以分为:重度高胆红素血症,TSB 峰值超过 342μmol/L;极重度高胆红素血症,TSB 峰值超过 427μmol/L;危险性高胆红素血症,TSB 峰值超过 510μmol/L。
【考点】胆红素脑病的诊断☆
【难度】易

9.【答案】B
【解析】足月儿生理性黄疸自然消退的时间为 2 周。
【考点】生理性黄疸消退时间☆
【难度】易

10.【答案】D
【解析】早产儿生理性黄疸自然消退的时间为 3~4 周。
【考点】生理性黄疸消退时间☆
【难度】易

11.【答案】B
【解析】生理性黄疸常在足月儿出生后 2~3 天出现,4~5 天即可达高峰,5~7 天后开始消退。患儿表现为皮肤、白眼球和口腔黏膜发黄,有轻有重。一般在脸部和前胸较明显,但手心和脚心不黄。早产儿可持续到第 3 周。在此期间,小儿一般情况良好,无其他不适表现。
【考点】生理性黄疸的特点☆
【难度】易

5. 光照疗法的副作用**不包括**
A. 绿色稀薄大便
B. 肝脾大
C. 青铜症
D. 发热
E. 皮疹

6. 光照疗法正确的是
A. 患儿需用保暖性好的包被包裹入箱
B. 光疗前用 3%过氧化氢消毒光疗箱
C. 持续或间断照射不超过 12 小时
D. 光疗时患儿需戴黑色护眼罩
E. 单面光疗优于双面光疗

7. 早产儿出现生理性黄疸时,血清胆红素浓度最高**不超过**
A. 342μmol/L　B. 256μmol/L
C. 205μmol/L　D. 85μmol/L
E. 26μmol/L

8. 黄疸患儿并发胆红素脑病时,血清胆红素浓度至少超过
A. 342μmol/L　B. 257μmol/L
C. 205μmol/L　D. 85μmol/L
E. 26μmol/L

9. 足月儿生理性黄疸自然消退的时间为
A. 1~7 天　B. 7~14 天
C. 14~21 天　D. 21~28 天
E. 28~35 天

10. 早产儿生理性黄疸自然消退的时间为
A. 1~7 天　B. 7~14 天
C. 14~21 天　D. 21~28 天
E. 28~35 天

11. 关于生理性黄疸描述**不正确**的是
A. 生后 2~3 天开始出现黄疸
B. 表现为食欲下降,哭声低弱
C. 一般 7~14 天自然消退
D. 早产儿可延迟 3 周消退
E. 血清胆红素浓度 <205.2μmol/L

12. 蓝光疗法的目的是
A. 降低血清胆绿素
B. 降低血清间接胆红素
C. 降低血清直接胆红素
D. 减少血红细胞破坏
E. 降低血清尿素氮

12.【答案】B
【解析】光照疗法的目的主要是降低血清中的非结合胆红素，也就是间接胆红素。经过蓝光照射后，使存在于皮肤的非结合胆红素发挥光分解作用，产生无毒的水溶性单吡咯和双吡咯，从肾脏排出，从而降低血液中的胆红素含量。
【考点】光照疗法的目的☆☆
【难度】中

【A2 型题】

1. 新生儿，生后 10 小时，发现皮肤、黏膜及巩膜黄染，精神差，其母血型为 O，RhD(+) 查血清胆红素 155μmol/L，血红蛋白 112g/L，其他未见异常，考虑该患儿最可能的诊断是
A. 生理性黄疸　　B. 先天性胆管阻塞
C. 颅内出血　　D. 新生脑炎
E. 溶血性黄疸

1.【答案】E
【解析】生理性黄疸一般发生在出生 24 小时以后，在此期间，小儿一般情况良好，无其他不适表现。新生儿的血清胆红素在生后 24 小时之内一般为 90~100μmol/L，超过 100μmol/L 就考虑病理性原因了，本病例血清胆红素 155μmol/L，考虑为病理性原因。而溶血性黄疸一般出现早，上升快，多出现在生后 24 小时以内，同时伴有血红蛋白的下降。本病例血色素 112g/L，低于新生儿的正常水平 140g/L，因此考虑溶血性黄疸可能性最大。题目中提示血常规中其他指标正常，未提示白细胞升高，排除败血症的诊断。
【考点】溶血性黄疸的特点☆☆
【难度】中

2. 患儿女，生后 7 天，近日来，巩膜、皮肤黄染明显，来医院就诊。查体：T 36.8℃、P 132 次 /min、R 24 次 /min，精神、食欲及大小便均正常。其黄疸可能是
A. 病理性黄疸　　B. 生理性黄疸
C. 胆道闭锁　　D. 新生儿脐炎
E. 新生儿败血症

2.【答案】B
【考点】生理性黄疸的特点☆
【难度】易

3. 患儿女，生后 7 天，近日来，皮肤黄染，来医院就诊。查体：T 36.8℃、P 132 次 /min、R 24 次 /min，体重较出生时有所下降，大小便均正常。诊断生理性黄疸。正确指导是
A. 给予白蛋白注射液
B. 给予光照疗法
C. 注意避光
D. 注意保暖，多穿衣服
E. 增加喂养次数，促进胎便排出

3.【答案】E
【解析】对于生理性黄疸的治疗首选增加母乳，促进胎便排出；其次是多晒太阳，减轻黄疸。而对于病理性黄疸，首选光照疗法。
【考点】生理性黄疸的处理☆☆
【难度】中

4. 新生儿，生后 20 小时出现皮肤黄染，黄疸严重，考虑为溶血性黄疸，为确定病因，该患儿首要的辅助检查为
A. 肝胆超声　　B. 母婴血型
C. 细菌培养　　D. 尿常规
E. 血常规

4.【答案】B
【解析】溶血性黄疸一般出现早，上升快，多出现在生后 24 小时以内。
【考点】病理性黄疸的鉴别诊断☆☆
【难度】中

5. 患儿，早产，生后 8 天，胎龄 34 周，体重 2 000g，生后第 3 天出现黄疸，逐渐明显。体检：体温 36.5℃，精神一般，吃奶少，血白细胞 12×10^9/L，中性粒细胞 40%，血清谷丙转氨酶正常，血清总胆红素 206μmol/L。该患儿最可能是
A. 新生儿生理性黄疸　　B. 新生儿硬肿症

5.【答案】A
【解析】生理性黄疸出现于新生儿出生 24 小时后，早产儿不超过 256μmol/L，3~4 周内消退。
【考点】黄疸的鉴别诊断☆☆
【难度】中

C. 新生儿肝炎　　D. 新生儿败血症
E. 新生儿颅内出血

6. 患儿，20 天，足月顺产，2 周末黄疸加深，粪便色变浅，反应好，吃奶尚可。体格检查：皮肤巩膜黄染，心肺无异常，肝右肋下 3 厘米，质中，脾左肋下 1cm；血白细胞 10×10^9/L，中性粒细胞 45%，血清总胆红素 265μmol/L。此患儿最可能是
A. 生理性黄疸　　B. 病理性黄疸
C. 新生儿硬肿症　　D. 新生儿败血症
E. 新生儿颅内出血

7. 新生儿，生后 2 天出现黄疸，4~5 天较明显，7 天自然消退，一般情况良好。可能的诊断是
A. 先天性胆道闭锁　　B. 生理性黄疸
C. 颅内出血　　D. 溶血病
E. 败血症

8. 新生儿，生后 2 周黄疸未退，且进行性加重，皮肤呈黄绿色，大便灰白色，伴肝大。可能的诊断是
A. 先天性胆道闭锁　　B. 生理性黄疸
C. 颅内出血　　D. 溶血病
E. 败血症

9. 新生儿，生后 5 天，出现黄疸迅速加重，脐部有化脓性感染，全身中毒症状明显。可能的诊断是
A. 先天性胆道闭锁　　B. 生理性黄疸
C. 颅内出血　　D. 溶血病
E. 败血症

10. 患儿，生后 10 天，黄疸持续不退，需采用光照疗法。使用光照疗法最适宜的光照波长为
A. 425~475μm　　B. 215~305μm
C. 330~350μm　　D. 355~360μm
E. 360~370μm

【A3/A4 型题】

(1~3 题共用题干)
早产儿，男，日龄 1 天。有窒息史，主要表现：嗜睡、反应差、肌力低。查体：前囟张力稍高，拥抱、吸吮反射减弱。初步诊断：新生儿缺血缺氧性脑病。

1. 可能出现脑损伤的部位是

6.【答案】B
【解析】生后血清胆红素大于 205μmol/L 视为病理性黄疸。黄疸加深，粪便色变浅，考虑可能为阻塞性黄疸，多由先天性胆道畸形引起。
【考点】病理性黄疸的诊断☆
【难度】易

7.【答案】B
【解析】生理性黄疸常在足月儿出生后 2~3 天出现，4~5 天即可达高峰，5~7 天后消退，患儿无其他不适。
【考点】生理性黄疸的特点☆
【难度】易

8.【答案】A
【解析】阻塞性黄疸多由先天性胆道畸形引起的，胆道闭锁是致命的婴儿消化系统畸形。胆汁是肝脏分泌的，通道被堵塞之后，就会造成肝脏分泌的胆汁都出不来，形成淤胆，造成眼睛皮肤变黄，胆道闭锁以后胆汁不能排到肠道，因而大便颜色逐渐变成浅黄色甚至白陶土色。
【考点】病理性黄疸的鉴别诊断☆☆
【难度】中

9.【答案】E
【解析】由于新生儿免疫系统未成熟，免疫功能较差，极易发生感染，发生感染后很难局限而导致全身广泛炎性反应，病情进展较快。常见病原体为细菌，但也可为霉菌、病毒或原虫等其他病原体。新生儿败血症的早期临床表现常不典型，早产儿尤其如此。表现为进奶量减少或拒乳、溢乳、嗜睡或烦躁不安、哭声低、发热或体温不升，也可表现为体温正常、反应低下、面色苍白或灰暗、神萎、体重不增等非特异性症状。黄疸有时可为败血症唯一表现。表现为生理性黄疸消退延迟、黄疸迅速加深、或黄疸退而复现，无法用其他原因解释。
【考点】病理性黄疸的鉴别诊断☆☆
【难度】难

10.【答案】A
【解析】光照波长为 425~475μm 最为合适。蓝色荧光最适宜做光源。也可以用日光灯、阳光甚至普通灯泡。
【考点】新生儿黄疸治疗光照疗法的波长☆
【难度】易

1.【答案】E
【解析】新生儿缺氧缺血性脑病是指在围产期窒息而导致脑的缺氧缺血性损害。临床出现一系列脑病表现。脑室周围白质软化：这种缺血性损伤在早产儿多。病变位于侧脑室周围的深部白质区软化和坏死，软化面积大时可液化成囊，称空洞脑。临床表现为痉挛性瘫痪，智力低下及脑积水。
【考点】新生儿窒息的脑损伤☆☆
【难度】难

A. 大脑皮质　　B. 大脑前脚
C. 大脑基底节　　D. 大脑矢状窦
E. 脑室周围白质

2. 欲行 CT 检查，为排除脑水肿或者脑室内出血，最适合的检查时间为
A. 生后 1~6 天　　B. 生后 2~5 天
C. 生后 6~7 天　　D. 生后 8~10 天
E. 生后 2 周左右

3. 该患儿病情平稳后，促进脑功能恢复的护理是
A. 固定肢体在功能位
B. 维持氧饱和度的稳定
C. 保证足够的热量供给
D. 减少探视次数
E. 动作训练和感知刺激的干预措施

（4~6 题共用题干）
足月女婴，顺产，出生体重 3 250g，生后 20 小时开始出现黄疸，总胆红素为 210μmol/L，间接胆红素为主，其母血型为 O，Rh（+）子血型为 A，Rh（+），血常规 Hb106g/l。

4. 为明确诊断，首选的检查是
A. 血培养
B. 血 ALT 测定
C. 抗人球蛋白试验
D. G-6-PD 测定
E. 腹部超声

5. 直接 Coombs 试验阳性，目前可能的诊断是
A. 母乳性黄疸
B. 生理性黄疸
C. 新生儿肝炎
D. 新生儿溶血病（同族免疫性溶血）
E. 新生儿败血症

6. 首先的治疗是
A. 换血疗法
B. 禁食母乳
C. 大剂量维生素 C
D. 维生素 E
E. 光照疗法

2.【答案】B
【解析】影像检查目的是进一步明确窒息引起脑损伤病变的部位和范围，确定有无颅内出血和出血类型，动态系列检查对评估预后有一定意义。由于生后病变继续进展，不同病程阶段影像检查所见会有不同。头颅 CT 有助于了解颅内出血的部位及程度，对识别基底节丘脑损伤、脑梗死、脑室周围白质软化也有一定的参考作用，检查时间生后 2~5 天为宜，3~4 周后复查，有助于判断永久性脑损害。
【考点】新生儿窒息的脑损伤☆☆
【难度】难

3.【答案】E
【解析】对于缺血缺氧性脑病的患儿越早干预越好，包括感觉、听觉、视觉刺激、动作训练。
【考点】新生儿窒息的脑损伤☆☆
【难度】难

4.【答案】C
【解析】母儿血型不合新生儿血清三项试验：取脐血 6ml 不加抗凝剂，1ml 加抗凝剂，作下列三项试验：①直接抗人球蛋白试验（Coombs 试验）。患儿红细胞直接抗人球蛋白试验；②抗体释放试验。此法是解决患儿红细胞的遮断问题，通过释放试验，使新生儿红细胞上的 Rh 抗原释放出母体 IgG 抗体，以便正确鉴定患儿的 Rh 血型。③游离抗体检查。用标准红细胞检测血清中有无游离的 IgG 抗体。以上三项中一项阳性视为新生儿受累。以释放试验敏感性最强。脐血抗体测定是诊断新生儿溶血病的重要依据。治疗光照疗法首选，如果血清胆红素≥342μmol/L，则是换血指征。红细胞葡萄糖 -6-磷酸脱氢酶（G-6-PD）缺乏症是世界上最多见的红细胞酶病，本病有多种 G-6-PD 基因变异型，伯氨喹啉型药物性溶血性贫血或蚕豆病，感染诱发的溶血，新生儿黄疸等。本病是由于调控 G-6-PD 的基因突变所致。呈 X 连锁不完全显性遗传。
【考点】新生儿黄疸的诊断治疗☆☆
【难度】难

5.【答案】D
【解析】同族免疫性溶血时直接 Coombs 试验阳性。溶血性黄疸一般出现早，上升快，Rh 溶血多出现在生后 24 小时以内。所以本题溶血性黄疸可能性大。
【考点】溶血性黄疸的诊断☆☆
【难度】中

6.【答案】E
【解析】此病人的黄疸值达到光疗指征，监测黄疸进展程度，如果黄疸进展迅速，光疗失败时需换血治疗。
【考点】新生儿溶血性黄疸的治疗☆☆
【难度】难

(7~8 题共用题干)

早产儿,男婴,体重 2 100g,生后 2 天,诊断新生儿溶血病,总胆红素 342μmol/L,出现嗜睡、拥抱反射消失,肌张力减弱。

7. 最可能的诊断是
   A. 化脓性脑膜炎
   B. 新生儿败血症
   C. 颅内出血
   D. 胆红素脑病
   E. 破伤风

8. 首选的治疗是
   A. 光照疗法
   B. 纠正酸中毒
   C. 抗生素
   D. 苯巴比妥
   E. 换血疗法

【案例分析题】

案例:早产儿,女婴,出生体重 2 200g,生后 2 天,皮肤黄染明显,抽血化验测得血清胆红素 342μmol/L。

提问 1:此病例最可能的诊断是
A. 生理性黄疸
B. 母乳性黄疸
C. 病理性黄疸
D. 溶血性黄疸
E. 新生儿肝炎
F. 梗阻性黄疸

提问 2:病例中引起血清胆红素升高,导致高间接胆红素血症的疾病包括
A. 新生儿溶血病
B. 胆道闭锁
C. 母乳性黄疸
D. 生理性黄疸
E. 遗传性球形红细胞增多症
F. 新生儿肝炎

提问 3:为除外患儿为新生儿溶血病,可以做的检查有
A. 直接 Coombs 试验
B. 抗体释放试验
C. 游离抗体检查
D. G-6-PD 测定
E. 血 ALT 测定
F. 血红蛋白测定

提问 4:如患儿直接 Coombs 试验阴性,抗体释放试验阳性,游离抗体阳性,目前可诊断新生儿溶血病,那么下列说法正确的是
A. ABO 血型不合以母为 O 型,子为 A 型或 B 型常见

7.【答案】D

【解析】生后血清胆红素大于 205μmol/L 视为病理性黄疸,可导致胆红素脑病。游离的胆红素进入中枢神经系统,使该处黄染并损害神经细胞,引起神经肿胀,核胞肿大,变形坏死,出现一系列神经系统的症状体征称为胆红素脑病。其表现为嗜睡、吸吮反射弱、痉挛、肌张力弛缓或强硬及发热等。

【考点】新生儿胆红素脑病的临床表现、诊断☆☆

【难度】难

8.【答案】E

【解析】换血治疗是治疗溶血症引起高胆红素血症的最迅速的方法。目的是换出致敏红细胞,移出抗体和降低血清胆红素。换血指征:①产前明确诊断,患儿出现贫血,血红蛋白低于 120g/L,伴有水肿、肝脾大;②早产儿和足月儿及不同日龄换血血清胆红素指标均不同,本病例早产儿血清胆红素≥342μmol/L,需换血;③有胆红素脑病的早期症状;④光疗 24 小时后血清胆红素含量 256~325μmol/L,提示光疗效果不佳。

【考点】早产儿黄疸的换血指征☆☆

【难度】难

提问 1:【答案】CD

【解析】病理性黄疸具有以下特点:①黄疸出现过早,常在 24 小时内出现;②黄疸程度过重,血清胆红素>205~257μmol/L;③黄疸进展过快,血清胆红素每日上升>85μmol/L;④黄疸持续多久,足月儿>2 周,早产儿>4 周;⑤黄疸褪而复现,或再度进行性加重;⑥血清结合胆红素>26μmol/L。凡符合以上特点之一者可诊断为病理性黄疸。

【考点】新生儿病理性黄疸的诊断☆

【难度】易

提问 2:【答案】ACE

【解析】胆道闭锁时,血清总胆红素增高。生理性黄疸会出现间接胆红素增高,但不属于疾病,所以不选。遗传性球形红细胞增多症是红细胞膜有先天缺陷的一种溶血性贫血,主要表现为贫血、黄疸、脾肿大,诊断依据是血液中球形红细胞增多。从红细胞中裂解出的大量血红蛋白分解生成"胆红素",可引起皮肤、巩膜黄染,血清间接胆红素及尿胆原会升高。

【考点】黄疸的鉴别诊断☆☆

【难度】难

提问 3:【答案】ABCF

【解析】母儿血型不合新生儿血清三项试验:取脐血 6ml 不加抗凝剂,1ml 加抗凝剂,作下列三项试验:①直接 Coombs 试验。患儿红细胞直接抗人球蛋白试验。②抗体释放试验。此法是解决患儿红细胞的遮断问题,通过释放试验,使新生儿红细胞上的 Rh 抗原释放出母体 IgG 抗体,以便正确鉴定患儿的 Rh 血型。③游离抗体检查。用标准红细胞检测血清中有无游离的 IgG 抗体。以上三项中一项阳性视为新生儿受累。血红蛋白测定可检测患儿贫血情况。

【考点】溶血性黄疸的实验室检测☆

【难度】难

提问 4:【答案】ABCDEF

【解析】直接 Coombs 试验,抗体

B. Rh 溶血病以 RhD 溶血病最常见
C. 合并胆红素脑病容易发生于生后 2~7 天
D. 治疗的主要目的是降低胆红素
E. 早期可应用丙种球蛋白静脉输入
F. 必要时可采取换血疗法

提问 5:如患儿出现下列哪些临床表现考虑为胆红素脑病
A. 腹胀
B. 喂养困难
C. 发热
D. 肌张力弛缓或强硬
E. 嗜睡
F. 拒奶易激惹

第二节 新生儿窒息

【A1 型题】

1. 下列决定胎粪污染的新生儿是否需要插管并吸引的主要因素是
A. 胎粪污染羊水的黏稠度
B. 新生儿是否有活力的
C. 1 分钟新生儿评分(Apgar 评分)
D. 曾有异常胎心监护史
E. 新生儿周围性发绀

2. 下列**不是**新生儿复苏步骤的是
A. 快速评估、初步复苏
B. 人工呼吸
C. 胸外按压
D. 给予药物或扩容输液
E. 鼻导管吸氧

3. 新生儿复苏中,扩容有效的指征**不正确**的是
A. 心率增加　B. 脉搏有力
C. 苍白改善　D. 血压上升
E. 肌张力恢复

4. 新生儿静脉注射最快速直接的途径是
A. 额上静脉　B. 颞浅静脉
C. 手背静脉　D. 足背静脉
E. 脐静脉

释放试验,此两项任意一项阳性是新生儿溶血的确诊实验,尤以抗体释放试验诊断价值最高。本题中抗体释放试验阳性,即可诊断新生儿溶血病。新生儿 ABO 溶血病是由于母子 ABO 血型不合引起的新生儿溶血,多见于母亲的血型为 O 型,婴儿为 A 型或 B 型。这种母子 ABO 血型不合并不少见,但发生新生儿溶血病的则很少,而且大多症状较轻,其中只有一部分新生儿可能发生明显的黄疸。Rh 血型系统应有 6 种抗原即 C、c、D、d、E、e,但至今尚未发现 d 抗原。作为标准红细胞上的抗原有下列几种 CCDee、ccDEE、ccDee、Ccdee,其中以 D 的抗原性最强,是引起 Rh 溶血病最主要的抗原。药物治疗可用静脉丙种球蛋白,该制剂具有免疫增强和免疫抑制双重作用,治疗愈早,效果愈好。对于题中的早产儿,体重 2 200g,生后 2 天,如果血清胆红素≥290.7μmol/L,可考虑换血疗法。

【考点】新生儿溶血病的病因、治疗☆☆

【难度】中

提问 5:【答案】BCDEF

【解析】生后血清胆红素大于 205μmol/L 视为病理性黄疸,可导致胆红素脑病。游离的胆红素进入中枢神经系统,使该处黄染并损害神经细胞,引起神经肿胀,核胞肿大,变形坏死,出现一系列神经系统的症状体征称为胆红素脑病。其表现为嗜睡、吸吮反射弱、痉挛、肌张力弛缓或强硬、发热及拒奶易激惹呼吸暂停等。

【考点】胆红素脑病的临床表现☆☆

【难度】中

1.【答案】B

【解析】如果有胎粪污染,新生儿有活力:不需要气管插管吸引胎粪,可用吸引球或大孔吸管清理气道和鼻腔。如果有胎粪污染,新生儿无活力:在自发呼吸或辅助通气前应该马上直接气管内吸引。

【考点】胎粪污染的新生儿插管吸引的指征☆☆

【难度】中

2.【答案】E

【解析】新生儿复苏有 4 个步骤。①基本步骤:包括快速评估、初步复苏及评估;②人工呼吸:包括面罩或气管插管正压通气;③胸外按压;④给予药物或扩容输液。

【考点】新生儿复苏的步骤☆

【难度】易

3.【答案】E

【解析】新生儿复苏中,扩容有效的指征是心率增加、脉搏有力、苍白改善、血压上升。

【考点】新生儿复苏时扩容治疗的指征☆

【难度】易

4.【答案】E

【解析】新生儿抢救时扩容剂必须注入血液循环系统。通常脐静脉是新生儿静脉注射最快速直接的途径。脐静脉看似一个大的薄壁结构,通常在时钟的 11~12 点方向。

【考点】新生儿复苏扩容治疗☆

【难度】易

5.【答案】C
【解析】一个周期包括 3 次按压和 1 次呼吸，历时 2 秒。每分钟呼吸频率 30 次，按压频率 90 次。可以念“1-2-3-吸”“1-2-3”为胸外按压，“吸”为一次正压通气。
【考点】胸外按压和正压人工呼吸的频率☆
【难度】易

6.【答案】B
【解析】如果新生儿经过 30 秒充分的正压人工呼吸后，心率仍低于 60 次 /min，下一步就开始胸外按压。
【考点】胸外按压的指征☆
【难度】易

7.【答案】C
【解析】新生儿无哭声，四肢较软，需要进行初步复苏：包括保持体温、摆正体位、清理呼吸道、擦干全身、给予刺激、重新摆正体位。
【考点】新生儿窒息的初步复苏☆
【难度】易

1.【答案】C
【解析】扩容剂必须注入血液循环系统。通常脐静脉是新生儿静脉注射的最常使用的途径。
【考点】新生儿复苏时静脉用药的最佳途径☆☆
【难度】中

2.【答案】B
【解析】新生儿经过初步复苏后，评价新生儿呼吸和心率无改善，需要进行正压通气。
【考点】新生儿复苏时正压通气的指征☆
【难度】易

3.【答案】E
【解析】新生儿无哭声，四肢较软，需要进行初步复苏：保持体温、摆正体位、清理呼吸道、擦干全身、给予刺激、重新摆正体位。
【考点】新生儿初步复苏☆
【难度】易

4.【答案】B
【解析】新生儿应仰卧位，颈部轻度仰伸，保持气道通畅的体位。
【考点】新生儿初步复苏的体位☆☆
【难度】中

5. 为保证胸外按压和正压人工呼吸的频率恰当，复苏小组成员要重复念的短语为
A. “1-2- 吸”
B. “1-2-3-4- 吸”
C. “1-2-3- 吸”
D. “1- 吸”
E. “1-2-3-4-5- 吸”

6. 下列胸外按压指征描述正确的是
A. 无论何时心率 <60 次 /min
B. 在 30 秒有效正压人工呼吸后心率仍 <60 次 /min
C. 进行 30 秒有效正压人工呼吸后，心率 <80 次 /min
D. 只要心率 <100 次 /min
E. 进行 30 秒有效正压人工呼吸后，肌张力仍然不改善

7. 足月儿出生后不哭，肌张力低下，**错误**的抢救方法是
A. 保暖
B. 清理呼吸道
C. 气管插管
D. 吸氧
E. 刺激呼吸

【A2 型题】

1. 一成员正在经气管插管为新生儿做正压人工呼吸，并认为在复苏过程中可能需要给药或扩容，作为复苏小组的另一成员需要实施的操作是
A. 安置喉罩气道
B. 插入脐动脉导管
C. 插入脐静脉导管
D. 经口插入胃管
E. 胸外按压

2. 足月新生儿，出生时呼吸暂停和发绀，清理呼吸道并给予刺激，出生 30 秒后情况仍然不改善，下一步应该是
A. 进一步刺激
B. 开始正压通气
C. 保持体温
D. 胸外按压
E. 气管插管

3. 产钳助娩一男婴，羊水清，新生儿无哭声，四肢软，四肢皮肤青紫。需要对新生儿进行初步复苏，下列初步复苏**不正确**的是
A. 保持体温
B. 摆正体位
C. 清理呼吸道
D. 擦干全身，给予刺激
E. 气管插管

4. 一位产妇，产程进展缓慢，羊水Ⅲ度污染，胎心持续下降，80~90 次 /min，急诊行剖宫产术，新生儿评分 4 分。抢救新生儿窒息**不必要**的是
A. 保暖

B. 头低脚高位
C. 吸痰
D. 吸氧
E. 严密观察，随时评估，以便制定相应措施

5. 一新生儿出生后发生窒息，经过正压通气后，仍无自主呼吸，心率进一步下降，此时恰当的处理是
A. 清理呼吸道 B. 摆正体位
C. 给予刺激 D. 胸外按压及气管插管
E. 给予升心率药物

6. 一足月新生儿生后无呼吸，肌张力低下，经过气管插管正压通气及胸外按压30秒后，心率仍然小于60次/min，应给予的处理是
A. 肾上腺素静脉给药 B. 纳洛酮
C. 碳酸氢钠 D. 阿托品
E. 去甲肾上腺素

7. 一个新生儿生后无呼吸，肌张力低下，经过30秒正压通气后，心率是55次/min，进一步处理是
A. 仅提供触觉刺激
B. 开始胸外按压并继续正压通气
C. 仅进行胸外按压
D. 停止正压通气
E. 气管插管

8. 一个初生的新生儿，生后1分钟Apgar评分为2分，需要进行气管插管，此操作的理想时间为
A. 20秒内 B. 30秒内 C. 40秒内
D. 50秒内 E. 60秒内

9. 一新生儿产后重度窒息，在复苏过程中评估和决策时，需要评估的体征是
A. 呼吸、血压、肤色 B. 血压、肤色、心率
C. 呼吸、心率、肤色 D. 呼吸、血压、心率
E. 血压、肌张力、皮肤颜色

10. 一个新生儿正在使用气囊面罩正压通气。表明正压通气有效的体征有
A. 肤色和肌张力改善；自主呼吸；心率增快
B. 心率快速下降；有胸廓运动；可闻及呼吸音
C. 有自主呼吸；口腔分泌物减少；肌张力减低
D. 有胸廓运动；胃区可闻及声音，肤色改善

5.【答案】D
【解析】新生儿经过30秒充分的正压通气后，心率仍低于60次/min，下一步需要开始胸外按压及气管插管。
【考点】新生儿复苏步骤☆
【难度】易

6.【答案】A
【解析】新生儿经过100%氧正压通气和胸外按压30秒后，心率仍低于60次/min，应给肾上腺素或扩容或两者皆给。肾上腺素首选静脉给药。纳洛酮不作为产房呼吸抑制新生儿开始复苏首选的的药物，心率和氧合应当靠支持通气来恢复。在新生儿复苏时一般不推荐使用碳酸氢钠。
【考点】新生儿复苏的药物使用☆☆
【难度】中

7.【答案】B
【解析】新生儿经过30秒充分的正压通气后，心率仍低于60次/min，下一步应开始胸外按压，同时进行正压通气，并使用100%的氧气。
【考点】胸外按压的指征☆
【难度】易

8.【答案】A
【解析】在临床复苏过程中，气管插管需要在20秒内快速完成。此过程中新生儿将不通气，所以必须快速操作。
【考点】气管插管的操作☆
【难度】易

9.【答案】C
【解析】评估新生儿的生命指征最重要的是测量呼吸和心率，然后就是患儿的肤色。
【考点】新生儿复苏的评估☆☆
【难度】中

10.【答案】A
【解析】新生儿正压通气的效果评估应注意：正压通气30秒后，检查心率、肌张力、肤色，检查每次正压人工呼吸时的胸廓运动。
【考点】新生儿正压通气的效果评估☆☆
【难度】中

E. 肌张力下降;哭声响亮;有胸廓运动

11. 一早产新生儿生后窒息,需要正压通气与胸外按压配合,操作时的频率为
A. 每分钟30次呼吸、90次按压
B. 每分钟40次呼吸、80次按压
C. 每分钟60次呼吸、60次按压
D. 每分钟60次呼吸、120次按压
E. 每分钟30次呼吸、150次按压

12. 一患儿早产,发生新生儿窒息,气管插管完成后需要确定导管位置,其检查方法**不包括**
A. 胸廓起伏对称
B. 听诊双肺呼吸音一致
C. 胃部扩张
D. 呼气时导管内有雾气
E. 心率、肤色、新生儿反应好转

13. 新生儿生后1分钟发生窒息,需要进行气管插管,在进行气管插管前应看到的两个解剖标志是
A. 气管隆嵴和气管
B. 食管和气管隆突
C. 声门和声带
D. 食管和会厌软骨
E. 声门和食管

14. 一体重在2~3kg之间的新生儿生后发生窒息,选择的气管插管内径是
A. 2.5mm
B. 3.0mm
C. 3.5mm
D. 4.0mm
E. 5.0mm

15. 对足月、苍白的新生儿复苏过程中,在给肾上腺素后,又给0.9%生理盐水扩容,两种药物的给药速度是
A. 肾上腺素:快速,尽可能快;0.9%生理盐水:5~10分钟
B. 两药:均慢,5~10分钟
C. 两药:均块,尽可能快
D. 肾上腺素:慢,5~10分钟;0.9%生理盐水:快速,尽可能快
E. 肾上腺素大于10分钟;0.9%生理盐水5~10min

16. 一新生儿出生后羊水Ⅲ度,复苏小组确定其是"有活力的"。"有活力的"定义的3个特点是
A. 心率>100次/min,肌张力好,躯干红润
B. 心率>100次/min,呼吸有力,血压好

11.【答案】A
【解析】一个周期包括3次按压和1次呼吸,历时2秒。每分钟呼吸频率30次,按压频率90次。可以念"1-2-3-吸""1-2-3"为胸外按压,"吸"为一次正压通气。
【考点】胸外按压和正压人工呼吸的频率☆
【难度】易

12.【答案】C
【解析】气管插管完成后需要确定导管位置的检查方法包括:①胸廓起伏对称;②听诊双肺呼吸音一致,尤其腋下,且胃部无呼吸音;③无胃部扩张;④呼气时导管内有雾气;⑤心率、肤色、新生儿反应好转;⑥有条件可以使用呼气CO_2检测仪,可有效确定有自主循环的新生儿气管插管位置是否正确。
【考点】气管插管完成后需要确定导管位置的检查方法☆☆
【难度】中

13.【答案】C
【解析】新生儿气管插管应当了解的解剖标志有:会厌软骨、会厌软骨谷、食管、环状软骨、声门、声带、气管、主支气管、气管隆嵴。插管时,如喉镜镜片放置位置在会厌软骨谷,应在其正上方看到会厌软骨,下方暴露声门,还应看到声带。
【考点】新生儿复苏时气管插管操作☆☆
【难度】难

14.【答案】C
【解析】胎龄小于28周,体重小于1 000g,气管插管管径选择2.5mm;胎龄小于34周,体重小于2 000g,选择3.0mm;胎龄小于38周,体重小于3 000g,选择3.5mm;胎龄大于38周,体重大于3 000g,选择4.0mm。
【考点】气管插管的选择☆
【难度】易

15.【答案】A
【解析】肾上腺素推荐的给药速率:快速,尽可能快。大多数情况下,应迅速纠正急性低血容量,但过快扩容可能导致新生儿颅内出血,尤其是早产儿,5~10分钟以上稳定的输注较适宜。
【考点】新生儿复苏扩容速度☆
【难度】易

16.【答案】C
【解析】有活力的新生儿的定义是强有力的呼吸,肌张力好,心率大于

C. 心率 >100 次 /min，呼吸有力，肌张力好
D. 呼吸有力，轻度羊水污染，肤色红润
E. 肤色红润，哭声响亮，血压好

17. 一个呼吸暂停的新生儿对吸引、擦干及背部摩擦无反应，下一个合适的措施是
A. 常压给氧
B. 轻弹足底
C. 评估新生儿是否足月妊娠
D. 开始正压通气
E. 胸外按压

18. 对于刚出生的新生儿，当评估是否需要复苏时，需要问及的 3 个问题是
A. 单胎分娩？羊水清？有呼吸和哭声？
B. 足月吗？有呼吸或哭声吗？肌张力好吗？
C. 低出生体重？羊水清？有呼吸和哭声？
D. 温暖？羊水清？有呼吸和哭声？
E. 脐带有三条血管？羊水清？肤色红润？

19. 在为一重度窒息新生儿复苏时，使用 1∶10 000 的肾上腺素经静脉和气管导管给药时的适宜剂量是
A. 0.1~0.3ml/kg 静脉或 0.5~1.0ml/kg 气管内
B. 0.3~1.0ml/kg 静脉或 0.1~0.3ml/kg 气管内
C. 1.0~3.0ml/kg 静脉或 0.3~1.0ml/kg 气管内
D. 1.0~3.0ml/kg 静脉或 0.1~0.3ml/kg 气管内
E. 0.5~1.0ml/kg 静脉或 0.1~0.3ml/kg 气管内

20. 一新生儿产时失血，出生后严重贫血，以下可使用的扩容液体是
A. 0.9% 盐水（生理盐水）；乳酸林格氏液；或白蛋白
B. 0.9% 盐水（生理盐水）；乳酸林格氏液；或“O”型 Rh 阴性红细胞
C. 0.9% 盐水（生理盐水）；白蛋白；或新鲜的冰冻血浆
D. 乳酸林格氏液；“O”型 Rh 阴性红细胞；或碳酸氢钠
E. 0.9% 盐水（生理盐水）；碳酸氢钠；5% 葡萄糖溶液

21. 经复苏最初步骤后，新生儿有自主呼吸及心率 140 次 /min，但有中心性发绀，适宜的措施是
A. 开始正压人工呼吸　　B. 常压给氧
C. 施行胸外按压　　D. 进行观察护理
E. 气管插管

100 次 /min。1 条不达标即为无活力。
【考点】有活力的新生儿的定义☆☆
【难度】中

17.【答案】D
【解析】初步复苏后，新生儿无改善，下一步应该是正压通气。
【考点】新生儿复苏的步骤☆
【难度】易

18.【答案】B
【解析】新生儿出生后是进行常规的护理还是需要进行新生儿复苏，取决于快速评估的结果，快速评估 3 项指标：①足月吗？②有呼吸或哭声吗？③肌张力好吗？如以上一项为否，则进行初步复苏。
【考点】新生儿出生后的快速评估内容☆
【难度】易

19.【答案】A
【解析】首选静脉给药：1∶10 000 的肾上腺素溶液 0.1~0.3ml/kg，吸于 1ml 的注射器中给药。在静脉途径未建立前，可气管导管内给药，但剂量加大，1∶10 000 的肾上腺素溶液 0.5~1.0ml/kg 气管内，吸于 5ml 的注射器中给药。
【考点】新生儿复苏中肾上腺素的使用☆☆
【难度】中

20.【答案】B
【解析】紧急治疗低血容量症的推荐溶液是等渗晶体溶液，而不选择白蛋白或其他胶体。扩容的推荐溶液是生理盐水，乳酸林格氏液也可以选择，一般不用。当已知或预期胎儿严重贫血时，可考虑使用 Rh 阴性的 O 型红细胞作为部分容量补充。因母体可能是有问题的抗体来源，如时间允许，供血与母体血作交叉配血。紧急情况下可输入 Rh 阴性的 O 型红细胞。
【考点】新生儿复苏扩容液体的选择☆☆
【难度】中

21.【答案】B
【解析】经过初步复苏后，再次评估新生儿如果呼吸暂停或心率小于 100 次 /min，则开始正压人工呼吸；如果呼吸正常，心率大于 100 次 /min，但仍发绀，可以给予常压给氧治疗，但是如果持续发绀，还是考虑正压通气。
【考点】新生儿复苏的步骤☆
【难度】易

1.【答案】A

【解析】新生儿评分又称Apgar评分、阿氏评分，评价时间分别于生后1分钟、5分钟进行，内容包括皮肤颜色、心率、对刺激反应、肌张力及呼吸进行评分。满8~10分者为正常新生儿，评分4~7分以下的新生儿考虑患有轻度窒息，评分在0~3分考虑患有重度窒息。大部分新生儿的评分多在7~10分之间。此患儿无哭声0分，四肢较软1分，四肢皮肤青紫1分，心率1分，对刺激无反应0分，共3分。

【考点】新生儿评分的内容☆

【难度】易

2.【答案】E

【解析】新生儿无哭声，四肢较软，需要进行初步复苏：包括保持体温、摆正体位、清理呼吸道、擦干全身、给予刺激、重新摆正体位。

【考点】新生儿初步复苏☆

【难度】易

3.【答案】B

【解析】正压通气的指征：如果新生儿没有呼吸或喘息样呼吸，即使有呼吸但心率小于100次/min，和/或在氧浓度上升到100%常压给氧的情况下，血氧饱和度仍在目标值以下，应给予正压通气。正压通气首选气囊面罩正压给氧。

【考点】新生儿初步复苏时正压通气的指征☆

【难度】易

4.【答案】D

【解析】胸外按压的指征是新生儿的情况继续恶化，或者无改善；并且经过30秒充分的正压通气后，心率仍低于60次/min，下一步就应该开始胸外按压。

【考点】新生儿复苏中胸外按压的指征和操作☆

【难度】易

5.【答案】D

【解析】进行新生儿胸外按压时，按压胸骨大约压到胸廓前后径1/3深度。胸外按压同时进行正压通气，并使用100%的氧气。

【考点】新生儿复苏中胸外按压的操作要点☆

【难度】易

6.【答案】B

【考点】新生儿复苏中胸外按压的指征☆。

【难度】易

【A3/A4型题】

(1~3题共用题干)

一足月妊娠孕妇，头位难产，产钳助娩一男婴，羊水Ⅲ度污染，新生儿无哭声，四肢较软，四肢皮肤青紫，心率90次/min，对刺激无明显反应。

1. 此患儿的Apgar评分为
   A. 3分　B. 4分　C. 5分
   D. 6分　E. 7分

2. 根据患儿目前情况，进行初步复苏，下列不正确的是
   A. 保持体温　B. 摆正体位　C. 清理呼吸道
   D. 擦干身体　E. 气管插管

3. 对患儿进行初步复苏30秒后，仍为喘息样呼吸，心率仍小于100次/min，进一步处理是
   A. 鼻导管吸氧　B. 气囊面罩正压给氧
   C. 气管插管　D. 胸外按压
   E. 扩容药物

(4~7题共用题干)

一足月新生儿，生后发生新生儿窒息，经过初步复苏、正压通气后，仍无自主呼吸，心率进一步下降。

4. 经过30秒充分的正压通气后，心率仍低于60次/min，下一步处理是
   A. 鼻导管吸氧　B. 气囊面罩正压给氧
   C. 气管插管　D. 胸外按压
   E. 扩容药物

5. 进行新生儿胸外按压时，按压胸骨时的深度为
   A. 深度大约为胸廓前后径的1/2
   B. 直至能感觉到脊柱
   C. 压至剑突触到肝或脾
   D. 深度大约为胸廓前后径的1/3
   E. 深度2厘米

6. 下列胸外按压指征的描述，正确的是
   A. 无论何时心率<60次/min
   B. 在30秒有效正压人工通气后心率仍<60次/min
   C. 尽管进行30秒有效正压人工呼吸后，心率<80次/min

D. 只要心率 <100 次 /min
E. 心率进行性下降

7. 以下关于胸外按压的陈述，正确的是
A. 如胸外按压时，不需要正压人工呼吸
B. 胸外按压减低胸腔内压力
C. 胸外按压使血液循环到全身各器官
D. 胸外按压是新生儿复苏的最关键技术
E. 胸外按压是新生儿复苏的第一步

7.【答案】C
【解析】新生儿在刺激和 30 秒正压通气后，心率仍低于 60 次 /min，可能伴有低氧血症和明显的酸中毒，心肌功能受抑制，心脏不能有力收缩，胸外按压的目的是保证循环，在持续正压通气的同时用机械的方法将心脏的血泵出，直到心肌充分氧合并恢复足够的自主功能。
【考点】新生儿复苏中胸外按压的目的☆☆
【难度】难

(8~13 题共用题干)
第一产程中并发宫内窘迫后分娩的足月新生儿，羊水清，无胎粪污染。经过初步复苏，正压通气，心率仍未达 60 次 /min，给予胸外按压，同时正压通气。

8. 为保证胸外按压和正压人工呼吸的频率恰当，复苏小组成员要重复念的短语是
A. “1-2- 吸”　　B. “1-2-3-4- 吸”
C. “1-2-3- 吸”　　D. “1- 吸”
E. “1-2-3-4-5- 吸”

8.【答案】C
【解析】按压频率为每分钟约 120 个动作，即 90 次按压和 30 次呼吸，胸外按压和正压通气的比例为 3∶1，按压时间稍短于放松时间。需要胸外按压时，应在气管插管 100% 浓度氧下正压人工呼吸。
【考点】新生儿复苏时胸外按压的频率☆。
【难度】易

9. 胸外按压最可取的方法是
A. 双指法　　B. 拇指法
C. 手掌法　　D. 拳法
E. 三指法

9.【答案】B
【解析】常用两种胸外按压方法：拇指法和双指法。首选拇指法，因其能产生更高的收缩峰压和冠状动脉灌注压。
【考点】新生儿胸外按压的手法☆
【难度】易

10. 进行胸外按压时，人工通气的给氧浓度是
A. 21%　　B. 30%~40%
C. 60%　　D. 100%
E. 80%

10.【答案】D
【解析】需要胸外按压时，应在气管插管 100% 浓度氧下正压人工呼吸。
【考点】新生儿复苏时人工通气的给氧浓度☆
【难度】易

11. 胸外按压和正压通气的比例是
A. 3∶2　　B. 3∶1　　C. 4∶1
D. 4∶3　　E. 5∶3

11.【答案】B
【解析】按压频率为每分钟约 120 个动作，即 90 次按压和 30 次呼吸，胸外按压和正压通气的比例为 3∶1，按压时间稍短于放松时间。
【考点】新生儿复苏时胸外按压和正压通气的比例☆
【难度】易

12. 正压通气不伴胸外按压时，每分钟呼吸节律是
A. 20~40 次 /min　　B. 40~60 次 /min
C. 50~80 次 /min　　D. 90~120 次 /min
E. 100~120 次 /min

12.【答案】B
【解析】正压通气不伴胸外按压时，每分钟呼吸节律应该是 40~60 次 /min。
【考点】新生儿正压通气的呼吸节律☆
【难度】易

13. 已施行胸外按压和有效的正压通气 45 秒，但检测心率仍为 40 次 /min，下一步的措施是

13.【答案】B
【解析】已施行胸外按压和有效的

A. 继续胸外按压30秒并重新检测心率
B. 插入脐静脉导管，给肾上腺素
C. 改换不同的正压通气装置（如气流充气式气囊改换为自动充气式气囊）
D. 因无效停止胸外按压
E. 继续胸外按压

（14~16题共用题干）
新生儿出生时，身体红，四肢青紫，心率90次/min，呼吸20次/min，呼吸不规则，四肢能活动，弹足底有皱眉。

14. Apgar评分为
A. 3分
B. 4分
C. 5分
D. 6分
E. 7分

15. 目前的诊断可能是
A. 新生儿重度窒息
B. 新生儿轻度窒息
C. 新生儿颅内出血
D. 新生儿缺血缺氧性脑病
E. 新生儿败血症

16. 下一步处理中最重要的是
A. 清理呼吸道
B. 维持正常循环
C. 预防感染
D. 母乳喂养
E. 记录尿量

正压人工呼吸后，检测心率小于60次/min，下一步应为静脉注射肾上腺素。因此下一步为插入脐静脉导管，给肾上腺素。

【考点】新生儿复苏的方法☆☆

【难度】中

14.【答案】D

【解析】新生儿评分又称Apgar评分、阿氏评分，身体红、四肢青紫1分，心率90次/min 1分，呼吸不规则1分，弹足底有皱眉1分，四肢能活动2分，共6分。

【考点】Apgar评分的评估☆

【难度】易

15.【答案】B

【解析】新生儿阿氏评分满10分者为正常新生儿，评分7分以下的新生儿考虑患有轻度窒息，评分在4分以下考虑患有重度窒息。大部分新生儿的评分多在7~10分之间。

【考点】新生儿窒息的诊断☆☆

【难度】中

16.【答案】A

【解析】对于轻度窒息，首先进行清理呼吸道的一般复苏步骤。

【考点】新生儿窒息的复苏☆

【难度】易

第十五章　计划生育

第一节　避　　孕

【A1 型题】

1. 宫内节育器的避孕原理，正确的是
   A. 宫内节育器放置于宫腔内，不会引起非细菌性的异物反应
   B. 可产生明显的吞噬细胞活动，抑制受精卵和胚胎的正常发育
   C. 含孕激素的节育器可使影响输卵管蠕动，妨碍受精卵的运行
   D. 含铜的节育器可影响子宫内膜的发育
   E. 损伤子宫内膜产生前列腺素

1.【答案】B
【解析】此题考查宫内节育器(IUD)的避孕原理，主要是IUD作为宫内异物引起的无菌炎症反应。
【考点】IUD的避孕原理☆☆
【难度】易

2. 宫内节育器的常见不良反应，**错误**的是
   A. 腰骶部疼痛　　B. 不规则出血
   C. 月经过多　　D. 宫颈糜烂
   E. 阴道分泌物增加

2.【答案】D
【解析】宫颈糜烂是宫颈鳞柱上皮交接部外移或者宫颈病变的表现，而不是IUD的不良反应。
【考点】IUD的不良反应☆
【难度】中

3. 对于月经量较多的妇女，最适用的宫内节育器是
   A. 宫铜型节育器
   B. 固定式含铜节育器
   C. 左炔诺孕酮宫内节育系统
   D. TCu380A 节育器
   E. 母体乐节育器

3.【答案】C
【解析】左炔诺孕酮宫内节育系统含有的孕激素，在宫腔局部释放，抑制子宫内膜增生，可以减少月经量。
【考点】左炔诺孕酮宫内节育系统的特点☆
【难度】中

4. 宫内节育器引起的宫内改变，下述**错误**的是
   A. 子宫内膜上皮细胞糖原颗粒增多
   B. 子宫内膜吞噬细胞的活动增强
   C. 纤维蛋白溶酶活性增高
   D. 子宫内膜前列腺素增加
   E. 非细菌性的炎症反应

4.【答案】A
【解析】子宫内膜上皮细胞糖原颗粒增多是子宫内膜的分泌期改变。
【考点】IUD的作用机理☆☆
【难度】中

5.【答案】B

【解析】人工流产放置 IUD 是可以即时放置的。

【考点】IUD 的放置时机☆☆

【难度】中

6.【答案】B

【解析】左炔诺孕酮宫内系统不能用于紧急避孕，含铜 IUD 可于无保护性生活后 120 小时内放置。放置宫内节育器前需要进行盆腔检查。

【考点】IUD 用于紧急避孕的注意事项☆

【难度】难

7.【答案】C

【考点】放、取环手术出血的定义☆☆

【难度】易

8.【答案】E

【解析】宫内节育器的避孕机理是产生前列腺素和不利于孕卵着床，左炔诺孕酮宫内系统可以使子宫内膜萎缩。避孕药的避孕机理是抑制排卵和不利于孕卵着床。所以共同的机理是不利于孕卵着床。

【考点】宫内节育器与甾体类避孕药的避孕机理☆☆

【难度】中

9.【答案】A

【解析】短效口服避孕药里的雌孕激素反馈性抑制 FSH 和 LH 的分泌，孕激素使宫颈黏液黏稠，精子不易通过。抑制输卵管的蠕动，抑制子宫内膜的增殖反应，使其与孕卵的发育不同步，不利于孕卵着床。

【考点】甾体类避孕药的避孕机理☆☆

【难度】中

10.【答案】B

【解析】考查对避孕药引起出血的机理以及副作用的了解。撤退性出血是指避孕药停药以后，体内的激素水平撤退引起的出血，而突破性出血是服用避孕药期间子宫内膜局部雌激素水平不够造成的局部内膜脱落出血。

【考点】甾体类避孕药的副作用☆☆

【难度】中

11.【答案】B

【解析】短效避孕药、长效避孕针有复方和单孕激素的制剂，宫内缓释系统和皮下埋植剂都是单孕制剂，长效避孕药都是复方制剂。

5. 宫内节育器的放置时机以下**错误**的是

A. 正常月经干净后 3~7 天

B. 人工流产后阴道流血干净后 3~7 天

C. 药物流产 2 次正常月经后

D. 产后 42 天阴道流血已净

E. 剖宫产 6 个月后

6. 宫内节育器应用于紧急避孕，正确的是

A. 必须在无保护性生活后 72 小时内放置

B. 可在无保护性生活后 120 小时内放置

C. 对于月经较多的妇女可放置左炔诺孕酮宫内系统

D. 含铜节育器可增加感染的风险

E. 应用于紧急避孕术前无需进行盆腔检查

7. 放、取环手术出血的出血量定义是：在放取环手术时，术后 24 小时内出血量超过

A. 50ml　B. 80ml　C. 100ml

D. 120ml　E. 200ml

8. 宫内节育器与甾体类避孕药相同的避孕机理是

A. 产生前列腺素　B. 抑制排卵

C. 抑制输卵管蠕动　D. 子宫内膜萎缩

E. 不利于孕卵着床

9. 短效口服避孕药的避孕原理，正确的是

A. 子宫内膜受避孕药里的孕激素作用，增殖被抑制，腺体发育不良

B. 雌激素使宫颈黏液量多，黏稠度增加，不利于精子穿透

C. 加速孕卵在输卵管里的运行速度，使其与子宫内膜的发育不同步

D. 影响丘脑下部的促性腺激素释放激素的分泌，促进 FSH 和 LH 的分泌

E. 孕激素量少，子宫内膜发育不良

10. 以下**不是**甾体类避孕药副作用的是

A. 突破性出血　B. 撤退性出血

C. 色素沉着　D. 体重增加

E. 恶心不适

11. 以下避孕药具**不是**单纯孕激素制剂的为

A. 短效避孕药　B. 长效避孕药

C. 长效避孕针　D. 宫内缓释系统

E. 皮下埋植剂

12. 以下为复方避孕药使用绝对禁忌证的是
A. 吸烟每天≥15 支,年龄≥35 岁的妇女
B. 吸烟每天≥20 支,年龄≥35 岁的妇女
C. 吸烟每天 >15 支,年龄 >35 岁的妇女
D. 吸烟每天 >20 支,年龄 >35 岁的妇女
E. 吸烟每天≤20 支,年龄≥35 岁的妇女

13. 以下为避孕药使用的相对禁忌证的是
A. 糖尿病
B. 糖尿病伴有下肢静脉栓塞
C. 糖尿病但无并发血管性病变
D. 糖尿病伴视网膜病变
E. 糖尿病伴心血管病变

14. 复方短效口服避孕药中配伍的雌激素为
A. 炔雌酮　　B. 炔雌醇
C. 妊马雌酮　　D. 雌二醇
E. 结合雌激素

15. 复方短效避孕药优思明中配伍的孕激素为
A. 左炔诺孕酮　　B. 去氧孕烯
C. 环丙孕酮　　D. 屈螺酮
E. 孕二烯酮

16. 左炔诺孕酮广泛应用于避孕药的配伍,但是以下避孕药具**不含有**左炔诺孕酮的是
A. 复方短效口服避孕药　　B. 复方长效口服避孕药
C. 复方长效避孕针　　D. 阴道避孕环
E. 速效避孕药

17. 避孕药使用的不良反应警告信号,以症状的第一个英文字母组成为 ACHES,其中**不正确**的是
A. A-abdominal pain　　B. C-chest pain
C. H-high blood pressure　　D. E-eye problem
E. S-severe leg pain

18. 下列避孕方法失败率高的是
A. 安全期避孕　　B. 口服避孕药
C. 宫内节育器　　D. 男用避孕套
E. 输卵管节育

【考点】避孕药的组成☆
【难度】难

12.【答案】A
【解析】吸烟每天≥15 支,年龄≥35 岁的妇女服用避孕药,发生心血管不良反应的风险增加,是服用复方避孕药的绝对禁忌证。
【考点】避孕药使用的绝对禁忌证☆☆
【难度】易

13.【答案】C
【解析】糖尿病没有发生心血管并发症,是避孕药使用的相对禁忌证,一旦发生心血管的病变,就是禁止给予避孕药的。
【考点】避孕药使用的相对禁忌证☆☆
【难度】中

14.【答案】B
【考点】复方短效口服避孕药中配伍的雌激素种类
【难度】易

15.【答案】D
【解析】优思明中含有的孕激素为屈螺酮,结构上类似螺内酯,具有抗盐皮质激素的作用。
【考点】复方短效口服避孕药的激素成分☆
【难度】中

16.【答案】C
【解析】复方长效避孕针里的孕激素成分为醋酸甲羟孕酮、醋酸甲地孕酮、己酸孕酮以及庚炔诺酮。
【考点】避孕药的成分☆
【难度】难

17.【答案】C
【解析】避孕药使用的严重不良反应的征象为,A-abdominal pain,腹痛可能与肝囊肿破裂有关;C-chest pain,胸痛可能与肺栓塞有关;H-headache,可能与脑血管栓塞有关,而不是 high blood pressure,高血压;E-eye problem,视力问题可能与视网膜血管栓塞有关;S-severe leg pain,严重的腿疼,可能与下肢的血管栓塞有关。
【考点】避孕药使用的严重不良反应☆
【难度】难

18.【答案】A
【解析】这五种避孕方法中,输卵管节育、宫内节育器、口服避孕药都属于高效避孕方法,男用避孕套使用正确也能有效的预防意外妊娠,安全期由于受到情绪、疾病、环境变化的影响而变化,因而用它来指导避孕失败率高。
【考点】避孕方法使用的有效性☆
【难度】中

19.【答案】C

【解析】男用避孕套具有避孕和预防性传播疾病的作用。

【考点】男用避孕套的优点☆

【难度】易

20.【答案】A

【解析】阴道避孕环由于放置在阴道里起到避孕的作用,子宫脱垂、阴道膨出,或者慢性咳嗽、经常便秘造成腹压升高的情况,都容易造成阴道避孕环脱出影响其避孕效果。而子宫颈炎只是宫颈局部的炎症,不会造成阴道避孕环的脱出。

【考点】阴道避孕环使用的禁忌证☆

【难度】中

1.【答案】E

【解析】乳房上发现的肿物,性质未明确,不适用激素类的避孕方法。

【考点】避孕药使用的禁忌证☆☆

【难度】中

2.【答案】D

【解析】宫腔超过 9cm,节育器容易脱落,造成避孕失败,应放置固定式节育器。

【考点】IUD 的选择☆☆

【难度】难

3.【答案】B

【解析】新婚事务较多,性生活频繁、安全期不安全、避孕套使用不规范,都可能造成避孕失败。短效避孕药使用简单,周期控制好,失败率低。

【考点】避孕方法的选择☆☆

【难度】易

4.【答案】A

【解析】左炔诺孕酮宫内节育系统含有的孕激素,可以抑制子宫内膜的增殖反应,改善月经增多的症状。

【考点】避孕方法的选择☆☆

【难度】中

5.【答案】D

【解析】子宫畸形是 IUD 放置的相对禁忌证,35 岁以上抽烟女性不推荐使用含有雌激素的避孕方法,因此皮下埋植剂最适合。

【考点】避孕方法的选择☆☆

【难度】中

19. 避孕与防止性传播疾病最好的措施是

A. 皮下埋植剂　　B. 宫内节育器
C. 男用避孕套　　D. 外用避孕膏
E. 输精管结扎术

20. 以下**不是**阴道避孕环使用禁忌证的是

A. 子宫颈炎　　B. 子宫脱垂
C. 阴道壁膨出　　D. 慢性咳嗽
E. 经常便秘

【A2 型题】

1. 女性,35 岁,身体健康,孕 2 产 1,月经正常。近期无意中发现乳房上有一个 2cm 的包块,可以采取的避孕方法是

A. 短效避孕药　　B. 长效避孕药
C. 缓释避孕药具　　D. 阴道避孕环
E. 含铜宫内节育器

2. 女性,35 岁,身体健康,孕 3 产 2,月经正常。妇科检查盆腔未见明显异常,要求放置宫内节育器。术中探宫腔深度为 10cm,正确的处理是

A. 告知病人宫腔过大不适合放置宫内节育器
B. 给予 GnRHa 治疗 3~6 个月让子宫适当缩小后放置
C. 放置 24 号宫铜型节育器
D. 放置固定式节育器
E. 放置大号 V 型节育器

3. 女性,26 岁,新婚,月经不规律,要求避孕。最佳的避孕方法是

A. 男用避孕套　　B. 短效避孕药
C. 安全期避孕　　D. 宫内节育器
E. 事后避孕药

4. 女性,39 岁,孕 3 产 1,月经周期规律,月经量较多,痛经,既往有子宫内膜息肉切除手术史,查体子宫大小正常,超声检查未见明显异常,最佳的避孕方法是

A. 左炔诺孕酮宫内节育系统
B. 阴道避孕环
C. 复方短效口服避孕药
D. 复方长效避孕针
E. 含吲哚美辛的带铜 IUD

5. 女性,42 岁,孕 5 产 2,两次剖宫产手术史,月经正常,每天抽 1~2 支烟,查体盆腔未见明显异常,超声提示子宫不全纵隔,最

佳的避孕方法是
A. 复方短效口服避孕药　B. 复方长效避孕针
C. 阴道避孕环　D. 皮下埋植避孕剂
E. 宫铜型节育器

6. 女性，32岁，孕3产2，正常产后5个月完全哺乳，未行经，适宜的避孕方法为
A. 哺乳闭经避孕法　B. 复方长效避孕针
C. 阴道避孕环　D. 外用避孕药
E. 宫内节育器

7. 女性，28岁，孕1产0，身体健康，月经前有下肢水肿、紧张、头痛等不适，适合选用的复方短效口服避孕药是
A. 去氧孕烯炔雌醇片　B. 复方孕二烯酮片
C. 炔雌醇环丙孕酮片　D. 屈螺酮炔雌醇片
E. 黄体酮胶囊

8. 女性，26岁，孕1产0，月经周期25~38天，咨询关于安全期避孕法，她需要了解的是
A. 是一种比较容易掌握的避孕方法
B. 适用于月经规则的妇女
C. 月经前一周为安全期
D. 月经后一周为安全期
E. 月经周期中间两周为危险期

9. 女性，32岁，月经周期规律，采用测量基础体温的方法避孕，现为体温升高后2天，她目前可能所处的生理期为
A. 月经期　B. 排卵期　C. 易受孕期
D. 安全期　E. 卵泡期

10. 女性，22岁，咨询男用避孕套使用的注意事项，正确的是
A. 在安全期无需使用
B. 需要在射精前使用
C. 可以重复使用
D. 射精完毕待阴茎自然软缩后取出
E. 选用大小合适的避孕套

11. 女性，32岁，孕3产2，正常产后6个月哺乳，未行经，想放置宫内节育器，**不必要**做的检查为
A. 检查子宫的大小　B. 内分泌功能检查
C. 阴道分泌物检查　D. 排除妊娠可能
E. 常规血象检查

6.【答案】E
【解析】产后6个月内完全母乳喂养，不适合复方制剂的避孕药，哺乳期闭经，在月经恢复之前，可能已经有排卵，存在避孕失败的风险。这个时期，盆腔脏器已经恢复正常，可以放置宫内节育器。
【考点】避孕方法的选择☆☆
【难度】中

7.【答案】D
【解析】屈螺酮炔雌醇片中含有的孕激素为屈螺酮，结构上类似螺内酯，具有抗盐皮质激素的作用，可以改善水肿及经前期紧张综合征的症状。
【考点】复方短效口服避孕药的孕激素成分及其特点☆
【难度】中

8.【答案】B
【解析】安全期适用于月经规律的女性，即便这样，安全期由于受到情绪、疾病、环境变化的影响而变化，因而用它来指导避孕失败率高。
【考点】安全期避孕☆
【难度】易

9.【答案】C
【解析】根据体温的变化，体温上升提示排卵，排卵后两天尚在易受孕期，因此如果没有生育要求，性生活需要采取避孕措施。
【考点】安全期避孕☆
【难度】中

10.【答案】E
【解析】男用避孕套大小选择要合适，过大或过小都影响避孕的效果。避孕套需要在每一次性生活开始的时候就使用，射精完毕不能等待阴茎自然软缩后取出，这样可能会出现精液流出。避孕套一次性使用完毕丢弃，不能重复使用。
【考点】男用避孕套使用的注意事项☆
【难度】易

11.【答案】B
【解析】产后哺乳，由于高泌乳素的反馈抑制，卵巢周期尚未恢复，因此闭经，不需要检查内分泌。放置宫内节育器前需要排除妊娠。
【考点】宫内节育器的放置☆
【难度】中

12. **不需要**采用紧急避孕方法的情况是
A. 避孕套破裂滑脱
B. 安全期计算错误
C. 口服避孕药第一周漏服 2 片
D. 阴道避孕环脱落 2 小时
E. 复方长效避孕针延迟注射 3 天

12.【答案】D
【解析】阴道避孕环滑脱超过 3 小时需要采取紧急避孕方法。
【考点】紧急避孕使用的适应证☆
【难度】中

13. 女性,32 岁,孕 2 产 1,月经周期第 22 天,性生活使用男用避孕套避孕,事后发现避孕套破裂 4 天,就诊希望采用紧急避孕,正确的是
A. 给予左炔诺孕酮 0.75mg,12 小时再重复
B. 给予清宫术
C. 放置含铜宫内节育器
D. 给予口服避孕药连续服用 21 片
E. 给予米非司酮 5mg 口服

13.【答案】C
【解析】避孕失败 72 小时内选择紧急避孕药,避孕失败 120 小时内选择放置含铜宫内节育器。
【考点】紧急避孕方法的选择☆
【难度】中

14. 女性,32 岁,孕 2 产 1,月经周期第 22 天,性生活使用男用避孕套避孕,事后发现避孕套破裂 1 天,就诊希望采用紧急避孕,正确的处理是
A. 米非司酮 5mg 口服,12 小时重复
B. 屈螺酮炔雌醇片 1 片口服,连续 21 天
C. 左炔诺孕酮 0.5mg 口服,12 小时重复
D. 左炔诺孕酮 0.75mg 口服,12 小时重复
E. 72 小时内都有效,可以不用采取避孕方法。

14.【答案】D
【解析】紧急避孕药只对距离服药最近的一次无保护性交产生避孕作用,对之后的性交无避孕作用。
【考点】紧急避孕药的使用方法和注意事项☆
【难度】易

15. 女性,26 岁,准备探亲,采用探亲避孕药避孕。她于到达的当天中午服用 1 片,探亲当晚加服 1 片,以后每晚服用 1 片,她可能服用的避孕药是
A. 双炔失碳酯片　　B. 炔诺酮探亲片
C. 雌孕激素复合剂　　D. 醋酸甲羟孕酮探亲片
E. 左炔诺孕酮探亲片

15.【答案】A
【解析】双炔失碳酯片探亲避孕药的使用,就是探亲当日中午服用 1 片,探亲当晚加服 1 片,以后每晚服用 1 片,探亲结束再加服 1 片。
【考点】探亲避孕药的使用方法☆
【难度】难

16. 女性,26 岁,准备探亲 12 天,采用双炔失碳酯片探亲避孕药避孕,她应该服用的探亲避孕药量是
A. 12 片　　B. 13 片　　C. 14 片
D. 15 片　　E. 16 片

16.【答案】C
【解析】双炔失碳酯片探亲避孕药的使用,就是探亲当日中午服用 1 片,探亲当晚加服 1 片,以后每晚服用 1 片,探亲结束再加服 1 片。
【考点】双炔失碳酯片探亲避孕药的使用方法☆☆
【难度】难

17. 女性,服用屈螺酮炔雌醇片第 4 天,发现第 3 天的药物漏服,正确的处理是
A. 剩余 15 片,每日服用 1 片
B. 补服漏服的药片,继续每日服用 1 片
C. 补服漏服的药片,继续每日服用 1 片,之后 1 周加用屏障

17.【答案】B
【解析】含有 30~35μg 炔雌醇的复方口服避孕药在服药第一周出现 1 片漏服,需要尽快补服漏服的药片,继续每日服用 1 片直至周期结束,意外妊娠发生的风险极小。

避孕法

D. 完成本周期的服药后，立即开始一个新的周期，连续服药21天

E. 停药，等待撤退性出血

【考点】复方口服避孕药漏服的处理☆

【难度】中

18. 女性，服用复方短效口服避孕药第4天，发现第3天的药物迟服，时间未超过24小时，正确的处理是

A. 剩余19片，每日服用1片

B. 补服漏服的药片，继续每日服用1片

C. 补服漏服的药片，继续每日服用1片，之后一周加用屏障避孕法

D. 完成本周期的服药后，立即开始一个新的周期，连续服药21天

E. 停药，等待撤退性出血

18.【答案】B

【解析】复方口服避孕药迟服，只需要尽快补服，并继续每天1片直至本周期结束。

【考点】复方口服避孕药迟服的处理☆

【难度】中

19. 女性，服用复方醋酸环丙孕酮片避孕，服药第10、11、12天，有药物漏服，且期间有无防护性生活，为了减少意外妊娠发生的风险，正确的处理是

A. 补服漏服的药片，继续每日服用1片

B. 补服漏服的药片，继续每日服用1片，之后一周加用屏障避孕法

C. 补服漏服的药片，继续每日服用1片，之后一周加用屏障避孕法，需要采取紧急避孕

D. 补服漏服的药片，继续每日服用1片，完成本周期的服药后，立即开始一个新的周期，连续服药21天

E. 停药，等待撤退性出血

19.【答案】C

【解析】复方口服避孕药在服药第二周出现3片漏服，继续每日服用1片，之后1周加用屏障避孕法，需要采取紧急避孕。对于20μg炔雌醇的复方制剂避孕药，在服药的第一或第二周发生2片药物的漏服，就需要采取以上措施。

【考点】复方口服避孕药漏服的处理☆

【难度】中

20. 女性，35岁，放环后不规则阴道少量出血3个月，月经周期规律，妇科检查节育器尾丝长约2cm，宫颈TCT正常，超声检查提示SS:2.0cm，正确的处理为

A. 口服止血药物

B. 诊断性刮宫术

C. 取出宫内节育器

D. 给予长效口服避孕药

E. 重新放置节育器

20.【答案】A

【解析】放置宫内节育器后常见不规则少量阴道出血的不良反应，并不需要立即取出节育器，可以给予止血消炎等一些对症处理，改善症状。症状多可改善，如症状持续存在，对治疗无效，影响日常生活，可以考虑取出。

【考点】IUD不良反应的处理☆☆

【难度】中

21. 女性，45岁，放环5年，不规则阴道少量出血3个月，月经周期规律，妇科检查节育器尾丝长约2cm，尿hCG(-)，宫颈TCT正常，超声检查提示SS:2.2cm，正确的处理为

A. 重新放置节育器

B. 诊断性刮宫+取环术

C. 口服短效避孕药

D. 口服雌激素

E. 观察

21.【答案】B

【解析】45岁女性，出现不规则阴道出血，检查提示节育器下移，需要取出节育器，同时需要刮取子宫内膜，了解子宫内膜的病变。

【考点】节育器的取出指征☆☆

【难度】中

22. 女性，45岁，放环5年，不规则阴道少量出血3个月，月经周期规律，妇科检查节育器尾丝长约2cm，尿hCG(-)，宫颈TCT正常，超声检查提示SS:2.0cm，以下药物治疗**不正确**的是

A. 氨甲环酸　　B. 戊酸雌二醇

C. 炔诺酮　　D. 抗生素

E. 吲哚美辛

23. 女性，35岁，孕2产1，放环术后3年，自诉在阴道里摸到尾丝就诊。妇科检查宫颈外口尾丝约2.5cm，超声子宫大小6.2cm×5.1cm×5.0cm大小，子宫后壁增厚，肌层回声不均，SS:2.3cm，适合的诊断是

A. 节育器正常　　B. 节育器下移

C. 节育器嵌顿　　D. 节育器异位

E. 子宫肌瘤

24. 女性，服用短效避孕药第2个月，月经期行经时间约10天，量不多，考虑可能的原因是

A. 雌激素不足　　B. 孕激素不足

C. 凝血功能障碍　　D. 子宫内膜病变

E. 妊娠

25. 女性，服用复方短效避孕药第2个月，月经期行经时间约12天，量不多，处理**不合适**的是

A. 停药　　B. 止血药物

C. 雌激素　　D. 加1片避孕药

E. 抗生素

26. 女性，35岁，放置左炔诺孕酮宫内节育系统后3个月，间断有不规则出血情况，最可能的原因是

A. 意外妊娠　　B. 突破性出血

C. 尾丝刺激　　D. 凝血功能障碍

E. 盆腔感染

27. 女性，35岁，放置左炔诺孕酮宫内缓释系统后半年闭经，正确的做法是

A. 避孕咨询指导　　B. 中药活血化瘀

C. 口服避孕药　　D. 取出节育器

E. 孕激素撤退试验

28. 女性，35岁，采用皮下埋植避孕剂避孕半年，出现闭经，最可能的原因是

A. 意外妊娠　　B. 药物源性闭经

22.【答案】B

【解析】45岁的女性，出现不规则出血，不排除子宫内膜的恶性病变，可以给予止血药以及抗生素治疗，采用孕激素止血法，但不排除雌激素相关性的子宫内膜病变，因此不适宜给予雌激素治疗。

【考点】IUD的不良反应处理☆☆

【难度】难

23.【答案】B

【解析】SS提示的是节育器的上级与子宫浆膜层之间的距离，临床上以超过2cm定义为节育器下移。

【考点】节育器下移的诊断标准☆

【难度】中

24.【答案】A

【解析】避孕药使用初期出现不规则阴道出血的情况，如果出现在前半期，说明雌激素不足，如果出现在后半期，说明孕激素不足。

【考点】避孕药使用的不良反应☆☆

【难度】易

25.【答案】A

【解析】避孕药使用初期出现不规则阴道出血的情况，如果出现在前半期，说明雌激素不足，如果出现在后半期，说明孕激素不足。大多只需要观察或者对症处理，症状多在服药的3个月后消失。无需停药。

【考点】避孕药使用的不良反应☆

【难度】中

26.【答案】B

【解析】左炔诺孕酮宫内节育系统作为单孕激素制剂的宫内避孕系统，最常见不良反应是突破性出血，是由于节育器上孕激素对雌激素作用的拮抗所致。

【考点】左炔诺孕酮宫内节育系统的不良反应☆

【难度】中

27.【答案】A

【解析】放置左炔诺孕酮宫内缓释系统后由于孕激素作用，子宫内膜萎缩，造成闭经。属于药物不良反应，无需特殊处理。

【考点】左炔诺孕酮宫内缓释系统的不良反应☆

【难度】中

28.【答案】B

【解析】皮下埋植避孕剂均采用单孕激素制剂，孕激素拮抗雌激素对子

C. 内分泌紊乱　　D. 宫颈粘连
E. 盆腔感染

29. 皮下埋植剂避孕,可能导致月经出血模式的改变,**不包括**
A. 出血减少　　B. 出血增多
C. 出血时间延长　　D. 不规则出血
E. 月经稀发

30. 女性,38岁,服用复方避孕药3个月,感右侧小腿疼。检查右侧小腿皮肤略紫,略肿胀,压痛,最可能的诊断是
A. 静脉曲张　　B. 静脉血栓
C. 动脉血栓　　D. 运动损伤
E. 凝血功能障碍

31. 女性,38岁,服用复方避孕药3个月,感右侧小腿疼。检查右侧小腿皮肤略紫,略肿胀,压痛,处理**不适宜**的是
A. 中药活血化瘀　　B. 继续服用避孕药
C. 下肢血管的超声检查　　D. 局部热敷
E. 局部理疗

宫内膜的增殖效应,部分人子宫内膜在局部药物的作用下萎缩明显,可能会出现闭经。
【考点】皮下埋植剂的不良反应☆
【难度】中

29.【答案】B
【解析】放置皮下埋植缓释系统后由于孕激素作用,子宫内膜萎缩,造成闭经、月经稀发、月经减少以及不规则出血。
【考点】皮下埋植剂的不良反应☆
【难度】中

30.【答案】B
【解析】避孕药的使用可以使静脉血栓风险升高,可以发生在大腿、小腿、肺或盆腔。
【考点】避孕药的不良反应☆
【难度】中

31.【答案】B
【解析】怀疑发生与服用避孕药相关的静脉血栓后,首先是停用避孕药,然后是完善检查,对症处理。
【考点】避孕药不良反应的处理☆
【难度】中

【A3/A4型题】

(1~3题共用题干)
女性,42岁,放环12年,要求取环。孕2产1,既往剖宫产史。妇科检查子宫粘连与前腹壁,宫颈外口窄小,手术扩张宫颈困难,术中发现病人恶心呕吐,心率50次/min,血压90/50mmHg。

1. 最可能的诊断是
A. 失血性休克　　B. 肠管损伤
C. 心脑综合征　　D. 低血糖
E. 药物过敏

2. 以上并发症,最适用的治疗办法是
A. 654-2　　B. 去甲肾上腺素
C. 缩宫素　　D. 阿托品
E. 多巴胺

3. 针对这个并发症,术前准备**不必要**的是
A. 给予前列腺素制剂　　B. 给予间苯三酚
C. 给予静脉麻醉　　D. 给予宫颈麻醉
E. 给予麦角新碱

1.【答案】C
【解析】取环过程中,由于剖宫产引起的子宫粘连,改变子宫与宫颈的关系,加之宫颈窄小,扩张宫颈是由于过度扩张牵拉宫颈,引起迷走神经兴奋,心率、血压下降,带来恶心、呕吐不适。
【考点】宫腔操作手术并发症☆☆
【难度】中

2.【答案】D
【解析】阿托品有拮抗迷走神经的作用,可以加快心率、改善循环和血压、改善手术中的心脑综合征。
【考点】心脑综合征的处理☆☆
【难度】中

3.【答案】E
【解析】术前给予前列腺素制剂或间苯三酚都可以改善宫颈条件,局部及静脉麻醉可以减少宫颈刺激带来的神经发射。麦角新碱是促进子宫收缩,改善子宫出血的药物。
【考点】心脑综合征的处理☆☆
【难度】中

(4~6 题共用题干)

女性,35 岁,孕 3 产 1,放置左炔诺孕酮宫内节育系统避孕半年,月经间期有不规则出血。

4. 最可能的原因是
A. 意外妊娠
B. 突破性出血
C. 尾丝刺激
D. 凝血功能障碍
E. 盆腔感染

5. 查尿 hCG(-),超声检查盆腔未见异常,节育器位置正常,处理**不恰当**的是
A. 取出节育器
B. 口服氨甲环酸
C. 口服短效避孕药
D. 补充雌激素
E. 口服布洛芬

6. **不是**左炔诺孕酮宫内节育系统取出指征的是
A. 不规则出血治疗无效
B. 计划妊娠
C. 效期已满
D. 闭经
E. 避孕失败

(7~9 题共用题干)

女性,32 岁,放置皮下埋植剂一年,自己触及下腹部包块一天。平时月经正常,于清晨醒来右下腹触及一个鸡蛋大小的包块,排空小便后包块消失,前来就诊。

7. **不正确**的处理是
A. 妇科检查了解包块性质
B. 盆腔超声检查
C. 肿瘤标志物检查
D. 检查皮下埋植剂情况
E. 考虑为膀胱充盈所致

8. 经检查发现为卵巢单纯囊肿,肿瘤标志物正常,常见的原因为卵巢的功能性囊肿,正确的处理包括
A. 定期随访,交代病人囊肿有发生蒂扭转和破裂的可能
B. 经腹壁抽吸术
C. 腹腔镜探查
D. 加用短效避孕药 3 个月
E. 立即取出皮下埋植剂

9. 单根皮下埋植剂的孕激素成分为
A. 左炔诺孕酮
B. 孕二烯酮
C. 依托孕烯
D. 去氧孕烯
E. 炔诺酮

4.【答案】B
【解析】左炔诺孕酮宫内节育系统作为单孕激素制剂的宫内避孕系统,最常见不良反应是突破性出血,是由于节育器上孕激素对雌激素作用的拮抗,抑制了子宫内膜的增殖反应所致。
【考点】左炔诺孕酮宫内节育系统的不良反应☆
【难度】中

5.【答案】A
【解析】放置左炔诺孕酮宫内节育系统后由于孕激素作用,子宫内膜局部雌激素缺乏引起的突破性出血,属于药物不良反应,只需要对症处理补充雌激素,不需要取出节育器。
【考点】左炔诺孕酮宫内节育系统的不良反应☆
【难度】中

6.【答案】D
【解析】放置左炔诺孕酮节育系统后由于孕激素作用,子宫内膜萎缩,造成闭经,属于药物不良反应,无需特殊处理。
【考点】左炔诺孕酮节育系统不良反应☆
【难度】中

7.【答案】E
【解析】卵巢的功能性囊肿是使用皮下埋植剂的不良反应之一。对于使用皮下埋植剂时可疑出现的盆腔肿物,需要完善检查,排除异常,才能考虑为膀胱充盈。
【考点】皮下埋植剂的不良反应☆
【难度】中

8.【答案】A
【解析】卵巢的功能性囊肿是使用皮下埋植剂的不良反应之一,大多数可自行消失,少部分可能发生蒂扭转和破裂。
【考点】皮下埋植剂的不良反应☆
【难度】中

9.【答案】C
【解析】6 根型和 2 根型皮下埋植剂的孕激素均为左炔诺孕酮,单根皮下埋植剂的孕激素为依托孕烯。
【考点】皮下埋植剂的成分☆
【难度】中

(10~12题共用题干)

女性,25岁,新婚,咨询避孕方式。平时月经周期规律,体检发现有一个子宫后壁肌瘤,直径2cm。孕1产0,1年前有过避孕套避孕失败的意外妊娠,人工流产终止妊娠。既往身体健康,否认手术史。计划一年后妊娠。查体全身及妇科检查未见异常。

10. 最佳选用的避孕方法是
A. 男用避孕套 B. 口服短效避孕药
C. 紧急避孕药 D. 外用避孕药
E. 宫内节育器

11. 该女性在医生的建议下,选用妈富隆避孕。妈富隆是复方短效避孕药,所含的雌激素是炔雌醇,所含的孕激素为
A. 去氧孕烯 B. 孕二烯酮
C. 依托孕烯 D. 环丙孕酮
E. 甲地孕酮

12. 该女性自月经第1天开始服用去氧孕烯炔雌醇片(妈富隆),每天一粒。第18、19、20天因出差未服用,她应该怎样服药来避免意外妊娠的发生
A. 剩余4片,每日服用1片
B. 补服漏服的1片药片,继续每日服用1片
C. 补服漏服的1片药片,继续每日服用1片,之后1周加用屏障避孕法
D. 补服漏服的1片药片,继续每日服用1片,完成本周期的服药后,立即开始一个新的周期,连续服药21天
E. 停药,等待撤退性出血

(13~15题共用题干)

女性,32岁,孕3产2,正常产后5个月完全哺乳,未行经。以往身体健康,月经周期规律,有正常性生活。

13. 最佳的避孕方法为
A. 哺乳闭经避孕法 B. 复方长效避孕针
C. 阴道避孕环 D. 外用避孕药
E. 宫内节育器

14. 该女性经过避孕咨询,要求放置宫内节育器,**不必要**做的检查为
A. 检查子宫的大小 B. 内分泌功能检查
C. 阴道分泌物检查 D. 排除妊娠可能
E. 常规血象检查

10.【答案】B
【解析】对于未生育的妇女,采用高效的避孕方法,是对生育力保护的有效措施。该女性以往有过避孕套失败的历史,又是新婚,性生活较为频繁,采用口服短效避孕药安全高效,易于使用。紧急避孕药不能作为常规的避孕方法选用。子宫肌瘤并不是口服短效避孕药的使用禁忌证。
【考点】避孕方法的选择☆
【难度】中

11.【答案】A
【解析】去氧孕烯是妈富隆里的孕激素成分,孕二烯酮是敏定偶的孕激素成分,依托孕烯是单根皮下埋植剂的孕激素成分,环丙孕酮是达英-35的孕激素成分,甲地孕酮是口服避孕药2号的孕激素成分。
【考点】避孕药的成分☆
【难度】中

12.【答案】D
【解析】复方口服避孕药在服药第三周出现3片或3片以上的漏服,为了减少意外妊娠的风险,需要补服漏服的1片药片,继续每日服用1片直至周期结束,完成本周期的服药后,立即开始一个新的周期,连续服药21天。
【考点】复方口服避孕药漏服的处理☆
【难度】中

13.【答案】E
【解析】产后6个月内尚在哺乳,不适合复方制剂的避孕药,产后5个月孩子已经开始添加辅食,哺乳闭经避孕方法的有效性下降,这个时期,盆腔脏器已经恢复正常,可以放置宫内节育器。
【考点】避孕方法的选择☆☆
【难度】中

14.【答案】B
【解析】产后哺乳,由于高泌乳素的反馈抑制,卵巢周期尚未恢复,因此闭经,不需要检查内分泌。但是有部分女性在产后第一次月经恢复之前就可以有正常的排卵,因此闭经的女性在放置宫内节育器前必须排除妊娠。
【考点】宫内节育器的放置☆☆
【难度】中

15. 该女性放置节育器术中，探查宫腔的深度为8cm，准备放置宫铜型的节育器，适合的型号为

A. 18　　B. 20　　C. 22

D. 24　　E. 均号

15.【答案】D

【解析】宫铜型的节育器有三种型号：20号、22号、24号，20号适合宫腔深度为5.5~5.9cm，22号适合宫腔深度为6.0~6.9cm，24号适合宫腔深度为7.5~9.0cm。

【考点】节育器的型号选择☆☆

【难度】中

(16~18题共用题干)

女性，45岁，放环5年，不规则阴道少量出血3个月，月经周期规律，妇科检查节育器尾丝长约2cm，子宫大小正常，尿hCG(-)，宫颈TCT正常，超声检查提示SS：2.0cm，病人暂时不想取出节育器，要求先服药治疗。

16. 以下药物治疗**不正确**的是

A. 氨甲环酸　　B. 戊酸雌二醇　　C. 炔诺酮

D. 抗生素　　E. 吲哚美辛

16.【答案】B

【解析】45岁的女性，出现不规则出血，不排除子宫内膜的恶性病变，可以给予止血药以及抗生素治疗，采用孕激素止血法，但不排除雌激素相关性的子宫内膜病变，因此不适宜给予雌激素治疗。

【考点】IUD的不良反应处理☆

【难度】难

17. 病人服用止血药物无效的前提下开始服用妇康片1天3次，1次5mg，用药一周后阴道出血仍未停止，正确的处理为

A. 重新放置节育器　　B. 诊断性刮宫＋取环术

C. 口服短效避孕药　　D. 口服雌激素

E. 观察

17.【答案】B

【解析】45岁女性，出现不规则阴道出血，对药物治疗无效，需要行诊断性刮宫术排除子宫内膜的病变。手术的同时，取出宫内节育器。

【考点】节育器的取出指征☆

【难度】中

18. 诊断性刮宫术中子宫内膜的病理报告为子宫内膜增殖期反应，部分息肉形成。她还希望放环避孕，最适用的节育器为

A. 宫铜型节育器　　B. 活性“V”形节育器

C. MCu375母体乐　　D. 左炔诺孕酮宫内节育系统

E. 活性环形节育器

18.【答案】D

【解析】45岁女性，子宫内膜出现过度增生的表现，左炔诺孕酮宫内缓释系统在宫内释放，抑制子宫内膜的增生反应，在避孕的同时，可以改善子宫内膜的病变。

【考点】节育器的选择☆

【难度】中

(19~21题共用题干)

女性，32岁，孕2产1，月经周期25天，月经第9天性生活未采取避孕方法，之后担心安全期避孕不可靠，于月经第10天就诊，希望采用紧急避孕。

19. 正确的处理是

A. 米非司酮5mg口服，12小时重复

B. 屈螺酮炔雌醇片1片口服，连续21天

C. 左炔诺孕酮0.5mg口服，12小时重复

D. 左炔诺孕酮0.75mg口服，12小时重复

E. 72小时内都有效，可以不用采取避孕方法。

19.【答案】D

【解析】紧急避孕药只对距离服药最近的一次无保护性交产生避孕作用，对之后的性交无避孕作用。

【考点】紧急避孕药的使用方法和注意事项☆

【难度】易

20. 该女性服用紧急避孕药后，仍有性生活未采取避孕方式，于月经第20天有少许阴道出血，持续4天，不伴有腹痛及组织物排出前来就诊，**不需要**的检查是

20.【答案】E

【解析】紧急避孕药服用后由于激素的作用，可能出现不规则阴道出血，不是月经来潮，也不意味着紧急避孕

A. 超声检查　　B. 血常规检查
C. hCG　　D. 妇科检查
E. 阴道分泌物

成功。检查主要是为了寻找出血的原因，而阴道出血状态下，分泌物的检查无意义。

【考点】紧急避孕药的不良反应☆

【难度】中

21. 该女性未再有月经正常来潮，月经第40天自己查尿hCG(+)，关于紧急避孕药避孕失败，正确的说法是
A. 增加胎儿畸形率　　B. 可以知情选择继续妊娠
C. 必须终止妊娠　　D. 增加宫内感染的机会
E. 胎儿容易发生发育迟缓

21.【答案】B

【解析】左炔诺孕酮紧急避孕失败，不增加胎儿发育的畸形率，但是可能增加孕3个月内的流产率，因此妇女可以知情选择继续妊娠，观察胎儿发育情况。

【考点】左炔诺孕酮紧急避孕失败可以知情选择继续妊娠☆

【难度】易

(22~24题共用题干)

女性，32岁，孕2产0，使用左炔诺孕酮炔雌醇三相片避孕。三相片是为了更好的模拟自然周期的激素水平的变化，每一个周期21片药，自月经的第三天开始，先后服用黄片6片，白片5片，棕片10片，服药完毕停药7天，然后开始下一个周期的服药。

22. 对于三相片的剂量，正确的是
A. 黄片的成分为炔雌醇0.03mg，左炔诺孕酮0.075mg
B. 白片的成分为炔雌醇0.03mg，左炔诺孕酮0.075mg
C. 棕片的成分为炔雌醇0.03mg，左炔诺孕酮0.15mg
D. 白片的成分为炔雌醇0.03mg，左炔诺孕酮0.05mg
E. 黄片的成分为炔雌醇0.03mg，左炔诺孕酮0.05mg

22.【答案】E

【解析】左炔诺孕酮三相片模拟自然月经周期的激素水平，达到更好的周期控制的目的。其中黄片的成分为炔雌醇0.03mg，左炔诺孕酮0.05mg；白片模拟排卵期，雌激素和孕激素的含量均升高，白片的成分为炔雌醇0.04mg，左炔诺孕酮0.075mg；棕片模拟黄体期，孕激素水平较高，雌激素水平回落，棕片的成分为炔雌醇0.03mg，左炔诺孕酮0.125mg。

【考点】左炔诺孕酮三相片的剂型和机理☆

【难度】中

23. 该女性服用左炔诺孕酮避孕药3个月，自觉食欲增强，食量增加，体重增加了2.5kg。服药者出现的这个反应，说明左炔诺孕酮具有的药理学特性是
A. 具有孕激素、雌激素活性
B. 具有孕激素、抗雌激素活性
C. 具有孕激素、雄激素活性
D. 具有孕激素、抗雄激素活性
E. 具有孕激素、糖皮质激素活性

23.【答案】C

【解析】左炔诺孕酮作为人工合成孕激素，它具有孕激素的活性，但是由于它来源于雄烷，因此具备一定的雄激素活性，如代谢增高、食欲增强，造成体重的增加。

【考点】不同孕激素的药理学特征☆

【难度】中

24. 左炔诺孕酮作为一种人工合成的孕激素，能够显著抑制排卵和孕卵着床，并使宫颈黏稠度增加，精子穿透阻力增大，从而发挥避孕的作用，因此广泛应用于避孕制剂。但是以下避孕药具**不含有**左炔诺孕酮成分的是
A. 复方短效口服避孕药
B. 复方长效口服避孕药
C. 复方长效避孕针
D. 阴道避孕环
E. 速效避孕药

24.【答案】C

【解析】复方长效避孕针里的孕激素成分为醋酸甲羟孕酮、醋酸甲地孕酮、己酸孕酮以及庚炔诺酮，不含有左炔诺孕酮成分。

【考点】避孕药的成分☆

【难度】难

【案例分析题】

案例：女性，42岁，孕2产1，经期延长半年，痛经，要求放环。查体：轻度贫血外貌，心肺无异常，妇科检查未见异常。化验Hb：90g/L，超声检查提示子宫内膜增厚1.7cm，子宫肌腺症。

提问1：应该完善的检查有

A. 凝血功能检查　　B. 诊断性刮宫
C. 阴道分泌物检查　　D. 内分泌检查
E. 盆腔MRI检查　　F. 血hCG检查

提问2：病人凝血功能正常，内分泌功能检查未见明显异常，诊断性刮宫病例报告为子宫内膜增殖期改变，局部息肉形成。适用的避孕方法为

A. 左炔诺孕酮宫内节育系统
B. 宫铜型节育器
C. 吲哚美辛带铜节育器
D. 复方口服短效避孕药
E. 皮下埋植缓释系统
F. 复方长效口服避孕药

提问3：病人放置左炔诺孕酮宫内节育系统后，可能出现的月经改变是

A. 月经不规则出血　　B. 闭经
C. 月经频发　　D. 月经过少
E. 接触性出血　　F. 月经量过多

提问4：左炔诺孕酮宫内缓释系统终止使用的最常见原因是

A. 性交不适　　B. 分泌物增多
C. 月经改变　　D. 计划妊娠
E. 盆腔感染　　F. 闭经

提问1：【答案】ABCD

【解析】月经异常、内膜增厚，需要了解凝血、内分泌以及子宫内膜的情况，再决定是否放置节育器。

【考点】IUD放置的适应证☆☆

【难度】中

提问2：【答案】AE

【解析】超过40岁的女性，不再推荐使用雌孕激素配伍的药物避孕。子宫内膜增生造成月经过多，贫血的病人，适合选用孕激素制剂的缓释系统，可以通过孕激素的作用抑制子宫内膜的增殖，减少月经，同时可以改善痛经。

【考点】避孕方法的选择☆☆

【难度】难

提问3：【答案】ABCD

【解析】单孕激素避孕制剂的常见不良反应，子宫内膜局部雌激素缺乏引起的突破性出血，周期控制的效果较差，一部分引起闭经。但是接触性出血是宫颈病变导致的。

【考点】左炔诺孕酮宫内缓释系统的不良反应☆

【难度】中

提问4：【答案】CF

【解析】月经改变和闭经，是左炔诺孕酮宫内节育系统取出的主要原因。

【考点】左炔诺孕酮宫内缓释系统的不良反应☆

【难度】中

第二节　绝育和节育措施的选择

【A1型题】

1. 下列哪项**不是**负压吸引术的并发症

A. 人流不全　　B. 漏吸
C. 子宫穿孔　　D. 子宫卒中
E. 宫颈裂伤

2. 皮下埋植避孕法的主要副反应表现为

A. 失败率高　　B. 严重恶心、呕吐
C. 盆腔感染　　D. 月经紊乱
E. 阴道分泌物增多

1.【答案】D

【解析】负压吸引术的并发症有人流综合征、子宫穿孔、漏吸、感染、羊水栓塞等，子宫卒中不是负压吸引术的并发症。

【考点】负压吸引术的并发症☆☆

【难度】易

2.【答案】D

【解析】皮下埋植避孕是指埋入含有孕激素的皮下埋植剂来阻止避孕，避孕效果好，副作用主要表现为月经紊乱。

【考点】皮下埋植避孕法的优缺点☆

【难度】易

3. IUD用于紧急避孕，下列哪项**错误**

A. 有效率较高

B. 可用于无保护性交后5天内

C. 减少盆腔感染机会

D. 适用于激素禁忌者

E. 可作为长期避孕方法继续使用

3.【答案】C

【解析】IUD放置较其他避孕方法增加盆腔感染机会。

【考点】IUD用于紧急避孕的适应证☆

【难度】易

4. 目前避孕的类固醇激素药物，**不包括**下列哪类药物

A. 睾酮类衍生物

B. 孕酮类衍生物

C. 雌激素衍生物

D. 螺内酯衍生物

E. 糖皮质激素衍生物

4.【答案】E

【解析】类固醇激素避孕药物不包括糖皮质激素衍生物。

【考点】避孕药物成分☆

【难度】易

5. 长期服用类固醇激素避孕药，可减少下列哪种肿瘤的发生率

A. 子宫内膜癌

B. 宫颈癌

C. 子宫肉瘤

D. 卵巢性索间质肿瘤

E. 卵巢生殖细胞肿瘤

5.【答案】A

【解析】口服避孕药的作用机制：抑制排卵，并改变子宫颈黏液、使精子不易穿透，改变子宫和输卵管的活动方式，阻碍受精卵的运送。由于孕激素的保护作用，可减少子宫内膜癌的发生，同时也减少卵巢上皮癌的发生。

【考点】口服避孕药作用机制☆☆

【难度】易

6. 药物流产的禁忌证是

A. 可疑异位妊娠

B. 生殖道畸形

C. 哺乳期妊娠

D. 妊娠7周内

E. 剖宫产不足半年

6.【答案】A

【考点】药物流产的禁忌证☆

【难度】易

7. 人工流产负压吸引术适用于

A. 妊娠18周以内者

B. 妊娠16周以内者

C. 妊娠14周以内者

D. 妊娠12周以内者

E. 妊娠10周以内者

7.【答案】E

【考点】人工流产术适应证☆☆

【难度】易

8. 钳刮术适用于

A. 妊娠7~10周者

B. 妊娠10~14周者

C. 妊娠14周以内者

D. 中期妊娠

E. 所有妊娠期

8.【答案】B

【考点】钳刮术适应证☆

【难度】易

9. 依沙吖啶羊膜腔注射适用于

A. 妊娠7~10周者

B. 妊娠10~14周者

C. 妊娠14~27周者

D. 妊娠14周以内者

E. 所有妊娠期

9.【答案】C

【考点】依沙吖啶羊膜腔注射术适应证☆

【难度】易

10. 用于皮下埋植的避孕剂是

A. 雌二醇

B. 左炔诺酮

C. 米非司酮

D. 甲羟孕酮

E. 孕三烯酮

10.【答案】B

【考点】皮下埋植避孕法☆

【难度】易

11.【答案】C
【考点】短效口服避孕药的避孕原理☆☆
【难度】易

11. 关于短效口服避孕药的避孕原理,以下说法正确的是
A. 加速孕卵在输卵管内的运行速度,使其与子宫内膜的发育不同步
B. 雌激素使宫颈黏液量增多,黏稠度增加,不利于精子穿透
C. 子宫内膜受药物中孕激素作用,增殖被抑制,腺体发育不良
D. 孕激素量少,使子宫内膜腺体发育不良
E. 影响下丘脑的 GnRH,促使 FSH 和 LH 的分泌

12.【答案】C
【考点】人工流产的基本知识☆
【难度】易

12. 关于人工流产,以下描述正确的是
A. 妊娠 15 周行钳刮术
B. 妊娠 10~14 周行负压吸宫术
C. 术后检查吸出物有无绒毛胎囊
D. 人工流产仅指负压吸宫术
E. 带器妊娠不能行人工流产术

13.【答案】B
【考点】终止妊娠方式选择☆
【难度】易

13. 妊娠 60 天拟终止妊娠,最常用的方法是
A. 钳刮术
B. 负压吸宫术
C. 静脉滴注缩宫素
D. 药物流产
E. 依沙吖啶羊膜腔内注射

14.【答案】E
【考点】负压吸宫术的并发症☆☆
【难度】易

14. 关于人工流产负压吸宫术的并发症,以下描述正确的是
A. 空气栓塞为常见的并发症
B. 人流综合征是由于心脏病引起的
C. 术后闭经是因为宫颈粘连所致
D. 术后持续阴道出血主要是由于感染所致
E. 子宫穿孔多是子宫位置及大小检查不清所致

15.【答案】D
【考点】负压吸宫术并发症☆
【难度】易

15. 负压吸宫术危害最严重的并发症是
A. 子宫穿孔
B. 吸宫不全
C. 漏吸
D. 空气栓塞
E. 出血

16.【答案】C
【考点】口服避孕药的应用☆
【难度】易

16. 大多数口服避孕药开始服用时间,一般从哪天开始
A. 月经第一天
B. 月经第三天
C. 月经第五天
D. 月经第七天
E. 月经干净后

17.【答案】A
【考点】宫内节育器放置指征☆
【难度】易

17. 下列哪种情况可放置宫内节育器
A. 发现卵巢囊肿,直径小于 5cm
B. 生殖道急性炎症
C. 子宫畸形
D. 子宫肌瘤月经量多
E. 子宫脱垂

18. 以下哪项**不是**腹腔镜输卵管绝育术的禁忌证
A. 腹腔粘连严重　　B. 膈疝
C. 卵巢囊肿　　D. 严重神经官能症
E. 心肺功能不全

18.【答案】C
【考点】腹腔镜输卵管绝育术的禁忌证☆
【难度】易

19. 人流术中出现人流综合征首选的治疗是
A. 肌内注射阿托品　　B. 肌内注射地西泮
C. 肌内注射地塞米松　　D. 肌内注射缩宫素
E. 做 Valsalva 动作

19.【答案】A
【考点】人流综合征的治疗☆☆
【难度】易

20. 人工流产时发生子宫穿孔,**不恰当**的处置是
A. 尚未行吸宫操作者,保守性治疗后再清宫
B. 停止手术,给予缩宫素和抗生素
C. 如需继续清宫,应在超声监测下进行
D. 手术器械深度明显超过检查时子宫大小,即可诊断子宫穿孔
E. 更换大号吸管尽快将宫腔内组织吸净

20.【答案】E
【考点】子宫穿孔的处理☆☆
【难度】易

21. 下列节育器中,除避孕外哪一种还具有减少月经量和缓解痛经的作用
A. 母体乐铜 375　　B. 左炔诺孕酮宫内节育器
C. T 铜 380A　　D. 金属单环
E. 带铜宫内节育器

21.【答案】B
【考点】节育器功能☆
【难度】易

22. 人流综合征的临床表现**不包括**以下哪项
A. 头晕　　B. 胸闷
C. 心率过快　　D. 出汗
E. 心律不齐

22.【答案】C
【解析】人流综合征主要是子宫颈或子宫受到机械刺激引起迷走神经兴奋所致,所以会出现心率减慢。
【考点】人流综合征的临床表现☆☆
【难度】易

23. 以下哪项**不是**依沙吖啶引产的禁忌证
A. 急性传染病治愈后　　B. 剖宫产史
C. 有急慢性肝肾疾患　　D. 术前体温 2 次均高于 37.5℃
E. 生殖器炎症急性期

23.【答案】A
【解析】急性传染病未愈为依沙吖啶引产的禁忌证,剖宫产为依沙吖啶的相对禁忌证。
【考点】依沙吖啶引产的禁忌证☆
【难度】易

24. 早期药物流产适用于
A. 妊娠 49 天以内　　B. 妊娠 10 周以内
C. 妊娠 14 周以内者　　D. 中期妊娠
E. 所有妊娠期

24.【答案】A
【考点】药物流产的适应证☆
【难度】易

25. 以下关于宫内节育器放置时间不正确的是
A. 用于紧急避孕,在无保护性交后 5 天内放置
B. 药物流产需 1 次正常月经后

25.【答案】C
【考点】节育器放置时间☆
【难度】易

C. 月经干净第3天起至月经干净后14天内
D. 正常产后3个月
E. 人工流产负压吸宫术同时

26. 输卵管绝育术手术部位为
A. 输卵管间质部 B. 输卵管峡部
C. 输卵管壶腹部 D. 输卵管伞部
E. 输卵管任何部位

26.【答案】B
【考点】输卵管绝育术☆
【难度】易

27. 人工流产负压吸宫术最大负压不超过
A. 400mmHg B. 450mmHg C. 500mmHg
D. 550mmHg E. 600mmHg

27.【答案】C
【考点】负压吸宫术☆
【难度】易

28. 关于麻醉镇痛技术实施负压吸宫术后处置说法正确的是
A. 术后需由专职护士继续观察2小时
B. 确定病人定向力恢复，观察2小时无异常后可允许病人独自离院
C. 术后48小时内不能骑车、驾驶机动车辆或从事高空作业
D. 术后2周内禁止性生活
E. 术后7天仍有阴道出血应进一步就诊

28.【答案】A
【考点】无痛人流术后处置☆
【难度】易

29. 输卵管绝育术的抽芯包埋法是指
A. 近端包埋于系膜内，远端固定于系膜外
B. 远端包埋于系膜内，近端固定于系膜外
C. 近端、远端均包埋于系膜内
D. 近端、远端均固定于系膜外
E. 一端包埋于系膜内，一端固定于系膜外，无所谓

29.【答案】A
【考点】输卵管绝育术☆
【难度】易

30. 关于宫内节育器的避孕原理，以下说法**错误**的是
A. 可产生明显的吞噬细胞活动，抑制受精卵和胚胎的正常发育
B. 可损伤子宫内膜而产生前列腺素
C. 带铜节育器可妨碍受精卵着床
D. IUD放置于子宫内，不会引起非细菌性的异物反应
E. 带孕酮节育器可使宫颈黏液变稠，妨碍精子运行

30.【答案】D
【考点】宫内节育器避孕原理☆☆
【难度】易

【A2型题】

1. 37岁女性，停经42天，行人工流产术时，下列哪种并发症在术中发生较少
A. 人流综合征 B. 宫腔粘连
C. 子宫穿孔 D. 出血
E. 羊水栓塞死亡

1.【答案】B
【解析】术时并发症不包括宫腔粘连，宫腔粘连属远期并发症。
【考点】人工流产术后并发症☆☆
【难度】中

2. 24岁产妇,哺乳期,产后10周无月经来潮,应采取的避孕措施是

A. 皮下埋植避孕
B. 药物避孕
C. 工具避孕
D. 处于哺乳期没有排卵不用避孕
E. 产妇仍处在产褥期禁止性交

2.【答案】C

【解析】哺乳期产妇无月经来潮有受孕可能,原则上哺乳者建议选择工具避孕,不哺乳者可选择药物避孕。

【考点】哺乳期避孕方式选择☆

【难度】易

3. 23岁女性,停经42天,超声确定宫内妊娠,要求服用药物终止妊娠,常规服用方法正确的是

A. 米非司酮首剂25mg
B. 首剂后每12小时口服米非司酮25mg
C. 第3日晨口服米索前列醇400μg
D. 米非司酮总量200mg
E. 第3日晨阴道置卡孕栓2mg。

3.【答案】B

【解析】药物流产常用方法米非司酮首剂50mg,后每12小时服用25mg,第3日晨服最后一次米非司酮25mg(总量150mg)后服用米索前列醇600μg或阴道置卡孕栓1mg。

【考点】药物流产用法用量☆☆

【难度】中

4. 37岁女性,于4个月前因孕2个月行人工流产术,术后月经即停止来潮,自觉无不适,测基础体温呈双相曲线,无周期性腹痛,检查盆腔未见异常,该病人闭经最可能的原因是

A. 妊娠
B. 宫颈粘连
C. 子宫内膜海绵层和致密层损坏
D. 子宫内膜基底层破坏
E. 卵巢功能早衰

4.【答案】D

【解析】人工流产术操作不当可发生子宫内膜基底层的破坏,是人工流产术的常见并发症,闭经是主要临床表现。基础体温双相曲线表示有排卵发生可以排除卵巢早衰,无周期性腹痛提示无明确内膜定期脱落,宫颈粘连无宫腔粘连可以产生月经发生周期性腹痛。

【考点】人工流产术后并发症☆

【难度】中

5. 人工流产术后5天,发热2天,下腹痛伴脓性白带,检查见腹软,下腹轻压痛,无反跳痛,子宫稍大,压痛明显,双侧附件未见异常,白细胞计数20×10^9/L,应诊断为

A. 急性附件炎　　B. 急性结缔组织炎
C. 急性盆腔腹膜炎　　D. 急性子宫肌炎
E. 急性子宫内膜炎

5.【答案】E

【解析】人工流产术后感染多表现为急性子宫内膜炎,其次为输卵管炎、输卵管卵巢脓肿等,根据临床表现及实验室检查诊断急性子宫内膜炎。

【考点】人工流产术后并发症☆

【难度】中

6. 30岁女性,多次行人工流产术,末次人工流产3个月前,术后停经3月,有周期腹痛,伴肛门坠胀,妇科检查宫颈有举痛,子宫体稍大,压痛(+),诊断可能为

A. 内膜异位症　　B. 妊娠　　C. 宫颈粘连
D. 异位妊娠　　E. 月经不调

6.【答案】C

【解析】人流术后闭经,周期性下腹痛,子宫稍大压痛,考虑宫颈粘连。

【考点】人工流产术后并发症☆

【难度】中

7. 病人吸宫流产术中出现头晕、胸闷,查:血压70/50mmHg,脉搏50bpm,应选用下列哪种药物抢救

A. 安定　　B. 阿托品　　C. 哌替啶
D. 苯巴比妥钠　　E. 氯丙嗪

7.【答案】B

【解析】根据病人临床表现诊断人流综合征,人流综合征主要是子宫颈或子宫受到机械刺激引起迷走神经兴奋所致,治疗应选择抑制迷走神经兴奋的药物-阿托品。

【考点】人流综合征的处理☆

【难度】难

8. 35 岁经产妇,育有两子,均体健,放置宫内节育器后 1 年,现停经 56 天,恶心、呕吐 3 天不能进食,妇科检查:子宫前位,增大如孕 8 周,质软,附件未及异常,尿 hCG(+),尿酮体(+++),超声提示节育器位置正常,宫内可见胎囊、胎芽、胎心,目前处理是
A. 立即取环
B. 立即行人工流产
C. 肌内注射镇静剂及止吐药
D. 纠正酸中毒后行人工流产,同时取环
E. 立即静脉补充右旋糖酐及葡萄糖

8.【答案】D
【解析】根据病人临床表现诊断酮症酸中毒、带器妊娠,应积极纠正酸中毒后终止妊娠,同时取环。
【考点】带器妊娠合并酮症的处理☆
【难度】难

9. 28 岁女性,哺乳期早孕,检查宫颈着色,子宫如孕 14 周大小,质软,双附件正常。钳刮术中钳夹出黄色脂肪样组织,病人感有剧烈牵拉样疼痛,伴恶心、呕吐,该病人的诊断是
A. 子宫穿孔　　B. 人流综合征
C. 宫外孕　　D. 葡萄胎
E. 吸宫不全

9.【答案】A
【解析】钳刮术中钳夹出脂肪组织,诊断子宫穿孔。
【考点】子宫穿孔的诊断☆☆
【难度】难

10. 25 岁女性,人工流产术中,扩张宫颈过程中,病人突感下腹剧烈疼痛,头晕、胸闷,查 BP 70/50mmHg,HR 100 次 /min,立即停止手术,观察半小时,发现左下腹出现包块,半年前有剖宫产术史,该病人恰当的处理是
A. 肌内注射镇静剂　　B. 头低脚高位
C. 立即静脉滴注阿托品　　D. 剖腹探查
E. 立即肌内注射维生素 K

10.【答案】D
【解析】剖宫产术后的瘢痕子宫,人工流产术扩张宫颈过程中,出现上述临床表现,应考虑子宫穿孔、血管破裂、血肿形成、腹腔内出血,导致出血性休克,应立即剖腹探查。
【考点】子宫穿孔破裂的处理☆☆
【难度】难

11. 35 岁女性,既往 3 年前剖宫产一次,2 年前因带器妊娠行人工流产和取环,现停经 4 个月,超声提示胎儿符合停经时间,慢性肾炎病史 5 年,尿蛋白(+),肾功能正常,要求引产,安全的引产方法应选择
A. 水囊引产
B. 缩宫素引产
C. 依沙吖啶羊膜腔注射引产
D. 前列腺素引产
E. 钳刮术

11.【答案】C
【解析】中期妊娠,瘢痕子宫,慢性肾炎但肾功能正常,可选择依沙吖啶羊膜腔注射引产。
【考点】中期引产☆
【难度】难

12. 30 岁女性,行钳刮术中突然出现烦躁不安、寒战、呕吐、咳嗽,继之出现呼吸困难、发绀、心率快、血压下降,诊断为
A. 子宫穿孔　　B. 羊水栓塞
C. 人流综合征　　D. 宫颈粘连
E. 失血性休克

12.【答案】B
【解析】羊水栓塞是产科极严重并发症,少数情况下可发生于钳刮术中。发病前可有前驱症状,钳刮术中无诱因出现严重缺氧等呼吸循环系统症状要考虑羊水栓塞。
【考点】羊水栓塞的诊断☆
【难度】难

13. 25岁已婚女性，丈夫为军人，妻子月经于14天前来潮，现被告知丈夫明日回家探亲，男方对硅胶过敏，最好的避孕方法是
A. 安全套
B. 皮下埋植避孕药
C. 短效口服避孕药
D. 长效口服避孕药
E. 探亲避孕药

13.【答案】E
【考点】避孕方式选择☆
【难度】难

14. 23岁女性，产后2个月哺乳期，闭经，前来咨询避孕方法，建议
A. 安全套
B. 皮下埋植避孕药
C. 短效口服避孕药
D. 长效口服避孕药
E. 探亲避孕药

14.【答案】A
【解析】哺乳期不适合药物避孕，应选用安全套。
【考点】避孕方式选择☆
【难度】难

15. 25岁女性，孕3产0，放置IUD两次，均因出血取出，本人有慢性肝炎，适宜选用的避孕方法为
A. 安全套
B. 皮下埋植避孕药
C. 短效口服避孕药
D. 长效口服避孕药
E. 探亲避孕药

15.【答案】A
【解析】慢性肝炎服用口服避孕药后会加重肝脏负担。
【考点】避孕方式选择☆
【难度】难

16. 28岁女性，人工流产术后，不规则流血15天，药物治疗无效，子宫稍大、软，宫口开大，应考虑
A. 子宫内膜炎
B. 吸宫不全
C. 功血
D. 宫颈粘连
E. 凝血功能障碍

16.【答案】B
【解析】人工流产术后15天仍有不规则流血，宫口仍开大，应考虑吸宫不全，需要行超声检查进一步确诊。
【考点】吸宫不全诊断☆
【难度】易

17. 25岁女性，妊娠18周，剖宫产术后2年，要求终止妊娠，应选择的方法是
A. 依沙吖啶羊膜腔注射引产
B. 负压吸宫术
C. 钳刮术
D. 剖宫产术
E. 药物流产术

17.【答案】A
【解析】孕18周中期引产方法有依沙吖啶羊膜腔注射引产和水囊引产术。瘢痕妊娠是依沙吖啶引产的相对禁忌证，米非司酮配伍前列腺素终止妊娠也可用于8~16周妊娠。
【考点】中期引产☆
【难度】易

18. 23岁女性，妊娠50天，1年前因Ⅲ度房室传导阻滞置入心脏永久起搏器，终止妊娠方法选择
A. 依沙吖啶羊膜腔注射引产
B. 负压吸宫术
C. 钳刮术
D. 水囊引产术
E. 药物流产术

18.【答案】B
【解析】心脏起搏器置入术后可耐受负压吸宫术。
【考点】人工流产☆
【难度】易

19. 38岁女性,孕2产2,吸烟史20年,咨询避孕,以下方法**不适宜**的是

A. 复方短效避孕药　　B. 安全套
C. 宫内节育器　　D. 屏障避孕法
E. 输卵管结扎

19.【答案】A
【解析】35岁以上吸烟女性不建议口服避孕药。
【考点】避孕方法的选择☆
【难度】易

20. 28岁女性,因葡萄胎行清宫术,术后2个月咨询避孕,应采取的避孕方法是

A. 复方短效避孕药　　B. 安全套
C. 宫内节育器　　D. 长效避孕针剂
E. 皮下埋植剂

20.【答案】B
【解析】葡萄胎术后不建议节育器避孕及药物避孕。
【考点】避孕☆
【难度】易

21. 31岁女性,放置IUD后2周,出现下腹痛伴有阴道血性白带,臭味,查体温38℃,双侧附件区增厚,压痛,血常规白细胞增高,诊断宫腔感染,关于感染原因,以下**错误**的说法是

A. 病人术前即存在盆腔感染
B. 宫颈重度糜烂
C. IUD尾丝上行感染
D. 放置IUD后5天盆浴
E. 未严格执行无菌操作规程

21.【答案】B
【解析】宫颈糜烂不是造成感染的原因。
【考点】宫内节育器放置术后并发症☆
【难度】易

22. 28岁女性,人工流产术后38天无月经复潮,近4天下腹及肛门坠痛难忍,查体子宫近鸭卵大小,附件正常,首选的检查是

A. 尿hCG检查　　B. 再次吸宫术
C. 剖腹探查　　D. 探查宫腔
E. 子宫造影

22.【答案】D
【解析】流产术后月经未复潮,肛门坠胀,子宫稍大考虑宫颈粘连应探查宫腔。
【考点】流产术后并发症☆
【难度】中

23. 32岁女性,因停经50天行负压吸宫术,术中探查宫腔时,术者突然出现"无底"感,病人无明显不适,处理方法应首选选择

A. 停止手术给予缩宫素
B. 行腹腔镜探查
C. 给予缩宫素后继续手术
D. 应用抗生素和观察
E. 立即开腹探查

23.【答案】A
【解析】负压吸宫术出现"无底"感,考虑子宫穿孔,应立即停止手术给予缩宫素。
【考点】子宫穿孔处理☆☆
【难度】易

24. 人工流产术后3天体温37.8℃,下腹坠痛并有血性分泌物,子宫稍大,触痛明显,附件正常,应考虑

A. 吸宫不全　　B. 子宫肌炎
C. 子宫颈粘连　　D. 子宫复旧不全
E. 宫腔积血

24.【答案】B
【解析】人流术后发热、腹痛、血性分泌物、子宫触痛考虑子宫肌炎。
【考点】人流术后并发症☆
【难度】易

25. 24岁已婚女性,2天前孕6周外院行人工流产术,手术过程顺利,术后出血少,无腹痛,12小时前出现下腹坠痛并伴阴道血性分泌物,查体体温39℃,脉搏110bpm,心律齐,此时最恰当的处理是

A. 尿妊娠试验　　B. 立即清宫术

C. 妇科检查　　D. 白带镜检

E. 后穹窿穿刺术

25.【答案】C

【解析】根据病史查体首先考虑盆腔感染,应行妇科检查。

【考点】人工流产术后并发症☆

【难度】易

26. 30岁女性,既往宫内放置节育器,因停经行超声提示宫腔见胎儿回声,CRL7.0cm,妇科检查见宫内节育器已部分脱落至宫颈外口,最恰当的处理是

A. 不做任何处理　　B. 抗生素预防感染

C. 取出宫内节育器　　D. 立即终止妊娠

E. 血hCG测定

26.【答案】C

【解析】节育器近脱落,予以取出。

【考点】带器妊娠☆

【难度】易

27. 32岁女性,停经13周,3日前行钳刮术,术后出血少于月经量,伴下腹痛,查体子宫稍大、有压痛、宫口闭合、双侧附件区触痛,首选的检查是

A. 超声检查　　B. 宫腔镜　　C. 腹腔镜

D. 尿常规　　E. 血常规

27.【答案】A

【考点】钳刮术后并发症☆

【难度】易

28. 28岁女性,早孕人工流产术后,阴道持续出血52天,尿妊娠试验阳性,除考虑不全流产外,还应警惕的疾病是

A. 血液病　　B. 感染

C. 月经不调　　D. 滋养细胞疾病

E. 子宫穿孔

28.【答案】D

【解析】人流术后52天hCG仍未将至正常,待排滋养细胞疾病。

【考点】人流术后出血原因☆

【难度】易

29. 32岁女性,药物流产未见胎囊排出,3天后突发下腹一侧剧痛及少量阴道出血,面色苍白,血压下降,脉搏加快,下腹一侧有明显压痛、反跳痛,子宫稍大、软,诊断最可能是

A. 人流综合征　　B. 不全流产

C. 孕囊排出受阻于宫颈　　D. 异位妊娠

E. 子宫穿孔

29.【答案】D

【解析】药物流产未见孕囊排出,结合临床表现,考虑宫外孕。

【考点】药物流产☆

【难度】易

30. 25岁女性,停经20周要求引产,经检查后选用乳酸依沙吖啶引产,注入羊膜腔内100mg,用药后40小时宫缩弱,此时最恰当的处置方式是

A. 静脉滴注缩宫素加强宫缩

B. 继续观察无需处理

C. 再次用药,加大剂量

D. 引产失败,选用其他引产方法

E. 立即剖宫取胎

30.【答案】B

【解析】依沙吖啶引产如72小时无宫缩视为引产失败,72小时内可暂时观察。

【考点】依沙吖啶引产☆

【难度】中

31. 30岁经产妇，行水囊引产，胎儿娩出后20分钟胎盘不娩出，阴道活动性出血多，BP130/70mmHg，下列处理应首选

A. 可等待自然排出　　B. 剖宫取出胎盘
C. 麻醉下手取胎盘　　D. 应用缩宫素
E. 静脉补液抢救

31.【答案】C
【解析】胎盘20分钟不剥离，阴道出血多，应首先取出胎盘。
【考点】中引术后处理☆
【难度】易

32. 27岁女性，因死胎行中期引产，产时阴道出血不止，无凝血块，最可能的诊断是

A. 不全流产　　B. 子宫损伤　　C. 羊水栓塞
D. DIC　　E. 感染

32.【答案】D
【解析】死胎容易引起凝血功能障碍，引产后出血不止，无凝血块，考虑DIC。
【考点】死胎引产☆
【难度】中

33. 30岁女性，孕24周，心慌胸闷不能平卧3天，超声心动提示室间隔缺损，肺动脉高压100mmHg，胎儿大小符合孕周，心功能Ⅲ级，拟终止妊娠应选用的方式是

A. 依沙吖啶羊膜腔注射　　B. 水囊引产
C. 钳刮术　　D. 药物流产
E. 剖宫取胎

33.【答案】E
【解析】心功能Ⅲ级，肺动脉高压，不能耐受宫缩，应剖宫取胎术终止妊娠。
【考点】中期引产☆
【难度】中

34. 30岁女性，孕3产1，6年前自娩一女婴，现体健，5年前患风湿性心脏病，现孕37周，心功能Ⅲ级，住院待产已3^+个月，准备剖宫产终止妊娠，剖宫产手术同时还应考虑什么问题

A. 术后放置IUD　　B. 术后使用安全套避孕
C. 术后口服避孕药避孕　　D. 手术同时行输卵管结扎术
E. 术后放置皮下埋植剂避孕

34.【答案】D
【解析】病人既往孕3产1，现孕37周，心功能Ⅲ级，剖宫产同时应考虑绝育问题。
【考点】输卵管结扎术指征☆
【难度】中

35. 32岁女性，孕3产1，现孕45天要求终止妊娠，行人工流产术和上环术，哪项**不能**给予同时上环

A. 吸宫前宫腔深11cm，术后9.5cm
B. 核对吸出物，未见典型绒毛组织
C. 术中出血约100ml
D. 宫颈轻度糜烂
E. 手术时扩张宫颈由4号逐号扩至6.5号

35.【答案】B
【解析】术中未见典型绒毛组织，考虑人流不全或异位妊娠，不能同时上环。
【考点】上环术指征☆
【难度】中

36. 34岁女性，一年前行输卵管结扎术，因再婚要求再孕，拟行输卵管吻合术，术后预防盆腔粘连的措施有

A. 抗炎　　B. 泼尼松　　C. 透明质酸酶
D. 定期通液　　E. 以上都是

36.【答案】E
【考点】输卵管再通术后预防粘连的措施☆
【难度】中

37. 32岁女性，要求行输卵管再通术，以下情况**不适合**行输卵管再通的是

A. 内诊双侧附件区无包块　　B. 月经周期正常
C. 输卵管无粘连　　D. 结核性输卵管炎

37.【答案】D
【解析】结核性输卵管炎不适合行输卵管再通术。
【考点】输卵管再通术指征☆
【难度】中

E. 输卵管无积液

38. 35岁女性，输卵管结扎术后2年，月经规律，停经40天，伴下腹痛3天，尿hCG(+)，查体宫口闭合，无举痛、摇摆痛，子宫稍大，质软，双侧附件无异常，最可能的诊断是
A. 异位妊娠　B. 早孕　C. 功血
D. 子宫内膜炎　E. 先兆流产

38.【答案】A
【解析】输卵管结扎术后尿hCG阳性，有输卵管再通不畅、导致输卵管妊娠异位妊娠可能。
【考点】输卵管结扎术后并发症☆
【难度】中

39. 28岁女性，中期妊娠，行依沙吖啶羊膜腔穿刺引产术，术中穿刺时刺入胎盘，最可能出现的并发症是
A. 凝血功能障碍　B. 胎盘前置
C. 胎盘早剥　D. 脐带断裂
E. 胎盘粘连

39.【答案】C
【解析】穿刺针刺入胎盘易导致胎盘早剥。
【考点】中期引产并发症☆
【难度】中

40. 26岁女性，行中期引产术，胎盘娩出后阴道活动性出血，阴道检查发现宫颈3点处有一裂伤，处理是
A. 钳刮术　B. 立即缝合
C. 开腹探查　D. 宫缩剂
E. 剖宫取胎

40.【答案】B
【解析】发现软产道裂伤活动性出血应立即缝合。
【考点】软产道裂伤处理☆
【难度】中

41. 女性，24岁，月经规律，现停经52天，超声证实宫内妊娠。在接受人工流产术过程中出现心动过缓、血压下降、面色苍白、出汗、胸闷等症状。以下措施最恰当的是
A. 终止手术，实施抢救　B. 立即输液并输血
C. 肌内注射肾上腺激素　D. 静脉滴注间羟胺
E. 静脉注射阿托品

41.【答案】E
【解析】人工流产综合征主要是子宫颈或子宫收到机械刺激引起迷走神经兴奋所致。阿托品拮抗M样受体作用，提高心率及血压，减少汗腺分泌等。
【考点】人流综合征☆☆
【难度】中

42. 28岁女性，月经不规律，现停经60天，超声检查证实宫内妊娠，妊娠囊2.3cm，既往有哮喘病史，现要求终止妊娠，最合适的方法是
A. 米非司酮配伍米索前列醇
B. 负压吸引术
C. 依沙吖啶宫腔内注射
D. 缩宫素引产
E. 钳刮术

42.【答案】B
【解析】该病人尽管停经60天，但妊娠囊<2.4cm(提示实际妊娠天数49天)适合药物流产，但是米非司酮具有抗糖皮质激素的作用，可以诱发哮喘发作，所以行负压吸引术较为合适。
【考点】终止妊娠☆
【难度】中

43. 38岁女性，孕2产1，要求节育器避孕，放置节育器正确的时间为
A. 月经干净后3~7天　B. 月经干净后1~7天
C. 月经干净后3~5天　D. 月经干净后1~14天
E. 月经干净后3~14天

43.【答案】A
【解析】宫内节育器放置时间应为月经干净后3~7天。
【考点】宫内节育器放置时间☆
【难度】易

44. 30 岁女性,1 个月前阴道分娩顺利,现要求节育器避孕,放置节育器正确的时间为

A. 产后 1 个月
B. 产后 42 天
C. 产后 42 天,恶露已干净,子宫恢复正常
D. 产后 3 个月
E. 产后转经后

44.【答案】C
【解析】产后宫内节育器放置时间应为产后 42 天,恶露已干净,子宫恢复正常。
【考点】宫内节育器放置时间☆
【难度】易

45. 25 岁女性,因早孕行药物流产,术后要求节育器避孕,放置节育器正确的时间为

A. 术后 1 个月
B. 术后 42 天
C. 术后 1 次月经后,月经干净 3~7 天
D. 术后 2 次正常月经后
E. 术后转经后

45.【答案】D
【解析】药流术后宫内节育器放置时间应为术后 2 次正常月经后。
【考点】宫内节育器放置时间☆
【难度】易

46. 31 岁女性,剖宫产术后一月,要求节育器避孕,放置节育器正确的时间为

A. 术后 1 个月　B. 术后 42 天　C. 术后 3 个月
D. 术后 6 个月　E. 术后转经后

46.【答案】D
【解析】剖宫产术后宫内节育器放置时间应为术后 6 个月。
【考点】宫内节育器放置时间☆
【难度】易

47. 28 岁女性,自然流产后一周,要求节育器避孕,放置节育器正确的时间为

A. 流产后 1 个月　B. 流产后 42 天　C. 流产后 3 个月
D. 流产后 6 个月　E. 流产后转经后

47.【答案】E
【解析】自然流产后宫内节育器放置时间应为流产转经后。
【考点】宫内节育器放置时间☆
【难度】易

48. 34 岁女性,中期引产后一周,要求节育器避孕,放置节育器正确的时间为

A. 引产后 1 个月　B. 引产后 42 天　C. 引产后 3 个月
D. 引产后 6 个月　E. 引产后转经后

48.【答案】E
【解析】引产后宫内节育器放置时间应为引产转经后。
【考点】宫内节育器放置时间☆
【难度】易

【A3/A4 型题】

(1~6 题共用题干)

27 岁女性,现停经 77 天,超声确定宫内妊娠,妊娠囊 4.2cm,13 个月前行剖宫产术,现哺乳期,要求终止妊娠。

1. 建议终止妊娠的首选方法是

A. 米非司酮配伍米索前列醇
B. 负压吸引术
C. 服米非司酮配伍米索前列醇后钳刮术
D. 依沙吖啶羊膜腔内注射
E. 钳刮术

1.【答案】E
【解析】停经 77 天,哺乳期,首选钳刮术。
【考点】终止妊娠方法选择☆
【难度】中

2. 本例病人还可选择的方法是
A. 水囊引产
B. 负压吸引术
C. 服米非司酮配伍米索前列醇后钳刮术
D. 米非司酮配伍米索前列醇
E. 钳刮术

2.【答案】C
【解析】停经77天，哺乳期，可选药物流产+钳刮术。
【考点】终止妊娠方法选择☆
【难度】中

3. 本例病人在术中最应注意的问题是
A. 防止子宫穿孔　B. 预防子宫内膜感染
C. 负压吸引压力　D. 避免妊娠物残留
E. 避免宫颈裂伤

3.【答案】A
【解析】哺乳期子宫软，且为瘢痕子宫，宫腔操作时应防止子宫穿孔。
【考点】哺乳期、瘢痕子宫的终止妊娠☆
【难度】易

4. 病人术中发现器械超过原有深度，探查无底感，诊断为
A. 子宫穿孔　B. 人流综合征
C. 宫外孕　D. 葡萄胎
E. 吸宫不全

4.【答案】A
【解析】器械超过原有深度，探查无底感，诊断子宫穿孔。
【考点】子宫穿孔的诊断☆☆
【难度】难

5. 此时如病人 BP 112/70mmHg，HR 77bpm，阴道出血少，以下做法**错误**的是
A. 停止手术
B. 给予缩宫素和抗生素
C. 择期超声监测下清宫术
D. 补液、促宫缩治疗，必要时开腹探查术
E. 更换大号吸管尽快将宫腔内组织吸净

5.【答案】E
【解析】子宫穿孔症状轻微时可观察保守治疗。
【考点】子宫穿孔的处理☆☆
【难度】难

6. 观察半小时，病人感下腹剧烈疼痛，头晕、胸闷，查BP70/50mmHg，HR100次/min，超声发现左下腹新发包块，该病人恰当的处理是
A. 肌内注射镇静剂　B. 头低脚高位
C. 立即静脉滴注阿托品　D. 剖腹探查
E. 立即肌内注射维生素K

6.【答案】D
【解析】子宫穿孔考虑腹腔内出血，应立即剖腹探查。
【考点】子宫穿孔的处理☆☆
【难度】难

(7~9题共用题干)
病人女性，32岁，咨询避孕方法。平素月经规律，周期28~30天，经期4~5天，量多，痛经(+)，末次月经16天前，2天前性生活时避孕套破裂，担心怀孕来医院就诊。既往体健，孕4产1，8年前足月顺产一女婴，人工流产3次，药物流产1次，平素采取避孕套及安全期避孕。

7. 该女性现在应选择的避孕方法**不恰当**的是
A. 口服米非司酮
B. 放置左炔诺孕酮宫内节育系统

7.【答案】B
【解析】紧急避孕不能放置左炔诺孕酮宫内节育系统。
【考点】紧急避孕方法选择☆
【难度】易

C. 放置带铜 IUD
D. 口服左炔诺孕酮
E. 口服复方短效避孕药

8.【答案】E
【解析】根据病人病史考虑子宫腺肌病，带铜 IUD 不适合月经量多者。
【考点】子宫腺肌病避孕方法选择☆
【难度】难

8. 妇科检查：外阴未见异常，阴道通畅，宫颈光，子宫前位，饱满，质硬，活动，无压痛，后穹窿可及触痛性结节。双侧附件区未触及异常。超声检查：子宫前位，宫体大小 52mm × 54mm × 47mm，后壁增厚，肌层回声不均匀，内膜厚度 9mm，内膜线前移，双附件区（-）。该女性还希望选择一个适合她的长期避孕方法，**不恰当**的是
A. 复方短效口服避孕药
B. 释放左炔诺孕酮的皮下埋植剂
C. 释放左炔诺孕酮的宫内节育器
D. 孕激素长效避孕针
E. 带铜 IUD

9.【答案】D
【解析】释放左炔诺孕酮的宫内节育器可致闭经，排除妊娠后可继续随访。
【考点】放置释放左炔诺孕酮的宫内节育器后的临床表现☆
【难度】中

9. 该女性选择了释放左炔诺孕酮的宫内节育器，8 个月后出现闭经，查 hCG 小于 5mIU/ml。超声检查：子宫前位，宫体大小 50mm × 52mm × 45mm，后壁增厚，肌层回声不均匀，内膜厚度 2mm，节育器位置正常，双附件区（-）。该如何处理
A. 查激素水平
B. 口服紧急避孕药
C. 口服米非司酮
D. 继续随访
E. 立即取出节育器

（10~16 题共用题干）
27 岁女性，新婚，半年后计划妊娠，孕 3 产 0，人工流产 2 次，药物流产 1 次，末次流产 1 个月前，前来咨询避孕方法

10.【答案】A
【考点】避孕方法选择☆
【难度】易

10. 医生推荐的安全、可靠、不影响半年后妊娠的避孕方法是
A. 安全套
B. 体外射精
C. 紧急避孕药左炔诺孕酮
D. 安全期避孕
E. 宫内节育器

11.【答案】C
【考点】根据上述临床表现诊断胎停育，应选择终止妊娠，方法以负压吸宫为宜。
【难度】易

11. 半年后该女性妊娠，停经 49 天超声提示宫内妊娠囊 2.0cm，囊内未见胎芽，无原始心管搏动，停经 63 天超声仍未见胎芽，无原始心管搏动，少量阴道出血，无腹痛，血孕酮 10μg/L，处理原则是
A. 继续观察
B. 药物流产
C. 负压吸宫术
D. 钳刮术
E. 中药堕胎

12. 该女清宫术后半年正常妊娠，顺利自然分娩，母乳喂养，产褥期咨询避孕方法，月经未复潮，医生建议的避孕方法是
A. 安全期避孕　B. 宫内节育器
C. 输卵管结扎　D. 皮下埋植避孕剂
E. 丈夫输精管结扎

12.【答案】B
【考点】哺乳期避孕方法选择☆
【难度】易

13. 该女性选择宫内节育器避孕，放置 IUD 后 2 年，停经 53 天再次妊娠，超声提示宫内妊娠囊 2.9cm，IUD 位置正常，诊断为
A. 带器妊娠　B. IUD 嵌顿　C. IUD 断裂
D. IUD 异位　E. 子宫穿孔

13.【答案】A
【考点】带器妊娠的诊断☆
【难度】易

14. 此时的处理为
A. 立即取环　B. 立即行人工流产
C. 行人工流产，同时取环　D. 开腹探查
E. 查腹部 X 光片

14.【答案】C
【解析】带器妊娠，应终止妊娠，同时取环。
【考点】带器妊娠的处理☆
【难度】易

15. 此病人此次终止妊娠并取环后，重新放置节育器一枚，放置 IUD 后 1 年，停经 50 天再次妊娠，超声提示宫内妊娠囊，未见 IUD 影像，盆腔 X 线检查显示 IUD 位于左骶髂关节前方，病人要求终止妊娠，临床诊断为
A. IUD 脱落　B. IUD 嵌顿　C. IUD 断裂
D. IUD 异位　E. 子宫穿孔

15.【答案】D
【考点】IUD 并发症☆
【难度】易

16. 此时的处理是
A. 行人工流产
B. 开腹探查
C. 超声引导下取环 + 人工流产
D. 腹腔镜探查术
E. 腹腔镜探查 + 人工流产

16.【答案】E
【考点】IUD 异位的处理☆
【难度】易

（17~19 题共用题干）
28 岁女性，行依沙吖啶引产术排胎后 48 小时，下腹持续疼痛，阴道出血少于月经量，有异味，查体体温 38.5℃，血压 120/80mmHg，下腹部压痛明显

17. 应首选的辅助检查是
A. 超声检查　B. 腹腔镜　C. 宫腔镜
D. 血常规　E. 尿常规

17.【答案】A
【解析】引产术后 48 小时腹痛、发热，不除外残留并发感染可能，应行超声检查了解宫腔情况。
【考点】中期引产术后并发症☆
【难度】易

18. 如超声检查提示宫内强回声光团，最可能的诊断是
A. 流产后残留　B. 子宫破裂　C. 残留合并感染
D. 尿路感染　E. 药物不良反应

18.【答案】C
【考点】引产术后并发症☆
【难度】易

19.【答案】C
【考点】引产术后并发症的处理☆
【难度】中

19. 最恰当的处理是
A. 立即开腹探查
B. 立即清宫
C. 给予抗菌药物控制感染后清宫
D. 边抗感染边清宫
E. 行腹腔镜探查术

(20~25 题共用题干)
28 岁女性,戴环 3 年来院常规检查,平时月经正常,末次月经 10 天前,阴道检查未见尾丝。

20.【答案】E
【考点】宫内节育器随访☆
【难度】易

20. 以上情况应考虑一下哪种可能性
A. 环脱落 B. 尾丝断裂
C. 尾丝进入子宫内 D. 环异位
E. 上述可能都存在

21.【答案】C
【考点】宫内节育器随访☆
【难度】易

21. 下述检查措施哪项最简便而又可靠
A. X 线检查 B. 阴道镜 C. 超声
D. 宫腔镜 E. 探宫腔

22.【答案】C
【考点】宫内节育器随访☆
【难度】易

22. 如该环位于子宫腔底部,以下哪项处理最合适
A. 取出后换新环 B. 立即取出暂不放环
C. 定期复查环 D. 下次月经干净 3 天后取出
E. 下次月经期取出

23.【答案】C
【考点】宫内节育器随访☆
【难度】易

23. 如行超声检查宫腔内未见节育器回声,应进一步的检查是
A. 腹腔镜检查 B. 宫腔镜检查
C. X 线检查 D. 阴道超声检查
E. 宫颈细胞学检查

24.【答案】B
【考点】宫内节育器异位☆
【难度】易

24. X 线检查发现节育器位于腹腔,应行的诊断是
A. 环嵌顿 B. 环异位 C. 环下移
D. 环断裂 E. 环脱落

25.【答案】D
【考点】宫内节育器异位☆
【难度】易

25. 此时的处理首选
A. 宫腔镜检查 B. 盆腔核磁检查 C. 盆腔 CT 检查
D. 腹腔镜取环 E. 开腹探查

(26~28 题共用题干)
女性,25 岁,中期妊娠引产 + 清宫术后 20 天,有较多阴道出血,无腹痛。妇科检查见宫口松,子宫饱满,稍软,子宫及双附件区无明显压痛。

26. 应考虑下列哪些项
A. 子宫穿孔　B. 子宫内膜炎　C. 子宫复旧不良
D. 胎盘胎膜残留　E. 宫外孕

26.【答案】D
【考点】中期妊娠术后出血☆
【难度】易

27. 最不合适的辅助检查是
A. 血常规检查　B. 血 hCG 测定　C. 超声
D. 尿妊娠试验　E. 后穹窿穿刺

27.【答案】E
【考点】中期妊娠术后出血☆
【难度】中

28. 超声示宫腔内液性暗区 2.1cm × 1.2cm，最适合的处理是
A. 行清宫术　B. 使用止血药　C. 单纯扩张宫颈
D. 肌内注射缩宫素　E. 使用抗生素

28.【答案】C
【考点】中期妊娠术后出血☆
【难度】中

29. 超声示宫腔内 3.3cm × 2.2cm 不均质回声，最适合的处理是
A. 行清宫术　B. 使用止血药　C. 单纯扩张宫颈
D. 肌内注射缩宫素　E. 使用抗生素

29.【答案】A
【考点】中期妊娠术后出血☆
【难度】中

30. 处理过程中病人出现体温升高，38℃，处理应是
A. 口服益母草　B. 使用止血药　C. 口服回乳药
D. 肌内注射缩宫素　E. 使用抗生素

30.【答案】E
【考点】中期妊娠术后出血☆
【难度】中

(31~36 题共用题干)
女性，22 岁，妊娠 24 周中期引产，死胎及胎盘娩出后阴道出血多。

31. 此时应该检查
A. 宫缩情况　B. 胎盘胎膜完整情况
C. 软产道　D. 凝血功能
E. 以上都是

31.【答案】E
【考点】中期妊娠术后出血☆
【难度】易

32. 如检查发现，子宫收缩差，质软，应给予的处理是
A. 止血药　B. 缩宫素　C. 抗生素
D. 凝血因子　E. 刮宫术

32.【答案】B
【考点】中期妊娠术后出血☆
【难度】易

33. 如检查发现，胎盘缺损，应给予的处理是
A. 止血药　B. 缩宫素　C. 抗生素
D. 凝血因子　E. 刮宫术

33.【答案】E
【考点】中期妊娠术后出血☆
【难度】易

34. 如检查发现，凝血功能障碍，应给予的处理是
A. 止血药　B. 缩宫素　C. 抗生素
D. 凝血因子　E. 刮宫术

34.【答案】D
【考点】中期妊娠术后出血☆
【难度】易

35. 如发现宫颈裂伤，应采取何措施
A. 无需处理，观察即可

35.【答案】C
【考点】中期妊娠术后出血☆
【难度】易

B. 阴道内填塞纱布 24 小时压迫
C. 采用可吸收线缝合修补
D. 裂口处方式云南白药粉棉球
E. 注射用巴曲酶静脉注射、肌内注射 1kU

36. 发生宫颈裂伤的原因**不包括**
A. 宫颈过紧　B. 不按顺序进行宫颈扩张
C. 操作用力过猛　D. 妊娠月份过大
E. 病人不配合

36.【答案】E
【解析】人工流产术中宫颈裂伤多发生在宫颈过紧,按顺序进行宫颈扩张,操作用力过猛,妊娠月份过大。
【考点】中期妊娠术后出血☆
【难度】中

【案例分析题】

案例:女性,28 岁,因停经 42 天,阴道点滴流血 1 天就诊。孕 3 产 1,7 个月前行子宫下段剖宫产术顺利娩一女婴,产后 3 个月后恢复月经,哺乳至今。平时月经规律,周期 28~29 天,经期 5~6 天,未行避孕措施。

提问 1:为明确诊断首先应做的检查有哪些
A. 妇科超声　B. 妇科检查
C. 尿妊娠试验　D. 血 AFP
E. 血 hCG　F. 凝血四项
G. 宫腔镜　H. 腹腔镜
I. 女性激素检查

提问 1:【答案】ABCE
【解析】产后哺乳期,已经恢复规律月经,说明卵巢恢复排卵,未行避孕措施,现"停经 42 天,阴道点滴流血 1 天",应检查是否妊娠。
【考点】哺乳期避孕☆
【难度】中

提问 2:询问病史,病人孕前曾行常规妇科检查,未见异常。首先考虑与下列哪些疾病鉴别
A. 功血　B. 不全流产
C. 先兆流产　D. 葡萄胎
E. 侵蚀性葡萄胎　F. 绒癌
G. 异位妊娠　H. 宫颈癌
I. 子宫内膜癌

提问 2:【答案】ABCFG
【解析】有停经及阴道流血,应考虑妊娠及异位妊娠、绒癌可能,绒癌可继发与足月产后,孕前常规妇科检查已做且无异常,可除外子宫病变、子宫内膜癌等。
【考点】哺乳期出现停经、阴道出血的鉴别诊断☆
【难度】中

提问 3:查体:阴道少量血迹,出血来自宫腔,子宫前位增大,如孕 40 天大小,双附件未及明显异常,尿妊娠试验(+),超声:宫内可见一约 2.0cm×1.5cm×1.3cm 妊娠囊,可探及胎芽及胎心搏动,临床诊断是
A. 早孕　B. 先兆流产
C. 不全流产　D. 难免流产
E. 稽留流产　F. 瘢痕子宫
G. 子宫肌瘤

提问 3:【答案】ABF
【考点】哺乳期女性早期妊娠的诊断☆
【难度】中

提问 4:病人已有一女儿,要求流产,已查肝功正常,无哮喘、青光眼等病史,较好的流产方式是
A. 复方口服避孕药　B. 三相口服避孕药
C. 单用米非司酮　D. 单用米索前列醇
E. 米非司酮+米索前列醇　F. 负压吸宫术
G. 钳刮术　H. 依沙吖啶

提问 4:【答案】E
【解析】药物流产适用于妊娠 7 周内,完全流产率高,不良反应轻,病人现停经 42 天,因现哺乳期且瘢痕子宫,为手术流产高危对象。
【考点】哺乳期避孕☆
【难度】中

提问5:经与病人充分沟通,病人同意药物流产,咨询可能出现的并发症有

A. 恶心、呕吐　B. 药流不全
C. 药流失败　D. 流血时间长、贫血
E. 感染　F. 继发不孕
G. 乳量减少　H. 药物乳汁分泌
I. 子宫穿孔

提问5:【答案】ABCDEFGH
【考点】哺乳期性药物流产并发症☆
【难度】中

提问6:病人流产完全后,咨询可采用的避孕方式,最佳的是

A. 复方短效口服避孕药　B. 三相短效口服避孕药
C. 速效避孕药　D. 紧急避孕药
E. 长效避孕药　F. 避孕贴剂
G. 安全期　H. 阴茎套
I. 宫内节育器

提问6:【答案】H
【解析】病人现处于哺乳期,最佳方式为工具避孕。
【考点】哺乳期避孕方式的选择☆
【难度】中

提问7:病人要求采用宫内节育器避孕,询问放置后可能出现的不良反应有

A. 月经异常　B. 腰腹痛
C. 阴道分泌物过多　D. 节育器材料过敏
E. 节育器嵌顿、移位　F. 节育器残留、断裂
G. 宫内感染　H. 带器妊娠

提问7:【答案】ABCDEGH
【考点】哺乳期避孕☆
【难度】中

第十六章　不孕症和辅助生育技术

【A1 型题】

1. 不孕症是指男女双方性生活正常，未采取任何避孕措施，同居多少年而未孕
   A. 6 个月　B. 1 年　C. 2 年
   D. 3 年　E. 4 年

1.【答案】B
【解析】男女双方规律性生活，未采取任何避孕措施，同居 1 年以上未孕为不孕症。
【考点】不孕症的定义☆☆
【难度】易

2. 复发性自然流产与黄体功能不全有关，黄体功能不全的临床表现特点**不包括**
   A. 月经周期缩短
   B. 基础体温高温相 <11 天
   C. 基础体温呈单相
   D. 子宫内膜发育迟缓
   E. 血孕酮水平最高为 10nmol/L

2.【答案】C
【考点】黄体功能不全的表现☆☆
【难度】难

3. 引起女性不孕的最重要、最常见的原因是
   A. 外阴炎　B. 阴道炎
   C. 子宫颈炎　D. 子宫内膜炎
   E. 输卵管炎

3.【答案】E
【考点】不孕症的病因☆☆
【难度】易

4. 对 BBT 的说法，**错误**的是
   A. 最好使用腋表
   B. 每天充分睡眠 6 小时以上
   C. 如有不适或环境变化应记录于表上
   D. 应将体温计放置在随手可取处并于睡前将温度甩于 35℃以下
   E. 坚持测量至少 3 个月

4.【答案】A
【解析】本题考查的是基础体温(BBT)中高温相相比低温相体温升高 0.2~0.4℃，建议使用精确度高的检测方式，如口温。
【考点】基础体温☆
【难度】易

5. 卵巢早衰是指卵巢内卵细胞耗竭或被破坏发生在
   A. 30 岁前　B. 35 岁前　C. 40 岁前
   D. 45 岁前　E. 50 岁前

5.【答案】C
【解析】卵巢早衰是指 40 岁之前卵巢内卵细胞耗竭，而导致低雌激素症状和 FSH 升高超过 40IU/L。
【考点】卵巢早衰定义☆☆
【难度】易

6. 子宫内膜异位症导致不孕不育的机制,不包括
A. 盆腔解剖结构异常
B. 盆腔内环境改变
C. 宫颈黏液性状改变
D. 孕激素抵抗
E. 出现卵泡未破裂黄素化综合征

6.【答案】C
【解析】本题考查的是子宫内膜异位症导致不孕症的机制,包括盆腔解剖结构异常、盆腔内环境改变、孕激素抵抗和卵泡未破裂黄素化综合征等。
【考点】子宫内膜异位症相关不孕的机制☆
【难度】难

7. 关于排卵,描述错误的是
A. 循环中成熟卵泡分泌的雌二醇≥200pg/ml,刺激下丘脑正反馈
B. 出现 LH 峰
C. LH 峰使初级卵母细胞完成第一次减数分裂
D. 前列腺素可促进卵泡壁释放蛋白溶酶,促使卵巢内平滑肌收缩,有助于排卵
E. 孕激素不参与排卵

7.【答案】E
【解析】在排卵前,低水平的孕激素增强雌激素对促性腺激素的正反馈作用。LH 峰与孕酮协同作用,激活卵泡液内蛋白溶酶活性,使卵泡壁隆起尖端部分的胶原消化形成小孔,称排卵孔。
【考点】排卵机制☆
【难度】难

8. 卵泡发育阶段不包括
A. 始基卵泡　　B. 窦卵泡
C. 窦前卵泡　　D. 排卵前卵泡
E. 初级卵母细胞

8.【答案】E
【解析】卵泡发育包括始基卵泡、窦前卵泡、窦卵泡和排卵前卵泡,不包括初级卵母细胞。
【考点】卵泡发育过程☆
【难度】易

9. 超声检查正常成熟卵泡直径为
A. 12~14mm　　B. 14~16mm　　C. 18~20mm
D. >32mm　　E. 以上都不对

9.【答案】C
【解析】正常成熟卵泡直径为 18mm~23mm。
【考点】成熟卵泡直径☆
【难度】易

10. 已排卵的超声征象,下列不正确的是
A. 子宫直肠陷凹有大量的积液
B. 卵泡缩小
C. 卵泡消失
D. 卵泡内壁塌陷
E. 出现不规则、含有弱光点的囊肿

10.【答案】A
【解析】成熟卵泡排出后,可能出现卵泡缩小、卵泡消失、卵泡内壁塌陷和出现不规则含有弱光点的囊肿。
【考点】排卵的超声表现☆
【难度】易

11. 多囊卵巢综合征超声图像显示卵巢内直径为 2~9mm 的卵泡数目为
A. 3~5 个　　B. 5~7 个　　C. 7~9 个
D. 10~11 个　　E. ≥12 个

11.【答案】E
【解析】卵巢多囊性改变为超声下一侧或双侧卵巢直径 2~9mm 的卵泡≥12 个。
【考点】多囊卵巢综合征超声表现☆☆
【难度】易

12. 在女性不孕症的诊治过程中,通常检测的主要激素不包括
A. 前列腺素　　B. 尿促卵泡素
C. 黄体生成激素　　D. 催乳素
E. 雌激素

12.【答案】A
【解析】女性不孕症治疗中,FSH、LH、E_2、PRL 都是必须做的基础内分泌检测项目。
【考点】女性基础内分泌检测☆☆
【难度】易

13.【答案】B

【解析】评价卵巢储备功能的指标包括:基础FSH水平、年龄、AMH和基础窦卵泡计数。

【考点】卵巢储备功能评价指标☆☆

【难度】难

14.【答案】E

【解析】血LH峰通常出现在排卵前36小时。

【考点】LH峰与排卵关系☆

【难度】难

15.【答案】C

【解析】雌激素中E_2活性最强,E_3最弱。

【考点】雌激素的活性☆

【难度】易

16.【答案】E

【解析】直径2cm浆膜下子宫肌瘤一般不会导致不孕症。

【考点】不孕症病因☆☆

【难度】易

17.【答案】A

【解析】子宫输卵管通水术、通气术,子宫输卵管造影术及腹腔镜下子宫输卵管通水术均可用于检查输卵管通畅度。

【考点】输卵管通畅度的检查方法☆

【难度】易

18.【答案】D

【解析】排卵监测方法有基础体温出现双相、超声监测有卵泡生长和发育、宫颈黏液量多和稀薄以及血LH峰出现。

【考点】监测排卵的方法☆☆

【难度】易

19.【答案】A

【解析】常用的促排卵药物有氯米芬、来曲唑、人绝经期促性腺激素、卵泡刺激素等。

【考点】促排卵的药物☆

【难度】难

20.【答案】D

【解析】免疫性不孕症的治疗包括:避免抗原刺激如安全套和体外排精法避孕;免疫抑制剂应用如泼尼松;人工授精也是有效的治疗方法。

【考点】免疫性不孕症的治疗☆

【难度】中

13. 评价卵巢储备功能的指标**不包括**

A. 基础FSH水平　B. 基础PRL水平

C. 年龄　D. AMH

E. 基础窦卵泡计数

14. 排卵通常发生在血LH峰值后

A. 20小时内　B. 24小时内　C. 28小时内

D. 32小时内　E. 36小时左右

15. 雌激素的活性由强到弱依次为

A. $E_1>E_2>E_3$　B. $E_3>E_1>E_2$　C. $E_2>E_1>E_3$

D. $E_2>E_3>E_1$　E. $E_3>E_2>E_1$

16. 不孕症的病因**不包括**

A. 多囊卵巢综合征

B. 少弱畸形精子症

C. 输卵管梗阻

D. 子宫内膜异位症

E. 直径2cm浆膜下子宫肌瘤

17. 可用于了解输卵管通畅度的检查,**不包括**

A. 子宫内膜活检

B. 子宫输卵管通水术

C. 子宫输卵管通气术

D. 子宫输卵管造影术

E. 腹腔镜下子宫输卵管通水术

18. 监测排卵方法**不包括**

A. 超声监测卵泡发育　B. 基础体温测定

C. 宫颈黏液检测　D. 超声监测内膜发育

E. 血LH峰检测

19. 下列**不是**促排卵药物的是

A. 前列腺素　B. 氯米芬

C. 人绝经期促性腺激素　D. 卵泡刺激素

E. 来曲唑

20. 免疫性不孕症的治疗方法中,**不包括**

A. 安全套　B. 体外排精法

C. 泼尼松　D. 维生素B

E. 人工授精

21. 输卵管造影术的操作通常在
A. 月经周期第 3~7 天进行
B. 月经干净后 3~7 天进行
C. 月经周期第 14 天左右进行
D. 月经来潮前 3~7 天进行
E. 月经来潮前 7~10 天进行

21.【答案】B
【解析】输卵管造影术检查应该在卵泡发育早期,此时子宫内膜薄。
【考点】输卵管造影术检查☆☆
【难度】易

22. 体外受精胚胎移植术即“试管婴儿”,其主要适应证**不包括**
A. 卵巢早衰　　B. 输卵管阻塞
C. 子宫内膜异位症　　D. 严重少弱畸形精子症
E. 不明原因的不孕症

22.【答案】A
【解析】体外受精胚胎移植术即“试管婴儿”,其主要适应证包括各种原因所致的配子运输障碍、排卵障碍、子宫内膜异位症、严重少弱畸形精子症和不明原因的不孕症。
【考点】体外受精胚胎移植术的助孕指征☆☆
【难度】易

23. 人工授精主要适应证**不包括**
A. 性功能障碍　　B. 双侧输卵管阻塞
C. 免疫性不孕不育　　D. 宫颈因素不孕不育
E. 轻度少弱精子症

23.【答案】B
【解析】输卵管阻塞是人工授精的禁忌证,其他选项均为人工授精的适应证。
【考点】人工授精的适应证和禁忌证☆☆
【难度】易

24. TORCH 综合征为一组病原微生物英文名称首字母的缩写,其中**不包括**
A. 艾滋病病毒　　B. 弓形虫
C. 单纯疱疹病毒　　D. 巨细胞病毒
E. 风疹病毒

24.【答案】A
【解析】TORCH 分别指的是:T (Toxoplasma) 是弓形虫;O(Others) 是其他病原微生物,如梅毒螺旋体、带状疱疹病毒、细小病毒 B_{19}、柯萨奇病毒等;R(Rubella virus) 是风疹病毒;C(Cytomegalovirus) 是巨细胞病毒;H (Herpes virus) 是单纯疱疹病毒Ⅰ/Ⅱ型。
【考点】TORCH 的意义☆
【难度】易

25. 卵巢功能是指
A. 生殖功能　　B. 内分泌功能
C. 产生成熟卵子　　D. 产生女性激素和多肽激素
E. 生殖功能和内分泌功能

25.【答案】E
【解析】卵巢有两大功能:生殖功能和内分泌功能。
【考点】卵巢功能☆☆
【难度】易

【A2 型题】

1. 女,29 岁,已婚,孕 1 产 0,行人工流产 1 次,未避孕未孕 2 年。月经:14 岁初潮,周期 28~30 天,经期 5~6 天,超声监测提示排卵好,精液常规检查未见异常。为明确诊断,该病人首先需要进行的检查是
A. 内分泌检查　　B. BBT
C. 子宫、附件的超声　　D. 输卵管造影术
E. 腹腔镜检查

1.【答案】D
【解析】该病人为继发性不孕症,有妊娠、流产史,排卵好,精液正常,应考虑输卵管因素的不孕,建议行输卵管造影术检查输卵管是否通畅。
【考点】不孕症病因☆☆
【难度】易

2. 女,27 岁,已婚,孕 0 产 0,未避孕未孕 2 年。月经:14 岁初潮,周期 28~30 天,经期 5~6 天,超声监测提示排卵好,输卵管造影检查未见异常。为明确诊断,该病人首先需要进行的检查是
A. 内分泌检查　　B. BBT
C. 子宫、附件的超声　　D. 男方精液检查

2.【答案】D
【解析】该病人为原发性不孕症,排卵好,输卵管未见异常,应考虑男方因素的不孕,建议行精液检查。
【考点】不孕症病因☆☆

【难度】易

E. 腹腔镜检查

3.【答案】C

【解析】BBT双相提示排卵，单相提示无排卵。

【考点】排卵检查方法☆☆

【难度】易

3. 女，29岁，未避孕未孕2年，提示病人无排卵的是

A. 月经周期规律

B. 宫颈 - 阴道分泌物稀薄，拉丝长达10cm

C. BBT呈单相

D. 尿LH在月经中期出现阳性

E. P大于16nmol/L

4.【答案】B

【解析】黏膜下肌瘤凸向宫腔，影响胚胎种植已经成为定论。肌壁间肌瘤是否对胚胎种植有影响尚无定论。

【考点】子宫肌瘤对妊娠影响☆

【难度】中

4. 女，35岁，未避孕未孕6年，查体发现子宫肌瘤，告知病人可能与不孕症密切相关的是

A. 肌壁间肌瘤　　B. 黏膜下肌瘤

C. 宫体肌瘤　　D. 浆膜下肌瘤

E. 阔韧带肌瘤

5.【答案】C

【解析】原发性不孕症、一侧输卵管通而不畅、排卵好、精液正常，这种情况下，结合病人痛经、子宫后位、后穹窿触痛性结节，高度怀疑子宫内膜异位症引起的不孕症。

【考点】子宫内膜异位相关不孕症☆

【难度】难

5. 女，32岁，未避孕未孕3年。平素月经规律，周期28~30天，经期5~6天，量中，有痛经。孕0产0。超声检查提示有排卵；HSG提示右侧输卵管通畅，左侧输卵管通而不畅；精液常规未见异常。妇科检查：外阴(–)，阴道畅，后穹窿可及0.5cm触痛性结节，宫颈光滑，子宫后位，正常大小，无压痛，双侧附件(–)。导致病人不孕的原因是

A. 输卵管因素　　B. 排卵障碍

C. 子宫内膜异位症　　D. 子宫因素

E. 其他

6.【答案】C

【解析】原发性不孕症、有痛经，一侧输卵管通而不畅、精液正常，右侧卵巢有5cm低回声区，结合病人痛经、子宫后位、后穹窿触痛性结节，右侧卵巢有5cm低回声区，高度怀疑子宫内膜异位症引起的不孕症。右侧卵巢低回声区超过5cm，卵巢储备功能好，建议手术。

【考点】子宫内膜异位相关不孕症☆

【难度】难

6. 女，32岁，未避孕未孕5年。平素月经规律，周期28~30天，经期5~6天，量中，有痛经。孕0产0。超声监测提示有排卵，右侧卵巢有5cm低回声区，直径5mm卵泡有5个，左侧卵巢直径5mm卵泡有7个；HSG提示右侧输卵管通畅，左侧输卵管通而不畅；精液常规未见异常。妇科检查：外阴(–)，阴道畅，后穹窿可及0.5cm触痛性结节，宫颈光滑，子宫后位，正常大小，无压痛，双侧附件(–)。应采取的处理措施为

A. 监测排卵、指导同房　　B. 人工授精

C. 腹腔镜手术　　D. 卵母细胞体外成熟

E. 体外受精胚胎移植术

7.【答案】E

【解析】原发性不孕症、有痛经，一侧输卵管通而不畅，右侧卵巢有5cm低回声区，结合病人痛经、子宫后位、后穹窿触痛性结节，右侧卵巢有5cm低回声区，高度怀疑子宫内膜异位症引起的不孕症。病人爱人有少弱精子症，本人可疑子宫内膜异位症，但是年龄大、卵巢储备功能差，建议行体外受精胚胎移植术。

7. 女，40岁，未避孕未孕5年。平素月经规律，周期24~26天，经期5~6天，量中，有痛经。孕0产0。超声监测提示有排卵，右侧卵巢有5cm低回声区，直径5mm卵泡有1个，左侧卵巢直径5mm卵泡有3个；精液常规提示少弱精子症。妇科检查：外阴(–)，阴道畅，后穹窿可及0.5cm触痛性结节，宫颈光滑，子宫后位，正常大小，无压痛，双侧附件(–)。应采取的处理措施是

A. 监测排卵、指导同房　　B. 人工授精
C. 腹腔镜手术　　D. 卵母细胞体外成熟
E. 体外受精胚胎移植术

【考点】子宫内膜异位相关不孕症☆
【难度】难

8. 女,32岁,未避孕未孕5年。因右侧卵巢有5cm低回声区而行宫腹腔镜手术治疗,术中证实双侧输卵管通畅,右侧卵巢子宫内膜异位囊肿,术后最佳妊娠期是
A. 术后3个月　　B. 术后6个月
C. 术后9个月　　D. 术后12个月
E. 术后24个月

8.【答案】B
【解析】子宫内膜异位症术后6个月是最佳妊娠期。
【考点】子宫内膜异位相关不孕症治疗☆
【难度】中

9. 女,32岁,未避孕未孕5年。因右侧卵巢有4cm低回声区而行宫腹腔镜手术治疗,术中证实右侧卵巢子宫内膜异位症囊肿,双侧输卵管通畅。精液常规未见明显异常。应采取的助孕措施是
A. 监测排卵、指导同房　　B. 促排卵联合人工授精
C. 期待疗法　　D. 卵母细胞体外成熟
E. 体外受精胚胎移植术

9.【答案】B
【解析】子宫内膜异位症生育能力相对低下,建议促排卵联合人工授精。
【考点】子宫内膜异位相关不孕症治疗☆
【难度】难

10. 女,36岁,已婚,未避孕未孕4年,月经稀发3个月。血FSH 4.5IU/L,LH 4.3IU/L,E_2 23pg/ml,PRL 75IU/L,T 23μg/L。导致不孕症的原因是
A. PCOS　　B. 高催乳素血症
C. 闭经　　D. 低促性激素闭经
E. POF

10.【答案】B
【解析】PRL超过25IU/L提示高催乳素血症。
【考点】高催乳素血症☆☆
【难度】易

11. 女,36岁,已婚,未避孕未孕4年。超声监测提示有排卵,HSG提示右侧输卵管通畅,左侧输卵管通而不畅。精液常规:精子密度为12.5×10^6/ml,总精子数为23×10^6个,前向运动精子为23%,正常形态精子(严格形态学分析标准)为2%。不孕的原因为
A. 少精子症　　B. 弱精子症
C. 畸形精子症　　D. 少弱畸形精子症
E. 弱畸形精子症

11.【答案】D
【解析】精液常规标准:精子密度$\geqslant15\times10^6$/ml,总精子数$\geqslant39\times10^6$个,前向运动精子≥32%,正常形态精子(严格形态学分析标准)为4%以上。该精液常规检查各项均未达标。
【考点】不孕症诊断☆
【难度】易

12. 女,30岁,已婚,未避孕未孕5年。超声监测提示有排卵,HSG提示双侧输卵管通畅。精液常规:精子密度为15.5×10^6/ml,总精子数为43×10^6,前向运动精子为34%,正常形态精子(严格形态学分析标准)为1%。不孕的诊断为
A. 少精子症　　B. 弱精子症
C. 畸形精子症　　D. 少弱畸形精子症
E. 弱畸形精子症

12.【答案】C
【解析】精液常规标准:精子密度$\geqslant15\times10^6$/ml,总精子数$\geqslant39\times10^6$个,前向运动精子≥32%,正常形态精子(严格形态学分析标准)为4%以上。该精液常规正常形态精子百分比未达标。
【考点】不孕症诊断☆
【难度】易

13. 女，37岁，已婚，未避孕未孕5年。超声监测提示有排卵，HSG提示双侧输卵管通畅。精液常规：精子密度为1.5×10^6/ml，总精子数为3×10^6，前向运动精子为4%，正常形态精子（严格形态学分析标准）为1%。需要采用的助孕措施是

A. 监测排卵、指导同房　B. 促排卵
C. ICSI　D. IVF-ET
E. 促排卵联合人工授精

13.【答案】C
【解析】根据精液常规标准，病人为严重少弱精子症，建议ICSI技术助孕。
【考点】不孕症治疗☆☆
【难度】易

14. 女，32岁，已婚，生育一子，患有“血友病”。经过检查发现该病人是血友病基因携带者。现该病人要求生育二胎，采用的生育措施是

A. 宫腔内人工授精（IUI）
B. 夫精人工授精（AIH）
C. 单精子卵细胞质内注射（ICSI）
D. 体外受精胚胎移植术（IVF-ET）
E. 植入前遗传学诊断（PGD）

14.【答案】E
【解析】血友病基因携带者生育，建议采用PGD技术。
【考点】不孕症治疗☆☆
【难度】易

15. 女，36岁，已婚，反复流产4次，染色体：46 XX、46 XY。已经排除抗磷脂综合征。现要求生育，可以采用的措施是

A. IUI　B. PGS　C. ICSI
D. IVF-ET　E. PGD

15.【答案】B
【解析】反复流产可以采用植入前遗传学诊断（PGS）技术助孕。
【考点】不孕症治疗☆
【难度】易

16. 女，31岁，已婚，未避孕未孕5年，性功能障碍4年。超声监测提示有排卵，HSG提示双侧输卵管通畅。精液常规：精子密度为21.5×10^6/ml，总精子数为35×10^6个，前向运动精子为34%，正常形态精子（严格形态学分析标准）为5%。需要采用的助孕措施是

A. 监测排卵、指导同房　B. IUI
C. ICSI　D. IVF-ET
E. 促排卵联合人工授精

16.【答案】B
【解析】性功能障碍，建议IUI技术助孕。
【考点】不孕症治疗☆☆
【难度】易

17. 女，31岁，已婚，未避孕未孕5年。超声监测提示有排卵，HSG提示双侧输卵管通畅。精液常规：精子密度为21.5×10^6/ml，总精子数为35×10^6个，前向运动精子为34%，正常形态精子（严格形态学分析标准）为5%。6年前因CIN Ⅲ行宫颈锥切手术。需要采用的助孕措施是

A. 监测排卵、指导同房　B. IUI
C. ICSI　D. IVF-ET
E. 促排卵联合人工授精

17.【答案】B
【解析】宫颈因素不孕症，建议IUI技术助孕。
【考点】不孕症治疗☆☆
【难度】易

18. 女，31岁，已婚，未避孕未孕5年。超声监测提示有排卵，HSG提示双侧输卵管通畅。男方为卡尔曼综合征，精液常规

18.【答案】A
【解析】无精子症，建议AID技术助孕。
【考点】不孕症治疗☆☆
【难度】易

提示无精子症。需要采用的助孕措施是

A. AID B. AIH

C. ICSI D. IVF-ET

E. 促排卵联合 IUI

19. 女,27岁,已婚,未避孕未孕5年。在一个月经周期中,宫颈黏液一直为羊齿状结晶,提示

A. 有排卵 B. 无排卵 C. 黄体功能不全

D. 黄体萎缩不全 E. 妊娠

19.【答案】B

【解析】随着雌激素水平增加,宫颈黏液为羊齿状结晶,排卵后,宫颈黏液逐渐转变至椭圆体。一直为羊齿状结晶说明无排卵。

【考点】不孕症诊断☆☆

【难度】易

20. 女,35岁,已婚,未避孕未孕5年。想了解有无排卵及黄体功能,通常在月经周期22天左右取血测定

A. FSH + LH B. E + P C. T + PG

D. PRL + hCG E. LH+E+P

20.【答案】B

【解析】排卵后黄体分泌雌、孕激素,因此雌、孕激素在排卵后升高,测定雌孕激素可以了解有无排卵及黄体功能。

【考点】不孕症诊断☆☆

【难度】易

21. 女,35岁,已婚,未避孕未孕5年,停经3个月。平素月经不规律,初潮14岁,周期37~90天,经期5~7天。现查血FSH 3.4IU/L,LH 4.5IU/L,E_2 125ng/L,PRL 24μg/L,T 2.6nmol/L,P 21.5μg/L。可能的诊断是

A. 低促性激素性闭经 B. PCOS

C. 高催乳素血症 D. 卵泡期

E. 黄体期

21.【答案】E

【解析】黄体分泌雌、孕激素,因此黄体期雌、孕激素升高,其他激素水平无明显异常。

【考点】不孕症诊断☆☆

【难度】难

22. 女,30岁,已婚,未避孕未孕5年。超声监测提示无排卵,于月经来潮前1天行子宫内膜诊刮术,其宫内膜病理检查结果应该是

A. 增生期内膜 B. 月经期内膜 C. 排卵期内膜

D. 分泌晚期内膜 E. 混合型内膜

22.【答案】A

【解析】病人无排卵,子宫内膜没有孕激素刺激,因此处于增生期。

【考点】不孕症诊断☆☆

【难度】易

23. 女,35岁,已婚,未避孕未孕5年,停经3个月。平素月经不规律,14岁初潮,周期37~90天,经期5~7天。现血FSH 3.4IU/L,LH 4.5IU/L,E_2 125ng/L,PRL 24μg/L,T 2.6nmol/L,P 21.5μg/L。可能的诊断是

A. 低促性激素性闭经 B. PCOS

C. 高催乳素血症 D. 卵泡期

E. 妊娠

23.【答案】E

【解析】妊娠则黄体分泌雌、孕激素导致停经,需要考虑到妊娠的可能。

【考点】不孕症诊断☆☆

【难度】难

24. 女,36岁,已婚,反复流产4次,染色体:46 XX、46 XY。BBT提示高温期为10天。现为同房后14天,hCG为140IU/L。为预防再次流产,采用的药物治疗是

A. HMG B. FSH C. LH

D. hCG E. GnRHa

24.【答案】D

【解析】BBT提示高温期为10天,提示黄体功能不全,可以采用hCG刺激黄体发育。

【考点】不孕症治疗☆☆

【难度】中

25. 女,37岁,已婚,未避孕未孕5年。平素月经规律,14岁初潮,周期26~27天,经期5~7天。现血FSH 12.4IU/L,LH 4.5IU/L,E_2 75ng/L,PRL 20μg/L,T 1.1nmol/L,AMH 0.8μg/L。可能的诊断是

A. 低促性激素性闭经　　B. POI
C. 卵巢储备功能好　　D. 卵巢储备功能低下
E. PCOS

25.【答案】D
【解析】年龄37岁,FSH超过12IU/L,AMH为0.8μg/L,考虑卵巢储备功能下降。ng/L=pg/ml。
【考点】不孕症诊断☆
【难度】难

26. 女,27岁,已婚,未避孕未孕3年。平素月经规律,14岁初潮,周期36~60天,经期5~7天。现血FSH 8.4IU/L,LH 14.5IU/L,E_2 75pg/ml,PRL 20μg/L,T 3.1nmol/L,AMH 3.8μg/L。超声提示双侧卵巢成多囊性改变。男方精液检查未见明显异常。可能导致不孕的原因是

A. 低促性激素性闭经　　B. POI
C. 卵巢储备功能好　　D. 卵巢储备功能低下
E. PCOS

26.【答案】E
【解析】月经稀发、睾酮升高,双侧卵巢多囊性改变,首先考虑PCOS导致不孕症。
【考点】不孕症诊断☆☆
【难度】易

27. 女,32岁,已婚,未避孕未孕3年。平素月经不规律,14岁初潮,周期36~40天,经期5~7天。想了解是否排卵,**不正确**的方法是

A. BBT　　B. 超声监测排卵
C. 尿LH试纸条　　D. 血hCG检测
E. P

27.【答案】D
【解析】hCG是妊娠后滋养层细胞分泌,是妊娠的标志。
【考点】不孕症诊断☆☆
【难度】易

28. 女,32岁,已婚,未避孕未孕3年。平素月经规律,14岁初潮,周期28~30天,经期5~7天。想了解是否排卵和黄体功能,孕酮的检测应在

A. 月经第2~4天　　B. 月经第10天左右
C. 月经第14天左右　　D. 月经第21天左右
E. 月经来潮前3天

28.【答案】D
【解析】周期28~30天,月经规律,一般在月经21天左右检测孕酮,能明确是否排卵和黄体功能。
【考点】不孕症诊断☆☆
【难度】易

29. 女,32岁,未避孕未孕3年。平素月经规律,周期28~30天,经期5~6天,量中,无痛经。孕0产0。超声检查提示有排卵;HSG提示双侧输卵管通畅;精液常规未见异常。妇科检查:外阴(−),阴道畅,宫颈光滑,子宫后位,正常大小,无压痛,双侧附件(−)。为明确病人不孕的原因,需要进行的检测有

A. 排卵检测　　B. 腹腔镜检测
C. IUI　　D. 诊断性刮宫
E. BBT检测

29.【答案】B
【解析】原发性不孕症、排卵好、精液正常,尽管HSG提示双侧输卵管通畅,为明确病因,建议腹腔镜检查。
【考点】不孕症诊断☆☆
【难度】中

30. 女,32岁,未避孕未孕3年。平素月经规律,周期28~30天,经期5~6天,量中,无痛经。孕0产0。超声检查提示有排卵;

30.【答案】E
【解析】原发性不孕症、排卵好、精液正常,腹腔镜证实盆腹腔未见异常,诊断不明原因性不孕症。
【考点】不孕症诊断☆☆
【难度】中

HSG 提示双侧输卵管通畅;精液常规未见异常。妇科检查:外阴(-),阴道畅,宫颈光滑,子宫后位,正常大小,无压痛,双侧附件(-)。腹腔镜检查提示盆腹腔未见异常。目前的诊断是

A. 输卵管因素　　B. 排卵障碍
C. 子宫内膜异位症　　D. 子宫因素
E. 不明原因性不孕症

31. 女,32 岁,未避孕未孕 3 年。平素月经规律,周期 28~30 天,经期 5~6 天,量中,无痛经。孕 0 产 0。超声检查提示有排卵;HSG 提示双侧输卵管通畅;精液常规未见异常。妇科检查:外阴(-),阴道畅,宫颈光滑,子宫后位,正常大小,无压痛,双侧附件(-)。腹腔镜检查提示盆腹腔未见异常。治疗方案为

A. 监测排卵、指导同房　　B. 促排卵
C. 期待疗法　　D. 体外受精胚胎移植术
E. 人工授精

31.【答案】E
【解析】原发性不孕症、排卵好、精液正常,腹腔镜证实盆腹腔未见异常,诊断不明原因性不孕症,建议人工授精。
【考点】不孕症的治疗☆
【难度】中

32. 女,32 岁,未避孕未孕 3 年。平素月经规律,周期 28~30 天,经期 5~6 天,量中,无痛经。孕 3 产 0。超声检查提示内膜 0.9cm,有排卵,右侧附件区有 3cm ×1cm 条索样无回声区;HSG 提示右侧输卵管不通,左侧输卵管通而不畅;精液常规提示少弱畸形精子症。病人已经行 3 次胚胎移植,胚胎质量好,失败。导致病人胚胎移植失败的原因

A. 子宫内膜　　B. 胚胎因素　　C. 输卵管积水
D. 男方因素　　E. 其他

32.【答案】C
【解析】继发性不孕症、输卵管因素、男方因素行 IVF 助孕,但是 3 次胚胎移植失败。发现右侧输卵管有条索状液性暗区,应考虑输卵管积水导致胚胎种植失败的可能。
【考点】不孕症病因☆
【难度】难

33. 女,32 岁,未避孕未孕 3 年。平素月经规律,周期 28~30 天,经期 5~6 天,量中,无痛经。孕 3 产 0。超声检查提示有排卵,右侧附件区有 3cm×1cm 条索样无回声区;HSG 提示右侧输卵管不通,左侧输卵管通而不畅;精液常规未见异常。病人已经行 3 次胚胎移植失败。下一步处理首选

A. 胚胎移植　　B. 腹腔镜检查
C. PGS　　D. 宫腔镜检查
E. BBT 检测

33.【答案】B
【解析】右侧输卵管有条索状液性暗区,应考虑输卵管积水导致胚胎种植失败的可能,建议腹腔镜检查明确诊断,必要时切除输卵管。
【考点】不孕症治疗☆
【难度】中

34. 女,38 岁,未避孕未孕 9 年。平素月经规律,周期 28~30 天,经期 5~6 天,量中,无痛经。孕 0 产 0。超声检查提示基础窦卵泡数为 6 个;血 FSH 为 12IU/L;HSG 提示右侧输卵管通畅,左侧输卵管通而不畅;精液常规未见异常。病人已经行 3 次人工授精失败。下一步的处理是

A. 监测排卵、指导同房　　B. 促排卵
C. 腹腔镜手术　　D. 体外受精胚胎移植术
E. 继续人工授精

34.【答案】D
【解析】病人高龄、基础窦卵泡数和 FSH 均提示卵巢储备功能下降,3 次人工授精未孕,建议 IVF 助孕。
【考点】不孕症的治疗☆
【难度】中

35. 女,32 岁,未避孕未孕 3 年。平素月经规律,周期 28~30 天,经期 5~6 天,量中,无痛经。孕 3 产 0。超声检查提示内膜 0.8cm,优势卵泡为 1.7cm;HSG 提示右侧输卵管不通,左侧输卵管通而不畅;精液常规未见异常。病人已经行 1 次促排卵治疗,获卵 10 个,行 IVF 助孕,仅有 2 个卵子受精,胚胎移植后失败。下一步处理是

A. 监测排卵、指导同房　B. ICSI
C. 腹腔镜手术　D. IVF
E. IUI

35.【答案】B
【解析】病人 IVF 受精低下,建议 ICSI 技术助孕。
【考点】不孕症的治疗☆
【难度】中

36. 女,26 岁,未避孕未孕 3 年。平素月经规律,周期 30~32 天,经期 5~6 天,量中,无痛经。孕 0 产 0。超声检查提示双侧卵巢成多囊性改变;HSG 提示双侧输卵管通畅;精液常规提示严重少弱畸形精子症。病人行促排卵治疗,双侧卵巢有多个卵泡发育,血 hCG 日 E_2 超过 2 500pg/ml,获卵量为 30 个。病人可能会出现

A. 卵巢低反应　B. 卵巢过度刺激综合征
C. 受精失败　D. 胚胎种植失败
E. 卵巢正常反应

36.【答案】B
【解析】病人年轻、双侧卵巢窦卵泡数多,现促排后雌激素水平升高,获卵 30 个,考虑可能会出现卵巢过度刺激综合征。
【考点】不孕症的治疗☆
【难度】中

【A3/A4 型题】

(1~5 题共用题干)

女,33 岁,已婚,未避孕未孕 4 年。孕 0 产 0。近 2 年来体重增加 15kg,月经周期由原 30 天延长至 60~120 天。现闭经 4 个月。查体:身高 155cm,体重 70kg。尿妊娠试验(-),随机血激素为:FSH 5.6IU/L,LH 12.6IU/L,E_2 0.09nmol/L,T 3.2nmol/L,PRL 22ng/L。超声提示子宫稍小于正常,内膜 0.4cm,双卵巢均可见 13~14 个直径在 0.5~0.8cm 的卵泡。

1. 导致不孕症的原因可能是

A. 继发性闭经　B. 多囊卵巢综合征
C. 高催乳素血症　D. 卵巢早衰
E. Sheehan 综合征

1.【答案】B
【解析】月经周期长,超过 35 天,提示至少是排卵稀发;内分泌示睾酮升高;超声提示卵巢多囊状态,PCOS 诊断成立。
【考点】不孕症病因☆
【难度】易

2. 病人希望能生育,暂时**不需要**完善的检查是

A. 输卵管造影术　B. 精液常规检查
C. 空腹血糖、胰岛素　D. 甲状腺功能检测
E. 血 CA125

2.【答案】E
【解析】PCOS 病人需要明确是否合并胰岛素抵抗、甲状腺功能是否异常。不孕症病人需要明确输卵管是否通畅,男方精液是否正常。
【考点】不孕症检查☆☆
【难度】中

3. 该病人首选的处理措施是

A. 螺内酯　B. 克罗米酚诱导排卵
C. 卵巢打孔治疗　D. 生活方式调整、减轻体重

3.【答案】D
【解析】该病人肥胖,无论是否有生育要求,均需控制饮食、加强锻炼,减轻重量。
【考点】多囊卵巢综合征治疗☆☆
【难度】易

E. 体外受精胚胎移植术

4. HSG 提示双侧输卵管通畅，该病人希望能生育，首选的处理措施是

A. 螺内酯　　B. 克罗米酚诱导排卵

C. 卵巢打孔治疗　　D. 卵母细胞体外成熟

E. 体外受精胚胎移植术

4.【答案】B

【解析】病人不孕是排卵障碍所致，诱导排卵是首选治疗方案。

【考点】多囊卵巢综合征治疗☆☆

【难度】易

5. 该病人可能出现的并发症**不包括**

A. 子宫内膜癌　　B. 宫颈癌

C. 心血管疾病　　D. 糖尿病

E. 代谢综合征

5.【答案】B

【解析】多囊卵巢综合征并发症包括子宫内膜癌、代谢综合征、糖尿病、心血管疾病。

【考点】多囊卵巢综合征并发症☆

【难度】易

(6~10 题共用题干)

女，32 岁，未避孕未孕 5 年。平素月经规律，周期 28~30 天，经期 5~6 天，量中，有痛经。超声监测提示排卵好，精液常规检查未见异常。孕 0 产 0。妇科检查：外阴(-)，阴道畅，后穹窿可及 0.5cm 触痛性结节，宫颈光滑，子宫后位，正常大小，无压痛，双侧附件(-)。

6. 为了明确不孕症的病因，首选的无创检查是

A. 血 CA125　　B. 输卵管造影术

C. 基础性激素检查　　D. AMH

E. 宫腔镜检查

6.【答案】A

【解析】原发性不孕症、有痛经。有排卵、精液正常，后穹窿可及触痛性结节，考虑子宫内膜异位症。首选无创性检查是 CA125。

【考点】子宫内膜异位症诊断☆

【难度】中

7. 该病人输卵管造影检查提示右侧输卵管通畅，左侧输卵管通而不畅。结合病史，首先考虑导致不孕症的原因是

A. 排卵障碍　　B. 输卵管因素

C. 男方因素　　D. 子宫内膜异位症

E. 免疫因素

7.【答案】D

【解析】原发性不孕症、有痛经。有排卵、精液正常，后穹窿可及触痛性结节。结合输卵管造影检查提示右侧输卵管通畅，左侧输卵管通而不畅，考虑子宫内膜异位症的可能性大。

【考点】子宫内膜异位症诊断☆

【难度】难

8. 该病人血 FSH 为 8IU/L，AMH 为 2.3μg/L。首选采用的助孕方式是

A. 监测排卵、指导同房　　B. 促排卵

C. 期待疗法　　D. 体外受精胚胎移植术

E. 人工授精

8.【答案】E

【解析】病人年龄 32 岁，FSH 为 8IU/L，AMH 为 2.3μg/L，提示卵巢储备功能好。右侧输卵管通畅，左侧输卵管通而不畅，可以考虑人工授精。

【考点】子宫内膜内膜异位症的治疗☆

【难度】中

9. 经过上述治疗半年，病人仍未妊娠，下一步的处理是

A. 监测排卵、指导同房　　B. 促排卵

C. 期待疗法　　D. 宫腹腔镜检查

E. 人工授精

9.【答案】D

【解析】病人年龄 32 岁，FSH 为 8IU/L，AMH 为 2.3μg/L，提示卵巢储备功能好。经过人工授精未孕，建议宫腹腔镜检查，明确诊断。

【考点】子宫内膜内膜异位症的诊断☆

【难度】难

10. 如果经过上述处理,仍未妊娠,还可以采用的助孕方法是
A. 监测排卵、指导同房　B. 体外受精胚胎移植术
C. 期待疗法　D. 宫腹腔镜检查
E. 人工授精

10.【答案】B
【解析】病人经过宫腹腔镜检查、治疗,如还未妊娠,建议行体外受精胚胎移植术。
【考点】子宫内膜内膜异位症的治疗☆
【难度】中

(11~15 题共用题干)
女,33 岁,未避孕未孕 3 年,进行性加重痛经 2 年。有 1 次自然流产史,孕 1 产 0。超声检查提示有排卵、右侧卵巢有 4.5cm 低回声区。精液常规未见异常。

11. 该病人可能的诊断
A. 排卵障碍　B. 输卵管因素
C. 男方因素　D. 子宫内膜异位症
E. 免疫因素

11.【答案】D
【解析】继发性不孕症、继发性进行加重痛经,右侧卵巢有 4.5cm 低回声区,考虑子宫内膜异位症的可能性大。
【考点】子宫内膜异位症诊断☆
【难度】易

12. 该病人有生育要求,首先进行的检查是
A. 输卵管造影　B. 彩超
C. 卵巢储备功能评估　D. 垂体兴奋试验
E. 基础体温检测

12.【答案】C
【解析】继发性不孕症、继发性进行加重痛经,右侧卵巢有 4.5cm 低回声区,考虑有子宫内膜异位症的可能,针对有生育要求的女性,建议先评价卵巢储备功能。
【考点】子宫内膜异位症治疗☆
【难度】易

13. 该病人 AMH 为 3.0μg/L,FSH 为 7.5IU/L,LH 为 4.5IU/L,下一步的处理是
A. 监测排卵、指导同房　B. 促排卵
C. 期待疗法　D. 宫腹腔镜检查
E. 人工授精

13.【答案】D
【解析】疑患有子宫内膜异位症,卵巢储备功能好,囊肿超过 4cm,建议宫腹腔镜手术。
【考点】子宫内膜异位症治疗☆
【难度】中

14. 经过上述治疗多久后,容易获得妊娠
A. 3 个月　B. 6 个月
C. 9 个月　D. 12 个月
E. 24 个月

14.【答案】B
【解析】子宫内膜异位症术后半年是最佳妊娠期。
【考点】子宫内膜异位症治疗☆☆
【难度】中

15. 经过上述治疗后,建议采用的助孕措施是
A. 监测排卵、指导同房　B. 促排卵
C. 期待疗法　D. 体外受精胚胎移植术
E. 促排卵联合人工授精

15.【答案】E
【解析】如手术证实为子宫内膜异位症,卵巢储备功能好,因子宫内膜异位症生育能力低下,建议促排卵、人工授精。
【考点】子宫内膜异位症治疗☆
【难度】难

(16~20 题共用题干)
女,34 岁,未孕 3 年。超声检测提示有规律排卵。已婚,孕 3 产 0,行人工流产 3 次,月经:14 岁初潮,周期 30 天,经期 5~6 天。

16. 该病人**不需要**进行的检查是
A. 颅脑 CT　B. 子宫、附件超声

16.【答案】A
【解析】针对继发性不孕症,建议全面评估,如子宫附件的超声、精液常规、卵巢储备功能评估、输卵管造影术等,明确病因。
【考点】不孕症诊断☆

C. 精液常规　　D. 卵巢储备功能评估
E. 输卵管造影术

【难度】易

17. 该病人月经第2天FSH为8.5IU/L,LH为4.5IU/L,AMH为12μg/L。男方精液常规提示大致正常,目前应该进行的检查项目是
A. 乳腺检查　　B. 子宫、附件的超声
C. 颅脑CT　　D. 卵巢储备功能评估
E. 输卵管造影术

17.【答案】E
【解析】针对继发性不孕症,建议全面评估,如子宫附件超声、精液常规、卵巢储备功能评估、输卵管造影术等,明确病因。
【考点】不孕症诊断☆
【难度】易

18. 如果上述检查未见异常,建议的助孕方法是
A. 监测排卵、指导同房　　B. 促排卵
C. 期待疗法　　D. 体外受精胚胎移植术
E. 促排卵联合人工授精

18.【答案】A
【解析】该病人排卵好、输卵管检查未见异常、精液正常,建议监测排卵、指导同房。
【考点】不孕症治疗☆
【难度】易

19. 如果上述检查未见异常,经过上述3个月助孕治疗无效,下一步的处理是
A. 监测排卵、指导同房　　B. 促排卵
C. 期待疗法　　D. 体外受精胚胎移植术
E. 人工授精

19.【答案】E
【解析】经过上述检测排卵、指导同房治疗无效,可以考虑人工授精。
【考点】不孕症治疗☆
【难度】中

20. 如果HSG提示双侧输卵管梗阻,建议的治疗是
A. 监测排卵、指导同房　　B. 促排卵
C. 期待疗法　　D. 体外受精胚胎移植术
E. 促排卵联合人工授精

20.【答案】D
【解析】如HSG发现双侧输卵管异常,建议行体外受精胚胎移植术。
【考点】不孕症治疗☆
【难度】易

(21~25题共用题干)
女,27岁,已婚,未避孕未孕4年。孕0产0。月经:14岁初潮,周期37~90天,经期5~6天,量中,无痛经。体重80kg,身高155cm。超声监测提示子宫略小,内膜0.5cm,双侧卵巢均有超过12个小于9mm卵泡,未见排卵,余未查。

21. 从病史分析,首先考虑不孕的原因是
A. 输卵管因素　　B. 子宫内膜异位症
C. 排卵障碍　　D. 男性因素
E. 原因不明

21.【答案】C
【解析】根据病史,月经稀发、无排卵,首先考虑排卵障碍导致的不孕症。
【考点】不孕症诊断☆
【难度】易

22. 为了明确诊断,**不是**必须做的化验检查是
A. 甲状腺功能　　B. 胸片
C. 空腹血糖、胰岛素　　D. 基础内分泌检查
E. 精液常规

22.【答案】B
【解析】排卵障碍、肥胖的不孕症病人需要评估甲状腺功能、空腹血糖、胰岛素、基础内分泌检查和精液常规。
【考点】不孕症诊断☆
【难度】易

23. 精液常规：精子密度为 12.5×10^6/ml，总精子数为 23×10^6，前向运动精子为 23%，正常形态精子（严格形态学分析标准）为 2%。男方导致不孕的原因是

A. 少精子症　　B. 弱精子症

C. 畸形精子症　　D. 少弱畸形精子症

E. 弱畸形精子症

23.【答案】D

【解析】精液常规标准：精子密度 $\geq 15 \times 10^6$/ml，总精子数 $\geq 39 \times 10^6$ 个，前向运动精子 ≥ 32%，正常形态精子（严格形态学分析标准）为 4%。

【考点】不孕症诊断☆

【难度】易

24. 女方还需要完善的检查有

A. 乳腺检查　　B. 子宫、附件的超声

C. 颅脑 CT　　D. 卵巢储备功能评估

E. 输卵管造影术

24.【答案】E

【解析】针对排卵障碍、少弱畸形精子症病人，建议行输卵管造影检查。

【考点】不孕症诊断☆

【难度】易

25. 病人双侧输卵管未见异常，应采用的助孕措施是

A. 监测排卵、指导同房　　B. 促排卵

C. 期待疗法　　D. 体外受精胚胎移植术

E. 促排卵联合人工授精

25.【答案】E

【解析】排卵障碍、输卵管通畅、少弱畸形精子症病人，建议行人工授精助孕。

【考点】不孕症治疗☆

【难度】易

（26~30 题共用题干）

女，36 岁，已婚，未避孕未孕 4 年，宫腔镜术后停经伴周期性下腹痛 3 个月。孕 0 产 0。体重 56kg，身高 165cm。3 个月前因子宫内膜息肉而宫腔镜手术治疗。妇科检查：外阴、阴道（-），宫颈光滑，子宫前位，稍大，轻压痛。双附件（-）现超声监测提示子宫略大，内膜 0.6cm，宫腔内液性暗区 0.4cm。双侧卵巢均有 4~5 个小于 9mm 卵泡，余未查。月经：14 岁月经初潮，周期 27~30 天，经期 5~6 天，量中，无痛经。

26. 导致病人闭经的可能原因

A. 下丘脑性闭经　　B. 垂体性闭经

C. 卵巢性闭经　　D. 子宫性闭经

E. 外生殖道因素闭经

26.【答案】D

【解析】既往月经规律，宫腔镜术后闭经 3 个月，卵巢储备功能好，宫腔内液性暗区，首先考虑子宫性闭经。

【考点】不孕症诊断☆

【难度】易

27. 该病人闭经的治疗为

A. 腹腔镜手术　　B. 宫腔镜手术

C. 吸宫术　　D. 诊断性刮宫术

E. 清宫术

27.【答案】B

【解析】子宫性闭经建议宫腔镜手术。

【考点】不孕症治疗☆

【难度】易

28. 病人经过上述处理，月经来潮。要求生育，首先需要进行的检查是

A. 精液常规　　B. 子宫、附件的超声

C. 颅脑 CT　　D. 卵巢储备功能评估

E. 输卵管造影术

28.【答案】A

【解析】原发性不孕症、有宫腔或宫颈粘连病史，需要全面检查，首先需要检测精液常规。

【考点】不孕症诊断☆

【难度】易

29. 精液常规提示：精子密度为 1.25×10^6/ml，总精子数为 2.3×10^6 个，前向运动精子为 13%，正常形态精子（严格形态学分析标准）为 1%。导致不孕的男方原因是

A. 少精子症　　B. 弱精子症

C. 少弱畸形精子症　　D. 严重少弱畸形精子症

E. 弱畸形精子症

29.【答案】D

【解析】精液常规标准：精子密度 $\geq15\times10^6$/ml，总精子数 $\geq39\times10^6$，前向运动精子 $\geq$ 32%，正常形态精子（严格形态学分析标准）为 4%。

【考点】不孕症诊断☆

【难度】易

30. 应采用的助孕措施是

A. 监测排卵、指导同房

B. 促排卵

C. 卵胞浆内单精子注射技术

D. 体外受精胚胎移植术

E. 促排卵联合人工授精

30.【答案】C

【解析】精液常规提示严重少弱畸形精子症，建议卵胞浆内单精子注射技术助孕。

【考点】不孕症治疗☆

【难度】易

（31~32 题共用题干）

女，32 岁，未避孕未孕 3 年。平素月经规律，周期 28~30 天，经期 5~6 天，量中，无痛经。孕 3 产 0。超声检查提示内膜 0.4cm，优势卵泡为 1.7cm；HSG 提示右侧输卵管不通，左侧输卵管通而不畅；精液常规未见异常。病人已经行 3 次胚胎移植失败。

31. 导致胚胎移植失败的原因是

A. 子宫内膜　　B. 胚胎因素

C. 输卵管积水　　D. 男方因素

E. 其他

31.【答案】A

【解析】继发性不孕症、输卵管因素、男方因素行 IVF 助孕，但是 3 次胚胎移植失败。有 3 次流产史，内膜 0.4cm，过薄，考虑这是胚胎种植失败的原因。

【考点】不孕症病因☆

【难度】中

32. 下一步的处理是

A. 胚胎移植　　B. 腹腔镜检测

C. PGS　　D. 宫腔镜检查

E. BBT 检测

32.【答案】D

【解析】3 次胚胎移植失败，内膜薄，建议宫腔镜检查。

【考点】不孕症治疗☆

【难度】中

【案例分析题】

案例一：30 岁，既往月经不规律，14 岁初潮，周期 20~90 天，经期 5~7 天。现因未避孕未孕 3 年，出现阴道不规则流血 2 周就诊。查体：血压 130/80mmHg，身高 155cm，体重 76kg。腹围 100cm，腰围 90cm。心肺（-）。妇科检查：外阴未见异常，阴道有血迹，宫颈光滑，可见暗红色血液自宫颈口流出，子宫前位，饱满，无压痛，双侧卵巢未及异常。辅助检查（内分泌检查）：血 FSH 5.6IU/L，LH 22.6IU/L，E_2 0.105nmol/L，PRL 15ng/L，T 3.2nmol/L。空腹血糖 5.6mmol/L，空腹胰岛素为 33.86IU/ml。超声检查：子宫前位，约 8cm × 7cm × 5cm，内膜厚 1.7cm，回声不均匀，右侧卵巢为 3.5cm × 3cm × 2.5cm，可见超过 20 个卵泡，左侧卵巢为 4cm × 3cm × 2.5cm，可见近 30 个卵泡。

提问 1:【答案】BCDE

【解析】月经稀发、睾酮升高、卵巢多囊(PCO),考虑多囊卵巢综合征(PCOS)。肥胖、胰岛素抵抗,建议查血脂。出现阴道不规则流血,应考虑子宫内膜病变的可能,建议诊断性刮宫。因不孕,建议检查精液和输卵管。

【考点】不孕症诊断☆

【难度】中

提问 2:【答案】ABCDE

【解析】月经稀发、睾酮升高、PCO,考虑 PCOS。肥胖(腹围 100cm,腰围 90cm)、胰岛素抵抗,血脂异常,符合代谢综合征诊断。诊断性刮宫病理提示子宫内膜不典型增生。BMI 为 31.64kg/m^2,腹围 100cm,腰围 90cm,诊断为肥胖症。

【考点】不孕症诊断☆

【难度】难

提问 3:【答案】ABC

【解析】针对上述诊断,建议整生活方式、减轻重量;纠正胰岛素抵抗。因病人年轻、有生育要求,建议高效孕激素治疗子宫内膜非典型增生。不推荐直接助孕治疗。

【考点】不孕症治疗☆

【难度】难

提问 4:【答案】D

【解析】子宫内膜不典型增生孕激素治疗后,仍有复发的可能,建议尽早助孕。因 HSG 提示右侧输卵管通而不畅,左侧输卵管不通,建议行体外受精胚胎移植术助孕。

【考点】不孕症治疗☆

【难度】易

提问 1:【答案】E

【解析】针对继发性闭经,需要行孕激素试验,明确体内是否有雌激素的作用。

【考点】闭经诊断☆☆

【难度】易

提问 2:【答案】C

【解析】孕激素试验阴性,说明体内没有雌激素作用,为排除子宫因素闭经,建议雌孕激素序贯试验。

【考点】闭经诊断☆☆

【难度】易

提问 1:为明确诊断,需要做的检查有

A. 监测排卵　　B. 血脂
C. 分段诊刮　　D. 精液检查
E. 输卵管造影术　　F. 宫腔镜检查

提问 2:血脂:胆固醇 3.81mmol/L、甘油三酯 1.84mmol/L、高密度脂蛋白胆固醇 0.90mmol/L、低密度脂蛋白胆固醇 3.7mmol/L;子宫内膜病理:子宫内膜不典型增生。可能的诊断是

A. 原发性不孕症　　B. 多囊卵巢综合征
C. 代谢综合征　　D. 子宫内膜不典型增生
E. 肥胖症　　F. 子宫内膜癌

提问 3:该病人的治疗包括

A. 调整生活方式、减轻体重
B. 纠正胰岛素抵抗
C. 高效孕激素治疗
D. 切除子宫
E. 立即助孕治疗
F. 腹腔镜卵巢打孔治疗

提问 4:经过 3 个月高孕激素治疗后,病人子宫内膜病理检查提示内膜蜕膜样改变,完全缓解。病人要求生育。HSG 提示右侧输卵管通而不畅,左侧输卵管不通。精液检查:密度为 52.77×10^6/ml,a 级 +b 级为 29.58%+23.1%。可以采用的助孕方法是

A. 监测排卵、指导同房
B. 促排卵
C. 卵胞浆内单精子注射技术
D. 体外受精胚胎移植术
E. 促排卵联合人工授精
F. 人工授精

案例二:女,35 岁,孕 1 产 1,产时出血 2 000ml,产后闭经 3 年,现要求生育第二胎,未避孕未孕 2 年。现随机血 FSH 3.6IU/L,LH 2.6IU/L,E2 0.09nmol/L,P 0.1μg/L,T 1.2nmol/L,PRL 22ng/L。尿妊娠试验(-)。子宫超声提示子宫稍小于正常,内膜 0.2cm,双卵巢可见直径小于 0.3cm 的卵泡分别为 3~4 个。HSG 提示双侧输卵管通畅。精液检查:密度为 22.77×10^6/ml,前向运动精子 13.1%,畸形精子 4%。

提问 1:为明确闭经的原因,首先需要做的检查有

A. BBT　　B. 监测排卵
C. 雌孕激素序贯试验　　D. 甲状腺功能检查
E. 孕激素试验　　F. 分段诊刮

提问 2:孕激素试验(-),下一步需要进行的处理是

A. BBT　　B. 监测排卵
C. 雌孕激素序贯试验　　D. 甲状腺功能检查

E. 孕激素试验　　F. 分段诊刮

提问 3：为了明确导致闭经的部位，需要做的试验是

A. 输卵管造影　　B. 彩超

C. 卵巢储备功能评估　　D. 垂体兴奋试验

E. 基础体温检测　　F. 宫腔镜检查

提问 4：该病人可能的诊断是

A. 继发性不孕症　　B. 弱精子症

C. 低促性激素性闭经　　D. 卵巢储备功能下降

E. 弱畸形精子症　　F. 子宫性闭经

提问 5：建议采用的助孕方式是

A. 监测排卵、指导同房

B. 促排卵

C. 卵胞浆内单精子注射技术

D. 体外受精胚胎移植术

E. 促排卵联合人工授精

F. 人工授精

提问 6：使用的促排卵药物是

A. 氯米芬　　B. 来曲唑

C. HMG　　D. FSH

E. LH　　F. hCG

提问 3：【答案】D

【解析】根据血 FSH 3.6IU/L，LH 2.6IU/L，E_2 0.09nmol/L，P 0.1μg/L，T 1.2nmol/L，PRL 22ng/L 诊断为低促性腺激素闭经。根据产后出血病史，考虑垂体性闭经，建议行垂体兴奋试验。

【考点】不孕症诊断☆

【难度】易

提问 4：【答案】ABC

【解析】继发不孕症。继发性闭经，血 FSH 3.6IU/L，LH 2.6IU/L，E_2 0.09nmol/L，P 0.1μg/L，T 1.2nmol/L，PRL 22ng/L，考虑低促性激素性闭经。精液检查：密度为 22.77×10^6/ml，前向运动精子 13.1%，畸形精子 4%，考虑弱精子症。

【考点】不孕症诊断☆☆

【难度】中

提问 5：【答案】E

【解析】低促性激素性闭经、弱精子症，建议促排卵联合人工授精。

【考点】不孕症治疗☆☆

【难度】易

提问 6：【答案】C

【解析】低促性激素性闭经，FSH、LH 低，需要 FSH 联合 LH 促排卵。HMG 含有 75IU FSH 和 75IU LH。

【考点】不孕症治疗☆

【难度】易

案例三：女，33 岁，未避孕未孕 4 年。孕 1 产 0，孕 6 周自然流产一次。平素月经规律，周期 28~30 天，经期 5~6 天，量中，有痛经。超声监测提示排卵好，精液常规检查未见异常。妇科检查：外阴（-），阴道畅，后穹窿可及 0.5cm 触痛性结节，宫颈光滑，子宫后位，正常大小，无压痛，双侧附件（-）。

提问 1：为了明确不孕症的病因，需要的检查有

A. 血 CA125　　B. 输卵管造影术

C. 基础性激素检查　　D. AMH

E. BBT　　F. 分段诊刮

提问 2：该病人输卵管造影检查提示右侧输卵管通畅，左侧输卵管通而不畅；CA125 45，血 FSH 7.6IU/L，LH 4.5IU/L，E_2 45pg/ml，T 2.3nmol/L，AMH 2.3μg/L。精液未见异常。下一步的处理是

A. 宫腔镜检查　　B. 宫腹腔镜检查

C. 促排卵　　D. 期待疗法

E. 监测排卵、指导同房　　F. 分段诊刮

提问 3：宫腹腔镜手术证实是子宫内膜异位症，术后多长时间妊娠概率高

A. 3 个月　　B. 6 个月

C. 9 个月　　D. 12 个月

E. 24 个月　　F. 30 个月

提问 1：【答案】ABCDE

【解析】继发性不孕症、有痛经。有排卵、精液正常，后穹窿可及触痛性结节，考虑子宫内膜异位症，建议行 CA125 检查。继发性不孕症合并可能子宫内膜异位症，应考虑输卵管造影术、卵巢储备功能评估和排卵监测。

【考点】不孕症诊断☆

【难度】中

提问 2：【答案】B

【解析】继发性不孕症、有痛经。有排卵、精液正常，后穹窿可及触痛性结节，CA125 升高，考虑子宫内膜异位症。鉴于子宫内膜异位症生育能力低下，为了明确诊断，建议宫腹腔镜检查。

【考点】不孕症诊断☆

【难度】中

提问 3：【答案】B

【解析】子宫内膜异位症术后 6 个月是最佳妊娠时间。

【考点】不孕症治疗☆

【难度】中

提问 4:【答案】E

【解析】病人年龄 33 岁,卵巢储备功能好,精液未见异常,但是由于子宫内膜异位症生育能力低下,建议促排卵联合人工授精。

【考点】子宫内膜内膜异位症的治疗☆

【难度】中

提问 1:【答案】BCDE

【解析】针对继发性不孕症,建议全面评估,如子宫和附件的超声、精液常规、卵巢储备功能评估、输卵管造影术等,明确病因。

【考点】不孕症诊断☆☆

【难度】易

提问 2:【答案】D

【解析】该病人 HSG 提示右侧输卵管不通,左侧输卵管末端膨大,未见弥散。FSH 为 11.5IU/L,LH 为 4.5IU/L,AMH 为 7 个,卵巢储备功能下降。建议行体外受精胚胎移植术。

【考点】不孕症治疗☆

【难度】难

提问 3:【答案】C

【解析】该病人移植 3 次未孕,考虑反复种植失败。分析原因,考虑与输卵管积水有关,建议手术切除输卵管。

【考点】不孕症治疗☆

【难度】中

提问 1:【答案】ABCDE

【解析】继发性不孕症;HSG 提示左侧输卵管通而不畅;优势卵泡为 1.7cm,内膜 0.5cm,提示子宫内膜过薄。精液检查:密度为 22.77×10^6/ml,前向运动精子 28.1%,畸形精子 2%,诊断为弱畸形精子症。年龄 36 岁、血 FSH 12IU/L、AMH 1.0μg/L、AFC 6 个,诊断为卵巢储备功能下降。

【考点】不孕症诊断☆☆

【难度】中

提问 2:【答案】C

【解析】病人年龄为 36 岁,左侧输卵管通而不畅、卵巢储备功能下降、弱畸形精子症,建议先考虑体外受精胚胎移植术助孕。

【考点】不孕症治疗☆

【难度】中

提问 4:首选采用的助孕方式是

A. 监测排卵、指导同房 B. 促排卵
C. 期待疗法 D. 体外受精胚胎移植术
E. 促排卵联合人工授精 F. 人工授精

案例四:女,37 岁,未孕 3 年。超声检测提示有规律排卵。已婚,孕 3 产 0,行人工流产 3 次,月经:14 岁初潮,周期 26 天,经期 5~6 天。

提问 1:为明确诊断,该病人需要进行的检查有

A. 颅脑 CT B. 子宫、附件的超声
C. 精液常规 D. 卵巢储备功能评估
E. 输卵管造影术 F. 宫腔镜检查

提问 2:该病人月经第 2 天 FSH 为 11.5IU/L,LH 为 4.5IU/L,AMH 为 7 个;HSG 提示右侧输卵管不通,左侧输卵管末端膨大,未见弥散。精液常规提示大致正常。下一步处理是

A. 监测排卵、指导同房 B. 促排卵
C. 腹腔镜手术 D. 体外受精胚胎移植术
E. 促排卵联合人工授精 F. 人工授精

提问 3:已经行促排卵治疗 2 次,获卵 15 个,获得可利用胚胎 8 个。行胚胎移植 3 次,共计 6 个胚胎,均未孕。超声发现左侧附件区有 3cm × 1cm 条索状液性暗区。下一步处理是

A. 监测排卵、指导同房 B. 促排卵
C. 腹腔镜手术 D. 体外受精胚胎移植术
E. 人工授精 F. 宫腔镜手术

案例五:女,36 岁,已婚,未避孕未孕 4 年。孕 3 产 0。超声监测排卵好,HSG 提示右侧输卵管通畅,左侧输卵管通而不畅。月经:14 岁初潮,周期 26~28 天,经期 5~6 天,量中,无痛经。体重 56kg,身高 165cm。妇科检查:外阴、阴道(–),宫颈光滑,子宫前位,稍大,轻压痛,双附件(–)。血 FSH 12IU/L、LH 4.5IU/L、E_2 75pg/ml、T 0.9nmol/L。AMH 1.0μg/L。现超声监测提示内膜 0.5cm,优势卵泡为 1.7cm,双侧卵巢共有 6 个小于 9mm 卵泡。精液检查:密度为 22.77×10^6/ml,前向运动精子 28.1%,畸形精子 2%。

提问 1:该病人可能的诊断是

A. 继发性不孕症 B. 左侧输卵管通而不畅
C. 子宫内膜过薄 D. 弱畸形精子症
E. 卵巢储备功能下降 F. 卵巢早衰

提问 2:采用的助孕方式是

A. 监测排卵、指导同房
B. 促排卵
C. 卵胞浆内单精子注射技术
D. 体外受精胚胎移植术

E. 促排卵联合人工授精

F. 人工授精

提问3:促排卵获得卵子7枚,可利用胚胎4个。hCG日子宫内膜为0.5cm,下一步的处理是

A. 胚胎移植　　B. 宫腔镜检查

C. 胚胎冷冻　　D. PGS

E. 卵母细胞成熟　　F. 腹腔镜检查

提问4:宫腔镜检查发现宫腔粘连,分离粘连后促进子宫内膜生长的治疗方法有

A. 雌激素治疗　　B. 中药

C. 阿司匹林　　D. 促进子宫内膜血液灌注

E. 干细胞移植　　F. 宫内节育器

提问3:【答案】BC

【解析】hCG日子宫内膜过薄,建议冷冻胚胎,宫腔镜检查明确子宫内膜过薄的原因。

【考点】不孕症治疗☆

【难度】难

提问4:【答案】ABCDE

【解析】子宫内膜过薄,可以采用雌激素治疗、中药、干细胞移植治疗,改善子宫内膜血液灌注如阿司匹林等措施均有效。

【考点】不孕症治疗☆

【难度】难

第十七章　妇产科用药

第一节　妊娠期高血压疾病用药

【A1 型题】

1. 防止重度子痫前期发展为子痫的首选药物是
   A. 降压药　　B. 利尿药
   C. 解痉药　　D. 镇静药
   E. 降低颅压药

1.【答案】C
【考点】重度子痫前期的药物治疗☆☆
【难度】中

2. 重度子痫前期的药物治疗不包括
   A. 镇静、冬眠　　B. 血管收缩药物
   C. 硫酸镁　　D. 降压药物
   E. 甘露醇及呋塞米

2.【答案】B
【解析】重度子痫前期治疗原则为降压、镇静、预防子痫发生，必要时利尿，适时终止妊娠。
【考点】重度子痫前期的药物治疗☆☆
【难度】易

3. 重度子痫前期用硫酸镁治疗，最早出现的中毒反应是
   A. 呼吸加快　　B. 呼吸减慢
   C. 心率加快　　D. 心率减慢
   E. 膝腱反射迟钝或消失

3.【答案】E
【解析】硫酸镁中毒量与治疗量较接近，首要表现为膝腱反射迟钝或消失。
【考点】硫酸镁中毒的首要表现☆☆
【难度】中

4. 子痫病人为控制抽搐，立即处理时主要可选用药物中不包括
   A. 吗啡　　B. 冬眠合剂
   C. 50% 葡萄糖　　D. 硫酸镁
   E. 哌替啶

4.【答案】C
【解析】子痫发作时首选硫酸镁，必要时冬眠合剂，冬眠合剂中含哌替啶。吗啡和哌替啶是同一类药，镇痛效果更明显，一般用于妊娠期高血压疾病合并心衰时。而 50% 葡萄糖在抢救时使用较少。
【考点】子痫发作时的药物应用☆
【难度】难

5. 妊娠期高血压疾病时应用硫酸镁，出现中毒反应不包括
   A. 呼吸减慢 <16 次 /min
   B. 尿量减少 <600ml/24h
   C. 膝腱反射迟钝或消失
   D. 膝腱反射亢进
   E. 尿量减少 <25ml/h

5.【答案】D
【解析】硫酸镁中毒量与治疗量较接近，中毒症状为呼吸减慢、膝腱反射迟钝或消失、尿量减少。
【考点】使用硫酸镁中毒的表现☆☆
【难度】易

6. 子痫病人终止妊娠前的常用降压药物**不包括**
   A. 甲基多巴　　B. 拉贝洛尔
   C. 硝苯地平　　D. 硝普钠
   E. 酚妥拉明

6.【答案】D
【解析】常用降压药物有钙通道阻滞剂、α 受体阻滞剂、β 受体阻滞剂。硝普钠因其对胎儿有毒性作用，故在分娩前不宜使用。
【考点】硝普钠的副作用☆
【难度】难

7. 下列**不是**硫酸镁使用禁忌证的是
   A. 呼吸少于 16 次 /min　　B. 心率大于 110 次 /min
   C. 膝反射消失　　D. 尿量少于 25ml/h
   E. 尿量少于 600ml/d

7.【答案】B
【考点】硫酸镁使用的禁忌证☆☆
【难度】中

8. 关于妊娠期高血压降压治疗的说法中，正确的是
   A. 收缩压≥140mmHg 和 / 或舒张压≥90mmHg 的病人应开始降压治疗
   B. 降压过程力求血压快速下降
   C. 硫酸镁可作为降压药使用
   D. 如口服药物控制血压不理想，可使用静脉用药
   E. 妊娠期可以使用 ACEI 类或 ARB 类降压药

8.【答案】D
【解析】收缩压≥160mmHg 和 / 或舒张压≥110mmHg 的病人应开始降压治疗，妊娠前已经使用降压治疗者继续降压治疗。降压过程力求平稳。如口服药物控制血压不理想，可使用静脉用药。常用降压药物有钙通道阻滞剂、α 受体阻滞剂、β 受体阻滞剂，禁止使用 ACEI 类或 ARB 类降压药。
【考点】孕期禁用的降压药☆☆
【难度】中

9. 硫酸镁治疗的有效浓度为
   A. 0.75~1mmol/L　　B. 2~3mmol/L
   C. 3.5~5mmol/L　　D. >5mmol/L
   E. >6mmol/L

9.【答案】B
【解析】硫酸镁中毒量与治疗量较接近，治疗浓度 2~3mmol/L，超过 3.5mmol/L 即可出现中毒症状。
【考点】硫酸镁的治疗浓度☆☆
【难度】易

10. 下列是硫酸镁的禁忌证
   A. 呼吸 >16 次 /min　　B. 重症肌无力
   C. 尿量 >25ml/h　　D. 膝腱反射(+)
   E. 面部潮红

10.【答案】B
【解析】硫酸镁中毒量与治疗量较接近，需掌握其中毒症状。
【考点】使用硫酸镁的禁忌证☆☆
【难度】中

【A2 型题】

1. 孕妇 27 岁，孕 2 产 1，2 年前于宫内孕 30 周因重度子痫前期行治疗性引产一次，产后血压恢复正常，此次妊娠孕 29 周开始 BP 140/90mmHg，尿蛋白(-)，双下肢水肿(±)，每经休息后好转，现孕 35 周，BP 150/100mmHg，尿蛋白(++)，双下肢水肿(++)，近 2 天来头晕，胃部不适，视物不清，胎心 120 次 /min。目前首选的治疗方案为
   A. 利尿　　B. 终止妊娠
   C. 降压　　D. 解痉
   E. 强心

1.【答案】D
【解析】为预防重度子痫前期发展为子痫，首选硫酸镁解痉。
【考点】重度子痫前期的治疗原则☆☆
【难度】中

2. 初产妇 28 岁，孕 36 周，阴道出血 5 小时伴腹痛 . 门诊查体：血压：110/70mmHg，P 84 次 /min，下肢水肿(-)，骨盆正常，宫高 32cm，FHR144 次 /min，子宫张力高，压痛，胎位不清，该病人

2.【答案】B
【解析】子痫发作时首选硫酸镁，必要时冬眠合剂，冬眠合剂中含哌替啶。吗啡和哌替啶是同一类药，镇痛效果更明显。子痫一旦控制，应尽快终止妊娠。
【考点】子痫处理原则☆☆
【难度】难

住院期间，突然头痛，头晕加重，视物不清，伴抽搐，下列处理正确的是

A. 病情平稳后观察2~4小时再终止妊娠

B. 立即给吗啡，同时用硫酸镁静脉推注或滴注，同时准备终止妊娠

C. 抽搐控制后宜继续妊娠待胎儿成熟后终止妊娠

D. 子痫病人终止妊娠后不需要继续治疗

E. 抽搐病人神志清醒后，不需专人护理

3. 孕妇28岁，妊娠37周，诊断为子痫前期，连用硫酸镁15g/d治疗3天，发现膝腱反射消失，血Mg离子浓度>3.5mmol/L，本病例应首先选择的处理方法是

A. 给20%甘露醇250ml静脉快速滴注

B. 立即肌内注射冬眠合剂半量

C. 立即停用硫酸镁，并给10%葡萄糖酸钙10ml缓慢静脉注射

D. 静脉滴注低分子右旋糖酐500ml

E. 静脉注射呋塞米40mg

3.【答案】C

【解析】硫酸镁治疗过程中出现中毒症状，停用同时应立即予10%葡萄糖酸钙10ml缓慢静脉注射。

【考点】硫酸镁中毒的处理☆☆

【难度】中

4. 孕妇27岁，宫内孕37周，重度子痫前期，应用硫酸镁治疗，镁中毒时最早出现的表现是

A. 呼吸减慢　　B. 心率下降

C. 尿量减少　　D. 膝腱发射迟钝、消失

E. 膝腱反射亢进

4.【答案】D

【解析】硫酸镁中毒量与治疗量较接近，需掌握其中毒症状：膝腱发射迟钝，消失、呼吸减慢、心率下降、尿量减少。其中膝腱发射迟钝，消失最早出现。

【考点】使用硫酸镁中毒的表现☆☆

【难度】易

5. 孕妇27岁，宫内孕37周，重度子痫前期，并发肺水肿和心衰，有低氧血症，比较有效的首选措施是应用

A. 冬眠药物　　B. 利尿剂+强心剂

C. 降压剂　　D. 解痉剂

E. 镇静药物

5.【答案】B

【解析】重度子痫前期治疗原则为降压、镇静、预防子痫发生，必要时利尿，适时终止妊娠。本病人出现肺水肿，应尽快利尿，以降低前负荷，减少肺水，改善低氧。

【考点】重度子痫前期的治疗原则☆☆

【难度】中

6. 初孕妇25岁，妊娠29周，今晨产前检查时发现血压140/90mmHg，尿蛋白(±)，再次复查结果同前，此时最适宜的处理是

A. 注意休息并留取24小时尿蛋白

B. 硫酸镁解痉

C. 静脉滴注缩宫素

D. 静脉注射冬眠合剂

E. 口服利尿剂

6.【答案】A

【解析】妊娠期高血压疾病评估病情时需评估重要脏器功能。

【考点】妊娠期高血压疾病的诊断和分类及处理☆☆

【难度】易

7. 女性28岁，停经37周，血压升高伴头晕、恶心2天，查体：BP 180/110mmHg，下肢水肿(++)，心肺(-)，宫高28cm，FHR 148次/min，急查尿蛋白(++)。该病人治疗**不适宜**的是

7.【答案】E

【解析】重度子痫前期已满37周，评估病情同时，尽快终止妊娠，而不应该等待自然分娩。

【考点】重度子痫前期的诊断及治疗原则☆☆

【难度】易

A. 立即入院，给予硫酸镁解痉
B. 查肝肾功能、24 小时尿蛋白定量、血小板等
C. 监测胎盘功能变化
D. 急查眼底
E. 等待自然分娩

8. 女性 28 岁，停经 37 周，血压升高伴头晕、恶心 2 天，查体：BP 180/110mmHg，下肢水肿(++)，心肺(-)，宫高 28cm，FHR 148 次 /min，急查尿蛋白(++)。若住院后经解痉、镇静、降压治疗 2 天，血压 170/100mmHg，24 小时尿蛋白定量 >5g，PLT 43×10^9/L，ALT 100U/L，下列处理正确的是
A. 终止妊娠
B. 加大硫酸镁用量
C. 测胎儿肺成熟度
D. 若胎盘功能正常继续妊娠
E. 保肝，待肝功正常后终止妊娠

8.【答案】A
【解析】重度子痫前期已满 37 周，HELLP 综合征，尽快终止妊娠，而不是评估病情、等待及加大硫酸镁用量。
【考点】重度子痫前期的诊断及治疗原则☆☆
【难度】易

9. 孕妇 32 岁，孕 1 产 0，宫内孕 38 周，孕 36 周时血压 120/75mmHg，体重 60kg，3 天来常感头晕。检查：血压 165/105mmHg，体重 63kg，尿蛋白(++)，宫高 30cm，有不规则收缩，胎心率 130 次 /min，首要的处理是
A. 门诊治疗，密切随访
B. 应用硫酸镁
C. 剖宫产
D. 肥皂水灌肠引产
E. 人工破膜加缩宫素引产

9.【答案】B
【解析】重度子痫前期首要治疗原则是应用硫酸镁防止向子痫发展。
【考点】重度子痫前期的诊断及治疗原则☆☆
【难度】难

10. 女性 26 岁，妊娠 36 周，无自觉不适，血压 150/90mmHg，下肢水肿(+)，尿蛋白(++)，收入院治疗首选药物
A. 肼屈嗪
B. 小剂量缩宫素静脉滴注
C. 硫酸镁
D. 盐酸拉贝洛儿
E. 沙丁胺醇

10.【答案】C
【解析】重度子痫前期治疗原则为解痉，预防子痫发生。
【考点】重度子痫前期的治疗原则☆☆
【难度】中

【A3/A4 型题】

(1~4 题共用题干)

孕妇 31 岁，孕 3 产 0，孕 36 周，头疼伴视物不清两天，今晨头痛加剧，恶心、呕吐 3 次，就诊时突然牙紧闭，双眼上吊，面部肌肉抽动，四肢肌肉强直，随后剧烈抽搐约 1min 渐清醒，即测血压 195/120mmHg，胎心率 120/min，有不规律宫缩。检查：宫口未开，胎头浮，S^{-2}，骨产道正常。

1. 病人突然抽搐应诊断为
A. 脑出血
B. 高血压危象
C. 子痫
D. 癔症
E. 癫痫

1.【答案】C
【解析】血压高伴头疼、视物不清两天，抽搐发作，首先考虑子痫。
【考点】子痫的诊断☆☆
【难度】易

2. 首选紧急处理措施为

A. 肌内注射山莨菪碱　　B. 静脉推注肼屈嗪
C. 静脉滴注甘露醇　　D. 静脉滴注硫酸镁、镇静剂
E. 肌内注射地西泮

2.【答案】D
【解析】子痫发作时首选硫酸镁,必要时冬眠合剂。硫酸镁能防止子痫再发作。
【考点】子痫发作时的药物治疗☆☆
【难度】难

3. 治疗过程中发现子宫张力高,胎心听诊不清,有阴道出血色鲜红,最有可能的诊断是

A. 前置胎盘　　B. 胎盘早剥
C. 心电图检查　　D. 胎心监护
E. 腹部超声检查

3.【答案】B
【解析】子痫前期基础上并发胎盘早剥,查体和临床表现符合早剥诊断。
【考点】子痫的并发症☆☆
【难度】中

4. 入院治疗 2 小时未再抽搐,血压 195~180/120~105mmHg,现宫口开大 2cm,最恰当的处理是

A. 积极解痉、镇静,防止再次抽搐
B. 治疗 24~48 小时,血压控制不满意即终止妊娠
C. 即人工破膜,缩宫素静脉滴注引产
D. 即刻剖宫产终止妊娠
E. 予以助产

4.【答案】D
【解析】子痫一旦控制,应尽快终止妊娠。该产妇为初产妇,宫口开大 2cm,短期内不能经阴道分娩,应剖宫产终止妊娠。
【考点】子痫处理原则☆☆
【难度】难

第二节 早产用药

【A1 型题】

1. 抑制子宫收缩的药物为

A. β受体激动剂　　B. $β_2$ 肾上腺素能受体激动剂
C. 腺受体抑制剂　　D. 抑受体抑制剂
E. 钙离子

1.【答案】B
【解析】目前常用的宫缩抑制剂有钙通道阻滞剂、前列腺素抑制剂、$β_2$ 肾上腺素能受体激动剂、缩宫素受体拮抗剂。
【考点】宫缩抑制剂的种类☆
【难度】中

2. 为预防新生儿发生呼吸窘迫综合征,应采取的措施**错误**的是

A. 剖宫产分娩新生儿应使用抗生素
B. 合理掌握剖宫产指征
C. 预防并及时纠正胎儿宫内缺氧
D. 早产分娩前 24~72 小时给予孕妇肾上腺皮质激素
E. 预防早产

2.【答案】A
【解析】预防早产、早产前给予孕妇肾上腺皮质激素促胎肺成熟、合理掌握剖宫产指征是预防新生儿发生呼吸窘迫综合征的手段。使用抗生素是为了预防围术期感染,并不能减少 RDS 的发生。
【考点】新生儿发生呼吸窘迫综合征的预防☆
【难度】易

3. 有关早产的治疗原则,以下说法**不正确**的是

A. 防止即刻早产
B. 完成促胎肺成熟
C. 赢得转运时间
D. 必要时可联合应用宫缩抑制剂
E. 宫缩抑制剂使用不宜超过 48 小时

3.【答案】D
【解析】应用宫缩抑制剂是为了促胎肺成熟或赢得转运时间。因副作用较明显,故一般不联合使用宫缩抑制剂。
【考点】宫缩抑制剂的使用☆☆
【难度】难

4. 以下**不是**宫缩抑制剂的是
A. 硝苯地平　　B. 吲哚美辛
C. 肾上腺素受体兴奋剂　　D. 阿托西班
E. 硫酸镁

4.【答案】E
【解析】目前常用的宫缩抑制剂有钙通道阻滞剂、前列腺素抑制剂、β_2 肾上腺素能受体激动剂、缩宫素受体拮抗剂。硫酸镁是用于胎儿中枢神经系统保护剂治疗，用于产前子痫和子痫病人，少于32周的早产，有一定抑制宫缩的作用，但本身不是宫缩抑制剂。
【考点】宫缩抑制剂的种类☆☆
【难度】难

5. 以下有关促胎肺成熟的说法中，**不正确**的是
A. 所有妊娠 $28\sim34^{+6}$ 周的先兆早产应当给予1个疗程的糖皮质激素
B. 促胎肺成熟常用药物有倍他米松和地塞米松
C. 地塞米松6mg肌内注射，12小时重复1次，共4次
D. 倍他米松12mg肌内注射，24小时重复1次，共2次
E. 若早产临产，来不及完成整疗程者，不需促肺成熟

5.【答案】E
【解析】所有妊娠 $28\sim34^{+6}$ 周的先兆早产应当给予1个疗程的糖皮质激素；促胎肺成熟常用药物有倍他米松和地塞米松；地塞米松6mg肌内注射，12小时重复1次，共4次；倍他米松12mg肌内注射，24小时重复1次，共2次；若早产临产，来不及完成整疗程者，也应给药。
【考点】促胎肺成熟的治疗☆☆
【难度】中

6. 下列有关宫缩抑制剂的使用，**不正确**的是
A. 吲哚美辛可安全使用于妊娠32周后的早产
B. 孕妇血小板功能不良或出血性疾病时不可使用吲哚美辛
C. 心率超过120次/min或诉心前区疼痛时应停用利托君
D. 利托君最大剂量不超过350μg/min
E. 阿托西班是一种选择性缩宫素受体拮抗剂，副作用轻微，无明确禁忌

6.【答案】A
【解析】目前常用的宫缩抑制剂有钙通道阻滞剂、前列腺素抑制剂、β_2 肾上腺素能受体激动剂、缩宫素受体拮抗剂。吲哚美辛主要用于32周前的早产，有引起胎儿动脉导管提前关闭的风险。
【考点】宫缩抑制剂的适应证☆☆
【难度】难

【A2型题】

1. 孕妇24岁，孕2产0，孕 31^{+5} 周，自述下腹痛5小时。查体：BP120/70mmHg，P82/min，宫高26cm，腹围100cm，LOA位，头浅定，FHR144次/min，宫缩25~30s/4~5min，肛查颈管展平，宫口开指尖。下列处理**不正确**的是
A. 休息，必要时服用镇静剂
B. 镇肾上腺素能受体兴奋剂
C. 静脉滴注硫酸镁抑制宫缩
D. 应用糖皮质激素预防预防新生儿RDS发生
E. 可密切观察宫缩变化暂不处理

1.【答案】E
【解析】有先兆早产时，应予孕妇肾上腺皮质激素促胎肺成熟、宫缩抑制剂争取促胎肺成熟时间，32周前使用硫酸镁脑保护。
【考点】先兆早产处理原则☆☆
【难度】中

2. 女性28岁，孕2产1，孕30周，自述下腹痛5小时。查体：BP 120/80mmHg，P 82/min，宫高26cm，腹围100cm，LOA位，浅定，FHR 144次/min，宫缩25~30s/4~5min，肛查颈管展平，宫口容指尖。下列处理**不正确**的是
A. 休息，镇静
B. 上腺素能受体兴奋剂
C. 静脉滴注硫酸镁
D. 应用糖皮质激素预防新生儿RDS发生
E. 可密切观察宫缩变化暂不处理

2.【答案】E
【解析】有先兆早产时，应予孕妇肾上腺皮质激素促胎肺成熟、宫缩抑制剂争取促胎肺成熟时间，32周前使用硫酸镁脑保护。
【考点】先兆早产处理原则☆☆
【难度】中

第三节 促宫颈成熟药物和子宫收缩药物

【A1 型题】

1. 低张性子宫收缩乏力临床表现不包括
   A. 宫缩弱,宫壁不硬
   B. 宫缩间歇时间长
   C. 宫颈口扩张停滞、胎先露不下降
   D. 宫缩有正常的极性,对称性及节律性
   E. 应用缩宫素常无效

2. 减少产后出血的描述,不正确的是
   A. 为减少产后出血,第二产程避免胎儿过快娩出
   B. 胎头娩出时,如宫缩强,可嘱产妇张嘴哈气以解除腹压
   C. 先露已衔接,宫口已开全,为减少产后出血,可先注射宫缩剂
   D. 第三产程胎盘未剥离前不应按摩子宫或牵拉脐带
   E. 胎儿娩出后若出血多,予手取胎盘

3. 预防产后出血常规推荐措施,首选
   A. 麦角新碱　B. 缩宫素
   C. 卡前列素氨丁三醇注射液　D. 卡孕栓
   E. 米索前列醇

4. 缩宫素半衰期是
   A. 1~6 分钟　B. 7~10 分钟　C. 10~15 分钟
   D. 20~30 分钟　E. 30~40 分钟

5. 缩宫素应用相对安全,大剂量应用时引起的不良反应不包括
   A. 高血压　B. 水中毒
   C. 低血压　D. 心血管系统副反应
   E. 心动过速

6. 缩宫素有受体饱和现象,故 24 小时总量应控制在
   A. 60IU 内　B. 70IU 内　C. 80IU 内
   D. 90IU 内　E. 100IU 内

7. 以下为缩宫素使用禁忌的方法是
   A. 静脉小壶滴注　B. 不稀释快速静脉注射
   C. 子宫颈注射　D. 稀释后静脉慢推
   E. 肌内注射

1.【答案】E
【解析】低张性子宫收缩乏力指子宫收缩有正常的节律性、对称性和极性,但收缩力弱。可使产程延长,甚至停滞。应用缩宫素通常有效。
【考点】低张性子宫收缩乏力特点☆
【难度】难

2.【答案】C
【解析】为减少产后出血应在胎儿娩出后即刻注射缩宫素或其他宫缩剂。
【考点】产程中预防产后出血的措施☆☆
【难度】难

3.【答案】B
【解析】缩宫素仍是预防产后出血的一线用药。其他宫缩剂需除外禁忌证后方可使用。
【考点】产后出血的预防☆☆
【难度】易

4.【答案】A
【解析】缩宫素的半衰期为 1~6 分钟。
【考点】缩宫素的半衰期☆
【难度】易

5.【答案】C
【解析】C 为快速静脉注射未经稀释缩宫素的副作用,其他选项为大剂量使用缩宫素时的不良反应。
【考点】缩宫素的不良反应☆
【难度】难

6.【答案】A
【解析】缩宫素的受体饱和量为 60IU。
【考点】缩宫素的受体饱和量☆
【难度】易

7.【答案】B
【解析】缩宫素可小壶静脉滴注、子宫颈注射、肌内注射或稀释后静脉慢推。
【考点】缩宫素的使用方法☆☆
【难度】易

8. 卡前列氨丁三醇深部肌内注射后(　)分钟起作用,(　)分钟达作用高峰,可维持(　)小时

A. 5;15;2　B. 3;15;2　C. 3;30;2
D. 5;30;3　E. 5;30;3

8.【答案】C
【考点】卡前列氨丁三醇的药代动力学☆
【难度】难

9. 产后出血时卡前列氨丁三醇可重复使用,总量不超过

A. 1 000μg　B. 1 500μg　C. 2 000μg
D. 2 500μg　E. 3 000μg

9.【答案】C
【解析】卡前列氨丁三醇的使用极量是 2 000μg。
【考点】卡前列氨丁三醇的使用极量☆
【难度】易

10. 可**不必**取出控释地诺前列酮栓的情况是

A. 置药 12 小时
B. 自然破膜
C. 出现规律宫缩并同时伴宫颈成熟度的改善,Bishop 评分≥6 分
D. 子宫收缩过频
E. 母体出现不能其他原因解释的反应,如恶心、呕吐、腹泻、发热等

10.【答案】A
【解析】控释地诺前列酮栓取出指征包括选项 B、C、D、E。如果没有上述指征,可 24 小时取出。
【考点】控释地诺前列酮的取出指征☆☆
【难度】中

11. 可**不必**取出控释地诺前列酮栓的母体情况是

A. 心动过速　B. 低血压
C. 阴道流血多　D. 头晕
E. 发热

11.【答案】D
【解析】选项 A、B、E 为控释地诺前列酮栓的系统性反应,C 为异常反应,以上均是取出指征。头晕应积极寻找原因,针对病因解决问题。
【考点】控释地诺前列酮的取出指征☆☆
【难度】难

12. 以下**不是**使用控释地诺前列酮栓的禁忌证是

A. 哮喘　B. 青光眼
C. 严重肝肾功能不全　D. 高血压
E. 瘢痕子宫

12.【答案】D
【解析】选项 A、B、C、E 均为控释地诺前列酮栓的使用禁忌。
【考点】控释地诺前列酮的禁忌证☆☆
【难度】难

13. 以下**不是**使用控释地诺前列酮栓的禁忌证是

A. 前置胎盘或不明原因阴道流血
B. 可疑胎儿窘迫
C. 羊水过少
D. 正在使用缩宫素
E. 可疑盆腔炎

13.【答案】C
【解析】选项 A、B、D、E 均为控释地诺前列酮栓的使用禁忌。取出控释地诺前列酮栓 30 分钟后方可使用缩宫素。
【考点】控释地诺前列酮的禁忌证☆☆
【难度】难

14. 以下是使用控释地诺前列酮栓的适应证是

A. 已临产
B. 子宫颈手术史或子宫颈裂伤史
C. 有急产史
D. 有 3 次以上足月产史的经产妇
E. Bishop 评分 <4 分

14.【答案】E
【解析】选项 A、B、C、D 均不是使用控释地诺前列酮栓的适应证。
【考点】控释地诺前列酮的适应证☆☆
【难度】中

15. 控释地诺前列酮栓取出后至少多久后方可静脉滴注缩宫素
A. 30分钟　B. 60分钟　C. 2小时
D. 12小时　E. 24小时

15.【答案】A
【解析】取出控释地诺前列酮栓30分钟后方可使用缩宫素。
【考点】控释地诺前列酮联合宫缩剂使用的方法☆
【难度】中

16. 米索前列醇用于妊娠晚期促宫颈成熟时,应在最后一次放置后多久以上,并经阴道检查证实米索前列醇已经吸收的情况下才可以加用缩宫素
A. 30分钟　B. 1小时　C. 2小时
D. 3小时　E. 4小时

16.【答案】E
【解析】如需加用缩宫素,必须得离最后一次防止米索前列醇4小时以上。
【考点】米索前列醇联合宫缩剂使用的方法☆☆
【难度】中

17. 关于麦角新碱的描述,**不正确**的是
A. 妊娠子宫较未妊娠子宫敏感
B. 成熟子宫较未成熟子宫敏感
C. 对临产前或分娩时的子宫最敏感
D. 对子宫底和子宫颈都有很强的收缩作用
E. 对子宫颈部不敏感

17.【答案】E
【解析】麦角新碱对子宫底和子宫颈都有很强的收缩作用。
【考点】麦角新碱的作用特点☆
【难度】中

18. 以下方法,**不能**用于孕晚期催产、引产的是
A. 米索前列醇　B. 缩宫素点滴
C. 麦角新碱肌内注射　D. 控释地诺前列酮栓
E. 放置水囊

18.【答案】C
【解析】麦角新碱一般用于产后子宫收缩,预防产后出血。
【考点】促孕晚期催引产方法☆☆
【难度】中

【A2型题】

1. 28岁女性,孕40周,胎位胎心正常,胎膜已破,羊水清,宫缩30s/6~7min,宫口开大4cm,持续1.5小时无进展,检查骨盆大致正常,应选用的治疗药物是
A. 肼屈嗪　B. 小剂量缩宫素静脉滴注
C. 硫酸镁　D. 缩宫素肌内注射
E. 沙丁胺醇

1.【答案】B
【解析】该病人最有可能是继发子宫收缩乏力,产程停滞,除外头盆不称和胎儿窘迫后可应用缩宫素,通常有效。
【考点】继发宫缩乏力的处理☆☆
【难度】中

2. 26岁孕妇,第一胎。孕期检查正常,妊娠38周,开始规律宫缩8小时,宫口开大6cm,S^{+1},胎膜已破,头位,胎心好。2小时后检查,宫口仍开6cm,先露S^{+1},宫缩力弱20s/5~6min,胎心好。无头盆不称,最佳的处理方法是
A. 镇静剂让病人休息　B. 缩宫素静脉滴注加强宫缩
C. 剖宫产术　D. 产钳术
E. 等待自然分娩

2.【答案】B
【解析】该病人最有可能是继发子宫收缩乏力、产程停滞、胎膜已破,除外头盆不称和胎儿窘迫后可应用缩宫素,通常有效。
【考点】继发宫缩乏力的处理☆☆
【难度】中

3. 双胎妊娠足月阴道分娩,产后1小时的阴道出血300ml,挤压宫底排出血块约300ml,后子宫可扪及,轮廓不太清晰,测BP 110/70mmHg,HR 80次/min。首先需给处理是
A. 输血、补液

3.【答案】E
【解析】产后出血70%的原因为宫缩乏力,该病人有宫缩乏力的高危因素,双胎,且查体子宫轮廓不清,首选宫缩剂加强宫缩。
【考点】产后出血常见原因及处理☆☆
【难度】难

B. 检查软产道
C. 查血小板、凝血酶原时间、3P 试验
D. 阴道填塞纱布条
E. 选用子宫收缩剂

4. 32 岁孕妇，孕 1 产 0，宫内孕 38 周，孕 36 周时血压 120/75mmHg，体重 60kg，3 天来常感头晕。检查：血压 165/105mmHg，体重 63kg，尿蛋白（++），宫高 30cm，有不规则收缩，胎心率 130 次 / min，首要的处理是
A. 门诊治疗，密切随访　B. 应用硫酸镁
C. 剖宫产　D. 肥皂水灌肠引产
E. 人工破膜加缩宫素引产

4.【答案】B
【解析】重度子痫前期首要治疗原则是应用硫酸镁防止向子痫发展。
【考点】重度子痫前期的诊断及治疗原则☆☆
【难度】难

5. 28 岁女性，孕 40 周，胎位胎心正常，宫缩 30s/6~7min，宫口开大 4cm，持续一个半小时无进展，检查骨盆大致正常，破膜后羊水清，应选用何药治疗
A. 肼屈嗪　B. 小剂量缩宫素静脉滴注
C. 硫酸镁　D. 盐酸拉贝洛儿
E. 沙丁胺醇

5.【答案】B
【解析】该病人考虑低张性子宫收缩乏力可能，可使产程延长，甚至停滞。应用缩宫素通常有效。
【考点】低张性子宫收缩乏力处理☆☆
【难度】易

第四节　引产流产药物

1. 关于米非司酮，以下说法**不正确**的是
A. 米非司酮是一种合成的类固醇
B. 米非司酮结构类似黄体酮，具有抗黄体酮作用
C. 米非司酮能和孕酮竞争结合孕激素受体，从而终止妊娠
D. 配伍前列腺素可以更好地促进子宫收缩及宫颈软化
E. 用于终止早期妊娠时，可于第一天晨顿服 150mg

1.【答案】B
【解析】米非司酮是一种合成类固醇，其结构类似炔诺酮，具有抗黄体酮、糖皮质醇和轻度抗性激素特性，其对子宫内膜孕激素受体的亲和力比孕酮高 5 倍，故能和孕酮竞争结合孕激素受体。
【考点】米非司酮作用原理及用量☆☆
【难度】中

2. 米非司酮的禁忌证**错误**的是
A. 糖尿病　B. 肝功能异常　C. 肾功能异常
D. 血液病　E. 高血压

2.【答案】E
【考点】米非司酮禁忌证☆☆
【难度】易

3. 米索前列醇禁忌证**错误**的是
A. 二尖瓣狭窄　B. 高血压
C. 低血压　D. 哮喘
E. 糖尿病

3.【答案】E
【考点】米索前列醇禁忌证☆
【难度】易

4. 依沙吖啶羊膜腔注射引产术中，乳酸依沙吖啶滴鼻试验的药物浓度是
A. 0.5%　B. 1%　C. 2%
D. 0.05%　E. 0.1%

4.【答案】A
【考点】中期引产☆
【难度】易

5. 依沙吖啶羊膜腔注射引产术中，乳酸依沙吖啶需减量的情况是
A. 体重小于 40kg 或年龄小于 18 岁
B. 体重小于 45kg 或年龄小于 16 岁
C. 体重小于 45kg 或年龄小于 18 岁
D. 体重小于 50kg 或年龄小于 18 岁
E. 体重小于 50kg 或年龄小于 16 岁

5.【答案】D
【考点】中期引产☆
【难度】易

6. 米非司酮配伍米索前列醇可用于终止多少周的妊娠
A. 7 周以内　B. 7~10 周　C. 7~11 周
D. 10~18 周　E. 7~16 周

6.【答案】A
【考点】药物流产☆
【难度】易

7. 年龄大于 18 岁，体重大于 45kg 的病人依沙吖啶正常用量为
A. 50mg　B. 80mg　C. 50~80mg
D. 80~100mg　E. 100mg

7.【答案】D
【考点】中期引产☆
【难度】易

8. 依沙吖啶羊膜腔注射引产术中，当病人体重小于 45kg 或年龄小于 18 岁时乳酸依沙吖啶应减量为
A. 50mg　B. 50~80mg　C. 50~100mg
D. 80~100mg　E. 100mg

8.【答案】B
【考点】中期引产☆
【难度】易

9. 米非司酮用于终止早期妊娠顿服法是
A. 第一天顿服米非司酮 100mg
B. 第一天顿服米非司酮 125mg
C. 第一天顿服米非司酮 150mg
D. 第一天顿服米非司酮 175mg
E. 第一天顿服米非司酮 200mg

9.【答案】C
【考点】药物流产☆
【难度】易

10. 米非司酮用于终止早期妊娠分服法是
A. 第一天口服米非司酮 25mg，间隔 12 小时口服米非司酮 50mg，连服 3 次后，第三天晨再口服米非司酮 25mg
B. 第一天口服米非司酮 50mg，间隔 6 小时口服米非司酮 25mg，连服 3 次后，第三天晨再口服米非司酮 25mg
C. 第一天口服米非司酮 50mg，间隔 12 小时口服米非司酮 50mg，连服 3 次后，第三天晨再口服米非司酮 50mg
D. 第一天口服米非司酮 50mg，间隔 12 小时口服米非司酮 25mg，连服 3 次后，第三天晨再口服米非司酮 25mg
E. 第一天口服米非司酮 25mg，间隔 12 小时口服米非司酮 25mg，连服 3 次后，第三天晨再口服米非司酮 25mg

10.【答案】D
【考点】药物流产☆☆
【难度】易

11. 米非司酮配伍米索前列醇终止 10~16 周妊娠时，药物用法正确的是
A. 第 1、2 天早晚各口服米非司酮 25mg，第 3 天晨口服米非

11.【答案】B
【考点】药物流产☆
【难度】易

司酮 25mg，一小时后口服米索前列醇 600μg
B. 第 1、2 天早晚各口服米非司酮 50mg，第 3 天晨口服米索前列醇 600μg
C. 第 1、2 天早晚各口服米非司酮 25mg，第 3 天晨口服米索前列醇 600μg
D. 第 1、2 天早晚各口服米非司酮 50mg，第 3 天晨口服米索前列醇 200μg，3 小时后根据宫缩及宫颈评分重复给药
E. 第 1、2、3 天早晚各口服米非司酮 50mg，第 4 天晨口服米索前列醇 600μg

12. 米非司酮配伍米索前列醇终止 10~16 周妊娠时，米索前列醇的总量不超过
A. 600μg　B. 1 200μg　C. 1 800μg
D. 2 400μg　E. 3 000μg

12.【答案】C
【考点】药物流产☆
【难度】易

13. 以下**不属于**药物流产的药物是
A. 米非司酮　B. 米索前列醇　C. 美服培酮
D. 卡孕栓　E. 乳酸依沙吖啶

13.【答案】E
【解析】乳酸依沙吖啶不是药物流产的药物，是中期引产的药物。
【考点】药物流产☆
【难度】易

14. 23 岁，无生育史，妊娠 42 天采用口服米非司酮及前列腺素，6 小时后排出完整胎囊及绒毛，阴道出血不多，其流产最主要的机制是
A. 前列腺素作用引起子宫收缩
B. 抗雌激素作用
C. 抑制早孕作用
D. 丙酸睾酮抑制受精卵生长，达到终止妊娠作用
E. 抗孕激素与孕酮竞争子宫内膜受体，却不产生孕酮，使蜕膜坏死出血

14.【答案】E
【考点】药物流产☆
【难度】易

15. 对于乳酸依沙吖啶羊膜腔引产的以下说法**错误**的是
A. 瘢痕子宫者不可用
B. 有慢性肝肾疾病者也可以使用
C. 引产途径有羊膜腔内注射以及羊膜腔外注射
D. 由于药物安全剂量范围较大，故即使进入母体血液循环也不至于发生危险
E. 中期妊娠引产应用依沙吖啶安全、有效，成功率在 90%~100%

15.【答案】B
【解析】肝肾功能损害者为乳酸依沙吖啶羊膜腔引产禁忌证。
【考点】乳酸依沙吖啶羊膜腔引产的适应证禁忌证☆☆
【难度】难

16. 依沙吖啶引产机制**不包括**
A. 发动宫缩　B. 使外源性前列腺素增加
C. 杀死胎儿　D. 加强已有宫缩
E. 使胎盘组织变性、坏死

16.【答案】D
【解析】乳酸依沙吖啶注射液，经羊膜腔内给药和宫腔内给药，药物可引起子宫内蜕膜组织坏死而产生内源性前列腺素，引起子宫收缩。依沙吖啶直接对子宫肌肉也有兴奋作用。依沙吖啶不能加强宫缩。
【考点】依沙吖啶引产机制☆
【难度】中

17. 下列哪项**不是**中期引产药物
A. 前列腺素　B. 天花粉　C. 棉酚
D. 依沙吖啶　E. 米非司酮

17.【答案】C
【解析】棉酚为男性避孕药，不是中期引产药物。
【考点】中期引产药物☆
【难度】中

18. 米非司酮用于紧急避孕的服法是
A. 月经第 5 天起每天 1 片，连服 22 天
B. 月经第 5 天 1 片，第 12 天加服 1 片
C. 性交后 72 小时内口服 1 片(25mg 或 10mg)
D. 月经干净后第 5 天起每天 1 片，连服 22 天
E. 月经前 5 天起每晚 1 片，连服 22 天

18.【答案】C
【解析】米非司酮用于紧急避孕的服法是性交后 72 小时内口服 1 片(25mg 或 10mg)。
【考点】米非司酮用于紧急避孕☆
【难度】易

19. 米非司酮配伍米索前列醇终止早期妊娠时，病人年龄要求在
A. 16~50 岁　B. 16~40 岁　C. 18~40 岁
D. 20~40 岁　E. 20~50 岁

19.【答案】C
【考点】药物流产☆
【难度】易

20. 依沙吖啶羊膜腔注射重复穿刺间隔时间正确的是
A. 24 小时　B. 36 小时　C. 48 小时
D. 72 小时　E. 1 周

20.【答案】D
【考点】中期引产☆
【难度】易

第五节　生殖道感染用药

【A1 型题】

1. 沙眼衣原体感染所致子宫颈炎的治疗，下列**错误**的是
A. 阿奇霉素 1g，每日 1 次(q.d.)×7d，口服
B. 左氧氟沙星 500mg，每日 1 次(q.d.)×7d，口服
C. 莫西沙星 400mg，每日 1 次(q.d.)×7d，口服
D. 红霉素 500mg，每日 4 次(q.i.d.)×7d，口服
E. 多西环素 100mg，每日 2 次(b.i.d.)×7d，口服

1.【答案】A
【解析】沙眼衣原体(CT)宫颈黏膜炎可选阿奇霉素 1g 单次顿服。
【考点】CT 宫颈黏膜炎的治疗☆☆
【难度】易

2. 淋病奈瑟菌感染所致子宫颈炎的治疗，下列**错误**的是
A. 左氧氟沙星 500mg，q.d.×7d，口服
B. 头孢曲松 250mg，单次肌内注射
C. 头孢西丁 2g，肌内注射
D. 大观霉素 4g，单次肌内注射
E. 头孢克肟 400mg，顿服

2.【答案】A
【考点】淋病奈瑟菌感染所致子宫颈炎的治疗☆☆
【难度】易

3. 梅毒的首选药物治疗为
A. 氧氟沙星　B. 甲硝唑
C. 苄星青霉素　D. 多西环素
E. 阿奇霉素

3.【答案】C
【解析】各期梅毒的首选药物均为青霉素 G。
【考点】针对梅毒感染的药物治疗☆
【难度】易

4. 外阴阴道假丝酵母菌病(VVC)合并细菌性阴道病(BV)感染,以下处理正确的是
A. 氧氟沙星　　B. 甲硝唑
C. 甲硝唑+氟康唑　　D. 咪康唑
E. 阿奇霉素

4.【答案】C
【考点】针对混合感染的药物治疗☆
【难度】易

【A2 型题】

1. 女,22 岁,已婚,主因"阴道脓性分泌物多,外阴瘙痒一周"就诊。妇科检查:已婚外阴,宫颈脓性分泌物覆盖,宫颈充血水肿。核酸检测淋病奈瑟菌阳性,首选的给药方案是
A. 氧氟沙星,0.4g/12h,静脉滴注
B. 甲硝唑,0.5g/12h,静脉滴注
C. 头孢西丁,2g/6h,静脉滴注
D. 多西环素,0.1g/12h,口服
E. 阿奇霉素,0.5g/d,口服

1.【答案】C
【考点】针对淋病奈瑟菌感染的药物☆☆
【难度】中

2. 女,22 岁,因"外阴溃疡"就诊,青霉素过敏史,2 个月前无保护性交史,螺旋体试验(TP-PA)阳性,RPR 滴度 1∶32,血 hCG(-)。以下治疗方案**错误**的是
A. 多西环素 100mg,口服,b.i.d.×14d
B. 四环素 500mg,口服,q.i.d.×14d
C. 苄星青霉素 240 万 IU,单次肌内注射
D. 头孢曲松 2g,肌内注射,q.d.×14d
E. 阿奇霉素 2g,顿服

2.【答案】C
【解析】首先诊断病人为梅毒感染,各期梅毒的首选药物均为青霉素 G,但需行青霉素皮试,除外青霉素过敏。
【考点】针对梅毒感染的药物治疗☆
【难度】中

3. 女,29 岁,主因"阴道分泌物增多"就诊,查体发现宫颈充血水肿,宫颈管黏液脓性分泌物,阴道壁黏膜正常。取宫颈分泌物行 PCR 检测发现沙眼衣原体阳性,首选的药物治疗是
A. 阿奇霉素 1g,顿服
B. 左氧氟沙星 500mg,q.d.×7d
C. 克拉霉素 250mg,b.i.d.×10d
D. 罗红霉素 150mg,b.i.d.×10d
E. 四环素 500mg,b.i.d.×14d

3.【答案】A
【解析】沙眼衣原体(CT)宫颈黏膜炎 A 为推荐方案,其余选项为替代方案。
【考点】CT 宫颈黏膜炎的治疗☆☆
【难度】中

4. 女,35 岁,因"外阴瘙痒,白带增多 2 天"就诊,妇科检查:外阴正常,小阴唇充血水肿,阴道黏膜充血水肿,内有大量豆渣样分泌物。否认糖尿病及妊娠。既往 VVC 病史,自诉近一年已发作 6 次,下列治疗方案正确的是
A. 左氧氟沙星 500mg,q.d.×7d
B. 甲硝唑 2g,顿服
C. 氟康唑 150mg,口服 间隔 3 天口服 1 次,共 2 次,而后每周 1 次,持续半年

4.【答案】C
【解析】复发性 VVC,治疗主要是强化治疗和巩固治疗,巩固治疗主要是给予氟康唑 150mg,每周一次,持续半年。
【考点】复发性 VVC 的药物治疗☆☆
【难度】中

D. 咪康唑栓 400mg,阴道用药,q.d.×6d
E. 阿奇霉素 1g,顿服

5.【答案】E
【考点】生殖器疱疹的诊断☆
【难度】易

5. 女,27 岁,主因“乏力 5 天,外阴疼痛 1 天”来院。查体:体温 37.7℃,外阴后联合出见多发性小水泡。治疗方案最正确的是
A. 多西环素 100mg,口服,b.i.d.×14d
B. 甲硝唑 2g,顿服
C. 苄星青霉素 240 万 U,单次肌内注射
D. 头孢曲松 2g,肌内注射,q.d.×14d
E. 阿昔洛韦 400mg,口服,每日 3 次(t.i.d.)×7d

6.【答案】D
【考点】单纯性 VVC 的药物治疗☆☆
【难度】中

6. 女,35 岁,因“外阴瘙痒,白带增多 2 天”就诊,查体外阴正常,小阴唇充血水肿,阴道黏膜充血水肿,内有少量豆渣样分泌物。否认糖尿病及妊娠史。下列治疗方案正确的是
A. 左氧氟沙星 500mg,q.d.×7d
B. 甲硝唑 2g,顿服
C. 氟康唑 150mg,第 1、4、7 天口服
D. 咪康唑栓 400mg,阴道用药,q.d.×3d
E. 阿奇霉素 1g,顿服

7.【答案】B
【考点】细菌性阴道病的药物治疗☆☆
【难度】中

7. 女,29 岁,已婚,主因“阴道分泌物多,外阴瘙痒 7 天”就诊。妇科检查:已婚外阴,阴道黏膜无充血,分泌物稀薄,灰白色,腥臭味。首选的药物治疗是
A. 左氧氟沙星 500mg,q.d.×7d
B. 甲硝唑 400mg,口服,b.i.d.×7d
C. 氟康唑 150mg,顿服
D. 咪康唑栓 400mg,阴道用药,q.d.×3d
E. 阿奇霉素 1g,顿服

8.【答案】B
【考点】滴虫感染的药物治疗☆☆
【难度】中

8. 女,22 岁,已婚,主因“阴道脓性分泌物多,外阴瘙痒”就诊。妇科检查:已婚外阴,阴道黏膜充血,分泌物黄绿色,泡沫状,味臭,宫颈呈“草莓样”。以下处理正确的是
A. 左氧氟沙星 500mg,q.d.×7d
B. 甲硝唑 2g,顿服
C. 氟康唑 150mg,顿服
D. 咪康唑栓 400mg,阴道用药,q.d.×3d
E. 阿奇霉素 1g,顿服

【A3/A4 型题】

(1~3 题共用题干)

女,24 岁,未婚,有性生活史,主因“白带增多”就诊。查体:外阴皮肤正常,阴道黏膜正常,阴道穹窿分泌物量多,宫颈轻度糜烂样

改变，宫颈口少量黄色脓性分泌物，双合诊宫颈无明显举痛，子宫正常大小，无压痛，双附件未及异常，无压痛。平素月经规律，13岁初潮，周期27天，经期7天，生育史：孕1产0，1年前于孕40^{+}天行人工流产术。有多个性伴侣。口服避孕药避孕。外院检查宫颈TCT：未见上皮内病变或恶性细胞。

1. 关于该病人的治疗原则，下列说法**错误**的是
   A. 使用沙眼衣原体的经验性抗生素治疗
   B. 等待阴道分泌物培养结果后才能给予抗生素治疗
   C. 使用淋病奈瑟菌的经验性抗生素治疗
   D. 采用广谱抗生素治疗
   E. 抗生素应覆盖需氧菌、厌氧菌

1.【答案】B
【解析】该病人年龄小于25岁，多个性伴侣，未使用安全套，具有性传播疾病的高危因素，病原体培养需要时间，在未获得检测结果前，可采用经验性抗生素治疗。
【考点】急性宫颈炎的治疗☆☆
【难度】易

2. 该病人阴道分泌物检查结果：pH<4.5，胺试验阴性，阴道分泌物湿片未见滴虫、线索细胞、假丝酵母菌，白细胞>10/高倍视野。宫颈管脓性分泌物涂片作革兰染色：中性粒细胞>30/高倍视野；中性粒细胞内未见革兰阴性双球菌。采用经验性治疗，用药方案**错误**的是
   A. 阿奇霉素1g，顿服　　B. 甲硝唑2g，顿服
   C. 多西环素100mg，b.i.d.×7d　　D. 左氧氟沙星500mg，q.d.×7d
   E. 红霉素500mg，q.i.d.×7d

2.【答案】B
【解析】该病人依据实验室检查，可初步诊断急性子宫颈炎，采用针对衣原体的经验性抗生素治疗。
【考点】CT感染所致急性宫颈炎的治疗☆☆
【难度】易

3. 关于该病人的随访，下列说法正确的是
   A. 治疗不及时可导致不孕
   B. 治疗后3周行衣原体检测以观察疗效
   C. 性伴侣不需要检查及治疗
   D. 需要同时治疗阴道炎
   E. 治愈后不会再发生感染

3.【答案】A
【考点】急性宫颈炎的随访☆☆
【难度】易

（4~6题共用题干）
女性，33岁，因"外阴瘙痒，白带增多2天"就诊，近一年间断发生外阴瘙痒5~6次，偶有白色凝乳样白带自阴道流出，每次发作自行至药店购买阴道炎栓剂，瘙痒症状缓解后停药。平素月经规律，13岁月经初潮，周期32天，经期5~6天，生育史：孕1产0，工具避孕。查体外阴可见抓痕，双侧大阴唇潮红水肿，小阴唇充血水肿，阴道黏膜充血水肿，内有多量豆渣样分泌物。

4. 该病人的诊断是
   A. 轻度VVC　　B. 重度VVC
   C. 复发性VVC　　D. BV
   E. TV

4.【答案】B
【解析】病人虽有一年发作外阴瘙痒4次以上，但未到医院确诊为VVC，因此不能诊断RVVC，根据临床评分该病人评分为11分，为重度VVC。
【考点】VVC的诊断及鉴别诊断☆☆
【难度】中

5. 该病人的用药方案最恰当的是

A. 咪康唑栓 1 200mg,阴道用药,单次
B. 咪康唑栓 400mg,阴道用药,q.d.×6d
C. 咪康唑栓 400mg,阴道用药,q.d.×3d
D. 氟康唑 150mg,顿服
E. 克霉唑栓 500mg,阴道用药,单次

5.【答案】B
【解析】病人为重度 VVC,口服或阴道应用抗真菌药物,长疗程方案。
【考点】VVC 的用药方案☆☆
【难度】中

6. 该病人半年后再次就诊,自诉再次发作 3 次,就诊于外院,显微镜检查报告单示如图 17-1,该病人的用药方案最恰当的是

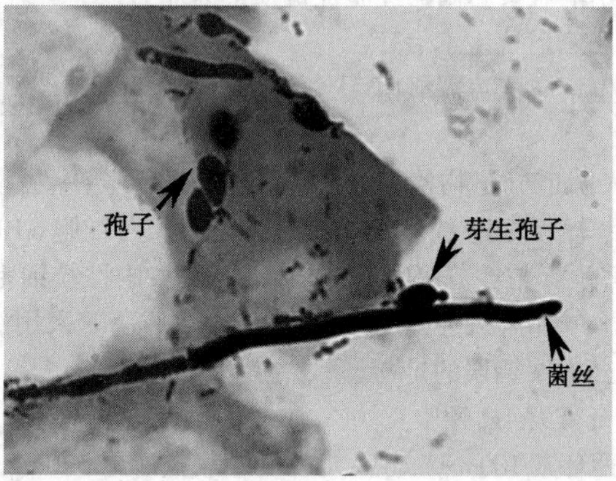

图 17-1 显微镜检查

A. 咪康唑栓 1 200mg,阴道用药,单次
B. 咪康唑栓 1 200mg,阴道用药,第 1、4、7 天应用
C. 咪康唑栓 400mg,阴道用药,q.d.×3d
D. 氟康唑 150mg,顿服
E. 克霉唑栓 500mg,阴道用药,单次

6.【答案】B
【解析】病人为 RVVC,给予强化治疗方案,后续加巩固治疗方案。
【考点】RVVC 的用药方案☆☆
【难度】中

【案例分析题】

案例:女性,35 岁,因“下腹持续性疼痛伴发热 3 天,恶心呕吐 1 天”就诊。3 天前出现左下腹持续性酸痛,并向左侧大腿腹股沟区放射,体温 37.8~38.9℃,呕吐物为胃内容物。无寒战,无腹泻。无阴道出血,白带增多,无里急后重,无尿频尿急尿痛,二便、饮食尚正常。一般检查:T 38.5℃,P 100 次 /min,R 20 次 /min,BP 120/70mmHg,无明显贫血貌。心肺未闻及异常,腹肌稍紧张,右下腹无压痛,麦氏点无压痛及反跳痛,无肌紧张,无板状腹,双侧肾区无叩痛。妇科检查:外阴未产式,阴道畅,见少量脓性分泌物,宫颈光,充血,举痛(+),宫体前位,饱满,轻压痛,活动受限,左附件区可及一直径约 7cm 包块,质地中等,压痛明显,边界不清,活动受限,位于直肠的左前方,没有压迫直肠。右附件区未及明显异常,轻度压痛。既往:月经规律,孕 2 产 1,自然产一次,人工流产一次。

提问 1:以下辅助检查有助于该疾病确诊的是

A. 阴道分泌物显微镜检查见线索细胞

B. CRP 150mg/L

C. 宫颈淋病奈瑟菌 NAAT 检测阳性

D. 血常规 WBC 12×10^9/L

E. 妇科超声显示左附件区腊肠样低回声或不规则团块样低回声,管壁不均匀增厚,边界模糊

F. 胸部 CT:左肺尖部可见小结节

G. 盆腔 MRI 示肿块边缘清晰,与周围组织无粘连

H. 妇科超声见附件区迂曲的条带样低回声,边界毛糙,盆腔积液

I. 盆腔 CT 见盆地筋膜层不清晰,子宫骶骨韧带增厚

提问 2:以下有关该病人的处理中,正确的措施有

A. 行阴道分泌物显微镜检查

B. 查血 hCG

C. 行淋病奈瑟菌 NAAT 检测

D. 血常规

E. 子宫内膜活检

F. 异烟肼 + 利福平 + 比嗪酰胺

G. MTX 50mg/m^2 肌内注射

H. 头孢西丁 2g,静脉滴注,q.6h.

I. 中药保留灌肠

提问 3:请指出以下有关该病人的用药方案中,正确的有

A. 头孢替坦 2g,静脉滴注,q.12h.+ 多西环素 100mg,口服,q.12h.+ 甲硝唑 400mg,口服,b.i.d. × 14d

B. 克林霉素 450mg,静脉滴注,q.8h. × 14d

C. 甲硝唑 1g,口服,b.i.d. × 14d

D. 头孢西丁 2g,静脉滴注,q.6h.+ 多西环素 100mg,口服,q.12h.+ 克林霉素 450mg,口服,q.i.d. × 14d

E. 莫西沙星 400mg,口服,q.d. × 14d

F. 异烟肼 + 利福平 + 比嗪酰胺

G. MTX 50mg/m^2,肌内注射

H. 头孢西丁 2g,静脉滴注,q.6h.+ 多西环素 100mg,口服,q.12h. × 14d

I. 抗生素加用中药保留灌肠

第六节　性激素药物和口服避孕药物

【A1 型题】

1. 在服用短效口服避孕药期间出现阴道不规则流血且量偏多,正确处理为

提问 1:【答案】ABCDEHI

【考点】PID 的诊断和处理☆☆

【难度】难

提问 2:【答案】ABCDEHI

【解析】此题需了解 PID 的处理,需行影像学检查如 MRI、CT、妇科超声,实验室检查如血常规、阴道和宫颈分泌物检查、CRP、血沉,给予抗生素治疗,超声引导下穿刺,子宫内膜活检及腹腔镜检查。中药治疗是盆腔炎治疗中的一种方法,主要为活血化瘀、清热解毒药物,如银翘解毒汤、安宫牛黄丸或紫血丹等。

【考点】PID 的处理☆☆

【难度】难

提问 3:【答案】ADHI

【解析】该病人病情严重,恶心、呕吐或高热;盆腔脓肿形成,需收治住院并给予静脉抗生素治疗,方案如下。A 方案:头孢替坦 2g,静脉滴注,每 12 小时 1 次(q.12h.);或头孢西丁 2g,静脉滴注,每 6 小时 1 次(q.6h.)。加用:多西环素 100mg,口服,每 12 小时 1 次。临床症状改善至少 24 小时后口服药物治疗,多西环素 100mg,每 12 小时 1 次,连用 14 天。对输卵管卵巢脓肿者,通常在多西环素的基础上加用克林霉素或甲硝唑,从而更有效地对抗厌氧菌。B 方案:克林霉素 900mg,静脉滴注,每 8 小时 1 次(q.8h.)。加用庆大霉素负荷剂量(2mg/kg),静脉滴注或肌内注射,维持剂量(1.5mg/kg),每 8 小时 1 次;症状改善后继续静脉给药至少 24 小时,继续口服克林霉素 450mg,4 次 /d,或多西环素 100mg,2 次 /d,共 14 天。

【考点】PID 的药物治疗☆☆

【难度】难

1.【答案】B

【解析】此题主要考查甾体激素避孕药的副作用,之一为不规则阴道流血,若流血量偏多者,应在服用避孕药同时加服雌激素直至停药。

【考点】甾体激素避孕药的副作用☆☆

【难度】中

2.【答案】A
【解析】短效口服避孕药是由雌激素和孕激素配制而成的复方药物,通过抑制排卵、改变子宫内膜环境、改变宫颈黏液的性状、阻止精子穿透、抗着床等机制而达到避孕的目的。避孕有效率达99%以上,是一种适合健康育龄女性的常规避孕方式。
【考点】口服避孕药的分类☆☆
【难度】易

3.【答案】C
【解析】此题主要考查甾体激素避孕药的作用机制:①抑制排卵;②改变宫颈黏液性状;③改变子宫内膜形态和功能;④改变输卵管的功能。
【考点】甾体激素避孕药的作用机制☆☆
【难度】易

4.【答案】B
【解析】此题主要考查功能失调性子宫出血雌孕激素的应用。应用大剂量雌激素可迅速促使子宫内膜生长,短期内修复创面而止血,适用于急性大量出血时,但在血红蛋白增加至90g/L以上后均必须加用孕激素撤退。因高水平雌激素修复内膜迅速但不牢固,容易发生急性突破性出血,常引起阴道流血量汹涌。
【考点】功能失调性子宫出血的性激素类药物治疗☆☆
【难度】中

1.【答案】D
【解析】此题结合病例考查性激素药物的应用。本例为黄体功能不足的排卵性月经失调,可以促进卵泡发育(小剂量雌激素、氯米芬)、刺激黄体功能(hCG)、黄体功能替代(黄体酮),复方口服避孕药用于治疗无排卵性功能失调性子宫出血。
【考点】性激素药物的临床应用☆☆
【难度】难

2.【答案】E
【解析】此题结合病例主要考查常用的避孕方法:有宫内节育器、药物避孕、阴茎套及输精管结扎术等。
【考点】避孕方式的选择☆☆
【难度】中

3.【答案】A
【解析】此题主要考查性激素药物的临床应用。病人出现痤疮、多毛,均为睾酮增高的表现,因此应选用降低雄激素的药物。炔雌醇环丙孕酮片(达英-35)通过反馈作用降低LH的高频高幅异常分泌,使卵巢源性雄激素减少。同时达英-35所含有的醋酸环丙孕酮可有效对抗雄激素,抑制内源性雄激素与受体结合及5a还原酶的活性,抑制毛囊雄激素受体生成而减少毛发生长,改善多毛症状。
【考点】甾体激素避孕药的临床应用☆☆
【难度】中

A. 加服避孕药　　B. 加服雌激素
C. 减少避孕药量　　D. 用止血药
E. 停药

2. 以下**不属于**复方短效口服避孕药的是
A. 炔诺酮探亲片　　B. 复方炔诺酮片
C. 复方甲地孕酮片　　D. 复方去氧孕烯片
E. 炔雌醇环丙孕酮片

3. 关于短效口服避孕药作用机制,**不正确**的是
A. 抑制排卵　　B. 改变宫颈黏液性状
C. 改变阴道环境　　D. 改变子宫内膜形态与功能
E. 改变输卵管的功能

4. 对于异常子宫出血的病人,雌激素内膜修复法治疗后,在停用雌激素治疗前必须加用
A. 雄激素　　B. 孕激素
C. 促进凝血的药物　　D. 抗纤溶药
E. 非甾体类抗炎药

【A2型题】

1. 女性,27岁,有生育要求,近4个月出现月经周期缩短,妇科检查示无生殖器官器质性病变,基础体温双相,子宫内膜活检示分泌反应落后3天,诊断为“排卵性月经失调”,下列**不用于**治疗的是
A. 小剂量雌激素　　B. 氯米芬
C. hCG　　D. 复方口服避孕药
E. 黄体酮

2. 女性,35岁。剖宫产术后5个月,未哺乳、月经已复潮,但周期不规则,平素月经量多,有贫血史,宫颈糜烂。首选避孕方法为
A. 阴茎套　　B. 安全期避孕
C. 宫内节育器　　D. 输卵管绝育术
E. 口服短效避孕药

3. 女性,36岁,面部痤疮2年,逐渐加重,伴体毛增多,内分泌检查示睾酮增高,最适合选用的药物是
A. 炔雌醇环丙孕酮片　　B. 溴隐亭
C. 尼尔雌醇　　D. 甲羟孕酮
E. 二甲双胍

4. 女性，49岁，因多发性子宫肌瘤行子宫全切术后5年，出现潮热、出汗，严重影响工作和生活，无禁忌的情况下采用的治疗方案最佳为
A. 单用雌激素
B. 单用孕激素
C. 单用雄激素
D. 雌孕激素序贯用药
E. 雌孕激素联合用药

4.【答案】A
【解析】此题结合病例主要考查性激素的临床应用。病人出现严重更年期症状，宜采用激素替代治疗，该病人已切除子宫，单用雌激素即可，但应注意乳腺增生情况。
【考点】性激素的临床应用☆☆
【难度】中

5. 女性，14岁，月经初潮后1年，月经周期1~3个月，经量多伴血块，此次月经来潮已8天，量仍多。血常规提示血红蛋白70g/L，盆腔超声未见明显异常。最主要的止血措施是
A. 大剂量雄激素
B. 大剂量雌激素
C. 小剂量孕激素
D. 抗纤溶及促凝药物
E. 诊断性刮宫

5.【答案】B
【解析】此题结合病例主要考查青春期功能失调性子宫出血的治疗。由于青春期，下丘脑-垂体-卵巢轴激素间的反馈调节尚未成熟，导致雌激素水平低，子宫内膜修复差而导致出血。主要的止血措施是大剂量雌激素，可迅速促使子宫内膜生长，短期内修复创面而止血。
【考点】性激素药物的临床应用☆☆
【难度】中

6. 女性，48岁，近2年月经周期不规则，经期延长，经量增多。诊断性刮宫病理诊断：子宫内膜单纯性增生，血常规提示血红蛋白85g/L。采用哪种治疗方案最佳
A. 单用雌激素周期治疗
B. 单用孕激素周期治疗
C. 单用雄激素短期治疗
D. 雌孕激素序贯用药
E. 雌孕激素联合用药

6.【答案】B
【解析】此题主要考查孕激素在功血中的应用。止血作用机制是使雌激素作用下持续增生的子宫内膜转化为分泌期，达到止血效果。
【考点】孕激素止血的作用机制☆☆
【难度】中

7. 女性，26岁，已婚未孕，短期内无生育要求，平时月经周期正常，经量多。最合适的避孕方法是
A. 安全期避孕
B. 阴茎套避孕
C. 外用避孕药
D. 宫内节育器
E. 复方短效口服避孕药

7.【答案】E
【解析】此题主要考查口服避孕药的应用。复方短效口服避孕药的主要作用为抑制排卵，正确使用的有效率接近100%，且停药后即可备孕。
【考点】甾体激素避孕药的应用☆☆
【难度】易

【A3/A4型题】

（1~2题共用题干）

女性，22岁，未婚有性生活史，平素月经不规律，此次月经来潮出现经期延长，阴道流血18天，加重2天就诊。Hb 95g/L。

1. 首先要进行的辅助检查是
A. 妊娠试验
B. 超声检查
C. 血生化检查
D. 内分泌测定
E. BBT测定

1.【答案】A
【解析】有性生活史，月经紊乱，经期延长，阴道出血，首先要除外异位妊娠。
【考点】功能失调性子宫出血的鉴别诊断☆☆
【难度】易

2. 经检查无器质性疾病，最适宜的治疗是
A. 醋酸甲羟孕酮，10mg/min，q.d.，口服
B. 黄体酮针 20mg/min，q.d.，肌内注射
C. 丙酸睾酮，25mg/min，q.d.，肌内注射
D. 复方口服避孕药，1片/min，q.8h.，口服
E. 诊断性刮宫

2.【答案】D
【解析】此题主要考查性激素的应用。口服避孕药在治疗青春期和生育年龄无排卵性功血时常常有效。急性大出血，病情稳定，可用复方单相口服避孕药。
【考点】性激素的临床应用☆☆
【难度】中

(3~4 题共用题干)

女性,46 岁,因"不规则阴道流血 2 个月"就诊,戴环 7 年,经检查考虑为功能失调性子宫出血。

3. 最恰当的处理方式是
A. 取环,加药物性刮宫
B. 取环,给予雌激素止血
C. 取环,给予雌、孕激素止血
D. 取环,给予雄、孕激素止血
E. 取环加诊断性刮宫

4. 若病理诊断为子宫内膜单纯型增生,避孕方式应首选
A. 口服长效避孕药
B. 口服短效避孕药
C. 孕激素宫内缓释系统
D. 放置宫内节育器
E. 避孕套

(5~6 题共用题干)

女性,37 岁,孕 2 产 2,近半年来出现月经不规律,周期 28 天,经期 8~12 天,测基础体温双相,月经第 6 天诊断性刮宫子宫内膜病理仍可见分泌期内膜。

5. 应考虑的诊断是
A. 绝经综合征
B. 黄体功能不足
C. 围排卵期出血
D. 黄体萎缩不全
E. 无排卵型功血

6. 上述病例,该病人的最佳治疗方案应为
A. 周期性口服避孕药
B. 月经后第 3~5 天给氯米芬
C. 下次月经前 10~14 天给孕激素
D. 雌孕激素序贯治疗
E. 卵泡期加用低剂量雌激素

(7~8 题共用题干)

女性,15 岁,12 岁初潮,月经不规律。本次停经 2 个月后出现阴道流血,淋漓不净半月,近 3 天出现阴道流血量增多,多于以往经量。查体:重度贫血貌,第二性征发育正常。无性生活史。

7. 首先应进行的检查是
A. 垂体 MRI
B. 卵巢功能检查
C. 血常规、凝血常规、血型
D. 盆腔超声
E. 诊断性刮宫

3.【答案】E
【解析】此题主要考查功血的治疗。刮宫可迅速止血,并具有诊断价值,可了解内膜病理,除外恶性病变。对于绝经过渡期及病程长的生育年龄病人应首先考虑使用刮宫术。
【考点】功血的治疗☆☆
【难度】易

4.【答案】C
【解析】此题主要考查性激素的应用。46 岁,围绝经期,口服避孕药增加血栓等风险,故应慎用;且病人病理提示子宫内膜单纯性增生,应给予孕激素治疗。孕激素宫内缓释系统通过每日微量释放孕激素可抑制子宫内膜增长,使其暂时性萎缩,可有效控制月经量、缩短出血天数,达到治疗目的。
【考点】性激素的临床应用☆☆
【难度】中

5.【答案】D
【解析】此题考查排卵性月经失调。由于下丘脑-垂体-卵巢轴调节功能紊乱,引起黄体萎缩不全,内膜持续受孕激素影响,以致不能如期完整脱落,于月经期第 5~6 天仍能见到呈分泌反应的子宫内膜。
【考点】排卵期功血的诊断☆☆
【难度】中

6.【答案】C
【解析】孕激素通过调节下丘脑-垂体-卵巢轴的反馈功能,使黄体及时萎缩,内膜按时完整脱落。
【考点】孕激素的临床应用☆☆
【难度】中

7.【答案】C
【解析】此题考查青春期异常子宫出血的处理。对于无性生活阴道流血且合并贫血的病人,首先应检查血常规、凝血功能。判断有无凝血障碍,有无输血指征,排除血液系统疾病。
【考点】青春期功血的辅助检查☆☆
【难度】中

8. 如辅助检查均正常，诊断为青春期功血，首选的止血方法是
   A. 大剂量雌激素止血 + 孕激素撤退
   B. 药物性刮宫
   C. 诊断性刮宫
   D. 丙酸睾酮 + 雌激素 + 孕激素
   E. 云南白药

8.【答案】A
【解析】此题考查青春期功血的激素治疗。青春期功血合并重度贫血者，应用大剂量雌激素可迅速促使子宫内膜修复，短期内修复创面而止血，同时营养支持，待血红蛋白计数增加至90g/L后必须加用孕激素撤退。
【考点】性激素的临床应用☆☆
【难度】中

(9~10题共用题干)
女性，35岁，口服去氧孕烯炔雌醇片避孕，服药第10天，出血少量阴道流血。

9. 最可能的原因是
   A. 子宫内膜增生过长
   B. 子宫内膜萎缩不全
   C. 子宫内膜增生不全
   D. 子宫内膜分泌不足
   E. 子宫内膜分泌旺盛

9.【答案】C
【解析】此题考查口服避孕药的副作用。口服短效甾体激素避孕药在月经前半周期出现阴道少量流血，是由于雌激素不足以使子宫内膜增生保持完整性，造成出血。
【考点】甾体激素避孕药的副作用☆☆
【难度】难

10. 采取的恰当处理方法应是
   A. 每晚增服地屈孕酮10mg
   B. 每晚增服炔雌醇0.005mg或戊酸雌二醇1片
   C. 立即停药
   D. 每晚加服避孕药1片
   E. 每晚加服避孕药2片

10.【答案】B
【解析】此题考查甾体激素避孕药副作用的处理。当口服避孕药在月经前半期出现阴道少量流血时，可在每晚加服少量雌激素，直到本周期用药结束。
【考点】甾体激素避孕药的副作用☆☆
【难度】难

(11~13题共用题干)
女性，25岁，孕1产0，流产1次。口服避孕药2年，现停经45天，出现恶心呕吐4天。

11. 首先需做的辅助检查是
   A. 血常规
   B. 尿常规
   C. 尿妊娠实验
   D. 肝功能测定
   E. 胃肠X线透视

11.【答案】C
【解析】此题考查避孕药的使用。口服避孕药出现的恶心、呕吐等类早孕反应，在服药的1~2个周期发生。以后多可自行改善，服药2年出现停经及消化道症状，最简便而常做的辅助检查是尿妊娠试验检查。最可能是由于漏服避孕药物而发生的早期妊娠。
【考点】甾体激素避孕药的临床应用☆☆
【难度】易

12. 最可能的诊断是
   A. 闭经
   B. 早孕
   C. 药物副作用
   D. 急性胃炎
   E. 急性肠炎

12.【答案】B
【考点】甾体激素避孕药的临床应用☆☆
【难度】中

13. 最可能的原因是
   A. 正常现象
   B. 子宫内膜受抑制
   C. 漏服药物
   D. 细菌感染
   E. 病毒感染

13.【答案】C
【考点】甾体激素避孕药的临床应用☆☆
【难度】中

【案例分析题】

案例:女性,25岁,未婚有性生活史,孕3产0,既往月经规律,此次因“停经45天,自测尿妊娠试验阳性,要求流产”来院就诊。超声检查提示:宫腔内见妊娠囊,大小约25mm×24mm×17mm。妇科检查及各项辅助检查均无异常。故于当日行人工流产负压吸引术。术后立即给予屈螺酮炔雌醇片,每日一次口服并建议服用3个周期。

提问1:病人口服药物后可能出现

A. 类早孕反应

B. 不规则阴道流血

C. 腹痛

D. 头痛

E. 肝功能损害

F. 乳房胀痛

G. 双下肢活动受限

H. 体重增加

I. 烦躁、抑郁

J. 心慌、憋气

提问1:【答案】ABDFH

【解析】此题考查甾体激素避孕药的副作用,主要有类早孕反应、不规则阴道流血、闭经、体重及皮肤变化、个别妇女服药后出现头痛、复视、乳房胀痛等反应。

【考点】甾体激素避孕药的副作用☆☆

【难度】中

提问2:病人人工流产术后恢复好,阴道流血3天止,每晚口服屈螺酮炔雌醇1片,术后2周病人出现阴道流血,色红,少于以往经量,淋漓不尽,正确的做法是

A. 继续遵医嘱服药,不处理

B. 停药观察

C. 每晚在用药同时加服雌激素直至停药

D. 每晚在用药同时加服孕激素直至停药

E. 每晚加服1片屈螺酮炔雌醇直至停药

F. 口服止血药物

G. 口服中成药止血处理

提问2:【答案】C

【解析】此题考查甾体激素避孕药副作用的处理。服药期间个别病人会出现阴道流血。轻者点滴出血不用处理,随着服药时间延长而逐渐减少直至停止。流血偏多者,每晚在服用避孕药同时加服雌激素直至停药。流血似月经量或流血时间已近月经期,则停止服药,作为一次月经来潮。

【考点】甾体激素避孕药副作用的处理☆☆

【难度】难

提问3:病人口服药物第2周期因工作需要外地出差2天,未服药,病人正确的做法应是

A. 于第3天晚上仍口服1片屈螺酮炔雌醇片

B. 于第3天晚上加服1片屈螺酮炔雌醇片

C. 于第3天晚上加服2片屈螺酮炔雌醇片

D. 于第3天晚上加服3片屈螺酮炔雌醇片

E. 停药等月经来潮

F. 此周期不再同房

G. 需同时加用避孕套避孕

提问3:【答案】BG

【解析】此题考查漏服避孕药的处理。若有漏服应及早补服,且警惕有妊娠可能。若漏服2片,补服后要同时加用其他避孕措施。漏服3片应停药,待出血后开始服用下一周期。

【考点】漏服避孕药的处理☆☆

【难度】难

第七节　妇产科抗生素合理应用和孕产妇用药原则

【A1 型题】

1. 关于孕期用药基本原则，下列描述**错误**的是
   A. 能用小剂量药物，则不用大剂量药物
   B. 最好用一种药物，不宜联合用药
   C. 避免使用对胎儿尚无定论的新药
   D. 在医生指导下用药，不擅自使用药物
   E. 尽可能用长时间使药效得以巩固

1.【答案】E
【考点】妊娠期用药原则☆
【难度】易

2. 有些药物对胚胎及胎儿发育具有毒性，其表现描述**错误**的是
   A. 胚胎死亡　　B. 胎儿畸形
   C. 胎儿生长受限　　D. 胎儿功能缺陷
   E. 胎儿窘迫

2.【答案】E
【考点】妊娠期用药原则☆
【难度】易

3. 属于妊娠期用药 B 类(经动物实验研究，未见对胎儿有危害)的是
   A. 抗病毒药　　B. 所有的青霉素族
   C. 抗肿瘤药　　D. 中药和中成药
   E. 维生素类药

3.【答案】B
【考点】妊娠期用药分级☆
【难度】易

4. 关于妊娠期药物动力学**不正确**的说法是
   A. 妊娠期因孕激素影响，胃肠系统的张力及活动力减弱，药物吸收变慢，吸收峰值推迟
   B. 正常妊娠期血浆容积增加，使药物稀释程度增加
   C. 妊娠期生成白蛋白的速度加快，药物蛋白结合能力增强
   D. 妊娠期肝微粒体酶降解的药物可能减少，从胆汁排出减慢，药物从肝脏清除减慢
   E. 因肾血流量增加，从肾排出的药物增加

4.【答案】C
【考点】妊娠期药代动力学特点☆
【难度】易

【A2 型题】

1. 女，25 岁，停经 50 天，查体：发现宫颈潮红；超声提示早孕；衣原体培养阳性。首选的药物治疗是
   A. 四环素　　B. 多西环素
   C. 红霉素　　D. 阿奇霉素
   E. 左氧氟沙星

1.【答案】D
【考点】妊娠合并 CT 感染的用药☆
【难度】易

2. 女，26 岁，宫内孕 36 周，阴道流液伴规律腹痛 3 小时入院，孕期诊断衣原体感染未接受治疗。入院后 2 小时阴道分娩。对

2.【答案】E
【考点】妊娠合并 CT 感染的合理

用药☆
【难度】易

可能感染的早产儿的治疗，下列选药**不恰当**的是
A. 红霉素眼膏　B. 四环素眼膏
C. 硝酸银滴眼液　D. 红霉素片口服
E. 左氧氟沙星片口服

3.【答案】A
【考点】妊娠合并衣原体感染用药☆
【难度】易

3. 女，28岁，孕期多次复查生殖道衣原体阳性，无明显临床症状。治疗应选择的药物是
A. 阿奇霉素　B. 甲硝唑
C. 头孢菌素　D. 喹诺酮类
E. 庆大霉素

4.【答案】A
【考点】妊娠合并梅毒用药☆
【难度】易

4. 女，26岁，宫内孕10周，初次产检，血清学检测证实患梅毒，首选的药物治疗是
A. 青霉素　B. 红霉素　C. 头孢菌素
D. 喹诺酮类　E. 甲硝唑

5.【答案】C
【考点】妊娠合并淋病奈瑟菌感染用药☆
【难度】易

5. 女，24岁，已婚，主因停经两月，阴道分泌物稍多，外阴痒就诊。妇科检查：已婚外阴，见脓性分泌物覆盖宫颈（拭取分泌物拟做检测），宫颈水肿，妇科超声提示早孕。分泌物培养结果为淋病奈瑟菌阳性。首选的药物治疗是
A. 氟喹诺酮类　B. 青霉素类　C. 头孢曲松
D. 甲硝唑　E. 红霉素类

6.【答案】B
【考点】妊娠合并淋病新生儿的处理☆
【难度】易

6. 女，27岁，妊娠合并淋病，入院2小时，阴道分娩一早产儿，需及时药物处理预防眼炎，最宜选择的下列药物是
A. 地塞米松滴眼液　B. 红霉素眼膏
C. 环丙沙星软膏　D. 氯霉素滴眼液
E. 妥布霉素滴眼液

7.【答案】C
【解析】分泌物检查提示BV，妊娠合并BV感染建议口服用药，不选择局部用药。
【考点】妊娠合并BV用药☆
【难度】易

7. 女，28岁，已婚，主因“停经2个月，阴道分泌物多，外阴痒”就诊。妇科检查：已婚外阴，分泌物白色腥臭味，妇科超声提示早孕。分泌物显微镜下见线索细胞。药物治疗正确的是
A. 甲硝唑栓阴道上药　B. 克霉唑栓阴道上药
C. 克林霉素口服　D. 左氧氟沙星口服
E. 咪康唑栓阴道上药

8.【答案】D
【考点】妊娠合并TV感染的用药☆
【难度】易

8. 女，25岁，停经50天，外阴瘙痒，分泌物多，查体发现分泌物呈稀薄脓性、泡沫状，阴道黏膜充血水肿，有散在出血点，超声提示早孕，分泌物显微镜下见毛滴虫，首选的药物治疗是
A. 四环素　B. 多西环素
C. 红霉素　D. 甲硝唑
E. 左氧氟沙星

【A3/A4 型题】

(1~3 题共用题干)

女,26 岁,宫内孕 10 周,既往体健,无药物过敏史,血清学检查发现快速血浆反应素试验阳性(RPR)。

1. 为明确诊断,下一步应做的检查是
   A. 复查 RPR
   B. RPR 定量检测
   C. 性病研究实验室试验(VDRL)
   D. 梅毒螺旋体实验
   E. 血清病原体检查

1.【答案】D
【考点】妊娠合并梅毒感染☆
【难度】易

2. 该病人确诊为梅毒,下一步处理正确的是
   A. 病人无症状,孕期不用处理
   B. 为避免药物对胎儿影响,孕 3 月以后再治疗
   C. 终止妊娠后,及早并规范用药
   D. 尽早并规范用药,可继续妊娠
   E. 继续妊娠,动态观察,分娩后及时治疗

2.【答案】D
【考点】妊娠合并梅毒感染的处理☆
【难度】易

3. 首选的药物治疗是
   A. 苄星青霉素　B. 青霉素 G　C. 普鲁卡因青霉素
   D. 红霉素　E. 头孢菌素

3.【答案】A
【考点】妊娠合并梅毒感染的用药☆
【难度】易

(4~6 题共用题干)

女,28 岁,已婚,主因停经两月,阴道分泌物多,外阴痒就诊。妇科检查:已婚外阴,阴道黏膜水肿,见豆渣样分泌物,妇科超声提示早孕。分泌物显微镜下见芽生孢子及假菌丝少量。

4. 该病人首选的药物治疗是
   A. 氟喹诺酮类　B. 青霉素类　C. 唑类局部外用
   D. 头孢类　E. 红霉素类

4.【答案】C
【解析】妊娠合并 VVC 感染建议局部用药,选择对胎儿无害的唑类。
【考点】妊娠合并 VVC 用药原则☆☆
【难度】中

5. 对于该病人的药物治疗,以下正确的是
   A. 氟康唑 150mg,顿服,共 1 次
   B. 氟康唑 150mg,顿服,第 1、4、7 天
   C. 咪康唑栓 400mg,阴道用药,q.d. × 3d
   D. 克林霉素 300mg,口服,b.i.d. × 7d
   E. 甲硝唑 400mg,顿服

5.【答案】C
【解析】妊娠合并 VVC 感染建议局部用药,选择对胎儿无害的唑类,具体方案同单纯性 VVC。
【考点】妊娠合并 VVC 用药原则☆☆
【难度】中

6. 对于该病人的说法,**不正确**的是
   A. 妊娠期免疫力下降,雌激素水平升高,阴道组织内糖原增

6.【答案】C
【解析】不建议常规进行阴道冲洗,

分泌物多病人可适当擦洗。
【考点】妊娠合并VVC治疗原则☆
【难度】易

加，易发生该疾病
B. 早孕期用药应权衡利弊，充分告知病人
C. 常规进行阴道冲洗
D. 性伴侣不进行常规治疗，如有症状应进行检查及治疗
E. 应进行随访

【案例分析题】

案例：女性，30岁，因"孕11周，下腹持续性疼痛伴发热3天"就诊。3天前出现左下腹持续性酸痛，并向左侧大腿腹股沟区放射，体温37.8~38.5℃，无恶心呕吐物。无寒战，无腹泻。无阴道出血，白带增多，无里急后重，无尿频尿急尿痛，二便，饮食尚正常。一般检查：T 38.5℃，P 100次/min，R 20次/min，BP 120/70mmHg，无明显贫血貌。心肺未闻及异常，腹肌稍紧张，右下腹无压痛，麦氏点无压痛及反跳痛，无肌紧张，无板状腹，双侧肾区无叩痛。妇科检查：外阴未产式，阴道畅，见少量脓性分泌物，宫颈光，充血，举痛(+)，宫体增大，如孕2^+月，轻压痛，活动受限，左附件区可及一直径约4cm包块，质地中等，压痛明显，边界不清，活动受限。右附件区未及明显异常，轻度压痛。

提问1：有关该病人的处理中，正确的措施有
A. 行阴道分泌物显微镜检查
B. 查血CRP
C. 行淋病奈瑟菌NAAT检测
D. 血常规
E. 盆腔超声
F. 盆腔CT
G. MTX 50mg/m^2肌内注射
H. 头孢西丁2g静脉滴注q.6h.
I. 收入院

提问1：【答案】ABCDEHI
【解析】此题需了解妊娠合并PID宜入院治疗，影像学检查应避免辐射如CT，可行妇科超声或MRI，实验室检查如血常规、阴道和宫颈分泌物检查、CRP、血沉，静脉给予抗生素治疗等。
【考点】妊娠合并PID的处理☆☆
【难度】难

提问2：有关该病人的用药方案中，正确的有
A. 头孢替坦2g，静脉滴注，q.12h.+多西环素100mg，口服，q.12h.+氧氟沙星400mg，口服，b.i.d.×14d
B. 克林霉素450mg，口服，q.i.d.×14d
C. 甲硝唑1g，口服，b.i.d.×14d
D. 头孢西丁2g，静脉滴注，q.6h.+克林霉素450mg，口服，q.i.d.×14d
E. 莫西沙星400mg，口服，q.d.×14d
F. 异烟肼+利福平+比嗪酰胺
G. MTX 50mg/m^2，肌内注射
H. 头孢西丁2g，静脉滴注，q.6h.+多西环素100mg，口服，q.12h.×14d
I. 头孢替坦2g，静脉滴注，q.12h.+甲硝唑400mg，口服，b.i.d.×14d

提问2：【答案】DI
【解析】该病人妊娠合并PID，需收治住院并给予静脉抗生素治疗，妊娠期和哺乳期妇女禁用盐酸四环素、多西环素、米诺环素及氟喹诺酮类药物。
【考点】PID的药物治疗☆☆
【难度】难

第十八章　妇产科常用辅助检查

第一节　妇产科超声

【A1 型题】

1. 关于早期妊娠超声声像图的叙述，**错误**的是
   A. 最早见到的是胎囊
   B. 宫腔内假妊娠囊周边会有双环征
   C. 卵黄囊的正常直径 2~5.6mm
   D. 根据胎芽大小推算孕周
   E. 声像图显示子宫内膜厚 20mm，其内可见囊区直径 2mm

1.【答案】B
【解析】早期妊娠超声下可见胎囊周边呈双环征，宫外孕时宫腔内出现假妊娠囊无双环征。
【考点】早期妊娠超声的特征性表现☆☆
【难度】易

2. 超声诊断报告上描述的胎囊通常指妊娠孕龄
   A. 小于 2 周　　B. 5~8 周　　C. 15~20 周
   D. 20~22 周　　E. 22~24 周

2.【答案】B
【解析】早期妊娠 5~8 周时，宫腔内出现妊娠囊，超声下描述为胎囊。
【考点】早期妊娠超声的特征性描述☆☆
【难度】易

3. 下面与子宫肌瘤超声鉴别诊断**无关**的是
   A. 子宫肥大症　　B. 子宫腺肌病
   C. 卵巢实质性肿瘤　　D. 子宫内膜增生
   E. 多囊卵巢

3.【答案】E
【解析】子宫肌瘤超声表现为子宫增大，需与子宫肥大症及子宫腺肌病鉴别；黏膜下子宫肌瘤出现宫腔内异常回声需与子宫内膜增生鉴别，与多囊卵巢声像图表现无关。
【考点】了解子宫肌瘤超声的鉴别诊断☆☆
【难度】易

4. 子宫肌瘤声像图表现**不包括**
   A. 子宫增大或出现局限性隆起
   B. 肌瘤一般呈高回声，边界不清楚
   C. 可出现子宫内膜移位与变形
   D. 彩色多普勒超声肌瘤周边可见环状血流信号
   E. 可出现膀胱压迹与变形

4.【答案】B
【解析】子宫肌瘤声像图一般表现为低回声，周边清晰有包膜，可见环状血流信号。
【考点】子宫肌瘤的超声表现☆
【难度】中

5. 关于子宫腺肌瘤彩色多普勒血流显像的描述，正确的是
   A. 一般无特异表现，供血来源于子宫正常血管
   B. 肿块周围可见环状血流
   C. 肿块周围可见半环状血流

5.【答案】D
【解析】子宫腺肌瘤声像图表现为子宫肌层局灶呈瘤样结节，内为不均质高回声，可办栅栏状声衰减，与子宫正常肌层分界不清，病灶内部可见较丰富高阻血流信号。
【考点】子宫腺肌瘤声像图特点☆
【难度】中

D. 肿块内见丰富高阻血流

E. 肿块内见丰富低阻血流

6. 下列不是子宫内膜癌声像图表现的是

A. 子宫增大　B. 子宫内膜厚度小于 4mm

C. 子宫内膜呈团块状回声　D. 宫腔内积液

E. 子宫内膜不均匀增厚

6.【答案】B

【解析】子宫内膜癌超声下一般显示内膜增厚，内膜厚度 <4mm 不考虑内膜病变。

【考点】子宫内膜癌声像图特点☆☆

【难度】中

7. 排卵前超声监测正常卵泡最大直径范围是

A. 8~10mm　B. 10~17mm　C. 17~24mm

D. 30~35mm　E. 35~40mm

7.【答案】C

【解析】排卵期，一侧卵巢内可见优势卵泡，最大直径 17~24mm。

【考点】成熟卵泡大小☆☆

【难度】易

8. 在声像图上，早期妊娠时正常卵黄囊测值范围为

A. 2~5.6mm　B. 10.6~11.6mm　C. 12~13mm

D. 13~14mm　E. 14~16mm

8.【答案】A

【解析】早期妊娠，妊娠囊内可见卵黄囊，其正常大小范围约 2~5.6mm。

【考点】早期妊娠正常卵黄囊大小☆☆

【难度】易

9. 卵巢非赘生性囊肿的临床和声像图表现，下列不正确的是

A. 是一种囊性结构而不是肿瘤

B. 绝经后妇女常见，多能自行消退

C. 黄素囊肿多呈双侧性

D. 黄体囊肿是黄体血肿液化形成

E. 滤泡囊肿常为多发性

9.【答案】B

【解析】绝经后妇女不会出现卵巢生理性非赘性囊肿。

【考点】卵巢非赘生性囊肿特征☆

【难度】难

10. 下列不是超声诊断异位妊娠声像图表现的是

A. 子宫增大　B. 子宫直肠陷凹积液

C. 附件区囊实性包块　D. 宫腔积液

E. 子宫内膜呈细线状

10.【答案】E

【解析】异位妊娠子宫内膜一般出现增厚不均匀出血，内膜不会呈细线状。

【考点】异位妊娠超声特点☆☆

【难度】易

【A2 型题】

1. 女性，54 岁，绝经 3 年，阴道出血 1 周，超声提示：子宫萎缩，内膜中等不均厚 6mm，双卵巢呈实性。可能的疾病及确诊检查分别是

A. 子宫内膜癌，诊断性刮宫

B. 早期子宫肉瘤，血 hCG

C. 子宫内膜小息肉，诊断性刮宫

D. 黏膜下小肌瘤，血 hCG

E. 子宫内膜结核，诊断性刮宫

1.【答案】A

【解析】绝经后妇女阴道出血，超声提示子宫内膜 >5mm，首先考虑子宫内膜癌，需要行诊断性刮宫确诊。

【考点】子宫内膜癌诊断及处理原则☆☆

【难度】易

2. 女性，25 岁，已婚，发现“子宫肌瘤”2 年，现孕 5 个月，偶有下腹痛。超声提示子宫肌瘤较孕前增大，且回声不均匀，考虑子宫肌瘤伴变性。最可能发生的变性是

A. 玻璃样变性　B. 囊性变　C. 红色变性

2.【答案】C

【解析】妊娠期合并子宫肌瘤，肌瘤增长迅速要考虑子宫肌瘤变性，其中最常见为红色变性。

【考点】妊娠合并子宫肌瘤变性特点☆☆

【难度】易

D. 脂肪变性　　E. 肉瘤样变

3. 女性,30岁,已婚,“持续性右下腹痛12小时”来院。腹痛发作前曾有性生活史,当时觉下腹隐痛,30分钟后疼痛加剧,并伴有肛门坠胀,上厕所时曾晕厥1次。末次月经在两周前。超声提示:右卵巢增大,其内可见网格状非纯囊直径3.0cm,盆腔游离液4.5cm。最可能的诊断是

A. 异位妊娠　　B. 难免流产　　C. 卵巢黄体破裂
D. 急性盆腔炎　　E. 急性阑尾炎

3.【答案】C
【解析】病人经后2周,突发下腹痛,超声提示卵巢增大、囊肿,盆腔积液,首先考虑生理性囊肿破裂。
【考点】卵巢黄体囊肿破裂临床及超声表现☆☆
【难度】易

4. 女性20岁,未婚,2年前超声发现右附件肿物。突然发生下腹部剧烈疼痛,伴恶心、呕吐2小时急诊来院。经肛门-腹部检查:子宫中位,正常大小,右侧盆腔扪及约10cm×10cm×8cm大小肿块,边界清楚,压痛明显。最可能的诊断是

A. 卵巢肿瘤出血　　B. 卵巢肿瘤变性
C. 卵巢肿瘤蒂扭转　　D. 卵巢肿瘤破裂
E. 卵巢肿瘤感染

4.【答案】C
【解析】既往超声发现卵巢肿物,突发急腹症,妇科检查盆腔肿物10cm,压痛明显,首先考虑卵巢肿物扭转。
【考点】卵巢肿物并发症☆☆
【难度】易

5. 女性40岁,已婚,月经量增多2年,伴有贫血。妇科检查:子宫增大如孕12^+周大小。超声检查提示:子宫增大,后壁压向宫腔低回声结节,直径约6cm。最佳处理方法是

A. 中草药治疗　　B. 子宫肌瘤摘除术
C. 性激素治疗　　D. 放射治疗
E. 子宫全切术

5.【答案】B
【解析】子宫肌瘤伴月经量增多、贫血,超声提示单个肌瘤6cm,压向宫腔,病人年龄40岁,首选治疗方法应为子宫肌瘤摘除术。
【考点】子宫肌瘤手术指征☆☆
【难度】中

6. 女性35岁,胃癌术后半年,发现下腹部两侧各有一包块。超声检查:子宫正常大小,双侧卵巢各有一实质性肿块,与周围界限清楚。最可能的诊断为

A. 双侧卵巢畸胎瘤　　B. 双侧卵巢纤维瘤
C. 卵巢Krukenberg瘤　　D. 卵巢腺癌
E. 卵巢Brenner瘤

6.【答案】C
【解析】卵巢常见转移肿瘤为胃肠道肿瘤来源的Krukenberg瘤,多见双侧实性肿物。
【考点】卵巢转移肿瘤特点☆☆
【难度】中

7. 女性25岁,已婚未育。14岁初潮,月经规则。20岁以后时常低热,盗汗,乏力,随后月经量逐渐减少,伴有痛经。病人较瘦小。妇科检查:子宫中位,正常大小,活动度差,内膜呈断续线状回声。导致病人不孕的原因,最大可能是

A. 子宫内膜异位症
B. 内分泌失调
C. 先天性生殖器官发育不良
D. 女性生殖器官结核
E. 染色体异常

7.【答案】D
【解析】年轻女性不孕,出现低热盗汗,月经量少,超声提示内膜断续线状,首先考虑子宫内膜结核。
【考点】女性生殖器结核的临床表现☆☆
【难度】中

8. 女性 14 岁，腹部迅速增大 8 个月，月经初潮 12 岁，周期及经期正常。超声提示：右侧卵巢呈囊实性肿块，大小约 19cm×17cm×13cm，实性区有低阻血流信号。血甲胎蛋白 1 950μg/L。其最可能的诊断为

A. 卵巢无性细胞瘤　　B. 卵巢 Brenner 瘤
C. 卵巢成熟畸胎瘤　　D. 卵巢内胚窦瘤
E. 卵巢颗粒细胞瘤

8.【答案】D
【解析】病人为青少年女性，超声提示单侧卵巢巨大囊实性肿物，同时 AFP 升高，首先考虑生殖细胞来源的卵巢恶性肿瘤 - 内胚窦瘤。
【考点】青少年女性卵巢肿瘤特点☆
【难度】难

9. 女性 45 岁，已婚，月经量增多伴经期腹痛 5 年，近一年来症状加剧。妇科检查：宫颈轻度糜烂，子宫中后位，如 6⁺ 周妊娠大小，质硬。超声提示：子宫 65mm×65mm×54mm，后壁明显增厚，呈不均匀分布的粗颗粒状回声，伴栅栏状声衰减，双卵巢正常。其诊断为

A. 子宫肌瘤
B. 子宫腺肌病
C. 子宫肥大症
D. 盆腔炎
E. 更年期功能失调性子宫出血

9.【答案】B
【解析】育龄女性，痛经逐渐加重，超声子宫增大，回声不均，首先考虑子宫腺肌病。
【考点】子宫腺肌病的临床表现及超声特点☆☆
【难度】中

10. 女性 26 岁，月经规律，周期 35 天，经期 7 天，准备备孕，要求超声监测排卵，应该在月经第几天开始超声监测排卵

A. 第 7 天　　B. 第 10 天　　C. 第 17 天
D. 第 27 天　　E. 第 30 天

10.【答案】C
【解析】育龄女性排卵期在月经前 14 天，病人月经周期 35 天，其排卵期应该是月经第 21 天，监测排卵一般可提前 4~5 天开始，因此为月经第 17 天开始监测。
【考点】女性排卵期时间确定方法☆
【难度】难

11. 女性 40 岁女性，已婚，因"月经淋漓不净 20 天"来就诊。妇科检查：子宫如 6⁺ 周妊娠大小，两侧附件阴性。超声提示：宫腔内可见低回声结节，考虑"黏膜下子宫肌瘤"。下列与该诊断**不符合**的是

A. 子宫不规则增大　　B. 月经量多伴经期延长
C. 子宫均匀性增大　　D. 月经后仍有血水样排液
E. 宫口松弛

11.【答案】A
【解析】病人为黏膜下子宫肌瘤，突向宫腔，子宫应为均匀性增大。子宫不规则增大常见于壁间及浆膜下子宫肌瘤。
【考点】黏膜下子宫肌瘤临床特点☆☆
【难度】中

12. 女性，28 岁，流产后半年，阴道不规则出血 15 天，近 10 天咳血，超声发现子宫增大，肌层回声不均匀，并可见蜂窝状无回声区，CDFI 示血供增多，hCG 增高。首先应考虑是

A. 绒癌　　B. 部分性葡萄胎
C. 不全流产　　D. 子宫腺肌瘤
E. 子宫肌层内血肿

12.【答案】A
【解析】病人有流产后半年的病史，超声提示子宫增大，肌层回声不均匀，并可见蜂窝状无回声区，CDFI 示血供增多。首先考虑滋养细胞肿瘤，病人有咳血，考虑不除外肺转移，首先考虑绒毛膜癌诊断。
【考点】滋养细胞肿瘤特点☆
【难度】难

13. 女性 55 岁，绝经 5 年后阴道流血一周，超声提示：内膜中等不均厚 13mm。诊断性刮宫，病理为子宫内膜高分化腺癌，下列**错误**的是

13.【答案】C
【解析】内膜癌术前需要超声或 MRI 评估其肌层浸润，以明确手术范围，指导临床分期。
【考点】子宫内膜癌诊疗特点☆☆
【难度】中

A. 超声检查肝脏、肾脏
B. 经阴道超声检查判断肌层浸润深度
C. 已有病理诊断，不需要再做经阴道子宫超声检查
D. 超声检查观察是否累及宫颈
E. MRI 检查判断子宫肌层浸润深度

14. 女性 38 岁，已婚，平时月经规律，因人工流产后下腹痛 10 个月，检查发现盆腔包块 5 个月来诊。妇科检查：子宫右上方扪及 6cm×6cm×5cm 肿块，与子宫粘连，边界欠清。超声提示：子宫 48mm×44mm×38mm，右卵巢正常大小，其外侧粘连不均低回声包块 62mm×60mm×59mm，形态不规则，周围有积液。此病例的诊断可能是
A. 卵巢良性肿瘤　　B. 卵巢恶性肿瘤
C. 阑尾包块　　D. 附件炎性肿块
E. 盆腔血肿

14.【答案】D
【解析】人流术后腹痛，发现盆腔包块，超声提示附件区不规则包块，首先考虑炎症包块。
【考点】盆腔炎性包块临床特点☆
【难度】难

15. 女性 26 岁，已婚，平时月经规律，周期 28 天，经期 4 天，末次月经 6 月 12 日，于 7 月 20 日开始阴道流血至今(8 月 4 日)。妇科检查：宫口见血性透明宫颈黏液，子宫稍饱满，两侧附件阴性。血性黏液涂片检查羊齿状结晶(++)。超声提示：子宫内膜 1.2cm，双卵巢(-)，最大囊泡直径 1.7cm，该病例的诊断应是
A. 异位妊娠　　B. 异常子宫出血　　C. 过期流产
D. 葡萄胎　　E. 完全流产

15.【答案】B
【解析】育龄女性，停经后阴道出血，但宫颈黏液可见羊齿状结晶，可除外妊娠。超声：宫腔内无妊娠囊，卵巢内可见优势卵泡，考虑为排卵异常的异常子宫出血。
【考点】功能性子宫出血临床特点☆
【难度】难

16. 25 岁女性，已婚，1 年前早孕行无痛人工流产手术，术中即刻上环一枚，术后下腹痛，超声提示如图 18-1、图 18-2。考虑宫内节育器类型及诊断为
A. “V”环，位置正常
B. “I”环，位置下移
C. “T”环，右侧壁嵌顿
D. “V”环，左侧壁嵌顿
E. “T”环，位置正常

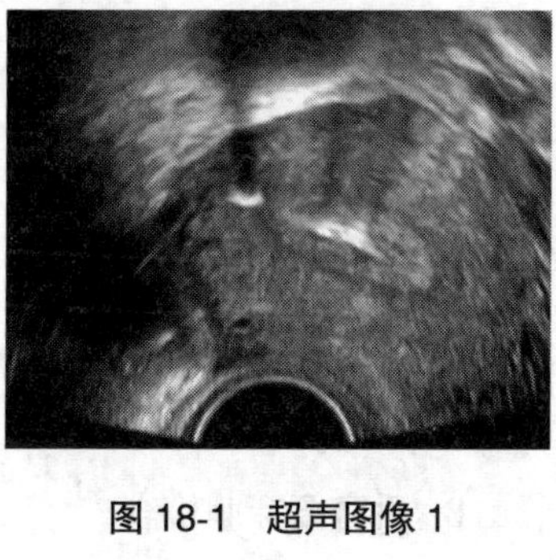
图 18-1　超声图像 1

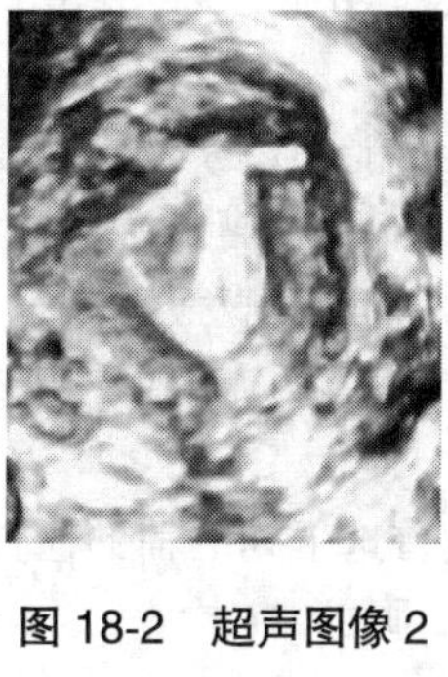
图 18-2　超声图像 2

16.【答案】C
【解析】育龄女性病人，人流术中即刻上环，术后出现下腹痛，超声显示“T”环一侧壁嵌顿于右宫壁，考虑宫内环嵌顿。
【考点】宫内节育器临床特点☆☆
【难度】难

【A3/A4 型题】

(1~3 题共用题干)

女性,25 岁,平素月经规律,现停经 2 个月,尿妊娠试验(+),近 1 周出现阴道少量流血。妇科检查:阴道内见少量新鲜血,无组织物排出,子宫增大如 7 周妊娠大小,无压痛。双侧附件未及异常。超声提示如图 18-3。

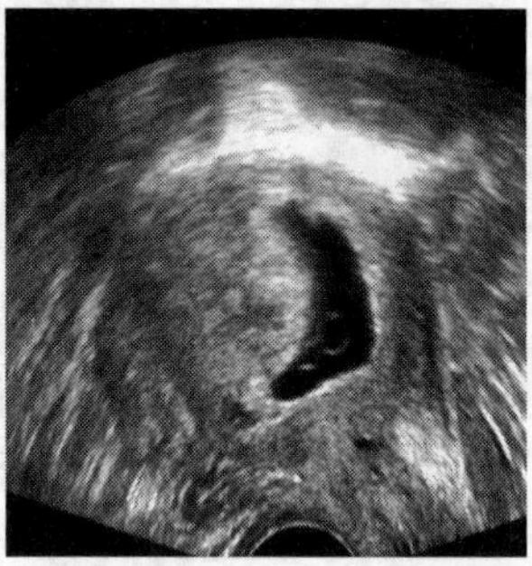

图 18-3 超声图像

1. 应首选的辅助检查是
   A. 行诊断性刮宫术
   B. 血 hCG
   C. 彩色多普勒超声
   D. 盆腔 X 线检查
   E. 宫腔镜检查

2. 最可能的诊断是
   A. 子宫肌瘤 B. 葡萄胎 C. 先兆流产
   D. 胎停育 E. 双胎妊娠

3. 首选处理方法是
   A. 宫腔镜检查
   B. 诊断性刮宫
   C. 一周后复查血 hCG 及超声检查
   D. 腹腔镜手术
   E. 腹部 CT 检查

(4~5 共用题干)

女性 20 岁,未婚,发现下腹部肿块 2 年。突然发生下腹部剧烈疼痛,伴恶心、呕吐 2 小时急诊来院。肛门 - 腹部检查:子宫中位,正常大小,右侧盆腔扪及约 10cm×10cm×8cm 大小肿块,边界清楚,压痛明显。

4. 最可能的诊断是
   A. 卵巢肿瘤出血 B. 卵巢肿瘤变性
   C. 卵巢肿瘤蒂扭转 D. 卵巢肿瘤破裂
   E. 卵巢巧克力囊肿破裂

5. 应首选下列的辅助检查是
   A. 腹部 CT 检查 B. 后穹窿穿刺检查

1.【答案】B

【解析】育龄女性病人,停经 2 个月,尿妊娠试验(+),超声宫腔内见胎囊,有卵黄囊,无明显胎芽,应除外胎停育,首先查血 hCG 且要动态观察,以便明确诊断。

【考点】胎停育临床表现☆☆

【难度】易

2.【答案】D

【解析】育龄女性病人,停经 2 个月阴道出血,且妇科检查孕周小于实际停经时间,超声下胎囊内未见胎芽,首先考虑胎停育。

【考点】胎停育临床及超声表现☆☆

【难度】中

3.【答案】C

【解析】育龄女性病人,有生育要求,停经早孕,超声宫内可见妊娠囊,无胎芽,应让病人 1 周后复查血 hCG 及超声,进一步明确诊断。

【考点】早期妊娠处理原则☆

【难度】难

4.【答案】C

【解析】年轻女性,既往有卵巢肿物病史,突发下腹痛,首先考虑卵巢肿物蒂扭转。

【考点】卵巢肿物并发症☆☆

【难度】易

5.【答案】C

【解析】女性急腹症,肛查:右附件包块 10cm,压痛明显。首先选择超声检查,确定肿物位置及大小,同时可根据血流情况判断有无扭转。

【考点】卵巢肿物的辅助检查手段☆☆

【难度】中

C. 超声检查　　D. 盆腔 X 线检查
E. 尿妊娠试验

(6~8 题共用题干)
女性 30 岁，平素月经不规律，周期 30~50 天，经期 5 天，经量中等，无痛经。停经 55 天，不规则少量阴道出血 10 天，无诱因突发左下腹痛伴肛门坠胀 4 小时。急诊就诊，超声所见：子宫正常大小，内膜中等不均厚 0.8cm，内有小囊区，左附件区不均回声包块直径 4.5cm，子宫后方游离液 8cm。

6. 应行的辅助检查是
A. 行诊断性刮宫术　　B. 尿妊娠试验
C. 腹部 CT 检查　　D. 盆腔 X 线检查
E. 后穹窿穿刺

6.【答案】B、E
【解析】育龄女性病人，停经阴道出血急腹症，首先考虑异位妊娠，同时超声提示盆腔积液，因此应查尿妊娠试验及行后穹窿穿刺是否有不凝血，以进一步确诊。
【考点】异位妊娠破裂的临床表现☆☆
【难度】中

7. 最可能的诊断是
A. 黄体破裂　　B. 异位妊娠
C. 卵巢肿物扭转　　D. 输卵管积水
E. 早孕

7.【答案】B
【解析】育龄女性病人，停经阴道出血急腹症，首先考虑异位妊娠。
【考点】异位妊娠的临床表现☆☆
【难度】中

8. 首选处理方式是
A. 诊断性刮宫　　B. 手术治疗　　C. 药物治疗
D. 期待疗法　　E. 暂时观察

8.【答案】B
【解析】急腹症病人，盆腔内有出血征象，应行手术治疗。
【考点】异位妊娠治疗原则☆☆
【难度】中

(9~10 题共用题干)
女性 54 岁，绝经 3 年，不规则阴道出血 7 天，量少于以往月经，伴有下腹坠胀。超声检查提示：子宫前位 4.8cm×4.0cm×3.2cm，回声不均，内膜厚 1.3cm，呈中强不均回声，与宫壁界限尚清，彩色多普勒超声显示内膜可探及血流信号，阻力指数 RI 0.48，双卵巢呈实性条索状回声，盆腔游离液(–)。

9. 根据病史及超声检查最可能的诊断是
A. 子宫内膜息肉　　B. 子宫内膜增生
C. 子宫内膜癌　　D. 黏膜下子宫肌瘤
E. 子宫腺肌病

9.【答案】C
【解析】绝经后阴道出血，超声提示子宫内膜增厚，且有血流信号，首先考虑子宫内膜癌。
【考点】子宫内膜癌临床及超声表现☆☆
【难度】中

10. 以下检查有助于明确诊断的是
A. 子宫输卵管碘油造影
B. 腹腔镜检查
C. 宫腔镜和分段诊刮检查
D. 腹部 X 线检查
E. 腹部 CT 检查

10.【答案】C
【解析】绝经后女性，阴道出血且内膜增厚，应行宫腔镜或诊断性刮宫取内膜组织送病理以明确诊断。
【考点】子宫内膜癌诊断标准☆☆
【难度】易

【案例分析题】

案例：女性，28 岁，平素月经规律，周期 35 天，经期 5 天，停经 50 天查尿妊娠试验(+)，同时出现恶心呕吐、并偶有下腹痛，给予保胎治疗。现停经 2 个半月，近 1 周出现阴道少量流血。妇科检查：阴道内见少量新鲜血，无组织物排出，子宫增大如 4 个月妊娠大小，质软，双侧卵巢增大，直径约 8~9cm。血 hCG>100 000IU/L。超声显示如图 18-4、图 18-5。

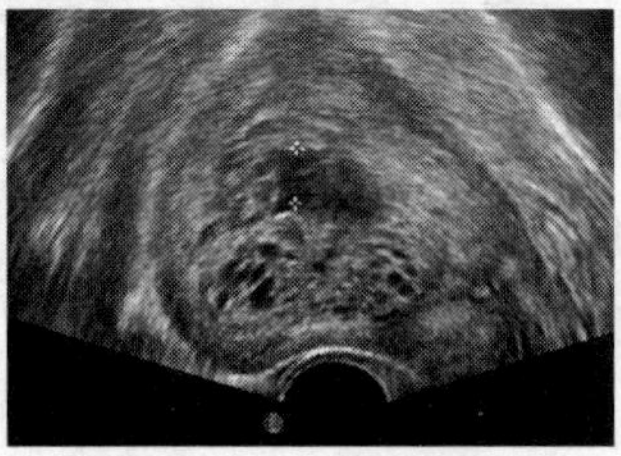

图 18-4 超声图像 1

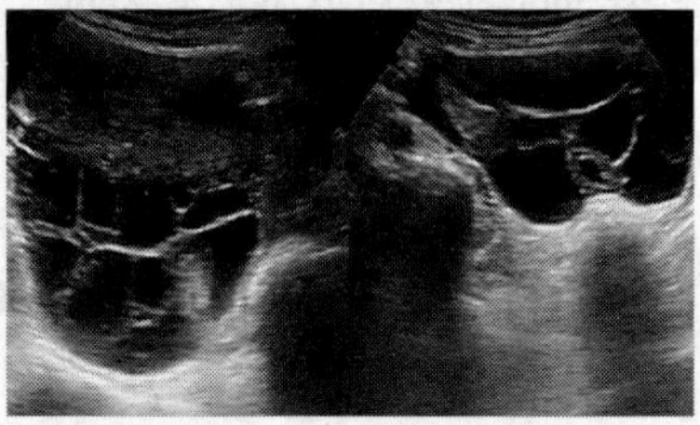

图 18-5 超声图像 2

提问 1：根据超声图像，该病人声像图表现为

A. 子宫增大

B. 宫腔内充满大小不等囊区，呈落雪状

C. 宫内见妊娠囊

D. 内膜 0.8cm

E. 双卵巢增大，内可见网格状囊区

F. 双卵巢实性肿物

提问 1：【答案】ABE

【解析】育龄女性病人，停经阴道出血，尿妊娠试验(+)，同时子宫增大与停经时间不符，考虑葡萄胎或部分性葡萄胎可能性大，葡萄胎超声显示：子宫增大，宫腔内充满大小不等囊区，如落雪状，如为部分性葡萄胎宫内可见妊娠囊，双卵巢可出现囊肿。

【考点】葡萄胎超声表现☆☆

【难度】中

提问 2：根据超声图像，该病人需要进行鉴别的疾病有

A. 子宫内膜增生

B. 子宫内膜癌

C. 先兆流产

D. 双卵巢黏液性囊腺瘤

E. 双卵巢畸胎瘤

F. 子宫腺肌病

提问 2：【答案】ABCD

【解析】超声图像显示内膜增厚、宫腔内充满囊区，应与子宫内膜增生及内膜癌鉴别；停经、阴道出血、子宫增大、尿 hCG+，需要与妊娠相关疾病相鉴别；双卵巢呈多房隔囊性肿物应与双卵巢黏液性囊腺瘤鉴别。

【考点】葡萄胎诊断及鉴别诊断☆

【难度】难

第二节 影像学检查

【A1 型题】

1. 宫颈癌临床分期最准确的检查技术是

A. CT 平扫　B. CT 增强扫描　C. MRI

D. 静脉尿路造影　E. 钡剂灌肠

1.【答案】C

【考点】宫颈癌临床分期的影像学检查☆

【难度】易

2. 下列关于子宫肌瘤 CT 表现的描述，**不正确**的是

A. 肿瘤大小和轮廓可以发生改变

B. 子宫腔可受压移位或变形

2.【答案】D

【考点】子宫肌瘤的影像学检查☆

【难度】易

C. 平扫时肿瘤密度与正常子宫肌层一致
D. 增强扫描时肿瘤密度与正常子宫密度差别很大
E. 肿瘤内部偶有钙化出现

3. 卵巢癌最常见的 CT 表现是
A. 盆腔内可见子宫旁有囊实性或实性肿块
B. 腹水
C. 大网膜转移肿块
D. 腹膜腔播散结节
E. 钙化性转移

3.【答案】A
【考点】卵巢癌的影像学检查☆
【难度】易

4. 当卵巢囊性肿瘤出现以下征象时,**不提示**恶性可能的是
A. 肿物越大(最大径 >5cm),恶性可能性越大
B. 囊壁或内部分隔薄厚不均,厚度 >3mm 时
C. 肿物内实性成分越多,强化越明显,恶性可能性越大
D. 肿物边缘不清晰
E. 肿瘤单房囊性、包膜完整

4.【答案】E
【考点】卵巢囊肿的影像学检查☆
【难度】易

5. 宫颈癌 CT 检查,**错误**的描述是
A. 宫颈增大,形成不规则软组织肿块
B. 肿物局限于宫颈或蔓延至子宫和宫旁
C. 肿物向子宫外延伸呈分叶状
D. CT 在宫颈癌分期上优于 MRI
E. CT 扫描盆腔淋巴结阴性不能除外淋巴转移

5.【答案】D
【考点】宫颈癌的影像学检查特征☆
【难度】易

【A2 型题】

1. 女性,33 岁,发现盆腔包块 4 年余,行盆腔 CT 扫描示:女性盆腔囊实性肿块,以囊性为主,含脂肪和钙化,最可能的诊断是
A. 卵巢纤维瘤　B. 卵巢囊性畸胎瘤　C. 卵巢囊腺瘤
D. 卵巢囊腺癌　E. 滤泡囊肿

1.【答案】B
【考点】卵巢畸胎瘤的影像学检查特征☆
【难度】易

2. 女性,45 岁,因"同房后阴道出血 4 个月"就诊,妇科检查宫颈肿块约 5cm×6cm,呈菜花样改变,活检提示宫颈鳞状细胞癌。MRI 扫描示:宫颈癌向外后侵犯闭孔内肌和梨状肌,分期应属于
A. Ⅱa　B. Ⅱb　C. Ⅲa
D. Ⅲb　E. Ⅳ

2.【答案】D
【考点】晚期宫颈癌的影像学检查特征☆
【难度】易

3. 女性,26 岁,葡萄胎清宫术后 3 个月,子宫 2 个月妊娠大,伴不规则阴道流血,左卵巢囊肿直径 8cm,胸部 X 线显示:左胸第 4 肋间团块状阴影,为明确诊断应首选的辅助检查方法是
A. 盆腔 CT　B. 胸部 CT　C. 诊断性刮宫
D. 血 β-hCG　E. 盆腔彩超

3.【答案】B
【考点】葡萄胎清宫术后可疑肺转移的影像学检查☆
【难度】易

4.【答案】E
【考点】卵巢囊肿的影像学检查☆
【难度】易

4. 女性,62 岁,左下腹持续性疼痛 3 天,伴恶心、呕吐,左附件区扪及一囊性包块,活动,表面光滑,压痛明显,CT 和 MRI 如下图 18-6、图 18-7,下列说法**错误**的是

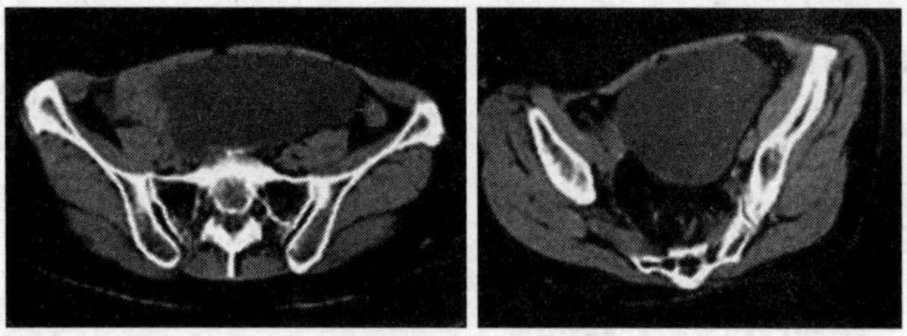

图 18-6 CT 图像

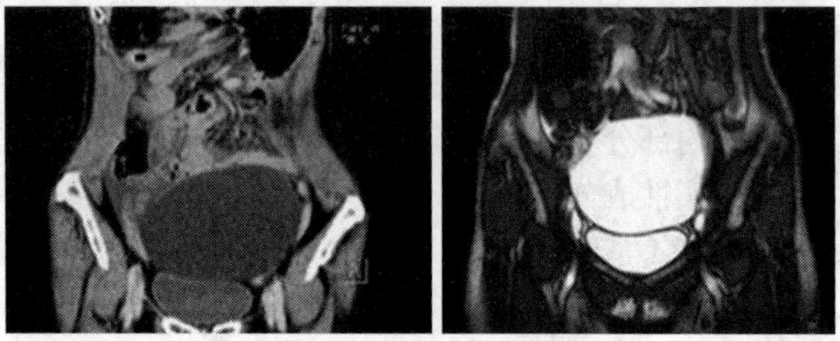

图 18-7 MRI 图像

A. 左侧附件区一囊性占位病变
B. 该病灶包膜完整,边界清晰
C. 膀胱向下压移位
D. 结合临床症状考虑为卵巢囊肿扭转
E. 结合临床症状考虑为卵巢囊腺瘤

5.【答案】C
【考点】卵巢癌的影像学检查特征☆
【难度】易

5. 女性 65 岁,因"腹胀 2 个月"就诊,行 CT 检查提示:女性盆腔内软组织肿块,向上可达下腹部,肿块为囊实性,不规则,部分可见钙化,肿块与子宫分解不清,伴有腹水和大网膜转移,最可能的诊断为

A. 宫颈癌　B. 膀胱癌　C. 卵巢癌
D. 结肠癌　E. 淋巴瘤

6.【答案】E
【考点】选择做 PET-CT 检查的指征☆
【难度】易

6. 女性 60 岁,卵巢高级别浆液性癌ⅢC 期术后化疗后半年,再次出现腹胀,颈部可触及单个淋巴结肿大,就诊外院盆腹腔增强核磁提示盆腹腔多发转移病灶、腹腔积液,下一步首先应完善的影像学检查是

A. 妇科彩超　B. 腹部增强 CT　C. 盆腔增强 CT
D. 盆腹腔增强 CT　E. PET-CT

7.【答案】C
【考点】子宫内膜癌 MRI 检查征象☆
【难度】易

7. 女性 65 岁,15 年前绝经,5 年前少量阴道出血自行缓解,未就诊,近 3 个月腹胀、阴道排液,就诊我院盆腔核磁图像如图 18-8,最可能的诊断是

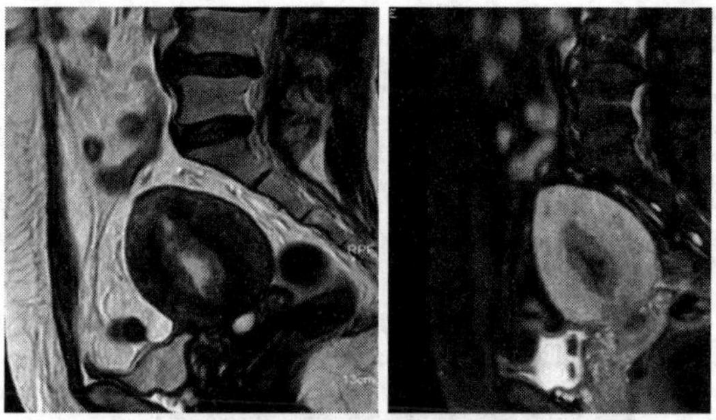

图 18-8　盆腔核磁图像

A. 子宫肉瘤　　B. 子宫黏膜下平滑肌瘤
C. 子宫内膜癌　　D. 子宫内膜增生
E. 子宫腺肌病

【A3/A4 型题】

(1~3 题共用题干)

女性 55 岁，绝经 6 年，阴道少量出血 3 个月，既往糖尿病病史。妇科检查：宫颈光滑萎缩，子宫饱满，无压痛，双附件未及异常。

1. 该病人下一步最需要的处理是
   A. 宫颈防癌涂片　　B. 诊断性刮宫
   C. 妇科彩超　　D. 血常规
   E. 止血

1.【答案】B
【考点】子宫内膜癌的影像学检查☆
【难度】易

2. 病人行诊断性刮宫后病理回报：子宫内膜癌Ⅰ级。盆腔 MRI：子宫饱满，子宫体、底部内膜不均匀增厚，呈等 T_1 稍短 T_2 信号，DWI 呈高信号，增强扫描信号低于周围肌层，浸润深度小于子宫肌层的 1/2。子宫周围未见明确肿大淋巴结影；双侧附件未见异常信号灶。所见肠管走行自然，肠管未见扩张，未见异常积气积液。膀胱充盈欠佳，壁未见明显增厚。盆腔未见明显积液，未见明显肿大淋巴结。该病人可能的分期是
   A. Ⅰa　　B. Ⅰb　　C. Ⅱ
   D. Ⅲa　　E. Ⅲb

2.【答案】A
【考点】子宫内膜癌的分期诊断标准☆
【难度】易

3. 该病人的下一步治疗是
   A. 子宫全切术
   B. 子宫全切术 + 双附件切除术
   C. 子宫全切术 + 双附件切除术 + 盆腔淋巴结清扫术
   D. 子宫全切术 + 双附件切除术 + 盆腔淋巴结清扫术 + 大网膜切除术
   E. 宫腔镜检查

3.【答案】C
【考点】子宫内膜癌的手术治疗原则☆
【难度】易

(4~6 题共用题干)

女性 39 岁,因"月经紊乱伴贫血 3 年"就诊,平素月经规律,周期 31 天,经期 7 天,3 年前经期延长至 10 天,伴经量增加,约 1 小时更换卫生巾 1 次,间断查 Hb 波动于 80~90g/L(自诉),近 1 年经期后时有头晕、心慌。

4. 盆腔 MRI 如图 18-9,该病人最可能的诊断

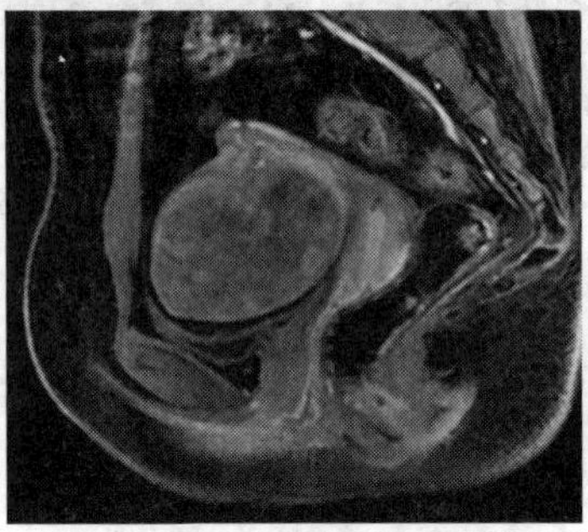

图 18-9 盆腔核磁图像

A. 子宫腺肌病　　B. 子宫平滑肌瘤
C. 子宫内膜癌　　D. 卵巢癌
E. 宫颈癌

4.【答案】B
【考点】子宫肌瘤的 MRI 检查征象☆
【难度】易

5. 该病人除月经量增多的症状外,最可能存在的症状是
A. 便秘　B. 尿急　C. 尿频　D. 不孕　E. 腹痛

5.【答案】C
【考点】子宫肌瘤胡临床表现☆
【难度】易

6. 该病人行肿物切除术,病理回报:局部细胞丰富,轻度异型,核分裂象 4~5/10HP,未见坏死。该病人后续治疗是
A. 子宫全切术
B. 子宫全切术 + 双附件切除术
C. 子宫次全切除术
D. 子宫全切术 + 双附件切除术 + 盆腔淋巴结清扫术
E. 密切随访

6.【答案】E
【考点】子宫肌瘤富于细胞型的治疗和随访☆
【难度】难

【案例分析题】

案例:40 岁女性,经量增多、经期延长 4 年,伴痛经,进行性加重。月经来潮 3 天,有血块,每日 6~8 片日用卫生巾,头晕、恶心,近半年无性生活。就诊我院急诊,面色苍白,心率 105 次 /min,血压 90/50mmHg,血红蛋白 59g/L,3 个月前外院核磁影像如下图 18-10。

提问 1:该病人最可能的诊断是
A. 子宫肌瘤　　B. 子宫内膜癌
C. 子宫肉瘤　　D. 子宫腺肌病
E. 子宫内膜增生　　F. 子宫内膜异位囊肿

提问 1:【答案】D
【解析】子宫腺肌病典型表现痛经、经量增多、经期延长,子宫均匀增大。
【考点】子宫腺肌病典型症状和影像学表现☆☆
【难度】易

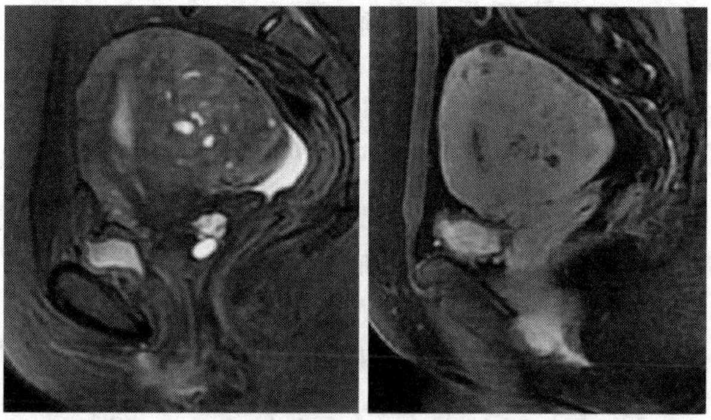

图 18-10　核磁图像

提问 2：该病人孕 2 产 2，子女体健，告知病人相关风险，病人要求行全子宫切除，术前还需进行的治疗有

A. 止血　B. 抗炎　C. 输血
D. 补液　E. 分段诊刮　F. 宫颈锥切术

提问 2：【答案】ABCDE
【考点】子宫腺肌病阴道出血术前一般治疗☆☆
【难度】易

第三节　肿瘤标记物检查

【A1 型题】

1. 关于肿瘤标记物的描述，正确的是
   A. 是上皮细胞表达的蛋白质抗原或生物活性物
   B. 是间质细胞表达的蛋白质抗体
   C. 是血管内皮细胞表达的蛋白质抗体
   D. 是肿瘤细胞异常表达的蛋白质抗原或生物活性物
   E. 是肿瘤细胞异常表达的抗体或生物活性物

2. 检测肿瘤标志物，常用的标本来源**不正确**的是
   A. 肿瘤组织　B. 血液　C. 腹水
   D. 尿液　E. 白带

3. 下列肿瘤，**不引起** AFP 指标异常升高的是
   A. 卵黄囊瘤　B. 原发性肝癌
   C. 卵巢颗粒细胞瘤　D. 卵巢胚胎性癌
   E. 卵巢未成熟畸胎瘤

4. CA125 升高的临床意义**错误**的是
   A. 诊断和鉴别诊断子宫内膜异位症
   B. 诊断和随访卵巢浆液性癌病人
   C. 诊断和随访Ⅱ型子宫内膜癌
   D. 诊断和鉴别诊断 PCOS
   E. 鉴别诊断盆腔炎

1.【答案】D
【考点】肿瘤标志物的概念☆☆
【难度】易

2.【答案】E
【解析】肿瘤标志物可以在肿瘤病人的组织、血液或体液及排泄物中检测到，有助于肿瘤的诊断、鉴别诊断及随访。临床上很少或者没有检查阴道分泌物中的肿瘤标志物。
【考点】对肿瘤标志物的概念是否掌握☆☆
【难度】中

3.【答案】C
【解析】甲胎蛋白(AFP)是胚胎肝细胞及卵黄囊产生的一种糖蛋白，属于胚胎期的蛋白产物，在出生后部分器官发生恶性病变时，可以恢复合成能力，如肝癌细胞和卵巢的生殖细胞肿瘤都可能有分泌 AFP 的能力。卵巢颗粒细胞瘤不属于卵巢生殖细胞恶性肿瘤，不分泌 AFP。
【考点】甲胎蛋白的临床意义☆
【难度】易

4.【答案】D
【解析】CA125 是目前世界上应用最广泛的卵巢上皮性肿瘤标志物。在临床上应用于诊断盆腔肿块，检测治疗后病情进展以及判断预后。PCOS 是机体代谢性疾病，不属于肿瘤，很少有 PCOS 病人 CA125 升高。
【考点】CA125 升高的临床意义☆☆
【难度】易

5.【答案】B

【解析】血清 CA125 升高多见于上皮性卵巢癌、输卵管癌、原发性腹膜癌，对子宫内膜癌和宫颈腺癌也有一定的敏感性。宫颈鳞状细胞癌是不同类型的癌症，很少出现 CA125 升高。

【考点】CA125 升高的临床意义☆☆

【难度】中

6.【答案】D

【解析】SCCA 是鳞状细胞癌抗原，是从宫颈鳞状上皮细胞癌分离制备的一种肿瘤糖蛋白相关抗原，其分子量 48 000。SCCA 对绝大多数鳞状细胞癌均有较高特异性。70% 以上的宫颈鳞癌病人血浆 SCCA 升高，而宫颈腺癌有 15% 升高，对外阴癌及阴道鳞状细胞癌敏感性为 40%~50%。

【考点】SCCA 的检测意义☆☆

【难度】中

7.【答案】B

【解析】卵巢颗粒细胞瘤属于卵巢性索间质肿瘤，分为成人型和幼年型。成人型颗粒细胞瘤属于低度恶性肿瘤，肿瘤分泌雌激素，造成病人出现月经异常、性早熟和绝经后出血等临床表现。这种肿瘤可合并子宫内膜增生甚至癌变。

【考点】对卵巢颗粒细胞瘤的认识☆☆

【难度】中

8.【答案】A

【解析】HE4 是上皮性卵巢癌的肿瘤标志物，在正常卵巢表面上皮中不表达，而在浆液性卵巢癌和子宫内膜卵巢癌中明显高表达。因此 HE4 联合 CA125 在上皮性卵巢癌的早期诊断、病情监测和术后复发监测中及与良性肿瘤的鉴别诊断中显示优越的临床价值。

【考点】 HE4 的检测意义☆☆

【难度】易

9.【答案】E

【解析】*Myc* 基因、*Ras* 基因属于原癌基因，*c-erb B2* 基因表达异常与卵巢癌，子宫内膜癌发生有关，*p53* 是人类肿瘤抑制基因，基因突变与卵巢癌、子宫内膜癌和宫颈癌有关。*IgH* 是检测非霍奇金淋巴瘤的基因。

【考点】 妇科肿瘤相关癌基因和抑癌基因☆

【难度】难

10.【答案】A

【解析】卵巢黏液性腺癌和转移性卵巢癌常伴有血浆癌胚抗原(CEA)升高。

【考点】CEA 的检测意义☆☆

【难度】易

11.【答案】B

【解析】血清 CA19-9 的正常值是<39IU/ml。

【考点】肿瘤标志物的正常值☆

【难度】易

【答案】A

【解析】老年女性，绝经后出现卵巢肿瘤，囊实性，囊内有乳头，超声显示肿瘤低阻血流，合并腹水。高度怀疑卵巢癌或者交界性卵巢肿瘤，临床上应该检查血清肿瘤标记物，上皮性卵巢恶性肿瘤常见的肿瘤标志物异常有 CA125、CA19-9 和 HE4，其中 HE4 升高对于鉴别卵巢良恶性肿瘤有意义。生殖细胞恶性肿瘤使 AFP 升高。

【考点】妇科良、恶性肿瘤临床检查方法☆☆

【难度】易

5. CA125 可用于检测的妇科肿瘤**不包括**

A. 输卵管癌　　B. 宫颈鳞状细胞癌

C. 宫颈腺癌　　D. 上皮性卵巢癌

E. 子宫内膜癌

6. 与宫颈鳞状细胞癌相关的肿瘤标志物是

A. CA125　　B. CEA　　C. AFP

D. SCCA　　E. CA19-9

7. 发生卵巢颗粒细胞瘤，病人血清中会异常的指标是

A. β-hCG　　B. E_2　　C. FSH

D. LH　　E. CA125

8. 关于 HE4 的描述，**不正确**的是

A. 在正常卵巢上皮组织中表达

B. 是上皮性卵巢癌的标志物

C. 可用于鉴别良性和恶性卵巢肿瘤

D. 在浆液性卵巢癌和子宫内膜癌中高表达

E. 称为人附睾蛋白 4

9. 以下**不是**妇科肿瘤相关的癌基因和肿瘤抑制基因的是

A. *Myc* 基因　　B. *Ras* 基因

C. *c-erbB2* 基因　　D. *p53* 基因

E. *IgH* 基因

10. 下列会引起血浆 CEA 值升高的肿瘤是

A. 卵巢黏液性腺癌

B. 卵巢黏液性囊腺瘤

C. 卵巢浆液性囊腺癌

D. 卵巢纤维瘤

E. 卵泡膜细胞瘤

11. 血清肿瘤标志物的正常值，下列**不正确**的是

A. HE4<150pmol/L　　B. CA19-9<35IU/ml

C. AFP<20μg/L　　D. SCCA<1.5μg/L

E. CA125<35IU/ml

【A2 型题】

女性 60 岁，孕 2 产 1，绝经 10 年，近 1 个月感食欲差，经常左下腹痛伴有少量咖啡色分泌物。妇科检查：外阴阴道萎缩，宫颈光滑，子宫前位，正常大小，无压痛，子宫左后方触及拳头大小肿物，表面不平，囊实性，不活动，无压痛。阴式彩超：左卵巢肿物

6.7cm×5.0cm×5.4cm，内回声不均，有乳头样突起，IR0.44。盆腔液深约5cm。需要检查的肿瘤标志物有

A. CA125、CA19-9、AFP、HE4

B. CA153、CA72-4

C. SCCA

D. CEA

E. β-hCG

【A3/A4型题】

（1~4题共用题干）

女性，22岁，停经40天，阴道出血7天，伴下腹坠痛。妇科检查子宫如孕8周大，较软，轻压痛。双附件未触及异常。血β-hCG 22 000IU/L。超声检查，宫内未见妊娠囊，有“落雪”征。

1. 最可能的诊断是

A. 胎停育　B. 先兆流产　C. 葡萄胎

D. 绒癌　E. 宫外孕

2. 病人被收住院，在手术室行负压吸宫术和刮宫术。术后病理描述：滋养细胞增生，有异型性，可见绒毛水肿。不正确的处理是

A. 每周查血β-hCG，动态观察其下降情况

B. 术后7天复查超声，了解子宫腔内是否有残留，以及子宫肌层有无病变

C. 胸部CT，了解双肺有无转移病变

D. 行二次刮宫术

E. 让病人出院后1个月门诊复查

3. 如果病人术后2周血β-hCG降至960IU/L，术后3周时β-hCG 1 500IU/L，术后36天血β-hCG 15 000IU/L；复查超声：子宫内膜0.3cm，宫壁有丰富的血窦形成，距浆膜层0.2cm；胸部CT显示双肺散在片状阴影。该病人的诊断应该是

A. 葡萄胎　B. 绒癌　C. 侵蚀性葡萄胎

D. 宫腔残留　E. 绒癌肺转移

4. 对于该病人，最佳的治疗方案是

A. 继续观察　B. 住院化疗　C. 手术治疗

D. 米非司酮治疗　E. GnRHa治疗

【案例分析题】

案例：女性，47岁，患卵巢子宫内膜样癌IC期，接受全面分期手术，术后PC方案化疗6个疗程。现在出院12个月，自我感觉腹胀、

1.【答案】C

【解析】生育年龄女性，出现停经、阴道出血和腹痛，检查子宫增大，超声宫腔内未见妊娠囊，有落雪征，同时血β-hCG升高，诊断葡萄胎依据充分。

【考点】葡萄胎的诊断标准☆☆

【难度】易

2.【答案】E

【解析】葡萄胎清宫后，需要每周复查血β-hCG，直至降至正常。之后每月复查血β-hCG。该病人病理结果显示滋养细胞增生并有异型性，可见绒毛水肿。应该警惕侵蚀性葡萄胎。不能让病人出院后1个月复查。而需要密切观察血β-hCG和盆腔超声，必要时术后1周二次刮宫。

【考点】对葡萄胎的诊疗原则☆☆

【难度】难

3.【答案】C

【解析】病人在术后动态复查血β-hCG时发现β-hCG先降后升，同时超声可疑有子宫肌层浸润，胸部CT发现肺内转移灶，这些都说明病人有侵蚀性葡萄胎肺转移。因此，修正诊断为侵蚀性葡萄胎Ⅲ期。

【考点】侵蚀性葡萄胎的诊断☆☆

【难度】中

4.【答案】B

【解析】对侵蚀性葡萄胎的治疗以化疗为主。

【考点】侵蚀性葡萄胎的治疗原则☆☆

【难度】易

食欲缺乏、便秘，来妇科门诊复查。

提问 1：检查项目包括

A. 妇科检查　　B. 腹部检查和腹股沟区触诊

C. 血肿瘤标志物检查　　D. 妇科彩超

E. 胸部 X 线检查　　F. 腹部 CT 检查

G. 血生化检查

提问 2：妇科彩超示：阴道断端厚 1.9cm，回声不均，盆腔游离液 3cm。腹部 CT 检查：腹腔内可见多发转移灶，肝右叶有实性占位病灶。血清 CA125 值为 149IU/L，应该做的处理是

A. 可能有消化道疾病，约胃镜检查

B. 可疑肿瘤复发，约 PET-CT 检查

C. 先服用开胃药缓解症状，1 个月复查 CA125

D. 抽腹水检查

E. 应该做腹腔镜探查

F. 给予通便治疗

提问 3：如果 PET-CT 显示：肝右叶实质内、阴道断端、乙状结肠表面、肠系膜淋巴结和左侧盆腔淋巴结有 FDG 浓集区时，最佳治疗方案是

A. 开腹探查　　B. 腹腔镜探查

C. 腹腔化疗　　D. 全身化疗

E. 腹部放疗　　F. 阴道内放疗

第四节　内分泌激素测定

【A1 型题】

1. 测定血清泌乳素水平，取血时间是

A. 清晨 6 点　　B. 上午 10 点

C. 下午 4 点　　D. 晚间 8 点

E. 凌晨 2 点

2. 关于 GnRH 兴奋试验，下列说法**错误**的是

A. 上午 8 时静脉注射 LHRH 20μg（溶于 5ml 生理盐水中），于注射前、注射后的 15、30、60、90 分钟分别取静脉血 2ml，测定促性腺激素含量

B. 正常反应：注入 GnRH 后，LH 值上升比基值升高 2~3 倍，高峰出现在注射后 15~30 分钟

C. 活跃反应：高峰值比基值升高 5 倍

D. 延迟反应：高峰出现时间迟于正常反应出现时间

E. 无反应或低弱反应：注入 GnRH 后 LH 值没有变动，一直处于低水平或少有上升但不足 2 倍

提问 1：【答案】ABCDFG

【解析】卵巢子宫内膜癌 IC 期病人，经过全面分期的手术和术后系统化疗后，应该定期检查，主要目的是为了防止癌症复发转移。现在停止治疗 1 年，出现消化道症状，需要做全面体检和相关的辅助检查，以明确是否有肿瘤复发和转移。胸部 X 线检查分辨率低，应该做 PET—CT 全身检查。

【考点】对子宫内膜癌分期，治疗、随访的掌握☆☆

【难度】中

提问 2：【答案】B

【解析】当检查发现阴道断端增厚，少量腹水，腹部 CT 显示腹腔内多发转移，血清 CA125 值升高时，应高度可疑肿瘤复发和转移，需要进一步全身检查 PET-CT，以了解全身情况。

【考点】肿瘤复发后的处理☆

【难度】难

提问 3：【答案】CD

【解析】当 PET-CT 发现肿瘤广泛转移以后，应该为病人制订诊疗方案。一般发现盆腔或者腹腔有比较大的孤立病灶，有手术切除干净可能性时，可以先行手术切除转移灶，然后化疗；而转移灶多发，无法单纯手术切除干净时，则以化疗为主，选择敏感的化疗方案，控制病情，延长病人生存期是治疗的目的。该病人检查后发现肝脏、肠道、阴道断端和淋巴结多处转移，应该选择化疗。

【考点】对肿瘤病人复发后的治疗选择☆

【难度】难

1.【答案】B

【解析】血清泌乳素水平存在波动，泌乳素分泌最低的时间测定最为稳定，正确应为上午 10 点。

【考点】泌乳素血清测定的时间☆

【难度】易

2.【答案】A

【解析】GnRH 实验具体操作和结果的正确解读，GnRH 实验应是在上午 8 时注射 LHRH 100μg。

【考点】GnRH 试验☆

【难度】难

3. 关于雄激素的临床应用，下列**错误**的是
A. 协助诊断为分泌雄激素的卵巢肿瘤
B. 判断多囊卵巢综合征
C. 用于女性多毛症的病人
D. 判断卵巢储备功能
E. 判断有误肾上腺皮质增生或肿瘤

3.【答案】D
【解析】雄激素检查可用于协助诊断。但并不能作为判断卵巢储备功能的指标。
【考点】雄激素测定的临床应用☆
【难度】中

4. 关于雌激素结果的解读，正确的是
A. 雌激素（E）可分为雌酮（E_1）、雌二醇（E_2）及雌三醇（E_3），其中 E_3 生物活性最强
B. 对于女性，月经周期随机测定雌激素水平，雌激素越高，代表卵巢功能越强
C. 雌激素水平无周期性变化，常见于无排卵性异常子宫出血，多囊卵巢综合征，绝经后子宫出血等疾病或症状
D. 在多囊卵巢综合征的病人中，雌激素水平通常降低
E. 在高泌乳素血症病人中，雌激素水平常高于正常

4.【答案】C
【解析】雌激素在正常女性中呈周期性变化，若无周期变化，代表无排卵，或卵巢无功能。在临床上，与无排卵相关的疾病或绝经后卵巢功能丧失的生理表现，雌激素无周期性变化。而多囊卵巢病人一般雌激素水平偏高；高泌乳素血症病人，雌激素水平偏低。雌激素家族中雌二醇生物活性最强。
【考点】雌激素检查的结果判读☆
【难度】中

5. 关于 FSH 与 LH，下列说法**错误**的是
A. FSH 与 LH 是由垂体分泌的促性腺激素
B. 它们由下丘脑分泌的 GnRH 和性腺激素调节
C. 它们收到来自于卵巢的雌激素与孕激素的反馈调节
D. 它们为糖蛋白类激素
E. 它们在女性月经周期中无周期性变化

5.【答案】E
【解析】FSH 和 LH 经垂体分泌，有周期性变化，受 GnRH 调控，并受到来自于卵巢的雌孕激素的反馈调节。
【考点】垂体激素的基础知识☆
【难度】易

【A2 型题】

1. 37 岁，M_2 白血病，骨髓移植术后 6 个月，移植后停经，孕 2 产 1，查性腺激素如下：LH 75.78IU/L，FSH 168.02 IU/L，E_2 14.14pg/ml，P 0.23μg/L，PRL 7.41μg/L，T 0.09nmol/L。考虑诊断为
A. 正常激素
B. 绝经
C. 垂体功能减退
D. 下丘脑性闭经
E. 早发性卵巢功能减退

1.【答案】E
【解析】病人呈高促性腺激素性闭经表现，垂体促性腺激素升高，卵巢性激素降低，考虑为卵巢原因引起闭经。病人病史明确，骨髓移植术前需要大剂量化疗，为化疗引起的卵巢功能衰退，且病人 37 岁，不足 40 岁出现卵巢功能衰退，正确诊断为早发性卵巢功能减退。
【考点】闭经的鉴别诊断、激素水平的临床意义☆
【难度】中

2. 56 岁，突发耳聋一个月，18 年前因子宫内膜厚，行诊断性刮宫 3 次，第三次诊断性刮宫后闭经，当时年龄 38 岁，未再有月经来潮，病人停经后潮热出汗症状不明显，但近半年有潮热，出汗，疲倦，睡眠障碍，焦虑。查激素水平：LH 18.98IU/L，FSH 55.24IU/L，E_2 4.91pg/ml，P 0.26μg/L，PRL 20.50μg/L，T 1.01nmol/L。考虑病人目前状态诊断为
A. 子宫性闭经
B. 绝经
C. 耳聋引起的激素水平改变
D. 垂体功能减退

2.【答案】B
【解析】病人曾诊断性刮宫 3 次，后闭经，此为混淆点，容易误认为子宫性闭经，但题目问题为现在病人状态的诊断，需要看现在的激素水平，激素水平显示为促性腺激素升高，卵巢的性腺激素低水平，结合病人年龄和症状，考虑现在为绝经状态。
【考点】闭经的鉴别诊断、激素水平的临床意义☆
【难度】中

E. 焦虑等情绪障碍引起的下丘脑性闭经

3. 20岁，11岁初潮，月经基本规律，周期33天，经期8天。近8个月，周期延长至45天，经期7天，近期有经间期出血，持续4~5天，量少，咖啡色。LMP：8月初，8~21日有出血，测激素水平：LH 34.94IU/L，FSH 11.36IU/L，E_2 232pg/ml，P 0.50μg/L，PRL 14.81μg/L，T 1.70nmol/L，病人可能的诊断是

A. 分泌雌激素的卵巢肿瘤

B. 多囊卵巢综合征

C. 无排卵性异常子宫出血

D. 围排卵期出血

E. 黄体功能不全

3.【答案】D

【解析】病人年轻女性，之前有规律周期，近期周期稍有延迟，8月初末次月经，8月21日有少量出血，此时测定激素水平，雌激素及LH均有升高，符合卵泡发育，且雌激素水平达到围排卵期水平，考虑此次出血为围排卵期出血。此题目考查结合病史阅读激素化验单的综合能力。

【考点】排卵期的激素水平，以及出血模式的判断☆

【难度】难

4. 16岁，11岁初潮，正常3年，近2年不规律，曾行人工周期一年，后停药，LMP：6月25日，8月4日极少量阴道出血，持续一天，至今未来月经，9月25日就诊，查激素水平如下：LH 9.89IU/L，FSH 5.64IU/L，E_2 68.72pg/ml，P 0.19μg/L，PRL 10.65μg/L，T 0.25nmol/L，行超声示子宫正常大小，内膜厚0.7cm，双侧卵巢可及10个左右的窦卵泡，应该给予的治疗是

A. 首先给雌激素

B. 首先给孕激素

C. 首先给短效口服避孕药

D. 首先给予GnRHa

E. 无需用药，建议观察，等待自然月经来潮

4.【答案】B

【解析】病人年轻女性，已有3个月无正常月经来潮，主要考虑是否有排卵，根据病史，此病人首先看孕激素情况，若孕激素无升高，证明尚未排卵，再看整体激素，发现整体激素水平均在早卵泡期水平，结合病人病史，3个月未正常月经，且仍未排卵，建议用孕激素撤退出血。

【考点】结合病史分析激素水平的意义，有无排卵的判断☆

【难度】中

5. 女性，15岁，青春期后无月经来潮，周期性下腹痛，首先应检查

A. 性激素　B. 超声　C. 妇科检查

D. 腹腔镜探查　E. 染色体检查

5.【答案】C

【解析】原发性闭经，有周期性腹痛，考虑下生殖道异常可能，需要先进行妇科检查。

【考点】原发性闭经的诊断思维☆

【难度】中

6. 给予病人克罗米酚或人绝经期促性腺激素促排卵时，应特别警惕发生

A. 卵巢早衰　B. 撤药性出血

C. 席汉综合征　D. 卵巢过度刺激综合征

E. 闭经泌乳综合征

6.【答案】D

【解析】促排卵药物治疗时，需要警惕卵巢过度刺激。

【考点】促排卵的安全性问题☆

【难度】易

7. 35岁，孕4产2，绝育术后。近半年经期延长，周期26天，经期8~12天，基础体温双相，月经第6天刮宫内膜病理为：可见分泌期内膜。如何调理月经

A. 月经前半周期给雌激素

B. 月经后第5天给克罗米酚

C. 月经后半周期给孕激素

D. 上左炔诺孕酮宫内节育系统环

7.【答案】C

【解析】根据病史及刮宫后的内膜病理结果，此病人经期延长判断为黄体萎缩不全，黄体萎缩不全标准治疗为后半周期应用孕激素治疗。

【考点】排卵功能障碍性子宫出血的诊断与治疗☆

【难度】中

E. 雌孕激素联合

8. 37 岁，闭经 2 年，伴有潮热，出汗，查体：子宫、附件无异常所见，曾做雌激素试验（+）。诊断首先考虑为
A. 子宫性闭经　B. 下丘脑性闭经
C. 垂体性闭经　D. 多囊卵巢综合征
E. 卵巢早衰

8.【答案】E
【解析】此病人继发性闭经，雌激素实验（+），可除外子宫性闭经，且有潮热出汗症状，首先考虑卵巢性闭经，且年龄 37 岁小于 40 岁，首先考虑卵巢早衰。
【考点】继发性闭经的诊断☆
【难度】中

【A3/A4 型题】

（1~3 题共用题干）
26 岁，17 岁初潮，周期 30 天，经期 5 天。1 年半前开始周期逐渐延长，40~120 天，最长 4 个月未来月经，今年 9 月因停经 4 个月，有生育打算，查性腺激素提示：LH 0.28IU/L，FSH 1.19IU/L，E_2 10pg/ml，P 0.21μg/L，PRL 130.60μg/L，T 1.44nmol/L。

1. 此病人首选的下一步检查是
A. 血 hCG 检查　B. 妇科超声
C. 垂体 MRI 检查　D. 垂体兴奋试验
E. 妇科检查

1.【答案】C
【解析】此病人继发性闭经，查激素提示泌乳素升高，且升高大于 2 倍，需先了解有无垂体病变，首选垂体 MRI 检查。
【考点】高泌乳素血症的诊断☆
【难度】中

2. 病人进一步的治疗为
A. 口服溴隐亭　B. 孕激素撤退出血
C. 雌孕激素序贯疗法　D. 促排卵治疗
E. 观察，等待月经来潮

2.【答案】A
【解析】高泌乳素血症治疗首选溴隐亭口服。
【考点】高泌乳素血症的治疗☆
【难度】中

3. 此病人闭经病变的部位可能在
A. 下丘脑　B. 垂体　C. 卵巢
D. 子宫　E. 下生殖道

3.【答案】B
【解析】此病人激素水平为低促性腺性闭经，考虑病变在下丘脑或垂体，泌乳素升高明显，首先考虑病变在垂体。
【考点】闭经的鉴别诊断☆
【难度】易

（4~6 题共用题干）
女，25 岁，初潮 14 岁，后月经欠规律，周期 1~2 个月不等，3 个月前曾因停经 6 个月，在外院口服黄体酮后来月经。现因停经 3 个月来诊。身高 162cm，体重 72kg，面部后背有痤疮。孕 0 产 0，无性生活史。

4. 为了明确诊断，首选的检查是
A. 孕激素实验　B. 雌激素实验　C. 超声
D. 性激素检测　E. 垂体核磁

4.【答案】D
【解析】病人停经、有高雄症状，既往孕激素实验阳性。首选查性激素检测，明确激素水平，以及有无实验室高雄。
【考点】多囊卵巢综合征的诊断☆
【难度】中

5. 化验结果回报：LH 18.32IU/L，FSH 5.65IU/L，E_2 65pg/ml，P 0.11μg/L，PRL 11.96μg/L，T 3.05nmol/L。超声：卵巢多囊状态。考虑诊断为

5.【答案】E
【解析】病人停经、月经稀发，有高雄的临床症状和实验室检查，超声提示 PCO，符合多囊卵巢综合征的诊断
【考点】多囊卵巢综合征的诊断☆
【难度】中

A. 排卵障碍性异常子宫出血
B. 高泌乳素血症
C. 下丘脑性闭经
D. 妊娠
E. 多囊卵巢综合征

6. 此病人首选的治疗原则为
A. 促排卵
B. 周期性黄体酮撤退出血
C. 降雄、减重、口服炔雌醇环丙孕酮片治疗
D. 雌孕激素周期应用
E. 手术探查

6.【答案】C
【解析】病人无性生活，无生育要求，目前重要的是建立规律月经、降雄治疗，首选减重、降雄、口服炔雌醇环丙孕酮片治疗。
【考点】多囊卵巢综合征的治疗☆
【难度】中

【案例分析题】

案例：女，16岁，7月14日就诊。12岁初潮，月经欠规律，周期25~40天，LMP：5月20日，6月30日开始阴道淋漓出血，曾在7月10日因阴道出血淋漓不尽在当地医院查性腺六项：LH 5.68IU/L，FSH 6.62IU/L，E_2 56.53pg/ml，P 0.23μg/L，PRL 17.87μg/L，T 1.56nmol/L。服中药止血治疗。1天前阴道大量出血，急诊就诊。超声：子宫双附件未见明显异常。血常规：Hb 7.0g/L，凝血未见异常。

提问1：该病人最可能的诊断为
A. 多囊卵巢综合征
B. 围排卵期出血
C. 排卵障碍性子宫出血
D. 妊娠相关出血
E. 特发性月经过多
F. 宫颈病变出血

提问1：【答案】C
【解析】病人青春期，周期不规律，此次不规律淋漓出血，后大量出血，查性激素提示早卵泡期激素水平，考虑无排卵导致的青春期排卵障碍性子宫出血。
【考点】异常子宫出血的鉴别诊断☆
【难度】中

提问2：该疾病的致病机理为
A. 子宫内膜局部前列腺素分泌异常
B. 子宫收缩障碍
C. 卵巢疾病引起的激素分泌紊乱
D. 下丘脑-垂体-卵巢轴建立不完善
E. 精神情绪变化导致的月经紊乱
F. 卵巢功能自然衰退

提问2：【答案】D
【解析】青春期排卵障碍性子宫出血的病因，是因为下丘脑-垂体-卵巢轴建立不完善。青春期女性初潮后需要1.5~6年（平均4.2年），建立稳定的月经周期性调控机制。
【考点】异常子宫出血的生理机理☆
【难度】中

提问3：此病人的治疗目前的治疗首选
A. 孕激素子宫内膜脱落法止血
B. 高效合成孕激素子宫内膜萎缩法止血
C. 口服天然雌激素2mg止血
D. 注射GnRHa止血
E. 口服短效口服避孕药止血
F. 刮宫术

提问3：【答案】E
【解析】青春期无排卵性异常子宫出血，在大量出血时首要止血治疗，对于血色素低于8g/L病人，不推荐孕激素子宫内膜脱落法治疗，高效合成孕激素因有些有雄激素样作用，不作为青春期首选用药。雌激素可以用来止血，但口服天然雌激素2mg不能起到止血效果，一般应用雌激素止血首选静脉或肌内注射雌激素，口服天然雌激素生物利用度低，止血效果有限。GnRHa不作为急性止血应用。因此，此题首短效口服避孕药止血。
【考点】异常子宫出血的急性止血的治疗☆
【难度】中

第五节　宫颈病变检查

【A1 型题】

1. 传统宫颈细胞学的分类方法是哪种,该分类方法将细胞分为几级
   A. 巴氏,四级　B. TBS,六级
   C. 巴氏,六级　D. TBS,四级
   E. 巴氏,五级

2. 宫颈细胞学筛查 TBS 分类法将宫颈细胞分为
   A. 正常、感染、反应性细胞改变、鳞状上皮细胞异常、腺上皮细胞异常
   B. 正常、炎症、低级别病变、高级别病变、癌
   C. 正常、感染、反应性细胞改变、鳞状上皮细胞异常、腺上皮细胞异常、癌
   D. 正常、炎症、鳞状上皮细胞异常、腺上皮细胞异常、鳞癌、腺癌
   E. 正常、感染、反应性细胞改变、鳞状上皮细胞异常、腺上皮细胞异常、可疑癌、癌

3. 宫颈液基薄层细胞学技术是哪方面技术的重大革新
   A. 阅片技术
   B. 自动化技术
   C. 制片技术
   D. 人工智能技术
   E. 细胞离心技术

4. 宫颈细胞学检查进行标本取样时,以下正确的是
   A. 取样前 24 小时内禁止性生活
   B. 窥器置入阴道内可使用润滑剂
   C. 两日内可以阴道冲洗及阴道上药
   D. 月经期可以取样
   E. 严重的宫颈阴道炎症,可以取样

5. HPV 病毒属于
   A. 双链闭环的 RNA 病毒
   B. 双链闭环的 DNA 病毒
   C. 单链 RNA 病毒
   D. 双链 RNA 病毒
   E. 双链闭环的 mRNA 病毒

1.【答案】E
【解析】此题主要考查宫颈细胞学分类方法的演变,巴氏分类法将宫颈细胞分为五级,分别为:巴氏Ⅰ级,正常;巴氏Ⅱ级,炎症;巴氏Ⅲ级,可疑癌;巴氏Ⅳ级,高度可疑癌;巴氏Ⅴ级,癌。巴氏Ⅱ级以上者,建议积极进行阴道镜指导下的宫颈活检以确诊。因巴氏分类法主观性较强,且各分级间缺乏客观诊断标准,目前在临床中应用较少。
【考点】宫颈细胞学检查方法的演变☆
【难度】易

2.【答案】A
【解析】此题主要考查宫颈细胞学筛查 TBS 分类法与巴氏分类法的不同,其分类方法更为详尽,对细胞学的认识与处理更易于与临床医师进行沟通,使实验室间易于统一认识,主观性较低,低级别、高级别病变和癌属于鳞状上皮和腺上皮异常的再分类。
【考点】TBS 分类方法☆
【难度】易

3.【答案】C
【解析】此题主要考查宫颈液基薄层细胞学技术是制片技术的重大革新,其去除了宫颈细胞学涂片上的杂质,可制成清晰的薄层涂片,避免了细胞的重叠,易于观察,准确性高。
【考点】宫颈液基薄层细胞学技术☆☆
【难度】易

4.【答案】A
【解析】宫颈细胞学检查进行标本取样时,取样前 24 小时内禁止性生活,至少 48 小时内不能阴道冲洗及阴道上药,窥器置入阴道内不可使用润滑剂,月经期不可以取样,严重的宫颈阴道炎症,需抗炎治疗后取样。
【考点】宫颈细胞学检查基本操作☆
【难度】易

5.【答案】B
【解析】HPV 属于乳头瘤病毒科,是一种具有种族特异性的嗜上皮病毒,属于双链闭环的 DNA 病毒,包含 8 000 个碱基对。
【考点】HPV 病毒的基本概念☆
【难度】易

6.【答案】C

【解析】HPV分为高危型和低危型。高危型HPV，尤其是16型、18型，主要引起宫颈癌前病变及宫颈癌；低危型HPV主要引起生殖道、肛周等湿疣病变。

【考点】HPV病毒的分类☆☆

【难度】易

7.【答案】A

【解析】HPV疫苗目前均为预防性疫苗，而非治疗性疫苗，其通过具体的某种亚型HPV病毒上的一种特殊的L1蛋白刺激人体产生针对病毒的免疫力。目前国内上市的二价疫苗，主要针对HPV16型及18型，适用人群为9~25岁女性。

【考点】HPV疫苗的基本特点及适宜人群☆

【难度】易

8.【答案】B

【解析】阴道镜检查前，24小时内禁止性生活、避免妇科检查、经阴道超声，避免术前阴道冲洗及阴道上药。月经期不可以进行阴道镜检查，严重的宫颈阴道炎症，需治愈后再进行。

【考点】阴道镜检查注意事项☆

【难度】易

9.【答案】B

【解析】阴道镜检查的指征为：外阴或阴道可疑病变；宫颈细胞学异常；临床可疑病史或体征；CIN及宫颈癌治疗后的随诊；高危型HPV（16或18型）感染；宫颈肉眼观察阳性；下生殖道湿疣；追踪观察宫颈、阴道和外阴病变的动态变化；CIN及早期宫颈癌术前了解阴道壁受累情况，以及妊娠期CIN的管理等。

【考点】阴道镜检查指征☆☆

【难度】中

10.【答案】E

【解析】阴道镜检查的局限性同上，妊娠期女性，由于激素影响，转化区几乎完全可见，阴道镜检查满意度高，可判断。难点在于妊娠期女性的阴道宫颈暴露有一定困难，动作应轻柔，充分与病人沟通。妊娠期由于激素影响导致阴道镜图像会有其特殊性，需要有经验的医师进行观察及判读，如可疑高级别病变或浸润癌时，酌情进行阴道镜指导下的宫颈活检。

【考点】阴道镜检查局限性☆

【难度】中

6. HPV病毒分为高危型和低危型，分别可引起的疾病是

A. 生殖道湿疣，宫颈癌前病变及宫颈癌

B. 性病，宫颈癌前病变及宫颈癌

C. 宫颈癌前病变及宫颈癌，生殖道湿疣

D. 宫颈癌前病变及宫颈癌，淋病

E. 宫颈癌前病变及宫颈癌，支原体感染

7. HPV疫苗属于哪类疫苗，目前国内上市的二价疫苗主要针对的人群是

A. 预防性疫苗，9~25岁女性

B. 治疗性疫苗，9~25岁女性

C. 预防性疫苗，9~25岁女性及男性

D. 治疗性疫苗，9~25岁女性及男性

E. 预防性疫苗，9~36岁女性

8. 阴道镜检查前的注意事项，以下正确的是

A. 取样前24小时内可以性生活

B. 24小时内避免妇科检查

C. 三天内可以阴道冲洗及阴道上药

D. 月经期可以做阴道镜检查

E. 严重的宫颈阴道炎症，可以做阴道镜检查

9. 阴道镜检查的指征，以下**不正确**的是

A. 外阴或阴道可疑病变

B. 宫颈柱状上皮外移

C. 宫颈细胞学异常

D. 临床可疑病史或体征

E. CIN及宫颈癌治疗后的随诊

10. 阴道镜检查的局限性，以下**不正确**的是

A. 阴道镜不能观察颈管内病变，尤其绝经后妇女或治疗后的宫颈，可造成假阴性

B. 阴道镜不能确定间质有无浸润，在上皮缺损、基质裸露时影响判断

C. 阴道镜图像解释有一定的主观性，影响活检部位的选择和诊断

D. 阴道镜技术培训周期较长，需要临床经验积累

E. 阴道镜检查对于妊娠期女性，因为转化区不可见，判断困难

【A2 型题】

1. 刘某，女，45 岁，主因“单位查体 TCT 提示 ASCUS-H，HPV18 型(+)，要求进一步诊治”就诊。平素月经规律，15 岁初潮，月经周期 28 天，经期 5 天，量偏少，痛经(-)。有规律性生活，否认同房出血病史，阴道分泌物正常。单位定期进行妇科检查及宫颈防癌细胞学、HPV 病毒检查，未发现异常。已婚已产，孕 4 产 1，人工流产 3 次。否认多性伴侣，无肿瘤家族史。妇科检查：外阴，已婚已产式；阴道，通畅、光滑，分泌物正常；宫颈，直径 3.5cm，未及肿物；子宫，中位，正常大小，质地中等，活动可；附件，双附件未及肿物及压痛；肛查，宫旁弹性好，直肠光滑，无血染。行阴道镜检查图像见图 18-11、图 18-12，该病人的转化区类型为

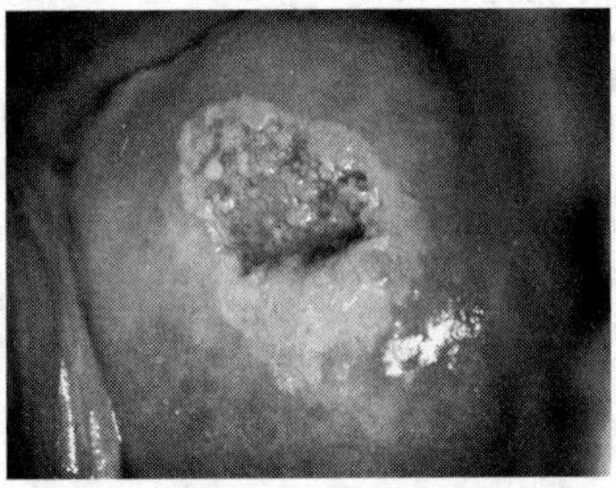

图 18-11　阴道镜检查图像(冰醋酸后)

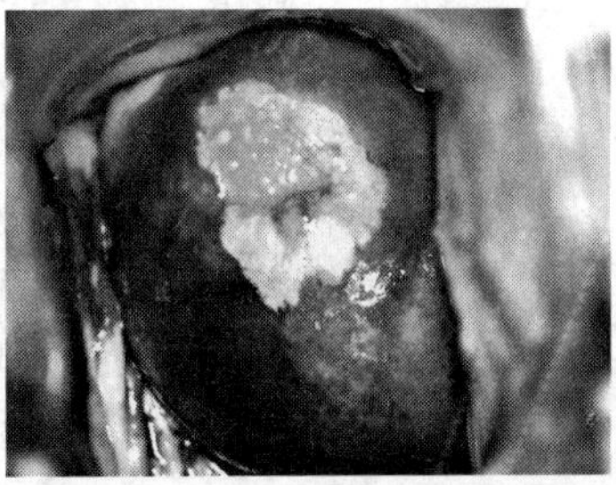

图 18-12　阴道镜检查图像(复方碘后)

A. 0 型　　B. Ⅰ型
C. Ⅱ型　　D. Ⅲ型
E. Ⅳ型

1.【答案】B
【解析】宫颈转化区又称宫颈移行带，即宫颈鳞状上皮与柱状上皮交界的区域。转化区Ⅰ型：转化区完全可见，也就是位于宫颈阴道部，此种类型的转化区外观表现为宫颈糜烂；转化区Ⅱ型：转化区部分可见，部分位于宫颈管内，通过检查器械辅助，可以看到生理性的鳞柱交界区。转化区Ⅲ型：不能看到完整的转化区，临床表现为宫颈光滑。本病人转化区完全可见，为Ⅰ型转化区。
【考点】宫颈转化区的概念及判定☆☆
【难度】中

2. 陈某，女，65 岁，主因“绝经 10 年，查体 TCT 提示 LSIL，HPV16 型(+)，要求进一步诊治”就诊。平素月经规律，55 岁绝经，绝经后无出血。否认同房出血，阴道分泌物正常。定期行妇科体检，未发现异常。已婚已产，孕 2 产 2，否认多性伴侣，有肿瘤家族史。妇科检查：外阴，已婚已产式，已萎缩；阴道，通畅，光滑，萎缩明显，弹性差，局部充血水肿，触血(+)；宫颈，光滑，充血水肿，萎缩，直径 1.5cm，未及肿物；子宫，中位，萎缩，质地中等，活动可；附件，双附件未及肿物及压痛；肛查，宫旁弹性好，直肠光滑，无血染。行阴道镜检查图像见图 18-13、图 18-14，该病人的转化区类型为

A. 0 型　　B. Ⅰ型
C. Ⅱ型　　D. Ⅲ型
E. Ⅳ型

2.【答案】D
【解析】宫颈转化区又称宫颈移行带，即宫颈鳞状上皮与柱状上皮交界的区域。转化区Ⅰ型：转化区完全可见，也就是位于宫颈阴道部，此种类型的转化区外观表现为宫颈不光滑。转化区Ⅱ型：转化区部分可见，部分位于宫颈管内，通过检查器械辅助，可以看到生理性的鳞柱交界区。转化区Ⅲ型：不能看到完整的转化区，临床表现为宫颈光滑。本病人转化区完全不可见，为Ⅲ型转化区，本病人为绝经期女性，合并老年性阴道炎，宫颈表面可见多处鳞状上皮缺失区，不要误认为是转化区。
【考点】宫颈转化区的概念及判定☆☆
【难度】中

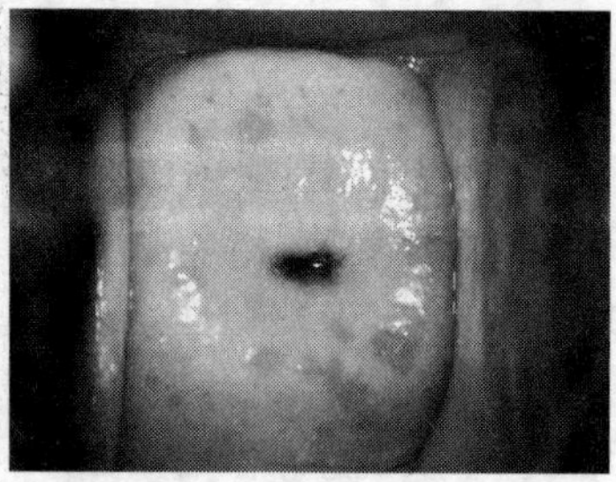

图 18-13　阴道镜检查图像(冰醋酸后)

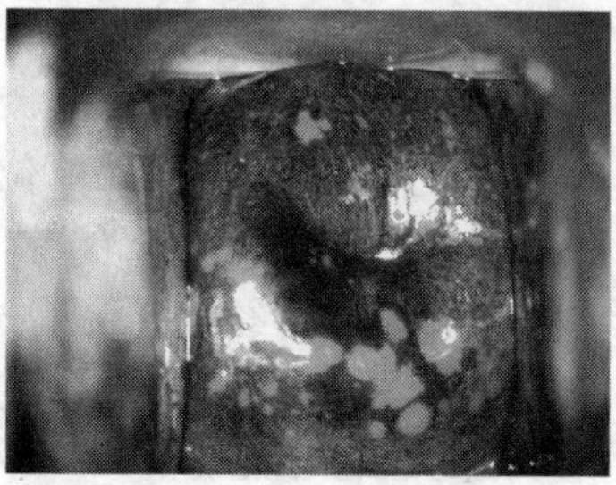

图 18-14　阴道镜检查图像(复方碘后)

3. 张某,女,25岁,主因“孕16周,TCT提示HSIL,HPV52型(+),要求进一步诊治”就诊。孕前定期妇科检查无异常发现,孕前及孕期否认同房出血病史,目前下一步处理方案是

A. 孕期严密随访,延迟至产后再处理

B. 阴道镜检查,术中如发现可疑高级别病变,建议行阴道镜指导下的宫颈活检

C. 阴道镜检查,术中如发现可疑高级别病变,建议行阴道镜指导下的宫颈活检+宫颈管搔刮术

D. 定期宫颈细胞学及高危型HPV随访

E. 告知病人妊娠有加重宫颈病变可能,建议终止妊娠

3.【答案】B

【解析】妊娠期妇女性,TCT提示HSIL,高危型HPV阳性,有阴道镜检查指征,单纯随访或者定期宫颈细胞学+HPV随访均不推荐。孕期进行阴道镜检查,严禁行宫颈管搔刮术,以避免造成流产、早产,增加胎膜早破风险。妊娠不会对宫颈病变的自然进程造成影响,不加重病情,不必终止妊娠。

【考点】妊娠期宫颈细胞学异常的处理原则,阴道镜检查及宫颈活检指征☆☆

【难度】难

4. 黄某,女性,29岁,已婚已育,孕2产1,定期体检宫颈细胞学检查正常,HPV16型(+)、18型(+),要求注射宫颈癌疫苗,咨询医生是否可注射国内上市的二价疫苗,下列建议正确的是

A. 宫颈癌疫苗为预防性疫苗,而非治疗性疫苗,对于已有HPV16、18型病毒感染者不推荐

B. 宫颈癌疫苗适宜人群为9~15岁女性,29岁女性不推荐应用

C. 推荐注射,宫颈癌疫苗有治疗HPV感染的作用

D. 推荐注射,25岁以上病人也可注射,效果无差异

E. 不推荐注射,对已婚已产女性无效果

4.【答案】A

【解析】宫颈癌疫苗为预防性疫苗,无治疗作用。目前国内上市的二价疫苗主要适宜人群为9~25岁女性,在初次性暴露之前注射效果最好。超过25岁以上女性,如果没有性生活,也是可以注射的。

【考点】宫颈癌疫苗应用适应证☆☆

【难度】中

5. 李某,女性,21岁,未婚无性生活,因母亲为宫颈癌已去世,准备注射HPV疫苗,咨询注射二价、四价、九价疫苗,更适合的是

A. 推荐注射二价疫苗,可预防高危16、31型HPV感染

B. 推荐注射二价疫苗,可治疗高危16、18型HPV感染

C. 推荐注射四价疫苗,可预防高危16、18型及低危6、42型HPV感染

D. 推荐注射四价疫苗,可治疗高危16、18型及低危6、11型HPV感染

E. 推荐注射九价疫苗,可预防高危16、18、31、33、45、52、58型及低危6、11型HPV感染

5.【答案】E

【解析】HPV疫苗为预防性疫苗,无治疗作用。二价疫苗可预防16、18型HPV病毒感染,国内适用于9~45岁女性;四价疫苗可预防16、18、6、11型HPV病毒感染,国内适用于20~45岁女性及男性;九价疫苗可预防16、18、31、33、45、52、58、6、11型HPV病毒感染,国内适用于16~26岁女性。该女性21岁无性生活,有宫颈癌家族史,存在一定的高危因素,故推荐注射保护型类别更全面的九价疫苗。

【考点】宫颈癌疫苗应用人群及适应证☆

【难度】难

6. 谢某，女性，69 岁，主因“绝经 20 年，要求常规妇科检查”门诊就诊。定期行妇科检查、宫颈细胞学检查、HPV 检测，每年一次，已连续 15 年未发现异常，既往无 CIN 及宫颈癌病史。作为门诊医生，提供给病人的建议**错误**的是
A. 既往宫颈癌筛查结果为明确阴性者，65 岁以上可停止宫颈细胞学及 HPV 的筛查
B. 既往无 CINⅡ或更高级别病变病史，65 岁以上可停止宫颈细胞学及 HPV 的筛查
C. 既往宫颈癌筛查连续 3 次阴性，65 岁以上可停止宫颈细胞学及 HPV 的筛查
D. 既往 10 年内两次连续的联合筛查结果阴性，最近一次筛查应在 5 年内，65 岁以上可停止宫颈细胞学及 HPV 的筛查
E. 应继续定期随访宫颈细胞学及 HPV，1~2 年一次

6.【答案】E
【解析】既往宫颈癌筛查结果为明确阴性者，无 CINⅡ或更高级别病变病史，宫颈癌筛查连续 3 次阴性，既往 10 年内两次连续的联合筛查结果阴性，最近一次筛查应在 5 年内，65 岁以上妇女可停止宫颈细胞学及 HPV 的筛查。
【考点】宫颈癌筛查推荐方法☆☆
【难度】中

7. 牛某，女性，50 岁，主因“子宫全切术后 8 年，要求常规妇科检查”门诊就诊。病人 8 年前因子宫肌瘤、重度贫血行子宫全切术，术后定期妇科检查、宫颈细胞学检查、HPV 检测，一年一次，无异常。对该病人是否需要继续宫颈癌筛查的建议，正确的是
A. 子宫全切术后，可以停止宫颈癌筛查
B. 既往无 CINⅡ或更高级别病变病史，因良性疾病切除子宫者，可停止常规的宫颈细胞学及 HPV 的筛查
C. 子宫次全切除后，可停止常规的宫颈细胞学及 HPV 的筛查
D. 既往无 CINⅡ或更高级别病变病史，因良性疾病切除子宫者，应继续定期随访宫颈细胞学及 HPV，2 年一次
E. 应继续定期随访宫颈细胞学及 HPV，1 年一次

7.【答案】B
【解析】对于没有宫颈的子宫全切术后病人，如既往无 CINⅡ或更高级别病变病史，因良性疾病切除子宫者，可停止常规的宫颈细胞学及 HPV 的筛查。
【考点】宫颈癌筛查推荐方法☆☆
【难度】中

8. 王某，女性，19 岁，主因“人流术后 1 年，要求妇科检查”门诊就诊。对于该病人，在宫颈癌筛查方面的建议是
A. 需要进行宫颈细胞学检查，1 年一次
B. 需要进行宫颈细胞学检查 +HPV 检测，1 年一次
C. 需要进行 HPV 检测，1 年一次
D. 不推荐进行宫颈癌筛查
E. 需要进行宫颈细胞学检查 +HPV 检测，3 年一次

8.【答案】D
【解析】21 岁以下女性，免疫抵抗力较强，即使发生 HPV 感染也可自行清除掉，多为一过性感染，所以该阶段的女性，并不推荐进行宫颈癌筛查。
【考点】宫颈癌筛查推荐方法☆☆
【难度】中

9. 苗某，女性，30 岁，主因“接种 HPV 疫苗后 6 年，要求妇科检查”门诊就诊。该病人 6 年前于国外注射宫颈癌九价疫苗，对于该病人，在宫颈癌筛查方面的建议是
A. 每 5 年筛查一次 HPV+ 宫颈细胞学，或每 3 年进行一次宫颈细胞学检查
B. 每 5 年进行一次宫颈细胞学检查

9.【答案】A
【解析】30~65 岁女性，每 5 年筛查一次 HPV+ 宫颈细胞学，或每 3 年进行一次宫颈细胞学检查。接种过 HPV 疫苗的女性，需遵循的筛查建议同未接种疫苗的女性，遵照年龄段进行筛查。
【考点】宫颈癌筛查推荐方法☆☆
【难度】中

C. 需要进行 HPV 检测 + 宫颈细胞学，1 年一次
D. 已注射疫苗，不需要进行宫颈癌筛查
E. 需要进行宫颈细胞学检查 +HPV 检测，半年一次

10. 杨某，女性，30 岁，TCT 发现 LSIL，HPV（+）就诊，我院阴道镜检查图像如图 18-15、图 18-16，目前诊断考虑为

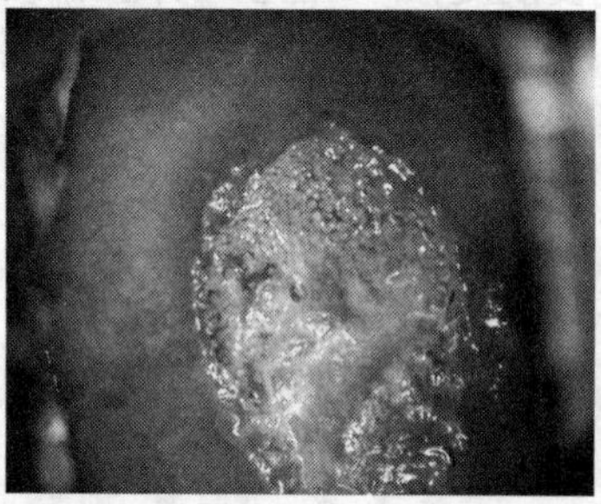

图 18-15 阴道镜检查图像（冰醋酸后）

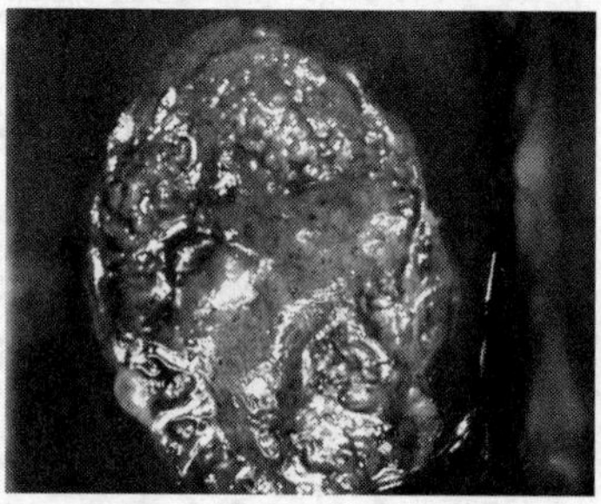

图 18-16 阴道镜检查图像（复方碘后）

A. 慢性宫颈炎　　B. CINⅠ　　C. CINⅡ
D. 尖锐湿疣　　E. HPV 病毒感染

10.【答案】E
【解析】根据阴道镜下图片显示，多发小乳头样改变，考虑 HPV 病毒感染。
【考点】阴道镜图片的识别☆☆
【难度】中

11. 田某，女性，35 岁，主因“反复同房出血半年，要求进一步诊治”就诊。未定期进行妇科检查及宫颈防癌细胞学、HPV 病毒检查。妇科检查：外阴，已婚已产式；阴道，通畅、光滑，分泌物正常；宫颈，前唇菜花状小肿物一枚，直径 1.5cm，红色充血状，触血阳性；子宫，中位，常大，质地中等，活动可；附件，双附件未及肿物及压痛；肛查，宫旁弹性好，直肠光滑，无血染。下一步需要进行的检查是
A. TCT 检查　　B. TCT+HPV 检查
C. 直接宫颈肿物活检　　D. 阴道镜检查 + 宫颈活检
E. 宫颈管搔刮术

11.【答案】C
【解析】妇科检查肉眼可见宫颈表面菜花状肿物，不需进行 TCT、HPV 或阴道镜检查，应直接进行宫颈肿物活检。
【考点】宫颈细胞学检查的适应证☆☆
【难度】中

12. 吴某，女性，60 岁，主因“TCT 反复 ASCUS，阴道镜活检无异常，要求进一步诊治”就诊。绝经 8 年，连续三次 TCT 显示 ASCUS，HPV16 型（+），阴道镜下显示Ⅲ型转化区，未见醋白上皮、碘不着色、异常血管，宫颈活检提示慢性宫颈炎，颈管搔刮未发现异常。下一步处理方案建议
A. TCT+HPV 检查随访
B. 诊断性 LEEP 锥切
C. 再次阴道镜检查 + 宫颈活检
D. 宫颈冷刀锥切术
E. 宫颈管搔刮术

12.【答案】B
【解析】绝经后女性因转化区内移，阴道镜显示不满意，容易造成宫颈管病变的漏诊，应行颈管搔刮术。如颈管搔刮术阴性，反复细胞学阳性，建议行诊断性 LEEP 锥切，以进一步明确诊断。
【考点】特殊人群的阴道镜管理☆☆
【难度】中

13. 陈某，女，35岁，主因“孕26周，TCT提示HSIL，HPV16型(+)，要求进一步诊治”就诊。孕期行阴道镜检查图像如图18-17，询问是否需要进行宫颈活检，对其下一步处理是

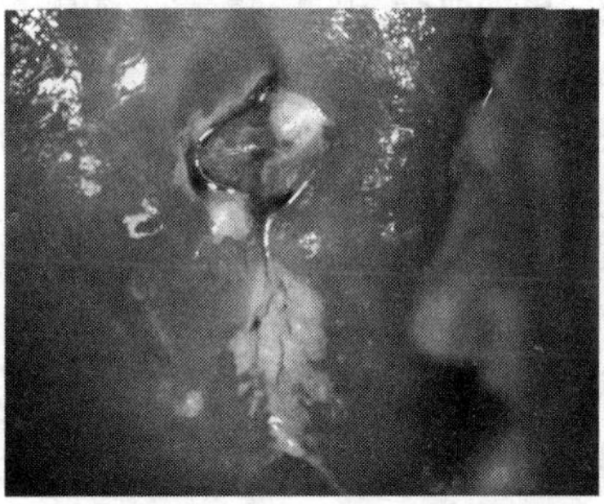

图 18-17　阴道镜检查图像（冰醋酸后）

A. 病变范围局限，可除外浸润癌，可以不取活检，每2~3个月随访TCT及HPV
B. 考虑存在宫颈病变，必须进行阴道镜检查及宫颈活检，孕期定期阴道镜随诊及活检
C. 病变局限，可以不取活检，不随访，产后再进行阴道镜检查及宫颈活检
D. 考虑高度病变，建议终止妊娠
E. 考虑高度病变，建议等胎儿可成活后促胎肺成熟，终止妊娠

13.【答案】A
【解析】妊娠期妇女，孕期阴道镜检查要轻柔，如病变局限，可除外浸润癌时，可以不取活检。但孕期务必严密随访，以避免病变的进展，产后再行宫颈的全面评估。
【考点】妊娠期宫颈病变的处理原则；孕期的管理☆☆
【难度】难

14. 刘某，女，39岁，主因单位查体发现TCT为ASCUS，HPV阳性，要求进一步就诊来院，阴道镜检查如图18-18、图18-19，阴道镜下考虑

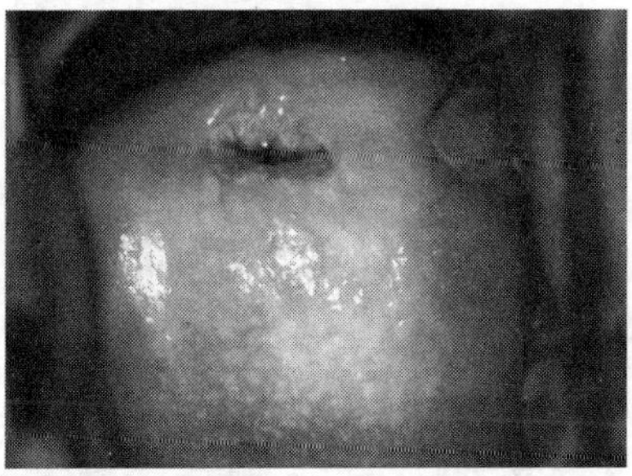

图 18-18　阴道镜检查图像（冰醋酸后）

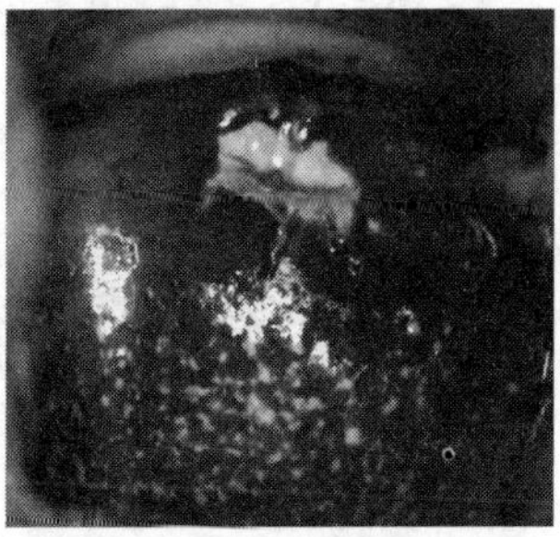

图 18-19　阴道镜检查图像（复方碘后）

A. HPV亚临床感染(SPI)
B. 宫颈癌
C. 宫颈上皮内瘤变Ⅱ级(CINⅡ)
D. 宫颈上皮内瘤变Ⅲ级(CIN Ⅲ)
E. 慢性阴道炎

14.【答案】A
【解析】阴道镜可见多发细密点状改变，提示SPI。
【考点】阴道镜下图片识别☆
【难度】难

15. 林某，女性，48岁，主因“同房出血4个月，TCT提示ASCUS-H，要求进一步确诊”来院，阴道镜检查时医生诉镜下发现“三联症”图像，具体表现及病变提示为
A. 醋白上皮、异型血管、镶嵌，提示宫颈癌
B. 醋白上皮、异型血管、镶嵌，提示HSIL或早期浸润癌
C. 醋白上皮、异型血管、碘不着色，提示宫颈癌
D. 醋白上皮、异型血管、碘不着色，提示HSIL或早期浸润癌
E. 醋白上皮、异型血管、SPI，提示HSIL

15.【答案】B
【解析】阴道镜下“三联症”图像是指醋白上皮、异型血管、镶嵌，往往提示HSIL或早期浸润癌。
【考点】阴道镜下图片识别及诊断☆☆
【难度】中

16. 钱某，女性，49岁，三年前因宫颈原位癌于外院行腹腔镜下全子宫切除，此病人定期复查都需要检查的项目有
A. 盆腔超声、SCCA、HPV
B. SCCA、盆腹腔CT+增强、HPV
C. 阴道残端细胞学检查、HPV、盆腔超声、SCCA
D. 胸片、盆腔CT、HPV、SCCA
E. SCCA、HPV、盆腔超声、上腹部超声

16.【答案】C
【解析】病人主因宫颈原位癌行全子宫切除，术后最容易出现阴道残端及盆腔的复发，所以复查应针对这些部位进行检查，阴道残端细胞学一定要做，部分病人会出现阴道残端的癌前病变，也需要处理。
【考点】宫颈病变术后随访☆☆
【难度】中

【A3/A4型题】

(1~4题共用题干)
孙某，女性，28岁，主因“外院检查发现宫颈赘生物，要求进一步检查”来诊，妇科检查发现宫颈光滑，外口可见簇状小乳头状赘生物，直径0.5cm，色粉红，组织不糟脆，触血阴性。

1. 下一步建议的检查是
A. TCT、HPV(高危+低危)
B. 阴道镜检查、HPV(高危+低危)
C. SCCA
D. 经阴道盆腔超声
E. 阴道镜检查+宫颈管搔刮术

1.【答案】B
【解析】该病人宫颈肉眼可见赘生物不需进行TCT的检查。根据妇科检查，宫颈外口簇状小乳头状赘生物，组织不糟脆，触血阴性，不像宫颈癌，应考虑宫颈乳头瘤、尖锐湿疣等可能，建议阴道镜检查+活检确诊，同时进行HPV(高危+低危)检测，为后期治疗提供依据。
【考点】宫颈病变的诊断☆☆
【难度】中

2. HPV检测结果为6型及11型感染，该病人的感染属于
A. 高危+低危HPV病毒感染
B. 低危型HPV感染
C. 高危型HPV感染
D. 无病毒感染
E. 支原体感染

2.【答案】B
【解析】HPV6型及11型属于低危型HPV的感染。
【考点】HPV分型☆☆
【难度】中

3. 阴道镜检查图像如图18-20、图18-21，目前考虑可能的诊断是
A. 宫颈尖锐湿疣，需进一步活检除外宫颈乳头状瘤
B. CINⅠ
C. CINⅡ
D. CINⅢ

3.【答案】B
【解析】阴道镜下可见簇状疣样物，冰醋酸作用下轻度着色，考虑尖锐湿疣可能性大，但进一步确诊需要阴道镜指导下活检才能确诊，临床上有时可见尖锐湿疣合并乳头状瘤、CIN的病例，甚至还有疣样癌，病理才是诊断的唯一标准。
【考点】阴道镜下图片识别☆☆
【难度】中

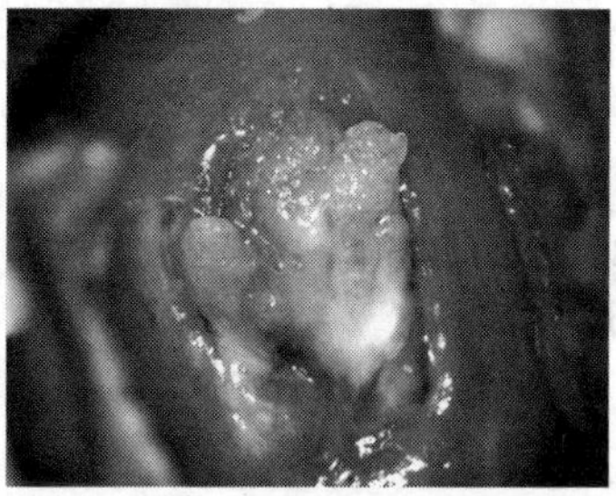

图 18-20　阴道镜检查图像(肉眼观察)

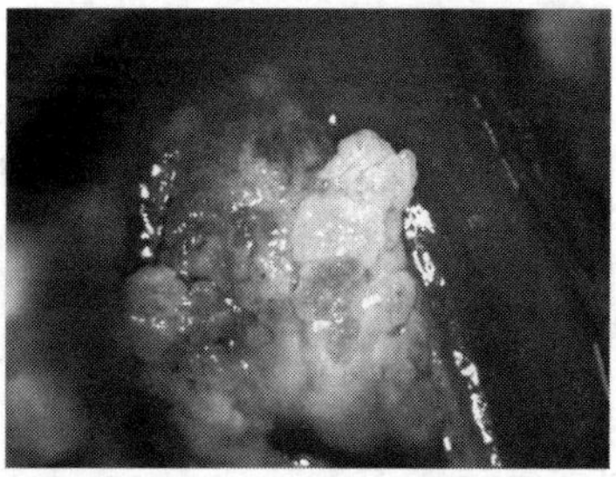

图 18-21　阴道镜检查图像(冰醋酸后)

E. 宫颈早期浸润癌

4. 病人已行阴道镜指导下肿物活检,术后一周内应注意的事项有
   A. 术后可以立即进行阴道冲洗
   B. 术后当日可以阴道上药
   C. 术后需要口服抗生素 3~7 天
   D. 术后当日即可同房
   E. 术后 1~2 周禁忌同房,严格避孕

4.【答案】E
【解析】阴道镜指导下肿物活检术后,一般阴道会有少量血,持续 3~5 天,一般不需服用抗生素,但禁忌术后立即进行阴道冲洗、阴道上药及同房,应术后严格避孕,等血彻底干净后才可恢复性生活。
【考点】阴道镜活检术后注意事项☆
【难度】中

(5~8 题共用题干)
李某,女性,53 岁,主因“绝经 1 年,同房后阴道出血 8 个月,加重 2 个月,要求进一步检查”来诊,妇科检查:宫颈结节样改变,触血阳性,宫旁弹性好。

5. 阴道镜检查如图 18-22、图 18-23,在下述图片中,可见的异常表现为

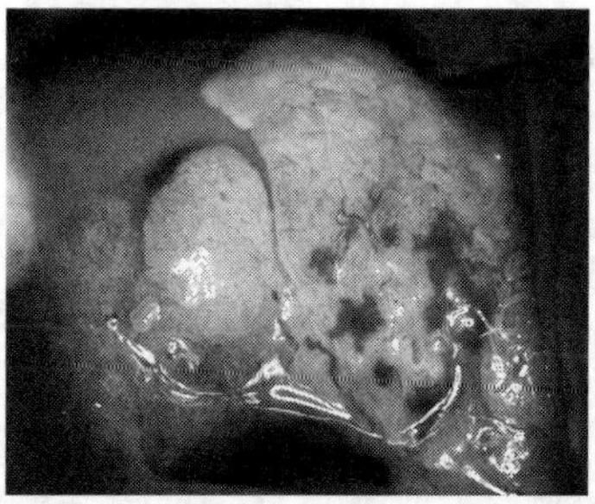

图 18-22　阴道镜检查图像(冰醋酸后)

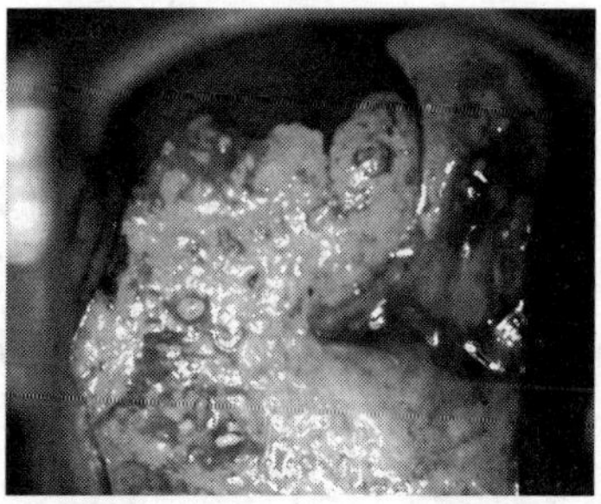

图 18-23　阴道镜检查图像(复方碘后)

   A. 醋白上皮、异型血管、镶嵌
   B. 醋白上皮、异型血管、转化区
   C. 醋白上皮、异型血管、碘不着色
   D. 醋白上皮、异型血管、SPI

5.【答案】C
【解析】阴道镜下可见致密浓厚的醋白上皮边界清晰,表面隆起,其上可见多处粗大、畸形、中断的异型血管,碘不着色明显,呈芥末黄。
【考点】阴道镜下图片识别及诊断☆☆
【难度】中

E. 醋白上皮、镶嵌、SPI

6. 结合阴道镜图像分析,目前诊断考虑
A. 宫颈早期浸润癌
B. 宫颈浸润癌
C. CINⅢ
D. CINⅡ
E. 宫颈 HPV 感染

7. 病理活检结果提示 CINⅢ,累及腺体,多点灶性早浸,该病人下一步建议的手术方式为
A. 宫颈锥切手术进一步分期
B. 子宫全切术
C. 子宫全切术 + 双附件切除术
D. 筋膜外子宫全切术
E. 筋膜外子宫全切术 + 双附件切除术

8. 病人行宫颈冷刀锥切术,术后病理:广泛 CINⅢ,累及腺体,6 点早期浸润癌,浸润深度 0.1cm,宽度 0.2cm,切缘干净,该病人下一步建议的手术方式为
A. 筋膜外子宫全切术 + 双附件切除 + 盆腔淋巴结清扫
B. 子宫全切术
C. 子宫全切术 + 双附件切除术
D. 筋膜外子宫全切术
E. 筋膜外子宫全切术 + 双附件切除术

(9~12 题共用题干)
周某,女性,38 岁,主因“孕 16 周,TCT 提示 ASCUS,要求进一步诊治”就诊。妇科检查见宫颈直径 3.5cm。

9. 下一步建议行的检查为
A. HPV(高危 + 低危)检查
B. 阴道镜检查、HPV(高危 + 低危)
C. 不需检查,定期随访 TCT 即可
D. 阴道上药三个月后复查 TCT
E. 阴道镜检查 + 宫颈管搔刮术

10. HPV 检测结果为 6 型及 11 型感染,下一步建议采取的措施为
A. 阴道镜检查 + 常规宫颈活检
B. 阴道镜检查,镜下无 HSIL 或浸润癌表现,可以不取活检
C. 阴道上干扰素栓治疗
D. 定期随访
E. 阴道镜检查 + 宫颈管搔刮术

6.【答案】A
【解析】根据阴道镜下可见明显增厚的醋白上皮,可见异型血管,碘不着色,考虑拟诊宫颈早期浸润癌。
【考点】阴道镜图像的识别☆☆
【难度】中

7.【答案】A
【解析】本病人为阴道镜诊断早期浸润癌,但因阴道镜活检为点状取材,不能进行分期,所以需要进一步行宫颈锥切手术,进一步分期后再决定下一步治疗方案。
【考点】CINI 合并尖锐湿疣的处理☆☆
【难度】中

8.【答案】E
【解析】根据宫颈冷刀锥切术后病理,诊断为宫颈鳞状细胞癌 IA_1 期,病人已绝经,无生育要求,推荐手术治疗方案为筋膜外子宫全切术 + 双附件切除术,不需要清扫淋巴结。
【考点】宫颈癌治疗方式选择☆☆
【难度】中

9.【答案】A
【解析】对于 ASCUS 的病人,应行 HPV 的检查以分流病人,如果无 HPV 病毒感染,可严密随访,HPV 阳性者应积极处理。
【考点】宫颈细胞学管理策略☆☆
【难度】中

10.【答案】B
【解析】妊娠期的阴道镜检查,主要目的是除外宫颈浸润癌,所以如无 HSIL 或浸润癌表现时,可以不取活检。
【考点】妊娠期阴道镜检查原则☆☆
【难度】中

11. 阴道镜检查如图 18-24、图 18-25,在下述图片中,可见的异常表现为

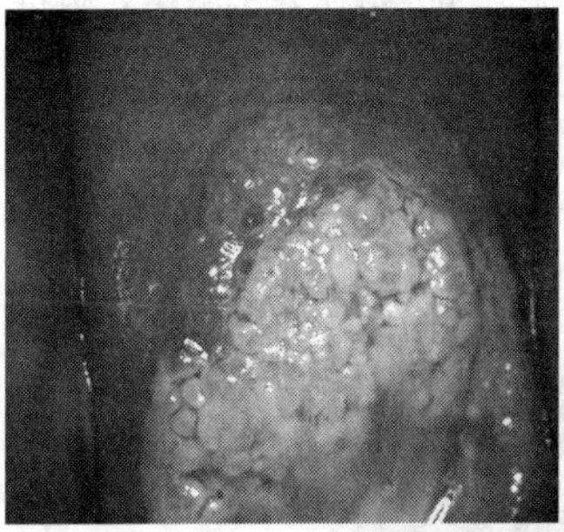

图 18-24　阴道镜检查图像(冰醋酸后)

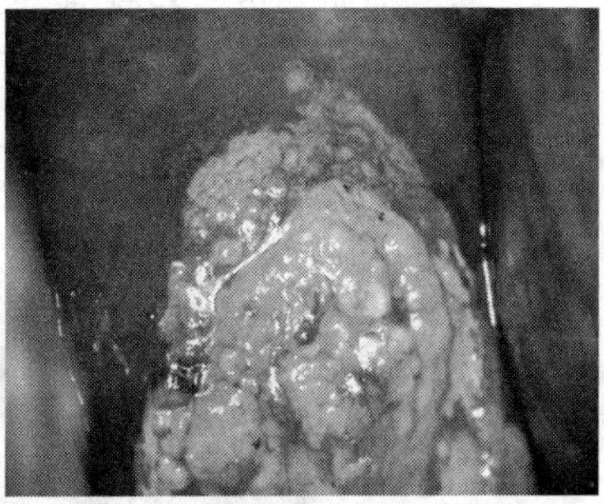

图 18-25　阴道镜检查图像(复方碘后)

A. 醋白上皮、异型血管、镶嵌
B. 醋白上皮、异型血管、转化区
C. 醋白上皮、镶嵌、碘不着色
D. 醋白上皮、异型血管、SPI
E. 醋白上皮、镶嵌、SPI

11.【答案】C

【解析】阴道镜下可见较薄的醋白上皮,边界不规则,表面光滑平坦无隆起,其上可见多处细小镶嵌,碘不着色。

【考点】阴道镜下图片识别及诊断☆☆

【难度】中

12. 根据阴道镜图片,目前考虑的诊断是什么?是否需要进行宫颈活检
A. CINⅢ,需要取宫颈活检
B. CINⅡ,需要取宫颈活检
C. CINⅠ,不需要取宫颈活检
D. 宫颈早期浸润癌,需要取宫颈活检
E. CINⅢ,需要取宫颈活检 + 宫颈管搔刮术

12.【答案】C

【解析】妊娠期女性,孕期阴道镜检查应由有经验的高年资医生进行,以准确判断病变的级别并指导下一步治疗。根据病人阴道镜图像,考虑低度病变,在孕期是可以不取活检的,孕期严禁行宫颈管搔刮术。孕期每 2~3 个月随访 TCT,产后 6 周再进行宫颈的全面评估。

【考点】妊娠期宫颈病变的诊断及处理原则;孕期的管理☆☆

【难度】难

【案例分析题】

案例一:陈某,女性,60 岁,主因"绝经 6 年,单位查体 TCT 提示 ASCUS(非典型鳞状细胞),HPV16 型(+),要求进一步诊治"就诊。平素月经规律,14 岁初潮,月经周期 28~30 天,经期 6~7 天,量中,痛经(-),现绝经 6 年,无绝经后出血。有规律性生活,否认同房出血病史,阴道分泌物正常。定期进行妇科检查及宫颈防癌细胞学、HPV 病毒检查,未发现异常。已婚已产,有性生活,孕 5 产 1,药物流产两次,人工流产两次。否认多性伴侣,有肿瘤家族史,其母为宫颈癌。妇科检查:外阴,已婚已产式,萎缩;阴道,萎缩,通畅,光滑,分泌物正常;宫颈,光滑,萎缩;子宫,中后位,萎缩,质地中等,活动可;附件,双附件未及肿物及压痛;肛查,宫旁弹性好,直肠光滑,无血染。

提问 1:目前该病人下一步需要进行的检查有
A. 阴道镜指导下的宫颈活检
B. 阴道镜检查,发现可疑病变时取活检

提问 1:【答案】ABD

【解析】本病人为 ASCUS 合并高危型 HPV16 型感染,建议阴道镜检查,发现可疑病变区域应进行阴道镜指导下的宫颈活检。因绝经后女性转化区常显示不满意,故可以补充行宫颈管搔刮术,以除外宫颈管疾病。

【考点】宫颈细胞学 ASCUS 的分流及处理原则☆☆

【难度】中

C. 单纯阴道镜检查,不取活检

D. 宫颈管搔刮术

E. 不需要进一步检查,阴道上干扰素栓,治疗 HPV 病毒即可,不需要复查、随访

F. 子宫全切术

提问 2:病人进行阴道镜检查,宫颈情况如图 18-26,本病人转化区为

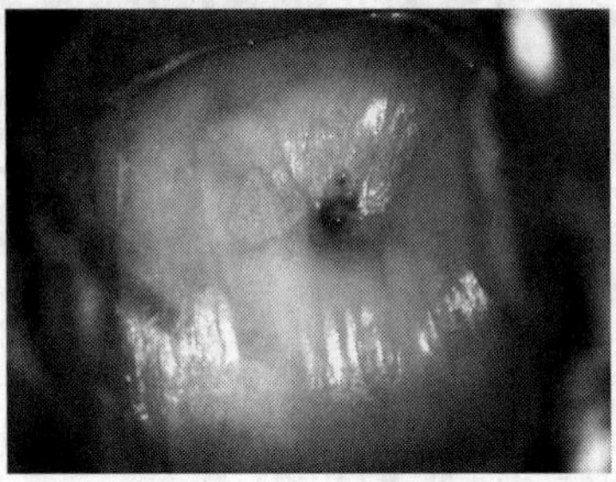

图 18-26 阴道镜检查图像(冰醋酸后)

A. 0 型　　B. Ⅰ型　　C. Ⅱ型

D. Ⅲ型　　E. Ⅳ型　　F. Ⅴ型

提问 2:【答案】C

【解析】病人在阴道镜下转化区部分可见,部分转化区深入颈管中。

【考点】宫颈转化区的概念☆☆

【难度】中

提问 3:宫颈局部涂抹冰醋酸及复方碘溶液,阴道镜显示如图 18-27、图 18-28,目前考虑阴道镜拟诊为

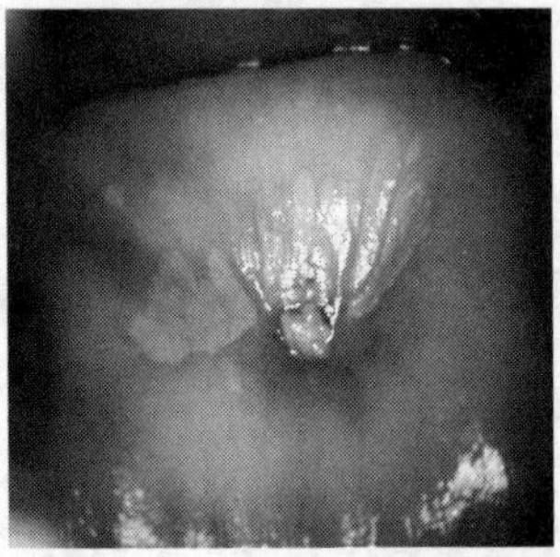

图 18-27 阴道镜检查图像(冰醋酸后)

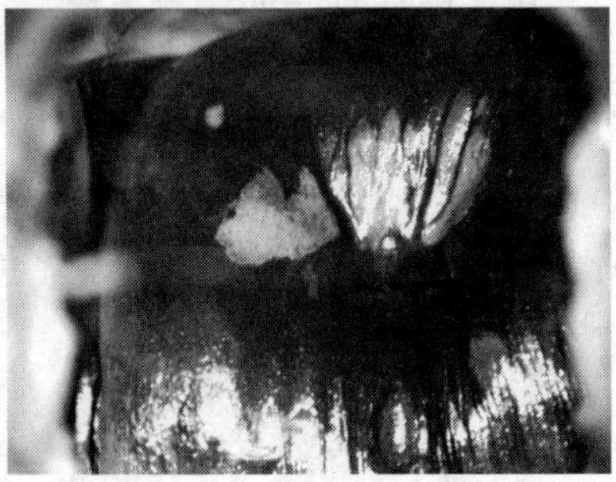

图 18-28 阴道镜检查图像(复方碘后)

A. 慢性宫颈炎　　B. CINⅠ

C. CINⅡ　　D. CINⅢ

E. 宫颈早期浸润癌　　F. 宫颈浸润癌

提问 3:【答案】B

【解析】根据阴道镜下可见薄的醋白上皮,形态不规则,地图像边界,碘不着色,非芥末黄,考虑拟诊 CINⅠ。

【考点】阴道镜图像的识别☆☆

【难度】中

提问 4:该病人进行了阴道镜指导下的多点活检及宫颈管搔刮术,术后病理与阴道镜拟诊相符,病变呈多灶性,下一步处理是

A. 1 年内每 6 个月复查宫颈细胞学或 1 年后复查高危型 HPV

B. 宫颈物理治疗

C. LEEP 锥切

D. 宫颈冷刀锥切术

提问 4:【答案】ABC

【解析】宫颈的 CINⅠ属于低度癌前病变,临床中可以不处理,严密宫颈细胞学或 HPV 随访即可,也可以进行宫颈的物理治疗。本病人病变呈多灶性,且有宫颈癌家族史,适当放宽指征,行 LEEP 锥切手术,也是可以接受的。

【考点】宫颈病变的处理☆☆

【难度】难

E. 子宫全切术 + 双附件切除术
F. 筋膜外子宫全切术

案例二：杨某，女性，35岁，主因“同房后阴道出血半年，加重1周，外院TCT提示HSIL，HPV16型(+)，要求进一步诊治”就诊。平素月经规律，12岁初潮，月经周期30天，经期6天，量中，痛经(-)。定期进行妇科检查及宫颈防癌细胞学、HPV病毒检查，未发现异常。已婚已产，有性生活，孕3产1，药物流产两次。承认有三个性伴侣，否认肿瘤家族史。妇科检查：外阴已婚已产式；阴道通畅，穹窿完整，弹性正常；宫颈结节样，直径3.5cm，质硬，触血阳性；子宫中位，正常大小，质地中等，活动可；双附件未及肿物及压痛；肛查宫颈管增粗，质硬，双宫旁弹性好，无浸润增厚，直肠光滑，无血染。锁骨上淋巴结未及肿大。

提问1：该病人下一步需要进行的检查有
A. 阴道镜指导下的宫颈活检
B. 直接宫颈活检
C. 单纯阴道镜检查，不取活检
D. 宫颈管搔刮术
E. 诊断性锥切
F. 子宫全切术

提问1：【答案】ABDE
【解析】TCT提示HSIL合并HPV阳性，根据本病人的临床病史、症状、查体、多性伴侣史，应高度怀疑宫颈癌，因此阴道镜指导下的活检、颈管搔刮、直接宫颈活检、诊断性锥切都是可行的，目的是尽快确定诊断。
【考点】宫颈细胞学HSIL的处理原则及宫颈癌的诊断☆☆
【难度】中

提问2：进行阴道镜检查，宫颈情况如图18-29，本病人转化区为

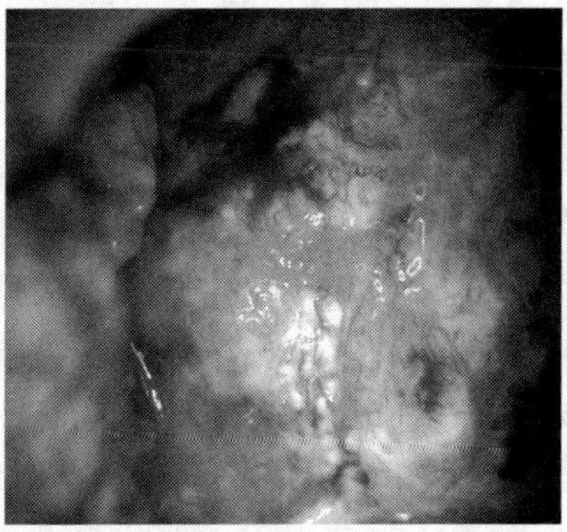

图18-29　阴道镜检查图像(冰醋酸后)

A. 0型　　B. Ⅰ型　　C. Ⅱ型
D. Ⅲ型　　E. Ⅳ型　　F. Ⅴ型

提问2：【答案】B
【解析】在阴道镜下转化区完全可见。
【考点】宫颈转化区的概念☆☆
【难度】中

提问3：宫颈局部涂抹冰醋酸及复方碘溶液，阴道镜显示如图18-30、图18-31，目前结合阴道镜检查拟诊为
A 慢性宫颈炎
B. CINⅠ
C. CINⅡ
D. CINⅢ
E. 宫颈早期浸润癌
F. 宫颈浸润癌

提问3：【答案】F
【解析】根据阴道镜下可见明显增厚的醋白上皮，局部呈脑回状，可见异型血管，碘不着色，呈芥末黄，考虑拟诊宫颈浸润癌。
【考点】阴道镜图像的识别☆☆
【难度】中

提问 4:【答案】ABCD

【解析】早期宫颈癌是否可以施行手术,需要进一步的完善影像学检查,如 CT 及核磁,进一步评估宫旁、盆腹腔的淋巴结情况,再决定下一步治疗方案,不可直接行手术切除。

【考点】宫颈癌治疗方式的选择及术前的评估☆☆

【难度】难

1.【答案】B

【解析】出生缺陷一级预防为孕前预防,防治出生缺陷胎儿发生。二级预防为产前预防,是在出生缺陷胎儿发生之后,通过各种手段检出严重缺陷的胎儿,阻止出生,或胎儿干预。三级预防是产后干预,在出生缺陷胎儿出生后,及时诊断,给予适宜治疗。产前筛查和产前诊断是在孕期发现出生缺陷胎儿,属于二级预防

【考点】出生缺陷预防☆☆

【难度】易

2.【答案】D

【解析】胎儿唇腭裂、法洛氏四联征、十二指肠闭锁及无脑儿属于超声筛查可以检出的胎儿结构异常。唐氏综合征胎儿不一定合并结构异常,超声可能表现正常。唐氏综合征筛查应通过母血清学筛查等手段进行筛查。

【考点】产前超声筛查☆☆

【难度】中

3.【答案】E

【解析】孕早期 β-hCG 和 PAPPA、超声 NT 检查可以用于筛查胎儿染色体非整倍体异常,孕中期 uE3、β-hCG、α-FP、抑制素可以用于筛查胎儿染色体非整倍体异常,孕晚期发现胎儿脑积水不是胎儿染色体异常筛查手段。

【考点】胎儿染色体非整倍体筛查方法☆☆

【难度】易

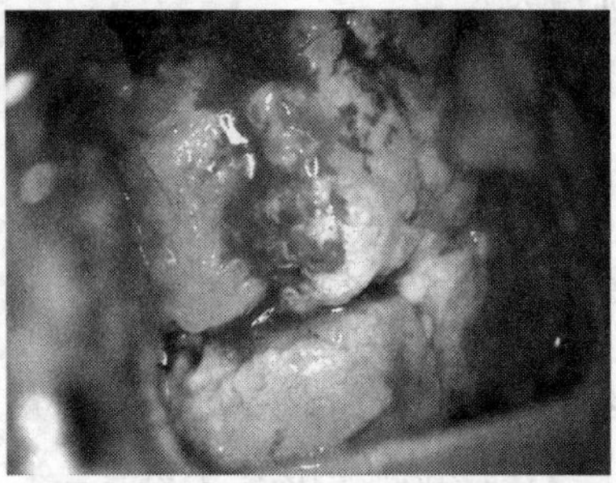

图 18-30 阴道镜检查图像(冰醋酸后)

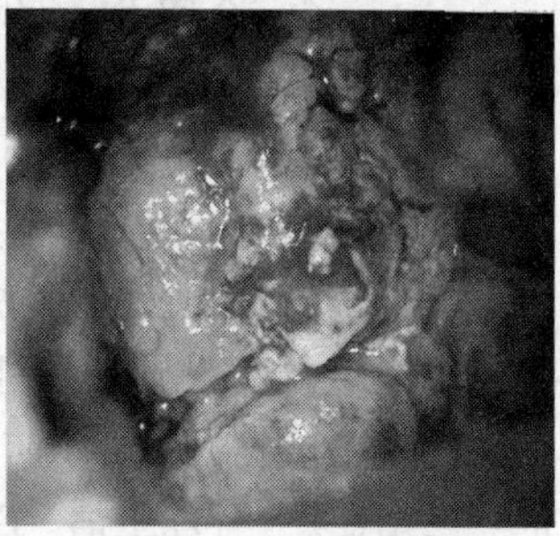

图 18-31 阴道镜检查图像(复方碘后)

提问 4:该病人进行了阴道镜指导下的多点活检及宫颈管搔刮术,术后病理与阴道镜拟诊相符,下一步处理是

A. 完善盆腔增强核磁检查
B. 全腹增强 CT 扫描
C. SCCA
D. 完善术前各项常规化验检查
E. 直接行宫颈癌根治术
F. 全子宫 + 双附件切除

第六节 产前筛查和产前诊断

【A1 型题】

1. 产前筛查和产前诊断对于预防出生缺陷十分重要,关于出生缺陷预防哪项正确
A. 产前筛查和产前诊断属于出生缺陷一级预防
B. 产前筛查和产前诊断属于出生缺陷二级预防
C. 产前筛查和产前诊断属于出生缺陷三级预防
D. 产前筛查和产前诊断属于出生缺陷病因预防
E. 产前筛查和产前诊断属于出生缺陷出生后预防

2. 以下哪项不属于孕期超声筛查可以检出的胎儿异常
A. 胎儿唇腭裂
B. 胎儿法洛氏四联征
C. 胎儿十二指肠闭锁
D. 胎儿唐氏综合征
E. 无脑儿

3. 下列哪项不是胎儿染色体非整倍体筛查方法
A. 孕早期 β-hCG 和 PAPPA
B. 孕早期 NT 检查

C. 孕中期 uE3+β-hCG+α-FP 联合检测
D. 孕中期 uE3+β-hCG+α-FP+ 抑制素联合检测
E. 孕晚期超声发现脑积水

4. 以下哪项属于胎儿染色体异常诊断手段
A. 孕妇外周血染色体核型检查
B. 孕妇夫妻双方染色体检查
C. 孕早期胎儿羊水穿刺核型检查
D. 孕中期胎儿脐带血穿刺染色体检查
E. 孕中期胎盘绒毛核型检查

5. 下列哪项**不属于**羊水细胞培养发现的胎儿异常
A. 18 三体综合征　　B. 特纳综合征
C. Jarco-Levin 综合征　　D. 唐氏综合征
E. 帕陶氏综合征

4.【答案】D
【解析】胎儿染色体异常诊断方法有;孕早期绒毛核型检查,孕中期羊水细胞核型检查、孕中期脐带血核型检查。夫妻双方染色体检查不能检查胎儿有无异常,胎盘绒毛检查孕中期无法进行,孕早期羊水细胞量少,无法进行核型检查。
【考点】胎儿染色体非整倍体诊断方法☆☆
【难度】中

5.【答案】C
【解析】羊水细胞培养进行染色体核型检查,可以诊断染色体异常综合征,18 三体综合征、特纳综合征、唐氏综合征、帕陶氏综合征均属于染色体非整倍体异常,可以核型检查诊断。Jarco-Levin 综合征为染色体微缺失综合征,常规核型检查难以诊断。
【考点】胎儿染色体异常种类☆
【难度】中

【A2 型题】

1. 39 岁孕妇,早孕 8 周,既往孕 3 产 0,6 年前孕 24 周诊断胎儿为 21 三体综合征,引产终止妊娠,2 年前胎停育,未行染色体检查,早孕咨询产前筛查和产前诊断方法,以下哪项**不正确**
A. 早孕 11~13^{+6} 周行超声 NT 检查
B. 建议羊水穿刺胎儿染色体检查
C. 建议母血清游离 DNA 检查
D. 孕 20~24 周超声系统筛查
E. 建议 11~13 周绒毛穿刺染色体检查

1.【答案】C
【解析】高龄既往胎儿 21 三体综合征病史,本次有产前诊断指征,建议染色体核型检查,绒毛或羊水穿刺均可,孕 11~13^{+6} 周 NT 检查,孕 20~24 周超声检查也是必要的。母血清游离 DNA 检查为筛查检查,孕妇高龄既往 21 三体综合征分娩史,为慎用指征。
【考点】胎儿染色体异常诊断方法选择☆☆
【难度】中

2. 孕妇 32 岁,父亲为血友病病人,母亲及本人正常,丈夫无异常,妊娠 8 周,咨询胎儿异常风险,下列正确的是
A. 男性胎儿均为病人
B. 女性胎儿均为病人
C. 男性胎儿 50% 为病人
D. 女性胎儿 50% 为病人
E. 女性胎儿 25% 为携带者

2.【答案】C
【解析】血友病为 X 连锁隐性遗传,孕妇父亲为血友病病人,孕妇正常,但为血友病基因携带者,丈夫正常,子代女性胎儿 50% 携带,50% 正常,男性胎儿 50% 发病,50% 正常。
【考点】X 连锁单基因病咨询☆☆
【难度】中

3. 29 岁,孕 1 产 0,本人先天性心脏病房缺修补术后,目前妊娠 9 周,关于此病人的产前筛查方案,下列正确的是
A. 孕 15 周胎儿 NT 检查
B. 孕 16 周 PAPPA+β-hCG 筛查
C. 建议羊水穿刺
D. 孕 20~24 周筛查胎儿结构,注意胎儿心脏有无异常
E. 建议脐带血检查

3.【答案】D
【解析】本人先心病史,胎儿先天性心脏病发病率升高,应注意加强胎儿先天性心脏异常筛查,孕周 20~24 周。目前无侵入性产前诊断指征,不应考虑直接羊水穿刺或脐带血穿刺,应先行血清学筛查染色体异常。孕 16 周孕中期筛查 E_3+AFP+β-hCG。
【考点】产前筛查方案选择☆☆
【难度】中

4. 29 岁，孕 1 产 0，目前妊娠 17 周，孕 16 周母血清学筛查 21 三体综合征风险度 1：510，下一步处理哪项正确的是

A. 建议羊水穿刺
B. 建议脐带血穿刺
C. 建议随访观察
D. 建议母血清游离 DNA 产前筛查
E. 建议终止妊娠

4.【答案】D

【解析】低危孕妇，产前血清学筛查临界风险度（1：270~1 000），无侵入性产前诊断指征，不应建议羊水穿刺或脐带血穿刺，应行母血清游离 DNA 产前筛查降低风险度。

【考点】产前筛查结果进一步处理☆☆

【难度】中

5. 39 岁，孕 2 产 1，8 年前足月顺产一男孩，体健。本次妊娠孕 15^{+4} 周，如何咨询产前筛查方案

A. 建议孕中期血清学筛查
B. 建议孕 18~20 周超声筛查
C. 建议母血清游离 DNA 产前筛查
D. 建议随访观察
E. 建议羊水穿刺检查

5.【答案】E

【解析】高龄孕妇 39 岁，有产前诊断指征，建议羊水穿刺。

【考点】高龄孕妇产前筛查与产前诊断方案选择☆☆

【难度】中

6. 41 岁，孕 2 产 1，9 年前足月顺产一男孩，体健。本次妊娠孕 22^{+4} 周，超声提示胎儿心内膜垫缺损、眼裂小、兰花手、小下颌。下一步如何处理

A. 21 三体综合征可能性大，建议引产
B. 18 三体综合征可能性大，建议引产
C. 特纳综合征可能性大，建议引产
D. 随访，2 周复查超声
E. 咨询新生儿心外科手术相关问题

6.【答案】B

【解析】胎儿心内膜垫缺损、眼裂小、兰花手、小下颌是 18 三体综合征临床表现，预后不良，应终止妊娠。

【考点】18 三体胎儿表现及处理☆☆

【难度】中

7. 孕妇 26 岁，末次月经 3 月 12 日，4 月 25 日超声检查提示宫内孕 6 周，3 月 17 日口服紧急避孕药，咨询本次妊娠风险，下列哪项正确

A. 胎儿致畸可能性大
B. 建议终止妊娠
C. 建议 2 周后复查超声
D. 增加胎儿染色体异常风险，建议羊水穿刺
E. 不增加胎儿异常风险，随访观察

7.【答案】E

【解析】月经第 15 天口服紧急避孕药，不增加胎儿异常风险。

【考点】胎儿异常产前咨询☆☆

【难度】中

8. 孕妇 30 岁，孕 12^{+3} 周 NT0.40cm，下一步处理**不正确**的是

A. 建议绒毛穿刺染色体检查
B. 建议羊水穿刺染色体检查
C. 建议终止妊娠
D. 孕 20~24 周超声检查胎儿结构情况
E. 孕 22~24 周胎儿超声心动检查

8.【答案】C

【解析】NT 增厚，胎儿染色体异常风险升高，建议绒毛或羊水染色体核型检查。可能合并胎儿超声异常，应加强超声筛查。

【考点】胎儿 NT 增厚处理☆☆

【难度】中

【A3/A4 型题】

(1~3 题共用题干)

孕妇,39 岁,孕 12^+ 周查胎儿 NT0.20cm,孕 20^{+3} 周超声检查:孕 20 周,胎儿唇裂,腭裂不除外。

1. 关于此孕妇,下一步如何处理
   A. 建议引产
   B. 建议绒毛穿刺除外染色体异常
   C. 建议羊水穿刺除外染色体异常
   D. 建议脐带血穿刺除外染色体异常
   E. 随访观察

1.【答案】C
【解析】胎儿唇裂 腭裂不除外,为非致死性胎儿异常,但孕妇 39 岁,应除外染色体异常。孕 20^+ 周可以行羊水穿刺胎儿染色体检查。
【考点】胎儿超声异常处理☆☆
【难度】中

2. 胎儿染色体检查为 46,XN,未见异常,下列咨询意见正确的是
   A. 胎儿预后不良
   B. 咨询儿科外科手术修补相关事项
   C. 胎儿合并智力障碍
   D. 胎儿有脑瘫
   E. 胎儿出生后即刻手术

2.【答案】B
【解析】胎儿唇腭裂,染色体未见异常,智力障碍和脑瘫发生风险同正常人群风险,咨询手术相关事项,但不需马上手术。
【考点】胎儿唇腭裂咨询处理☆
【难度】中

3. 经咨询孕妇决定保留本次妊娠,下列孕期监测,哪项**不正确**
   A. 加强超声筛查,注意有无合并异常
   B. 每 4 周超声检查一次,注意胎儿生长发育情况
   C. 胎儿可能发生羊水过多
   D. 如无产科指征,可以阴道分娩
   E. 出生后儿科会诊

3.【答案】C
【解析】胎儿唇腭裂,应加强孕期监测,注意生长发育状况。唇腭裂与羊水过多没有相关性。
【考点】胎儿唇腭裂咨询处理☆
【难度】中

(4~6 题共用题干)

孕妇,33 岁,孕 2 产 0,人流一次,本次自然妊娠顺利,孕 16^+ 周血清学唐氏风险筛查 21 三体综合征风险 1∶450。

4. 下一步如何处理
   A. 母外周血游离 DNA 产前筛查
   B. 随访观察
   C. 建议羊水穿刺
   D. 建议脐带血穿刺
   E. 建议终止妊娠

4.【答案】A
【解析】低龄孕妇,血清学筛查临界风险,应行母外周血游离 DNA 产前筛查。
【考点】产前筛查处理☆☆
【难度】中

5. 此病人未行进一步检查,孕 22^{+3} 周超声检查提示胎儿先天性心脏病,完全性大动脉转位,伴唇腭裂,如何咨询
   A. 咨询儿科外科医师,出生后手术治疗
   B. 预后不良,建议引产,同时行染色体检查

5.【答案】B
【解析】多发畸形,预后不良,可以引产,建议染色体检查除外异常。
【考点】产前超声筛查异常处理☆
【难度】中

C. 2周后复查超声
D. 建议绒毛穿刺
E. 建议夫妻双方染色体检查

6. 本次胎儿染色体为47,XY(+18)孕妇咨询下次妊娠相关事项,下列正确的是
A. 再发风险度高,不宜下次妊娠
B. 下次妊娠应行PGD
C. 下次妊娠应行胎儿染色体检查
D. 孕前检查可以避免不良结局
E. 下次妊娠应行母血清游离DNA筛查

6.【答案】C
【解析】本次为18三体综合征胎儿,下次妊娠再发风险度升高,下次妊娠应行胎儿染色体检查。孕前检查无法避免不良结局。
【考点】下次妊娠咨询☆☆
【难度】中

【案例分析题】

案例:孕妇,32岁,孕5产0,5次早孕胎停育流产病史,就诊门诊。

提问1:需要补充哪些病史
A. 既往是否有内科疾病
B. 胎停育绒毛是否行染色体检查
C. 夫妻双方是否行染色体检查
D. 是否接触毒物射线化学药品
E. 居住环境有无特殊
F. 是否有相关疾病家族史

提问1:【答案】ABCDEF
【解析】多次流产史,应考虑有无夫妻双方染色体异常,也应考虑到年龄、环境、是否接触毒物射线及化学药品。
【考点】不良孕产史咨询处理☆☆
【难度】中

提问2:应行哪些辅助检查
A. 妇科超声检查
B. 性激素水平
C. 甲状腺功能
D. 夫妻双方染色体检查
E. 抗磷脂综合征相关检查
F. 输卵管造影术

提问2:【答案】ABCDE
【解析】多次流产史,应行妇科全面检查,激素水平了解卵巢功能,除外甲低甲亢抗磷脂综合征。夫妻双方行染色体检查。
【考点】不良孕产史处理☆
【难度】中

第七节 胎心监护

【A1型题】

1. 胎心监护提示胎儿缺氧的是
A. 加速
B. 早期减速
C. 晚期减速
D. 轻度变异减速
E. NST反应型

1.【答案】C
【解析】此题主要考查对胎心监护基本特点的掌握情况。晚期减速提示胎儿宫内窘迫;胎心加速、NST反应型是胎儿状态良好的表现。
【考点】晚期减速的临床意义☆☆
【难度】易

2. 关于胎心监护图形的定义,正确的是
A. FHR基线变异幅度正常为5~20次/min
B. 早期减速是与宫缩同步、由脐带受压引起的
C. 间歇性变异减速伴正常变异,与胎儿正常结局相关
D. 反复性晚期减速,是指20分钟内FHR 3次以上的宫缩伴发晚期减速

2.【答案】C
【解析】此题主要考查对胎心监护基本概念的掌握。FHR基线变异幅度正常为6~25次/min。早期减速是宫缩过程中胎头受压引起的。反复性晚期减速,是指20分钟内FHR≥50%以上的宫缩伴发晚期减速。胎儿心动过速是指FHR>160次/min,持续时间≥10min。
【考点】胎心监护基本概念☆
【难度】中

E. 胎儿心动过速是指 FHR>160 次 /min，持续时间≥20min

3. 下列胎心监护图形，**不需要**立即宫内复苏并终止妊娠的是
A. FHR 基线变异消失伴反复性晚期减速
B. FHR 基线变异消失伴反复性变异减速
C. 正弦曲线图形
D. 给予胎儿刺激后 FHR 无胎心加速出现
E. FHR 基线变异消失伴心动过缓

4. 关于电子胎心监护，**不正确**的是
A. FHR 显示胎儿心动过缓，不伴有基线变异消失，可以进一步监测并评估
B. FHR 变异 >25 次 /min，不需要立即终止妊娠
C. 反复性晚期减速伴正常基线变异，属于Ⅱ类图形
D. FHR 图形出现早期减速伴正常变异，属于Ⅱ类图形
E. 胎心延长减速是指 FHR 减速≥15 次 /min，持续时间≥2min

5. 关于电子胎心监护，**不正确**的是
A. 无应激试验是宫缩时 FHR 的变化
B. FHR 基线变异表示胎儿储备能力
C. 有反应型 NST 表示胎儿功能状态良好
D. OCT 阳性提示胎儿宫内窘迫
E. 晚期减速是胎儿宫内缺氧的表现

【A2 型题】

1. 32 岁初产妇，既往体健，孕期定期产检未见异常，孕 38 周阵发下腹痛，查体：血压 110/80mmHg，心率 88 次 /min，宫高 34cm，腹围 100cm，骶尾骨中弧，坐骨结节间径 8cm。胎心监护图形如图 18-32，阴道检查：宫口开大 1cm，S^{-2}，LOA 位，羊水Ⅰ度污染。下列处理适宜的是

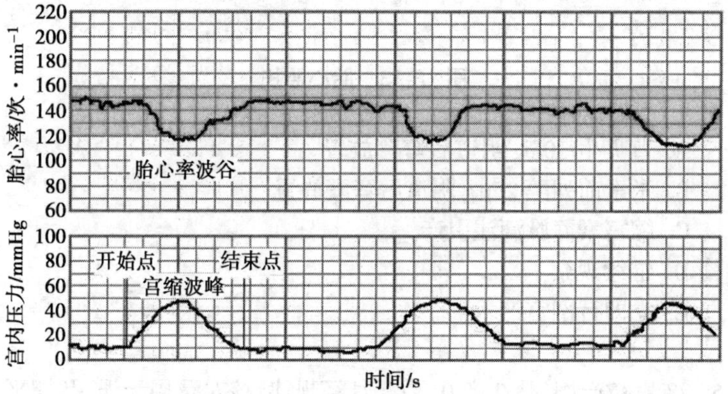

图 18-32　胎心监护，3cm/min

3.【答案】D
【解析】此题主要考查对电子胎心监护Ⅲ类图形的掌握，需知道各种异常监护图形特点及临床意义，Ⅲ类图形提示胎儿出现异常的酸碱平衡状态，面临窒息、神经系统损伤、胎死宫内风险，必须立即宫内复苏并终止妊娠。
【考点】异常胎心监护图形的识别与临床处理☆
【难度】难

4.【答案】D
【解析】此题主要考查对胎心监护异常图形的识别和掌握，FHR 显示胎儿心动过缓不伴有基线变异消失、FHR 变异 >25 次 /min、反复性晚期减速伴有正常基线变异、胎心延长减速伴有正常基线变异，均属于Ⅱ类图形。临床上可以进一步监测并评估，不需要立即终止妊娠。早期减速伴有正常变异，属于Ⅰ类图形，为胎儿正常状态的表现。
【考点】Ⅱ类胎心监护图形的识别与临床处理☆
【难度】中

5.【答案】A
【解析】无应激试验是无宫缩时 FHR 的变化。
【考点】胎心监护图形的临床基本特点☆☆
【难度】易

1.【答案】E
【解析】此题主要考查胎心早期减速的图形识别及临床处理。评估病人为正常临产孕妇，胎儿大小、骨盆条件正常，可观察羊水性状、胎心变化，等待自然分娩。
【考点】产程中常见胎心图形的识别与处理☆
【难度】易

A. 立即行剖宫产术
B. 静脉滴注缩宫素加强宫缩
C. 静脉滴注 25% 硫酸镁抑制宫缩
D. 静脉滴注地西泮 10mg
E. 观察并等待自然分娩

2. 38 岁初孕妇，孕 40 周，既往体健，孕期平顺，规律宫缩 8 小时，宫口开大 3cm，S^0，自然破膜后阵发腹痛加重，胎心监护示 FHR 140 次 /min，基线变异正常，间歇性变异减速，考虑可能的原因是

A. 宫缩过强 B. 羊水过少
C. 高龄产妇胎盘功能减退 D. 脐带受压
E. 胎儿宫内缺氧

2.【答案】D
【解析】此题结合病例考查胎心变异减速的发病机制。
【考点】产程中胎心监护异常图形的原因☆
【难度】易

3. 35 岁初产妇，孕 35 周，妊娠糖尿病，未规律监测控制血糖，自觉胎动较前减少 4 天，下述情况提示胎儿宫内窒息、出现酸碱平衡异常的是

A. FHR 150 次 /min，20 分钟无胎心加速
B. FHR≥170 次 /min，≥10min
C. FHR 100 次 /min，基线变异消失
D. 反复性变异减速，基线变异 6~15 次 /min
E. FHR 140~160 次 /min，基线变异 >25 次 /min

3.【答案】C
【解析】此题主要考查胎心监护Ⅱ类图形的识别与临床意义。ABDE 四项均为Ⅱ类图形，不代表胎儿宫内窘迫，临床上可以进一步监测并评估。
【考点】胎心监护异常图形的识别☆☆
【难度】难

4. 30 岁初产妇，孕 39 周，平素月经规律，核对孕周无误，孕期平顺，骨盆正常，估计胎儿 3 200g，阴道流液 24 小时，胎心监护如图 18-33 所示。此时的处理恰当的是

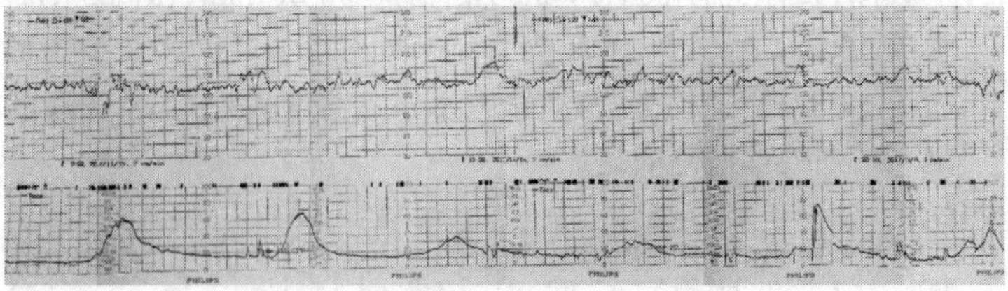

图 18-33 胎心监护

A. 普贝生 10mg 阴道后穹窿放置
B. 米索前列醇 25μg 阴道后穹窿放置
C. 缩宫素静脉滴注引产
D. 继续观察
E. 立即行剖宫产术

4.【答案】C
【解析】胎心监护为Ⅰ类图形，阴道流液考虑胎膜早破，应予以缩宫素点滴引产。
【考点】胎心监护Ⅰ类图形☆☆
【难度】中

5. 28 岁初产妇，孕 2 产 0，平素月经规律，核对孕周无误，孕期平顺，孕 41 周，无自发产兆，计划分娩入院。骨盆正常，估计胎

5.【答案】A
【解析】此题结合病例考查宫缩曲线的图形特点与识别。宫缩过频指 10 分钟内宫缩大于 5 次。
【考点】宫缩过频的识别与诊断☆☆
【难度】易

儿 3 800g,予普贝生阴道用药促宫颈成熟后临产,胎心监护如图 18-34 所示。对于图形特点,下列描述正确的是

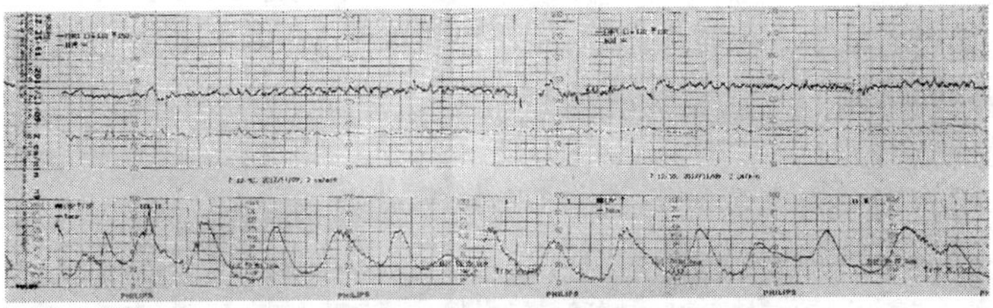

图 18-34 胎心监护

A. 宫缩过频　B. 宫缩强度不足　C. 胎心平直
D. FHR Ⅲ类图形　E. OCT(+)

6. 29 岁初产妇,既往体健,孕期平顺,孕 41^{+1} 周,羊水减少伴胎动减少 3 天,超声提示 AFI 4.5cm,行胎心监护提示 FHR 140 次 /min,变异消失,NST 无反应型,行 OCT 示 FHR 140 次 /min,考虑胎儿宫内窘迫的图形特点是
A. 持续无胎心加速
B. 基线变异≤ 5 次 /min,伴有变异减速
C. 变异消失,反复性晚期减速
D. 胎心最低至 90 次 /min,可迅速自行恢复
E. 胎心降低至 100 次 /min,持续 2 分钟

6.【答案】C
【解析】此题结合病例考查对异常胎心图形和胎儿窘迫的识别。变异消失伴有反复性晚期减速,为Ⅲ类图形,提示胎儿功能窘迫。
【考点】胎心监护Ⅲ类图形和胎儿窘迫的诊断☆☆
【难度】中

7. 30 岁经产妇,孕 39 周,合并妊娠期高血压,骨盆正常,估计胎儿 3 500g。自发宫缩进入产程,胎心监护如图 18-35 所示。检查宫口开大 2cm,此时描述**不恰当**的是

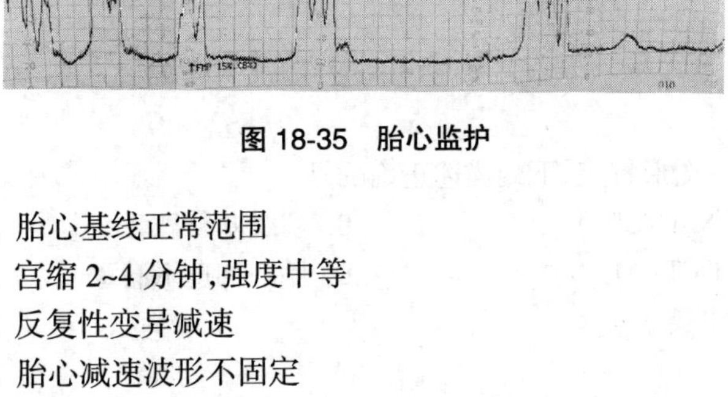

图 18-35 胎心监护

A. 胎心基线正常范围
B. 宫缩 2~4 分钟,强度中等
C. 反复性变异减速
D. 胎心减速波形不固定

7.【答案】E
【解析】此题以病例形式考查产时胎心监护图形的判读。本孕妇存在产程中的变异减速,变异正常,属Ⅱ类图形,应先予宫内复苏,密切观察胎心监护图形的变化。
【考点】产时监护图形的识别☆☆
【难度】中

E. 提示胎儿宫内缺氧

8. 37 岁经产妇，孕 40^{+5} 周，既往体健，核对孕周无误，孕期平顺，阴道流液 3 小时入急诊，胎心监护如图 18-36，对结果描述正确的是

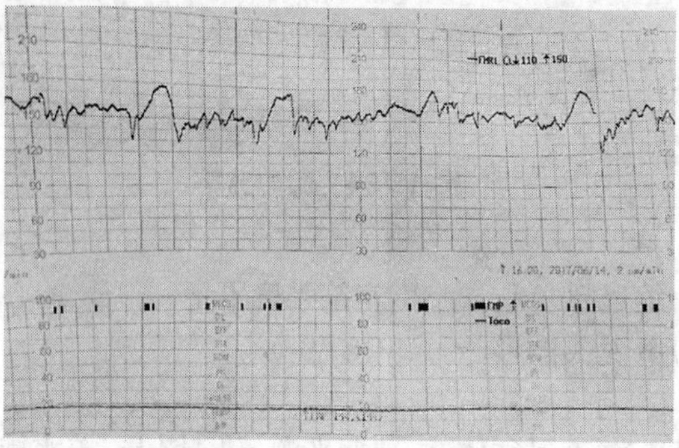

图 18-36 胎心监护

A. 胎心基线增快　　B. 显著变异　　C. Ⅱ类图形
D. NST 反应型　　E. 胎动减少

8.【答案】D
【解析】此题以病例形式考查正常胎心监护图形的识别。本孕妇胎心基线及变异正常，伴 3 次满意胎心加速，属Ⅰ类图形，临床无需特殊处理。
【考点】正常监护图形☆☆
【难度】易

【A3/A4 型题】

(1~3 题共用题干)

35 岁初产妇，既往体健，定期产检，患有妊娠糖尿病，饮食运动控制血糖水平正常范围，孕 41 周。查体：髂棘间径 25cm，骶耻外径 19cm，骶尾骨中弧，坐骨结节径 8cm。估计胎儿 3 200g，枕先露，宫颈 Bishop 评分 4 分。入院胎心监护如图 18-37。

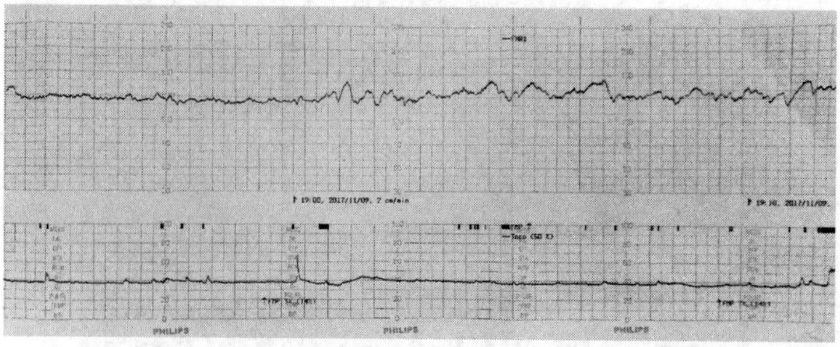

图 18-37 胎心监护

1. 对于图形特点，下列描述正确的是
A. NST 反应型　　B. 基线变异显著
C. OCT(−)　　D. 胎心加速不满意
E. Ⅱ类图形

1.【答案】A
【解析】此题以病例形式考查正常胎心监护图形的判读。胎心正常、变异良好、20 分钟内两次以上满意胎心加速，为 NST 反应型，Ⅰ类图形。
【考点】胎心监护图形的判读☆
【难度】易

2. 该病人诊断**不正确**的是
A. 高龄初产 B. 妊娠糖尿病 C. 足月妊娠
D. 胎儿宫内窘迫 E. 正常骨盆

3. 此时的处理**不恰当**的是
A. 即刻剖宫产 B. 缩宫素静脉滴注
C. 宫颈扩张球囊 D. 普贝生促宫颈成熟
E. 吸氧,加强监护

(4~6 题共用题干)
36 岁初产妇,孕 3 产 0,孕 40^{+1} 周,合并妊娠期高血压,未定期产检监测血压。阵发下腹痛 6 小时入院,查体:骨盆正常,估计胎儿 3 600g。宫口中位、质地中、开大 2cm,S^{-1},胎心监护如图 18-38。

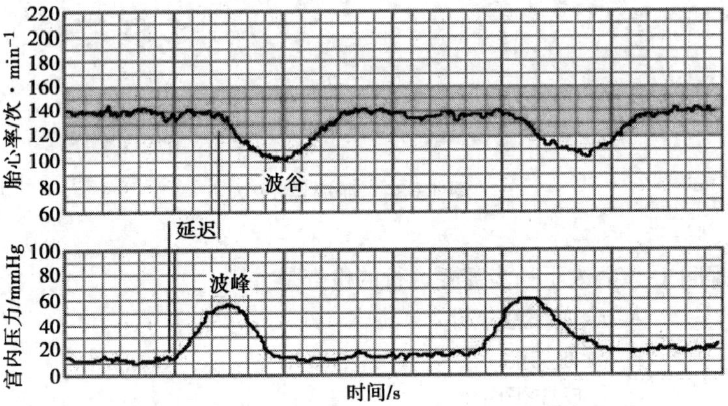

图 18-38 胎心监护,3cm/min

4. 考虑胎心监护波形为
A. 早期减速 B. 变异减速 C. 晚期减速
D. NST 无反应型 E. OCT(-)

5. 此病人目前诊断**错误**的是
A. 高龄初产 B. 妊娠期高血压 C. 胎儿宫内窘迫
D. 宫缩过频过强 E. 临产

6. 此时**不恰当**的处理是
A. 缩宫素促进产程进展 B. 开放静脉
C. 吸氧 D. 改变体位
E. 即刻行剖宫产术

【案例分析题】

案例:27 岁初产妇,孕 2 产 0,孕 33^{+6} 周,腹痛 10 小时,胎动消失 10 小时急诊入院。平素体健,孕期定期产检。OGTT 诊

2.【答案】D
【解析】此题在胎心监护判读基础上进行诊断。
【考点】足月妊娠胎心监护判读与诊断☆
【难度】中

3.【答案】A
【解析】此题结合病例在胎心监护判读基础上考查引产方式选择。胎儿宫内状态良好、妊娠糖尿病控制满意、头盆条件正常,无剖宫产指征。
【考点】胎心监护判读基础上进一步临床处理☆
【难度】中

4.【答案】C
【解析】此题以病例形式考查异常胎心监护图形的判读。胎心微小变异、无胎心加速、宫缩后出现减速,为晚期减速,Ⅲ类图形,提示胎儿功能窘迫。
【考点】胎心监护Ⅲ类图形和胎儿窘迫的诊断☆☆
【难度】中

5.【答案】D
【解析】此题在胎心监护判读基础上进行诊断。
【考点】异常胎心监护判读与诊断☆
【难度】中

6.【答案】A
【解析】胎心晚期减速,提示胎儿功能窘迫,出现异常的酸碱平衡状态,必须立即宫内复苏并终止妊娠。初产妇,结合宫颈条件,应急诊行剖宫产。
【考点】胎心晚期减速和胎儿窘迫的处理☆☆
【难度】中

断为妊娠糖尿病，饮食结合运动控制。孕24周发现血压升高160/100mmHg，无自觉不适，口服拉贝洛尔降压，没有规律监测血压。于睡眠中出现下腹坠痛，可忍受，无缓解，自觉胎动消失。查体：体温36.5℃，脉搏76次/min，呼吸18次/min，血压140/90mmHg。心肺未见异常，腹膨隆，胎心106次/min，子宫张力大，宫缩强，无明显间歇，活动性阴道出血，下肢水肿(-)。骨盆正常，估计胎儿3 200g。宫口后位、质地韧、未开，S^{-3}，胎心监护如图18-39所示。

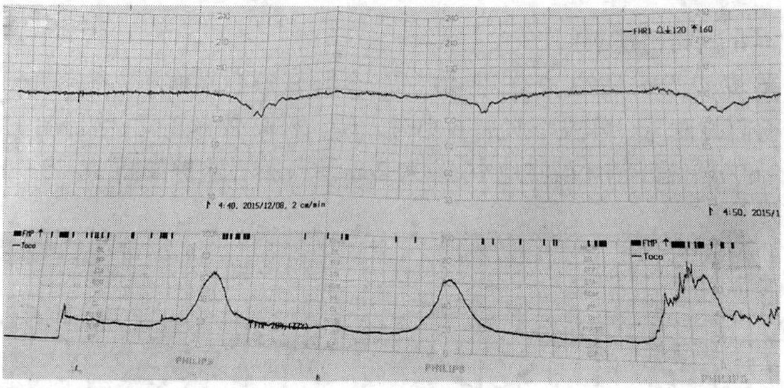

图18-39 胎心监护

提问1：该病人下一步需要进行的检查是

A. 全血细胞分析
B. 凝血功能
C. C反应蛋白
D. 降钙素原
E. 艾滋病、梅毒、乙肝及丙肝抗体检测
F. 肝肾功能
G. 持续胎心监护
H. 宫颈评分
I. 血电解质
J. 产科超声

提问2：该病人目前考虑的诊断包括

A. 先兆早产
B. 子痫前期
C. 妊娠糖尿病
D. 胎盘早剥
E. 胎儿宫内窘迫
F. 前置胎盘
G. 子宫破裂
H. 宫颈出血

提问3：请指出以下有关该病人的处理中，正确的措施有

A. 吸氧
B. 持续心电监护
C. 开放静脉
D. 配血
E. 抑制宫缩
F. 积极保胎治疗
G. 急诊剖宫产术
H. 和孕妇及家属充分沟通
I. 新生儿复苏准备

提问1：【答案】ABEFGHIJ

【解析】此题需掌握胎心晚期减速的临床诊疗思路。本例孕妇33^{+6}周，具有轻度子痫前期、妊娠期高血压等血管病变等胎盘早剥高危因素，经过详细问诊、体格检查，根据图形特点，考虑胎心晚期减速、胎儿宫内窘迫诊断成立，行产科超声检查胎盘情况，再进一步评估血常规、凝血功能、肝肾功能和产科合并症、有无急诊手术禁忌等，确定是否具备紧急终止妊娠的条件。

【考点】胎心晚期减速相关疾病的诊疗思路☆☆

【难度】中

提问2：【答案】BCDE

【解析】此题需首先判断胎儿宫内窘迫，并了解相关疾病胎盘早剥的临床特点。

【考点】胎心晚期减速及相关疾病的诊断☆☆

【难度】中

提问3：【答案】ABCDGHI

【解析】此题需了解胎心晚期减速、胎盘早剥的处理，根据题干信息，考虑胎儿宫内窘迫、胎盘早剥诊断明确，需尽快终止妊娠。初产妇，孕33^{+6}周，宫口未开，短期内无法经阴道分娩，有子宫胎盘卒中、凝血异常可能，需急诊剖宫产，同时纠正凝血、新生儿复苏。

【考点】胎心晚期减速、胎盘早剥的处理☆☆

【难度】难

第三篇 模拟试卷

模拟试卷

【A1 型题】

1. 对子宫的描述，正确的是
   A. 成年女性的子宫长 7~8cm，宽 4~5cm，厚 4~5cm
   B. 宫体与宫颈之间最狭窄的部分为子宫峡部
   C. 绝经后宫体和宫颈之间的比例为 2∶1
   D. 子宫峡部上端是组织学内口
   E. 子宫峡部下端为解剖学内口

2. 下列骨盆底部解剖**不恰当**的是
   A. 后方为骶尾关节
   B. 前方为耻骨联合下缘
   C. 两侧为耻骨降支、坐骨升支和坐骨结节
   D. 前部为尿生殖三角，后部为肛门三角
   E. 骨盆底由外向内分为 3 层

3. 关于骨产道，下列正确的是
   A. 骨盆最大平面为入口平面，最窄平面为出口平面
   B. 立位时骨盆上口平面与水平面所形成的角度，50°~55°
   C. 骨盆入口平面横径较前后径短
   D. 骨盆出口平面是由骶尾关节、两侧坐骨棘、耻骨联合下缘围绕的骨盆腔最低平面
   E. 中骨盆平面前后径较横径短

4. 关于卵巢性激素的合成和分泌，**错误**的是
   A. 主要是雌激素、孕激素和雄激素
   B. 颗粒细胞为排卵前雌激素的主要来源
   C. 睾酮主要由卵巢间质细胞和门细胞产生
   D. 甾体激素属于类固醇激素，其基本化学结构为环戊烷多氢菲环
   E. 甾体激素主要在肝内代谢，经肾脏排出

5. 关于卵巢的周期性变化的描述，正确的是
   A. 卵子均由两侧卵巢轮流排出
   B. 排卵多发生在月经过后 14 天
   C. LH 峰是即将排卵的可靠指标，出现于卵泡破裂前 36 小时

D. 黄体能产生孕激素、雌激素和人绒毛膜促性腺激素
E. 黄体体积和功能约于排卵后 9~10 天达高峰

6. 下列不是受精卵着床必备条件的是
A. 发生顶体反应
B. 透明带消失
C. 囊胚细胞滋养细胞分化出合体滋养细胞
D. 囊胚和子宫内膜同步发育且功能协调
E. 孕妇体内分泌足够量的孕酮

7. 青春期无排卵性功血的治疗原则是
A. 止血、促排卵
B. 止血、调整周期
C. 止血、调整周期、促排卵
D. 止血、调整周期、减少经量
E. 止血、调整周期、减少经量、防止子宫内膜病变

8. 关于胎心监护图形的定义，正确的是
A. FHR 基线变异幅度正常为 5~20 次 /min
B. 早期减速是与宫缩同步、由脐带受压引起的
C. 间歇性变异减速伴正常变异，与胎儿正常结局相关
D. 反复性晚期减速，是指 20 分钟内 FHR 3 次以上的宫缩伴发晚期减速
E. 胎儿心动过速是指 FHR>160 次 /min，持续时间≥20 分钟

9. 关于高催乳素血症，以下正确的是
A. 一旦垂体 MRI 证实有垂体肿瘤，即应手术治疗
B. 血清 PRL 抽血的时间不受限制
C. 病人均有泌乳表现
D. 若患有垂体大腺瘤，必要时可查眼底和视野
E. 所有的高催乳素血症病人均需要用溴隐亭治疗

10. 多囊卵巢综合征病人发生异常子宫出血的主要原因是
A. 缺乏雌激素
B. 缺乏孕激素
C. 凝血功能异常
D. 子宫内膜不典型增生
E. 子宫内膜发育不良

11. 卵巢性闭经病人，体内垂体促性腺激素水平会
A. 增加
B. 减少
C. 波动很大
D. 持续下降
E. 极低

12. Asherman 综合征是指
A. 染色体异常性闭经
B. 垂体功能低下性闭经
C. 闭经泌乳综合征
D. 宫腔粘连性闭经
E. 先天性子宫确如性闭经

13. 最简单可靠的诊断子宫性闭经的方法是
A. 子宫输卵管碘油造影
B. 阴道涂片
C. 雌孕激素试验

D. 孕激素试验　　E. 诊断性刮宫

14. 阴道分泌物呈稀薄、黄绿色、脓性泡沫状，最常见于
A. 慢性宫颈炎　　B. 老年性阴道炎　　C. 滴虫性阴道炎
D. 细菌性阴道病　　E. 外阴阴道假丝酵母菌病

15. 关于念珠菌性阴道炎的叙述，正确的是
A. 致病的白假丝酵母菌主要源于手足癣，因交叉感染而致病
B. 白带为脓性泡沫状
C. 用 1∶5 000 的高锰酸钾冲洗阴道
D. 顽固病例要注意是否合并糖尿病
E. 念珠菌性阴道炎的孕妇可暂不治疗

16. 关于盆腔炎性疾病的传染途径，下列正确的是
A. 产褥及流产后感染主要是血行性播散
B. 淋病奈瑟菌是通过淋巴系统后再蔓延到生殖器
C. 结核性盆腔炎主要是沿黏膜上行性感染
D. 阑尾炎等消化道炎症可通过淋巴系统蔓延到内生殖器
E. 沙眼衣原体是沿生殖道黏膜上行蔓延

17. 下列**不属于**性传播疾病的是
A. 淋病　　B. 尖锐湿疣　　C. 外阴 Behcet 病
D. 非淋菌性尿道炎　　E. 生殖道沙眼衣原体感染

18. 生殖器疱疹的病原体是
A. 柯萨奇病毒　　B. 埃可病毒　　C. 单纯疱疹病毒
D. 腺病毒　　E. 轮状病毒

19. 性传播疾病病原体感染胎儿的方式是
A. 经空气传播　　B. 医源性传播　　C. 垂直传播
D. 接触传播　　E. 经食物传播

20. 下列关于异位妊娠的治疗原则，**错误**的是
A. 药物治疗主要适用于早期输卵管妊娠 / 要求保存生育能力的年轻病人
B. 应用 MTX 治疗期间，应用超声及血 hCG 严密监护，若病情无改善，则应手术治疗
C. MTX 药物治疗期间，仍存在异位妊娠破裂可能
D. 输卵管间质部妊娠部位特殊，一旦手术，需楔形切除宫角及患侧输卵管，必要时切除子宫，故应尽量保守治疗。
E. 异位妊娠保守性手术病人，术后应继续检测 hCG 水平，警惕持续性异位妊娠

21. 根据 2016 年中华医学会妇产科学分会计划生育学组《剖宫产术后子宫瘢痕妊娠诊治专家共识》，关于 CSP 的分型描述正确的是

A. 根据妊娠囊植入子宫瘢痕处的程度和妊娠囊的生长方向进行分型
B. 采用 Vial 等学者提出的方法，分为内生型和外生型
C. 由于 MRI 可清晰显示子宫前壁下段的妊娠囊于子宫及其周围器官的关系，建议采用 MRI 检查进行诊断和分型
D. 血清 hCG 水平明显高于正常时，提示为内生型
E. 根据超声检查显示的着床于子宫瘢痕处的妊娠囊的生长方向及妊娠囊于膀胱间子宫肌层的厚度分为Ⅰ型、Ⅱ型、Ⅲ型

22. 卵巢肿瘤扭转时，瘤蒂的解剖结构组成包括
A. 骨盆漏斗韧带
B. 骨盆漏斗韧带、卵巢固有韧带、输卵管
C. 输卵管及其系膜
D. 骨盆漏斗韧带、卵巢固有韧带
E. 骨盆漏斗韧带、输卵管

23. 下列**不是**卵巢肿瘤破裂常见原因的是
A. 肿瘤发生恶变
B. 肿瘤快速、浸润性生长穿破囊壁
C. 腹部受重击
D. 分娩
E. 感染

24. 以下关于流产病因中，关于染色体异常的描述正确的是
A. 染色体异常的胚胎有 20% 发生早期流产
B. 通过流产胚胎的染色体检查我们可以推断其父母是否有染色体异常
C. 染色体异常包括数目异常和结构异常
D. 父母有染色体异常，其子代染色体一定异常
E. 流产物已做染色体检查，可以不用做病理学检查

25. 关于流产的病理，以下说法**错误**的是
A. 孕 8 周前的早期流产，胚胎多死亡，随后底蜕膜出血，胚胎绒毛与底蜕膜分离、出血，妊娠物多可以完全排出，出血不多
B. 胚胎发育异常在早期流产可以分为两大类，一类是全胚发育异常包括无胚胎、结节状胚、圆柱状胚及发育阻滞胚；另一类为特殊发育缺陷，常见的有神经管畸形、肢体发育缺陷等
C. 孕 8~12 周时胎盘绒毛发育茂盛，与底蜕膜联系较牢固，流产物不易排出而部分滞留在宫腔内影响子宫收缩，故出血较多
D. 孕 12 周后胎盘已完全形成，流产时先出现腹痛，然后排出胎儿、胎盘
E. 胎儿在宫腔内死亡过久，被血块包围，形成血样胎块时不会引起出血不止

26. 关于流产的处理描述正确的是
A. 先兆流产病人情绪波动大属于正常现象，不需要处理
B. 不全流产确诊后应尽快清宫，如出血多有休克，则不应该清宫
C. 完全流产症状消失，超声确定宫内无残留，无感染征象，一般不需要特殊处理
D. 稽留流产因宫内有残留，即使凝血功能异常也需要立即清宫
E. 流产感染时，即使阴道流血多，也不宜清宫，需等待感染控制后再清宫

27. 对稽留流产的处理,**错误**的是

A. 稽留流产处理困难,残留组织机化,刮宫困难

B. 稽留时间过长,可能发生凝血功能障碍,导致 DIC,造成严重出血。需常规检测血常规、出凝血时间等

C. 若凝血功能正常,可以口服雌激素 5 天以提高子宫对缩宫素的敏感性后再刮宫

D. 如刮宫过程中机化严重,一次不能刮净,可于 5~7 天后再次刮宫

E. 凝血功能异常时,应该同时使用肝素、纤维蛋白原及输新鲜血,同时引产或刮宫

28. 关于外阴上皮内瘤变(VIN)的叙述,下列**不正确**的是

A. 依据上皮细胞的分化程度和异型性可将 VIN 分为 3 级

B. VIN Ⅰ级可用 5% 5-FU(5- 氟尿嘧啶)软膏涂抹或行激光治疗

C. VIN Ⅱ~Ⅲ级可考虑病灶局部切除或单纯外阴切除

D. VIN 很少转变为浸润癌,但 >60 岁者有可能发展为浸润癌

E. 确诊依靠病理检查,活检取材深度一般应达到皮下脂肪层

29. 外阴癌的病因,与下列可能**无关**的是

A. 长期外阴慢性炎症

B. 长期使用乳胶避孕套

C. 人乳头瘤病毒(HPV)感染

D. 外阴硬化性苔藓和外阴鳞状上皮增生

E. 肥胖、高血压、糖尿病、梅毒等

30. Ⅰ期外阴癌的转移方式主要为

A. 直接浸润

B. 淋巴转移

C. 血行转移

D. 直接浸润 + 淋巴转移

E. 淋巴转移 + 血行转移

31. 宫颈癌前病变与早期宫颈癌肉眼难以鉴别,确诊方法应是

A. 宫颈细胞学检查

B. 宫颈碘试验

C. 阴道镜检查

D. 宫颈及宫颈管活检

E. 氦激光肿瘤固有荧光诊断法

32. 以下有关子宫颈细胞学检查判读结果与处理原则的叙述,**错误**的是

A. 未见上皮内病变及癌变:建议 1 年内复查

B. 念珠菌、滴虫、单纯疱疹病毒感染及显著的炎性变化:建议治疗后复取抹片检查

C. 非典型腺细胞,意义不明确:建议 3~6 个月复查或做阴道镜检查及活组织检查

D. 非典型鳞状细胞,不除外高级别上皮内病变:建议做阴道镜检查及活组织检查

E. 对非典型腺细胞,倾向于肿瘤(可疑腺癌):建议做阴道镜检查及活组织检查

33. 人乳头瘤病毒(HPV)感染的高发年龄是

A. 18~30 岁

B. 30~35 岁

C. 35~45 岁

D. 45~59 岁

E. >60

34. 宫颈活体组织病理检查为原位癌,不能完全除外浸润癌时,应行

A. 宫颈刮片

B. 阴道镜检查

C. 宫颈锥形切除病理检查

D. 染色体检查　　E. 碘试验

35. 妊娠合并子宫肌瘤的处理,以下错误的是
A. 妊娠期及产褥期易发生红色变性
B. 子宫肌瘤红色样变通常采用保守治疗
C. 妊娠合并子宫肌瘤多能自然分娩,但要预防产后出血
D. 妊娠合并子宫肌瘤不能自然分娩
E. 若肌瘤阻碍胎儿下降,应行剖宫产术

36. 子宫肌瘤短期内迅速增大或伴有阴道出血应考虑
A. 感染　　B. 囊性变　　C. 红色变性
D. 脂肪样变　　E. 肉瘤变

37. 属于卵巢上皮性肿瘤的是
A. 浆液性囊腺瘤　　B. 无性细胞瘤　　C. 内胚窦瘤
D. 颗粒细胞瘤　　E. 畸胎瘤

38. 对于体腔上皮来源肿瘤的说法,恰当的是
A. 常具有内分泌功能　　B. 向胚外结构分化形成内胚窦瘤
C. 来源于原始体腔的间叶组织　　D. 具有分化为各种苗勒上皮的潜能
E. 向宫颈黏膜分化形成浆液性肿瘤

39. 目前国内、外主要采用 POP-Q 评价系统描述盆腔器官脱垂的程度,描述不正确的是
A. Ⅱ度:脱垂最远处超过处女膜平面上 1cm,但未到处女膜平面下 1cm(即脱垂最远点在 -1cm 至 +1cm 之间)
B. Ⅱ度:脱垂最远处超过处女膜平面下 1cm,但未到处女膜平面下 2cm(即脱垂最远点在 -1cm 至 +1cm 之间)
C. Ⅲ度:脱垂最远处超过处女膜平面下 1cm 处,但未完全脱出阴道(即最远点 >+1cm,但 <(TVL-2)cm
D. Ⅳ度:阴道完全或几乎完全脱出,即最远处≥(TVL-2)cm
E. 0 度:在用力时无脱垂,Aa,Ap,Ba,Bp=-3cm,C 点≤-(TVL-2)cm

40. 以下关于子宫痉挛性狭窄环的描述,正确的是
A. 是在子宫体部及子宫下段交界处形成的狭窄环
B. 一旦出现应考虑先兆子宫破裂
C. 多由于不恰当的阴道操作所致
D. 通常不影响产程进展,但腹痛较为剧烈
E. 宫缩间歇子宫痉挛性狭窄环会缓解

【A2 型题】

1. 女,36 岁,孕 3 产 2。因月经过多且经期延长,贫血,血红蛋白仅 57g/L,且决定行子宫全切术,术前主刀医师在考虑手术各步骤注意事项时,下列可不必考虑的是

A. 推离膀胱腹膜反折时，避免损伤膀胱
B. 推离直肠子宫腹膜反折时，避免损伤直肠
C. 切除子宫动脉时，注意勿损伤输尿管
D. 切断子宫骶骨韧带时，避免损伤输尿管
E. 切断圆韧带时，避免损伤输尿管

2. 女，20 岁，继发性闭经 9 个月。检查卵巢不大。每日肌内注射黄体酮注射液 20mg，连用 5 天，停药后出现阴道出血。再静脉注射 GnRH 100μg 后 45 分钟，血 LH 值增高近 3 倍。本例闭经的病变部位应在
A. 下丘脑　　B. 腺垂体　　C. 卵巢
D. 子宫　　E. 肾上腺

3. 女，27 岁，孕 3 产 1，患甲状腺功能减退症 3 年，未正规治疗，该病人还可能合并的症状**不包括**
A. 月经过少、稀发、闭经　　B. 月经过多、过频　　C. 不孕
D. 自然流产史　　E. 胎儿畸形史

4. 经产妇，32 岁，孕 3 产 2，妊娠 34 周常规围保检查，自述活动后偶尔心悸气短，BP 110/50mmHg，P 95 次 /min，叩诊心浊音界稍向左扩大，心脏听诊心尖区可闻及 Ⅰ~Ⅱ 级吹风样收缩期杂音，心电图提示电轴左偏。最可能的诊断是
A. 妊娠合并先天性心脏病　　B. 妊娠期高血压疾病　　C. 围产期心肌病
D. 早期心衰　　E. 正常妊娠改变

5. 女，32 岁，妊娠 7 月余，其妊娠期间泌尿系统的改变，正确的是
A. 仰卧位尿量减少
B. 夜尿量少于日尿量
C. 肾血流量增加，肾小球滤过率增加
D. 孕妇易患肾盂肾炎，以左侧多见
E. 肾小管对葡萄糖的再吸收能力与肾小球滤过率相应增加

6. 女，53 岁，月经不规律 1 年，现停经 4 个月后出现阴道流血 2 天，量多于以往经量，无腹痛，晕厥 1 小时来诊。查体：BP 90/50mmHg，神志清，贫血貌，宫颈光滑，子宫略大，腹部无压痛。首选的措施和检查是
A. 血 hCG　　B. 血常规 + 补液 + 诊断性刮宫　　C. 超声检查
D. 补液 + 阴道镜检查　　E. 血常规 + 宫腔镜

7. 女，49 岁。月经量增多 4 年伴经期延长 3 年。既往患糖尿病。妇科检查外阴、阴道正常，宫颈光滑，子宫如孕 12 周大小，双附件无异常。超声提示多发性子宫肌瘤。正确的处理是
A. 观察 3~6 个月　　B. 口服米非司酮 150mg/d，3 个月
C. 先行诊断性刮宫，排除内膜癌后再行子宫全切　　D. 甲睾酮 10mg/d 含化，3 个月
E. 行子宫全切术

8. 女，25 岁，月经周期 2~3 个月。超声检查：子宫正常大小，内膜 8mm；左卵巢 25mm×30mm×

20mm，右卵巢 32mm×26mm×19mm。性激素测定（月经周期第 3 天）：FSH 5.1IU/L，LH 18.3IU/L，PRL 12.0μg/L，T 0.8μg/L。诊断可能为

A. 卵巢睾丸母细胞瘤 B. 多囊卵巢综合征 C. 高泌乳素血症
D. 21- 羟化酶缺陷 E. Tuner 综合征

9. 初产妇，35 岁，孕 35 周，妊娠糖尿病，未规律监测控制血糖，自觉胎动较前减少 4 天，提示胎儿宫内窒息、出现酸碱平衡异常的情况是

A. FHR 150 次 /min，20 分钟无胎心加速
B. FHR≥170 次 /min，≥10min
C. FHR 100 次 /min，基线变异消失
D. 反复性变异减速，基线变异 6~15 次 /min
E. FHR 140~160 次 /min，基线变异 >25 次 /min

10. 女，30 岁，继发性痛经 5 年，进行性加重，结婚 4 年一直未孕。妇科检查子宫后壁多个小结节，阴道后穹窿可及触痛结节。右侧附件可及 5cm×4cm×4cm 囊肿，活动欠佳，轻压痛。下列处理恰当的是

A. 孕三烯酮治疗 B. 促性腺激素释放激素激动剂治疗
C. 短效口服避孕药周期性或连续用药 D. 腹腔镜手术
E. 超声引导下囊肿穿刺术

11. 女，48 岁，已婚。近年来月经周期紊乱，月经持续 10 多天才干净，经量比原来多 1 倍。妇科检查无异常。在月经的第 20 天行诊断性刮宫。病理结果为：子宫内膜单纯增生。应考虑为

A. 子宫肌瘤 B. 更年期功血 C. 子宫内膜癌
D. 黄体功能不足 E. 子宫内膜不规则脱落

12. 女，48 岁，已婚，因肝脓肿住院，应用抗生素 20 天，近 1 周来外阴痒明显，白带呈凝乳状或豆渣状。检查发现阴道黏膜发红，有白色膜状物，擦除后露出红肿黏膜面。最可能的诊断是

A. 慢性阴道炎 B. 外阴瘙痒症 C. 滴虫性阴道炎
D. 念珠菌性阴道炎 E. 细菌性阴道炎

13. 女，23 岁，新婚，3 天来下腹隐痛，外阴痒，白带多，稀薄，脓血样有异味，并有尿频、尿痛，检查：外阴潮红，阴道黏膜充血并有点状出血，大量脓血性泡沫白带，宫颈充血。此病人有可能出现的化验结果是

A. 阴道分泌物滴虫（+），Ph7.7，尿中白细胞 7 500 个 /mm^3
B. 阴道分泌物滴虫（+），Ph7.7，尿常规（-）
C. 阴道分泌物滴虫（+），Ph4.5，尿中白细胞 7 500 个 /mm^3，红细胞 250 个 /mm^3
D. 阴道分泌物滴虫（+），Ph5.4，尿中白细胞 7 500 个 /mm^3
E. 阴道分泌物真菌（+），滴虫（+）Ph5

14. 女，36 岁，孕 1 产 1，主因同房后阴道出血，伴阴道分泌物增多就诊。妇科检查：外阴已婚型；阴道通畅；宫颈轻度糜烂，宫颈外口可见一赘生物，大小 0.5cm×0.3cm，根蒂部位于宫颈管内；子宫及双侧附件未触及异常。辅助检查：TCT 中度炎症；HPV16（+），下一步治疗是

A. 息肉较小,可给予阴道上药后继续观察　B. 息肉摘除手术
C. 息肉摘除手术 + 阴道镜检查　D. 宫颈电熨治疗
E. 给予硝酸银涂抹宫颈

15. 女,38 岁,平素月经规律,末次月经 10 月 1 日。20 天前因宫颈重度糜烂,行宫颈电熨治疗。术后阴道排液,无异味,无下腹痛,给予阴道冲洗。现停经 32 天,下腹痛 1 天,阴道极少量出血,暗红色。否认同房史。目前考虑
A. 慢性盆腔炎　B. 宫颈粘连　C. 月经失调
D. 急性盆腔炎　E. 术后正常反应

16. 产妇,32 岁,产后 3 天,出现下腹痛,体温偏高,恶露多且有臭味,子宫底位于脐下一指,子宫体软,最有可能的诊断是
A. 急性外阴炎　B. 急性盆腔炎　C. 急性输卵管炎
D. 急性腹膜炎　E. 子宫内膜炎

17. 女性,31 岁,产后 5 个月,月经未复潮,发热伴下腹痛及血性白带两天,查:腹软,下腹有轻压痛,无反跳痛,子宫稍大,压痛,双侧附件增厚,明显压痛,阴道分泌物为脓血性,体温 38.5℃,血红蛋白 111g/L,白细胞 15×10^9/L,中性粒细胞 84%,最可能诊断为
A. 急性宫颈炎　B. 败血症　C. 急性附件炎,双侧
D. 急性子宫肌炎　E. 急性盆腔腹膜炎

18. 女,25 岁,剖宫产术后 3 个月,性交后出现下腹痛伴发热 2 天。妇科检查:子宫后位,正常大小,轻压痛,双附件区明显增厚及压痛,血白细胞 15×10^9/L,尿妊娠试验(-)。最可能的诊断是
A. 子宫内膜异位症　B. 输卵管妊娠　C. 卵巢囊肿蒂扭转
D. 输卵管积水　E. 急性盆腔炎

19. 女,28 岁,结婚 5 年,婚后半年妊娠,因故于孕 16 周行水囊引产,术后阴道出血 1 个月干净,此后常有腰酸、下腹痛。4 年来未避孕,亦未妊娠。体温 37℃。妇科检查:宫颈光,子宫后位,常大,活动度差,左附件区触及一腊肠样囊性包块,不易推动,轻压痛。最可能的诊断为
A. 盆腔结核　B. 卵巢冠囊肿　C. 盆腔子宫内膜异位囊肿
D. 输卵管积水　E. 浆膜下子宫肌瘤

20. 女,23 岁,未婚,有性生活史,因白带增多就诊查体阴道黏膜无充血水肿,宫颈口少量黄色黏液脓性分泌物。诊断可疑衣原体感染,其感染类型最可能的是
A. 鹦鹉热衣原体　B. 肺炎衣原体　C. 牛衣原体
D. 沙眼衣原体　E. 生殖衣原体

21. 女,25 岁,主因乏力 5 天,外阴瘙痒伴烧灼感 1 天来院。查体:体温 37.7℃,外阴后联合出见簇集小水泡。最可能的诊断是
A. 淋病　B. 尖锐湿疣　C. 外阴 Behcet 病
D. 外阴湿疹　E. 生殖器疱疹

22. 女，26岁，既往体健，血清学检查发现快速血浆反应素试验(RPR)阳性，为明确诊断，下一步应做的检查是
A. 复查RPR
B. RPR定量检测
C. 性病研究实验室试验(VDRL)
D. 梅毒螺旋体试验
E. 血清病原体检查

23. 女，37岁，左侧输卵管妊娠应用MTX治疗第3天，左侧下腹部疼痛加重，出现肛门坠胀感，排便后不缓解，最可能的是
A. 异位妊娠包块感染引起急性腹膜炎
B. 异位妊娠包块扭转
C. 异位妊娠出现流产或破裂，引起腹腔内出血
D. 保守治疗有效，引起hCG下降，子宫收缩排出妊娠囊所致
E. 化学药物治疗期间引起的胃肠道反应

24. 女，25岁，停经6周，阴道淋漓流血3天，突发右下腹撕裂样痛2小时，伴晕厥休克，后穹窿穿刺抽出10ml不凝血，下列最可能的诊断是
A. 盆腔脓肿破裂
B. 阑尾炎穿孔
C. 功能失调性子宫出血
D. 不全流产
E. 异位妊娠破裂

25. 女，35岁，异位妊娠药物治疗期间，突发下腹坠痛半小时，排出肉样组织约10g后腹痛缓解，下列情况中**最不可能**出现的是
A. 超声见盆腔内大量游离液体
B. 复查血清hCG水平下降
C. 病理回报排出物为蜕膜组织，未见绒毛组织
D. 查体无明显腹膜刺激征
E. 腹部叩诊移动性浊音阴性

26. 女，22岁，停经54天，阴道少量流血2天，2小时前突发下腹剧痛，晕厥1次。查体：面色苍白，血压80/50mmHg，心率128次/min。下列表现**不应**出现的是
A. 宫颈举摆痛
B. 子宫如孕50天大，质地软
C. 下腹轻压痛，无明显反跳痛及肌紧张，移动性浊音(-)
D. 阴道后穹窿饱满
E. 宫颈口见少许组织物堵塞

27. 女，75岁，反复左下腹痛伴发热3个月，查体左附件区不规则触痛包块直径约5cm，经头孢哌酮舒巴坦钠+奥硝唑静脉滴注3天后腹痛加重，持续高热，伴腹胀、食欲缺乏，查体下腹部压痛、反跳痛明显，伴肌紧张，盆腔检查左附件区包块直径约8cm，触痛明显，下一步的治疗是
A. 更换抗生素或加大现用药物剂量
B. 加用中药进行活血化瘀、清热解毒治疗
C. 禁食水，胃肠减压，以缓解胃肠道症状

D. 尽快手术治疗

E. 加强肠内营养支持，嘱病人高蛋白、高热量饮食，以增加机体抗感染能力

28. 女，23岁，已婚，下腹痛一周，伴尿急、尿频、尿痛及阴道脓性分泌物。诉丈夫因“性病”治疗中。下列关于该病人疾病的相关描述，错误的是

A. 病人目前病情不重，建议待阴道分泌物细菌培养及药敏试验结果选择应用敏感抗生素，以免出现耐药

B. 病原体可能系沿生殖道黏膜上行蔓延致病

C. 常见的致病菌为淋病奈瑟氏菌、沙眼衣原体、葡萄球菌等

D. 可引起子宫内膜炎、输卵管黏膜炎等，并可引起盆腔规范粘连

E. 若未得到及时正确的治疗，可能导致不孕及慢性盆腔痛

29. 女，28岁，流产后腹痛、发热伴脓性阴道分泌物。下列病原体，最不可能的是

A. 结核杆菌　　B. 链球菌　　C. 大肠埃希菌

D. 厌氧菌　　E. 溶血性链球菌

30. 女，36岁，1年前产褥期盆腔炎性疾病未及时治疗，后反复出现下腹坠胀、腰骶部疼痛常在劳累后及性交后加剧。下列妇科检查的阳性体征中，与该病无关的是

A. 盆腔两侧触及囊性肿物，活动受限　　B. 子宫后倾固定

C. 子宫两侧片状增厚、压痛　　D. 阴道内见大量豆渣样分泌物

E. 主骶韧带增粗增厚伴触痛

31. 女，22岁，1天前以“右卵巢囊肿”于超声下行穿刺介入治疗，抽出淡黄色黏稠液体约200ml。术后出现下腹剧痛伴恶心、呕吐。查体：腹部压痛、肌紧张，以右下腹明显。超声提示肿瘤较穿刺前明显缩小。该病人最可能的诊断是

A. 卵巢肿瘤蒂扭转　　B. 穿刺后继发感染　　C. 卵巢肿瘤破裂

D. 卵巢肿瘤囊内出血　　E. 肿瘤恶变转移

32. 女，18岁，发现右卵巢肿物3个月，超声提示右侧卵巢直径约6cm混合性回声区，界限清，内见强光团。该病人若突发下腹痛，最可能的原因是

A. 卵巢肿瘤蒂扭转　　B. 卵巢肿瘤破裂　　C. 卵巢肿瘤囊内出血

D. 卵巢肿瘤继发感染　　E. 卵巢肿瘤恶变

33. 女，40岁，已婚，以“下腹痛伴发热5天”就诊。门诊以“盆腔脓肿”收入院治疗。下列不是需要进行手术治疗的指征为

A. 药物治疗72小时后体温不降　　B. 盆腔包块增大

C. 脓肿持续存在　　D. 妇科检查见宫颈管内大量脓液流出

E. 可疑脓肿破裂

34. 女，25岁，停经8周时以“早孕”自行药物流产失败。6周后突发下腹剧烈疼痛，晕厥1次，四肢湿冷，面色苍白，腹部移动性浊音(+)，最可能的诊断是

A. 胎盘早剥　　B. 妊娠黄体破裂　　C. 输卵管间质部妊娠破裂

D. 剖宫产子宫瘢痕妊娠伴破裂　E. 盆腔脓肿破裂

35. 已婚女性，以突发右下腹痛就诊，结合病史及体格检查，初步诊断为右侧输卵管妊娠。若要决定进一步治疗方案，下列检查结果最有指导价值的是
A. 妇科检查宫颈举摆痛阳性
B. 尿妊娠试验(+)
C. 右下腹压痛(+)
D. 血常规 Hb 56g/L
E. 妇科检查一侧附件区触及直径约 5cm 不规则包块

36. 女，29 岁。停经 42 天，阴道少量咖啡色分泌物 1 小时。孕 2 产 0，既往一次早孕人流，一次早孕胎停育。平素月经规律，周期 4~27 天，经期 4~5 天，量中等，无痛经。入院检查：超声提示宫内早孕，未见胎心。初步诊断是
A. 复发性流产　B. 难免流产　C. 先兆流产
D. 胎停育　E. 不全流产

37. 女，26 岁，孕中期自然流产 3 次。为明确病因门诊就诊，下列检查与了解病因**无关**的是
A. 盆腔 MRI　B. 夫妻双方染色体　C. 甲状腺功能
D. 宫颈机能评估　E. 月经第三天孕酮测定

38. 女，25 岁，停经 49 天，下腹隐痛，伴阴道少量咖啡色分泌物，未见组织物排出。超声提示宫内早孕，可见胎心。既往有 1 次早孕胎停育史，甲状腺功能减退一直口服甲状腺素片。要求保胎，以下处理**错误**的是
A. 根据孕酮结果，如偏低，可给予肌内注射黄体酮 10~20mg，每日或隔日
B. 口服维生素 E
C. 查甲状腺功能，根据检查结果调整甲状腺素片药量
D. 卧床休息，禁性生活
E. 病人即使精神高度紧张焦虑，也不宜使用任何镇静药物

39. 女，23 岁，孕 1 产 0。7 天前私立诊所因早孕行药流，具体不详。阴道流血 7 天，加重一天。查体：血压 80/50mmHg，脉搏 98 次 /min，面色苍白。阴道内大量血块，宫颈口有大量血流出。子宫饱满，无压痛。血常规检查 Hb 70g/L。超声检查提示宫内 3cm×4cm 不均质回声。下一步处理最完善的是
A. 完善凝血检查、配血，开放静脉通道，尽快清宫
B. 先输血输液，待阴道流血减少后再清宫
C. 静脉使用止血药止血
D. 不作处理，回私立诊所就诊
E. 不用特殊检查，直接清宫

40. 女，45 岁，外阴奇痒 3 年，妇科检查见阴蒂处皮肤色素略减退，双侧大阴唇表面粗糙、如苔藓样变，可见反复抓痕、皲裂。最可能的诊断是
A. 外阴鳞状上皮细胞增生　B. 外阴硬化性苔藓　C. 外阴神经性皮炎

D. 阴蒂癌　　E. 阴虱病

41. 女，68岁，反复外阴瘙痒12年，近4个月发现外阴有一菜花样肿物，大小约2cm×3cm，生长迅速，伴溃疡、出血，最可能的诊断是
A. 外阴脂肪瘤　　B. 外阴上皮内瘤变　　C. 外阴鳞状细胞癌
D. 外阴恶性黑色素瘤　　E. 外阴基底细胞癌

42. 女，73岁，发现右侧外阴部肿块5年余，明显增大伴局部压迫性疼痛1月余。查体：一般情况好，头颈胸腹未见明显异常；右侧大阴唇下1/3处触及一囊性肿物，边界清晰，活动略差，有触痛，表面皮肤及黏膜正常。下列处理**不合适**的是
A. 超声检查　　B. CT扫描术　　C. 淋巴造影术
D. 肿物病理活检术　　E. 前庭大腺造口术

43. 女，51岁，绝经3年，阴道流血3个月，TBS分类为HSIL，进一步的处理是
A. 切除子宫　　B. 子宫次广泛切除
C. 阴道镜检查+HR-HPV检查　　D. 阴道镜下宫颈活体组织检查
E. 宫颈锥切术

44. 女，50岁，LMP 10月22日。白带带血1月，复查，宫颈中度糜烂样外观，易出血，子宫大小质地正常，附件正常，阴道镜下多点活检报告为HSIL。以下处理恰当的是
A. 子宫全切术　　B. 子宫根治术　　C. 诊断性刮宫
D. 宫颈锥切术　　E. 激光治疗

45. 女，39岁，因“阴道流血1周”就诊，平素月经规律。妇科检查：白带恶臭，宫颈前唇见直径约5cm大小质脆赘生物，易出血，子宫略大，活动度好，三合诊无殊，最可能的诊断是
A. 子宫颈结核　　B. 子宫颈息肉　　C. 子宫内膜异位症
D. 宫颈绒癌　　E. 宫颈癌

46. 女，42岁，接触性出血3个月，妇科检查：宫颈见5cm×3cm×2cm菜花样质脆赘生物，易出血，子宫常大，活动欠佳，三合诊右侧主韧带结节状增粗，达盆壁，宫颈活检提示鳞状细胞癌，首选治疗是
A. 宫颈癌根治术　　B. 化疗后宫颈癌根治术　　C. 化疗
D. 同期放化疗　　E. 宫颈癌根治术后放化疗

47. 女，44岁，发现子宫肌瘤10年，超声提示肌瘤约10cm，术中剖视：肿瘤与周围组织界限不清，质地糟脆，色灰白，可见局部出血坏死，镜下：平滑肌细胞增生活跃、排列紊乱，核异型性明显，核分裂象大于10个/10HPF，可见凝固型坏死。可能的诊断是
A. 低级别子宫内膜间质肉瘤　　B. 高级别子宫内膜间质肉瘤
C. 子宫平滑肌肉瘤　　D. 子宫肌瘤伴变性坏死
E. 恶性潜能未定型子宫平滑肌瘤

48. 女，43岁，肥胖，因子宫肌瘤行手术。术中探查子宫增大如孕9周，阴道直肠陷凹可见糟脆病灶

约 3cm×2cm，行子宫全切术＋双附件切除术＋肿瘤病灶切除术＋盆腔-腹主动脉淋巴结清扫术，病理回报：子宫平滑肌肉瘤，ER、PR+++，淋巴结未见异常，该病人的治疗**不正确**的是

A. 术后每 3~6 个月随访一次　　B. 每年需进行影像学评估
C. 术后予醋酸甲羟孕酮治疗　　D. 术后予放疗
E. 术后予化疗

49. 女，50 岁，偏远山区农民，因“阴道漏尿 20 年”就诊，20 年前分娩时难产，产后 7 天开始阴道少量漏尿，不能控制。查体未见明显异常。亚甲蓝试验见有蓝色液体从阴道前壁小孔流出，可初步诊断者为

A. 膀胱尿道阴道瘘　　B. 膀胱宫颈瘘　　C. 膀胱阴道瘘
D. 尿道阴道瘘　　E. 输尿管阴道瘘

50. 女，73 岁，阴道脱出块物 1 年，不能还纳，但影响生活质量。既往体健。查体后诊断阴道前壁脱垂Ⅲ度（POP-Q），治疗可首选

A. 手术　　B. 盆底电刺激疗法　　C. Kegel 训练
D. 生物反馈　　E. 减重等行为指导

51. 初产妇，36 岁，孕 41^{+3} 周，规律宫缩 5 小时入院，既往体健，入院后查体：宫缩 30s/3~4min，胎心率 150 次 /min，宫口开大 2cm，LOA，S^{-1}，超声：AFI 5cm，应采取的处理是

A. 左侧卧位、吸氧、输液　　B. 哌替啶 100mg 肌内注射　　C. 安定 10mg 静脉注射
D. 人工破膜　　E. 静脉滴注小剂量缩宫素

52. 初产妇，27 岁，妊娠 39 周自然临产，宫口开全 1 小时，胎心 100 次 /min，胎膜已破，羊水Ⅲ度混浊，S^{+2}，左枕前位。此时正确的处理应是

A. 静脉滴注小剂量缩宫素加速产程进展　　B. 即刻行会阴侧切术
C. 即刻行剖宫产术　　D. 即刻行产钳术助产
E. 吸氧，等待自然分娩

53. 初产妇 26 岁，已行硬膜外分娩镇痛，现宫口开全 2 小时，胎膜已破，先露 S^{+3}，胎位 LOA，胎心 140 次 /min，宫缩由 2 小时前的 30s/2min 转至 20s/3~4min，强度由强转为中，此种情况应考虑为

A. 原发宫缩乏力　　B. 继发宫缩乏力　　C. 产妇疲劳
D. 相对头盆不称　　E. 产妇骨盆出口狭窄

54. 女，38 岁，因“停经 28 周，双下肢水肿 1 周，头晕头痛发现血压增高 2 天”入院。10 年前自娩 1 男婴，孕期顺利。否认既往疾病史。体格检查：血压 159/105mmHg，双下肢水肿。产科检查宫高 25cm，腹围 95cm，LOA 位，胎心 150 次 /min。尿常规：尿蛋白（+++），最可能的诊断为

A. 妊娠期高血压　　B. 轻度子痫前期　　C. 重度子痫前期
D. 慢性高血压合并妊娠　　E. 慢性高血压合并子痫前期

55. 初孕妇，孕 36 周，重度子痫前期，经 24 小时治疗，病情未见好转，今晨感胎动减少，查 LSA，胎心 150 次 /min，骨盆正常，宫颈硬，颈管未消，长 3cm，胎心监护 NST（-），超声：估计胎儿大小 2 000g，羊水指数 8.1cm，生物物理评分 6 分。下列处理正确的是

A. 继续解痉降压治疗　B. 吸氧,复查胎心监护　C. 缩宫素点滴引产
D. 米索前列醇促宫颈成熟　E. 剖宫产

56. 女,35 岁,初产妇,因第二产程延长行会阴后 - 侧切开术及产钳助产。产后检查:宫底脐下 2 指,血压 115/80mmHg。产后 1 小时产妇感心悸、恶心、口渴、出冷汗,检查阴道流血不多,色暗红,有凝血块,宫底脐上 1 横指,软;血压 80/50mmHg,应首先考虑
A. 产后虚脱　B. 低血糖休克　C. 羊水栓塞
D. 宫腔内有隐性出血　E. 仰卧位低血压综合征

57. 女,28 岁,曾经做过 3 次人工流产,本次足月妊娠顺产,胎儿娩出后 30min,胎盘尚未娩出,产程中未使用子宫收缩剂,子宫轮廓清楚,阴道有间歇性出血约 200ml。应考虑
A. 完全性植入胎盘　B. 胎盘部分粘连　C. 胎盘全部粘连
D. 帆状胎盘　E. 胎盘嵌顿

58. 23 岁初孕妇,妊娠 36 周,突感剧烈腹痛伴阴道中量流血,检查 BP 160/110mmHg,下肢水肿(++),尿蛋白(++),子宫如足月妊娠大、硬、压痛,胎心率 110 次 /min,应首先考虑的疾病是
A. 完全性前置胎盘　B. 胎盘早剥　C. 先兆早产
D. 子宫先兆破裂　E. 前置血管破裂

59. 初产妇,28 岁,孕 37 周,清晨醒来发现阴道流血约 200mL,鲜红色,查血压 115/70mmHg,胎心 140 次 /min,LOA 位,无宫缩,超声示中央性前置胎盘,**错误**的处理是
A. 查血常规、血型,备血　B. 预防产后出血及感染　C. 静脉滴注缩宫素
D. 立即行剖宫产　E. 持续胎心监护

60. 孕足月初产妇,第二产程 2.5 小时,胎盘娩出后有间歇性阴道流血量多、宫底增高,应考虑
A. 阴道静脉破裂　B. 凝血机制障碍　C. 胎盘残留
D. 宫颈裂伤　E. 宫缩乏力

【A3/A4 型题】

(1~3 题共用题干)
女,27 岁,月经规则,结婚 3 年,夫妻共同居住,未避孕未孕,前来咨询并治疗。妇科检查:外阴、阴道正常,宫颈光滑。超声:子宫正常大小,双侧附件未见异常。现月经周期第 10 天。

1. 为了解卵巢功能,该病人应首先选择的检查是
A. 子宫颈刮片　B. 子宫颈黏液检查　C. 阴道分泌物五联检
D. 阴道镜检查　E. 子宫内膜活检

2. 宫颈黏液涂片检查出现羊齿状结晶,并逐渐典型,此时体内性激素的反馈机制为
A. 雌激素的短反馈作用　B. 雌激素的正反馈作用　C. 雌激素的负反馈作用
D. 孕激素的正反馈作用　E. 孕激素的负反馈作用

3. 若排卵后卵子未受精,则**不会**出现的下列情况是

A. 黄体在排卵后 9~10 日开始退化
B. 黄体细胞萎缩变小，组织纤维化，形成白体
C. 体温持续呈高温相
D. 月经来潮
E. 新的卵泡发育

(4~6 题共用题干)

初产妇，36 岁，孕 3 产 0，孕 40^{+1} 周，合并妊娠期高血压，未定期产检监测血压。阵发下腹痛 6 小时入院，查体：骨盆正常，估计胎儿 3 600g。宫口中位、质地中、开大 2cm，S^{-1}，胎心监护如图 1。

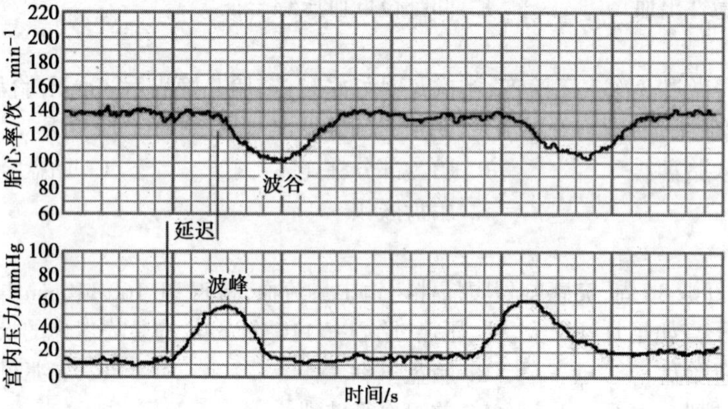

图 1 胎心监护，3cm/min

4. 考虑胎心监护波形为
A. 早期减速
B. 变异减速
C. 晚期减速
D. NST 无反应型
E. OCT(-)

5. 此病人目前诊断**错误**的是
A. 高龄初产
B. 妊娠期高血压
C. 胎儿宫内窘迫
D. 宫缩过频过强
E. 临产

6. 此时**不恰当**的处理是
A. 缩宫素促进产程进展
B. 开放静脉
C. 吸氧
D. 改变体位
E. 即刻行剖宫产术

(7~9 题共用题干)

女，35 岁，已婚，婚后 2 年不孕，月经尚规律，停经 45 天后，阴道出血 1 个月，量少，无腹痛。妇科检查：宫颈充血，较软，子宫稍大．亦较软，附件(-)，宫颈黏液涂片为羊齿状结晶，尿妊娠试验(-)。

7. 应诊断为
A. 异位妊娠
B. 稽留流产
C. 葡萄胎
D. 功能失调性子宫出血
E. 子宫内膜炎

8. 该病人下步的诊疗措施应为
A. 诊断性刮宫
B. 黄体酮 20mg/d×5d 肌内注射
C. 避孕药口服
D. 大量雌激素止血
E. 观察

9. 为同时解决不孕问题，同步进行的治疗应为

A. 雌 - 孕激素合并疗法

B. 克罗米酚 50mg/d×5d，月经第 5 天口服

C. hCG 于月经来潮前肌内注射

D. 口服避孕药

E. 人工授精

（10~12 题共用题干）

女，26 岁，身高 162cm，体重 70kg。月经周期 50~75 天。结婚 2 年不孕。超声检查：子宫正常大小，内膜 10mm；左卵巢 35mm×34mm×26mm；右卵巢 38mm×29mm×21mm。月经第 3 天激素水平检测：FSH 6.7IU/L，LH 14.9IU/L，PRL 14.4μg/L，T 0.8μg/L。空腹血糖 6.5mmol/L，空腹胰岛素 30mU/L。

10. 结合病史，考虑病人的诊断是

A. 多囊卵巢综合征

B. 高雄激素血症

C. 月经稀发

D. 糖尿病

E. 卵巢早衰

11. 病人不孕的主要原因可能是

A. 子宫内膜病变

B. 胰岛素抵抗

C. 雄激素过多

D. 输卵管阻塞

E. 排卵障碍

12. 最适宜的治疗是

A. 直接用氯米芬促排卵

B. 口服避孕药治疗 3~6 个月后再行促排卵治疗

C. 二甲双胍治疗 3~6 个月后再行促排卵治疗

D. 直接用 HMG 促排卵

E. 在调整生活方式、抗雄激素和胰岛素抵抗等治疗的基础上进行促排卵治疗

（13~15 题共用题干）

女，24 岁，未婚，有性生活史，主因“白带增多伴性交后出血 3 天”就诊。查体外阴皮肤正常，阴道壁多发乳头状赘生物，阴道内分泌物稍多，宫颈 12 点处可见绿豆大小团块状赘生物，接触性出血（+），双合诊宫颈无明显举痛，子宫正常大小，无压痛，双附件未及异常，无压痛。平素月经规律，13 岁初潮，周期 30 天，经期 7 天，生育史：孕 1 产 0，2 年前于孕 40^{+} 天行人工流产术。性伴侣 1 年前行阴茎疣体切除术。口服避孕药避孕。外院检查宫颈 TCT：未见上皮内病变或恶性细胞。

13. 该病人最可能的诊断是

A. 子宫颈息肉

B. 宫颈癌

C. 宫颈糜烂

D. 尖锐湿疣

E. 急性宫颈炎

14. 下列可能感染的病原体，最可能的是

A. 淋病奈瑟菌

B. 沙眼衣原体

C. 单纯疱疹病毒

D. 生殖支原体

E. 人乳头瘤病毒

15. 下列实验室检查最可能出现的是

A. 病理：表皮浅层可见片状空泡化细胞，角质形成细胞内可见病毒包涵体

B. HPV16 阳性
C. 帕氏染色镜检发现沙眼衣原体包涵体
D. HSV 抗原阳性
E. RV-IgM 抗体阳性

(16~18 题共用题干)
女,31 岁。停经 19 周,阵发性下腹痛半天就诊。入院查体:生命体征平稳,无发热,可触及不规律宫缩,15~30 分钟 1 次,每次持续 10 秒。间歇期子宫松弛好。阴道检查:宫口松,可容两指。宫颈口无液体、血流出。胎心 150 次 /min。孕 3 产 0,两次孕 20 周自然流产史,胎儿均正常。既往因宫颈病变行宫颈锥切术。

16. 此病人最可能的诊断是
A. 难免流产　　B. 胎盘早剥　　C. 晚期先兆流产
D. 早产　　E. 子宫破裂

17. 最可能导致该症状的原因是
A. 子宫畸形　　B. 胎儿染色体异常　　C. 甲状腺功能低下
D. 宫颈机能不全　　E. 宫内感染

18. 以下处理最适合该病人保胎的是
A. 抑制宫缩,完善相关检查,如无禁忌证行宫颈环扎术
B. 顺其自然,流产是自然选择的过程
C. 整个孕期口服抑制宫缩药保胎
D. 硫酸镁静脉滴注,宫缩抑制后出院观察
E. 难免流产,尽快终止妊娠

(19~21 题共用题干)
女,39 岁。停经 14 周,突发左下腹痛 1 小时,伴呕吐 1 次。孕 3 产 0,平素月经规律,周期 30 天,经期 4 天,量多,痛经(±)。既往左侧卵巢畸胎瘤 4cm,未予治疗。查体:宫颈举痛阳性,宫颈口闭合,未见阴道流血。子宫左侧可触及包块,直径 6cm,有明确压痛点。血常规:WBC 6.2×10^9/L,NE 70%,Hb 115g/L,PLT 105×10^9/L。超声检查:宫腔内单活胎,符合孕周。左侧附件区直径 7cm 混合回声包块,内可见强光团。子宫直肠窝未见液性暗区。

19. 此病人最可能的诊断是
A. 先兆流产　　B. 难免流产　　C. 黄体破裂
D. 卵巢囊肿蒂扭转　　E. 卵巢囊肿破裂

20. 最可能出现的并发症是
A. 腹腔内出血　　B. 难免流产　　C. 子宫破裂
D. 腹膜炎　　E. 卵巢坏死

21. 病人疼痛持续加重,下一步处理是

A. 预防性使用抑制宫缩药
B. 向家属交代病情，需要手术治疗，但是可能导致流产，由病人和家属共同决定是否手术
C. 手术时根据术中探查结果，如卵巢未坏死，尽量保留，剔除囊肿
D. 如恢复卵巢正常解剖位置，血管内脱落的血栓可能导致肺栓塞
E. 病人为孕妇，不可以行腹腔镜探查术。

（22~31 题共用题干）
女，25 岁，未婚，孕 2 产 0。因“左卵巢囊肿 8cm”行超声下穿刺失败后 5 小时，腹痛渐进性加重前来就诊。

22. 下列疾病中，最**不可能**的是
A. 卵巢肿瘤囊内出血　　B. 卵巢肿瘤破裂　　C. 消化道穿孔
D. 卵巢肿瘤蒂扭转　　E. 卵巢肿瘤恶变

23. 详细询问病史，下列症状最**不可能**出现的是
A. 下腹剧烈绞痛，伴恶心、呕吐　　B. 伴阴道脓性分泌物
C. 出现晕厥、休克 1 次　　D. 有肛门坠胀感
E. 伴发热

24. 下列妇科检查过程中，最**不可能**出现的是
A. 子宫增大，宫口松弛，宫体压痛明显
B. 左附件区可及直径约 4cm 肿物，界限不清，触痛阳性
C. 左附件区可及直径约 8cm 肿物，界限清晰，张力大，触痛明显
D. 后穹窿饱满，宫颈举摆痛
E. 子宫直肠陷凹处可及黄豆大触痛结节

25. 若查体后穹窿饱满，宫颈举摆痛，左附件区可及直径约 4cm 肿物，界限不清，触痛阳性。超声检查最可能的表现是
A. 左卵巢低回声肿物，直径约 4cm
B. 左卵巢见卵泡约 15 个，最大直径约 8mm
C. 左卵巢外侧见腊肠样囊性肿物 8cm×4cm×4cm
D. 左卵巢囊性肿物直径约 4cm，内呈毛玻璃样改变，盆腔积液约 35mm
E. 左卵巢未见异常回声

26. 为进一步明确诊断，应尽快行的下列检查是
A. 后穹窿穿刺　　B. 血常规检查　　C. 血沉检查
D. 血清 CA125 检测　　E. 血清 C 反应蛋白水平

27. 若后穹窿穿刺抽出咖啡色暗血约 5ml，病人的化验检查回报最可能的结果是
A. WBC 20×10^9/L、Hb 57g/L　　B. hCG 3 280IU/L　　C. CEA 268μg/L
D. AFP 342U/ml　　E. CA125 127U/ml

28. 追问病史，下列症状与本病**无关**的是
A. 经前一天下腹痛明显，并放射至会阴部
B. 深部性交痛
C. 月经淋漓不尽
D. 月经稀发，周期延长
E. 经期尿频尿痛

29. 若行手术治疗，适宜选择的下列术式是
A. 卵巢囊肿剥除术　B. 左附件切除术　C. 子宫及左附件切除术
D. 卵巢破口修补术　E. 左侧输卵管整形术

30. 术中若对病变情况进行分期，**不是**评估指标的是
A. 卵巢病灶大小　B. 输卵管粘连范围　C. 腹膜有无病灶
D. 子宫直肠陷凹情况　E. 正常卵巢组织大小

31. 若术后追加药物治疗，下列**不予**推荐的是
A. 炔雌醇环丙孕酮片　B. 宫腔放置左炔诺孕酮宫内缓释系统　C. 亮丙瑞林
D. 丙酸睾酮　E. 米非司酮

(32~34 题共用题干)

女，47 岁，接触性阴道出血 1 年。3 月前 TCT 示 ASCUS，检测 HPV-16、18(+)。妇科检查：阴道畅，宫颈桶状增粗，直径约 3cm，质硬，子宫饱满，质中，活动度可，双附件区无殊。三合诊：双侧宫旁组织软，直肠前壁光滑。

32. 为确诊最适宜的检查方法
A. B 型超声　B. 子宫内膜活检术　C. 阴道镜下宫颈活检术
D. 宫颈锥切术　E. 盆腔 CT

33. 宫颈活检病理示腺癌。盆腔 MRI 增强示宫颈未见明显占位征象。病人的临床分期是
A. ⅠA_1 期　B. ⅠA_2 期　C. ⅠB_1 期
D. ⅠB_2 期　E. ⅡA_1 期

34. 病人最合适的治疗方案是
A. 宫颈切除术
B. 子宫全切术
C. 改良广泛性子宫全切术及盆腔淋巴结清扫术
D. 广泛性子宫全切术及盆腔淋巴结清扫术，必要时行腹主动脉旁淋巴取样
E. 化疗

(35~37 题共用题干)

女，15 岁，未婚，无意间扪及左下腹部有一肿块。今晨排便后突发左下腹剧烈疼痛，伴恶心、呕吐数次，体温 37.6℃。肛查：子宫左侧触及手拳大、能稍活动、触痛明显的肿块，肿块下极压痛最甚。

35. 该病人最可能的诊断是
A. 子宫浆膜下肌瘤扭转
B. 卵巢肿瘤蒂扭转
C. 卵巢肿瘤合并感染
D. 结核性腹膜炎
E. 卵巢子宫内膜异位囊肿破裂

36. 为确诊,最有实用价值的辅助检查方法是
A. 血常规检查
B. 查血中 C 反应蛋白
C. 超声检查盆腹腔
D. 查痰中抗酸杆菌
E. 腹部 X 线检查

37. 一经确诊,最恰当的处理是
A. 大剂量广谱抗生素
B. 先抗感染,待病情稳定后手术治疗
C. 立即手术治疗
D. 抗结核治疗
E. 进行腹穿以明确诊断

(38~41 题共用题干)
26 岁初产妇,妊娠 37 周,自述右肋下有块状物,查体:腹软,子宫呈纵椭圆形,胎儿先露部较宽且不规则,未入盆,胎心在脐上偏右

38. 此孕妇的胎方位应为
A. 骶左前位
B. 骶右前位
C. 肩左前位
D. 肩右前位
E. 枕右前位

39. 如果此孕妇 3 天后自然临产,估计超声胎儿体重 2 800g,羊水指数 8cm,骨盆各径线正常,该孕妇适宜的分娩方式为
A. 行外倒转术后期待自然临产
B. 行外倒转术后缩宫素引产
C. 可尝试臀位分娩
D. 行剖宫产术
E. 可尝试臀位分娩,但应尽早引产以预防胎儿过大

40. 该孕妇宫口开大 5cm 后自然破水,破水后伴条索状物脱出阴道口,最适宜的处理方式为
A. 助手从阴道内手托胎头,同时急诊行剖宫产
B. 将条索状物还纳至阴道内,急诊行剖宫产
C. 将条索状物还纳至宫腔内,急诊行剖宫产
D. 会阴侧切后产钳助产
E. 即刻产钳助产娩出胎儿

41. 若该孕妇宫口开大 5cm 后自然破水未告知助产士,30 分钟后助产士听胎心时发现胎心消失,查阴道内可触及条索状物,搏动消失,最适宜的处理方式为
A. 助手从阴道内手托胎头,同时急诊行剖宫产
B. 将条索状物还纳至阴道内,急诊行剖宫产
C. 将条索状物还纳至宫腔内,急诊行剖宫产
D. 会阴侧切后产钳助产

E. 等待自然分娩

(42~44 题共用题干)

经产妇,32 岁,孕 35 周,水肿 1 月余,发现“血压增高伴头晕头疼 2 天”入院。自诉既往体健,未系统产检。查体血压增高 172/120mmHg,心率 110 次 /min,脉氧饱和度 97%,双肺呼吸音粗,未闻及干湿啰音,腹壁水肿,腹水征(+)。胎儿头位,估计 2 100g。尿蛋白(++++)。

42. 此病人最可能的诊断是
A. 高血压性心脏病　B. 心衰　C. 轻度子痫前期
D. 重度子痫前期　E. 慢性高血压合并妊娠

43. 应首先给予的处理为
A. 评估病情后准备剖宫产　B. 毛花苷 C 静推强心治疗
C. 解痉降压继续期待治疗　D. 促胎肺成熟治疗后考虑终止妊娠
E. 冬眠治疗

44. 此病例临床出现的并发症,可能性最大的是
A. HELLP 综合征　B. 肺炎　C. 肾衰竭
D. 胎盘早剥　E. 心衰

(45~47 题共用题干)

32 岁,初产妇,主因“孕 39 周,妊娠糖尿病”住院。平素月经规律,正常产检,于孕 25 周常规行 OGTT 检查结果为 5.4mmol/L-11.2mmol/L-9.5mmol/L,诊断为糖尿病。孕期应用胰岛素治疗调整血糖,胰岛素用量 12IU-8IU-12IU-10IU,既往体健,否认高血压、糖尿病病史,否认手术外伤史。母亲有 2 型糖尿病。

45. 该病人入院的治疗方案**不包括**
A. 监测血糖　B. 评估分娩方式　C. 立即行剖宫产终止妊娠
D. 了解胎儿宫内情况　E. 完善化验,了解母亲情况

46. 该病人入院后完善检查,生命体征平稳,查体未及异常,胎儿头位,估计胎儿 3 300g,骨盆各径线正常,未及明显宫缩,NST(+),宫颈评分 4 分,先露头,S^{-2},餐后 2 小时血糖 6.3mmol/L,拟即日行引产术,术日及临产后应该注意的处理,正确的有
A. 引产前一晚继续应用中效胰岛素　B. 临产后继续应用皮下胰岛素
C. 临产后每 2 小时测一次血糖　D. 维持血糖在 6.7~7.8mmol/L
E. 产程处理与正常孕妇一致

47. 该病人产后的注意事项,正确的是
A. 产后继续应用胰岛素,维持原用量
B. 产后停用胰岛素
C. 产后继续应用胰岛素,用量为原来的 1/3~1/2
D. 产后正常饮食

E. 产后无需监测血糖

(48~50 题共用题干)

30 岁，初产妇，双胎妊娠，IVF-ET 术后，主因"停经 65 天，恶心、呕吐 10 天，加重 2 天"住院。平素月经规律，因双侧输卵管阻塞，行 IVF-ET 术，移植 2 枚受精卵均成活。停经 35 天查尿 hCG(+)，10 天前开始出现恶心、呕吐，每天 4~5 次，近两天每天达 10 余次，不能进食，呕吐物有少许血丝。

48. 为进一步明确诊断，还需要补充的病史**不包括**

A. 是否有消化道疾病史　B. 是否有甲状腺疾病史　C. 是否有服用某些药物史
D. 是否有精神异常史　E. 是否有工作生活压力

49. 该病人最终诊断为妊娠剧吐，接下来的治疗**不包括**

A. 病人呕吐严重可暂禁食　B. 每日静脉滴注液体治疗
C. 此类病人常伴有代谢性碱中毒，需纠正　D. 纠正脱水
E. 记录出入量

50. 该病人经治疗后出现黄疸、蛋白尿，体温持续 38.5℃，心率持续 125 次 /min，此时的治疗建议应该为

A. 继续保肝治疗　B. 建议终止妊娠　C. 增加补液量
D. 积极纠正酸中毒　E. 物理降温

【案例分析题】

案例一：35 岁女性，孕 1 产 0，同房后突发下腹痛 3 小时，晕厥 1 次，伴恶心、呕吐、里急后重，凌晨 1 点平车推入急诊室就诊。末次月经 25 天前。诉 1 年前妇科体检无异常。

提问 1：若询问病史，应重点询问的是

A. 腹痛诱因　B. 末次月经量多少　C. 有无发热
D. 排气排便情况　E. 有无性交后出血　F. 近期饮食情况

提问 2：询问病史的同时，应尽快进行的处理有

A. 指示护士建立静脉输液通道，同时取血检测血型，配血
B. 测量血压、脉搏，评估生命体征
C. 联系上级医师尽快前来指导抢救
D. 联系放射科进行盆腔 MRI 平扫及增强扫描
E. 将病人体位调整至半卧位
F. 留取尿便常规

提问 3：查体：血压 80/40mmHg，脉搏 118 次 /min，神情淡漠，面色苍白，四肢厥冷。腹部膨隆，压痛、反跳痛，以右下腹为重，移动性浊音(+)。下一步必要的处理是

A. 尽快将病人挪至妇科检查床行双合诊检查及后穹窿穿刺
B. 腹腔穿刺
C. 急查血常规及血型、凝血功能
D. 备皮、备血等术前准备
E. 通知家属：病人病情危重，尽快筹集急诊抢救及手术费用
F. 妇科超声

G. 血 / 尿 hCG

H. 血 / 尿淀粉酶

提问 4:检查回报:血常规 WBC 11.4×10^9/L,NE 79.2%,Hb 53g/L;血 hCG(-);超声提示:右附件区 9.5cm×8.7cm×8.2cm 不规则混合回声团块,盆腔积液 68mm。可能的诊断是

A. 急性胃穿孔
B. 阑尾炎
C. 右侧卵巢黄体破裂
D. 右侧卵巢肿瘤蒂扭转
E. 失血性贫血(重度)
F. 右侧卵巢子宫内膜异位症囊肿破裂
G. 失血性休克(失代偿期)

提问 5:下一步的治疗包括

A. 输注悬浮红细胞
B. 输注血浆
C. 输注血小板
D. 输注凝血因子
E. 抗生素静脉滴注
F. 绿色通道尽快行剖腹探查术
G. 绿色通道尽快行腹腔镜探查手术

提问 6:术中见盆腹腔积血约 2 000ml,子宫正常大小,表面光滑,右侧卵巢见直径约 8cm 囊实性肿物,囊壁见散在见乳头样突起,表面 2cm 破口处见活动性出血。左卵巢表面见绿豆大黄色实性赘生物。术中应采取的下列措施有

A. 切除右侧附件
B. 切除左侧卵巢表面结节送检
C. 充分探查大网膜、阑尾、结肠测沟、子宫直肠陷凹、膀胱子宫反折腹膜、肝脾胃表面、膈下等处有无异常病灶
D. 切除左侧附件
E. 剥除右侧肿物
F. 行全面的肿瘤分期手术,切除大网膜、阑尾、盆腔及腹主动脉旁淋巴结
G. 向病人家属交代:夜间急诊手术,无法送冰冻切片分析,病人生命体征不平稳,暂行保守性手术,存在二次手术可能
H. 顺铂腹腔内给药
I. 右侧卵巢修补术
J. 全子宫双附件切除术

案例二:56 岁女性,孕 5 产 4,绝经 3 年,阴道不规则流血 1 个月。妇科检查:外阴阴道正常,宫颈肥大糜烂触之易出血,子宫后屈稍小,双侧附件未见异常。

提问 1:该病人绝经后最可能的出血原因是

A. 子宫颈炎
B. 宫颈癌
C. 子宫内膜癌
D. 子宫颈尖锐湿疣
E. 子宫内膜炎
F. 无排卵性功血

提问 2:进一步确诊时需做

A. B 型超声检查
B. 宫颈涂片细胞学检查
C. 宫颈活组织检查
D. 子宫颈碘试验
E. 阴道镜检查
F. 分段诊刮

案例三:68 岁女性,因绝经 20 年,阴道不规则出血 3 年,加重 5 个月入院。既往有高血压病病史 10 余年,口服降压 0 号,血压控制尚可。11 年前因胆囊息肉行开腹胆囊切除术。

查体:神志清,精神可,血压 130/78mmHg,右上腹可见手术瘢痕,愈合良好。妇科检查:外阴已婚已产型,阴道通畅,阴道有少量血性分泌物,宫颈萎缩、光滑,子宫前位,5cm×4cm 大小,萎缩不明显,

双侧宫旁无增厚，双侧附件未及肿物。

辅助检查：超声提示子宫 3.7cm×3.5cm×3.0cm，内膜 5mm，反射欠均匀。双侧附件未见占位。子宫内膜诊断性刮宫病理提示子宫内膜癌。病人要求手术治疗。

提问 1：病理提示子宫内膜癌，可能的病理类型是

A. 黏液性腺癌　B. 燕麦细胞癌　C. 浆液性腺癌
D. 子宫内膜样腺癌　E. 绒毛膜癌　F. 小细胞癌
G. 胚胎癌　H. 透明细胞癌

提问 2：手术前，该病人还需完成的检查是

A. CA125、CA19-9　B. 盆腔 MRI　C. 阴道镜
D. 眼底检查　E. 心脏彩超　F. 胸部正位片
G. 生化全套

提问 3：术后门诊定期随访，需要定期完成的相关检查有

A. CA125　B. 胃镜　C. 肠镜
D. 妇产科超声　E. 宫颈细胞学检查　F. 妇科检查
G. 头颅 MRI

案例四：经产妇，40 岁，第一胎因“高血压”足月于外院行选择性剖宫产，现 37 周，头位，血压 140/90mmHg，尿蛋白(+)，胎儿估计体重 3 000g，未治疗。自然临产，宫口开全，先露 $S^{+2.5}$，突然出现胎心减速。

提问 1：孕妇持续性腹痛，伴有头痛，血压 160/90mmHg，心率 110 次 /min，胎心减速最低至 80 次 /min，持续 3 分钟未恢复，此时考虑导致胎心减速最可能的诊断

A. 仰卧位低血压　B. 子宫破裂　C. 胎盘早剥
D. 羊水栓塞　E. 脐带脱垂　F. 胎盘前置血管破裂

提问 2：对于该病人的适当处理是

A. 产钳助产　B. 吸氧
C. 剖宫产　D. 持续胎心监护
E. 改变体位并观察　F. 请新生儿科医生做好新生儿复苏准备

提问 3：产后病人出血共计 3 000ml，血压 90/60mmHg，以下处理**不正确**的是

A. 监测出入量，记录每小时的尿量　B. 输血，监测血常规
C. 监测凝血功能，必要时给予凝血物质　D. 吸氧，监测血压和心率
E. 给予升压药物　F. 吸氧

案例五：女性 23 岁，因“停经 36^{+4} 周，活动后胸闷憋喘、气促 1 天”入院。既往无哮喘病史。入院查体：体温 36.5℃，心率 98 次 /min，呼吸 20 次 /min，血压 130/85mmHg，口唇发干；听诊：双肺呼吸略粗，肺底可闻及少许湿啰音，心律齐，第二音亢进，胸骨左缘第二肋间闻及 3/6 收缩期喷射性杂音。产科查体：宫高 30cm，头位，胎心监护 NST 反应型，双下肢水肿(+)，无宫缩。

提问 1：为确诊，应进行的检查是

A. 超声心动图　B. 产科超声　C. 血清心肌酶 +BNP
D. 胸部 CT　E. 心电图　F. 心导管检查

提问 2：病人心电图提示 P 波增高，电轴右偏，不完全右束支传导阻滞。超声心动图：房间隔缺损，室间隔收缩期异常向前运动。目前该病人诊断是

A. 宫内孕 36^{+4} 周　B. 急性心衰　C. 妊娠合并先天性心脏病

D. 室间隔缺损　　E. 妊娠期早期心衰　　F. 呼吸衰竭

提问 3:产科处理应包括

A. 急诊剖宫产终止妊娠　　B. 记 24 小时出入量
C. 休息,避免劳累及情绪激动　　D. 胎心监护
E. 控制心衰　　F. 缩宫素点滴引产
G. 心衰控制后行剖宫产终止妊娠

模拟试卷答案与解析

【A1 型题】

1.【答案】B

【解析】成年女性子宫长 7~8cm、宽 4~5cm、厚 2~3cm、容量 5ml。宫体和宫颈之间的比例因年龄和卵巢功能而异，青春期前为 1∶2，育龄期妇女为 2∶1，绝经后为 1∶1. 宫体与宫颈之间最狭窄的部分为子宫峡部，在非孕期长约 1cm，其上端因解剖上狭窄，称为解剖学内口；其下端因在此处子宫内膜转变为子宫颈黏膜，称为组织学内口。

2.【答案】A

【解析】骨盆底的前方为耻骨联合和耻骨弓(耻骨联合下缘)，后方为尾骨尖，两侧为耻骨降支、坐骨升支及坐骨结节。两侧坐骨结节前缘的连线将骨盆底分为前、后两部：前部为尿生殖三角，有尿道和阴道通过；后部为肛门三角，有肛管通过。骨盆底由外向内分为 3 层(外层、中层、内层)。

3.【答案】B

【解析】骨盆入口平面横径较前后径长。骨盆最窄的平面是中骨盆平面，前后径较横径长。骨盆出口平面，为骨盆腔下口，由两个不在同一平面的三角形组成。其共同的底边称为坐骨结节间径。前三角平面顶端为耻骨联合下缘，两侧为左右耻骨降支；后三角平面顶端为骶尾关节，两侧为左右骶结节韧带。

4.【答案】B

【解析】此题主要考查对卵巢性激素的合成和分泌的掌握情况。卵巢性激素的合成和分泌主要是雌激素和孕激素，及少量雄激素。卵泡膜细胞为排卵前雌激素的主要来源，而非颗粒细胞。黄体细胞在排卵后分泌大量的孕激素和雌激素。雄激素(睾酮)主要由卵巢间质细胞和门细胞产生。甾体激素属于类固醇激素，其基本化学结构为环戊烷多氢菲环。甾体激素主要在肝内代谢，经肾脏排出。故选 B。

5.【答案】C

【解析】此题主要考查对卵巢功能及周期性变化的掌握情况。卵子可由两侧卵巢轮流排出，也可由一侧卵巢连续排出，A 错误。月经周期的长短主要取决于卵泡发育成熟的时间，排卵后黄体功能仅限于 14 天，因而排卵多发生在下次月经来潮前 14 天左右，B 错误。LH 峰是即将排卵的可靠指标，出现于卵泡破裂前 36 小时，C 正确。黄体黄体能产生孕激素、雌激素，人绒毛膜促性腺激素由妊娠滋养细胞分泌，D 错误。黄体体积和功能约于排卵后 7~8 天达高峰，如卵子未受精，黄体在排卵后 9~10 日开始退化，E 错误。故选 C。

6.【答案】A

【解析】此题主要考查受精卵着床必须具备的条件，受精过程需精子获能和发生顶体反应，除 A 项外其余均是受精卵着床的必备条件。

7.【答案】C

【解析】此题考查青春期无排卵性功血的治疗原则：止血、调整周期、促排卵，绝经过渡期功血以止血、调整周期、减少经量、防止子宫内膜病变为治疗原则。

8.【答案】C

【解析】此题主要考查对胎心监护基本概念的掌握。FHR 基线变异幅度正常为 6~25 次 /min。早期减速是宫缩过程中胎头受压引起的。反复性晚期减速，是指 20 分钟内 FHR≥50% 以上的宫缩伴发晚期减速。胎儿心动过速是指 FHR>160 次 /min，持续时间≥10min。

9.【答案】D

【解析】此题主要考查高催乳素血症的诊断及处理，高泌乳素血症时可能存在垂体病变。

10.【答案】B

【解析】多囊卵巢综合征病人，由于无排卵导致没有孕激素拮抗的持续性雌激素作用，出现异常子宫出血。

11.【答案】A

【解析】卵巢性闭经的原因在于卵巢，卵巢分泌的性激素水平低下，子宫内膜不发生周期性变化而导致必经，这类闭经促性腺激素升高，属高促性腺激素性闭经。

12.【答案】D

【解析】Asherman 综合征为子宫性闭经常见原因，是指人工流产、刮宫术后导致子宫内膜受损、宫腔粘连，引起了闭经。

13.【答案】C

【解析】子宫性闭经的原因在于子宫，若子宫内膜功能正常，雌孕激素序贯用药可以出现撤药性出血，若无撤药性出血，提示子宫内膜有缺陷或被破坏，是诊断子宫性闭经的简单可靠的方法。

14.【答案】C

【解析】阴道分泌物呈稀薄、黄绿色、脓性泡沫状、有臭味，是滴虫性阴道炎分泌物的典型特点。故选 C。

15.【答案】D

【解析】念珠菌性阴道炎典型的白带呈凝乳状或豆渣状，并发有细菌混合感染时可呈脓性白带。幼女、孕妇、糖尿病妇女、长期应用抗生素、肾上腺皮质激素和雌激素的妇女易发生念珠菌感染。任何人群均需要治疗，治疗以抗真菌药物为主。

16.【答案】E

【解析】PID 有四种感染途径。淋病奈瑟菌、衣原体及葡萄球菌等通常沿生殖道黏膜上行蔓延；产褥感染、流产后感染的主要途径是经淋巴系统蔓延；结核分枝杆菌主要的感染途径是经血循环传播；腹腔内其他脏器感染后，直接蔓延到生殖器官。

17.【答案】C

18.【答案】C

19.【答案】C

20.【答案】D

【解析】输卵管间质部妊娠，应争取在破裂前手术，避免可能威胁生命的大量出血。

21.【答案】E

【解析】根据妊娠囊植入子宫瘢痕处的程度和妊娠囊的生长方向将 CSP 分为内生型和外生型的方法，缺乏用于指导临床治疗的可以依据的数据及定量指标。hCG 在治疗后随诊评估治疗效果时非常重要。

22.【答案】B

【解析】卵巢囊肿蒂的组成结构为骨盆漏斗韧带、卵巢固有韧带、输卵管。

23.【答案】E

【解析】自发性破裂常因肿瘤发生恶变,肿瘤快速、浸润性生长穿破囊壁所致。外伤性破裂则在腹部受重击、分娩、性交、盆腔检查及穿刺后引起。

24.【答案】C

25.【答案】E

26.【答案】C

27.【答案】E

28.【答案】E

【解析】此题主要考查 VIN 的诊断、分级和治疗原则。外阴上皮内瘤变的确诊需依据病理检查。对可疑部位多点组织取材做病理检查,取材时需根据病灶情况决定取材深度,一般不需要达到皮下脂肪层。

29.【答案】B

【解析】此题主要考查外阴癌的发病原因。外阴癌的确切病因尚不清楚,与外阴长期受慢性刺激有关。可能与下列因素相关:HPV 感染;慢性非瘤性外阴上皮黏膜病变如外阴硬化性苔藓伴鳞状上皮不典型增生;外阴慢性炎症,如外阴慢性皮炎、慢性溃疡、外阴瘙痒等长期刺激;肥胖、高血压、糖尿病、梅毒等也常与外阴癌合并存在。目前尚无证据提示长期乳胶避孕套和外阴癌相关。

30.【答案】D

【解析】此题主要考查外阴癌的转移途径,以直接浸润并淋巴转移较常见,血运转移多发生在晚期。

31.【答案】D

【解析】宫颈癌前病变及宫颈癌的确诊方法为宫颈活检。

32.【答案】C

【解析】非妊娠期女性首次综合性评估,AGC 应做的检查有:①高危型 HPV。首选在阴道镜检查前进行。②阴道镜检查。③ECC。④子宫内膜取样。≥35 岁女性推荐子宫内膜取样与阴道镜检查及 ECC 相结合。⑤诊断性锥切,对于 AGC(倾向瘤变)、AIS 或重复细胞学结果 AGC 的女性,不管首次评估结果为何,诊断性锥切术是必须的(联合指南 2012)。正确的处理应为补充 HPV 检测 + 阴道镜检测 + 宫颈活检 + 分段诊刮。

33.【答案】A

【解析】HPV 感染的高发年龄是 18~30 岁,HPV 在年轻女性(<20 岁)和年长的女性(>55 岁)各有两个感染高峰。

34.【答案】C

【解析】宫颈活检不能完全除外浸润癌时,应行宫颈锥形切除病理检查。

35.【答案】D

【解析】此题主要考查对妊娠合并子宫肌瘤的处理的掌握情况,妊娠合并子宫肌瘤多可经阴道分娩,但由于其可能影响子宫收缩,应预防产后出血;若肌瘤阻碍胎儿下降,应行剖宫产术,术中是否切除肌瘤,需根据肌瘤大小、部位及病人情况决定。

36.【答案】E

【解析】子宫肌瘤肉瘤变是一种恶性病变,表现为短期内肌瘤迅速增大伴或不伴子宫异常出血。

37.【答案】A

【解析】卵巢上皮性肿瘤包括:浆液性肿瘤、黏液性肿瘤、子宫内膜样肿瘤、透明细胞肿瘤、移行细胞肿瘤、鳞状细胞肿瘤和未分化肿瘤。卵巢性索间质肿瘤包括:颗粒细胞瘤、卵泡膜细胞瘤、纤维瘤、支持细胞 - 间质细胞瘤。卵巢生殖细胞肿瘤包括：畸胎瘤、无性细胞瘤、卵黄囊瘤 / 内胚窦瘤。

38.【答案】D

【解析】卵巢上皮性肿瘤来源于卵巢表面的表面上皮，表面上皮来自原始体腔上皮，具有分化为各种苗勒管上皮的潜能，向输卵管上皮分化，形成浆液性肿瘤；向宫颈黏膜分化，形成黏液性肿瘤；向子宫内膜分化，形成子宫内膜样肿瘤。

39.【答案】B

【解析】目前国内、外主要采用 POP-Q（pelvic organ prolapse quantitation）评价系统描述盆腔器官脱垂的程度。0 度：在用力时无脱垂，Aa，Ap，Ba，Bp=–3cm，C 点≤ –（TVL-2）cm，Ⅰ度：脱垂的最远处在处女膜缘内平面上 1cm，（即脱垂状态不是 0 期，但各点的值 <–1cm），Ⅱ度：脱垂最远处超过处女膜平面上 1cm，但未到处女膜平面下 1cm（即脱垂最远点在 –1cm 至 +1cm 之间），Ⅲ度：脱垂最远处超过处女膜平面下 1cm 处，但未完全脱出阴道（即最远点 >+1cm，但 <（TVL-2）cm；Ⅳ度：阴道完全或几乎完全脱出，即最远处≥（TVL-2）cm。

40.【答案】C

【A2 型题】

1.【答案】E

【解析】圆韧带在其走行的过程中，没有和输尿管伴行。

2.【答案】A

【解析】垂体兴奋试验：将 LHRH 100μg 溶于生理盐水中 5ml 中，30 秒内静脉注射完毕。于注射前后 15、30、60、120 分钟分别采血测定 LH 含量。若注射后 15~60 分钟 LH 高峰值较注射前升高 2~4 倍，说明垂体功能正常，病变在下丘脑。故 A 正确。

3.【答案】B

【解析】此题主要考查对其他内分泌腺对月经周期的影响的掌握情况。青春期以前发生甲状腺功能减退者可有性发育障碍，使青春期延迟、青春期则出现月经失调，临床表现月经过少、稀发，甚至闭经。多合并不孕，自然流产和畸胎发生率增加。甲状腺功能轻度亢进时，临床表现月经过多、过频，甚至发生功血。故选 B。

4.【答案】E

【解析】此题主要考查妊娠期循环系统的变化，妊娠 32~34 周心排出量达到高峰持续到分娩，可能出现心悸、气短、踝部水肿、乏力、心动过速等症状，需与心脏病鉴别。

5.【答案】C

【解析】肾血浆流量及肾小球滤过率在整个妊娠期间维持高水平，代谢产物尿素、尿酸、肌酸、肌酐等排泄增多。肾血浆流量及肾小球滤过率均受体位影响，孕妇仰卧位时尿量增加，故夜尿多于日尿量。受孕激素影响，泌尿系统平滑肌张力降低。自妊娠中期肾盂及输尿管轻度扩张，输尿管增粗及蠕动减弱，尿流缓慢，且右侧输尿管受右旋子宫压迫，加之输尿管有尿液逆流现象，孕妇易患急性肾盂肾炎，以右侧多见。

6.【答案】B

【解析】此题考查围绝经功血的治疗原则。围绝经期阴道大量流血，宫颈外观正常，出血失血性休克，首先考虑完善必要检查如血常规、凝血功能，补液、稳定生命体征，然后诊断性刮宫，既可明确诊断，又可以迅速止血。

7.【答案】C

【解析】此题考查功血的鉴别诊断。绝经过渡期妇女月经紊乱或不规则阴道流血者应先除外子宫内膜癌。

8.【答案】B

【解析】月经稀发、高雄激素血症,符合多囊卵巢综合征的诊断标准。

9.【答案】C

【解析】此题主要考查胎心监护Ⅱ类图形的识别与临床意义。ABDE四项均为Ⅱ类图形,不代表胎儿宫内窘迫,临床上可以进一步监测并评估。

10.【答案】D

【解析】卵巢子宫内膜异位囊肿已形成且合并不孕,药物治疗可控制痛经症状、但不改善生育,初治首选腹腔镜手术,既可明确诊断,又可治疗病灶,改善生育结局。初治病例不主张首选穿刺治疗。

11.【答案】B

【解析】围绝经期妇女卵泡对促性腺激素敏感性已降低,或下丘脑-垂体对性激素正反馈调节的反应性降低,表现为月经周期紊乱,经期延长。

12.【答案】D

【解析】念珠菌感染主要症状是外阴瘙痒和白带增多。长时间应用抗生素引起菌群失调是其诱发因素。典型的白带呈凝乳状或豆渣状,并发有细菌混合感染时可呈脓性白带。检查时见阴道黏膜、前庭部有白色膜状物黏附,擦去后露出红肿的黏膜、浅表溃疡及渗血。取白带用悬滴法或涂片染色法镜检,可发现白色念珠菌的芽孢和假菌丝即可诊断。

13.【答案】D

【解析】滴虫性阴道炎 pH>4.5,通常在 5.2~6.6 之间。

14.【答案】C

【解析】宫颈息肉属于宫颈炎症,对于宫颈息肉伴同房后出血的病人需行宫颈息肉摘除术,术前常规完善宫颈 TCT 和 HPV 的检查。病人 HPV16(+),故行宫颈息肉摘除术同时需行阴道镜检查。

15.【答案】B

【解析】病人宫颈电熨后 20 天,出现下腹痛、停经、阴道极少量出血,考虑宫颈粘连可能性大。

16.【答案】E

【解析】炎症部位不同,临床表现不同。子宫内膜炎时炎症局限于子宫,表现为体温升高、下腹痛、阴道分泌物异常,压痛局限于子宫。

17.【答案】C

【解析】炎症部位不同,临床表现不同。病人双附件区增厚、压痛,说明炎症累及双侧附件。

18.【答案】E

【解析】急性盆腔炎多见于经阴道、宫腔的逆行感染,发热、腹痛,伴盆腔包块是其典型表现。

19.【答案】D

【解析】有急性盆腔炎的高危因素且病史时间较长,查体有压痛及腊肠样囊性包块的典型体征。

20.【答案】D

21.【答案】E

22.【答案】D

23.【答案】C

【解析】应用化学药物保守治疗,未必每例均获成功,应注意病人的病情变化及药物毒副反应。

24.【答案】E

【解析】后穹窿穿刺抽出不凝血,提示存在腹腔内出血,上述选项中仅E可引起典型的腹腔内出血表现。A、B系炎症性疾病,腹腔内液体应为炎性渗出液或脓液;C、D为显性出血,阴道流血量应与休克症状成正比,且不应该出血腹腔内出现表现。

25.【答案】A

【解析】该情况系药物治疗期间,异位妊娠的胚胎活力下降蜕膜自宫壁剥离引起。蜕膜排出后腹痛缓解,不提示存在持续性腹腔内出血。

26.【答案】C

【解析】病人为异位妊娠引起的腹腔内出血伴休克表现,腹部体征应较明显,C 最不应出现。异位妊娠时可有蜕膜组织自宫腔排出,故 E 也可以出现。

27.【答案】D

【解析】盆腔脓肿药物治疗 48~72 小时,体温持续不减,中毒症状加重或包块增大者,应及时手术,以免发生脓肿破裂。若脓肿破裂未及时手术,死亡率高。对极度衰弱危重病人的手术范围须按具体情况决定。

28.【答案】A

【解析】盆腔炎性疾病抗生素的治疗原则:经验性、广谱、及时、个体化。

29.【答案】A

【解析】流产后感染的常见致病菌包括金黄色葡萄球菌、溶血性链球菌、大肠埃希菌等需氧菌,脆弱类杆菌、消化球菌、消化链球菌等。

30.【答案】D

【解析】考查盆腔炎性分泌物与阴道炎鉴别。阴道内见大量豆渣样分泌物为阴道炎表现。

31.【答案】C

【解析】A、D 应表现为肿瘤体积不变或增大;B 出现的时间过早;E. 一般单纯恶变不会引起突发剧烈腹痛,多为恶变后出现破裂所致。

32.【答案】A

【解析】超声表现提示卵巢畸胎瘤可能性大,易发生蒂扭转。

33.【答案】D

【解析】考查盆腔炎性包块的手术指征。妇科检查见宫颈管内大量脓液流出不是手术指征,其他选项均为手术指征。

34.【答案】C

【解析】病人为急性内出血表现,结合近期妊娠史,异位妊娠诊断可能性大。停经 14 周,多为间质部妊娠破裂。

35.【答案】D

【解析】提示存在大量腹腔内出血,是手术指征。

36.【答案】C

37.【答案】E

【解析】此题主要考查复发性流产的常见病因有染色体异常、黄体功能不足,甲状腺功能不足,子宫畸形发育不良,宫颈内口松弛等。黄体功能测定应选择黄体期测定孕酮。

38.【答案】E

【解析】先兆流产的病人治疗包括卧床休息,禁性生活;根据孕酮结果,如偏低,可给予肌内注射黄体酮 10~20mg,每日或隔日。口服维生素 E。甲状腺功能减退者应给与甲状腺素片。同时心理治疗也很重要,如精神过度紧张焦虑,可以给对胎儿危害小的镇静剂。

39.【答案】A

【解析】此题主要考查不全流产后大出血处理,应完善凝血,备血,开放静脉通道等情况下尽快清宫止血。

40.【答案】A

【解析】此题主要考查外阴鳞状上皮增生的临床表现和鉴别诊断。病人阴奇痒3年,阴蒂处皮肤色素减退,双侧大阴唇表面粗糙、如苔藓样变,可见反复抓痕、皲裂,考虑可能的诊断为外阴鳞状上皮增生。外阴鳞状上皮细胞增生是以外阴瘙痒为主要症状的外阴疾病,主要表现为外阴瘙痒,其瘙痒程度远较硬化性苔藓严重,病人多难忍受而搔抓,而反复搔抓又加重了皮损,使瘙痒更剧。病损主要累及大阴唇、阴唇间沟、阴蒂包皮及阴唇后联合等处。病变早期皮肤暗红或粉红色,角化过度部位呈白色。病变晚期则皮肤增厚,色素增加,皮肤纹理明显,出现苔藓样变。据此,可排除其他选项。

41.【答案】C

【解析】此题主要考查外阴肿物的诊断和鉴别诊断。根据病史和临床表现,最可能是外阴鳞状细胞癌。根据菜花样肿物伴溃疡出血可排除脂肪瘤和VIN;无色素沉着可排除恶性黑色素瘤;根据反复瘙痒病史、肿物特征和无卫星结节等也可排除基底细胞癌。

42.【答案】E

【解析】此题主要考查外阴肿物的鉴别诊断,特别是与前庭大腺囊肿、前庭大腺癌的鉴别诊断。前庭大腺癌瘤较少见。除了与外阴鳞癌以及转移性癌鉴别外,尤其要与良性的前庭大腺囊肿鉴别,以避免误诊误治。对40岁以上的妇女,如发现前庭大腺肿大,必须仔细检查甄别;如为绝经后的妇女出现前庭大腺肿大,必须首先考虑除外恶性肿瘤。超声、CT和淋巴造影检查有助于诊断,肿物病理活检是确诊手段。误诊为前庭大腺囊肿而行单纯前庭大腺造口术是临床常见的案例报道。

43.【答案】D

【解析】病人为中老年妇女,绝经后出现阴道流血,TBS分类为高度鳞状上皮细胞内瘤变,为明确诊断,进一步处理为行宫颈活体组织检查(D对)。根据病理结果确定分期,制订治疗方案。切除子宫(A错)适用于经子宫颈锥切确诊、年龄较大、无生育要求、合并有其他手术指征的妇科良性疾病的CIN Ⅲ。子宫次广泛切除(B错)适用于宫颈检查正常,并要求保留宫颈的子宫肌瘤、子宫功能性出血、子宫腺肌瘤病人。阴道镜检查+HPV检测(C错)将子宫颈或生殖器表皮组织进行光学放大,观察子宫颈上皮及血管的变化,为干扰项,应结合活检,以提高宫颈疾病确诊率。宫颈锥形切除术(E错)适用于子宫颈细胞学检查多次阳性而子宫颈活检阴性者,或子宫颈活检为CIN Ⅱ和CIN Ⅲ需确诊者,或可疑微小浸润癌需了解病灶的浸润深度和宽度等情况。

44.【答案】A

【解析】病人为中老年女性,出现血性白带,妇科检查:宫颈中度糜烂,易出血,阴道镜下多点活检报告为HSIL,诊断为CIN Ⅱ/CIN Ⅲ。病人年龄较大,无生育要求,根据题目所给的答案,最恰当的治疗为子宫全切术(A对),但根据八年制第2版《妇产科学》(P318)观点,不宜将子宫全切术作为CIN Ⅱ、CIN Ⅲ的首要或初始治疗方法。子宫根治术(B错)(子宫切除及淋巴结清扫)是宫颈癌的治疗方法。诊断性刮宫(C错)是子宫内膜癌的确诊方法。定期随访(D错)、激光治疗(E错)适用于CIN Ⅰ。

45.【答案】E

【解析】此题结合病例考查宫颈癌临床表现,接触性出血或不规则阴道流血,米泔样或脓性恶臭白带均为宫颈癌临床表现。

46.【答案】D

【解析】此题结合病例考查晚期宫颈癌处理,放疗是宫颈癌经典的治疗方式,适用于ⅡB晚期、Ⅲ、Ⅳ期病人,或无法手术病人;对于局部病灶较大如ⅠB_2和ⅡA_2期病人,也可先作放疗待癌灶缩小后再手术。

47.【答案】C

【解析】子宫平滑肌肉瘤的大体表现和显微镜下表现。

48.【答案】C

【解析】考查孕激素治疗禁忌证。年龄大于40岁,肥胖病人为孕激素治疗禁忌证。

49.【答案】C

【解析】根据病史考虑生殖道瘘可能。亚甲蓝试验(methylene blue test):经尿道导尿管向膀胱注入稀释消毒亚甲蓝液100~200ml,然后夹紧导尿管,扩开阴道进行检查。见有蓝色液体从阴道前壁小孔流出者为膀胱阴道瘘;自宫颈口流出者为膀胱宫颈瘘或膀胱子宫瘘;如为清亮尿液则为输尿管阴道瘘道。

50.【答案】A

【解析】盆腔器官脱垂中重度首选手术治疗。

51.【答案】D

【解析】此题主要考查人工破膜的指征。宫颈成熟,宫缩不规律,可人工破膜促进产程进展。

52.【答案】D

【解析】宫口开全考虑胎儿窘迫,应尽快终止妊娠,此时最快的方式就是产钳助产术。

53.【答案】B

【解析】此题主要考查激发宫缩乏力的诊断及与原发宫缩乏力的区别。产妇疲劳是继发宫缩乏力的原因,不是诊断。

54.【答案】C

【解析】妊娠期高血压疾病的分类鉴别。妊娠期高血压在孕20周之后出现血压增高达到或超过140/90mmHg,虽未达到160/110mmHg,但存在持续头痛,尿蛋白(+++),也应诊断为重度子痫前期。

55.【答案】E

【解析】重度子痫前期已孕36周经治疗效果不好,胎心监护无反应性,生物物理评分6分,应尽快终止妊娠,胎儿估计2 000g,监护无反应,恐不能耐受产程,以剖宫产为宜。

56.【答案】D

【解析】病人产程较长,有产后出血高危因素,分娩后子宫收缩脐下2指,宫缩好,1小时后宫底脐上1指,阴道出血不多,考虑子宫收缩差致宫腔积血。

57.【答案】B

【解析】胎盘因素致产后出血有胎盘滞留和胎盘植入,胎盘嵌顿多由于不恰当使用缩宫素造成,多次人流手术史有胎盘粘连或植入高危因素,部分性胎盘粘连胎盘部分剥离,血窦开放,子宫收缩不好,阴道出血较多,胎盘完全粘连阴道不出血。

58.【答案】B

【解析】本题考的知识点是晚期产前出血的鉴别。胎盘早剥的高危因素是子痫前期,其余三个选项是在晚期产后出血相对常见的病因,前置胎盘往往通过超声诊断,而出血为典型的无痛性出血,子宫破裂多在临产后发生,在瘢痕子宫妊娠时也会发生,但发病率较低。前置血管破裂往往出血量很少,但是胎死宫内的概率很高,各有特点,也是临床需要掌握的基本知识点,也是难点。

59.【答案】C

【解析】此题主要考查前置胎盘出血的处理。前置胎盘为阴道分娩禁忌证,不应使用缩宫素点滴。

60.【答案】E

【解析】产程较长,易致子宫收缩乏力,有产后出血高危因素,胎盘娩出后间歇阴道出血较多,宫底增高,提示子宫收缩差。

【A3/A4 型题】

1.【答案】B

【解析】此题主要考查生殖器官周期性变化。宫颈刮片是筛查早期宫颈癌的重要方法。阴道分泌物检查主要用于阴道炎症的诊断。阴道镜检查是诊断阴道尤其是宫颈病变的诊断方法。宫颈黏液和子宫内膜活检都能反映卵巢功能,但子宫内膜活检为有创检查,可以先从无创检查做起。故选 B。

2.【答案】B

【解析】此题需在前一题判定正确情况下结合病例特点进行分析。在雌激素作用下,宫颈黏液分泌增加,性状变稀薄,富有弹性,易拉成丝状,宫颈黏液涂片可见羊齿植物叶状结晶,一般在周期的 6~7 天出现,排卵期最为清晰。该病人宫颈黏液涂片检查出现羊齿状结晶,并逐渐典型,提示病人处于排卵期,在排卵期雌激素即可发挥正反馈作用,刺激 LH 分泌高峰;排卵前低水平的孕激素可增强雌激素对促性腺激素的正反馈作用。故选 B。

3.【答案】C

【解析】此题考查对黄体的形成及退化的掌握以及孕激素的生理作用。卵子未受精,黄体在排卵后 9~10 天开始退化,黄体功能一般为 14 天,黄体萎缩后,雌孕激素水平下降,基础体温下降,同时新的卵泡发育,月经来潮。故选 C。

4.【答案】C

【解析】此题以病例形式考查异常胎心监护图形的判读。胎心微小变异、无胎心加速、宫缩后出现减速,为晚期减速,Ⅲ类图形。提示胎儿功能窘迫。

5.【答案】D

【解析】此题在胎心监护判读基础上进行诊断。

6.【答案】A

【解析】胎心晚期减速,提示胎儿功能窘迫、出现异常的酸碱平衡状态,必须立即宫内复苏并终止妊娠。病人初产妇,结合宫颈条件,应急诊行剖宫产。

7.【答案】D

【解析】此题考查功血的基本概念。病人既往月经尚规律,排除妊娠后不规则出血,宫颈黏液涂片为羊齿状结晶,表示无排卵期,考虑异常子宫出血。

8.【答案】A

【解析】针对此病人既往月经规律,近 1 月余无排卵性异常子宫出血合并不孕,应行诊断性刮宫以明确有无病变。

9.【答案】B

【解析】无排卵型功血有生育要求可予以促排卵治疗,常用氯米芬。

10.【答案】A

【解析】此题主要考查多囊卵巢综合征的诊断标准的了解情况。高雄激素血症、月经稀发虽然符合病人的临床表现,但属于描述性诊断,均可以用多囊卵巢综合征来解释。

11.【答案】E

【解析】多囊卵巢综合征以无排卵 / 稀发排卵为特点,最常见为无排卵性不孕。

12.【答案】E

【解析】病人肥胖(BMI 26.7)、高雄激素血症、排卵障碍、胰岛素抵抗,需要改善代谢异常、降雄激素后,积极促排卵治疗。

13.【答案】D

14.【答案】E

15.【答案】A

16.【答案】C

【解析】此题需了解流产的定义，妊娠 <28 周，胎儿体重 <1 000g 而终止称为流产。孕周在 13~28 周之间流产为晚期流产。病人宫口未开，胎儿及附属物未排出，考虑为先兆流产。

17.【答案】D

【解析】此题需了解先兆流产的病因，子宫畸形、胎儿染色体异常、甲状腺功能低下、宫内感染等均是流产的病因。该病人有宫颈手术史，既往两次晚期流产胎儿无异常，查体提示宫颈口松弛，故宫颈机能不全引起的可能性最大。

18.【答案】A

【解析】病人多次孕晚期流产史，胎儿较珍贵，宫颈机能不全的病人无手术禁忌可以行宫颈环扎术，待临产前拆除。

19.【答案】D

【解析】此题需了解卵巢囊肿蒂扭转的临床特点。既往中等大小畸胎瘤，突发腹痛伴恶心，妇科检查可触及包块，压痛点明确。超声提示左附件包块，混合回声，内有强光团，较典型的畸胎瘤征象。子宫直肠窝没有液体，提示无内出血，囊肿破裂可能性小。所以卵巢囊肿蒂扭转的可能性最大。

20.【答案】E

【解析】此题需基于 19 题选择正确，了解卵巢囊肿蒂扭转最常见的并发症是卵巢坏死，晚期可出现腹膜炎，出现概率相对小。

21.【答案】E

【解析】孕妇在围术期防止刺激子宫引起流产，可以预防性使用抑制宫缩药。如卵巢未坏死要尽量保留。扭转的血管内血液流动慢，可能有血栓形成，新鲜血栓不稳定，脱落可能导致肺栓塞。孕妇可以行腹腔镜探查，需使用对胎儿影响少的药物。

22.【答案】E

【解析】恶变属慢性病程，除非出现破裂等并发症，否则不会出现急性腹痛。病人有盆腔介入治疗病史，除卵巢肿瘤并发症外，尚应警惕介入治疗过程中肠道等周围脏器损伤可能。

23.【答案】B

【解析】感染多继发于肿瘤蒂扭转或破裂。本例病人腹痛时间短，尚未及出现典型的感染症状。肿瘤破裂、出血时亦可出现吸收热。

24.【答案】A

【解析】B 为肿物破裂表现；C 为肿瘤蒂扭转表现；D 为肿物破裂致内出血表现；E 为卵巢子宫内膜异位囊肿常合并盆腔其他部位子宫内膜异位结节；A 多为流产、宫腔感染表现。

25.【答案】D

【解析】腹痛后肿物缩小，伴后穹窿饱满及宫颈举摆痛，提示存在肿物破裂可能。

26.【答案】A

【解析】后穹窿穿刺有助于了解盆腔积液性质。

27.【答案】E

【解析】子宫内膜异位症可引起血清 CA125 轻度升高。

28.【答案】D

【解析】子宫内膜异位症可表现为下腹痛及腰骶部痛，可放射至会阴、肛门；可出现深部性交痛，月经来潮前最明显；若出现黄体功能不良、卵巢实质病变，可引起月经量增多、经期延长、月经淋漓不尽等；若合并膀胱内异症，常在经期出现尿痛和尿频。

29.【答案】A

【解析】年轻未婚育女性,以保守性术式为主,尽可能多保留卵巢组织及恢复正常的盆腔解剖结构。

30.【答案】E

31.【答案】D

【解析】子宫内膜异位症手术后为防止复发,可用假孕疗法或者假绝经疗法抑制卵巢分泌激素,使残留病灶萎缩,并缓解盆腔痛。

32.【答案】C

【解析】根据病人的临床表现、体征及辅助检查,高度怀疑宫颈癌,阴道镜下宫颈活检术是确诊宫颈癌最可靠和不可缺少的方法,宫颈病理学诊断是宫颈癌诊断的金标准。

33.【答案】C

【解析】分期依据:宫颈活检病理示腺癌;宫颈桶状增粗,直径约 3cm,质硬;双侧宫旁组织软,直肠前壁光滑。符合宫颈癌ⅠB_1 期表现。

34.【答案】D

【解析】ⅠB_1 期和ⅡA_1 期行广泛性子宫全切术及盆腔淋巴结清扫术,必要时行腹主动脉旁淋巴取样。

35.【答案】B

【解析】附件肿物病史,排便后突然发生一侧下腹剧痛,伴恶心、呕吐,双合诊检查可扪及附件区压痛的肿块,以蒂部最明显,符合卵巢囊肿蒂扭转典型临床表现。

36.【答案】C

【解析】B 型超声科了解肿块的部位、大小、形态、囊性或实性,并可测定卵巢及其新生组织血流变化。

37.【答案】C

【解析】卵巢囊肿蒂扭转的治疗原则是一经诊断,尽快行手术治疗。术时应先在扭转蒂部靠子宫的一侧钳夹后,再切除肿瘤和扭转的瘤蒂,钳夹前不可先将扭转的蒂回复,以防血栓脱落造成重要器官栓塞。

38.【答案】B

【解析】此题主要考查胎产式、胎方位的判读。产妇右肋下考虑为胎头,胎儿先露部较宽且不规则,未入盆,为臀位,胎心在脐上偏右,胎背在右侧,考虑为骶右前位。

39.【答案】C

【解析】臀位试产条件为:单臀先露;估计胎儿体重 $<3\ 500g$;无胎头过度仰伸;骨盆无异常;无其他剖宫产指征。

40.【答案】A

【解析】臀位分娩时一旦脐带脱垂,胎儿存活,应以最快的方式终止妊娠,胎儿娩出前应减少脐带受压、成角及阻断的机会,保证胎儿血液及营养供应。

41.【答案】E

【解析】若脐带脱垂已经发生胎死宫内,应尽量减少对孕产妇的损伤。

42.【答案】D

【解析】重度子痫前期诊断。此题病人血压增高伴自觉症状,尿蛋白(++++)伴腹水征,符合重度子痫前期的诊断,心率增快,但尚无胸闷憋气等症状,现有证据尚不支持心衰诊断。

43.【答案】A

【解析】此题需在上一题判断正确基础上给予解痉降压等治疗基础后考虑剖宫产终止妊娠。

44.【答案】E

【解析】重度子痫前期并发症识别。此病人重度子痫前期,心率增快,低蛋白血症,如不严格限制液体入量,终止妊娠后回心血量增加,心脏负荷增加,极易出现心功能不全表现。

45.【答案】C

【解析】此题需了解妊娠糖尿病的分娩方式的选择。妊娠糖尿病即使应用胰岛素治疗亦并不是剖宫产终止妊娠的指征。只有糖尿病伴有微血管病变及其他产科指征,如怀疑巨大儿、胎盘功能不良、胎位异常等产科指征者可选择性剖宫产。

46.【答案】C

【解析】此题需了解妊娠糖尿病围分娩期的处理。应用胰岛素控制血糖的妊娠糖尿病孕妇引产前一天晚停中效胰岛素,临产后停皮下胰岛素注射,密切监测产程中血糖,每 2 小时测一次血糖,维持血糖在 4.4~6.7mmol/L 之间。产程不宜太长。故选 C。

47.【答案】C

【解析】此题需了解妊娠糖尿病产后胰岛素如何应用。产后由于胎盘的娩出,抗胰岛素激素的减少,产后胰岛素用量减为原胰岛素用量的 1/3~1/2。产后仍需糖尿病饮食并监测血糖,故选 C。

48.【答案】D

【解析】此题需了解妊娠剧吐的相关病史。妊娠剧吐常见于工作生活压力较大,有甲亢或消化道疾病病史的人群。或者服用特殊有可能引起胃肠道反应的药物的病史。

49.【答案】C

【解析】妊娠剧吐常常造成多重酸碱失衡,但以代谢性酸中毒为主。

50.【答案】B

【解析】妊娠剧吐经治疗后多可好转,但是若出现下列危重情况需考虑终止妊娠。如:持续黄疸、持续蛋白尿、持续体温≥38℃、心动过速等。

【案例分析题】

案例一:

提问 1:【答案】ABCD

【解析】妇科急腹症的鉴别 E 多为宫颈病变表现,一般不会引起急性腹痛。

提问 2:【答案】ABC

【解析】妇科急腹症的诊断与治疗。MRI 检查扫描时间长,且生命体征不稳定病人不宜予造影剂输注;该病人已出现失血性休克表现,此时半卧位会加重头部缺血缺氧。

提问 3:【答案】BCDFGH

【解析】休克并疑有腹腔内出血病人,尽量避免随意搬动;病人已是休克失代偿期,生命体征不稳定,应急诊绿色通道尽快手术,体现人文关怀和人道主义救治精神。

提问 4:【答案】CEG

【解析】妇科急腹症的鉴别诊断。病人为腹腔内出血引起的失血性休克表现,F 虽为肿物破裂,但多不引起急性大量失血。

提问 5:【答案】ABF

【解析】妇科急腹症的治疗。重度失血性贫血,应输注红细胞及血浆;病情危急,生命体征不稳定,诊断不完全确定,以剖腹探查为宜。

提问 6:【答案】ABCG

【解析】卵巢肿瘤的治疗原则。年轻未生育病人,生命体征不稳定,无法行术中快速病理诊断,应以保守性手术为宜,先保留生育功能,待术后病理明确肿瘤性质及组织学类型后决定后续治疗方案。

案例二：
提问 1：【答案】B

【解析】病人为中老年妇女，绝经后出现阴道不规则流血（宫颈癌老年病人常为绝经后不规则阴道流血）。妇科检查：外阴阴道正常，宫颈肥大糜烂触之易出血（接触性出血），子宫后屈稍小，双侧附件未见异常，首先考虑为宫颈癌（B 对）。子宫颈炎（A 错）有症状者主要表现为阴道分泌物增多，呈黏液脓性，阴道分泌物刺激可引起外阴瘙痒及灼热感，此外可出现经间期出血、接触后出血等症状。子宫内膜癌（C 错）早期最常见的症状是绝经后阴道不规则流血。子宫颈尖锐湿疣（D 错）临床表现主要是外阴瘙痒，灼痛或性交后疼痛不适，体检可见散在或簇状增生的粉色或白色小乳头状疣，无阴道不规则流血。子宫内膜炎（E 错）常表现为阴道大量脓性分泌物，且有臭味。

提问 2：【答案】C

【解析】病人为中老年妇女，绝经后出现阴道不规则流血（宫颈癌老年病人常为绝经后不规则阴道流血）。妇科检查：外阴阴道正常，宫颈肥大糜烂触之易出血（接触性出血），子宫后屈稍小，双侧附件未见异常，首先考虑为宫颈癌。宫颈癌的诊断应采用子宫颈细胞学检查（B 错）和 / 或高危型 HPV DNA 检测、阴道镜检查（E 错）、子宫颈活组织检查的“三阶梯”程序，确诊依据为宫颈活组织检查（C 对）。确诊后根据具体情况选择胸部 X 线、B 型超声检查（A 错）及 CT、MRI 等影像学检查。宫颈癌的宫颈上皮不含糖原，子宫颈碘试验（D 错）为阴性，但柱状上皮、未成熟化生上皮及不典型增生上皮均不含糖原，碘实验同为阴性，急性宫颈炎时宫颈碘试验也可以阳性。

案例三：
提问 1：【答案】ACDFH

【解析】此题考查子宫内膜癌常见的组织学类型。子宫内膜癌的较常见病理组织学类型有：子宫内膜样腺癌、黏液性腺癌、浆液性腺癌、透明细胞癌、癌肉瘤、混合细胞腺癌、鳞状细胞癌、移行细胞癌、小细胞癌、未分化癌。燕麦细胞癌是肺小细胞癌。绒毛膜癌和胚胎癌属于卵巢生殖细胞肿瘤。

提问 2：【答案】ABDEFG

【解析】此题考查子宫内膜癌的辅助检查。CA125、CA19-9 为子宫内膜癌相关标记物。盆腔 MRI 有助于了解子宫病变的程度、输卵管和盆腔淋巴结的情况。病人有高血压病病史 10 余年，需行眼底检查，了解微血管受累情况；心脏彩超检查可以观察是否存在心脏的继发性病变，和胸部正位片一同评价机体耐受治疗的能力和风险。生化全套为术前常规检查。阴道镜为宫颈病变相关检查，与本案例无关。

提问 3：【答案】ADEF

【解析】此题考查子宫内膜癌的随访检查。胃肠镜及头颅 MRI 与本病关联不大。

案例四：
提问 1：【答案】C

【解析】本题目的知识点是胎盘早剥的高危因素，即血管病变最为常见因素，其中子痫前期为全身的小血管痉挛，尤其在分娩期，孕妇长时间处于仰卧位，同时伴有子痫前期的基础疾病，更容易发生胎盘早剥，因此对于此类病人需要进行严密的监测，适当给予硫酸镁进行解痉治疗，预防子痫同时适当加速产程，尽早结束分娩。

提问 2：【答案】AF

【解析】知识点在于胎盘早剥的处理原则，即产程中的胎盘早剥，出现了胎心的异常，需要尽早结束分娩，可以进行阴道助产，如果短期内不能经阴道分娩，则需要剖宫产终止妊娠。该病人宫口开全,胎先露下降至骨盆出口位置,可以经选择经阴道分娩,出口产钳损伤小,应该积极采用产钳助娩,同时请新生儿科医生做好新生儿复苏准备。

提问3:【答案】E

【解析】重型胎盘早剥可致产后出血和凝血功能障碍,在处理产后出血同时需要严密监测凝血功能,及时补充凝血物质,而严重的失血可以导致肾前性的肾衰竭,因此在补充血容量的同时需要关注肾功能的情况,及时采取肾功能保护措施,如血滤等。本例病人需要补充血容量而不是通过升压药物维持血压。

案例五:

提问1:【答案】ACE

【解析】妊娠合并心脏病确诊的辅助检查包括超声心动图、心电图、动脉血气分析、X线胸片、血清心肌酶等。

提问2:【答案】ACE

【解析】病人轻微活动后即感不适,双肺呼吸音略粗,肺底可闻及湿啰音,提示妊娠期早期心衰。

提问3:【答案】BCDEG

【解析】病人心功能Ⅲ级,不宜阴道分娩,控制心衰后剖宫产终止妊娠。